ICU 诊疗精要

The Intensive Care Unit Manual

（第 2 版）

原　著　Paul N. Lanken

　　　　Scott Manaker

　　　　Benjamin A. Kohl

　　　　C. William Hanson Ⅲ

主　译　于荣国　石松菁

中国科学技术出版社
·北京·

图书在版编目（CIP）数据

ICU 诊疗精要：第 2 版 /（美）保尔·兰肯著；于荣国等译. —北京：中国科学技术出版社，2016.12
书名原文：The Intensive Care Unit Manual
ISBN 978-7-5046-7370-1

Ⅰ. ①I… Ⅱ. ①保… ②于… Ⅲ. ①险症－诊疗 Ⅳ. ①R459.7

中国版本图书馆 CIP 数据核字（2016）第 302841 号

著作权合同登记号：010-2016-10024

策划编辑	焦健姿　王彩霞
责任编辑	王久红　黄维佳
装帧设计	王新红
责任校对	龚利霞
责任印制	马宇晨

出　　版	中国科学技术出版社
发　　行	科学普及出版社发行部
地　　址	北京市海淀区中关村南大街 16 号
邮　　编	100081
发行电话	010-62103130
传　　真	010-62179148
网　　址	http：//www.cspbooks.com.cn

开　　本	889 mm×1194 mm　1/16
字　　数	1358 千字
印　　张	47
版、印次	2017 年 6 月第 2 版第 2 次印刷
印　　刷	北京威远印刷有限公司
书　　号	ISBN 978-7-5046-7370-1/R·1957
定　　价	195.00 元

（凡购买本社图书，如有缺页、倒页、脱页者，本社发行部负责调换）

ELSEVIER

Elsevier（Singapore）Pte Ltd.
3 Killiney Road
#08-01 Winsland House I
Singapore 239519
Tel：(65) 6349-0200
Fax：(65) 6733-1817

The Intensive Care Unit Manual，2/E
Copyright © 2014，2001 by Saunders, an imprint of Elsevier Inc.
ISBN-13：978-1-4160-2455-2

This translation of The Intensive Care Unit Manual，2/E，by Paul N. Lanken，Scott Manaker，Benjamin A. Kohl and C. William Hanson Ⅲ，was undertaken by China Science and Technology Press and is published by arrangement with Elsevier（Singapore）Pte Ltd.

The Intensive Care Unit Manual，2/E，by Paul N. Lanken，Scott Manaker，Benjamin A. Kohl and C. William Hanson Ⅲ由中国科学技术出版社进行翻译，并根据中国科学技术出版社与爱思唯尔（新加坡）私人有限公司的协议约定出版。

ICU诊疗精要（第2版）（于荣国　石松菁　译）

ISBN：978-7-5046-7370-1

Copyright 2016 by Elsevier（Singapore）Pte Ltd.

All rights reserved. No part of this publication may be reproduced or transmitted in any form or by any means，electronic or mechanical，including photocopying，recording，or any information storage and retrieval system，without permission in writing from Elsevier（Singapore）Pte Ltd. Details on how to seek permission，further information about Elsevier's permissions policies and arrangements with organizations such as the Copyright Clearance Center and the Copyright Licensing Agency，can be found at the website：www.elsevier.com/permissions.

This book and the individual contributions contained in it are protected under copyright by the Publisher（other than as may be noted herein）

Notice

This publication has been carefully reviewed and checked to ensure that the content is as accurate and current as possible at time of publication. We would recommend，however，that the reader verify any procedures，treatments，drug dosages or legal content described in this book. Neither the author，the contributors，the copyright holder nor publisher assume any liability for injury and/ordamage to persons or property arising from any error in or omission from this publication

---

Printed in China by China Science and Technology Press under special arrangement with Elsevier（Singapore）Pte Ltd. This edition is authorized for sale in the People's Republic of China only，excluding Hong Kong SAR，Macau SAR and Taiwan.Unauthorized export of this edition is a violation of the contract.

译校人员名单

（以姓氏笔画为序）

于荣国	福建省立医院重症医学科
王开宇	福建省立医院重症医学科
王丽明	福建省立医院重症医学科
王助衡	首都医科大学附属天坛医院重症医学科
石广志	首都医科大学附属天坛医院重症医学科
石松菁	福建省立医院重症医学科
叶　勇	福建省立医院重症医学科
朱　慧	福建省立医院重症医学科
刘邱阿雪	复旦大学附属中山医院重症医学科
齐　娟	福建省立医院麻醉科
许镜清	福建省立医院重症医学科
李　玮	福建中医药大学附属省人民医院重症医学科
李　俊	福建省立医院重症医学科
杨　婷	福建医科大学附属协和医院血液科
杨伙保	福建省立医院重症医学科
吴淡森	福建省立医院重症医学科
邱凤兰	福建医科大学附属第一医院重症医学科
何　璇	首都医科大学附属天坛医院重症医学科
张　爽	福建医科大学附属省肿瘤医院麻醉科
张　瑞	福建省立医院重症医学科
张玮珏	首都医科大学附属天坛医院重症医学科
张晓光	福建省立医院重症医学科
张颖蕊	福建省立医院重症医学科
陈　凯	福建省立医院重症医学科
陈　晗	福建省立医院重症医学科
陈开化	福建省立医院重症医学科
陈文劲	首都医科大学附属宣武医院重症医学科
陈巧玲	福建省立医院重症医学科
陈桂清	福建医科大学附属第一医院重症医学科

林名瑞	福建中医药大学附属省人民医院重症医学科
林兴盛	福建省立医院重症医学科
林建东	福建医科大学附属第一医院重症医学科
尚秀玲	福建省立医院重症医学科
罗　哲	复旦大学附属中山医院重症医学科
罗旭颖	首都医科大学附属天坛医院重症医学科
周　警	福建省立医院重症医学科
周丽丽	福建医科大学附属协和医院重症医学科
周建新	首都医科大学附属天坛医院重症医学科
周晓芬	福建省立医院重症医学科
郑毅隽	复旦大学附属中山医院重症医学科
居旻杰	复旦大学附属中山医院重症医学科
赵建祥	福建省立医院重症医学科
赵经纬	首都医科大学附属天坛医院重症医学科
胡　伟	昆明医科大学急诊医学部、重症医学科
俞兆希	福建省立医院重症医学科
洪东煌	福建省立医院重症医学科
宣丽珍	复旦大学附属中山医院重症医学科
贺黉裕	复旦大学附属中山医院重症医学科
顾　凌	福建医科大学附属闽东医院重症医学科
钱传云	昆明医科大学急诊医学部、重症医学科
翁钦永	福建医科大学附属协和医院重症医学科
龚书榕	福建省立医院重症医学科
屠国伟	复旦大学附属中山医院重症医学科
隋宜伦	复旦大学附属中山医院重症医学科
彭　博	复旦大学附属中山医院重症医学科
蒲　萄	复旦大学附属中山医院重症医学科
戴双波	福建省立医院麻醉科

译者的话

中华医学会重症医学分会成立10周年了。10年里程喜见中国重症医学稳步健康发展，重症医学医护队伍不断壮大，临床医学和重症科研领域在循证医学的基础上有了新突破、新视野，如ARDS机械通气、血流动力学监测与治疗、重症感染、重症营养治疗等，倡导以病理生理紊乱导向的目标性治疗为基础，强调指标的动态监测和治疗方案的实时调整。因此，及时甄别疾病的发展过程，抓住治疗的最佳契机，成为重症医学医师的基本素养和适任能力。这就要求重症医学医师通过5C培训和继续教育项目来获得扎实的基础知识、过硬的基本技能、审慎和精准的临床决策能力。诚然，要实现重症医学学科的可持续发展，中国重症医学与国际先进水平的同步前进，亟待借鉴国外最新的研究进展和管理策略。因此，我们遴选并编译了这本《ICU诊疗精要（第2版）》，希望能够帮助青年医师成长，实现中国重症医学不断攀登新高度的梦想。

本书作者Dr. Lanken毕业于哈佛大学医学院，任宾夕法尼亚大学伦理与人文学院的副院长、医学伦理与健康政策教授、内科学教授，宾夕法尼亚大学医院呼吸变态反应重症医学科教授。宾夕法尼亚大学是常青藤联盟学校，是一所护理专业全美排名第一和医疗学、教育学等专业全美排名前十的综合性大学。Dr. Lanken的科研方向包括ARDS、重症医学、肺癌等。早在2001年，Dr. Lanken就执笔撰写了本书的第1版，且因贴近临床而深受美国临床医师喜爱。该书的出版恰逢中国重症医学发展的10年。2014年，经过十多年临床验证，Dr. Lanken在知识更新的基础上对本书进行了再版修订。参加修订的专家涉及呼吸、心血管、血液、创伤、消化、妇科、产科和感染科等专业，在秉承第1版的前沿性和科学性的同时，更加重视学术专业性、表述精确性和篇章可读性，对书中内容做了大幅增补，除了危重症的病理生理和ICU的基本技能外，还特别介绍了ICU团队建设和相互合作；提出了建立基于尊重与信任、开放与共享、合作与交流的医疗小组，让患者家庭共同参与临床决策，制订了诊疗和护理过程的新型医疗模式；探讨了ICU住院医师的睡眠剥夺和相关对策，医疗差错原因分析和营造ICU安全文化，长期急症救治措施和挑战，院内的快速反应小组和医疗应急小组的含义及具体实施方法等，为未来ICU的管理模式和学科建设注入了新理念、新思路。

本书的翻译团队为来自福州、北京、上海和昆明的教学医院和医学院校的重症医学专家和研究生。将原著的理念和思想准确地传递给国内医学界并非易事。我们通过互相交流和讨论，并查阅了大量背景知识，克服了种种困难，历时半年多终于完成了全部篇章的翻译和审校工作。在此，衷心感谢本书的各位译者，感谢大家虚心学习、精诚合作的态度和追求完美的精神。

由于中美文化背景和医学教育存在一定差异，在专业词汇的理解和跨重症医学专业等问题上可能存在一些不妥之处，恳请读者批评指正。

第2版前言

编写修订《ICU诊疗精要》(第2版)仍然坚持着我们的初衷:为从事重症医学工作的临床医师,尤其是住院医师和研究生提供一本全面、简洁而又实用的工具书。

自本书第1版问世以来已过去10年了,我们更新了第1版中的91章内容,同时也拓宽了本书涉猎的范围,增加了21处新内容,包含了医学知识及患者监护的进展,亦涵盖了重症医学的临床现状(例如,不同文化背景的多学科团队的合作及以家庭为中心的医疗管理)。全书共112章得益于在线"空间拓展",包含了每章注释文献目录及文字和图表的更新。

有了这些更新内容及新章节,现在这本手册包含了符合医学继续教育评估委员会(ACGME)所要求的全美住院医师培训计划的全部六个临床技能要素(见www.acgme.org的通用程序要求)。

本书的第1~5篇体现了ACGME的患者医疗管理、医学知识及部分以执业为基础的学习及改进的技能。新增章节包含了当代重症医学实践的关键临床主题,如无创通气的应用,酒精戒断综合征的管理,病态肥胖的内外科患者管理,谵妄的诊断、预防及治疗,心搏骤停后的低温治疗,慢性心力衰竭患者急性失代偿期的管理及机械通气的模式转换。

再版新增的第6、7篇包含了代表ACGME核心能力中关于专业化、人际交流技能及以医疗体系为基础的职业活动相关内容。我建议读者可浏览第6~7篇第102~112章(或目录上的其他章)来了解感兴趣的特定主题。

我们欢迎您以电子邮件(paul.lanken@uphs.upenn.edu)的形式评价本书,尤其希望了解您关于本书还能如何更加实用的想法。

毋庸置疑,非常高兴能再次看到此书按预期完成并出版。如同第1版一样,这次修订同样凝聚了众人的心血。

再次感谢各位联合编辑 Drs. Scott Manaker、Ben Kohl 和 Bill Hanson,感谢他们辛勤的工作及热忱。

同样,衷心感谢 Elsevier 公司的合作伙伴 Bill Schmitt、Sharon Corell、Julia Rose Roberts、Heather Krehling 和 Agnes Byrne,感谢他们的耐心与鼓励,谢谢他们和我们一起创造了一部高水准的作品。

最后,还要感谢112章的每位著者,谢谢他们的无私奉献及辛勤劳动使本书得以顺利完成。正因为他们的努力,我才得以自信地说这本书始终坚持着原本的初衷——为从事急危重症患者救治的临床医师提供一本全面、简洁而又实用的工具书。

Paul N. Lanken　教授

第1版前言

"为什么在这个世界上还需要一本ICU教科书?"在该项目启动后不久一位签约撰稿人提出了这样一个疑问,在当时这可不是我所期望听到的。但结果证明这是一个绝妙的问题,对于问题的答案,就像是地平线上的里程碑一样,引领着我们编写本书的方向。编写这本书的初衷是做一本尤其对内科、外科、心脏ICU住院医师大有裨益的重症医学手册。因此,这本书必须具有全面性、简洁性及实用性。

无论身处哪一种ICU,这本书都要能够帮助住院医师顺利完成多种工作,所以书中的内容就必须面面俱到。如果这本书有句格言,那将是"应有尽有"。本书共98章,基本涵盖了ICU住院医师在重症病房中所能遇到的各种复杂情况,不仅包括需要收住ICU的各种常见及重要的生理紊乱情况,亦包含如何评估及管理在ICU内的各种突发事件。本书包含着许多专家的实践经验,其内容既涵盖了医学文献的相关理论知识,又融合了多位著者多年的重症监护实践经验。

这本书必须简洁易懂,易于经常值班的ICU住院医师阅读。但是这使得编者不得不在不削弱其主题内容重要性的前提下,大幅压缩许多章节的内容。曾有一位编者在交予我印刷清样时直言不讳地说,他所分配到的章节必须全部编入书中。

本书的终极目标就是更好地用于实践。对于值班的ICU医师来说,危重病医学实践技能是首要考虑的。他们需要实用性的资源来帮助他们处理在ICU内工作时突发的实际问题。

请不要将本书像小说一般阅读,而应该根据患者的实际情况有所侧重。本书的前三部分包含了基本的ICU处理原则和临床知识以及对"普通"和"特殊"患者的管理;之后是基于ICU常见的问题,着重评估并处理收治入ICU后的各种问题;最后一部分包含了ICU收治的常见病、大手术或创伤后需要ICU监护治疗的患者。

当您在"一线工作"中使用本书时,也许会发现有重要的主题被遗漏或有些问题需要强调。如何能让本书更好地为您服务? 我们欢迎您提出意见及建议,希望您能以电子邮件(lanken@mail.med.upenn.edu)的形式与我们联系。

本书集众人之力编著完成,在此衷心感谢所有人的贡献及鼓励。特别感谢本书的总策划——W. B. Saunders医学公司的Richard Zorab先生,不仅因为他从一开始就分享了我编著此书的愿景,更重要的是他的努力贯穿在整个梦想成真且富有挑战性工作的旅程中。

Paul N. Lanken　教授

目　录

第一篇　ICU中的基础病理生理学
- 第1章　急性呼吸衰竭 (2)
- 第2章　机械通气方法 (10)
- 第3章　无创通气 (23)
- 第4章　机械通气的脱机和拔管 (27)
- 第5章　机械通气中的镇静和镇痛 (36)
- 第6章　神经肌肉阻滞药的使用 (43)
- 第7章　血流动力学功能的评估和监测 (46)
- 第8章　心源性休克及其他泵衰竭状态 (51)
- 第9章　出血性休克 (60)
- 第10章　感染性休克 (66)
- 第11章　血管通路的建立和程序 (73)

第二篇　ICU患者的支持性管理
- 第12章　支持性护理和无创床旁监护的方法 (84)
- 第13章　危重患者的管理 (91)
- 第14章　医院相关性感染 (95)
- 第15章　营养治疗 (106)
- 第16章　营养支持相关操作方法 (113)
- 第17章　危重患者的药动学变化 (119)
- 第18章　抗生素的合理使用 (127)
- 第19章　血液制品的合理使用 (138)

第三篇　ICU患者的特殊管理
- 第20章　肾替代治疗 (148)
- 第21章　危重患者的恢复与康复治疗 (156)
- 第22章　吞咽和沟通障碍 (163)
- 第23章　人免疫缺陷病毒感染患者的治疗 (171)
- 第24章　癌症伴中性粒细胞或血小板减少症患者的治疗 (178)
- 第25章　试脱机患者的管理 (185)
- 第26章　终末期肾病的监测与治疗 (192)
- 第27章　终末期肝病患者的监测与治疗 (198)

第28章　母体-胎儿系统的管理 …………………………………………………………（204）
　　第29章　病态肥胖患者的监测与治疗 ……………………………………………………（210）

第四篇　ICU病房常见问题的评估与管理

　　第30章　气道和紧急气道管理 ……………………………………………………………（218）
　　第31章　酒精戒断：诊断和治疗 …………………………………………………………（226）
　　第32章　抗生素过敏 ………………………………………………………………………（232）
　　第33章　心律失常（心动过缓）……………………………………………………………（238）
　　第34章　心律失常（心动过速）……………………………………………………………（250）
　　第35章　气压伤与胸腔引流管 ……………………………………………………………（265）
　　第36章　精神状态改变 ……………………………………………………………………（270）
　　第37章　重症监护室中谵妄的诊断和治疗 ………………………………………………（276）
　　第38章　重症监护室患者腹泻的研究进展 ………………………………………………（280）
　　第39章　电解质紊乱 ………………………………………………………………………（287）
　　第40章　肠梗阻 ……………………………………………………………………………（298）
　　第41章　颅内压增高 ………………………………………………………………………（302）
　　第42章　褥疮预防与管理 …………………………………………………………………（308）
　　第43章　皮疹 ………………………………………………………………………………（313）
　　第44章　ICU患者的睡眠障碍 ……………………………………………………………（321）
　　第45章　血小板减少症 ……………………………………………………………………（327）
　　第46章　输血反应 …………………………………………………………………………（334）
　　第47章　呼吸机报警问题 …………………………………………………………………（339）
　　第48章　ICU患者获得性肌无力 …………………………………………………………（346）

第五篇　ICU疾病分类

心脏和血管 ……………………………………………………………………………………（352）
　　第49章　加强心脏生命支持和治疗性低温 ………………………………………………（352）
　　第50章　胸痛和心肌缺血 …………………………………………………………………（359）
　　第51章　胸主动脉瘤和夹层 ………………………………………………………………（371）
　　第52章　急性心力衰竭综合征 ……………………………………………………………（375）
　　第53章　高血压危象及高血压治疗 ………………………………………………………（387）
　　第54章　心脏压塞 …………………………………………………………………………（395）
环境 ……………………………………………………………………………………………（402）
　　第55章　低体温和高体温 …………………………………………………………………（402）
　　第56章　烟雾吸入和一氧化碳中毒 ………………………………………………………（407）
　　第57章　药物过量与毒物摄入 ……………………………………………………………（413）
消化系统 ………………………………………………………………………………………（421）
　　第58章　急性胰腺炎 ………………………………………………………………………（421）
　　第59章　急性肝衰竭 ………………………………………………………………………（426）
　　第60章　下消化道出血和结肠炎 …………………………………………………………（431）
　　第61章　上消化道出血 ……………………………………………………………………（436）

血液 ··· (442)
    第 62 章　溶血性贫血 ··· (442)
    第 63 章　特发性血小板减少性紫癜和血栓性血小板减少性紫癜 ··· (448)

感染 ··· (453)
    第 64 章　急性中枢神经系统感染 ··· (453)
    第 65 章　社区获得性肺炎 ··· (460)
    第 66 章　坏死性筋膜炎和相关软组织感染 ·· (466)

神经 ··· (472)
    第 67 章　急性神经肌肉无力 ·· (472)
    第 68 章　脑死亡与潜在器官捐献者的管理 ·· (478)
    第 69 章　心肺复苏后的神经功能评估和预后 ··· (482)
    第 70 章　癫痫持续状态 ··· (487)
    第 71 章　脑卒中 ·· (493)

产科 ··· (499)
    第 72 章　产科和产后并发症 ·· (499)

呼吸 ··· (505)
    第 73 章　急性肺损伤和急性呼吸窘迫综合征 ··· (505)
    第 74 章　急性肺损伤通气模式选择 ··· (516)
    第 75 章　哮喘并发呼吸衰竭 ·· (522)
    第 76 章　慢性阻塞性肺疾病并发急性呼吸衰竭 ·· (527)
    第 77 章　深静脉血栓形成和肺栓塞 ··· (533)
    第 78 章　弥漫性肺泡出血 ··· (543)
    第 79 章　大咯血 ·· (548)
    第 80 章　肥胖低通气综合征和其他睡眠相关性呼吸障碍 ·· (552)

肾脏、代谢、内分泌 ·· (560)
    第 81 章　急性肾损伤和横纹肌溶解 ··· (560)
    第 82 章　糖尿病酮症酸中毒,高血糖高渗状态和酒精性酮症酸中毒 ·································· (569)
    第 83 章　代谢性酸中毒和碱中毒 ··· (577)
    第 84 章　水平衡紊乱:低钠血症和高钠血症 ··· (585)
    第 85 章　ICU 中的甲状腺和肾上腺疾病 ··· (594)

普通外科 ·· (602)
    第 86 章　高危患者的围术期管理 ··· (602)
    第 87 章　术后或其他急性疼痛的管理 ·· (609)

外科亚专科 ··· (615)
    第 88 章　心脏外科 ·· (615)
    第 89 章　开颅手术 ·· (621)
    第 90 章　腹部大手术:术后注意事项 ··· (626)
    第 91 章　大组织瓣 ·· (633)
    第 92 章　大血管手术 ··· (639)
    第 93 章　病态肥胖患者的围术期管理 ·· (643)
    第 94 章　胸外科患者的围术期管理 ··· (648)

创伤 ··· (652)

第 95 章　创伤患者的治疗 ·· (652)
第 96 章　骨科患者的重症监测治疗 ·· (656)
第 97 章　腹部外伤 ·· (661)
第 98 章　四肢及大血管创伤 ·· (665)
第 99 章　颅脑创伤 ·· (669)
第 100 章　胸部创伤 ·· (676)
第 101 章　脊髓损伤 ·· (679)

第六篇　专业的人际关系和沟通交流技巧

第 102 章　伦理原则、沟通交流及临终关怀 ··· (686)
第 103 章　ICU 团队工作及相互合作 ·· (689)
第 104 章　以家庭为中心的医疗管理和与 ICU 患者家属的沟通 ······························· (693)
第 105 章　提供跨文化的医疗管理 ··· (697)
第 106 章　住院医生的睡眠剥夺和困倦及对策 ·· (701)

第七篇　临床医疗管理

第 107 章　医疗差错和患者安全 ·· (706)
第 108 章　医疗事故、风险管理和图表档案 ·· (710)
第 109 章　重症医学范畴中的长期急症监护 ··· (714)
第 110 章　快速反应系统:快速反应小组和医疗应急小组 ·· (718)
第 111 章　远程医疗在 ICU 中的应用 ·· (723)
第 112 章　ICU 患者的转运 ··· (726)

附录 A　氧合血红蛋白解离曲线 ··· (730)
附录 B　无效腔/潮气量比值(V_D/V_T) ··· (732)
附录 C　临终患者撤离机械通气的姑息性药物疗法 ·· (734)
附录 D　高级生命支持(ACLS)流程 ··· (735)
附录 E　身高及理想体重与潮气量(4~8ml/kg)的关系(女性/男性) ··························· (738)

第一篇

ICU 中的基础病理生理学

第 1 章

急性呼吸衰竭

Paul N. Lanken,著   张颖蕊,译   于荣国,校

大多数人认为,机械通气比其他任何治疗措施都更能代表重症监护及重症医学科(ICU)。对于危重或外伤患者,呼吸机提供了最基础的生命支持。ICU 内无处不在的机械通气治疗也反映了重症患者发生急性呼吸衰竭的普遍性。在面对这些患者时,重症专科医师必须决定何时开始、如何调整及何时结束辅助通气治疗。而了解引发急性呼吸衰竭的机制能帮助医师做出上述决策以及决定如何通过改进通气策略使患者最终脱离辅助通气。

尽管病因众多,但最终都归因至数个导致急性呼吸衰竭的基础的病理生理学机制。因此,使用机制导向的方法去评估及治疗广泛适用于不同病因的急性呼吸衰竭患者。了解涉及特定临床疾病的呼吸衰竭机制能使重症专科医师有效地进行治疗。

一、定义

多种不同的临床疾病最终将导致急性呼吸衰竭。"急性"表示疾病的起始通常以小时或天记(如 7d 之内)。呼吸衰竭表明肺部气体交换功能严重受损;其分为两类:高碳酸血症型呼吸衰竭表现为患者 $PaCO_2$ 异常升高——大于 45mmHg,低氧型呼吸衰竭表现为患者 PaO_2 降低至威胁生命水平或引起严重不良生理效应。通常,在急性低氧型的呼吸衰竭病例中,尽管给予高浓度甚至是达到潜在毒性浓度的氧疗,PaO_2 仍低于 55mmHg。PaO_2 在 55mmHg 时相应的动脉血氧饱和度将降至 88% 左右。此时接近于氧解离曲线陡峭段的顶点,若氧分压进一步减低将导致动脉氧含量迅速呈线性下降(详见附录 A 中氧解离曲线图 A-1 及图 A-2)。

二、呼吸系统的四个组成部分

呼吸系统可分为四个结构及功能部分:①中枢神经系统(CNS)部分[化学感受器、控制器(位于延髓的呼吸中枢)]、中枢传出神经;②胸部部分(由外周神经系统、呼吸肌肉及包绕肺的胸壁及软组织组成);③气道部分;④肺泡部分。它们共同执行呼吸系统反馈及控制循环。

当呼吸系统四个组成部分均功能正常时,有序工作可以实现正常的肺气体交换。

1. 中枢神经系统控制器通过产生神经冲动进行呼吸驱动。其频率及强度取决于外周化学感受器反馈($PaCO_2$ 及 PaO_2 水平的监测)、中枢化学感受器反馈($PaCO_2$ 及其影响的监测)及其他神经来源的输入的影响。

2. 中枢神经系统控制器产生的神经冲动通过脊髓、膈神经及其他运动神经元传导至膈肌及其他呼吸肌。

3. 作为回应,这些呼吸肌肉使胸腔扩张,挤开邻近腹腔内容物,在胸廓内产生胸腔负压(低于

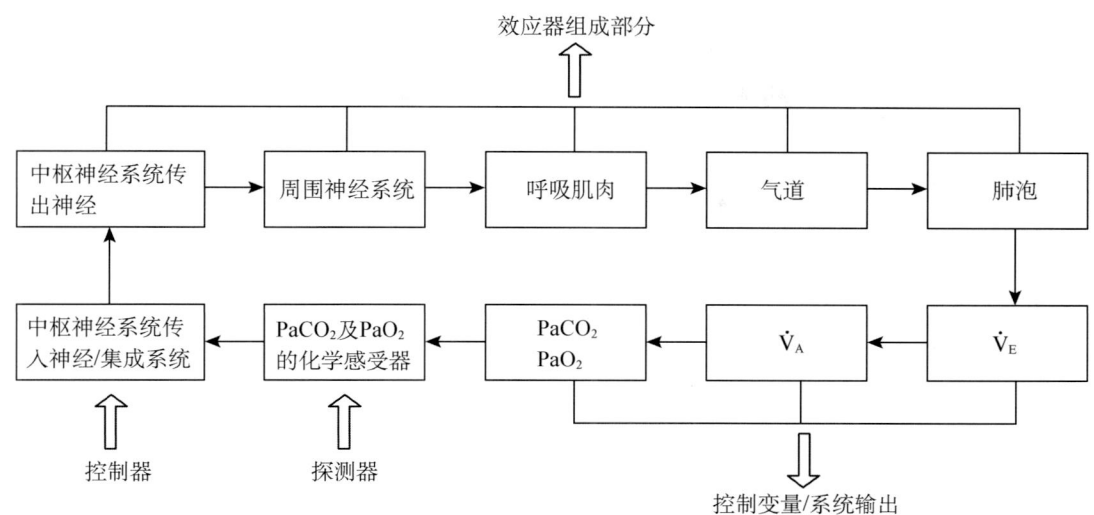

图 1-1　呼吸系统的反馈环。其效应器组成包括负责产生呼吸驱动的中枢神经系统、传导至呼吸肌肉的神经连接、呼吸肌、传导气道和肺泡。其控制变量(系统输出)包括分钟通气量($\dot{V}_E$)、肺泡通气量($\dot{V}_A$)、$PaCO_2$ 及 PaO_2。外周及中枢的化学受体(感受器)感知到 $PaCO_2$ 及 PaO_2 的变化,并将其发送至呼吸中枢(控制器),控制器通过增强或抑制效应器的活动程度来对 $PaCO_2$ 或 PaO_2 的异常状态进行调节,以维持内环境稳态

(引自 Respiratory failure. In Carlson RW, Geheb MA [eds]: Principles and Practice of Medical Intensive Care. Philadelphia: WB Saunders, 1993, pp 754-763.)

大气压)。

4. 负压传至肺泡,在口腔大气压和肺泡压之间产生压力梯度,从而使气体经气道进入肺泡,使肺膨胀。

5. 最终,当红细胞通过肺毛细血管时,肺泡内的 O_2 通过肺泡-毛细血管膜被动弥散,使红细胞及肺泡内氧分压达到完全平衡,CO_2 的弥散方式与之类似但方向与之相反。

三、呼吸泵及 $PaCO_2$ 的调控

在正常情况下,反馈及控制回路(图 1-1)保证 $PaCO_2$ 系统调定点在 40mmHg。但在病理情况下,调定点将上浮或下降;在这种情况下,中枢神经系统控制器将通过改变分钟通气量使 $PaCO_2$ 达到新调定点认为的"合适的"水平。

因为呼吸系统的前三成分(中枢神经系统、胸腔和呼吸道)决定了患者的分钟通气量,因而被称为呼吸泵。分钟通气量可以通过潮气量、呼吸频率的增加或减少或两者同时改变而改变(知识框 1-1,方程 1)。由于呼吸泵控制 $PaCO_2$ 水平,其一个或多个组成部分发生故障可导致高碳酸血症性呼吸衰竭。

虽然呼吸驱动改变分钟通气量(缩写为 $\dot{V}_E$,代表每分钟呼出的气体量),但这些变化如何改变 $PaCO_2$ 取决于肺泡通气,即 $\dot{V}_A$ 的相关变化(知识框 1-1,方程 2)。$\dot{V}_E$ 可通过肺活量计来测量,与之不同,$\dot{V}_A$ 是一个理论值,无法直接测量,只能通过将肺视为二室模型来阐明。在这个模型中,肺具有肺泡空间(用于气体交换)及无效腔(用于气流传递)(知识框 1-1,方程 3)。后者包括解剖无效腔(气管及其他用于传导气体的气道)及肺泡无效腔[通气/血流比值(V/Q)＞1.0 的肺泡]。在这个模型中,分钟通气量是肺泡通气量($\dot{V}_A$)及无效腔通气量($\dot{V}_D$)的总和(知识框 1-1,方程 4),或者可以表示为肺泡通气量与无效腔量与潮气量之比($\dot{V}_D/\dot{V}_T$)的函数(知识框 1-1,方程 7)。

如果 $\dot{V}_D/\dot{V}_T$ 和 V_{CO_2}(知识框 1-1,方程 10)保持不变,则 $PaCO_2$ 与 $\dot{V}_E$ 呈双曲线关系(即方程 10 的右侧将是一个常数)。图 1-2 显示了这种关系,以及在不同的 $\dot{V}_D/\dot{V}_T$ 水平,$\dot{V}_E$ 的改变将如何影响 $PaCO_2$。

知识框 1-1 基本生理方程

方程 1：$\dot{V}_E = V_T \times RR$

$\dot{V}_E$ 为分钟通气量，V_T 为潮气量，RR 为呼吸频率

方程 2：$PaCO_2 = K \times \dot{V}CO_2 / \dot{V}_A$

K 为常数：(863mmHg)，$\dot{V}CO_2$ 为每分钟产生的二氧化碳量，$\dot{V}_A$ 为肺泡通气量

方程 3：$V_T = V_A + T_D$

$\dot{V}_A$ 为肺泡通气的部分，$\dot{V}_D$ 为无效腔量（潮气量中未进行气体交换的部分）

方程 4：$\dot{V}_E = \dot{V}_A + \dot{V}_D$

$\dot{V}_A$ 为肺泡分钟通气量，$(\dot{V}_A = V_A \times RR)$，$\dot{V}_D$ 为无效腔分钟通气量 $(\dot{V}_D = V_D \times RR)$

方程 5：$\dot{V}_D = V_D \times RR = V_D(\dot{V}_E/V_T) = (V_D/V_T) \times \dot{V}_E$

根据方程 1 $RR = \dot{V}_E/V_T$，V_D/V_T 为无效腔量及潮气量之比

方程 6：$\dot{V}_E = \dot{V}_A + \dot{V}_D = \dot{V}_A + \dot{V}_E(V_D/V_T)$

通过方程 5 换算：$\dot{V}_D$ 可变为 $\dot{V}_E(V_D/V_T)$ 带入方程 4

方程 7：$\dot{V}_E = \dot{V}_A/(1-V_D/V_T)$

通过分解方程 6 得出 $\dot{V}_E$

方程 8：$\dot{V}_A = \dot{V}_E \times (1-V_D/V_T)$

通过分解方程 6 得出 $\dot{V}_A$

方程 9：$PaCO_2 = K \times \dot{V}CO_2 / [(1-V_D/V_T) \times \dot{V}_E]$

方程 8 左侧的 $\dot{V}_A$ 用方程 2 带入

方程 10：$PaCO_2 \times \dot{V}_E = K \times \dot{V}CO_2 / (1-V_D/V_T)$

通过方程 9 重排了 V_E 的位置

方程 11：$\dot{V}_E = K \times \dot{V}CO_2 / [PaCO_2 \times (1-V_D/V_T)]$

通过分解方程 10 得出 $\dot{V}_E$

方程 12：（肺泡气体方程）：$PAO_2 = PIO_2 - PACO_2/R$

PAO_2 指理想肺泡的 PO_2，PIO_2 为吸入的 PO_2，$PACO_2$ 为肺泡 PCO_2，估计与 $PaCO_2$ 相等，R 为呼吸比率，一般假设为 0.8（在 $FiO_2=1.0$，R=1 的条件下），R 为非标准状态下的呼吸商在标准状态下的等价值，RQ，表示为 VCO_2/VO_2

四、呼吸肌疲劳

与其他任何骨骼肌类似，呼吸肌也是会疲劳的，意味着某一神经输入刺激时，其无法产生正常强度的收缩。虽然当肌肉得到休息后，这种情况是可逆的，但某些疲劳的骨骼肌可能需要 24h 才能完全恢复至非疲劳状态。

急性呼吸肌疲劳源于通气能力及通气需求间的不匹配。通气能力是由最大持续通气来代表的——其意味着个体可维持通气而不产生呼吸肌疲劳的水平（这通常占其最大自主通气能力的50%）。由于通气需求实际上是为了达到中枢神经系统设定的 $PaCO_2$ 调定点而需要的分钟通气量，因此增加自主的分钟通气量实际是增加了呼吸肌的机械负荷。如果这种负荷持续增加，除非提供外源性呼吸支持（如有创或无创的辅助通气），否则其最终将导致呼吸肌疲劳。

在静息状态下，正常人有大量的"通气储备"；例如，个体的最大可持续通气量常常超过静息通气量的 10 倍以上。病理状态下通气需求将会增加而最大可持续通气量则会减少，如方程 11 所示（知识框 1-1），"通气需求"的增加可来源于 V_D/V_T 或 VCO_2 的增加或 $PaCO_2$ 调定点的下降（图 1-2）。当通气能力接近于通气需求时，患者就处于高碳酸型呼吸衰竭的边缘。最大持续通气量的进一步减少或通气需求的持续增加使呼吸肌肉无法承担负荷，导致呼吸肌疲劳。很快将演变为高碳酸血症型呼吸衰竭。

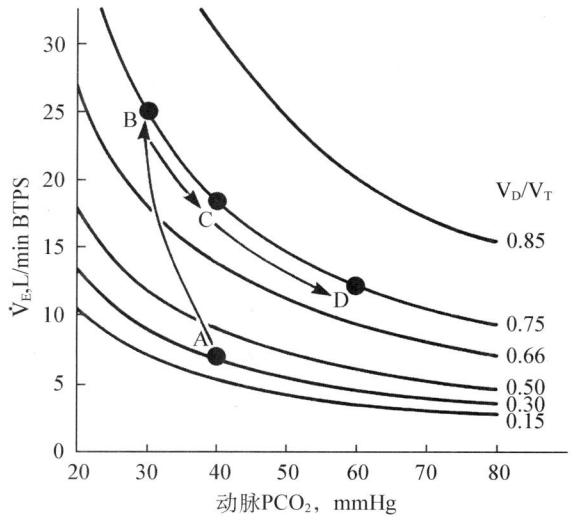

图 1-2 PaCO₂ 和分钟通气量在哮喘持续状态的三个时期（详见正文）的变化。假设氧消耗值为 200ml/min，V_D/V_T 等值线代表了在相同的 V_D/V_T 条件下，要维持一定 PaCO₂ 水平（横坐标）所需要的分钟通气量（$\dot{V}_E$，横坐标）。正常 V_D/V_T 水平为 0.3（A点），PaCO₂ 为 40mmHg，则 $\dot{V}_E \approx 7L/min$。如果由于哮喘急性发作 V_D/V_T 增加至 0.75，并且新的 PaCO₂ 调定点下降到 30mmHg，那么患者的 $\dot{V}_E$ 需要达到约 25L/min（B点）。C点代表"转折点"，虽然由于发生了呼吸肌疲劳，$\dot{V}_E$ 下降到约 18L/min 的水平，但 PaCO₂ 仍处在正常范围。最后，D点处患者的 $\dot{V}_E$ 水平虽然高于基线水平（A点），但远低于 B点或 C点，从而发生了 PaCO₂ 升高的呼吸衰竭

（引自 Selecky P，Wasserman K，Klein M，et al: Graphic approach to assessing interrelationships among minute ventilation; arterial carbon dioxide tension, and ratio of physiologic dead space to tidal volume in patients on respirators. Ann Rev Respir Dis 117:81-184,1978.）

五、呼吸系统组成部分功能衰竭

如前所述，一个或多个呼吸系统组成部分功能紊乱可导致急性呼吸衰竭。在呼吸衰竭 ICU 患者的病情评估中，明确是哪一个呼吸系统组成部分功能不全对于引导后续治疗至关重要。虽然下文将逐个描述单个组成部分功能不全的影响，但很多 ICU 患者合并有多个部位同时或序贯发生的功能不全，导致呼吸衰竭，所以在治疗上应考虑这种复杂性才能获得成功。

（一）中枢神经系统

由受损的中枢神经系统驱动导致的呼吸衰竭常发生于有意过量使用镇静药、阿片类药物及可抑制中枢神经系统驱动的药物，如三环类抗抑郁药。使用阿片类药物和镇静药是医源性引起中枢性呼吸衰竭的原因。

急性呼吸衰竭的病理生理机制见图 1-3。典型的动脉血气分析通常提示急性呼吸性酸中毒（表 1-1）。CO₂ 潴留在肺泡内可导致低氧血症（知识框 1-1，方程 12）。肺泡内及动脉内氧分压差值 [P(A-a)O₂] 称为动脉-肺泡血氧分压差，即 "A-a 差值"（也称为 A-a 梯度）。虽然中枢神经系统驱动受损的患者 P(A-a)O₂ 可能处于正常水平（吸空气状态下≤20mmHg），但由于相关肺不张的产生其常有升高（表 1-1）。后者的产生是由于小潮气量通气及叹气（特别大的自主潮气量）的缺失。

特异性治疗包括可行情况下给予药物解除中枢神经系统抑制，例如静脉注射纳洛酮解除阿片类药物诱导的呼吸驱动减弱。但相当多的抑制呼吸的药物是没有特效拮抗药的，在不能迅速解除药物作用的情况下，应给予病人气管插管、呼吸机辅助呼吸并防止胃内容物的误吸（因为通常来说咽反射也会减弱或消失）。

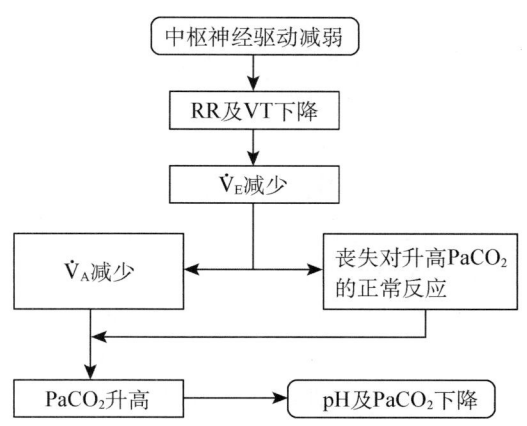

图 1-3 中枢神经系统损伤如何导致急性高碳酸血症性呼吸衰竭的过程示意图。当中枢神经系统驱动减弱，呼吸频率及潮气量较前下降，分钟通气量（$\dot{V}_E$）（知识框 1-1，方程 1）及肺泡通气量（$\dot{V}_A$）（知识框 1-1，方程 8）下降。后者进一步导致了 PaCO₂ 升高（知识框 1-1，方程 2）。在这种情况下，机体对二氧化碳升高的正常反应被抑制了，故出现急性呼吸性酸中毒

表 1-1　急性呼吸衰竭动脉血气的典型改变

急性呼吸衰竭机制	pH	$PaCO_2$	PaO_2	血清 HCO_3 浓度	$P(A-a)O_2$
中枢神经系统功能不全	↓	↑	↓	WNL	WNL 或 ↑ *
胸部组织功能不全	↓	↑	↓	WNL	↑ *
气道功能不全					
急性哮喘发作					
早期(呼吸衰竭之前)	↑	↓	WNL(或↓)	WNL	↑
"转折点"	WNL	WNL	↓	WNL	↑
极为严重的气道 阻塞及呼吸肌疲劳	↓	↑	↓	WNL	↑
AECOPD					
非慢性 CO_2 潴留	↓	↑	↓	WNL	↑
慢性 CO_2 潴留					
基础期	WNL	↑	↓	↑	↑
急性发作期	↓	↑↑	↓	↑	↑
肺泡功能不全					
呼吸肌疲劳之前	↑	↓	↓↓	WNL	↑↑
呼吸肌疲劳之后	↓	↑	↓↓	WNL	↑↑

* 如果出现肺不张或肺炎

↑. 增加；↑↑. 显著增加；↓. 下降；↓↓. 显著下降；WNL. 正常范围内；COPD. 慢性阻塞性肺疾病；$P(A-a)O_2$ = PAO_2-PaO_2。PAO_2 为肺泡氧分压

(二)胸腔组成部分

呼吸肌无力是一个常见的胸腔组成部分功能不全导致呼吸衰竭的例子(详见第 48 章及第 67 章)。产生呼吸肌无力的特殊临床疾病包括吉兰-巴雷综合征(急性脱髓鞘性多发性神经病)、广义上的重症肌无力和累及膈肌运动神经元的颈髓损伤(C_{3-5})。胸廓和膈下软组织病变也可能导致急性高碳酸血症型呼吸衰竭：例如急性胸部损伤(多发肋骨骨折引起呼吸时的剧烈疼痛)、某些术后状态(多根肋骨胸廓成形术后)及其他限制肺扩张的机械因素[大量腹水或其他疾病导致的腹腔高压(IAH)及其极端状态：腹腔间隔室综合征；IAH 及腹腔间隔室综合征的更多信息请参加第 10 章及第 97 章]。

急性呼吸衰竭的病理生理机制见图 1-4。通气能力的下降是神经肌肉疾病导致急性呼吸衰竭主要原因(虽然由于 V_T 下降而 V_D 不变使得 V_D/V_T 相对增加，导致通气需求增加)。尽管中枢神经系统呼吸驱动完好，但沿脊髓至膈肌的神经肌肉通路上任意一点的神经传导中断或呼吸肌肉本身的无力均将导致跨肺压的下降。

这些患者表现为潮气量小，呼吸频率快，即所谓的浅快呼吸。他们也不能进行深大呼吸或叹气。因为叹气对于再生肺泡表面活性物质、降低肺泡表面张力而言是必不可少的，因此实际上无论何种原因导致不能进行深呼吸(包括肌肉无力、疼痛及呼吸急促)或自主叹气功能被抑制(由于阿片类药物和镇静药)的患者，均会发生显著的微小肺不张(X 线检查不可见)和(或)大面积肺不张(累及肺亚段、肺段及肺叶并可在放射检查中发现)。神经肌肉无力的患者也常常因为咽反射减弱及无效咳嗽而进一步导致吸入性肺炎的发生。

由于神经肌肉无力导致的呼吸衰竭患者，其动脉血气分析结果(ABGs)类似因中枢驱动受损引起呼吸衰竭的患者，但由于常出现相关肺不张和(或)吸入性肺炎，其动脉血气伴有更严重的低氧血症及更大的 $P(A-a)O_2$(表 1-1)。

虽然导致呼吸衰竭的特殊病因需要有针对性的治疗方法，但通用的治疗方法包括通过气管插管给予正压机械通气。另外，如果没有吸入性肺炎的高危因素，许多患者可以通过经鼻或面部持续气道正压(CPAP)面罩进行无创正压通气而有

效改善呼吸状况(见第3章)。

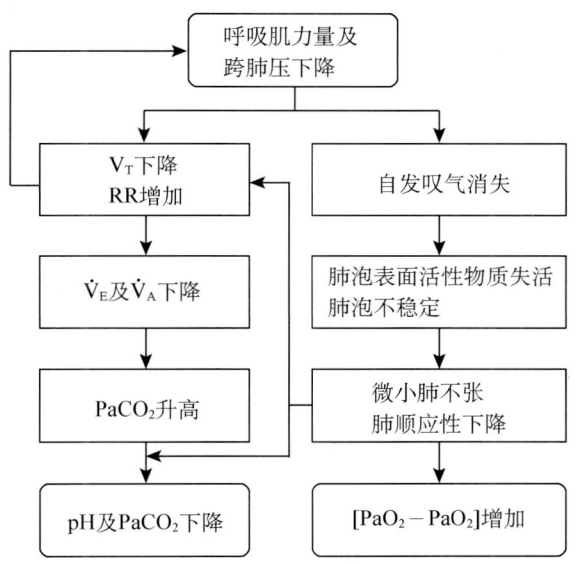

图1-4 神经肌肉无力导致急性高碳酸血症性呼吸衰竭的过程示意图。最初呼吸频率增加代偿潮气量的下降,以保障正常的肺泡通气量($\dot{V}_A$)及$PaCO_2$(由对升高的$PaCO_2$的正常反应来调节),但是最终由于肌无力的进展导致失代偿,$PaCO_2$升高,出现急性呼吸性酸中毒(表1-1)。增加的$P(A-a)O_2$常常与伴随肺不张和(或)吸入性肺炎相关

(三)气道组成部分

由于气道组成部分功能障碍导致的呼吸衰竭最常见于两种情况:哮喘持续状态(严重的爆发性哮喘)及慢性阻塞性肺疾病(COPD)急性发作(分别见第75章及第76章)。

1. 呼吸衰竭的病理生理学机制 这两类疾病引发CO_2潴留的机制是多因素共同作用的结果(图1-5)。由于气道阻塞导致呼气气流受限及分钟通气量下降致使通气功能降低。气道阻塞加上过快的呼吸频率将导致动态过度充气[是自主呼气末正压(auto-PEEP)或称内源性PEEP的来源](见第2章及第75章)。动态过度充气导致膈肌顶部的形状变扁,破坏了膈肌正常的长度-力度关系,从而降低了分钟通气量。以上这些改变减弱了通气能力(图1-5A),而另外一些改变则增加了通气需求(图1-5B),两者联合作用进一步引起呼吸肌疲劳。

2. 严重爆发性哮喘的动脉血气分析 严重

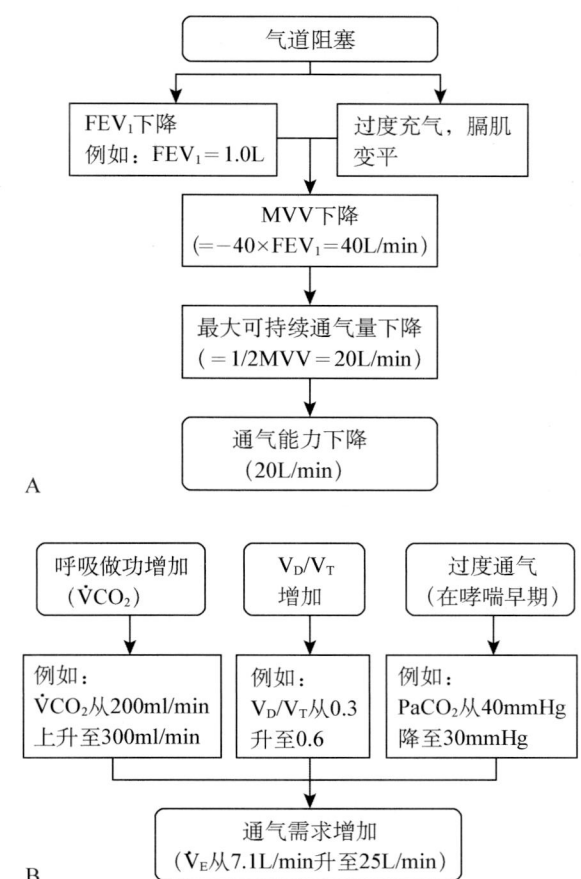

图1-5 A. 气道阻塞导致通气能力下降的过程示意图。下降的FEV_1及由于膈肌顶部变平导致其机械功能不全,引起最大通气量(MVV)的下降(MVV近似于40倍FEV_1)。正常最大可持续通气量近似于50%的MVV(某些慢性呼吸功能不全的患者该指标可能会增加),所以一个严重气道阻塞FEV_1仅有1L的患者,其最大可持续通气量可能只有20L/min(正常值在100~200L/min)。B. 随着通气能力下降,通气需求则不断增加,其由于:①二氧化碳产生增加(气道阻塞导致呼吸功大大增加,导致氧耗增加所致);②V_D/V_T显著增加(微观水平大量肺泡V/Q比值>1.0,使得总体通气血流比例失调);③$PaCO_2$调定点下降(由于迷走神经及其他传入神经兴奋刺激中枢神经系统控制器)。如方程11(知识框1-1)所示,这些改变最终导致通气需求增加3倍以上。如果一个患者通气需求为25L/min,而其通气能力只有20L/min,呼吸肌疲劳将不可避免

爆发性哮喘患者的呼吸衰竭常常经历三个阶段（表 1-1）。第一阶段，患者出现轻至中度的气道梗阻并出现 $PaCO_2$ 波动在 30~33mmHg 的低碳酸血症。这种过度通气反映了来自肺迷走神经传入感受器增加的呼吸输入，例如气道上皮刺激性受体激活或由于哮喘发作所刺激的其他神经传入，传导至中枢神经系统的控制器。这一阶段通常伴随由于通气血流比例失调导致的轻度的低氧血症及 $P(A-a)O_2$ 升高。

在第二阶段中，由于气道阻塞变得更加严重，呼吸肌开始疲劳，$PaCO_2$ 上升到约 40mmHg，被称为"转折点"，这种"正常"$PaCO_2$ 实际上是不祥之兆，其表示 PCO_2 从先前的低碳酸血症水平开始上升，可能代表着呼吸肌疲劳和呼吸衰竭已近在咫尺。处于在哮喘持续状态的患者，应将"正常"的 $PaCO_2$ 视为异常，并密切监测患者病情，防止进一步呼吸衰竭。

在第三阶段中，严重的气道阻塞导致呼吸肌疲劳和伴随 $PaCO_2$ 升高的急性呼吸性酸中毒（表 1-1），除非进行氧疗，否则低氧血症无可避免。不同于 COPD 患者，因为不存在慢性 CO_2 潴留，爆发性哮喘患者血清碳酸氢根浓度并不增高。

3. 慢性阻塞性肺疾病急性发作的动脉血气分析　不存在慢性 CO_2 潴留的 COPD 患者其动脉血气结果与急性哮喘发作患者类似（表 1-1）。对于存在慢性 CO_2 潴留的 COPD 患者而言，由于肾对慢性呼吸性酸中毒的代偿作用，其体内血清碳酸氢根基线水平较正常升高。在急性失代偿期，当 $PaCO_2$ 上升时其可作为缓冲剂使动脉 pH 下降更趋和缓（表 1-1）。

4. 治疗　哮喘和 COPD 急性发作的初始治疗包括吸氧、吸入支气管扩张药、静脉注射糖皮质激素和抗感染（如怀疑呼吸道细菌感染）（详见第 75 章和第 76 章）。虽然对非插管的 COPD 急性发作患者进行氧疗，其中约 2/3 高碳酸血症会进一步恶化，但治疗原则仍应以维持充足氧合为主。如果换气功能下降及酸碱失衡已发展到危及生命的地步，则应使用正压机械通气（见附录 B 图 B-1 和图 B-2）。因为相比于传统的机械通气，如果能够耐受的话，无创通气用于 COPD 发作患者已被证明有效且更加经济。因此对于大部分患者，如果存在自主呼吸且有排痰能力，应优先尝试无创通气（见第 3 章和第 76 章）。

（四）肺泡组成部分

由于肺泡严重破坏导致的呼吸衰竭常为低氧血症型呼吸衰竭，一般来说其也导致急性高碳酸血症型呼吸衰竭。这类患者的典型表现为心源性或非心源性肺水肿、弥漫性肺出血综合征或重症肺炎。

由于肺泡渗出性病变导致气体交换的病理生理改变最终导致低氧血症型呼吸衰竭（图 1-6）。即使患者进行高浓度氧疗，动脉血气分析仍提示严重的低氧血症。这种顽固性低氧提示肺内存在大量的右向左分流。在疾病早期常出现低碳酸血症及急性呼吸性碱中毒，但此后由于呼吸肌疲劳将出现高碳酸血症（表 1-1）。形成高碳酸血症型呼吸衰竭的机制是多元的（详见第 73 章）。

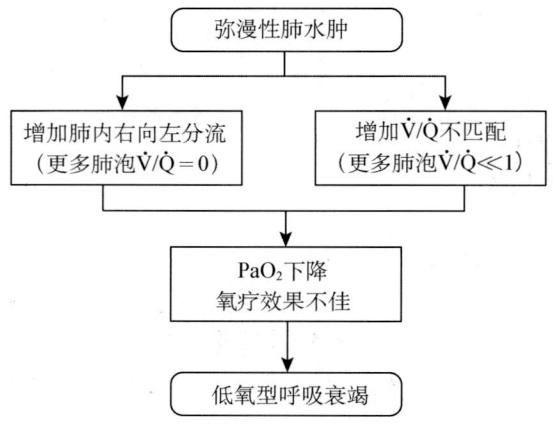

图 1-6　肺泡渗出将使渗出肺泡内通气消失（$\dot{V}/\dot{Q}=0$）或接近消失（$\dot{V}/\dot{Q}\ll 1.0$）。尽管不存在解剖分流，由于经过这些肺泡的混合静脉血未进行氧合，故无通气的渗出肺泡表现为右向左的分流。与此相反，低 $\dot{V}/\dot{Q}$ 的肺泡导致存在非常低的肺泡 PO_2，即所谓生理性分流。氧疗对于右向左分流导致的低氧血症无效，因为额外增加氧气并不能减轻分流

治疗包括针对病原体的针对性治疗（如细菌性肺炎）以及为保障动脉氧供安全水平而进行的机械通气。必须采取措施减轻肺内分流（而不仅是只进行高浓度氧疗）。对容量过负荷的患者应使用利尿药以降低肺泡毛细血管压力。对于急性

呼吸窘迫综合征（ARDS）患者应降低其肺泡毛细血管压力（如果其容量亦过负荷的话），同时在机械通气期间应给予PEEP。如果ARDS是多脏器功能衰竭综合征的一部分，给予利尿药和PEEP等措施则必须权衡其改善低氧血症带来的有利效应和潜在的导致肺外器官功能不全的不利影响（详见第73章）。

第 2 章
机械通气方法

Michael J. Frazer　Paul N. Lanken,著　张晓光,译　于荣国,校

呼吸机的工作原理、常见的通气模式以及在其使用过程中相关的并发症,是重症监护室(intensive care unit,ICU)临床医生的一项基本的但却必不可少的技能。本章所介绍的是 ICU 临床医生为了安全合理地使用机械通气,需要熟悉的一些专题以及相应的物理学和生理学原理。

一、常用正压通气呼吸机

几乎所有在 ICU 中使用的呼吸机都是对气道和肺施以正压通气。因此,当前所用的呼吸机多指正压通气呼吸机。

尽管现代智能呼吸机在其操作界面上有很多相关的设置、控制以及显示元件,但是所有正压呼吸机的运转都是遵循相同的基本原理和参数(图 2-1 和表 2-1)。所选的通气模式和患者的具体临床情况决定了相应的设置。

二、正压通气的原理和实践

机械通气的有效性及安全性取决于多种因素。首先是患者的呼吸力学特性。其次是患者与呼吸机之间的同步程度,亦即人机交互水平。最后,正压通气的并发症通常是由于操作错误或是患者出现异常呼吸力学,而非呼吸机本身所造成的伤害。

(一)呼吸系统与机械通气

呼吸系统类似于气球,它在吸气期间膨胀,呼气期间被动回缩(图 2-2)。这一模型涉及两个机械原理:顺应性和气道阻力。顺应性是指在静态条件下气球内一定的气体体积与气球内压力之间的相关性。它决定了气球在膨胀到一定体积后的内部压力(静态弹性回缩力)。气道阻力决定了用于达到一定的吸气流量所需的吸气压力以及在呼气相肺部的排空速度。

一般说来,当成年人通过气管导管或气切导管进行机械通气时,呼吸系统是一个"封闭的"系统并且没有漏气(图 2-2)。在这些情况下,于吸气时以下的关系成立:

$$P_{prox} = \Delta P_{AW} + P_{ALV} = [R(气道) \times flow] + P_{ALV} \quad (公式\ 2-1)$$

其中 P_{prox} 是在吸气期间人工气道近端的压力;ΔP_{AW} 是在吸气期间跨气道的压力下降梯度;R(气道)为气道阻力;flow:吸气流速;P_{ALV}:吸气时肺泡的压力。

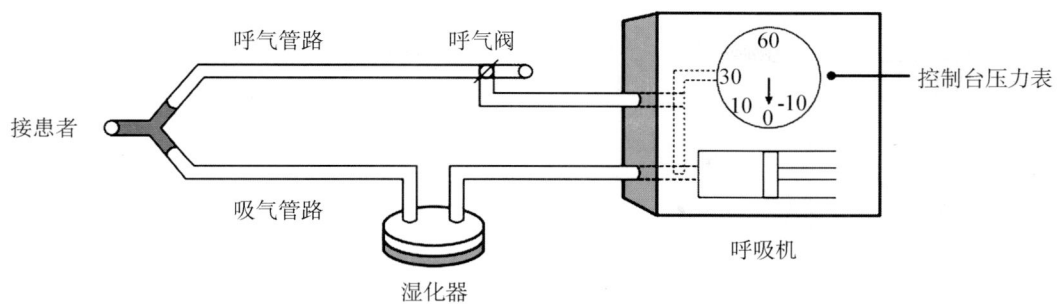

图 2-1 容量切换呼吸机的基本原理模型。呼吸机经由吸气管路和湿化器将预先设定的潮气量(由活塞和汽缸来表示)送至患者。呼气阀在吸气期间因正压而关闭。在呼气开始时,呼气阀打开,呼出气体经由呼气管路排出呼吸回路(通常呼出气体重新进入呼吸机以监测其体积)。控制台上的压力表反映了吸气管路近端的压力(改编自 Lanken PN: Mechanical ventilation. In Fishman AP [ed]: Pulmonary Diseases and Disorders, 2nd ed. New York: McGraw-Hill, 1988.)

表 2-1 基本的呼吸机参数和常用初始设置

参数	设置	范围	说明
模式	A/C		A/C 模式适用于没有自主呼吸的患者以及刚开始辅助通气时
呼吸频率	8~12 BPM*	5~35 BPM	对于无自主呼吸努力的患者,依据 ABGs 来设置参数以达到目标 $PaCO_2$;在 A/C 模式或 IMV 模式下存在自主呼吸的患者,设置频率为低于自主呼吸频率 2~3 BPM
潮气量	400~600ml*	400~800ml	对于 ARDS 患者或存在 ARDS 风险的患者,推荐使用小潮气量[即 6ml/kg 理想体重(predicted body weight, PBW)][†]
FiO_2	1.0	0.21~1.0	刚开始为 1.0,并根据 PaO_2 或 SaO_2 来逐渐下调
吸气流速	60~70 L/min	50~100 L/min	当患者呼吸频率增高或出现"库斯毛耳呼吸"时予以调高流速或调低吸气时间
I:E 比例	1:2	2:1~1:4	通常由其他设置导出,而非预设参数

* 理想体重为 70kg 的具有正常肺功能的成年人的初始设置(见附录 E 中基于理想体重的男/女潮气量的设置)。如果存在肺部疾病,例如哮喘和 COPD,则依据疾病的不同将初始频率设置为高于 8~12 BPM(见附录 B 中更多与无效腔相关的注意事项)

† 见附录 E

ABGs. 动脉血气;A/C. 辅助/控制通气模式;ARDS. 急性呼吸窘迫综合征;BPM. 每分钟呼吸次数;FiO_2. 吸入氧浓度;PBW. 理想体重;I:E. 吸呼比;PaO_2. 动脉氧分压;SaO_2. 动脉氧饱和度;IMV. 间歇指令通气;COPD. 慢性阻塞性肺病

公式 2-1 显示吸气期间近端气道压力是两部分组成的总和:①动态部分,ΔPAW,代表气体进入肺部过程中所发生的压力下降梯度(由人工气道阻力和自身气道阻力所导致);以及②静态部分,PALV,肺泡平均压力,这代表肺和胸壁的静态弹性回缩力。这个压力取决于高出功能残气量(functional residual capacity, FRC,即呼气末肺容积)以上所增加的肺容积。

(二)呼吸系统的压力容积曲线

1. 静态压力容积曲线 如前所述,在吸气期间高出 FRC 的肺容积变化与呼吸系统的回缩力有关(图 2-3A)。整个呼吸系统的顺应性包括肺顺应性和胸壁顺应性,其可体现为以下公式:

$$Cstat = \Delta V / \Delta P \quad (公式\ 2\text{-}2)$$

此处 Cstat 为呼吸系统的静态顺应性,ΔV 是指肺容积变化,ΔP 则为与之相应的压力变化。

12 · 第一篇 ICU中的基础病理生理学

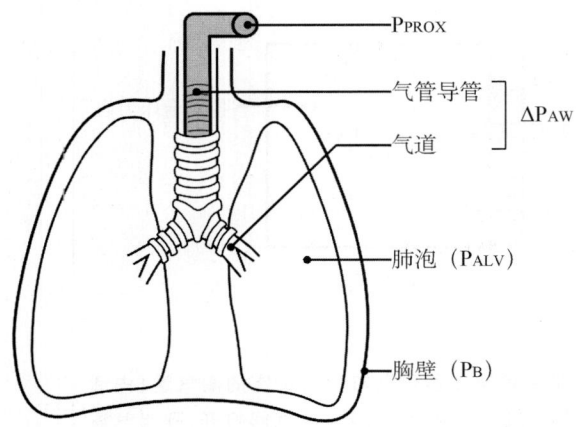

图2-2 呼吸系统(肺部加胸壁)在通气期间借助一个带气囊的气管导管形成一个封闭的系统。各个压力之间的关系见公式2-1。Pprox. 气管导管近端的压力；ΔP_{AW}. 在吸气期间由人工气道和自身气道阻力所产生的跨气道压力下降梯度；P_{ALV}. 肺泡压力(等于呼吸系统的静态弹性回缩力)；P_B. 大气压力。(改编自Lanken PN: Mechanical ventilation. In Fishman AP [ed]: Pulmonary Diseases and Disorders, 2nd ed. New York: McGraw-Hill, 1988.)

一般来说，ΔP等于平台压(Pplat)减去呼气末压[一般该值等于零，除非存在呼气末正压(positive end-expiratory pressure, PEEP)]。Pplat的测定是通过送出一定的潮气量后在吸气末使用吸气暂停(0.5s的暂停)时所测得的气道压力而得出。在监测一段时间的Cstat期间，应使用相同的潮气量来测定每一次的Pplat。正常的呼吸系统顺应性为50～100ml/cmH₂O，也就是说每增加1cmH₂O的静态膨胀压，肺和胸壁的体积就增加50～100ml。ICU的患者常有呼吸系统顺应性降低，如确实存在，则在调整呼吸机时需要特别加以关注。此时的Cstat提示呼吸系统比正常情况下要"更僵硬"。这可能归因于肺水肿引起的肺部僵硬化或由于胸壁水肿或紧绷扩张的肠襻突入胸腔而引起的胸壁僵硬化。

高Cstat通常不会像低Cstat那样对呼吸机调整造成影响。肺部高Cstat可能是肺气肿使得肺部失去正常的弹性回缩力的反应，也可能是由于低顺应性的异常胸壁而引起，例如由神经肌肉阻滞药引起的肌肉麻痹、多发肋骨骨折及"连枷胸"。

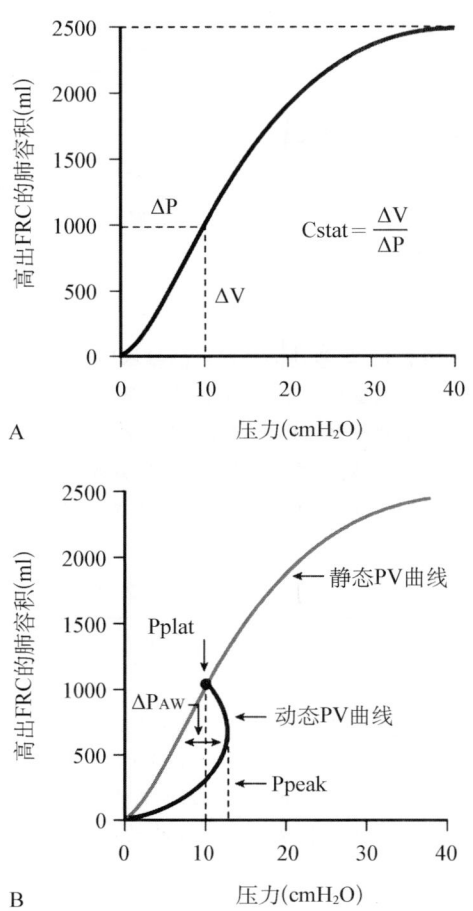

图2-3 呼吸系统的压力容积(P-V)曲线，横坐标为呼吸系统的静态弹性回缩力(图2-2中的P_{ALV})。A. 静态(P-V)曲线。1000ml的潮气量对应形成的弹性回缩力为10cmH₂O。因为呼吸系统顺应性(Cstat)等于高出功能残气量(FRC)以上的肺容积变化(ΔV)除以压力的变化(ΔP)，故Cstat = (1000 ml/10 cmH₂O) = 100 ml/cmH₂O(正常值)。应注意在趋近肺总容积时，曲线在高静态弹性回缩力时趋于平坦。B. 施加1000ml潮气量后的动态P-V曲线叠加于A中的静态P-V曲线上。两曲线之间的差异(ΔP_{AW})代表了由气道阻力引起的跨气道压力下降梯度。应注意峰压(Ppeak)超过吸气末静态压力(平台压或Pplat) 2 cmH₂O，这反映了正常的气道阻力(改编自Lanken PN: Mechanical ventilation. In Fishman AP[ed]: Pulmonary Diseases and Disorders, 2nd ed. New York: McGraw-Hill, 1988.)

2. 动态压力-容积曲线 之前讨论的呼吸系统静态压力-容积(pressure-volume, P-V)曲线仅适用于没有气流的时段——吸气末或呼气末。当空气流入或流出肺部时，可以在患者的动态 P-V 曲线上看到气流阻力开始起作用(公式 2-1 和图 2-3B)。

三、经典的基本通气模式

所有用于 ICU 的呼吸机都能提供三种基本通气模式：辅助/控制(assist/control, A/C)模式、压力支持(pressure support, PS)模式和间歇指令通气(intermittent mandatory ventilation, IMV)模式。大部分智能呼吸机可以提供额外的辅助通气模式以供选择，这在本章其后的内容中会加以讨论。

(一)辅助/控制模式

辅助/控制(A/C)模式一词来源于早期机械通气的两种经典通气方式：①辅助模式，这可允许一个有自主呼吸努力的患者触发所需的机送潮气量；②控制模式，由机器控制呼吸而无须考虑患者的呼吸模式。后一种模式现在已被淘汰，因为它"锁定"了患者的呼吸方式，即使患者正在做自主呼吸的努力。此外，有研究表明，完全不使用呼吸肌会迅速导致肌肉失用性萎缩。这种情况可以通过给予神经刺激来使肌肉收缩，从而能够部分防止(例如由辅助模式来提供的方式)其发生，甚至当呼吸机提供大部分呼吸做功的情况下也是如此。

1. 设置 控制模式比较简单，因为操作者只需要设置两个主要参数：呼吸频率和潮气量(图 2-4A)。大部分呼吸机设计为容量切换型呼吸机，即当预设的潮气量传送给患者后即停止吸气。除非系统出现漏气，例如在气管导管的气囊周围或通过胸管漏气，抑或当吸气峰压超过"安全"压力[设定的气道峰压报警阈值(见第 47 章)]，否则患者应接受全部的预设潮气量。因此，频率和潮气量决定了患者接受的分钟通气量(表 1-1)。

辅助模式在控制模式上增加了两项操作特性(图 2-4B)。首先，呼吸机能检测出患者的吸气努力(通过检测吸气回路中偏离基线的压力负值，或通过检测患者刚开始吸气时通过呼吸机气体供需阀的气流)。当吸气努力超过某一阈值时，患者"触发"呼吸机按预先设定的吸气潮气量开始送气。下一次吸气周期的开始时间是由所设置的呼吸频率或患者的自主呼吸频率两者中更高的那一项来决定的。例如，如果预设呼吸频率为 10/min，那么呼吸机会每 6 秒输送一次潮气量，除非其能监测到患者更早出现的自主呼吸努力。如果出现患者提早触发的情况，则呼吸机会将下一次机器触发呼吸重置于此次患者触发呼吸开始之后的 6s。

辅助模式的另一个特点是允许患者从呼吸机的气体供需阀吸气[与自给式潜水呼吸器(self-contained underwater breathing apparatus, SCUBA)装置的气体供需阀类似]。如果患者的吸气流速超过呼吸机所供给的流速，或者在呼吸机已输送预设的潮气量后患者仍继续吸气，上述情况就会在吸气过程中发生。在这种方式中，患者的实际潮气量可持续大于呼吸机所设置的潮气量(图 2-4B)。有时，患者自主呼吸较强，在呼吸机的吸气相，患者通过持续的吸气而触发呼吸机低压吸气报警(更多有关报警的信息见第 47 章)。

2. 机械性因素 在容量切换型通气例如 A/C 模式下，如果吸气峰压(peak inspiratory pressure, PIP)大于峰压报警阈值，则实际呼吸机给予的潮气量会小于预设的潮气量。在给定潮气量和吸气流速的情况下，PIP 由两个与患者的机械力学相关的因素决定(在方程式 1 和方程式 2 中表示)：气道阻力和呼吸系统静态顺应性。如果 PIP 超过呼吸机的压力峰值报警阈值，则剩余的潮气量会被"丢弃"(允许从系统中释放)而不输送给患者，这种情况可能见于患者抵抗呼吸机吸气相的送气(称为人机对抗)或者咳嗽时(两者都会降低呼吸系统顺应性)。另一个引起高 PIP 的常见原因是患者的气道阻力增加，例如在部分气道被呼吸道分泌物阻塞或者患者咬扁气管导管的情况下。

3. 临床应用 A/C 通气模式适用于没有自主呼吸努力的患者，如被肌松的和呼吸暂停的患者或者有潜在丧失自主呼吸风险的患者，后者包括药物过量对患者中枢呼吸驱动力所造成的强弱不一的抑制作用。这种模式也是用于治疗性过度通气的一个可选模式。

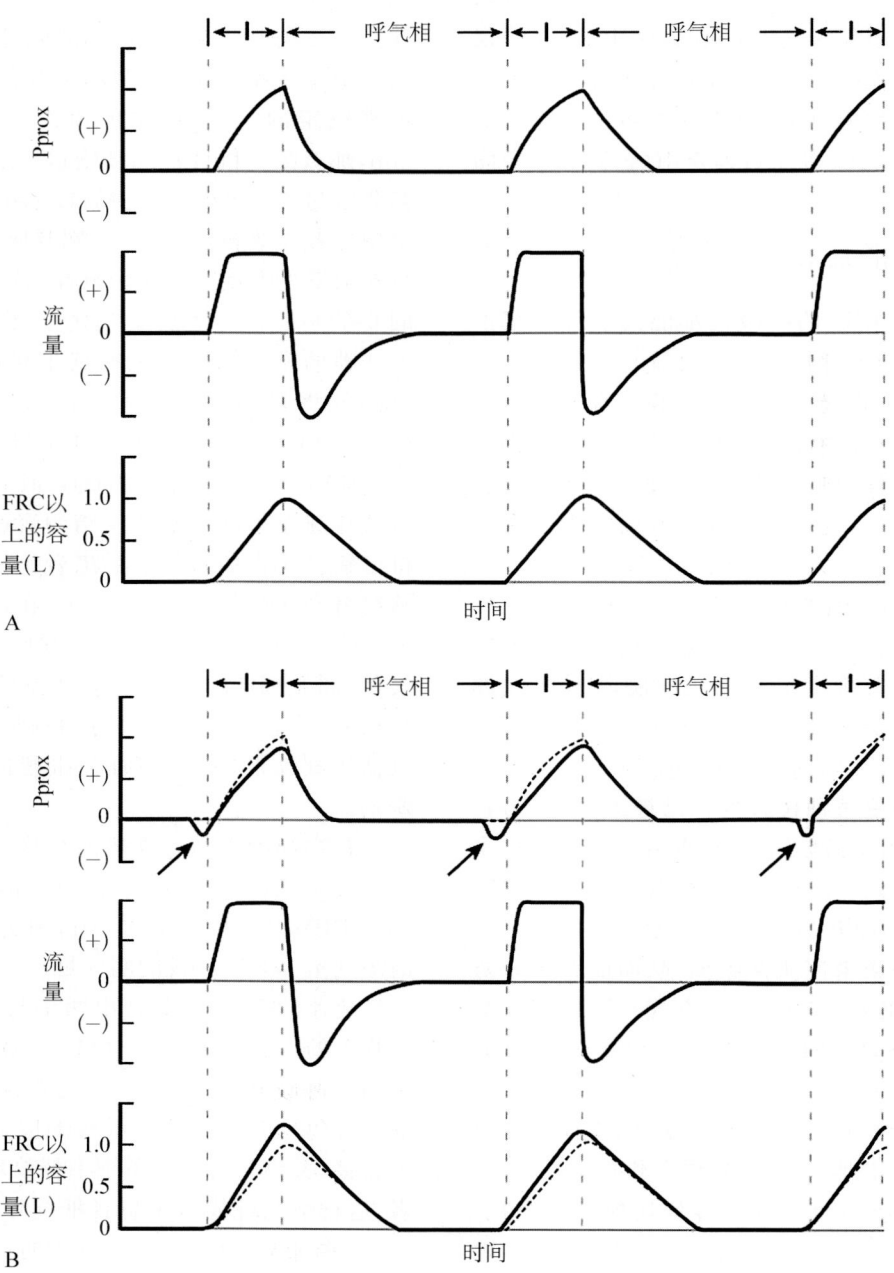

图 2-4 在控制和辅助模式下,压力、流量和容量波形与时间的关系。A. 控制模式,在吸气过程中,气流以方波的形式输送。在这种模式下,患者无自主呼吸努力。注意此时潮气量达到 1L。B. 辅助模式,每次吸气都由患者的自主呼吸努力触发(箭头处)。注意在吸气过程中由于患者持续的自主呼吸努力使得此时的压力曲线偏离控制模式曲线(虚线)。还需要注意,B 中所输送的潮气量明显高于之前控制模式(虚线)下输送的 1L 的潮气量。这是因为患者持续的自主吸气努力会通过呼吸机的按需供气阀获得额外的潮气量。Pprox. 气管导管近端的压力;FRC. 功能残气量;I. 吸气周期;(+). 吸气气流;(−). 呼气气流

大量的研究表明,在 A/C 模式下,自主呼吸驱动力强的患者往往会持续出现呼吸做功增加的情况。在这种情况下,患者在呼吸机送气过程中会更用力地吸气,表现为吸气相时食管负压的波动。其结果为,如果患者因呼吸肌疲劳而使用 A/C 模式,这种模式可能无法有效地减轻呼吸肌的负荷而让呼吸肌休息,不能使骨骼肌疲劳得到充分恢复。

在使用 A/C 模式时,若遇到呼吸频率快的患者,必须首先确保呼吸机的触发灵敏度不能太高(这可能会导致呼吸机的自我切换并使呼吸频率过快)。解决 A/C 模式下通气患者持续吸气做功过强的方法是增加吸气流速并测定内源性 PEEP(auto-positive end-expiratory pressure, auto-PEEP,内源性呼吸末正压,稍后会有描述)。如果出现内源性 PEEP,应按后续讨论的原则加以处理。如果气促持续存在,可能需要通过药物来抑制患者过高的呼吸驱动力,比如进入更深的镇静状态(见第 5 章),以此来让患者的呼吸肌得到休息。切换成 PS 模式也是另一种选择。

(二)压力支持模式

在如何提供辅助通气的方式上,压力支持(pressure support,PS)模式不同于 A/C 模式。PS 模式提供一个预设的压力,而非提供预设的潮气量。当呼吸机检测到患者的吸气动作时,呼吸机将向吸气回路内提供一定水平的压力。其结果就是产生一个同步的吸气支持压力,辅助患者自身的吸气努力,以增加患者的自主潮气量,并减轻其呼吸肌的负担(图 2-5A)。当呼吸机检测到患者的吸气流量下降到一定程度时,该吸气支持停止。

1. 设置 在患者自主呼吸期间,应设置 PS 的支持水平以达到一定的潮气量。常常可使用试验滴定的方法来达到合适的 PS 水平。呼吸频率就是患者的自主呼吸频率。现代呼吸机具有后备分钟通气这个安全特性,如果患者呼吸停止或减慢,抑或由于患者疲劳或肺部机械力学变化导致潮气量下降,就会启动这一特性。

2. 机械性因素 如前所述,在 PS 模式下,如果患者呼吸系统的机械力学特性发生变化或者出现呼吸肌疲劳,则潮气量可能会下降。不同于在 A/C 模式或 IMV 模式下输送一定的预设潮气量,PS 模式只在患者开始吸气时提供所需的压力支持。这种压力支持所产生的潮气量的大小取决于患者的吸气努力、吸气气流的持续时间、气道阻力以及呼吸系统的顺应性。如果任何一个因素随时间发生波动,那么在相同 PS 下的潮气量也会有所波动。此外,PS 模式下的呼吸频率就是患者的自主呼吸频率,由于 PS 模式下的呼吸频率也可能随时间而发生变化,因此后备通气的必要性是不言而喻的。某些呼吸机在检测到患者每分呼出量低于设定的阈值时就会开启后备通气。

3. 临床应用 如前所述,ICU 医生设置的是一定水平的吸气压力支持,而不是一个固定的潮气量或呼吸频率。由于在同样的预设 PS 水平下,潮气量可能会因气道阻力和 Cstat 的变化而发生改变,所以当预期会出现这些机械力学变化时(例如急性哮喘发作时),PS 模式就不是理想的选择。同样地,当患者出现呼吸暂停、呼吸减弱或者给予镇静治疗时,PS 模式亦会出现问题,此时如需要使用 PS 模式,则后备通气模式是必不可少的。

(三)间歇指令通气模式

间歇指令通气(intermittent mandatory ventilation,IMV)模式由两种通气模式组成(图 2-5B)。第一种同步间歇指令通气(SIMV)模式与 A/C 模式相同,它使呼吸机按预设的呼吸频率提供潮气量。目前的呼吸机可使 IMV 送气与患者的自主呼吸同步,因此它不会与患者的自主呼吸叠加。第二种通气模式允许患者通过呼吸机的气体供需阀来自主呼吸。这种自主通气的潮气量和频率依赖于患者的呼吸驱动力、施加于自主呼吸上的 PS 水平(这是通常的做法)以及患者呼吸系统的机械力学特性。

1. 设置 IMV 模式的主要设置参数包括 IMV 频率和潮气量。另外,为了补偿人工气道的阻力,常常需要增加一个低水平的压力支持(5~8cmH$_2$O)来辅助自主呼吸(图 2-5B)。

2. 机械性因素 同 A/C 模式一样,操作者需要设置 IMV 模式的潮气量。其相应的吸气峰压也由患者的阻力和顺应性等机械力学特性来决定。

3. 临床应用 虽然同步 IMV(SIMV)模式

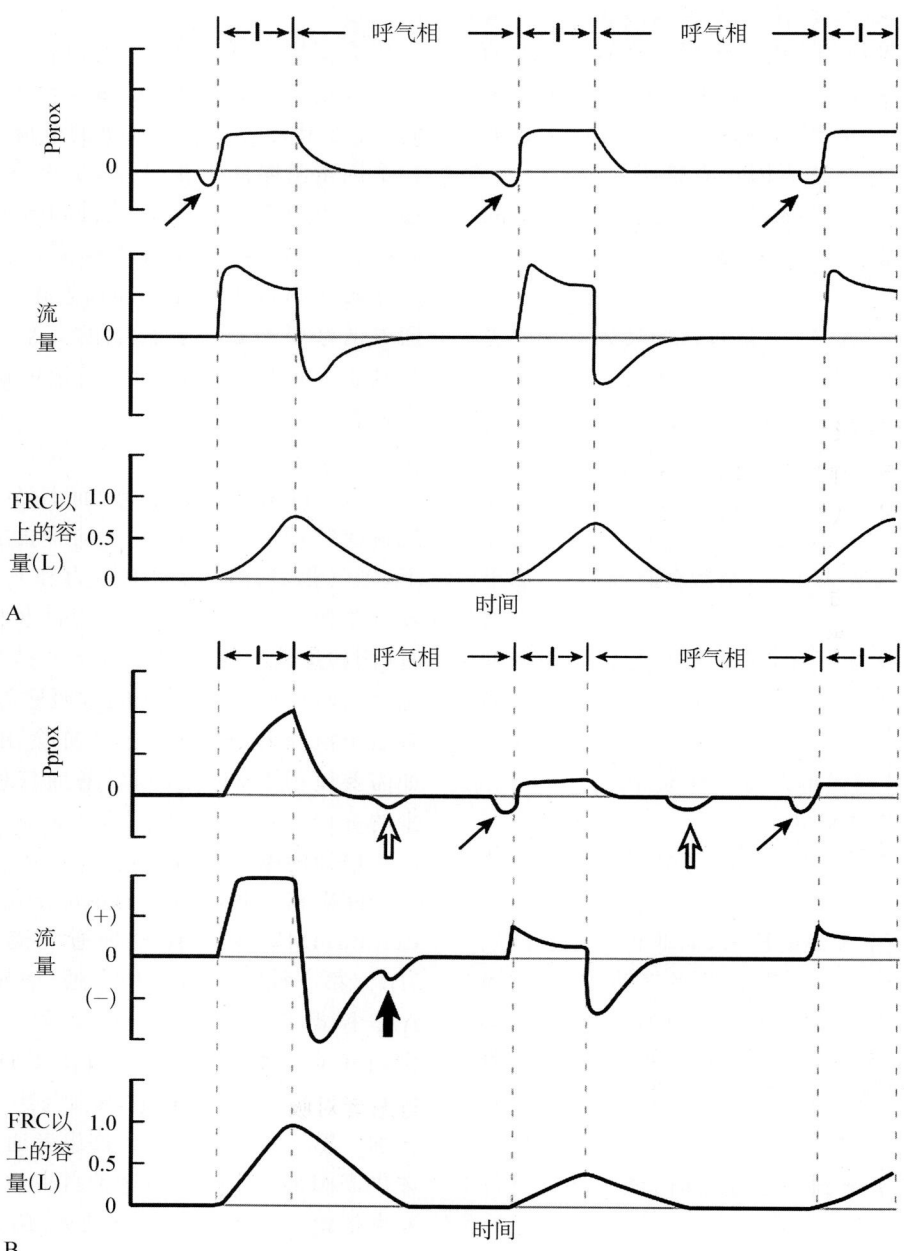

图 2-5 在压力支持(PS)模式和间歇指令通气(IMV)模式下压力、流量和容量波形与时间的关系。A. PS 模式,患者触发每一次的呼吸(箭头所指),使得呼吸机提供吸气过程中的压力辅助,最终形成 0.75L 的潮气量。B. IMV 模式。第一次呼吸由机器输送的 1L 的潮气量并非由患者触发。第二次呼吸潮气量为 0.5L,代表的是患者的自主呼吸(由较低水平的 PS 所增强)。垂直空心箭头显示患者有两个吸气努力未被呼吸机感应到。注意与图 2-4A 或 2-4B 相比,第一个自主呼吸努力(实心垂直箭头处)使呼气流量波形发生了偏移。FRC. 功能残气量;Pprox. 气管导管近端的压力;I. 吸气相;(+). 吸气气流;(−). 呼气气流

最初是作为一种准备脱离机械通气的模式,但ICU医师将其作为机械通气的标准模式,而不论患者是否需要脱机。这种做法可能反映了他们的单位或临床训练的风格。由于缺乏在非撤机条件下比较 A/C 模式和 IMV 模式下患者转归的研究,故没有数据显示何种模式会有更好的预后。由于缺乏令人信服的对比结果,两者中的任一模式都可以成功地应用于辅助通气,但在特定的情况下,一种模式可能会优于另一种模式。

例如,对于呼吸肌疲劳的患者,临床医师担心即使设置了足够排除 CO_2 的 IMV 频率,该参数仍可能设置过低,从而不足以减轻患者呼吸肌的负荷。此外,如第 4 章所讨论的,两个比较不同撤机方法的经典临床试验表明,IMV 模式是最慢的脱机方法。然而,当存在内源性 PEEP 时,IMV 模式较 A/C 模式更具有生理学优势。在 IMV 模式下,患者的自主呼吸所产生的胸腔内负压能够抵消内源性 PEEP 与 IMV 模式通气所产生的胸腔内正压。

当遇到过度通气和严重呼吸性碱中毒的患者时,ICU 医生会使用 IMV 模式。由于中枢神经系统(central nervous system,CNS)的呼吸驱动增强,这些患者在 A/C 模式下会出现呼吸频率过快。单纯将这些患者的通气模式由 A/C 切换至 IMV 并不能解决碱中毒的问题,除非在 IMV 模式下患者出现呼吸肌疲劳。这显然不是一个理想的结果。同样地,不应增加额外的无效腔或限制患者的呼吸触发(通过设置较高的触发阈值),因为这两种方法也可能引起呼吸肌疲劳。在这些情况下,更适宜的做法是通过药物降低患者过高的 CNS 呼吸驱动,例如当气促的原因是焦虑、阿片类药物时可给予抗焦虑药物,甚至对于其他一些中枢性过度通气状态也可运用肌松药物(见第 5 章和第 6 章)。

(四)无创机械通气

无创机械通气已成为治疗许多急性或慢性呼吸衰竭患者的一种安全、有效的方法。对于一些患者,例如肥胖低通气综合征,这是其辅助通气的首选方法(见第 80 章)。第 3 章详细介绍了无创机械通气在 ICU 中的应用。

四、其他闭环通气模式

闭环通气模式已经应用于近代呼吸机。闭环通气要求呼吸机的微处理器根据某些探测到的参数来自动调整其输出。这些模式包括压力调节容量控制(pressure regulated volume control,PRVC)、容量支持(volume support,VS)、成比例辅助通气(proportional assist ventilation,PAV)以及神经调节通气辅助(neurally adjusted ventilatory assist,NAVA)。虽然依据所使用呼吸机的不同,这些模式的名称也不尽相同,但其操作原理都是相似的。

(一)压力调节容量控制[PRVC 或 VC PLUS (VC+)]

压力调节容量控制(PRVC 或 VC+)经常被当作是一种双重模式。它可根据患者的吸气需求、动态顺应性和气道阻力来提供一种减速形式的、具有固定吸气时间,但吸气流量可变的恒定(方波)压力下的 A/C 类型的通气,以达到目标潮气量。吸气压将与患者的吸气需求和肺部的机械力学特性相适应。通常,最初一次呼吸按最小预设压力进行输送,以确定患者的肺顺应性,随后进行若干次测试呼吸以确定要达到目标潮气量所需要的合适吸气压力。在呼吸回路断开后 PRVC 可能会延迟重新建立通气的过程。

PRVC 通常被用于维持最低的气道压力,并与患者对吸气流量的需求相适应,同时提供理想的潮气量。

1. 设置 PRVC 的设置是辅助控制模式和压力控制模式的结合,包括潮气量、呼吸频率、吸入氧浓度、吸气时间、吸气上升时间、PEEP 以及压力触发灵敏度或流量触发灵敏度。PRVC/SIMV 在大多数带有 PRVC 功能的模式呼吸机上都可实施,其也包含压力支持和呼气灵敏度的设置。

2. 机械性因素 PRVC 的一个注意事项是,由于其原理是压力调节,当出现持续较高的吸气需求时可导致呼吸机不适当地降低吸气峰压[peak inspiratory pressure,PIP,平均气道压力(mean airways pressure,MAP)]。然而,这种改变并不意味着顺应性的改善,反而会使患者和呼吸机出现不同步并不适当地增加潮气量。

3. 临床应用　不恰当地设置 PRVC 会导致患者和呼吸机之间出现同步不良。因此，运用 PRVC 时的报警设置是十分重要。高吸气潮气量上限报警可以使医生能控制输送潮气量，因此可预防容积伤。压力上限报警可防止呼吸机为达到预设的目标潮气量而产生不适当的高吸气压力。将这一报警设置为比目标潮气量所需的压力高出 10 cmH$_2$O 的水平即可达到目的。当 PIP 比报警设置低 5cmH$_2$O 时，报警声即可提醒医生。

在压力控制（pressure control，PC）模式下，医生设置吸气压力、PEEP 以及吸气时间。因此，在吸气气流终止时 PIP 等于吸气平台压（Pplat）。在 PRVC 模式下，医生设置 PEEP、吸气时间以及目标潮气量。与 PC 模式不同的是，PRVC 模式为达到目标潮气量而提供的吸气压力是变化的，因此，需要密切监测吸气压力和设定的吸气时间以防止吸气平台压超过 30cmH$_2$O。与 PC 模式相似的是，在设定的吸气时间内，吸气压力是恒定（方波）的。

如果患者接受的是低潮气量（肺保护性）通气策略［例如在治疗急性呼吸窘迫综合征（acute respiratory distress syndrome，ARDS）时］，那么 PRVC 所输送的潮气量可能会高于所设定的 6ml/kg 理想体重（predicted body weight，PBW）的潮气量标准。

如果患者有气体陷闭（也被称为动态肺过度充气，这会导致内源性 PEEP——本章稍后会讨论），呼气量将少于之前检测到的量，呼吸机就会在下次送气时增加吸气压力以输送更多的潮气量。如此往复会导致内源性 PEEP 上升、气压伤的风险增加、出现高 PIP 和 Pplat，并可能造成血流动力学不稳定。对于出现漏气的患者（如支气管胸膜瘘），呼吸机会持续提高吸气压力，以试图达到目标潮气量。如果呼吸机无法达到相应的压力，则 PRVC 模式就无法启动，呼吸机会在未对患者实施通气的情况下继续自我运作。

（二）容量支持（VS）

容量支持是一种自主通气模式。目标支持容量是一种压力支持通气。与 PRVC(VC+)相似，VS 通过提供基于压力的通气来达到医生预设的目标潮气量。根据呼吸回路、气道或肺部阻力和顺应性的变化或吸气努力的不同，达到目标潮气量所需的压力支持水平在每一个呼吸周期都不一样。

1. 设置　VS 模式的设置参数包括目标支持容量（潮气量）、吸气上升时间百分率和呼气灵敏度、PEEP 以及吸入氧浓度（FiO$_2$）。在 VS 通气期间医生并未设置压力支持的水平。

2. 注意事项　由于缺乏支持证据，这种模式还没有得到像 PS 那样的关注或使用。它可能具有的一个优势是可以避免在压力支持通气中所出现的那种潮气量波动。

患者撤离呼吸机的过程会伴随着吸气峰压（peak inspiratory pressure，PIP）的出现。随着患者病情的逐渐恢复，由于呼吸机提供的支持压力（PIP-PEEP）降低，吸气峰压也将随之降低。

建议在患者气道顺应性或阻力出现恶化时，应密切注意峰压变化以防止呼吸机提供不恰当的支持压力水平。在实施这一通气模式之前，正确掌握相应的设置和报警知识是至关重要的。

（三）成比例辅助通气＋（PAV＋）

成比例辅助通气＋（PAV＋）是一种自主机械通气模式，其特点是机器输出的气道压力不断调整变化，以匹配患者吸气时所需的呼吸功（work of breathing，WOB）。PAV 升级版（PAV＋）的工作原理允许对弹性回缩力和阻力进行频繁测量，从而能够连续调整吸气支持水平，以应对患者的气道、肺和胸壁的机械力学变化。

1. 设置　PAV＋的主要设置参数为支持百分比（即呼吸机提供的支持）、导管种类以及导管内径（internal diameter，I.D.）。支持百分比从 5%～95%。如果支持百分比提高，呼吸机支持的程度也将提高，从而降低患者的呼吸功。反之，如果降低支持百分比，则呼吸机支持的程度也将降低，因此患者的呼吸功增加。

2. 机械性因素　PAV＋模式的注意事项是要正确设置人工气道的尺寸和类型，若输入信息错误将导致对患者支持不足或支持过度。例如，人工气道设置的尺寸若比实际小,机器会提供更大的潮气量,从而导致对患者的过度支持,反之亦然。PAV+的另一个注意事项是,若呼吸机不能准确地检测气道阻力和肺顺应性,则该模式将不会启动。这种情况可能由回路漏气或者患者没有呼吸努力而引起。

3. 临床注意事项　PAV+相对于其他通气模式的一个不同和可能的优势是,PAV+能提供与患者的呼吸阻抗和呼吸驱动力成比例的支持水平。其他通气支持模式只是提供固定水平的吸气辅助。PAV+的一个重要特征是通过设置呼吸机上的转换系数(支持百分比),从而能够调节需要由患者或呼吸机来实施的呼吸功的比例。转换系数设置最低时,患者实施大部分的呼吸功,反之,在设置高系数时,则由呼吸机实施所需的大部分呼吸功。

每5毫秒对吸气流量和肺活量进行测量、持续测定阻力以及每4~10次呼吸进行一次顺应性测量,这些具体的信息使得呼吸机可以在PAV+模式中提供呈比例的支持。PAV+的另一个优势是,它不会在患者的自主潮气量水平以上进行过度的送气,而是通过相对恒定的潮气量和呼气频率来促使患者的呼吸功降低,并维持患者的自主呼吸模式不被改变。PAV+可将呼吸功降至生理范围内。此外,PAV+可以将潮气量持续维持在肺保护性通气策略所要求的范围内。

最后,PAV+可改善人机交互、降低呼吸驱动力并最大限度地降低动态肺过度充气。PAV+不适用于无创通气以及气管导管气囊或呼吸回路存在漏气的情况。还应注意,PAV+是设计用于那些具有稳定吸气驱动力的患者。

(四)神经调节通气辅助(NAVA)

神经调节通气辅助(NAVA)是在SERVO-i呼吸机上出现的一种新的自主通气模式,这种模式通过神经触发或者气动触发来提供压力支持。NAVA能够在自主呼吸努力的开始阶段检测到膈肌电活动(diaphragmatic electrical activity,Edi),而传统呼吸机则是在后期才能检测到患者的吸气努力。

1. 设置　如果呼吸机感应到了神经触发,就会激活以下设置:NAVA水平、PEEP、吸入氧浓度以及Edi触发。随后,基于流量或压力触发的二次触发将用到以下设置:触发级别、吸气终止以及高于PEEP的压力支持水平。

2. 注意事项　NAVA将检测到的膈肌电活动(Edi)反馈给呼吸机,并立即通过与患者所测得的Edi呈比例的压力支持水平来同步进行通气辅助。一种被称为Edi导管的鼻胃管可用于监测Edi。

因此,NAVA提供实时压力支持的能力可以改善患者和呼吸机间的同步性和舒适性。它可以提供与低潮气量肺保护性通气相符的生理潮气量,并降低对深度镇静的需求。

与PAV类似,呼吸机将会根据患者的情况,降低或提高支持程度。

比较该模式和传统通气模式的有效性和可行性的相关研究正在进行中。

五、机械通气患者的管理

(一)监测及报警

使用机械通气的患者进行监测,从安全管理的角度来说是十分必要的。通过监测更早地发现相关的潜在问题:①呼吸机的内在功能;②人机交互界面;③患者的生理状况。这些问题在第47章中有更详细的讨论。

(二)患者与呼吸机不同步

患者和呼吸机之间的不同步可能是机械通气中最常见的并发症。通常情况下,患者往往都会存在呼吸困难,因此患者和呼吸机间的不同步意味着患者将持续出现呼吸窘迫,并且可能增加气压伤的风险。一旦造成呼吸窘迫的生理原因如高碳酸血症和低氧血症被排除之后,处理人机交互问题就更像是一门艺术而非科学。应寻求有经验的呼吸治疗师和ICU护士进行指导,来调整呼吸机的设置,并通过安慰或药物使呼吸窘迫的患者安静下来。因为大多数接受有创机械通气的患者都在使用镇静药,因此如有必要,可以通过增加药量来改善患者和呼吸机之间的同步性(见第5章)。

(三)机械通气的并发症

插管和机械通气相关并发症(知识框2-1)。

> **知识框 2-1　机械通气的并发症**
>
> **气体交换问题**
> 慢性二氧化碳潴留患者由于过度通气而导致的急性呼吸性碱中毒*
> 高通气状态包括由于呼吸机灵敏度设置过低而导致的呼吸机"自我切换"
> 低通气状态，特别是由于气囊漏气或呼吸机采用不适当的设置或模式
> 由于肺不张导致的低氧血症（分泌物、翻身不勤或导管位置不佳）
>
> **导管问题**
> 插管进入右主支气管
> 由于导管扭曲、阻塞等原因造成的气道阻力过高
> 自行拔管
> 由于气囊压力过高引起的气管软化（>25cmH₂O）
> （见第 22 章和第 30 章）
>
> **其他问题**
> 内源性 PEEP 合并低血压
> 气压伤包括张力性气胸
> 烦躁不安（由气管导管和吸痰引起）
> 轻微肺不张和大量肺不张
> 院内获得性肺炎
> 水钠潴留†
> 呼吸机相关肺损伤（ventilator-induced lung injury, VILI）（见第 73 章）
>
> ---
> PEEP. 呼气末正压
> * 有关这一并发症的更多信息以及如何避免见附录 B
> † 有学者认为†水钠潴留主要是由正压通气引起心输出量和肾灌注压下降所导致，但心房利钠因子的分泌下降可能也有一定作用

六、患者躁动

对于机械通气的 ICU 清醒的患者而言，气管内导管、亟须清除的分泌物滞留所引起的窒息感或吸痰过程中所经受的痛苦都是不愉快和恐怖的体验。除此之外，还有一些潜在因素或 ICU 的其他干预所导致的疼痛、恐惧、身体本身和不良情绪等。几乎所有使用呼吸机的非昏迷患者都会接受抑制躁动的药物，如用于抗焦虑、镇静和遗忘的苯二氮䓬类药物以及用于镇静镇痛的阿片类药物（见第 5 章）。

七、内源性呼气末正压（auto-PEEP）

（一）定义及检测方式

内源性 PEEP 的定义是在新一次吸气开始时就已存在的不因外加的 PEEP 而产生的肺泡内正压（图 2-6）。内源性 PEEP 的水平可以很低（1～2mmHg），且不会产生不良影响，也可以很高（>20mmHg）并造成严重的、危及生命的问题。由于它不会显示在呼吸机的压力表上，因此也被称为"隐匿性 PEEP"（图 2-6C）。然而，它的存在可以通过观察呼吸机所显示的压力和流量波形来进行可靠的推断（图 2-7）。所有气道阻塞的患者在接受机械通气时都会存在一定程度的内源性 PEEP。

某些呼吸机可以在呼气末启动快门阀，并在呼吸机管路的压力与肺泡压力取得平衡时测量其中的压力，从而检测出自主呼吸患者的内源性 PEEP。还可以在一些呼吸机上通过在吸气开始前适时地闭塞呼吸机的呼气端口来估测内源性 PEEP 的程度，不过这种方法并不推荐常规应用（图 2-6D）。

（二）生理影响、不良反应及其处理

当充分呼气的时间不足，肺部无法在下次呼吸开始之前回到基线 FRC 时，就会出现内源性 PEEP。出现在前一次呼吸未完呼尽，开始下一次呼吸的情况下，并会导致 FRC 的增加（图 2-6 和图 2-7）。这种呼吸叠加的过程，会一直持续到患者的 FRC 达到新的平衡为止。这个过程也被称为动态肺过度充气。高内源性 PEEP 和动态肺过度充气会导致若干问题。首先，对于因哮喘而气管插管的患者而言，高内源性 PEEP 导致气压伤的风险增加，并与动态肺过度充气的程度紧密相关。此外，内源性 PEEP 可能会引起低血压和心输出量下降，尤其是在低血容量的患者中。这些心血管效应的出现是由于内源性 PEEP 使得胸腔内正压在呼吸周期中大大增高，从而减少了胸腔的静脉血回流（"中央止血带"效应），导致心脏前负荷下降（见第 8 章）。

除了血流动力学效应之外，内源性 PEEP 还可导致患者在机械通气过程中出现呼吸费力并影响脱机进程。因此，患者在触发呼吸机之前，需要患者自主吸气努力来首先克服由内源性 PEEP 所产生的额外弹性负荷。如果内源性 PEEP 达到 15～20cmH₂O 或更高，克服这种额外的负荷会导致呼吸肌疲劳，并延长机械通气支持的时间。

当患者暂时脱离呼吸机，如气管内吸痰时，如果血压快速（几乎是同时）回复至正常水平，此时

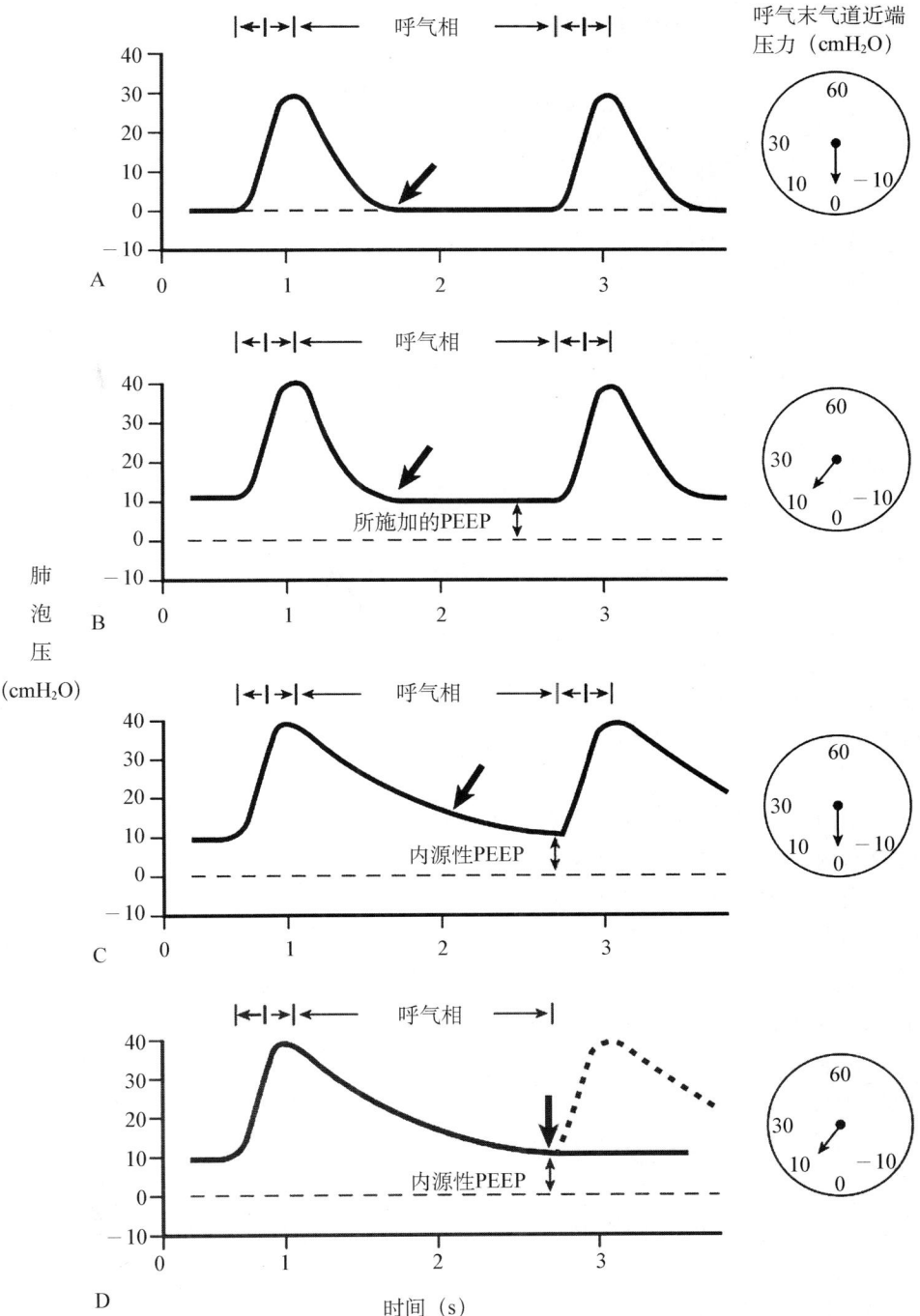

图 2-6 在 A/C 模式通气期间肺泡内压力的示意图(未被患者触发)。A. 没有外加的 PEEP 且没有内源性 PEEP。注意在开始下一次呼吸之前(箭头处)肺泡压力很好地回到基线水平(虚线表示肺泡压力为 0)。B. 外加 10cmH$_2$O 的 PEEP 且没有内源性 PEEP。再次注意肺泡压力回到了一个新的基线水平(代表肺泡压力=10)(箭头处)。C. 没有外加的 PEEP 但内源性 PEEP 为 10cmH$_2$O。注意肺泡压力延迟回复到基线水平(虚线代表肺泡压力为 0)(箭头处),并且呼吸机的压力表(代表呼气末气道近端的压力)未检测到内源性 PEEP。D. 如果在下一次呼吸开始之前(箭头处)呼气气流停止,则压力表会提示内源性 PEEP 的存在并可估测其水平。I. 吸气;PEEP. 呼气末正压。(改编自 Lanken PN: Mechanical ventilation. In Fishman AP[ed]: Pulmonary Diseases and Disorders, 2nd ed. New York: McGraw-Hill, 1988.)

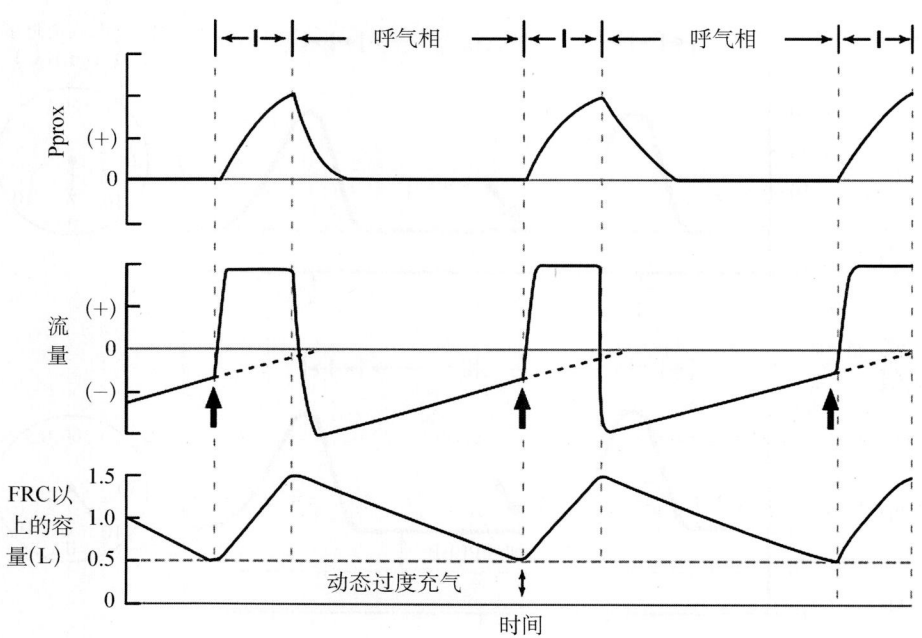

图 2-7 在辅助/控制模式下行机械通气的示意图(无自主呼吸的努力),如图 2-4A,但伴有气道阻塞和内源性 PEEP。注意呼气流量在下一次呼吸开始(箭头处)前并未到达 0,从而导致动态肺过度充气。将下一次呼吸推迟到呼气流量(虚线)达到零时再开始将可防止内源性 PEEP。PEEP. 呼气末正压;FRC. 功能残气量;Pprox. 气管导管近端的压力;I. 吸气;(＋). 吸气流量;(－). 呼气流量

就应怀疑低血压是由内源性 PEEP 引起。短暂脱离呼吸机可使存在内源性 PEEP 的患者具备足够的时间去呼出多余的肺内气体。知识框 2-2 描述了内源性 PEEP 及其不良反应的处理。

知识框 2-2　内源性 PEEP 的处理
处理内源性 PEEP 的原因
治疗潜在的支气管痉挛和气道炎症(见第 75 章和第 76 章)
延长呼气时间
• 缩短吸气时间
-增加吸气流速
-降低潮气量
• 降低呼吸频率
将 A/C 模式转换为 IMV 模式
处理内源性 PEEP 所产生的效应
扩容
给予升压药物来维持血压(如果出现低血压)
A/C. 辅助/控制;IMV. 间歇指令通气;PEEP. 呼气末正压

八、临床荟萃

使用图解法或与之等价的代数法(公式 2-3)来确定需要如何调整分钟通气量,以获得所需的 $PaCO_2$ 改变量(附录 B,图 B-1)。这可以避免慢性 CO_2 潴留患者常出现的过度通气问题。

$$PaCO_2(1)\times \dot{V}_E(1)=PaCO_2(2)\times \dot{V}_E(2)$$

(公式 2-3)

此处 $PaCO_2(1)$ 是在基础分钟通气量 $\dot{V}_E(1)$ 时的 $PaCO_2$,$PaCO_2(2)$ 是当分钟通气量变化为另一数值 $\dot{V}_E(2)$ 时预计将会出现的 $PaCO_2$。这个公式假设当分钟通气量发生变化时,无效腔与潮气量的比值(V_D/V_T)和 CO_2 产生量保持不变。因此,必须仅通过改变呼吸频率来使分钟通气量增加或减少,也就是不改变潮气量和通气模式。

第3章

无创通气

Bernie Sunwoo　Richard J. Schwab，著　陈　凯，译　于荣国，校

　　无创通气（non-invasive ventilation，NIV）指对没有气管插管或者气管切开的患者进行的通气支持。自2000年年初，重症医学科（intensive care unit，ICU）再次兴起了对无创通气的关注和应用。本章讨论无创通气的发展、适应证、禁忌证及实际应用，以保证ICU中的患者正确并成功地应用无创通气。

一、无创通气的发展

　　20世纪中期，无创通气主要用于手术室外机械辅助通气。传统上，它是由负压装置来实现，例如用于脊髓灰质炎患者呼吸麻痹的"铁肺"。1952年，丹麦爆发脊髓灰质炎疫情，对负压通气呼吸机的需求大大增加，导致对"铁肺"的需求减少，进而出现了经喉带套囊的气管插管正压通气。随后，由于有创机械通气大大提高了生存率，而成为治疗脊髓灰质炎和ICU内其他疾病导致的急性呼吸衰竭（acute respiratory failure，ARF）的标准方法。

　　20世纪80年代，随着鼻面罩用于持续气道正压通气（continuous positive airway pressure，CPAP）以治疗阻塞性睡眠呼吸暂停（obstructive sleep apnea，OSA）的发展（见第80章），导致了对无创通气，特别是无创正压通气的再次关注。正压通气不会导致上气道塌陷，而负压通气呼吸机通常会发生。不久之后，无创通气成功用于治疗各种神经肌肉疾病和限制性胸廓疾病导致的慢性呼吸衰竭被报道。

　　通过保留患者自身上气道的防御机制，无创通气避免了插管潜在的并发症，如喉的损伤。并且已被证实可以降低院内感染的风险，如呼吸机相关性肺炎（ventilator-associated pneumonia，VAP）（见第14章）；可提高舒适度从而减少镇静的需要；而且允许患者吃、喝、咳嗽和与人沟通，使患者拥有了更多的独立性，激发患者积极地配合治疗。

　　另外，无创通气能有效避免急性呼吸衰竭患者气管插管，从而导致无创通气使用率增加，据报道，在欧洲ICU中占到机械通气患者的35%。但是，研究还显示不同ICU中使用率差别极大，许多医疗中心明显利用不足，原因之一在于医生对相关知识的缺乏和熟悉程度不够。

二、无创通气的应用

　　掌握无创通气的适应证和禁忌证将有助于识别可能需要无创通气的患者，但最终的成功取决于能否恰当地应用，这需要可用连接、呼吸机和通气模式知识以及严密的监护装置和熟悉操作的多学科人员组成的团队。

三、无创通气的连接

　　无创通气有效的首要步骤是适当的连接。许

多面罩可以用于无创通气,包括口鼻面罩、全脸面罩、鼻罩、由软垫片组成直接插入鼻孔的鼻塞式鼻罩(Nasal pillows)、通过密闭嘴唇保持在位的类似于浮潜的衔嘴、和曲棍球守门员塑料面罩类似的全脸面罩和头罩(可以容纳整个头部)。为了让患者舒适,无创通气的连接有多种形式,如用头带固定面罩或者原位固定面罩。

每一种连接都有其潜在的优点和缺点,而最终的选择决定于患者。目前,没有用于无创通气的不同种类面罩有效性的对比资料。经口或面罩周围出现一定程度的漏气是普遍存在的,故需要病人的配合以减少漏气。全脸面罩通常是急性呼吸衰竭患者在ICU开始无创通气的首选,因为这些患者往往用嘴呼吸。然而,全脸面罩影响说话、咳痰和进食,与鼻罩相比,它增加了恐惧感、误吸和重复呼吸的风险。应原位保留义齿有利于面罩的嵌合。鼻罩要求病人鼻腔通畅并闭口,以减少漏气,加温湿化可减少经口漏气并提高舒适性,湿化可防止上气道干燥。无论选择何种连接方式,花一些时间给予病人指导和鼓励才能确保病人配合,以使他们感到舒适和适应。

(一)呼吸机

如今绝大多数的无创通气呼吸机都是正压通气设备,通过正压送气,增加跨肺压使肺膨胀,从而辅助通气。正压设备包括针对ICU中插管病人设计的标准的重症监护呼吸机和专门针对无创通气设计的便携式呼吸机。虽然传统上这两种设备提供的功能各异,但两者间的差别已经越来越小了。传统的ICU呼吸机通常可以更好地报警,提供精确的氧浓度,通过独立的吸气和呼气管路以减少重复呼吸,并且相比便携式呼吸机能够产生更高的吸气压力。相反,便携式呼吸机设计得更加紧凑,方便和经济,有更好的泄漏补偿,通过调整触发、吸气切换和吸气流量上升时间获得更大的舒适度,但牺牲了有限的压力生成能力,通常峰值压力在20~30cmH$_2$O。单回路的重复呼吸可以通过呼气阀减少,但可能会增加呼气阻力和呼吸功。实际上,呼吸机的选择主要受本地使用能力、专业技术和成本的影响。

(二)呼吸机模式和设置

无创通气与有创通气的模式相同,分为容量转换和压力转换。多项研究认为,这两种模式在取得相似效果的情况下,病人对压力转换模式有更好的耐受性。大多数急性呼吸衰竭使用无创通气的随机对照试验都是使用压力转换模式,实际上,无创正压通气主要是通过压力转换型呼吸机实现的。

便携式呼吸机设计用来提供持续气道正压(continuous positive airway pressure,CPAP)或者双水平气道正压(bilevel positive airway pressure,BIPAP),伴随有或无后备频率的设置(注意一个类似的缩写,BiPAP,这是Respironics公司的注册商标)。CPAP在病人吸气相和呼气相均提供一个设定的持续的压力,以增加功能残气量并改善氧合,但它并不是严格意义上讲的辅助通气。BIPAP以双相形式提供气道正压,吸气时设置吸气相气道正压(inspiratory positive airway pressure,IPAP),而呼气时设置更低的呼气相气道正压(expiratory positive airway pressure,EPAP),IPAP和EPAP之间的差值代表呼吸机辅助的程度。EPAP不仅确保气流从单一的呼吸回路排出CO$_2$,避免重复呼吸,而且它能够增加功能残气量,开放上气道,防止窒息和通气不足,并且可以对抗慢性阻塞性肺病(chronic obstructive pulmonary disease,COPD)患者的内源性呼气末正压(intrinsic positive end-expiratory pressure,PEEPi)。如同标准的ICU呼吸机,病人可以触发和改变潮气量,设置后备频率[自主呼吸/时间控制(S/T)类似于间歇指令通气(intermittent mandatory ventilation,IMV)(见第2章)],因此,特别适合睡眠和使用镇静药物的患者使用。

传统的ICU呼吸机像PB 840也带有无创通气模式,类似BIPAP,但必须注意其命名的不同。压力支持通气模式(pressure support mode of ventilation,PSV)是指病人呼吸触发后提供一个预设吸气相的压力辅助称为压力支持(pressure support,PS),预设呼气相压力则称为呼气末正压(PEEP)。在ICU标准的呼吸机,PS 7cmH$_2$O和PEEP 5cmH$_2$O等同于便携式的BIPAP呼吸机的IPAP 12cmH$_2$O和EPAP 5cmH$_2$O,PEEP和CPAP是可替换的。

部分患者可能更适合容量切换模式通气,所以临床医生应该熟悉它的使用。很明显,如果呼吸阻力增加了则需要更高的气道压力来克服,如肥胖低通气综合征(见第 80 章)。这些患者通常需要按理想体重潮气量 10~15ml/kg 才能使动脉血 $PaCO_2$ 正常化。最近,成比例辅助通气得到关注,凭借呼吸机对患者吸气的成比例辅助,以改善患者-呼吸机的同步性(见第 2 章)。

通气模式决定了所需参数的设定,但是,呼吸机初始参数的设置没有证据也没有标准的指南。急性和慢性呼吸衰竭的管理是不同的,对于急性呼吸衰竭,需要及时迅速调整通气参数,而对于无创通气则建议从低的压力设置起始,缓慢滴定至病人能够适应。例如,无创通气的初始设置为 IPAP 8 cmH_2O,EPAP 4 cmH_2O,后备呼吸频率 10~12 次/分。此外,从通气的有效性来讲无创不同于有创机械通气,无创通气不需要连续应用。但是,在急性期,最好连续应用至临床症状改善。无论如何,通过动脉导管行血气分析密切监测及滴定调节都是必需的。

(三)监测

急性呼吸衰竭初始使用无创通气需要有一定经验人员的密切监测,必须正确选择初始模式及参数。无创通气在 ICU 以外场所使用也仅限于急诊科,但必须要有足够的且经过培训的人员以确保成功实施。急性呼吸衰竭因病情发展存在可能随时需要气管插管的风险,因此,无创通气必须在有条件的 ICU 中使用。推荐成立一个多学科小组,包括医生、护士、呼吸治疗师和病人,建立相关规章制度和指南并定期审核,以确保做好质量控制。

监测包括主观和客观的生理反应,特别是在最初的 2h,因为病情的迅速改善与无创通气的成功使用是相关的。呼吸窘迫改善的临床监测指标应该包括辅助呼吸肌的使用、呼吸急促、胸壁运动、疲劳程度、意识水平、舒适度和人机同步性。生命体征监测包括心率、呼吸频率和连续脉搏血氧饱和度。推荐密切监测动脉血气分析(通过动脉导管),因为早期气体交换的改善可以预测无创通气的成功。应调整分钟通气量以改善动脉血 pH 和 $PaCO_2$。理想的呼吸机能监测气道压力、呼气量和流速,通过与病人密切沟通来监测患者耐受性和舒适性。通过 ICU 密切监测,必要时立即行气管插管。如果无创通气 2h 没有成功,应常规气管插管。

四、患者的选择

已证明,选择性地给患者行无创通气可以降低病死率、减少插管率、改善气体交换、减少呼吸困难和呼吸做功,很大程度上因其无创性而减少了并发症的发生,降低了住 ICU 的时间和患者的总住院时间,并且可能花费也减少。因此,在 ICU 能否成功使用无创通气取决于是否选择了合适的病人,包括对确实需要呼吸机辅助患者的识别,明确无创通气的适应证及禁忌证。无创通气不是适合于所有的患者。一些研究也试图探索无创通气成功使用的预测因素。

(一)适应证

急性呼吸衰竭的病因及其潜在的可逆性是决定无创通气成功的关键。强有力的证据支持无创通气应用于慢性阻塞性肺疾病(chronic obstructive pulmonary disease,COPD)急性加重、急性心源性肺水肿、COPD 患者拔管后序贯治疗以及免疫抑制的患者(知识框 3-1 列出了常见的适应证)。需要机械通气的急性呼吸衰竭患者都可以考虑使用无创通气,应该使用无创通气呼吸辅助设备来尽量减少患者的气管插管。

知识框 3-1　无创通气用于急性呼吸衰竭的适应证
强力支持的证据
慢性阻塞性肺病(COPD)急性加重
心源性肺水肿
COPD 患者的辅助撤机和拔管
免疫抑制的患者
支持的证据
手术后应用
严重的哮喘发作
肥胖性通气不足综合征
辅助高风险的支气管镜检查
其他:气管插管前氧和、胸部创伤、肺囊性纤维化
有争议的证据
急性肺损伤(acute lung injury,ALI)/急性呼吸窘迫综合征(acute respiratory distress syndrome,ARDS)
肺炎
对高风险患者预防拔管后呼吸衰竭

理解无创通气的禁忌证和成功使用无创通气同样重要。大多数描述的禁忌证只是简单来源于

使用无创通气研究的排除标准。无创通气应避免应用于血流动力学不稳定、误吸高风险和不能耐受面罩连接的患者。精神状态下降本身不是无创通气的禁忌，但患者不能保护自身的气道（无论精神状态如何）是禁忌。如患者需要插管时，无创通气不能代替气管插管。知识框3-2列出了无创通气的禁忌证。

知识框3-2　无创通气用于急性呼吸衰竭的禁忌证

心跳或呼吸骤停
不能保护上呼吸道
无法配合
无法清除呼吸道分泌物，包括分泌物过多
严重的血流动力学不稳定，包括心肌缺血
多器官功能衰竭
颌面部外伤、手术或畸形
上呼吸道堵塞（如：异物）
严重上消化道出血
呕吐
上消化道器官手术后，如食管、胃和十二指肠

改编自：American Thoracic Society.International Consensus Conferences in Intensive Care Medicine：Noninvasive Positive Pressure ventilation in acute respiratory failure Am J Respir Crit Care Med 163：283-291，2001.

（二）无创通气成功的预测因素

尽管确定了急性呼吸衰竭应用无创通气的适应证及禁忌证，但报道的失败率仍在4%～42%，临床医生通常很难预测应用无创通气哪些患者能成功，哪些会失败。如前所述ARF的病因仍是关键，无创通气可能对有高碳酸血症的急性呼吸衰竭患者有效。多项研究试图找出NIV成功的预测因素，大多数关注于继发于慢性阻塞性肺病的Ⅱ型呼吸衰竭。及时应用无创通气对具有较高失败率的患者极为重要，这些患者包括有轻度慢性阻塞性肺病，合并严重高碳酸血症及代谢性酸中毒导致意识障碍。无创通气成功的预测因素为：气体交换、呼吸频率和心率在最初的1～2h内快速得以改善，气体交换可以通过改善的pH和$PaCO_2$来证实。其他的无创通气成功预测因素包括疾病轻、年龄小、无意识障碍及脑病恢复期、人机同步性、漏气少和牙齿完整。但是，这些仅仅是来源于群体的预测因素，而临床判断和经验仍然是成功管理好无创通气重症患者的重要因素。

五、并发症

无创通气一般是安全的，并有较好的耐受性。并发症通常都较轻，与连接不当和气体泄漏相关。包括局部皮肤红斑和褥疮（特别是在鼻梁）、鼻部疼痛和充血、鼻窦或耳部受压、漏气造成眼睛刺激以及幽闭恐惧症。人工皮肤、重新佩戴或更换面罩、减轻鼻腔充血的药物、加温加湿器、鼻润滑剂会有所帮助。据报道，气体进入胃内发生率可高达50%，但一般可以较好地耐受，而吸入性肺炎的报道发生率为5%。不推荐常规经鼻或经口放置胃管，仅仅需要时可以放置。如同有创机械通气，无创通气也有气压伤和血流动力学不稳定的潜在风险，这取决于患者的基础心脏收缩功能和容量状态，但由于其导致的肺泡压力更低，故发生率比传统的正压通气更低。对于急性心源性肺水肿患者使用无创通气是否会增加急性心肌梗死发生率还没有得到证实。

第 4 章

机械通气的脱机和拔管

Kristin Hudock　Paul N. Lanken,著　陈　凯,译　于荣国,校

重症医学科医师经常给患者进行脱机,使其恢复自主呼吸。从呼吸机辅助通气到患者脱离呼吸机的过程习惯上称之为"脱机",该过程可以根据患者情况灵活处理。可将其分为简单、困难和延迟脱机三个类型。据报道,有55%的患者(即简单脱机组)在相对较短时间内成功脱机,其中只有少数患者需要数周或更长时间脱机。本章讨论两个基本问题:①应该何时停止机械通气并拔管?②应该使用何种策略使患者撤除机械通气?

理想情况下,当患者可以自主呼吸并自我保护气道后应尽快停止机械通气。为明确这一点,应完成下列几项关键的任务。

1. 明确患者基础健康和呼吸状态,即在急性呼吸衰竭发生之前的状态,通过患者或其家属获得详细的病史。

2. 明确首次启动机械通气的原因,认真查找患者发生呼吸衰竭的机制及病理生理改变(见第1章)。

3. 明确患者在康复过程中取得的进步。

4. 评估患者维持足够氧合、通气以及气道保护的能力。

成功脱离机械通气的最佳策略应该是考虑患者具体因素的基础上所采取的最安全和最快速的方法。根据经验和临床对照试验,本章将对撤离机械通气方法的利与弊以及它们的相对安全性和有效性进行讨论。

一、何时停止机械通气:首先必须处理好原发病

导致患者呼吸衰竭的首要问题必须得到处理和扭转,否则患者不可能成功地撤离机械通气。要做到这一点,应首先着力于认清患者是如何发生呼吸衰竭的(见第1章)。非呼吸系统器官衰竭而导致机械通气的需求(原发性心律失常导致心脏骤停),在机械通气脱机前也必须恰当处理。

认真识别导致患者须行机械通气的初始和后续疾病的原因,可以为疾病复杂的患者提供清晰的思路。例如,因心脏术中使用阿片类药物,导致术后机械通气患者的呼吸驱动中枢受抑制。此外,手术切口和相关疼痛造成的限制、胸腔积液或者继发于心脏低温停搏或直接神经损伤而导致的膈神经功能障碍等因素使得患者胸廓扩张回缩的功能受到了损害。而且,呼吸力学和气体交换会进一步地受到患者已有的潜在肺基础疾病的影响——如慢性阻塞性肺疾病(chronic obstructive pulmonary disease,COPD)及其急性发作的过程,包括肺不张和肺水肿。患者可能也会因心脏体外循环手术后低体温所致的寒战而使CO_2产生增加。总之,这些因素都可能增加呼吸努力,继而增加用来维持足够的氧合和通气的呼吸功(the work of breathing,WOB)。

上述的例子中,由于患者呼吸泵的需要和因

下列因素增加了呼吸负荷（也称为通气需求）：①无效腔和潮气量的比值增加（V_D/V_T）；②气流阻塞；③肺水肿；④肺不张；⑤CO_2产生增多（由于寒战）(表4-1)。同时，呼吸泵功能可能因为手术切口和疼痛、多种原因导致的肺容积丧失、膈神经损伤导致的呼吸肌功能障碍、膈肌灌注不足、电解质紊乱和神经肌肉阻滞剂残留等因素而受到限制（表4-2）。

表 4-1 增加通气需求的因素和原因

因素	原因
V_D/V_T增加	急性呼吸窘迫综合征，哮喘，肺气肿，肺栓塞
耗氧量增加	发热，呼吸功增加，肥胖，脓毒症，寒战，创伤
呼吸商增加（CO_2产生量相对高于O_2消耗量）	供给过多的糖类
降低$PaCO_2$调定点	焦虑，中枢神经性过度换气，肝功能衰竭，低氧血症，代谢性酸中毒，肾衰竭，脓毒症

V_D/V_T：无效腔与潮气量的比值

摘自 Lanken PN：Respiratory failure：an overview. In Carlson RW，Geheb MA（eds）：Principles and Practice of Medical Intensive Care. Philadelphia：WB Saunders，1993，pp 754-763.

二、需要考虑和应对的问题

（一）神经功能缺损和中枢神经系统驱动力的问题

以下三类神经功能缺损可能会阻止或拖延机械通气时间和成功拔管。

1. 上气道保护性反射丧失。
2. 意识水平下降。
3. 低通气综合征或代谢性酸碱紊乱对呼吸中枢驱动力的影响。

表 4-2 减少通气量的因素和示例

种类和因素	示例
呼吸肌肌力下降	
呼吸肌疲劳	在疲劳的恢复期，呼吸频率过高，吸气时间增加
失用性萎缩	机械通气时间延长，膈神经损伤或离断
营养不良	蛋白质—能量营养不良
电解质异常	低磷，低钾
单侧膈肌应力与长度关系的改变	动态肺过度充气导致膈肌顶部变平
药物导致肌无力	神经肌肉阻滞药的影响
肌肉耗能增加或底物供应减少	
呼吸弹性做功增加	肺或胸壁顺应性降低，呼吸频率增快
呼吸阻力做功增加	呼气时气道阻塞，高气体流速
膈肌灌注下降	循环休克状态，贫血
呼吸力学的异常	
流速限制	支气管痉挛，上呼吸道阻塞，呼吸道分泌物
肺容积减小	肺不张，肺切除术，胸腔积液
其他限制性因素	切口或其他疼痛相关吸气受限；肠梗阻、腹膜透析、腹水等造成腹肌紧张，特别是腹腔高压

改编自 Lanken PN：Respiratory failure：an overview. In Carlson RW，Geheb MA（eds）：Principles and Practice of Medical Intensive Care. Philadelphia：WB Saunders，1993，pp 754-763.

表 4-3　上呼吸道保护能力足够的标准*

1. 咳嗽反射：存在并判断为中等强度以上
2. 自主咳嗽：患者可以按指令咳嗽，并具有良好的力度
3. 气管内分泌物：量不多，不浓稠，不需要每小时或在更短时间内吸痰，可由患者的努力咳出
4. 咽反射：存在，并至少达到中等强度

* 拔管前必须达到第 1 至第 3 条标准。如果只有第 4 条标准不满足，患者是可以拔管的，除非有大量误吸的高风险，如合并部分小肠梗阻。在所有情况下，经口进任何东西之前，必须仔细评估拔管后的吞咽功能（见第 22 章）

1. 上呼吸道保护能力的缺失　拔管后，部分患者可能出现误吸或无法清除呼吸道分泌物的风险，两者都会影响到患者安全地维持自主呼吸的能力。拔管前，应该评估患者是否存在足够的咳嗽反射和咽反射以及足以清除分泌物的良好的咳嗽能力（表 4-3）。虽仍不明确，但有研究证明部分无咽反射的患者仍然可以成功拔管。然而，如果患者缺乏良好的咳嗽能力，并且不能自行清除分泌物，则仍然可以继续尝试脱机，但应延迟拔管。如经过数天的反复试验，患者仍不能充分保护呼吸道或清除气管内分泌物，应择期对其行气管切开术，确保气道分泌物及时清除，并且相比气管插管（endotracheal，ET）更加舒适。气管切开后对于评估吞咽功能时监测口腔分泌物是否存在误吸有帮助，而且提高了患者的交流能力（见第 22 章）。

拔管以后经口进食之前均应进行吞咽功能障碍的评估，这对于咽反射减弱或缺失、气管切开或者怀疑有误吸史的患者尤其重要（见第 22 章）。

2. 精神状态下降　ICU 患者常常出现意识水平的下降，通常是由于使用了镇静药物。意识水平通过两种方式影响患者的脱机和拔管。首先，消沉的精神状态可能会导致上呼吸道保护能力的丧失，如之前所讨论的。第二，患者的精神状态下降也可能导致呼吸驱动力减弱，一旦呼吸驱动力受损严重，则必须进行辅助通气。然而，如果呼吸驱动力的缺乏是由于缺乏对呼吸的化学刺激（即 $PaCO_2$ 降低伴随 pH 升高），那么逐渐减少呼吸辅助常是合理和有效的。比如，氧合良好但由于机械通气时医源性过度通气而造成碱中毒的患者，可能发生呼吸停止直到其 $PaCO_2$ 水平恢复至正常。

有研究证明，减少镇静对患者的关键性预后指标产生积极的影响，包括呼吸机脱机。每日中断镇静——在机械通气患者中减少镇静药物直至清醒——已被证实可以减少患者需要辅助通气的平均天数。其他一些尽可能减少镇静的方法包括使用短效药物或以静脉推注的方式给予镇静药物，尤其是使用与持续静脉输注正相反的依据目标导向镇静协议（由 ICU 护理人员执行）来完成的方案也已显示出在脱机过程中的益处（见第 5 章）。此外，在美国的一个多中心研究中，每日中断镇静联合自主呼吸试验（spontaneous breathing trials，SBTs）使得内科机械通气患者的带机天数明显缩短。但是，中断镇静可能增加自行拔管的风险，因此在患者恢复意识过程中应予以密切监测。

除了药物介导的意识改变外，评估中枢性睡眠呼吸暂停（central sleep apnea，CSA）导致的低通气也是很重要的，因为它亦可能影响脱机。CSA 是由于机体对 $PaCO_2$ 或 PaO_2 水平的敏感性受损，其表现为多种形式，包括肥胖低通气综合征（见第 80 章）或周期性呼吸（潮式呼吸）。这对于那些使用需要自主触发呼吸的脱机模式的患者特别成问题。CSA 患者可能对高碳酸血症的增加未能产生预期的呼吸频率或潮气量增加的反应。甚至，患者可能在脱机试验中表现得很舒适，尽管其二氧化碳分压的水平增加了，而这仅能通过动脉或中心静脉血气检测出来。在对困难脱机进行鉴别诊断时如未考虑低通气综合征则可能使患者表面上看似无法脱机，但事实上他们只需要在夜间和午睡时给予预设的通气支持（见第 25 章）。

相对于呼吸不足的低通气综合征的患者，一些患者出现呼吸过度。这包括一些脑干卒中的患者由于中枢神经性过度通气而呈现明显的呼吸急促。这种情况极具挑战性，因为一般情况下，在呼吸肌疲劳之前，成年人不可能长时间维持超过 36～40/min 的呼吸频率。对于此类患者，大剂量

的阿片类药物抑制其呼吸驱动力有助于其脱机。

3. 代谢性酸碱失衡 除了继发于镇静或CSA所导致的通气改变外，中枢神经系统呼吸驱动的控制也受到代谢性酸中毒和碱中毒的影响。通常情况下，患者通过代偿性呼气降低$PaCO_2$以代偿代谢性酸中毒（血清HCO_3^-<18～20mEq/L），从而维持动脉pH处于或接近正常范围。这种呼吸代偿通过过度通气来达成，这增加了肺泡通气量和分钟通气量（见第83章），但最终可能会超过患者的通气能力并导致呼吸肌疲劳。因此，除了纠正代谢性酸中毒的潜在原因外，还可以补充碳酸氢钠以利于脱机。

代谢性碱中毒（血清HCO_3^->45～55 mEq/L）使得pH增高，导致了呼吸刺激的降低。作为对代谢性碱中毒的呼吸代偿，它会促进高碳酸血症的发展。在这些情况下，高碳酸血症可能会错误地归因于呼吸肌疲劳，而这种假设可导致延迟脱机。

相关问题发生在那些具有慢性CO_2潴留并出现血清碳酸氢盐水平代偿性升高的COPD患者。如果机械通气使他们的$PaCO_2$正常化，尽管这仅是个表面看上去正常的值，但其肾不再需要代偿，且其血清碳酸氢盐水平可能会下降。虽然他们的动脉血气（arterial blood gas，ABG）在机械通气脱机之前看起来可能"正常"，但这些患者经常由于呼吸性酸中毒增加所导致的呼吸困难、呼吸急促和呼吸肌疲劳而拔管失败。对于存在慢性CO_2潴留的COPD患者的首选策略是调整呼吸机的设置，以保持$PaCO_2$水平为其基线稍高的数值（见附录B）。这种方法也可能导致血清HCO_3^-维持较高水平，以至于当患者的肺功能向正常状态恢复时，其可获得一个成功脱机的良好机会。

(二) 胸廓弹性和周围神经系统问题

1. 呼吸肌无力 一些患者会发生原发性呼吸肌无力（如某些神经肌肉疾病见第67章）。而在其他患者中，呼吸肌力量的降低可能是由于危重疾病或呼吸衰竭的影响（见第48章，表4-2），例如，当呼吸肌发生疲劳时需要额外的时间来恢复（可能需要1d）。此外，当机械通气支持的模式不需要患者呼吸肌的明显参与时将造成呼吸肌失用，或因为蛋白质营养不良等原因，最终呼吸肌发生萎缩。实际上，在机械通气不到1d的患者的膈肌中已发现肌纤维萎缩的组织学证据，这可能是因为蛋白水解作用发生变化。针对大家关注的ICU获得性肌无力的问题，有几项临床试验发现，相比于常规治疗，每日理疗结合中断镇静可使脱机时间明显提早，大量数据表明了带机时间明显缩短和患者恢复基本功能的独立性增多（见第5章及第21章）。

肌肉功能下降也可因代谢性紊乱，如低磷血症和低血钾而加重。此外，由于气流阻塞和内源性呼气末正压（auto-PEEP）所导致的严重的过度充气，损害了正常状态下膈肌的长度-张力关系效应并加重了肌无力的程度。

2. 胸廓弹性功能的改变 许多因素能够限制肺或胸廓的扩张。患者术后切口形态及疼痛程度都可能会限制胸、肺的扩张。开胸或上腹部术后第一天（如开放式胆囊切除），患者肺活量常减少至只有术前基础值的25%。能够限制胸、肺扩张的其他常见因素包括连枷胸（由于创伤或胸外心脏按压）、胸腔积液、大片肺不张及腹胀（由于气体、腹水、腹膜透析或水肿）。同样，腹腔高压和腹腔间隙综合征（见第90章和第97章）常是大量液体复苏的结果，可以限制膈肌下移，因而减少了用力肺活量（forced vital capacity，FVC）并增加了无效腔通气。

(三) 气道问题

1. 上呼吸道损伤 医源性和非医源性损伤均可导致上呼吸道梗阻，从而引起呼吸衰竭并需要机械通气。无论是解剖因素还是一过性的因素，经历困难插管的患者都可能会产生暂时的声带水肿或永久性损伤。同样，头部和颈部手术可能对患者产生直接的声带损伤。烟雾吸入可导致上呼吸道的高温和化学损伤，有时会出现迟发性水肿和塌陷从而导致气流受限。此外，继发于自身免疫性疾病或使用药物后发生的血管性水肿患者，在成功拔管之前需要有足够的时间来等待水肿改善。

呼吸衰竭可发生于急性上呼吸道损伤，这是由于高位气流阻塞和因过度充气（使膈肌顶部变平）损害了膈肌的力量-张力关系效应，从而导致通气能力下降。此外，通气负荷会随着呼吸阻力做功增加和呼吸急促而增加。

根据上呼吸道损伤的性质不同，患者可能需

要几天或更长时间为成功拔管做准备。在此期间,如果患者可以耐受,应保证患者呼吸舒适度所需的最小支持力度来进行机械通气。人们通常更加青睐那些需要患者使用自身呼吸肌的通气模式[如,压力支持(pressure support,PS)],以减少呼吸肌失用性萎缩,完全支持力度的辅助控制(AC)通气模式时易发生肌萎缩。

为了成功拔管,现已有两种方法可用来确定上呼吸道水肿是否已充分改善。第一种方法是当气管插管在位时,可用支气管镜或喉镜直接查看上呼吸道和声带的情况,然而咽喉和声带通常因为气管插管和鼻饲管的存在而受限。另外,可以在支气管镜配合下拔管,在拔除气管插管的同时可以另外对声带运动进行简短的评估。如果高度担心患者上呼吸道的通畅程度,重症医师应与一位麻醉师、一位耳鼻喉科医师或两者一起协助,共同在床边完成拔管。

评估上呼吸道通畅的另一种方法是进行"漏气"试验,即当患者在进行容量切换的机械通气过程中接受一个设定的潮气量(如500ml)时,测量由气管导管气囊放气后所产生的气体泄漏。在具有拔管后喘鸣高风险的患者中,如果气囊放气后气囊周围的漏气量为零或少量(<100ml/吸气500ml),可以推断其可能存在声门上梗阻,需要延迟拔管直到妥善处理可能存在的喉头水肿后(即静脉注射地塞米松,并使患者更高地端坐于床上)。但是,由于前瞻性研究显示将该试验应用于普通的ICU患者时出现假阳性(即漏气量不足的患者仍成功拔管),一些临床医生限定将其应用于特定的高危患者。

2. **内源性呼气末正压(Auto-PEEP)导致的吸气负荷** 由于气道阻塞性疾病[例如哮喘或慢性阻塞性肺病(见第75章和第76章)]导致的自发性呼气末正压(亦称为内源性PEEP或动态肺过度充气)也可以导致吸气负荷的增加。为触发呼吸机以提供同步支持,患者的吸气努力必须被呼吸机检测到。这通常是通过设置呼吸机的参数来做到,当患者产生一定的吸气流量(或负压)时可被呼吸机识别,这一流量或负压也称为触发阈值。然而,如果存在内源性呼气末正压,那么患者的吸气努力必须产生足够的胸腔负压,以克服内源性呼气末正压和设定的阈值,从而触发呼吸机工作(见第2章,图2-7)。

如果内源性呼气末正压过高(>12~15cmH$_2$O),将对患者的吸气肌肉产生一个巨大的额外负担,并可能导致呼吸肌疲劳。例如,假设患者的内源性呼气末正压达到14cmH$_2$O,而呼吸机设置的吸气触发敏感度为-1cmH$_2$O,那么患者必须产生15cmH$_2$O的胸腔内负压以使呼吸功能检测到患者的吸气努力而触发送气。因此,如存在未被识别和未被处理的高内源性呼气末正压则可能导致脱机努力的失败。

内源性呼气末正压是人机不同步的常见原因。脱机期间,内源性呼气末正压的治疗措施包括积极治疗基础的气道阻塞性疾病(见第75章和第76章)和增加呼气时间允许肺泡排空。如果内源性呼气末正压仍然存在,可以按内源性呼气末正压水平的80%来设置外源性呼气末正压以减少呼吸功。这种外源性呼气末正压"重设"呼吸机的触发灵敏度,以克服存在于肺泡内增高的正压(由于内源性呼气末正压)。大多数呼吸机可通过执行呼气末暂停来测量内源性呼气末正压,然而,如果患者呼吸过快则这个动作是很难做到的。此外,有的呼吸机可以通过在下一次吸气开始前闭塞呼气管道端口来手动估测内源性呼气末正压,并在呼吸机压力表或数字读数器上显示出管道内的压力(图2-7)。

3. **气管切开以促进脱机** 传统上,机械通气时间大于2周通常建议行气管切开术(见第22章)。气管切开的目的是促进脱机并提供一个比气管插管更安全和舒适的人工气道。然而,重症医师逐渐地采用延长气管插管使用时间至超过2周的方法,而这取决于他们预见的患者可以拔除气管插管的时间。

气管切开有助于脱机,尤其是对需要数周机械通气的患者,因为气管插管是未被认识到的导致呼吸功和内源性呼气末正压增加的原因。并且,研究认为,使用相同内径的气管切开导管比气管插管可以导致呼吸功(work of breathing,WOB)和内源性呼气末正压的显著下降。这与气管插管内表面生物被膜(分泌物形成的薄层)的产生导致阻力的增加有关,特别当患者机械通气数周之后。生物被膜可导致呼吸功增加和肺功能受损的患者拔管延迟。此外,构成生物被膜的微生物可能因为常规的吸痰动作而转移至下呼吸道，可增加呼吸机相关性肺炎的风险。基于这两个考虑，当预计患者需要数周的机械通气时间时，一些重症医师更愿意早期行气管切开。

(四)肺水肿问题

影响肺泡(下呼吸道负责气体交换的部分)的问题经常表现为①持续需要高吸入氧浓度($FiO_2 \geq 0.5$)或PEEP($>5cmH_2O$);②高呼吸弹性做功(由僵硬的肺所导致);③呼吸驱动力增加，导致呼吸急促(迷走神经和膈神经的传入纤维受刺激所致)。肺泡内液体增多导致肺僵硬和限制性通气障碍，同时造成通气量减少。当肺泡充满炎性渗出物[急性呼吸窘迫综合征(acute respiratory distress syndrome, ARDS)或肺炎]或血液(局部或弥漫性出血)时也可出现低氧和高碳酸血症。

尽管拔管后可予提供高流量氧，但一般只有当患者能够维持足够的氧合而不需要高水平的FiO_2和PEEP(表4-4)时才应考虑让患者脱离机械通气。如果脱机前机体维持正常血氧的能力只处于临界水平，则在脱机和拔管后发生低氧血症的风险将增加。

(五)肺外器官系统问题

呼吸系统之外的器官受累同样可以导致脱机延迟或失败。心脏问题如左心衰竭合并肺水肿(常常为隐匿或难治性)可能导致肺泡膨胀问题。房性及室性心律失常以及通常需要使用血管活性药物治疗的阵发性或持续性低血压，可能会导致低心排状态从而造成肾和骨骼肌包括膈肌的灌注减少。

肾衰竭合并急性呼吸衰竭的患者基于以下原因可能发生脱机困难。首先，血管内容量过负荷，导致肺和胸壁水肿。其次，肾衰竭导致代谢性酸中毒，降低血清碳酸氢盐浓度，使得通气需求增加，发生呼吸代偿。存在慢性CO_2潴留的COPD患者，依靠肾的代偿出现血清碳酸氢盐升高合并代谢性酸中毒是非常特殊的问题。对于慢性呼吸性酸中毒的患者，即使依靠强化的间歇性血液透析也常难以维持相对高的血清碳酸氢根水平，以避免在拔管后出现的呼吸急促和呼吸肌疲劳。这些情况下，可能应当予以补充口服碳酸氢盐或枸橼酸氢盐。

表4-4 良好的氧合能力的标准*

1. 在如下条件下能够达到动脉血氧饱和度≥92%~95%或$PaO_2 > 60$ mmHg
   $FiO_2 \leq 0.5$，且
   $PEEP \leq 5cmH_2O$，且
   $PaO_2/FiO_2 > 200$
2. FiO_2和PEEP的趋势处于好转的方向
   FiO_2(当前)等于或低于前一天FiO_2的水平
   PEEP(当前)等于或低于前一天PEEP的水平
3. 氧合的稳定性表现为不发生动脉氧饱和度下降在之前的24h>88%

* 评估时需要满足所有三个标准
PEEP. 呼气末正压;FiO_2. 吸入氧浓度

终末期肝病(end-stage liver disease, ESLD)也在多个方面导致机械通气脱机过程复杂化。由于静脉曲张或严重凝血障碍导致周期性发作的消化道活动性出血，为了保护气道(防止血液误吸)，可能需要延长机械通气时间。腹水的存在可能会限制胸廓的弹性扩张和膈肌的充分下降，并促进肝源性胸水(胸腔积液)的产生，从而导致肺限制性障碍。最后，ESLD由于过度通气导致呼吸性碱中毒，通常合并由乳酸水平增高导致的代谢性酸中毒，这两者都可以增加通气负荷。

三、何时停止辅助通气:生理能力的测试

为了在停止辅助通气和拔管后维持良好的状态，患者应能做到:

1. 保护和清洁其上呼吸道。
2. 维持充分的氧合。
3. 维持足够的通气。

以上每一项功能足够的评估标准，列于表4-3、表4-4、表4-5、表4-6。

传统上有许多其他参数用于评估患者是否能够撤离呼吸机，包括肺活量>10ml/kg预测体重(predicted body weight, PBW)、最大吸气压力(maximum inspiratory pressure, MIP)(也称为负向吸气力或NIF)低于$-20cmH_2O$、静息分钟通气量<10L/min、最大自主通气量(maximum voluntary ventilation, MVV)>2倍的静息分钟通气量以及$V_D/V_T > 0.6$。然而，关于这些参数的前瞻性研究表明，作为筛查试验的预测值其价值是有限的，而单一筛查试验最有效的指标是浅快呼吸指数(表4-5)。

表 4-5 评估通气能力:筛查标准

患者必须首先通过以下所有标准
没有严重的心律失常
没有血流动力学不稳定,并停用血管活性药物(低剂量多巴胺除外)
有自主呼吸努力
满足氧合条件(表 4-4)
足够的咳嗽能力并能清除分泌物(表 4-3)
呼吸频率与潮气量的比值<(105/min)/L*

* 只有当表中所有标准均符合时才执行这项测试。测试:让患者用 5cmH₂O 持续气道正压自主呼吸 1min,不改变 FiO₂,并且无控制呼吸。使用呼吸机测量分钟通气量和呼吸频率(respiratory rate,RR),通过将分钟通气量除以呼吸频率获得平均潮气量(单位:升)。最后,将呼吸频率除以平均潮气量获得比值。(例如:RR=30/min,VE=10L/min,VT=0.33 L,RR/VT=30/0.33=91)

在患者满足表 4-4、表 4-5、表 4-6 列出的筛查标准之后,多数重症医师还要应用自主呼吸试验(spontaneous breathing trials,SBTs),而不是使用某个单一的测试来确定患者是否有能力维持足够的通气。通常将这些筛查过程的步骤记录为单元协议的格式并由 ICU 呼吸治疗师和护士来完成。这些协议的执行由除医生以外的人员完成,在每天医生查房之前用其进行常规筛查。在应用这种方式使用该协议的 ICU 中,这已成为促进及时脱机和拔管的有效工具。对照研究表明,与不使用该协议的常规治疗相比,使用这种协议使得患者的机械通气和 ICU 住院时间缩短并且不增加再插管率。

表 4-6 评估通气能力:自主呼吸试验(spontaneous breathing trial,SBT)

1. **筛查标准**:患者必须在当天早些时候通过表 4-5 列出的所有标准
2. **准备步骤**:
   让患者在床上尽可能保持直立位
   消除患者对自主呼吸的疑虑
   充分吸痰,确保监测到位,并记录患者基础生命体征
   保持与呼吸机设置相同的 FiO₂,或将当前 FiO₂ 调高 10%
   选择一项:以 PS=5cmH₂O 进行 CPAP,流量模式,或 T 管
3. **自主呼吸试验***
   计划让患者自主呼吸达 2h
   监测心电图、脉搏、呼吸频率、潮气量(CPAP 或流量模式)、脉搏血氧仪监测血氧饱和度、血压、呼吸困难或其他严重问题的体征(如与心绞痛一致的胸痛)
   出现下列任何情况则尽早停止试验:
   呼吸频率>35/min 并>5min
   动脉血氧饱和度<90%
   心率>140/min,或持续变化超过或低于基线值 20% 以上
   严重的心律失常
   收缩压>180mmHg 或<90mmHg
   中度或重度呼吸窘迫(焦虑程度增加或大汗)
4. **试验成功**:患者不需要机械通气维持自主呼吸达到 2h

CPAP. 持续气道正压通气;PS. 压力支持

* 改编自 Ely EW,Baker AM,Dunagan DP,et al:Effect on the duration of mechanical ventilation of identifying patients capable of breathing spontaneously. N Engl J Med 335:1864-1869,1996.

四、成功的自主呼吸试验

(一)测试的特性

如果患者符合筛查标准(表 4-5),通过 SBT(表 4-6)并显示有足够的保护和清理上呼吸道的能力(表 4-3),即可准备拔管。然而,为能顺利脱机和拔管,应将筛查和 SBT 结合起来作为诊断性"测试",该"测试"具有一定的假阳性率(患者通过

测试,但仍需要重新插管)和一定的假阴性率(患者未通过测试,但可以成功脱机)。通过"测试"后拔管却仍需要再插管的患者的比例(即假阳性率)在不同研究和不同中心之间差异很大,有报道可达15%~20%。在一个拔管成功及失败的对比研究中,所有患者均通过SBT,只有老年以及存在心脏或肺部疾病等因素更多地出现在拔管失败的一组。其他参数无法预测谁将出现拔管失败。新的策略,如超声评估肺通气,可能会更好地预测那些可能拔管失败的患者,但还需要进一步的研究。鉴于存在相当部分的再插管率和判断拔管失败的能力不足,多数患者拔管后应继续留住ICU密切监测12~24h。迄今为止,前瞻性研究还没有确定拔管后需要继续接受ICU监护的最佳时间,所以应该根据具体患者的危险因素来做出决定。

(二)拔管步骤

一般情况下,拔管应按一系列的步骤进行:①向患者说明拔管的事项;②使患者直立位坐在床上;③清理气道分泌物;④吸除可能聚集在气囊上方的喉部分泌物;⑤气囊放气,拔除人工气道;⑥给予患者适当水平的供氧(比脱机前呼吸机的FiO_2增加10%);⑦监测生命体征和窘迫征象的临床表现。

(三)拔管后呼吸衰竭

1. 拔管后上呼吸道阻塞 小部分患者会发生上呼吸道阻塞和喘鸣(通常在拔管后60min内)。如有发生,患者应加以密切监测以防出现呼吸衰竭。治疗包括吸入α-肾上腺素能药物(以收缩血管)、静脉注射(IV)糖皮质激素(如60mg甲强龙)和无创通气(NIV)(第3章)。如果经过治疗,喘鸣仍继续进展为呼吸衰竭,则需要重新插管。一些患者具有已知的可能发生拔管后上呼吸道阻塞的高风险因素[如最初插管的原因为烟雾吸入、喘鸣、现场(院前)创伤插管或急性会厌炎]。这些情况下,如前所述,在拔管前应仔细地检查声门上气管插管周围空间的通畅情况。

2. 拔管后使用无创通气 拔管后所有患者均使用无创通气的做法未被证明可减少再插管率。然而,在特定群组中,特别是合并慢性高碳酸血症性呼吸衰竭的困难脱机患者,拔管后使用无创通气获益。此外,使用无创通气作为拔管后呼吸窘迫的抢救性治疗,在许多情形下是被普遍接受的一种替代即刻插管的方法。

五、不成功的自主呼吸试验

(一)试验失败

如果患者未通过SBT(表4-6),则不准备拔管。但是,在某些情况下,患者可能未能成功通过试验,但仍可以成功地自主呼吸(即假阴性结果)。虽然数据有限,但2011年Girault等报道的一项多中心脱机试验发现,如果患者第一次SBT失败后立即拔管,约30%的ICU患者并未再发呼吸衰竭。对处于临界状态的患者,最终是否决定拔管,应该同时根据患者的SBT结果和其整体的临床变化趋势。对于SBT失败并被认为无法依靠自身获得足够通气的患者,多数重症医师将进行脱机试验。同时,临床医生应通过识别和治疗其他潜在的影响因素(表4-1和表4-2)来优化患者的通气能力并减少通气需求。

(二)脱机试验

所有的脱机技术都基于这样的假设,许多通气能力差的机械通气患者可以通过"锻炼"呼吸肌肉而受益,就像运动员训练以提高成绩一样。尽管从生理角度看这似乎是合理的,但它对机械通气患者是否有益仍存在相互矛盾的数据。有一项试验显示,吸气肌训练可能会改善那些需要延长通气的患者的预后,但还需要进一步研究。

几项临床对照试验针对那些按辅助控制通气模式进行1~4周的机械通气后行SBT失败的患者进行了脱机研究。研究发现,与使用同步间歇指令通气(synchronized intermittent mandatory ventilation,SIMV)比较,每日行一次或两次T管试验或压力支持(pressure support,PS)模式进行脱机可使机械通气时间缩短。

尽管有这样的研究结果,但一些ICU根据其个人或单位的经验,仍然使用间歇指令通气脱机(intermittent mandatory ventilation,IMV)。对"困难脱机"的患者而言,患者长时间依赖呼吸机(>21d),除常规使用的呼吸机脱机方法以外的其他因素对成功脱机也很重要。这些因素包括提供良好的营养、确立健康的睡眠习惯、控制感染、设定目标以及多学科的团队来提供全面的治疗方案(见第25章和第109章)。

(三)无辅助呼吸或T管试验

T管试验需要将气管插管与呼吸机断开,通过一个塑料的T型配件进行呼吸(故命名为T管)。某些呼吸机也有一种特殊的模式,它可以替代T管试验而又不需要撤除呼吸机的实时监测。患者开始自主呼吸,通常先按之前所能承受的自主呼吸试验的时间进行无辅助脱机试验,然后逐渐增加试验时间。如果患者在目标时间段结束之前发生呼吸窘迫,而且不能在指导下(如焦虑是主要问题则予轻度抗焦虑治疗)并通过自己的努力得到改善,则需要重新接回呼吸机,让患者休息。通常在同一天晚些时候再次尝试进行T管试验,但也可推迟到第二天早晨以利于进一步改善患者的临床状况。使用气管切开罩代替T管来用于气管切开患者的无辅助脱机试验。

如果使用T管患者呼吸良好维持2h以上,临床医生会在此时给患者拔管,而其他人则可能等待患者成功完成数个这样的2h周期后再予以拔管,尤其是当患者已经历较长时间的机械通气的情况下。由于患者是从100%辅助呼吸突然过渡到100%无辅助呼吸的状态,对充血性心力衰竭的患者而言,使用T管或类似的脱机方法也许不如逐步减少支持力度的方法对患者更有效。对于这些患者而言,撤离呼吸机完全失去正压通气支持可能会加重其充血性心力衰竭,从而导致呼吸困难和呼吸窘迫。突然撤除PEEP的不良后果包括复张的肺泡塌陷并可能出现氧饱和度下降。尽管存在争议,但一些T管试验的支持者认为气管插管的阻力(存在于T管试验中但在使用低压力支持或PEEP的情况下被抵消)近似于拔管后上呼吸道的阻力,因为气管插管的存在会引发上呼吸道炎症。

(四)压力支持脱机

常用的替代T管试验的方法包括使用由呼吸机提供的压力支持(用以克服插管的气道阻力),同时给予或不给予持续气道正压通气(concomitant continuous positive airway pressure,CPAP)。压力支持脱机(表4-7)是使患者在无辅助呼吸的情况下1d内予以脱机,争取在下午7~8点前完成,该时段以后应避免进行主动脱机和拔管,因为夜间人力不足,但这可以通过内部调整,加大夜间病房内重症医师的巡视力度。

(五)脱机协议的重要性

有确切证据表明使用脱机协议减少了机械通气时间。大多数成功的脱机协议包括评估脱机前提条件的客观标准、逐步减少呼吸机支持的具体计划以及拔管前需要满足的系列标准。这些协议可由呼吸治疗师和ICU护士应用计算机闭环系统进行管理。

表4-7 压力支持脱机协议[*]

1. 调节压力支持(pressure support,PS)水平,保持患者呼吸频率在25(或30[†])/min
2. 在当前PS水平持续120min后,如未出现呼吸窘迫征象(表4-6)并且呼吸频率(respiratory rate,RR)≤25/min(或≤30/min),则降低PS水平2~4cmH$_2$O。如发生呼吸窘迫或RR>25/min(或>30/min),转到步骤5
3. 在每个时间段后降低PS水平2~4 cmH$_2$O,如步骤2所示,并观察是否有呼吸窘迫或RR>25/min(或≥30/min)的情况
4. 当患者在PS水平5cmH$_2$O维持120min后没有呼吸窘迫或RR>25/min(或>30/min),则为患者拔管
5. 如果发生呼吸窘迫或RR>25/min(或>30/min),返回到之前较高的水平。在再次降低PS之前给予至少2h时间使其恢复到基线状态
6. 为有利于休息和睡眠,在傍晚和夜间,让患者返回到之前较高的PS水平或予完全支持通气(步骤1所使用的PS水平或辅助控制模式)

[*] 患者被认为已经满足表4-3中所有的气道保护标准、表4-4中的氧合标准和表4-5中的肺外筛查标准。除了上述的RR阈值之外,一些患者可能还需要具备一定的最小潮气量或自主分钟通气量或两者结合,以此来继续脱机进程

[†] 一些协议使用30次/min的阈值,而不是25次/min

改编自Esteban A,Frutos F,Tobin MJ,et al:A comparison of four methods of weaning patients from mechanical ventilation. N Engl J Med 332:345-350,1995.

第 5 章

机械通气中的镇静和镇痛

William D. Schweickert,著　周晓芬,译　于荣国,校

重症监护病房(intensive care units,ICUs)的危重症患者经常经历疼痛、焦虑、躁动和由疾病本身和(或)支持性治疗带来的谵妄,特别是机械通气的患者,常见导致患者应激的因素包括气管插管、操作和骶尾部受压所带来的疼痛,对周围环境和不能讲话造成的焦虑,因睡眠障碍、卧床休息、管道和设备而约束所产生的躁动。最基本的治疗首先考虑在床上保持舒适的体位和言语安慰等非药物治疗。但是,事实上所有 ICU 均需要常规使用镇痛镇静治疗来增加患者对 ICU 环境的耐受性。

因患者的痛阈、焦虑水平和有害暴露各不相同,所以机械通气患者镇痛镇静治疗的需求差异较大。由于 ICU 患者存在肝肾功能不全、药物相互作用、低蛋白血症和休克(见第 17 章)等原因,导致了药物的药动学和药效学不尽相同。因此,镇痛和镇静药物的管理不能按"一刀切"的做法,而是应该使药物在临床使用中具有易观察可重复性。这类药物是强效麻醉药品,因此临床医生必须警惕药物输注以后持续作用的效果,提倡以最小风险而达到控制症状最大化的用药策略。

随机对照和临床观察资料表明,镇静策略可以显著影响患者的近期和远期预后。镇静不恰当可以造成患者处于长期谵妄、过度的神经诊断性检查、血流动力学不稳定、辅助通气时间延长、卧床不动造成关节挛缩和骶尾部褥疮以及如创伤后应激紊乱等精神性疾病的高风险增加。与此相反,有计划的标准化症状评估用于指导药物的滴定,可以增加患者清醒的时间、缩短机械通气时间、减少住 ICU 天数和患者的住院天数。此外,镇静促进体能和认知的恢复,改善患者的心理状态,提高生存率。

本章强调机械通气患者系统性和计划性镇静镇痛的方法。与传统的治疗方法相比,其优点包括:①有更多的机械通气患者参与;②症状的评估是比较可行的。认识到疼痛、焦虑和谵妄是对患者独立的应激因素,采取目标性个体化的管理策略进行适当的治疗。

一、心理应激和躁动

心理应激常见于呼吸衰竭,可能由疼痛、呼吸困难、焦虑和谵妄引发。大多数机械通气患者经历某种程度的疼痛,甚至在不存在手术切口或创伤时(例如咽喉疼痛或气管内插管引起的不适)。因此,当患者存在这些无特异性的不适时,临床医生必须重视并及早进行镇痛治疗。未经治疗的疼痛可能会导致许多不良影响,包括增加内源性儿茶酚胺释放、心肌缺血、血液高凝状态、睡眠障碍、焦虑和谵妄。疼痛缓解后能改善上述症状。

机械通气患者的焦虑来源于无助的感觉、无法预知即将发生的事情和对死亡的恐惧。这些特点使原先即存在的焦虑和抑郁进一步发展。此

外,焦虑和疼痛有着千丝万缕的关联:焦虑降低疼痛阈值,控制疼痛可以减少焦虑。

呼吸困难作为心理应激独立的原因逐渐引起关注,如出现较多的抱怨、呼吸功增加,严重的呼吸机对抗,这些近来发现的情况在非传统的机械通气策略更常见(低潮气量、允许性高碳酸血症及高频振荡通气),似乎与身体对应激正常反应相矛盾。根据中枢需求调整吸气流速、增加呼吸频率或者改变通气模式,如将辅助-控制模式改为压力支持模式,某些情况下可能改善呼吸困难(见第 2 章、第 3 章和第 47 章)。此外,在长时间使用呼吸机进行脱机、呼吸肌无力和严重肺损伤的患者有可能出现明显的呼吸困难(见第 25 章)。此时,经常应用药物来增加其耐受性。

谵妄是一种急性、可逆的意识错乱和严重的变化不定的认知功能障碍(见第 37 章)。其特点包括感知缺失、短期记忆减退、精神错乱、定向力障碍,而且时有幻觉。当表现为躁动时,谵妄更容易被识别。至今为止,药物治疗专注于抗躁动和避免自我伤害。躁动的特点是重复性和无目的运动,很显然这是极度危险和痛苦的,类似于未经治疗的疼痛,躁动会导致氧耗明显增加、心肌缺血的风险和快速心律失常或因维持生命的设备脱落导致的患者自我损伤。

二、患者心理应激或躁动的评估

心理应激与躁动的评估应该成为患者床边常规评估系统中的一个组成部分。应用半定量表来记录患者的状态,便于所有 ICU 医生间沟通,这些表包括视觉模拟疼痛评分(图 5-1)、疼痛行为量表(表 5-1)和镇静深度和躁动程度评估表(表 5-2)。用统一的量表来常规系统地评估患者的心理应激状态,可以减少镇静药物的用量,并缩短患者苏醒的时间。

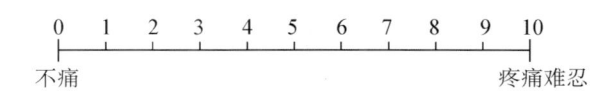

```
0  1  2  3  4  5  6  7  8  9  10
├──┼──┼──┼──┼──┼──┼──┼──┼──┼──┤
不痛                          疼痛难忍
```

图 5-1 患者说出或指出自己的疼痛处于量表的哪个位置,3 分能被 ICU 患者接受

表 5-1 交流障碍和机械通气患者的疼痛行为量表

项目	描述	分值
面部表情	放松	1
	部分收紧(皱眉)	2
	全面紧张(闭眼)	3
	表情痛苦	4
上肢运动	无运动	1
	部分弯曲	2
	完全弯曲	3
	持续收缩	4
人机协调性	耐受性好	1
	咳嗽但大部分时间耐受性好	2
	人机对抗	3
	呼吸机无法通气	4

引自 Payen JF, Bru O, Bosson JL, et al: Assessing pain in critically ill sedated patients by using a behavioral pain scale. Crit Care Med 29(12):2258-2263,2001.

一般情况下,评估应首先观察病人对环境的反应,包括觉醒、身体活动、呼吸是否存在人机协调。间歇性轻度躁动和呼吸抵抗不需要药物镇静,这样可以避免因绝对卧床和膈肌被动运动带来的风险,便于护士和理疗师帮助患者锻炼和适当活动。相反,严重的躁动会导致非计划性拔管,严重危害呼吸和心血管系统,增加氧需,产生过多二氧化碳和乳酸,需要立即评估并干预。

如果经过检查患者没有立即清醒,临床医生应该尝试呼唤患者。一旦患者有反应,医护人员首先要安抚患者,简要地告知目前的位置并且不能讲话。然后,让患者遵嘱动作,如睁开眼睛和伸出舌头。面部表情是用于检查面神经肌肉轴是否存在 ICU 获得性肌无力的最佳工具(见第 48 章)。

下一步问题是着眼于确定疼痛和心理应激的其他原因。对于气管插管患者,简单地提问"是"或"不是"在患者和医护人员之间通过唇语沟通不一定能成功。如果患者前后反应不一致,那需要

表 5-2　Richmond 躁动-镇静量表(RASS*)

得分	术语	描述
+4	攻击行为	明显的好战行为、暴力行为,对工作人员构成直接的危险
+3	非常躁动不安	抓或拔除引流管或各种插管;具有攻击性
+2	躁动不安	频繁的无目的动作,与呼吸机抵抗
+1	烦躁不安	焦虑不安,但动作不是猛烈的攻击
0	清醒状态且平静	
−1	昏昏欲睡	不能完全清醒,但声音刺激能够叫醒并维持觉醒状态(睁眼/眼睛接触,≥10s)
−2	轻度镇静状态	声音能叫醒并有短暂的眼睛接触(<10s)
−3	中度镇静状态	声音刺激后有动静或睁眼反应(但无眼睛接触)
−4	深度镇静状态	对声音刺激无反应,但身体刺激后有动静或睁眼反应
−5	不可叫醒状态	对声音或身体刺激均无反应

RASS 评估步骤:
1. 观察病人:病人清醒,烦躁不安,或躁动不安（得分:0~4）
2. 假如病人没有清醒,呼叫病人的名字,让病人睁开眼睛并看着讲话者。病人醒来,保持睁眼和眼睛接触（得分:−1）;病人醒来,有睁眼和眼睛接触,但不能维持（得分:−2）;病人在声音刺激后有动静,但没有眼睛接触（得分:−3）
3. 如果病人对声音刺激无反应,采用推摇病人的肩膀和(或)按摩胸骨进行身体刺激。病人在身体刺激后出现任何动静（得分:−4）;病人对任何刺激都没有反应（得分:−5）

*改编自 Sessler CN,Gosnell M,Grap MJ,et al. The Richmond Agitation-Sedation Scale: validity and reliability in adult intensive care patients. Am J Respir Crit Care Med 166:1338-1344,2002; and Ely EW,Truman B,Shintani A,et al: Monitoring sedation status over time in ICU patients: reliability and validity of the Richmond Agitation-Sedation Scale (RASS). JAMA 289:2983-2991,2003.

注意重新评估是否有谵妄。如果患者存在疼痛、焦虑或呼吸困难,评估患者的心理应激严重程度使用 0~10 分法,如使用视觉模拟疼痛评分（图 5-1）。心理压力的定量决定治疗的紧迫性并指导用药剂量。这种疼痛的主观表达比使用行为量表更可靠,但对于不能沟通的患者需要使用疼痛行为量表（表 5-1）。相反,生命体征不是疼痛和控制心理应激的可靠的观察指标,但它们可以指导临床医生进行评估或重新评估。

镇静资料显示,患者对声音无反应的状态称为"昏迷状态",镇静水平过深,通常仅用于顽固性低氧、机械通气失败或者使用神经肌肉阻滞药的患者。深度镇静则无法评估谵妄,应该减少镇静药用量,反复进行评估。通过短暂地刺激身体,观察患者的反应,正确评估昏迷的程度。

三、一般治疗指南

每天早晨,主管患者的护士、医生和 ICU 药剂师应讨论制订全天的镇静深度和镇痛方案,并达成一致意见。躁动-镇静量表（Richmond agitation and sedation score,RASS）是一种可靠的标准化量表,如表 5-2 所示。在患者呼吸衰竭的初期,适宜维持中度镇静,例如,呼唤后短时间睁眼（例如 RASS-2 至 RASS-3）有利于呼吸机同步,并最大限度地降低氧耗。处于恢复期的患者,控制在觉醒状态（例如 RASS−1 至 RASS+1）。ICU 团队应该提供用药选择,既要持续缓慢减轻心理应激,又能满足立即进行急救的药物。

初始药物和后续附加药物的选择均取决于心理应激的病因、患者的临床病史（包括既往存在的疼痛、精神疾病和药物滥用）。对气管内插管行机械通气伴有轻中度躁动的或者患者有疼痛、焦虑和呼吸困难等,均推荐使用阿片类药物,因为阿片类药物本身可减轻空气不足的感觉（air hunger）,从而改善人工气道带来的不适。

一般情况下,未使用过阿片类药物的患者,初始可间歇性地使用低剂量芬太尼,例如 50 μg 静脉内（intravenous,IV）单次推注,或选择其他阿片类药物（表 5-3）。如果需要频繁单次注射追加药物,可考虑静脉持续泵注阿片类。根据单次静脉注射药物的剂量来滴定调整增加维持泵注药物的速度。如果持续泵注药物剂量需求增加,可考虑增加镇静药如丙泊酚,理想的选择药物原则为两种药物具有协同作用,从而减少每一种药物的不良反应(表5-4)。

表 5-3　机械通气阿片类药物的使用

芬太尼	50～100μg	<1 min	通过CYP3A4酶快速和广泛地代谢,活性代谢产物通过肾清除	疼痛和躁动时最常使用的药物,在长时间输注时发生药物蓄积,肾功能障碍时更严重
吗啡	2～10mg	5～10min	通过葡萄糖苷酸化代谢,活性代谢产物通过肾清除	组胺释放导致低血压的风险,荨麻疹,瘙痒,潮红和支气管痉挛
氢吗啡酮	0.7～4mg	5～10min	通过葡萄糖苷酸化代谢,无活性代谢产物	适用于顽固性疼痛患者、肾功能受损患者
瑞芬太尼	0.01～0.25 μg/(kg·min)*	1～3 min	非特异性组织酯酶代谢,在体内无蓄积	停药后药效消失快、有痛觉过敏的报道、宜连续静脉给药

* 0.6～15 μg/(kg·h) 连续静脉给药

表 5-4　机械通气时镇痛镇静药物的使用

药物的分类	药物	初始剂量	起效时间	代谢	评价
苯二氮䓬	劳拉西泮	2～4mg	5～20min	葡萄糖苷酸化为无活性代谢产物	通常与ICU谵妄相关;对于肝硬化患者,考虑使用毒性小的苯二氮䓬类药物;连续大剂量输注可能导致丙二醇中毒
苯二氮䓬	咪达唑仑	2～4mg	2～5min	通过CYP$_{450}$代谢,活性代谢产物需要经过肾代谢	常用于镇静;晚期肝癌输液和肾病患者出现药物蓄积
常规麻醉药物	丙泊酚	10～30 μg/kg/min 微量泵注	1～2min	通过CYP$_{450}$、葡萄糖苷酸代谢为无活性代谢物,器官功能衰竭时药动学不受影响	每72小时监测血三酰甘油,对于长期输注患者,间断地监测CK、pH和乳酸,以利于早期发现PRIS
α$_2$肾上腺素受体激动药	右美托咪啶	0.8μg/(kg·h)微量泵注(推注1μg/kg是有争议的)	5～10min	通过CYP2A6、葡萄糖苷酸代谢为无活性代谢物	FDA批准短期输液使用(<24h);最近的试验已经证明长期输注时是安全和有效的,特别是对需要轻度镇静患者;严重低血压与推注负荷剂量有关,许多指南不推荐这样使用
精神抑制药	氟哌啶醇	2～5mg	5～15min	通过CYP$_{450}$、葡萄糖苷酸代谢为无活性代谢产物	FDA没有批准静脉内使用(如只能口服);然而,在重症监护中这是一个长期的实践;增加剂量需要监测Q-T间期;如果Q-T$_c$间期>500ms,需要控制剂量

PRIS. 丙泊酚输注综合征;CK. 血清肌酸激酶;FDA. 食品和药物管理局;Q-T$_c$. 按心率校正的Q-T间期

对于患者出现中重度心理应激,要根据患者心理应激或躁动的原因以及临床情况的紧迫性来制订个性化的治疗方案。如果快速直接的检查不能明确患者躁动的原因,如气管内导管阻塞或气胸,可经验性地先使用大剂量的阿片类药物、异丙酚、苯二氮䓬类或抗精神病药(表5-4)待镇静后进一步明确原因。

一般情况下,机械通气的患者使用镇静药的剂量无绝对上限。事实上,除了对镇静药物耐受和长期饮酒的患者,使用大剂量(常规剂量的10~20倍)镇静药物控制躁动并不常见,因为大剂量使用时,出现不良反应的风险增加。

指导药物使用的正规管理方案中,以"目标导向"或"个体化"的镇静策略有三个主要特点:①运用一个结构化的工具来评估疼痛和心理应激(图5-1、表5-1和表5-2);②医生和护士讨论决定每日镇痛镇静的深度;③根据护士对患者的评估,利用程序化管理药物用量的增减。这种管理方案比单纯选择某一种镇痛镇静药物更有利于镇痛镇静实施的成功。临床研究证实,能缩短机械通气的时间、减少气管切开率、缩短住ICU时间、缩短住院天数,其主要原因是患者能快速苏醒。其他因素包括避免长时间卧床、肠梗阻、谵妄和躁动的损害。

四、药物治疗

镇静药是对意识和运动有镇静作用的精神类药物。常用药物包括苯二氮䓬类、阿片类和抗精神病类和Ⅳ麻醉药如丙泊酚等。呼吸困难和疼痛时可静脉使用阿片类药物。ICU中机械通气患者躁动和心理应激治疗的最佳用药方案尚不确定。理论上,理想的镇痛镇静药物起效迅速、中断注射后迅速恢复、药物蓄积量小、不良反应少,且不增加医疗成本。

目前,临床上短效药物异丙酚和中长效的苯二氮䓬类和阿片类药物,因医生对其比较熟悉和价格低廉而被广泛使用,较新的药物包括超短效的瑞芬太尼和 α_2 肾上腺素受体激动药右美托咪啶,对于这些药物作用结果的进一步研究包括机械通气时间、ICU住院天数、病死率和谵妄的风险等,研究将有助于建立该类药物在临床常规使用中的地位。

(一)阿片类药物治疗呼吸困难或疼痛

阿片类药物是减轻疼痛的首选药物。此外,有限的资料认为阿片类药物可能是机械通气时缓解患者呼吸困难的最佳药物。阿片类药物通过刺激广泛分布于中枢神经系统和外周组织的 μ、κ、δ 受体而发挥作用,刺激 μ_1 亚受体则抑制中枢神经系统的疼痛反应。其他受体的相互作用导致了不良反应,包括肠蠕动减弱、中枢神经系统抑制、低血压(尤其是在患者交感神经张力增高时)。阿片类药物导致的呼吸抑制表现为呼吸次数减慢和潮气量减少("慢而深")。当机械通气患者发生人机不协调时,阿片类药物通常是首选。

根据化学结构,阿片类药物主要分为三类:①吗啡烷衍生物(吗啡、氢吗啡酮);②苯哌啶类(哌替啶、芬太尼、瑞芬太尼);③二苯甲烷类(美沙酮)(表5-3)。芬太尼、吗啡和氢吗啡酮因为熟悉和价格便宜,所以是ICU最常用的阿片类药物。根据这三种药物的作用、效价和对肾功能的影响,指导临床上的个性化用药。由于芬太尼是高亲脂的,静脉注射时能迅速起效,比吗啡或氢吗啡酮起效都快(两者起效时间均是5~10min)。然而,当多次给药或持续静脉输注时,它的高亲脂性可以导致延迟效应。

危重患者提倡静脉注射阿片类药物,因为起效迅速、高生物利用度和利于剂量调节。血流动力学不稳定和发热的患者,因组织低灌注状态造成药物吸收不良,因此不推荐口服、皮下注射和肌内注射阿片类药物。所有阿片类药物都有可能出现耐药性,需要增加剂量来达到相同的镇痛效果。患者也可能出现假性耐药,即因为疼痛的程度增加或性质改变,需要增加药物剂量,而不是因为药物耐受。

超短效阿片类药物如瑞芬太尼,能避免药物的延迟效应,与芬太尼和吗啡相比能减少药物使用剂量,然而,会出现痛觉超敏反应——对疼痛的敏感性增加。此外,停止持续输注药物后镇痛效果马上消失。因此,手术中常常优先选择该类药,但需要进一步研究该类药物在持续性疼痛患者中的应用。

(二)焦虑和躁动的镇静

1. 苯二氮䓬类 苯二氮䓬类通过 γ-氨基丁酸(GABA)神经递质抑制性受体起作用,使神经细胞的兴奋性降低。这些药物在适当增加剂量后有抗焦虑、镇静、遗忘和催眠的作用。传统认为，通过非药物措施无效的焦虑患者均需要苯二氮䓬类药物治疗。然而，临床观察资料显示，长时间使用该类药物有导致谵妄的风险。苯二氮䓬类仍是乙醇戒断或镇静撤离的首选治疗方法，对严重躁动效果良好。

因为静脉使用苯二氮䓬类药物的抗焦虑疗效和不良反应大致相同，所以药物的选择主要基于药动学的考虑。程序化镇静常常选用咪达唑仑，因为它起效快且半衰期短。与此相反，晚期肝病患者经常选择劳拉西泮，即使是晚期肝硬化仍能进行葡萄糖苷酸化。因为持续静脉泵注会导致延迟苏醒、过度镇静和延长机械通气时间，所以通常选用间断静脉注射。

危重患者连续静脉泵注苯二氮䓬类产生药物依赖的最短时间尚不明确，因为药物戒断症状和其他原因造成的易怒、焦虑和坐立不安难以区分。因此，使用苯二氮䓬类药物时间超过1至2周在恢复期的危重患者，停用镇静药时宜逐渐减少药物剂量，而不能突然撤药。

2. 异丙酚　机械通气需要持续镇静的患者经常选用静脉镇静药丙泊酚（表5-4），低剂量使用时既有镇静催眠作用，也有类似于苯二氮䓬类的遗忘作用。其作用机制尚不完全清楚。异丙酚调节包括GABA在内的神经递质释放，直接作用于大脑。丙泊酚具有亲脂性能，在数秒到数分钟内迅速通过血脑屏障，而且可以快速再分配到外周组织，即使是在长时间使用该药物时，停止输注丙泊酚后患者意识迅速恢复。由于起效迅速消除快，与苯二氮䓬类药物相比，其滴定剂量更易调节，特别适用于需要迅速苏醒的患者。早期由于价格昂贵，限制了丙泊酚在呼吸衰竭患者长时间的应用。多项研究显示：与苯二氮䓬类药物相比，丙泊酚苏醒时间更短，机械通气时间缩短，成本效率高。虽然丙泊酚作为一种有效的抗惊厥药物仍有争议，但在脑损伤后丙泊酚比阿片类更有效地降低颅内压，并能减少脑血流和脑代谢。

静脉输注丙泊酚因会导致动静脉张力下降和心输出量减少，所以常常导致低血压的发生。丙泊酚所含的脂肪乳剂具有两面性，应该每3~7天行血三酰甘油水平的监测，如果三酰甘油水平＞500mg/dl（＞5.65mmol/L），则需要减少药物剂量或停药。其次，由于富脂质乳剂容易导致细菌繁殖，必须注意严格的无菌操作。最后，异丙酚输注综合征（propofol infusion syndrome，PRIS）是一种罕见的不良反应，特点是代谢性酸中毒、休克、横纹肌溶解症和高钾血症。最早在儿童中发现PRIS，证据显示其与使用时间长和剂量大有关。早期PRIS无特异性指标，一些临床医生间断地检查血清肌酸激酶、pH和乳酸。为了避免出现PRIS，大多数医疗单位不将丙泊酚应用于长时间镇静，并保持静脉泵注的剂量低于80μg/(kg·min)。而成人发生PRIS的概率极低。

3. 中枢α受体激动药　药物刺激位于脊髓和脊髓背部的$α_2$肾上腺素受体，减少中央和外周交感神经末梢释放去甲肾上腺素，从而起到镇静和镇痛作用，与其他镇静药和阿片类药物不同，不具有呼吸抑制的不良反应。患者安静时处于镇静状态，而轻微刺激即可唤醒，和苯二氮䓬类一样具有抗焦虑作用。

右美托咪啶是一种高选择性$α_2$激动药，美国食品和药物管理局（Food and Drug Administration，FDA）推荐仅在短期镇静（<24h）时使用，如围术期。随机对照试验表明：对于需要长时间镇静的机械通气患者，右美托咪啶可提供轻中度的镇静，但与其他镇静药物相比，其研究结果相差较大。例如，2012年Jakob等报道，右美托咪啶导致谵妄等神经认知事件的发生率与咪达唑仑相似，但可以减少机械通气时间。与丙泊酚相比，右美托咪啶导致谵妄的风险减少，但机械通气时间无差别。这些临床研究也显示需要复合应用阿片类药物治疗疼痛的必要性。由于该类药物无呼吸抑制的特点，它更适用于无创呼吸机辅助呼吸的患者，能减少脱机时的焦虑。第87章的图87-2显示了ICU患者使用该类药物的流程。

输注右美托咪啶的主要不良反应是心动过缓和低血压，可以通过避免负荷剂量和减慢起始输注速度来减轻不良反应。此外，长时间使用右美托咪啶的患者，停药后会出现戒断综合征，症状包括躁动、心动过速、低血压。

(三)药物的降阶梯和患者的运动

自发唤醒试验（spontaneous awakening trials，SATs）（"每日中断镇静"）使得早期苏醒这一初期目标可以实现。除非有禁忌,唤醒试验是每日中断正在注射的镇痛镇静药物,减少过度用药和药物蓄积的风险。然后,评估患者能否耐受完全停药或过渡到间断用药。如果患者出现痛苦不适,临床医生应单次静脉注射药物以缓解症状,并使用原来 1/2 剂量的镇静药重新泵注,滴定药物剂量到理想的镇静深度。除非患者存在持续性心理应激、疼痛或使用肌松药,患者均应每日中断一次镇痛镇静。其他禁忌证包括难以控制癫痫发作、乙醇或苯二氮䓬的戒断、颅内压增高和急性心肌缺血。

两个随机对照试验表明:与传统方法相比,每日中断镇静结合自主呼吸试验(spontaneous breathing trials,SBTs)(第 4 章)能缩短机械通气时间、ICU 和住院天数。突然停药导致的心理和循环改变也受到关注,但没有证据证明这和外伤后应激紊乱状态或急性心肌缺血有关(虽然血儿茶酚胺水平升高)。然而,目前最大的自发唤醒临床试验中非计划性拔管的发生率明显增高。

一旦能被唤醒,患者就能进行体能训练。单中心临床研究表明,机械通气的患者可通过理疗安全地进行锻炼和运动(见第 21 章)。患者按照制订的标准计划主动地床上运动、坐在床边双腿悬空,主动转移,最后步行等一系列流程。带着气管插管的患者(非气切患者)甚至机械通气的早期均可以安全地进行上述的活动。

有研究显示:与常规治疗相比,呼吸衰竭患者进行早期锻炼,能及早下床和走动,出院时功能状态更好。一项随机对照试验证明:中断镇静联合早期物理康复锻炼能缩短机械通气时间,减少谵妄的持续时间。我们要研究如何将短期的功能改善转变为远期的良好预后。最后,强调患者使用器械康复锻炼,使肌肉增长恢复迅速。床边踏车测力计、经皮电刺激和步行平台机等有待于进一步研究。

第6章

神经肌肉阻滞药的使用

Meghan B. Lane-Fall　　Benjamin A. Kohl　　C. William Hanson Ⅲ，著　　周晓芬，译
于荣国，校

自1935年筒箭毒碱首次被分离以后，肌松药（neuromuscular blocking drugs，NMBDs）开始应用于临床实践中。肌松药最常用于手术患者制动和暴露手术视野。目前认为，使用肌松药是ICU中抢救各种危重患者的重要治疗手段之一。ICU医师应该了解肌松药的适应证、禁忌证、药效学和药动学，了解其与其他药物可能的相互作用以及在ICU中使用肌松药相关的并发症。

ICU医护人员须谨记，肌松药并没有镇静和镇痛作用，在使用肌松药之前必须使用阿片类或苯二氮䓬类镇静药。如果持续应用肌松药，应该频繁评估并提供足够的基础镇静，对已经肌松的患者如何进行评估和监测目前仍有争议（调整剂量、间断停止肌松药、脑功能监测等）。尽管缺乏持续脑电双频指数监测在ICU中应用优势性的研究，但部分学者仍然主张使用，虽然肌松药在ICU使用得很少，但有时是必需的。长时间肌松则以最小总药物剂量为目标（给药剂量×总时间）。许多ICU使用外周神经刺激器来监测肌肉抑制的程度，肌松药的剂量要调整到四个成串刺激、维持1~2个肌颤搐即可。

一、神经肌肉兴奋的生理

神经兴奋开始于神经细胞内。作为离子调节膜电压差的结果，神经冲动沿着运动神经元的轴突传播。当信号到达神经末梢，依靠化学信使，信号通过神经元突触传播到运动单元。神经肌肉突触由神经末梢、突触间隙（20~50μm宽）和肌肉的运动终板组成。神经信号刺激化学信使的释放，化学信使穿越突触并与运动单元的受体结合。结合到突触后受体以后，因刺激而产生离子流，引起膜电压差形成电信号，并在运动单元中传递。

乙酰胆碱（ACh）是神经肌肉传导的重要的化学信使。乙酰胆碱不仅作为神经肌肉接头神经细胞通讯的信使，也是许多中枢神经系统通路、自主神经节、副交感神经节后神经末梢的信使。当神经冲动到达神经肌肉接头的神经末梢，含有乙酰胆碱的胞质内囊泡与神经细胞膜融合，使乙酰胆碱被释放到突触。乙酰胆碱结合到肌肉细胞的烟碱能乙酰胆碱受体（AChR），引起构形改变并增加细胞对钠离子的通透性。当足够数量的钠离子通道开放，跨膜电位超过$-50mV$，膜去极化而产生动作电位，传播到整个运动单元，导致肌肉收缩。该收缩过程中需要钙的参与，并被镁抑制。

生理性去极化终止后，乙酰胆碱从神经节后受体中释放形成游离的乙酰胆碱，并在突触间隙扩散，被与膜结合的乙酰胆碱酯酶降解。乙酰胆碱水解为乙酸盐和胆碱，在神经末梢被重吸收，通过胆碱酰基转移酶重新合成乙酰胆碱，并被重新包装到胞质囊泡内。

二、肌松药的作用机制

根据神经肌肉接点不同机制，神经肌肉阻滞药分两大种类：去极化和非去极化神经肌肉阻滞药。

(一)去极化肌松药(D-NMBDs)

去极化肌松药(其中琥珀酰胆碱是目前唯一可供临床使用的药物)是乙酰胆碱受体激动药，其初始效应为去极化后肌肉收缩。该药物的水解速度比乙酰胆碱慢，因此产生去极化后收缩。去极化肌松药物与受体的持续结合使得相邻的钠通道失效，因此复极延迟，肌肉处于松弛状态。

琥珀酰胆碱用于实现快速(<60s)肌松，经常用于存在胃内容物反流风险行紧急气管插管的患者。丁酰胆碱酯酶能迅速降解该药物，肌松作用消失快。由于琥珀酰胆碱有起效快、代谢快的优势，因此可在一些不宜正压机械通气需要保留自主呼吸、气管插管难固定、需要迅速恢复自主呼吸的患者中使用。由于琥珀酰胆碱极少持续静脉输注，所以不常使用该药物对危重症患者进行长时间持续肌松。

值得注意的是，琥珀酰胆碱具有潜在的心脏不良反应，限制了其在某些危重病患者中的使用。心律失常(通过交感和副交感神经节的烟碱受体)包括窦性心动过速、窦性心动过缓、交界性心律和窦性停搏。琥珀酰胆碱引起的严重高钾血症可导致心室颤动或心脏停搏，大多数患者的血清钾在使用琥珀酰胆碱后上升0.5 mEq/L。导致血清钾浓度升高的原因是终极膜上的乙酰胆碱受体(主要是突触外)发生去极化后肌细胞内钾离子释放入血。如果给严重去神经损伤或功能失调的患者[如脊髓横断伤、肌萎缩性侧索硬化症(amyotrophic lateral sclerosis, ALS)]使用琥珀酰胆碱，其血钾浓度可能升高更多，甚至到心脏骤停的地步。烧伤和肌营养不良患者给予琥珀酰胆碱也可造成危及生命的血清钾增高，虽然肾衰竭本身不是使用琥珀酰胆碱的禁忌，但在肾衰竭或其他原因导致高钾血症[如地高辛中毒(见第39章和第81章)]时禁忌使用琥珀酰胆碱。美国食品药物管理局(Food and Drug Administration, FDA)也表示，在肾衰竭时使用琥珀酰胆碱要谨慎，因为阻滞作用会延长。

(二)非去极化肌松药

非去极化肌松药(ND-NMBDs)不能使运动终板去极化，但能与乙酰胆碱竞争突触后的烟碱受体。非去极化肌松药与乙酰胆碱受体结合(阻止乙酰胆碱)，受体构型不变，钠离子通道不开放。临床上的非去极化肌松药包括泮库溴铵、维库溴铵、罗库溴铵和顺阿曲库铵。这些药物有不同的不良反应(例如泮库溴铵因阻滞迷走神经引起心动过速)、代谢和作用持续时间(表6-1)。不同的作用持续时间与药物的清除机制相关，这对多脏器功能障碍的危重症患者而言是至关重要的。虽然有报道持续使用非去极化肌松药会导致快速耐药，但在ICU仍然使用该药对患者进行持续肌松。最近，当需要快速肌松(60~90s)和禁忌使用

表6-1 ICU中非去极化肌松药的使用

药名	清除机制	维持剂量	输注剂量	评价
泮库溴铵	肾排泄>肝代谢	初始0.05~0.1mg/kg 维持0.01~0.1mg/kg	初始0.1mg/(kg·h) 维持0.06~0.4mg/(kg·h)	起效快；长效；单次注射有可能引起严重心动过速(其中可能是严重的) 肾衰竭时活性代谢产物蓄积
维库溴铵	肝代谢>肾排泄	初始0.08~0.1mg/kg 维持0.05~0.1mg/kg	初始1μg/(kg·min) 维持0.8~1.2μg/(kg·min)	起效快；短至中等持续时间；轻微影响血流动力学 肾衰竭时3-去乙酰活性代谢产物积聚导致肌松时间延长
顺阿曲库铵	血浆胆碱酯酶；非酶降解	初始0.15~0.2mg/kg 维持0.03mg/kg	初始3μg/(kg·min) 维持0.5~10μg/(kg·min)	起效速度中等；短效；有对烟碱受体、自主神经受体或毒蕈碱的心脏受体无影响；大剂量快速给药时会导致组胺释放

琥珀胆碱时,罗库溴铵(非去极化肌松药)可作为琥珀胆碱的替代品。

三、药物和电解质相互作用

神经肌肉传递受许多因素的影响,包括药物(如氨基糖苷类影响、皮质类固醇、钙通道阻滞药和所有增强神经肌肉阻滞效果的药物)、酸碱平衡(酸中毒增强神经肌肉阻滞、碱中毒减弱神经肌肉阻滞)和电解质失衡(如低钙血症、低钾血症和低镁血症延长阻滞)。值得注意的是,长期或近期使用抗癫痫药物(如苯妥英钠、卡马西平)的患者,其神经肌肉阻滞持续时间短,常需要更大的剂量或者增加给药频次来维持肌松效果。

(一) ICU中肌松药的临床应用指征

一项大样本、随机、多中心的临床研究证明:对于急性呼吸窘迫综合征(acute respiratory distress syndrome,ARDS)的患者,实施肺保护性通气比传统的大潮气量机械通气能明显降低患者的病死率。能够维持肺的平台压等于或低于 $30cmH_2O$ 这一观点受到挑战,通过减少 ARDS 患者机械通气的潮气量来降低吸气末压力(即平台压力),否则,只能更改机械通气为压力控制模式可能才有效(见第73章和第74章)。然而,尽管使用不同的呼吸机参数设置和大量的镇静药来维持平台压≤ $30cmH_2O$,对重度 ARDS 患者来说,有可能出现氧合和(或)通气不足,或因患者持续呼吸急促和吸气费力导致平台压测量不准确,此时,需要增加药物肌松治疗。

心脏骤停60min内恢复自主循环,但有神志不清的患者进行亚低温治疗已经成为标准性治疗(见第49章)。寒战是常见的,特别是在低温的诱导期,如果不加治疗,会显著增加患者的代谢率和氧需求,增加代谢率会增加不良心肌事件的风险。在低温阶段,如果通过其他药物不能控制寒战,则需要应用肌松药。低温降低癫痫发作阈值而且临床诊断变得困难,如果使用肌松药,应该进行连续脑电图(electroencephalography,EEG)监测。

创伤性脑损伤(traumatic brain injury,TBI)患者是ICU中使用神经肌肉阻滞药的另一适应证。虽然常规肌松治疗不是降低颅高压(intracranial pressure,ICP)的首选方案,但可用于对常规治疗无效的部分顽固性颅高压患者。患者咳嗽、用力或不配合可导致颅内静脉回流障碍或升高动脉血压,需要立刻使用肌松药以增加脑灌注。

最后,在外科ICU和内科ICU有许多特殊情况需要使用肌松药,以确保患者的安全。比如开放性胸部损伤、腹部损伤或不稳定骨折的患者,任何移动都有可能加剧初始损伤。此外,患者的气道保护有时极为困难,轻微移动就可能增加人工气道脱出的风险。所有这些情况首先需要规范的镇静管理,然而,肌松药必须而且应该备好以防常规治疗措施失败。

(二) 神经肌肉阻滞药物的并发症

有研究表明,持续输注肌松药超过24h会导致不良反应的发生,短时间输注不会发生。例如,短效的肌松药会产生活性代谢物的蓄积并导致肌松作用的持续时间延长(表6-1)。而长时间使用肌松药患者可产生药物耐受,因而使用剂量比常规剂量要大(快速耐受性)。

危重患者使用肌松药后导致延迟性肌无力综合征,归因于活性代谢产物的蓄积、病源性进行性神经病变、神经肌肉接头解剖或功能的改变、疾病相关性神经病变和肌病的进展(见第48章)。只有在必要时才使用肌松药,如果病人同时接受高剂量糖皮质激素时[例如,在哮喘持续状态或慢性阻塞性肺疾病(chronic obstructive pulmonary disease,COPD)](见第75章和第76章),使用肌松药应特别谨慎。部分患者可加大镇静剂量或更改镇静药物(如使用丙泊酚)来取代肌松治疗。

没有任何一种特殊的肌松药或方法可以完全防止延迟性肌无力综合征或危重症相关性肌病的进展。ICU获得性肌无力是多因素的,不管是单用肌松药或与皮质类固醇合用,发现其与ICU获得性肌无力相关,但原因不明。然而,人们普遍认为,长时间的肌肉废用会导致肌肉萎缩,与长期预后不良有关。因此,间断使用肌松药比持续输注应用更广泛,因为前者允许间断恢复肌肉的功能。

对需要肌松的危重症患者,频繁评估使用肌松药的必要性和最佳镇静方案是必要的。同使用镇静药一样,应每日中断肌松药并评估是否需要再使用(见第5章)。如果患者只需要使用镇静药物,就应该停用肌松药。

第7章

血流动力学功能的评估和监测

Amy J. Reed　C. William Hanson Ⅲ,著　胡　伟,译　钱传云,校

对危重病人进行血流动力学参数监测的目的是对组织灌注的快速诊断并指导治疗。但通常这些参数的评估方法难以量化,因为在大多数人中被认为是正常的血流动力学变量对于危重病人而言可能并不适宜。因而,血流动力学的评估必须考虑到每个病人独特的病理生理学条件,并根据体检结果和其他客观数据,如乳酸、SvO_2 或尿量等指标对组织灌注进行综合推断。目前,许多反映组织灌注的新监测方法正在研发中,但在 ICU 中的临床适用性尚未明确。

平均动脉压(mean arterial pressure,MAP;知识框 7-1,方程 1)常用于评估组织灌注压。然而,即使能做到测量精确,采用该参数评估组织灌注压仍然受到以下限制。首先,通常 MAP 的正常参考值范围是 60~70mmHg,但这是基于正常的生理条件所规定的。对于某些患者来说,这个参考值范围是不合适的。如脊髓缺血患者需要较高的基础血压水平,而主动脉瘤破裂的患者则需要较低的血压水平。其次,MAP 是在外周动脉(桡动脉、肱动脉、股动脉)水平上进行测量的,采用该指标反映组织微血管水平的阻力不一定很准确。过度信赖该参考值可能导致误判,如有时平均动脉压虽然貌似"正常",但实际组织灌注不足。第三,对于危重病人而言,在有限的 MAP 范围内实现自我调节及维持组织灌注的能力随着病情的严重性而降低。

一、基础生理

(一) 压力、容量、顺应性和阻力

血流动力学变量可直接测量或计算。容量可以通过超声检查来评估(如下腔静脉内径、左房内径),但其通常是由其他指标来推断。血管内的压力和容量通过顺应性(知识框 7-1,方程 2)而联系在一起。任何系统的顺应性与其内在的扩张性直接相关。具有高度扩张能力的血管或腔室如全身静脉床,可通过较小的压力变化来适应较大的容量变化。相比之下,体循环动脉可扩张性小,因此顺应性远远小于体静脉循环。具体来说,体静脉的顺应性是体动脉的 25 倍。在约 10mmHg 的平均中心静脉压下,成年人体静脉循环约含 2500ml 血。而在约 100mmHg 的平均动脉压下,体动脉循环仅含约 750ml 血。虽然通过成像技术可以测量顺应性,但这很少运用于 ICU 病房。然而,顺应性的变化在储备量的再募集中有重要的意义。

另一方面,在危重病人中,我们经常谈论到的一个血流动力学参数就是阻力。阻力反映了血管有阻止血液流动的倾向,并对血流施加压力。阻力是通过压力及流量(心输出量)(知识框 7-1,方程和方程 4)来计算,血管阻力的急剧变化常常是多因素导致的,且对动脉血压的产生有明显的影响。容量和阻力是两个独立的概念,虽然阻力血

管(小动脉)与容量血管(静脉丛)不同,但事实上血管阻力增加导致容量减少。

(二)循环内测量

循环系统可分为肺循环(右)和体循环(左),由三个要素组成:循环容量、泵功能和血管阻力。对于肺循环,循环容积主要包括静脉(全身静脉、小静脉、静脉窦)。泵是右心室,而阻力是肺动脉血管阻力(主要是肺小动脉)。同样,对于体循环,循环容量包括肺静脉和左心房,泵是左心室,而阻力是全身动脉血管阻力(主要是小动脉)。

知识框 7-1　血流动力学公式

方程 1:MAP ≈ 1/3(SBP-DBP) + DBP
MAP = 平均动脉压
SBP = 收缩血压
DBP = 舒张血压

方程 2:顺应性 = 容积变化/压力变化 ($\Delta V/\Delta P$)

方程 3:PVR = {(mean PAP − PAWP)/CO} × 80
PVR = 肺血管阻力(dyne · sec cm^{-5})
mean PAP = 平均肺动脉压(mmHg)
PAWP = 肺动脉楔压(mmHg)
CO = 心输出量(L/min)

方程 4:SVR = {(mean AP − CVP)/CO} × 80
SVR = 全身血管阻力(dyne · sec cm^{-5})
mean AP = 平均全身动脉压(mmHg)
CVP = 平均中心静脉压(mmHg)
CO = 心输出量(L/min)

方程 5:CI = CO/BSA
CI = 心指数(L/min · m^2)
CO = 心输出量(L/min)
BSA = 体表面积(m^2)*

方程 6:压力(mmHg) = 压力(cmH$_2$O)×1.36

方程 7:Fick 方程:CO = $\dot{V}O_2$/(CaO_2 − CvO_2)
CO = 心输出量(L/min)
VO_2 = 每分氧耗量(ml/min)
CaO_2 = 动脉血氧含量(ml/L)†
CvO_2 = 混合静脉血氧含量(ml/L)†

方程 8:心输出量 = 指示剂注射量/曲线下面积

* 引自 Mattar JA:A simple calculation to estimate body surface area in adults and its correlation with the Du Bois formula. Crit Care Med 17:846-847,1989,通过身高、体重和在线计算器来估算 BSA

† 必须将氧含量的单位从传统的(ml/dl)转换为 ml/L

这些变量可以通过各种方法来测量或计算。通过采用肺动脉导管和全身动脉血压监测,可以测量两个循环的压力及整个循环的流量。心输出量和其他血流动力学变量通常按体格大小[检索对应于体表面积(BSA)的值](知识框 7-1,方程 5)进行校正。全身静脉容积压力由中心静脉压(CVP)和右房压(RAP)来反映。后者是舒张期右室充盈压的直接来源,在心动周期中适时测量时,可以评估右心室舒张末期压力(右心室舒张末期压力),即右心室前负荷。通过肺动脉导管的尖端可测量肺动脉或其分支的压力。如果心输出量、平均肺动脉压、左心房压力(利用肺动脉闭塞压或楔压来估测)是已知的(知识框 7-1,方程 3),则可以计算出肺动脉循环的阻力。

PAWP 通常反映在肺静脉容积压力(舒张期左室充盈压),也就是左室前负荷。全身动脉血压、心输出量和中心静脉压,同样可以用来计算全身血管阻力(知识框 7-1,方程 4)。正常的压力范围如表 7-1 所示,正常血流和阻力的范围值见表 7-2。

表 7-1　血流动力学压力的正常值(在非应激条件下)

部位	均值(mmHg)	范围(mmHg)
右心房		
平均	3	1~5
右心室		
收缩峰压	25	17~32
舒张末压	4	1~7
肺动脉		
平均	15	9~19
收缩峰压	25	17~32
舒张末压	10	4~13
楔压	7	2~12
左房压	7	2~12
左心室		
收缩峰压	125	100~140
舒张末压	9	5~12
主动脉		
平均	100	70~105
收缩峰压	125	100~140
舒张末压	84	60~90

引自 Pepine CJ,Hill JA,Lambert CR (eds):Diagnostic and Therapeutic Cardiac Catheterization. Baltimore:Williams & Wilkins,1998.

表 7-2 特定心血管参数的正常值

参数(单位)	缩写	均值	范围
心输出量(L/min)	CO	6	5.2～7.4
心指数(L/min·m²)	CI	3.2	2.6～4.2
左心室每搏输出量(ml)	LVSV	82	70～94
左心室每搏指数(ml/m²)	LVSVI	49	30～65
全身血管阻力(dyn·s/cm⁵)	SVR	1130	900～1460
肺血管阻力(dyn·s/cm⁵)	PVR	205	100～300
氧耗指数(ml/min·m²)	$\dot{V}O_2$	134	113～148

引自 Pepine CJ, Hill JA, Lambert CR (eds): Diagnostic and Therapeutic Cardiac Catheterization. Baltimore: Williams & Wilkins, 1998.

二、血流动力学测量

(一)动脉血压

很多侵入性和非侵入性的设备可以用来测量血压。在大多数医院非侵入性的示波装置已经取代听诊血压计。然而,间歇式血压测量可能不适合某些危重病人的监测。在这些病人中,放置动脉导管利于连续血流动力学监测。对于需要频繁进行动脉血取样以监测动脉氧合、酸碱状态时,也需要动脉置管。当然,像任何监测装置一样,应时刻再评估动脉置管的风险/效益比。

血管内压力检测装置在测量压力时需要参照"零"点。仰卧位时,这个参照点位置在腋中线及左心房的水平。确立"零"点后,可以忽略大气压,压力的任何变化反映了被监测的血管的变化。通常,血压以毫米汞柱(mmHg)表示;而另一些压力,例如颅内压力经常以厘米水柱(cmH₂O)表示。(根据水银的比重知识框 7-1,方程 6 可用来将 mmHg 转换为 cmH₂O)

动脉血压监测不仅提供了一个确切的血压大小值,而且给出了可以识别的动脉血流波形。动脉内血流为双相:收缩期和舒张期,由一个切迹所分开。收缩期心脏射血血液向前流动。切迹代表主动脉瓣关闭时血流轻微反流。在收缩期的上升支是由于动脉壁的回弹。当血流流至远端后,多种因素包括衰减和阻力增加等导致正常波形发生变化。其中一个变化是切迹演变成较宽的重搏切迹。一般来说,当测量的动脉血压偏外周血压时,收缩压和脉压是增加的(导致一个缩窄的波形)。重要的是,虽然外周血管的收缩压高于中心血管的收缩压,但外周测量的平均动脉压力可与中心测量的平均动脉压力相匹配。

动脉波形特征很大程度上取决于每搏输出量和动脉的顺应性,而较少受收缩期射血特性的影响。在低血压的情况下出现尖棘波伴明显的重搏切迹表明血容量减少。高尖的收缩期上升支和增大的脉压是血管顺应性差的典型表现(即血管动脉粥样硬化)。这些结论适用于肺循环和体循环。

(二)心输出量

各种方法和装置包括侵入性和非侵入性的,都可以用来评估心输出量。许多病理生理情况下,通过无创(或微创)设备评估心输出量和其他参数都是不准确的。侵入性的方法仍然是严格血流动力学监测的金标准。在监测方面,或许没有其他的血流动力学测量装置可以与肺动脉导管(PAC)相媲美。关于其效用与风险一直是激烈争论的焦点。对临床重要变量进行反复研究后发现,PAC 并未在病死率或 ICU 停留时间等方面表现出明显优势。尽管如此,PAC 仍常规应用于许多危重患者,并且作为一个金标准,许多新的心输出量的监测装置都要与其进行比较。围绕 PAC 应用的争论强调了一个概念,即在 ICU 进行任何侵入性监测,包括肺动脉导管时一定要考虑风险收益比,同时它也强调任何侵入性的监测的实施一定要有特定的适应证并且使用时间有限。在每一个使用侵入性监测的 ICU 患者中,要反复再评估该措施的风险获益比。

循环系统内,充足的血流量取决于心输出量。用来量化循环血量的标准方法依靠指示剂稀释技术(清除)。虽然起初采用一种染料作为指示剂,但目前临床实践中通常采用热信号(冰盐水)。同 PAC 的应用方法一样,指示剂放置于接近右心房(在上腔静脉或下腔静脉)部位,在肺动脉内接近 PAC 的末端进行采样。肺动脉内 PAC 远端设有热敏电阻,通过热敏电阻检测血液温度的变化(所有的血混合后在右室内进行平衡)来评估血流量。高心输出量状态时指示剂快速清除,而低心输出量状态时指示剂延迟清除(图 7-1)。"浓度-时间"曲线下面积与心输出量成反比(清除曲线的降支通过电子手段推断)(知识框 7-1 方程 8)。锂也可以作为一种指示剂用来评估心输出量,但需要专门的动脉血压监测电极来测定锂的含量。

在目前的临床实践中,通常采用热稀释法对心输出量进行连续测量。热灯丝嵌入肺动脉导管内产生每 30~60s 的脉冲热。血液温度导管的远端降低,通过热敏电阻进行检测。心输出量的计算如前所述,通过时间均值/固定时间(min)来表示。经肺热稀释法是评估心输出量的一种替代的、创伤性小一些的方法,该方法中示踪剂从中央静脉(相对于肺动脉)导管流至中央动脉(股、臂或腋)导管的过程中不断被稀释。这些方法的精确性高度依赖于测量方法以及生理学的特异性(表 7-3)。例如,如果注射剂量为应注射剂量的一半时,计算出的心输出量应该是正确值的两倍。某些生理性的干扰如三尖瓣反流或室间隔缺损也能导致测量错误的发生。对于这些条件下的患者,Fick 方程(知识框 7-1,方程 7)能更准确地评估心输出量。

和热稀释法一样,Fick 法需要放置肺动脉导管(为了获取肺动脉内的混合静脉血液样本)。由于众多原因的存在,与热稀释法相比,Fick 法在 ICU 中不常规使用。无论对于住院时间长的患者来说还是从减少变异性的角度来说,自动热稀释法更利于重复测量。Fick 法的缺点是测量烦琐,需要反复获取血液样本进行重复测量,测量氧含量的成本高。此外,如果氧耗实际上不同于假定的 200~250ml/min 或不在一个稳定的状态(这两者都在危重病患者中常见),Fick 法计算出的心输出量绝对值将不准确。尽管存在这个缺点,但它仍然可以对干预的方向和治疗反应提供潜在有用的数据。

目前,评估心输出量的微创方法正变得越来越普及。几个研究对动脉压力波形曲线进行专门分析后表明每搏输出量与动脉波形曲线相对应。采用与波形分析一致的患者计量生物学或依照 CO 测量的标准方法(如肺热稀释法)都可以实现对血管顺应性的校正。虽然前景可观,但这些技术仍然大力依赖于软件系统,而这些软件系统目前正在研发中并需要在不同的临床条件下进行验证。此外,血管张力的改变、血容量的变化、心律失常和通气力学等都可以影响动脉脉搏波形,从而影响这些测量的准确性。这或许限制了这些方法在危重病人中的应用,因为这些患者需要心输出量监测来指导治疗。

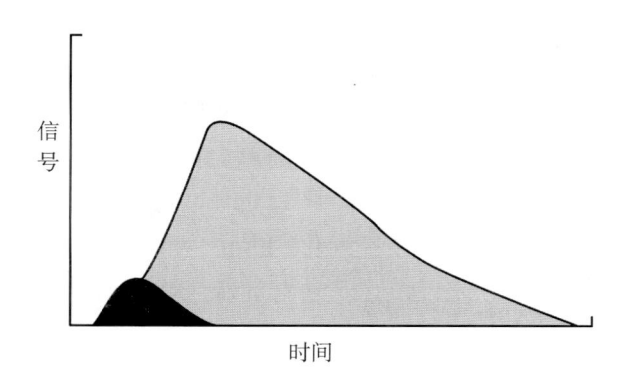

图 7-1 心输出量指示剂(吲哚菁绿或温度指示信号)曲线表现低(灰色)和高(黑色)心输出量。高心输出量曲线更快到达顶峰(因为流经时间更短)以及曲线下面积更小,因为指示剂流经传感器的速度更快

另外,还有超声检查方法用于测量心输出量:经食管或经胸超声心动图可以直视心腔。通过测量收缩期和舒张期容积的变化,可估计每搏输出量和心输出量。另外,通过测量主动脉的血流速度,可以用来评估主动脉横截面接合点的心输出量。该技术的局限性是不能进行长时间的连续监测,并且需要专门的设备和操作者的经验,因此尚未能普及。电生物阻抗法也可以作为一种非侵入性的评估心输出量的方法。该方法的理论依据是液体比组织的传导率高。同时,因为胸阻抗的变化量在数值上与每搏输出量的变化量是成正比的。

(三)中心静脉压(CVP)

尽管医疗技术和设备取得了巨大革新,但危重患者的血容量状态往往是不易确定的。在这类患者中,单纯体格检查是不可靠的,而非侵入性的监测手段往往不能提供准确的信息甚至造成误导。完全依赖其来指导治疗时,将存在潜在的风险。虽然可视化超声(如心脏充盈的可视化)有时可以提供有用的信息,但临床并不常用,如果未被经过正规培训的人使用,同样会导致误导。通过中心静脉置管测量中心静脉压(CVP)常用来帮助确定血容量状态。

表 7-3 使用热稀释心输出相关效应估测心输出量的误差

错误	估测心输出量时的误差
注射容量<"正确"容量	高估
注射温度低于参考值	高估
注射温度高于参考值	低估
指示剂注射过慢	高估
同时经中心静脉导管输注大量液体	可能高估或低估
由于注射冰水引起心率减慢	低估(超过10%)
三尖瓣反流导致指示剂与更多血液混合	高估(更快冲刷)
三尖瓣反流导致示踪剂从右心房释放更慢	低估(注射曲线下降段延长)
左向右心内分流	低温血/染料早期再循环干扰对注射曲线的下降支的分析
右向左心内分流	高估(指示剂丢失)
低体温(33~34℃)或高环境温度	不定(增加信/噪比)
极低心输出量	不定(难以推算注射曲线的下降支)

由于静脉血管系统相对高的顺应性,CVP可反映全身静脉贮器的血容量。CVP接近0mmHg反映血容量不足,而25mmHg的中心静脉压通常表示血容量过多;然而,由于危重患者的影响因素众多,无论是胸内压(如机械通气、胸腔积液、肺功能障碍)或腹部压力(如肠壁水肿、腹部手术、腹腔高压、肥胖)升高,都会对CVP产生影响,因此,一定要根据患者整体临床状态来考虑CVP值的意义。通常,CVP结合其他生理变量时的临床意义比采用单一值的临床意义更大,尤其是当CVP在5~12mmHg时。

CVP是在血液流动的情况下测定的,因而CVP不是一个静态变量,它可以作为动态容量状态的指标。按5~10ml/kg预测体重的量在30min内给予生理盐水或采用被动抬腿试验进行自体输血,如果CVP快速增加,表明全身静脉贮器相对顺应性差,因而显得充盈。相反,CVP对容量负荷试验反应较小或无反应,更可能提示血容量不足或耗竭。同样的推理适用于PAWP对容量负荷试验的反应。采用一个目标明确的容量复苏策略通常是很有用的。该目标是生理终点(即血压、心脏指数、混合静脉氧饱和度)或临床终点(即尿量)与体检的结合。然而,重要的是要注意:由于静脉系统在维持血流动力学的平衡中起到补偿的作用(由于它的高顺应性,可以分流循环系统中剩余的血流量),而CVP仅可在反映容量的两极提供信息,因而作为血容量的监测它往往是不够准确的。

(四)综合评估方法

任何血流动力学指标在孤立运用时效用有限。当评估参数超出正常范围,又没有全面了解患者对心血管和代谢的需求,好的情况下是耽误病情,差的情况下是加剧病情。血流动力学变量测量结果必须综合临床表现和关注目标来解释。对于最佳治疗干预来说,了解心血管循环各部分组成之间的相互作用及建立一个系统的方法来解决生理性紊乱是至关重要的。

当主观或客观证据都表明灌注不良时提示终末器官功能障碍的存在,一定要考虑到血压的相对不足。往往可以通过临床表现(如持续出血)来指导低血压的治疗方式;然而,当潜在的低血压的原因还不清楚或血压对初始治疗无反应时,更多的监测评估方法可帮助确定病理生理学机制指导复苏。随着技术的进步,也能更精确地解释生理过程。然而,由于在危重疾病的发展中"正常"是相对的、动态的概念,一味追求指标数值正常化的治疗可能不会对结局有改善。

第 8 章

心源性休克及其他泵衰竭状态

Frank E. Silvestry,著　胡　伟,译　钱传云,校

虽然引起急性休克的原因多种多样,但总体表现都是细胞、组织、器官代谢活动的氧需大于氧供。所有休克状态的最终共同途径是氧供和氧需的不平衡。最初组织灌注不足的影响因素是可以逆转的,但终末器官长时间处于低灌注状态将导致细胞缺氧和重要的生化过程发生紊乱,包括①细胞膜离子泵功能障碍;②细胞内水肿;③细胞内容物渗漏至细胞外;④细胞内 pH 的调节受限。这些异常表现很快变为不可逆,导致细胞程序性死亡、终末器官损伤(多系统器官衰竭)和死亡。因此,及时识别休克和尽早开展初始化治疗是重要的。尽管在 ICU 采用了积极治疗手段,但休克的病死率仍然很高,如急性心肌梗死和心源性休克的患者有 50%～80% 的病死率。

当心脏泵功能受损而组织灌注不足时导致心源性休克的发生。本章重点介绍心源性休克患者的病理生理、临床诊断和治疗;第 9 章讨论低血容量休克,第 10 章讨论分布性休克。梗阻性休克的两个主要原因心脏压塞和肺栓塞,将分别于第 54 章和第 77 章中进行讨论。第 52 章将讨论特定病因所导致的急性心脏衰竭综合征并发心源性休克。

一、病理生理学

(一)组织灌注的决定因素

组织灌注的主要决定因素是心输出量和动脉血压。心输出量由方程 1 中的参数关系所确定(知识框 8-1)。影响心室每搏输出量的因素包括前负荷、心肌收缩力和后负荷(图 8-1 至图 8-4)。动脉血压代表组织灌注的驱动压可以通过方程 2 和方程 3 来确定(知识框 8-1)。全身血管的阻力主要由小动脉来决定。休克可以由多种病理生理过程所产生,改变这些因素将导致组织氧供减少,这些可以通过如表 8-1 所示的血流动力学变化来加以表示。

1. **休克的分期**　休克综合征以一系列的病理阶段为特征,由初始的触发因素开始直至急性循环衰竭。休克进展分三个阶段,最终导致不可逆的终末器官损伤和死亡。

(1)休克前期:休克前期也称为代偿性休克。在这个阶段,机体的自我平衡机制迅速弥补灌注的减少。交感神经的激活导致心动过速和外周血管收缩,从而短暂维持血压和心输出量。

(2)休克期:在这个阶段,调节机制失代偿,器官功能障碍的症状和体征开始出现,包括心动过速、呼吸急促、代谢性酸中毒、少尿。其原因可能为:①低血容量性休克中有效血容量减少 25%;②心脏指数减少至 2.5L/(min·m²)以下;③脓毒症中众多介质的活化。

(3)不可逆性休克期:在这个阶段,终末器官功能障碍进一步恶化导致不可逆性器官损伤,最终导致死亡:①尿量减少和继之肾衰竭的发生;

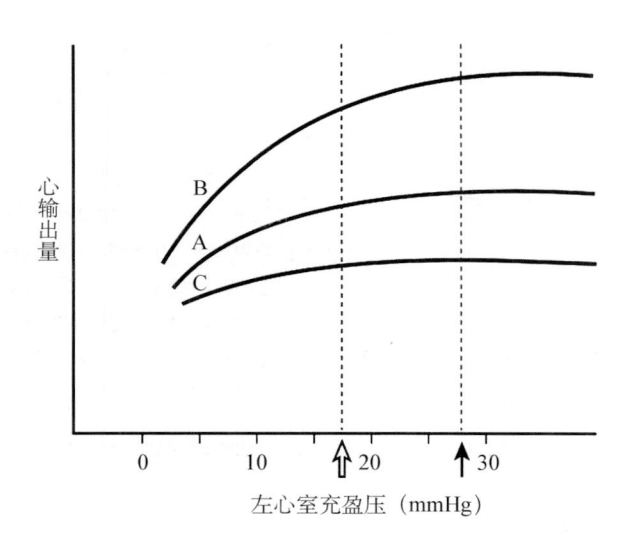

图 8-1 心室功能的"Starling 曲线"代表了心输出量（作为因变量）和左心室充盈（舒张末）压力（left ventricular filling pressure, LVEDP）（作为自变量）在心肌收缩力正常（A）、增高（B）和减弱（C）状态下两者的关系。决定心输出量的重要自变量如后负荷（图 8-3）假定不变。在 ICU 中，LVEDP 通常近似于肺动脉楔压（PAWP）。在 18mmHg 处（空心箭头）的垂直虚线代表液体开始在肺间质积聚时的 PAWP。在 28mmHg 处（实心箭头）的垂直点线代表发生急性肺泡水肿时的 PAWP。请注意所有的曲线在高充盈压（即在高 LVEDP 下心输出量下降）下都缺乏"下降支"。Starling 曲线的下降支被认为是实验室条件下的产物，其可能是由心室高膨胀压力下二尖瓣反流所导致的（更多关于下降支的信息参见 Elzinga G: Starling's "Law of the heart": Rise and fall of the descending limb. News Physiol Sci 7:134-137,1992.）

知识框 8-1　基础血流动力学公式

方程 1. CO = SV × HR
CO = 心输出量（L/min）
SV = 心室每搏输出量（L/beat）
HR = 心率[每分钟搏动次数（bpm）]

方程 2. MAP = (CO × SVR) + CVP
MAP = 平均动脉血压（mmHg）
CVP = 中心静脉压（mmHg）
CO = 心输出量（L/min）
SVR = 全身血管阻力
此处 SVR（单位为 mmHg/L/min）× 80 = SVR（单位为 dyne sec cm^{-5}）

方程 3. MAP = DBP + 1/3(SBP − DBP)
DBP = 舒张血压（mmHg）
SBP = 收缩血压（mmHg）

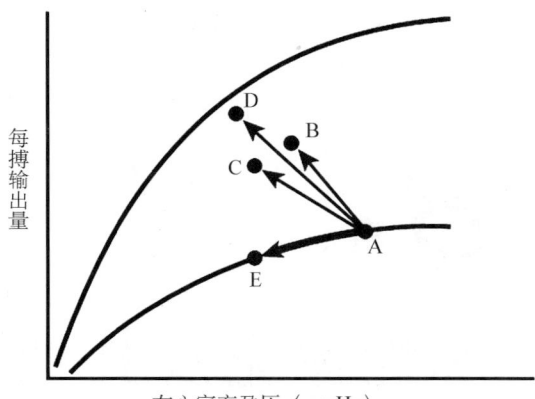

图 8-2　关于每搏输出量和左心室舒张末期压力（LV-EDP）在心肌收缩力正常和受抑制情况下的曲线。在低位曲线上的一个增高的 LVEDP（A 点）处给予正性肌力药物（如多巴胺）增加了心肌收缩力（B 点）并引起轻度前负荷降低（如 LVEDP 下降）。同样，给予血管扩张药（可同时减少后负荷和前负荷）导致每搏输出量增加但 LVEDP 下降更为明显（C 点）。同时使用两种药物治疗使得每搏输出量进一步增加（D 点）。与此相反，单独使用利尿药降低了 LVEDP 却未能增加每搏输出量（E 点）（改编自 Cohn JN, Franciosa JA: Vasodilator therapy of cardiac failure. N Engl J Med 297:27-31,1977.）

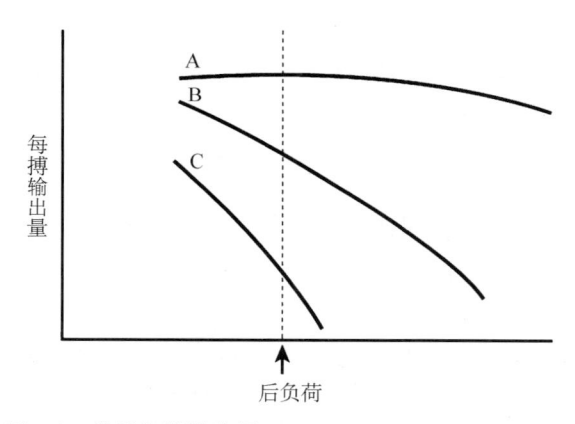

图 8-3　描述每搏输出量（stroke volume, SV）（作为因变量）和左心室后负荷（作为自变量）在正常心功能状态（A）和中度（B）及重度（C）心功能障碍状态下两者关系的曲线。别的影响每搏输出量的参数如前负荷则保持不变。当心功能正常时，在后负荷高于正常（虚线，实心箭头）情况下 SV 相对变化不大（A 曲线），但当存在心功能障碍时 SV 明显下降（B 曲线和 C 曲线）（改编自 Cohn JN, Franciosa JA: Vasodilator therapy of cardiac failure. N Engl J Med 297:27-31,1977.）

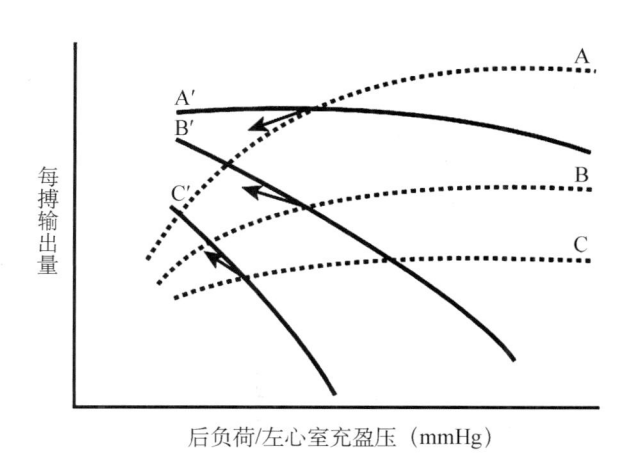

图 8-4 三条关于每搏输出量和左心室充盈压在正常心功能状态（A）、中度（B）和重度（C）心功能障碍状态下关系的 Starling 曲线（点线）（图 8-1）叠加于三条关于每搏输出量和后负荷在相同三种情况下（正常：A'，中度下降：B'和重度下降：C'）关系的曲线（实线）（图 8-3）。由于大部分血管扩张药（如硝普钠）同时减少前负荷和后负荷，它们对每搏输出量的影响取决于心功能状态。例如，当心功能正常时，这样的血管扩张药由于其降低前负荷的主要效应使得每搏输出量降低（由曲线 A 和 A'交叉点发出的箭头所显示）。与此相反，当心功能受抑制时，这样的血管扩张药虽然使前负荷下降但依然导致每搏输出量增加（由曲线 B 和 B'交叉点以及曲线 C 和 C'交叉点发出的箭头）（类似于图 8-2 中的 C 点）（改编自 Cohn JN, Franciosa JA: Vasodilator therapy of cardiac failure. N Engl J Med 297: 27-31, 1977.）

表 8-1 各种休克状态和相应肺动脉导管的典型参数表现

休克原因	心输出量	右心房和右心室压	PAWP	SVR	混合静脉饱和度
低血容量休克（低前负荷）	↓	↓	↓	↑	↓
分布性休克（低后负荷）	↑，WNL，↓	WNL，↓	WNL，↓	↓↓	WNL，
梗阻性休克（大片肺梗死）	↓	↑	WNL	↑	↓
梗阻性休克（心脏压塞）	↓	↑	↑	↑	↓
心源性休克（左心室功能衰竭）	↓	↑	↑↑	↑	↓
心源性休克（急性二尖瓣反流）	↓	WNL，↑	↑	↑	↓
心源性休克（右心室心肌梗死）	↓	↑	WNL	↑	↓
心源性休克（急性室间隔缺损）	WNL	↑	WNL，↑	↑	↓↑

PAWP. 肺动脉楔压；SVR. 全身血管阻力；↓. 下降；↓↓. 显著下降；↑. 升高；↑↑. 显著升高；WNL. 正常范围内

②精神状态发生改变：躁动，反应迟钝，最终至昏迷；③膈肌灌注减少促发呼吸肌疲劳，最终导致高碳酸性呼吸衰竭；④继发性多器官功能衰竭。

二、鉴别诊断

对心源性休克采取合适的治疗之前，必须与其他类型的休克相鉴别，如失血性休克、分布性休克（低后负荷）或梗阻性休克。根据临床病史、体检及实验室结果来判断休克的原因。采用肺动脉漂浮导管（Swan-Ganz 导管），可以对休克状态进行初始分类，并利于鉴别个体原因所导致的心源性休克（表 8-1 和知识框 8-2）。超声心动图多普勒也可以提供类似的参数数据，但对这些参数的评估程度有限。

低血容量休克是由于失血或血容量丢失产生的，其结果导致心室前负荷减少、每搏输出量和心输出量减少。充盈压减少[如中心静脉压（CVP）和肺动脉楔压（PAWP）]通常提示心输出量减少。心脏压塞或继发于急性大面积肺栓塞的右心室流出道梗阻时导致心包腔内压力升高，左心室充盈受损，左心室前负荷、每搏输出量、心输出量减少。在尚未确定更有效的治疗手段之前，初始治疗是通过输液来维持血容量。左心室收缩功能不全、舒张功能障碍或右心室功能不全的患者，"正常"的充盈压力不足以维持正常心输出量。因此，尽管 CVP 和 PAWP "正常"，但仍然可能存在相对

> **知识框 8-2　心源性休克的病因**
>
> **心脏原因**
> 左心室收缩功能障碍
> 　—急性心肌梗死（见第 50 章）
> 　—急性心肌炎
> 　—心肌病
> 　—创伤引起的心脏钝挫伤
> 　—脓毒症合并心肌顿抑
> 左心室舒张功能障碍
> 　—肥厚性心肌病
> 　—左心室缺血性疾病
> 右心室功能障碍
> 　—急性右心室心肌梗死
> **心律失常**
> 缓慢型心律失常（完全性心脏传导阻滞）（见第 33 章）
> 快速型心律失常（室性心动过速）（见第 34 章）
> **机械性问题**
> 急性瓣膜病
> 　—主动脉夹层合并主动脉瓣反流（见第 51 章）
> 　—心内膜炎合并急性二尖瓣反流或主动脉瓣反流
> 　—乳头肌功能障碍、梗死、缺血、断裂合并严重二尖瓣反流
> 左心室流出道梗阻
> 　—肥厚梗阻性心肌病
> 心肌梗死后急性室间隔缺损

性血容量不足。对于心力衰竭患者来说理想的充盈压应该是能够维持最大心输出量而不会导致肺水肿的产生。通常，慢性心力衰竭患者需要 16～20mmHg 的 PAWP 来维持足够的心输出量。

舒张或低后负荷引起的休克称为分布性休克（例如脓毒性休克或过敏性休克）。内源性和外源性生物活性物质引起血管扩张、组织氧供减少，进而导致脓毒性休克的发生。在早期脓毒性休克中，由于后负荷减少和心率增加，心输出量通常是增加的。但在晚期脓毒性休克，由于大量毒素导致心肌抑制，心输出量明显减少。由于治疗方法的截然不同，晚期脓毒性休克需要与原发心源性休克区分开来。

三、临床注意事项

早期诊断

在休克的早期阶段，快速开展初始治疗之前，一定要高度警惕心源性休克的诊断是否明确。临床上很容易通过明显低血压来诊断心源性休克，但需要注意的是：虽然心输出量和终末器官灌注明显减少，但全身血管阻力代偿性升高有助于维持动脉血压在正常水平。因此，不管是正常或接近正常的全身动脉血压，当有低心输出量的证据时都应当考虑"休克前期"的存在。除了心输出量减少，心率增加、四肢皮肤湿冷伴花斑、毛细血管充盈时间延长（＞2s）、尿量减少、精神状态改变等也是诊断心源性休克的重要临床线索，它们可能先于明显的低血压症状出现。另外，对疑有心源性休克患者的初始评估还应包括器官灌注和容量状态的评估（图 8-5）。

采用脉搏血氧饱和度及动脉血气分析（ABG）来评估氧合，摄胸片来评估是否有肺淤血。采用心电图（ECG）寻找心肌梗死或心肌缺血或心律失常的证据。

在鉴别心源性休克是否由以下因素如左心室功能障碍、右心室梗死、室间隔破裂、急性二尖瓣反流和心脏压塞等所导致的时候，超声心动图检查是极有帮助的。超声心动图还可用于鉴定低前负荷或低后负荷状态的患者，主要是通过对左、右心室腔大小和射血分数的仔细评估，以及呼吸周期中的下腔静脉塌陷的程度来进行区分和判断。肺动脉导管可用来鉴别心源性休克与其他类型的休克（表 8-1），也可以指导容量治疗，因为许多休克患者需要高于正常的充盈压来维持足够的心输出量。

四、心肌梗死和心源性休克

（一）左心室功能受损

心源性休克的主要病理生理机制是心脏功能受损。虽然各种心脏事件都可以引起心源性休克（知识框 8-2），但它通常见于急性心肌梗死（MI）。急性心肌梗死导致突发严重的左心室功能障碍。超过 40% 临界值的左室心肌功能的丧失将导致心源性休克的发生。心肌梗死后心源性休克仍然是急性心肌梗死住院患者死亡的最主要原因。

大面积的急性心肌梗死可导致泵功能受损，继之每搏输出量和动脉血压的降低。急性缺血常伴随舒张功能异常的发生，其结果是心腔内压力升高、肺淤血、左心室充盈减少，进一步导致左心

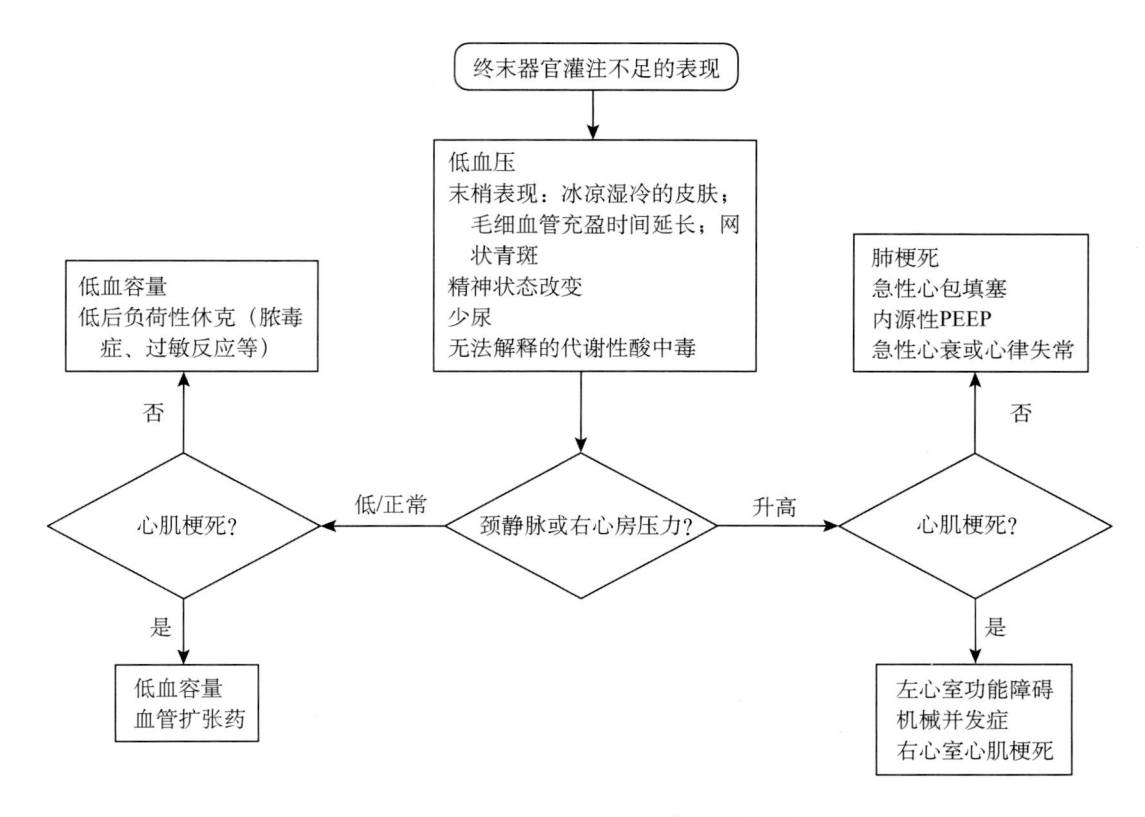

图 8-5　循环休克患者在有终末器官灌注不足表现时的评估和处理流程图。

室前负荷和每搏输出量的减少。最终，进展性低血压加剧缺血，触发恶性循环，导致不可逆的低血压和死亡（图 8-6）。

心源性休克占全部急性心梗的 7%～8%，休克通常发生于入院后心肌坏死进展时。在 GUSTO I（全球使用链激酶和 t-PA 治疗冠状动脉梗死）研究中（关于急性 MI 溶栓治疗策略的研究），89% 的心源性休克患者发生于入院后。急性心肌梗死并发心源性休克发生的危险因子包括老年、左心室射血分数＜35%、糖尿病和心肌梗死病史。急性心肌梗死的机械并发症如急性室间隔破裂和急性乳头肌断裂伴二尖瓣反流，通常在初始梗死发生后的 2～7d 出现。因此，入院后几天内突发血流动力学恶化，应高度警惕机械并发症的可能。

单独使用药物治疗时，急性心肌梗死心源性休克的病死率仍然很高。经皮冠状动脉介入性血管重建手术如经皮冠状动脉血管成形术、支架置入术以及冠状动脉旁路移植术（冠状动脉搭桥术，CABG），已被证实是改善病死率的唯一措施。对

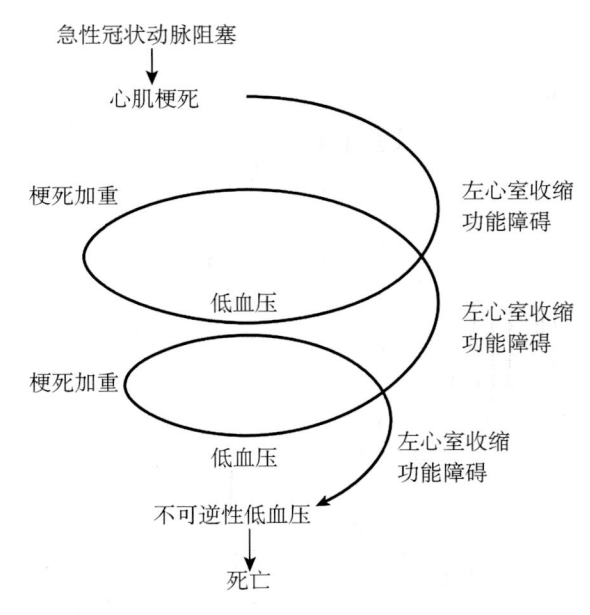

图 8-6　急性心肌梗死所致心源性休克出现进行性左心室功能恶化时的病理生理性"死亡螺旋"

于难治性休克患者,除了在适当的时候采用了药物支持和血运重建术治疗以外,经皮左心室辅助装置(LVADs)(如串联心脏和 Impella 2.5 及 5 设备)及手术置入 LVADs 进行机械支持,动脉静脉体外膜肺(ECMO)等,这些也都应用于临床难治性休克患者。

(二)诊断

急性心肌梗死患者可能有长期的心绞痛、呼吸困难、出汗、恶心、呕吐等临床表现。由于心源性休克通常在住院后发生演变,因此在患者住院期间,临床医生必须对一些能够预示心肌梗死恶化的临床症状和体征始终保持警惕。体格检查可发现心动过速、低血压、呼吸急促和外周灌注不足的征象(图 8-5)。但缺乏这些临床证据时并不能完全排除休克综合征的发生。听诊时,可发现肺淤血和 S3 或 S4 奔马律。新出现的二尖瓣反流杂音提示乳头肌功能不全,心前区震颤提示新发室间隔缺损。急性心肌梗死典型的心电图表现为:相应于闭塞冠状动脉分布的 ECG 多导联 ST 段抬高,出现病理性 T 波以及与其他分支缺血相一致的 ST 段压低(见第 50 章)。左主干病变患者可能在所有导联中出现弥漫性 ST 段压低,提示广泛心肌缺血。药源性低血压无颈静脉怒张(肝颈静脉回流征阳性)或中心静脉压升高(图 8-5),这有助于同左心室功能障碍、右心室梗死、心脏压塞或急性心肌梗死的机械并发症等所致的低血容量性低血压区分开来。

经胸超声心动图(TTE)可以区分右心室梗死所致的原发性左心室功能障碍、急性乳头肌功能不全伴二尖瓣反流、急性室间隔缺损或心脏压塞。在复杂心肌梗死的早期应行该项检查。通过 TTE 检查,心源性休克患者保留的左心室收缩功能是提示心肌梗死存在机械并发症的重要线索。经食管超声心动图(TEE)特别有助于评价急性心肌梗死的机械并发症,如急性乳头肌断裂、室间隔缺损。如果 TTE 不能明确诊断,则应当加做 TEE。

(三)综合治疗

对心源性休克患者的早期识别和治疗是治疗成败关键。两个主要的治疗目标是:立刻纠正血流动力学紊乱和恢复冠状动脉血流量。综合治疗措施包括纠正低血容量、低氧血症和酸中毒。避免或停用导致低血压或影响心输出量的药物(例如 β 受体阻滞药)。急性心肌梗死患者及时给予阿司匹林和全剂量的静脉肝素。

(四)药物治疗

1. 拟交感神经药物 在更为明确的治疗方案制订出来以前,多巴胺、多巴酚丁胺、异丙肾上腺素、去甲肾上腺素、肾上腺素都被临时用来改善心源性休克患者的心功能。虽然 β 受体激动药的分类不太严谨,但每种药物在心脏和外周 β 肾上腺素能受体及 α 肾上腺素能受体上的效应有不同程度的差异,并对心肌氧耗和血流动力学的影响也不同(表 8-2 和表 8-3)。通常情况下,只有存在严重低血压(例如,平均动脉压<60~65mmHg)时才使用多巴胺和去甲肾上腺素等正性肌力和血管加压药物做支持治疗,因为所有的这些药物都有增加心肌氧需、加重心肌缺血的可能性,在更为明确的治疗方案出来之前,这些药物仅作为临时性治疗手段以维持足够血流动力学稳定。

2. 血管扩张药 不存在严重低血压时,具有血管扩张作用的药物,如多巴酚丁胺、米力农、硝普钠和硝酸甘油等,可通过减少后负荷来增加心输出量(图 8-2 和图 8-4)。收缩压大于 90mmHg、低心输出量、充盈压升高及全身血管阻力升高的患者,使用血管扩张药可以减少肺淤血。硝酸甘油可以减轻缺血和肺淤血,但仅在收缩压大于 100mmHg 时使用。舌下含服或静脉注射硝酸甘油,或不正确地使用静脉注射给药后,血压可能会急剧下降,导致冠状动脉灌注降低并加剧心肌缺血。发生这样的事件时应及时停药。

(五)主动脉内球囊反搏及其他循环支持装置

主动脉内球囊反搏(IABP)是一个可去除的主动脉装置,用于支持循环。将其置入降主动脉,球囊在舒张期膨胀,血流倒流入近端主动脉;收缩期球囊快速放气,通过真空效应导致主动脉容积减少,因此后负荷减少。基于此原理,可用于降低左心室后负荷,降低心肌耗氧量,增加冠状动脉血流量,改善组织灌注。因此,临床上用于治疗急性心肌梗死和心源性休克患者以及各种其他临床低心输出量状态。是目前最广泛使用的循环支持装置。有研究表明对急性心肌梗死并发心源性休克的患者先使用 IABP,再使用溶栓治疗或血管重建术并未减少病死率。

表 8-2 心源性休克的药物治疗

药物	成人常规剂量范围	主要效应
拟交感胺类		
多巴胺	3~5 μg/(kg·min)	肾血管扩张
	5~10 μg/(kg·min)	血管扩张和正性肌力
	>10 μg/(kg·min)	血管收缩
多巴酚丁胺	5~20 μg/(kg·min)	正性肌力>血管扩张
异丙肾上腺素	1~10 μg/min	变时性>正性肌力
肾上腺素	1~20 μg/min	正性肌力,血管扩张
	>20 μg/min	血管收缩
去甲肾上腺素	1~2 μg/min	正性肌力
	>2 μg/min	血管收缩
其他药物		
米力农	0.25~0.75 μg/(kg·min)	血管扩张>正性肌力
硝酸甘油	10~50 μg/min	静脉扩张
	50~200 μg/min	血管扩张
硝普钠	0.5~2 μg/(kg·min)	血管扩张

表 8-3 拟交感胺类药物对血流动力学的影响

药物	正性肌力	SVR	CO	HR	VO$_2$
多巴胺,低剂量	↑	↓	↑	↑	↑
多巴胺,高剂量	↑↑	↑↑↑	↑↑	↑↑	↑↑
多巴酚丁胺	↑↑	↓	↑↑	↑↑	↑↑↑
肾上腺素	↑↑	↑↑	↑↑	↑↑↑	↑↑↑
去甲肾上腺素	↑↑	↑↑↑	↑	↑↑↑	↑
异丙肾上腺素	↑	↓↓	↑↑	↑↑↑	↑↑↑

SVR.外周血管阻力;CO.心输出量;HR.心率;VO$_2$.分钟氧耗量;↓.下降;↓↓.显著下降;↑.轻度升高;↑↑.中度升高;↑↑↑.重度升高

在溶栓治疗的时代,关于 IABP 的疗效来自于随机试验的一些有限的数据。然而,在一个小规模的非随机试验中,对于一些采用血管活性药物治疗后仍然存在持续性低血压和低灌注的患者使用 IABP 有利于临床症状的初步稳定。虽然超过 70% 的患者某些组织灌注的参数得到改善,但他们的病死率仍然很高(83%)。来自于全国心肌梗死登记的非随机观察性数据表明:与经皮冠状动脉介入治疗(PCI)联合运用时,虽然在一些 IABP 整体使用率高的医院中有较小的获益,但是对那些因为心源性休克而初次接受 PCI 的患者使用 IABP 并未减少住院病死率。一项针对 10 000 名心源性休克患者的荟萃分析表明,在整体队列研究中使用 IABP 未见明显获益,但溶栓治疗配合 IABP 治疗的患者 30d 病死率显著降低。

其他辅助循环装置如左心室辅助装置(LVADs)的使用日益增加。对于难治性心源性休克的患者,LVAD 用于临时稳定患者或作为心脏移植的桥梁。对于那些心室功能不能恢复的患者,手术放置左心室和双心室辅助装置通常作为心脏移植的桥梁。当手术 LVAD 作为备选或不能确定功能能否恢复时,经皮左心房至股动脉心室辅助装置可用于临时循环支持。进行高风险的 PCI 或等待心室恢复的过程中,将串联型心脏辅助装置放在股动脉(流出道),经股静脉通过房间隔穿刺导管穿过房间隔进入左心房(流入道),以提供临时循环支持。

经皮跨瓣膜的 LVAD 系统已经可用了。这些装置(Impella 2.5 和即将到来的 Impella 5.)经股动脉放置,以逆行的方式通过主动脉瓣进入左心室。它有一个微型轴流泵,可减轻左心室压力,并提供了一个 2.5~5L/min 的流量(取决于设备)至升主动脉。当氧合严重受损时,使用体外膜肺(ECMO)的经皮心肺旁路支持也可用于临时循环支持。

针对继发于急性 MI 的心源性休克患者,小规模的随机试验评估了经皮 LVADs 的使用并将它们与 IABP 治疗作了对比。一项研究比较了经皮动脉至左心房 LVAD(串联型心脏辅助装置)和 IABP 治疗 41 例急性心肌梗死和心源性休克患者。相比于 IABP 而言,虽然 LVAD 组中明显出血和肢体缺血的并发症更为常见,但休克相关的血流动力学指标和代谢参数明显改善。然而两组的总体病死率相似,这项研究尚不足以做出结果评估。在第二个小规模的研究中,25 例患者被随机分配到 LVAD 组(Impella 2.5)或 IABP 组。LVAD 组比 IABP 组更明显改善了血流动力学参数,如心输出量。同样因为是小样本,对死亡的结局无法评估。但对串联型心脏辅助装置的研究指出两组病死率是相似的。

(六)溶栓再灌注治疗

大量的研究表明,动脉畅通是急性心肌梗死和心源性休克患者存活的最有力预测指标。对于急性 MI 患者,虽然早期溶栓治疗可恢复梗死区血管畅通、保存心肌功能、降低总体病死率,但在心源性休克患者中并未提示明显的病死率降低。GISSI 试验中 80 例心源性休克患者,接受链激酶治疗的患者病死率与未接受者相同(70%)。在一项针对 322 例来自于 ISIS 研究的心源性休克患者的亚组分析中,使用组织型纤溶酶原激活剂(tPA)的病死率为 78%,使用链激酶的病死率为 65%。两组病死率与历史对照组相同。同样,GUSTO I 中 315 例心源性休克患者,TPA 治疗的患者病死率为 59%,链激酶治疗者为 55%。正如前面提到的,主动脉内球囊反搏结合溶栓治疗能否改善结局目前仍在研究中。

(七)心源性休克的血管重建术

在非随机研究和新的随机对照试验中,无论是 PCI 或 CABG,急性心肌梗死早期血运重建可以恢复动脉畅通,改善心源性休克的预后。因心源性休克而成功接受冠状动脉成形术以及 PCI 治疗的患者,比未成功接受 PCI 治疗的患者病死率低,无数的临床观察和少量的随机研究都已证实这一结论。同样,有大量的研究关于因急性 MI 和心源性休克在住院期间接受 CABG 的患者,住院病死率占整体患者比例的 32%,相对于其他治疗方法来说这是最低的。在一个超过 200 例患者的研究中,无论动脉畅通的机制是通过自发的、药物、PCI 或 CABG,动脉畅通是住院病死率的最强预测指标。

SHOCK 试验将 302 例因急性 MI 导致左心室衰竭的患者随机分配至两组,一组采用急诊血供重建策略,一组采用早期非手术治疗策略。无论是 CABG 或血管成形术,急诊血供重建术需要在随机分组的 6h 内进行。分配至早期非手术治疗组的患者,在随机分组后最少 54h 内接受延迟的再血管化治疗。该研究的主要终点是 30d 的全因死亡率。急诊血供重建和早期非手术治疗组之间 30d 的总生存率没有显著差异(53%:44%;$P=0.109$)。然而,在 6~12 个月的随访中,早期血供重建有明显的生存获益(50%:37%;$P=0.027$ 和 47%:34%;$P=0.025$)。年龄<75 岁的患者似乎获益最大,6 个月内患者的获救率为 20%。与 SHOCK 试验一致,美国心脏病/美国心脏协会指南推荐:年龄<75 岁,由于急性 MI 而导致心源性休克的患者使用急诊血供重建。

(八)右心室功能受损

临床上重要的右心室心肌梗死有 7% 发生在下壁心肌梗死中,并由于心源性休克而导致高病死率。右心室心肌梗死导致左心室前负荷急剧下降,最终导致每搏输出量和心输出量减少。右侧充盈压明显升高。右室梗死的临床标志是颈静脉压升高、低血压,而听诊肺野清晰。右胸导联(V_1R 至 V_6R)ST 段抬高表明右心室心肌梗死。这些变化不一定与血流动力学改变明显的右心室梗死相关,因而临床上应仔细分析。右心室梗死的初始治疗快速补液,因维持足够的左心室前负荷和心输出量需要较高的充盈压(升高的右心房和右心室压力)。由于导致严重低血压,应避免使用硝酸盐。通常需要肺动脉导管来进行血流动力学参数的监测并优化治疗。如果没有严重低血压,且对容量治疗反应欠佳的患者应当加用正性肌力药,如多巴酚丁胺或米力农。增加肺血管阻力进而导致右心室功能恶化的药物(如多巴胺、去甲肾上腺素)应尽量避免使用。如前所述,应采用 PTCA 或 CABG 再血管化。

(九) MI 的急性机械并发症

MI 的急性机械并发症导致心源性休克。乳头肌梗死或破裂可引起急性重度二尖瓣反流。急性室间隔破裂产生左向右分流,急性右心容量负荷过重和减少的左室心输出量。

乳头肌功能失调或断裂患者的体检患者常提示二尖瓣反流的全收缩期杂音。室间隔缺损患者常有粗糙的收缩期杂音伴心前区震颤。然而,有并发症的患者体格检查时查出的体征可能是非特异性的或未能查出异常体征。TTE 或 TEE 有助于鉴别来自 MI 的急性机械并发症:来自于左心室功能障碍导致的原发泵衰竭。通过 TTE 检查如果在休克患者中发现存留的、正常的或低动力的左心室功能,这一重要线索提示可能存在潜在的机械并发症。如果诊断不明确,应及时考虑 TEE 检查。漂浮导管还可以帮助区分严重二尖瓣反流、原发左心室功能障碍所导致的室间隔破裂(表 8-1)。重度二尖瓣反流患者在肺动脉楔压描记中有大 V 波,但这一表现对诊断二尖瓣反流来说既不敏感也不特异。大 V 波还可见于急性室间隔破裂,这由于左心房容量负荷增加所致。

临床治疗急性室间隔破裂或二尖瓣反流和心源性休克患者是棘手的,虽然使用血管扩张药物降低后负荷利于治疗,但同时可能导致严重低血压。通常,经验性使用低剂量的血管扩张药是可行的。如果出现严重低血压,应当考虑 IABP。尤其是一旦确定要进行室缺修补术或二尖瓣置换术,应当立即使用 IABP,因为单纯接受药物治疗的患者病死率极高。血供重建术的联合应用受到争议,但有一些倾向提示利用 CABG 行室缺修补术或二尖瓣置换术可改善生存率。对于某些 MI 并发急性机械性并发症的患者来说,由于自身条件而无法承受联合血供重建术及长时间的体外循环。尽管目前手术方法已经改良,但病死率仍高。

五、心源性休克的其他原因

(一) 心脏节律紊乱

由于心率是心输出量和心室充盈的决定性因素,严重快速性心律失常或缓慢性心律失常都能直接降低心输出量,导致心源性休克。快速室上性或室性心动过速可导致舒张期充盈时间和心室搏出量的明显减少。阵发性室上性心动过速如房室结折返性心动过速可刺激心房和心室的收缩,进一步降低心室充盈。即使患者心室功能正常,也不能耐受心率超过 200 次/分。异常的心室收缩功能和舒张功能障碍都有可能加快心率,导致血流动力学不稳定。对于任何快速性心律失常的患者,只要出现血流动力学不稳定时,应立即复律,恢复窦性心律。

同样,严重的心动过缓或高度心脏传导阻滞可以使心输出量急剧减少而导致血流动力学不稳定。心房和心室收缩不同步也可以导致舒张期充盈降低,并进一步降低心输出量。迅速采用经皮或经静脉起搏对于改善心输出量及纠正血流动力学是必要的。

(二) 急性心肌炎和心肌病

由于原发性心泵功能的丧失,急性心肌炎也可以导致心源性休克。尤其是巨细胞性心肌炎,可导致暴发性休克和快速的血流动力学恶化。虽然某些病人可能会获益于免疫抑制药治疗,但尚未有特异性的治疗能够彻底改变这些患者的病死率。因此,治疗方法仍然是支持治疗为主。任何原因引起的心肌病都能导致进展性心衰,也能产生心源性休克。如化疗药物多柔比星(阿霉素)可引起急性中毒性心肌病,并导致心源性休克。

第 9 章

出血性休克

Daniel N. Holena　Vicente H. Gracias,著　许镜清,译　于荣国,校

当全身组织灌注无法满足机体代谢需求时,机体便进入休克状态。从概念上讲,休克可分为三种不同而又相互叠加的类型:心源性休克、分布性休克和低血容量性休克。虽然休克晚期表现因存在心动过速和低血压而容易识别,但其也可能表现隐匿,并可能仅表现为低灌注继发的多个终末脏器功能不全。此外,由于各个脏器受到的影响不同,存在血流动力学细微变化的患者可能出现一些非特异性表现,如少尿、皮肤苍白、四肢冰凉和精神状态改变。

心源性休克(见第 8 章)是由于心脏无法有效地将血液泵输到外周组织。此时交感神经系统代偿性兴奋使全身血管阻力增加以试图恢复灌注压,在某些患者就会出现四肢冰冷,皮肤出现网格状紫蓝色斑点,即网状青斑。

分布性休克(见第 10 章)的特征表现是机体失去容量血管及阻力血管舒张和收缩的调节能力。因此出现有效循环血量不足("相对性容量不足")。此外,分布性休克可出现全身血管阻力降低所致的低后负荷状态。

低血容量性休克则是因为血管内实际容量的减少,其病因繁杂多样(知识框 9-1)。失血性休克是低血容量性休克最常见的类型,通常根据其严重程度的不同被分为四个阶段(表 9-1)。在具有正常心肺功能且其他方面健康的个体中,这四个阶段对应不同的血液丢失量及相应出现的生理反应。

虽然在概念上进行区分是有效的,但因为休克往往是多重因素共同作用,因此心源性休克、分布性休克和低血容量性休克之间的区别在一定程度上是主观的。例如,一个严重热烧伤的患者因为毛细血管渗漏继发的血管内容量转移到组织间隙,几乎肯定会出现低血容量。同样的患者还会因全身炎症反应综合征(SIRS,见第 10 章)出现血管舒缩调节能力的下降,从而引起分布性休克。最后,由于循环中炎症介质的存在或基础疾病及其他因素所致的心肌功能障碍,部分因脓毒症所致分布性休克的患者还会出现心源性休克。

一、前负荷下降的病理生理学

心输出量取决于心率及每搏输出量;而每搏输出量又取决于心室前负荷、心肌收缩力及后负荷(见第 8 章,图 8-1 至图 8-4)。前负荷相当于心肌收缩前的拉伸程度。而心肌收缩力和心肌初长度(或拉伸程度)有直接关系。如 Staring 曲线所示,增加前负荷可增加心肌纤维的收缩力并使每搏输出量达到最大值,而后到达心输出量平台期(图 8-1)。相比 ICU 内经常使用肺动脉导管测量的左心室舒张末期压力(LVEDP),左心室舒张末期容积(LVEDV)更能准确地反映前负荷状态。而在临床应用中,LVEDP 常被认为与 LVEDV 呈一定比例关系,然而两者之间的关系也可能呈

非线性关系,特别是在由预先存在的舒张功能障碍(如慢性高血压引起的)或心肌缺血而导致的心肌顺应性下降时。前负荷取决于全身循环血量及静脉回心血量(知识框 9-1)。

知识框 9-1 由低血容量或静脉回流减少导致的休克的原因
血管内容量减少
出血
胃肠道丢失
—呕吐或鼻胃管引流增多
—腹泻
—肠外瘘
肾丢失
—糖尿病酮症酸中毒引起多尿
—梗阻后利尿
—颅脑创伤患者出现中枢性尿崩症
炎症性"第三间隙":血管内液体渗出至组织间隙
—胰腺炎
—热或化学烧伤
—腹部手术
静脉回心血量减少*
腹腔间隙综合征(见第 90 章和第 97 章)
胸腔内压升高
—张力性气胸
—正压通气
—过高的 PEEP(呼气末正压)或内源性 PEEP(见第 2 章)
心脏压塞(见第 54 章)
静脉扩张
过敏性反应
颈脊髓损伤
脊髓和硬膜外麻醉
* 全身容量正常情况下

二、低血容量性休克的生理及病理生理改变

低血容量性休克的特征是心脏前负荷下降并导致每搏输出量减少。低心排和低血压的代偿机制是通过交感肾上腺反应来调节的。为了维持心输出量,心脏收缩力度(变力)和收缩速率(变时)均有所增加(图 8-2)。随着血容量的减少,为了维持足够的脏器灌注,全身血管阻力及左室后负荷将增加,从而将血流从外周(皮肤、骨骼肌及四肢脂肪组织)和内脏血管床重新分布到中心循环。例如在急性低血容量期肾血流可能下降到仅达正常的 5%~10%,因而可将每小时尿量监测来作为评估肾血流是否充足的一个指标。

在低血容量性休克期间,静脉血管床同时出现收缩,从而促使回心血量增加。肾素-血管紧张素系统被激活,促使肾上腺皮质分泌醛固酮的同时促使垂体后叶分泌精氨酸加压素(抗利尿激素)。这将增加肾对钠离子和水的重吸收,从而维持循环容量。除了其抗利尿作用,精氨酸加压素同时也具备强有力的缩血管作用。其他内分泌反应包括血浆胰高血糖素、皮质醇和生长激素水平增高。随着内源性儿茶酚胺分泌增多,这些激素共同促使血糖水平增高。

微循环血流受血管床压力影响,并受毛细血管前括约肌和毛细血管后括约肌的进一步调节。括约肌张力受毛细血管床自身调节和自主神经系统的控制。毛细血管床自身调节受内皮牵张感受器调节,其可在不同灌注压水平下调节微循环阻力,同时还受各种可致局部血管舒张的代谢产物浓度的调节(如一氧化氮)。相反,交感神经系统主要通过增加毛细血管前阻力而使血管收缩。而在休克早期阶段,这些调节可使血液由皮肤和骨骼肌转流至对生命至关重要的脏器。

当这些代偿机制被激活时,患者甚至可承受严重的液体丢失而仅出现轻微或无组织功能障碍("代偿性休克")或出现一些可逆性的组织功能障碍("进展性休克")。在这些情况下,仅通过液体复苏就可以恢复血管内容量并有可能逆转组织灌注不足。而随着血容量进一步丢失和休克时间的延长,通过补充血管内容量而逆转休克的可能性下降,最终休克达到不可逆状态并进一步降低存活的可能性。

从大循环的角度来看,循环性休克可以被描述为组织氧供应和氧需求的失衡。全身氧输送($\dot{D}O_2$)等于动脉血氧含量和心输出量的乘积(知识框 9-2)。每分氧耗量($\dot{V}O_2$)则取决于机体总的代谢活性、血流分布和组织摄取及利用氧的能力。混合静脉血氧饱和度($S\bar{v}O_2$)通过肺动脉血测得并取决于 $\dot{D}O_2$ 和 $\dot{V}O_2$ 之间的关系。氧摄取率

表 9-1　依据患者早期临床表现预估失血量

指标	Ⅰ级	Ⅱ级	Ⅲ级	Ⅳ级
失血量(ml)*	750 以内	750～1500	1500～2000	＞2000
失血量(%血容量)	15%以内	15%～30%	30%～40%	＞40%
心率	＜100	100～120	120～140	＞140
血压	正常	正常	下降	下降
脉压(mmHg)	正常或增高	下降	下降	下降
呼吸频率	14～20	20～30	30～40	＞35
尿量(ml/h)	＞30	20～30	5～15	极少
中枢/神志状态	轻度焦虑	中度焦虑	焦虑,朦胧状态	朦胧状态,昏睡
补液选择	晶体液	晶体液	晶体液/血制品	晶体液/血制品

*数值基于 70kg 理想体重(PBW)的成人来预测,其中血管内总容量约为 70ml/kg PBW,即总血容量为 70ml×70kg PBW＝4900 或约等于 5000ml

表格中指南基于 3∶1 原则,该原则来自于对大多数失血性休克患者的经验性观察,这些患者每失血 100ml 需补充 300ml 电解质溶液。但盲目使用该指南可能会导致补液不足或过度补液。如对于一个肢端碾压伤的患者,可能会出现与其失血量不呈比例的低血压,需要的补液量应超过 3∶1 原则所计算的量。相反,如果一个患者可以通过输血补充失血量,则补液需求应少于 3∶1 原则计算量。在仔细监测患者治疗反应的同时,使用快速输注的方法可以减少这些极端情况的出现

引自 American College of Surgeons:Advanced Trauma Life Support Student Course Manual,8th Ed. Chicago:American College of Surgeons,2008,with permission.

知识框 9-2　氧输送及氧摄取相关的基本公式

方程 1:动脉氧含量

$CaO_2 = [Hgb \times 1.39 \text{ ml } O_2/g] \times SaO_2 + [PaO_2 \text{ mm} \times 0.0031 \text{ml } O_2/\text{mmHg}/dl]$

其中 CaO_2＝动脉血氧含量(ml/dl);Hgb＝血红蛋白浓度(g/dl);SaO_2＝动脉血血红蛋白氧饱和度

方程 2:氧输送

$\dot{D}O_2 = CaO_2 \times CO$

$\dot{D}O_2$＝氧输送(ml O_2/min)

方程 3:氧耗量

$\dot{V}O_2 = [CaO_2 - C\bar{v}O_2] \times CO$

其中 $\dot{V}O_2$＝分钟氧耗量(ml/min);$C\bar{v}O_2$＝混合静脉血氧含量(ml/dl)

方程 4:氧摄取率(ER)

$ER = \dot{V}O_2/\dot{D}O_2 = [CaO_2 - C\bar{v}O_2]/CaO_2 = [SaO_2 - S\bar{v}O_2]/SaO_2$

其中 ER＝氧摄取率;SaO_2＝动脉血氧饱和度;$S\bar{v}O_2$＝混合静脉血氧饱和度*

*混合静脉血取自肺动脉

($\dot{V}O_2/\dot{D}O_2$)代表组织氧耗与氧输送的比例。正常情况下,$\dot{V}O_2/\dot{D}O_2$ 大约为 1/4,相当于大约 75% 的 $S\bar{v}O_2$。正常情况下到组织的氧输送量($\dot{D}O_2$)远多于组织氧耗量($\dot{V}O_2$),这也解释了为什么 $\dot{V}O_2$ 变化通常不受 $\dot{D}O_2$ 的影响(图 9-1)。

当氧输送无法满足组织需求时(即氧耗量),受影响的组织开始利用无氧代谢来产生三磷腺苷(图 9-1)。在这种情况下,提高氧输送可以增加氧耗量或以另一种方式表达,即此时 $\dot{V}O_2$ 变得依赖于 $\dot{D}O_2$("$\dot{D}O_2$ 依赖"或"供应依赖")。由于氧输送的不足和细胞从有氧环境变成无氧环境,乳酸开始生成。如果这种失衡没被纠正,则细胞死亡是不可避免的。在一些不复杂的低心排休克类型中,如单纯性低血容量或心源性休克,单独纠正 $\dot{D}O_2$ 就可逆转其病理过程。而对于感染性休克,当心输出量正常甚至超常时,$\dot{V}O_2$ 是否依赖于 $\dot{D}O_2$ 仍存在争议。与低心排休克一样,感染性休克也会出现组织缺血和乳酸生成增加,但常常伴随着高 $\dot{D}O_2$ 和正常或异常升高的 $S\bar{v}O_2$(≥70%)(知识框 9-2,方程 4)。因此,在感染性休克中不

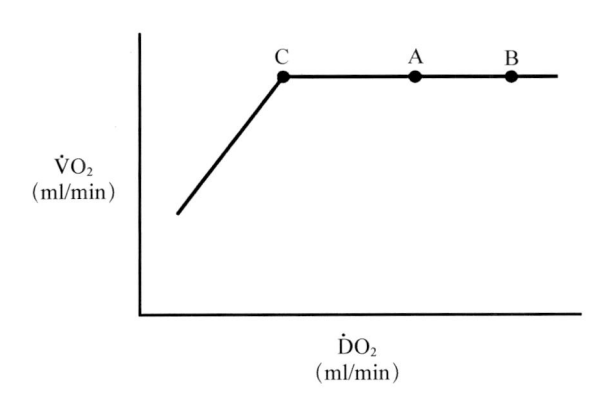

图 9-1 正常（非重症）情况下全身氧输送量（$\dot{D}O_2$）和全身分钟氧耗量（$\dot{V}O_2$）之间关系的双相模型示意图。在 A 点，代表正常静息时的 $\dot{D}O_2$ 值（例如表 9-3，方程 4，当氧摄取率 $\dot{V}O_2/\dot{D}O_2$ 为 0.3 时）。如果 $\dot{D}O_2$ 增加至 B 点（如通过起搏增加心率或输血增加心排量），$\dot{V}O_2$ 仍然不变。在这种情况下，$\dot{V}O_2$ 不依赖于 $\dot{D}O_2$ 的增加，因为氧输送已经超过氧耗量。如果 $\dot{D}O_2$ 从 A 点开始下降，$\dot{V}O_2$ 仍然保持不变（由于代谢组织从血液中摄取氧量增多——即 $\dot{V}O_2/\dot{D}O_2$ 上升），直至 $\dot{D}O_2$ 下降至临界值水平（$\dot{D}O_2C$），即 C 点。在 C 点以下，$\dot{D}O_2$ 则不再能够满足全身氧需求，而由于在这点氧摄取率已达最大值，$\dot{D}O_2$ 的进一步下降将导致 $\dot{V}O_2$ 的下降。在这种情况下，$\dot{V}O_2$ 则依赖于 $\dot{D}O_2$

能期望通过提升 $\dot{D}O_2$ 来纠正微循环血流紊乱或纠正氧摄取及氧利用异常。事实上，迄今为止的前瞻性随机临床试验仍未支持提高全身氧输送在感染性休克治疗中的有效性（见第 10 章）。

随着休克的进展，单独进行扩容变成一种无效的治疗方式。严重失血触发了一系列细胞水平和分子水平的反应，这些反应被认为是协助机体度过初始打击的适应性反应。而随着休克的进展，这些机制逐渐增强至失控并且不再是适应性的。如同感染性休克一样，低血容量性休克时炎症级联反应被激活，促使多种促炎因子释放，如肿瘤坏死因子-α、白细胞介素-1 和白细胞介素-6。这个过程的临床表现称之为全身炎症反应综合征（SIRS）。这些促炎因子可导致组织损伤，包括程序性细胞死亡（凋亡）和器官自发衰竭。此外，它们对脉管系统的影响增加了毛细血管渗漏，加剧了血管内低容量和引发全身水肿，这种情况在进行容量复苏时更加显著。

遗传学在机体对休克的反应中所扮演的角色目前仍在积极研究中。对出血性休克大鼠模型进行的研究提示，不同品系间的生存率存在显著的差异。新的治疗方式在引进临床前仍需要进一步的研究。

三、临床表现

体格检查常常但不总是能发现失血性休克的体征。当阳性体征存在时，常可发现皮肤苍白、湿冷；四肢末梢可能出现网状青斑（皮肤出现斑点说明皮肤血管供血不足）。手脚通常较躯干更冰冷，且毛细血管再充盈时间超过 2s。而在亚急性或慢性低血容量状态时，皮肤弹性可能会下降。脑灌注不足可导致一系列神志状态变化，从休克早期的焦虑症状到后期出现反应迟钝。通常，低前负荷性休克最先发生变化的血流动力学参数是脉压的下降；然而，若缺少患者基础脉压数据，该参数的变化在休克早期也是难以被识别的。随着血管内容量的进一步减少，通常随之出现心率代偿性增快以维持心输出量。而交感神经兴奋使血管张力增加，但血压仍维持在正常范围内。随着血管内容量的进一步减少，这些代偿机制将逐渐失效并出现血压下降。随着休克进展可出现少尿，部分原因是肾灌注不足和醛固酮的作用。重要的是应认识到未出现心动过速及低血压并不能排除休克的存在，隐匿性休克可发生在生命征"稳定"的患者。特别是使用β肾上腺素受体阻滞药的老年高血压患者可能在出现血管内容量丢失时并不表现出心动过速。"正常"的收缩压实际上可能比患者的基础血压低得多，且无法满足组织灌注需求。此外，年轻且状态良好的患者可能基础心率相对较慢；在这一人群中心率虽代偿性增快但可能仍将处于普通人群的正常范围内。强烈的血管收缩可代偿减少的前负荷，使血流动力学指标处于相对正常范围内，直至所有的储备能力均耗竭，随之而来的便是心血管系统的衰竭。

四、临床管理

休克早期可依据已被广泛接受的高级心脏生命支持协议（ACLS）进行管理，即 ABC 管理方案。首先进行气道（A）评估，若无法保证气道安全,患者应进行气管插管,并应确保充足的通气以及足够的氧合(B)。为恢复循环(C)稳定,应立即建立大口径的外周静脉通路并控制出血。长度更短且口径更大的外周静脉通路可确保更快速地输液,相对于许多中心静脉导管,其更适用于复苏的目的(见第11章)。当休克的根本原因被识别后,通常使用等渗晶体液(常用乳酸林格液或生理盐水)进行初始复苏。如有可能,肉眼可见的外部出血通过直接按压止血就可以很好地控制。如果已知出血导致了低血压且短时间无法控制,可予以输注未经交叉配型的血制品。目前已有许多研究对低血容量性休克的最佳液体类型选择进行探究,其结果可总结如下:用于复苏的等渗晶体液在本质上并无差异,胶体液在复苏时相对于晶体液也未体现出优势。液体和血液制品的输注应依据临床实际情况进行调整(见第19章)。

一旦怀疑存在低血容量性休克,应严密监测心率及心律的变化。应手工获得连续性血压测定值,可通过自动气囊血压计获得,对于病情不平稳的患者在理想的情况下应予以动脉置管以监测血压。应留置导尿管以精确监测尿量变化。

针对失血性休克,创伤高级生命支持(ATLS)指南推荐如果患者的生命体征在经静脉快速输注2L乳酸林格液后仍不稳定,可考虑开始输注浓缩红细胞(PRBC)(见第95章)。然而,若出血病因未被控制,复苏时应尽量减少晶体液的使用并立即进行血液输注。但对于出血尚未控制的患者,所谓的"允许性低血压复苏"可能有益。在这种情况下,可允许相对低血压直至出血已被明确控制。目前已进行多项关于这项假说的研究,但仍未能证实其可确切改善患者病死率。

目前尚未有人类血液或血液成分的替代品被证实是安全有效的。因此,使用人类血液制品对于活动性出血的治疗是必需的,特别是浓缩红细胞(PRBCs)。在失血性休克中仅使用浓缩红细胞来恢复循环容量可加剧凝血功能障碍,应尽量避免。目前止血复苏指南推荐浓缩红细胞与新鲜冰冻血浆(FFP)以1:1或1:2的比例输注,以尽量接近所丢失全血的特征。

对于拟诊低血容量休克的患者来说,对经验性的容量复苏治疗无反应是一个棘手的问题。如果患者休克状态的潜在原因无法轻易辨识或快速修正,或患者对于治疗的反应未达预期效果,此时应考虑对患者的血流动力学状态进行更精细的评估。传统上依赖于放置中心静脉导管(CVC)或肺动脉导管(PAC)对患者的容量反应性进行评估。放置中心静脉导管所测得的中心静脉压可以用来估计右室舒张末期压力,并以此作为右心前负荷的替代值。肺动脉导管可用来测量肺动脉楔压,其可大致等同于左心室舒张末期压力(前提是导管放置位置正确且患者无瓣膜疾病)。左心室舒张末期压力可用来估算左心室舒张末期容积,其被认为可代表左心前负荷。此外,肺动脉导管可用于估算心输出量及测量混合静脉氧饱和度(见第7章和第11章)。使用中心静脉导管及肺动脉导管测得的压力作为心脏前负荷替代值的理念是有问题的,因其准确性依赖于很多前提条件,例如心脏顺应性、心脏瓣膜功能、正确的体位和操作者的熟练程度。为行之有效地进行容量管理,必须确保左心室和右心室处于Starling曲线的上升期,即双心室前负荷反应期。这些问题促使人们研究其他可替代的容量反应性评估方法。其中最有前景的是对留置动脉导管的患者监测其呼吸周期中的脉压变化率。对于拔管的患者,可要求其行Valsalva动作(持续用力呼气对抗关闭的声门)以提高胸腔内压力;做此动作时出现脉压的下降可用以预判患者的容量反应性。对于气管插管且镇静肌松的正压通气患者,机械送气时出现脉压下降可准确地预判患者的容量反应性。当前已有很多类似主题正在发表,具体针对连续脉压变异率监测的新技术可能比传统方法更能准确地评估双心室前负荷容量反应性。

过度液体复苏的不良反应包括充血性心力衰竭、呼吸衰竭、机械通气时间延长和伤口及软组织的并发症等。应特别注意的是,腹部手术中给予患者过度液体复苏会导致肠道和腹壁水肿;这可能会使腹膜难以缝合关闭而被迫以"开腹"的状态送入ICU。若腹膜已关闭,持续的液体复苏可能将促使腹腔间隙综合征的发生(见第90章及第97章)。因此,液体复苏的目标是提供"足够"的容量以预防脏器功能不全的进展,而又不应给予"过多"的液体以防过度扩容促发的相关并发症。这又引发出如下问题:多少算足够,而多少又是太多?通过一些生化标记物如乳酸或剩余碱的清除来进行滴定式的液体复苏,已被认为是监测和处理亚临床型低灌注的一种方法。照此,这些"代谢碎片"标志物可以在患者出现失血性休克后予以连续监测。对于创伤性休克患者,乳酸正常化预示着更好的长期预后,因此常被作为复苏的终点。然而,如同其他检验指标一样,异常的乳酸或剩余碱数值必须结合临床实际情况进行判断。在很多非低灌注情况下也会出现乳酸升高,如癫痫发作、糖尿病酮症酸中毒和在使用某些药物之后(见第82章和第83章)。同样,碱缺失也会继发于肾功能不全、慢性阻塞性肺疾病(COPD)、高氯血症或其他任何导致酸中毒的疾病,因此并非一定只出现在低灌注情况下。

在严重出血控制后,有时仍需要使用液体管理、升压药物和正性肌力药物,以恢复至可接受的血流动力学指标。然而,对于一些患者来说,这种改善是短暂的,休克将持续进展到出现多脏器功能衰竭并最终导致死亡。因此,需要强调的是,对于失血性休克晚期的患者,仅仅通过输注血液成分恢复血管内容量是不够的。从全身低灌注状态进展到不可逆性休克取决于血容量丢失的程度和休克状态的持续时间,其主要是在细胞水平和分子水平进行调控的。

针对预防休克进展到不可逆状态的治疗研究正在进行中。然而,目前对于休克晚期仍是以支持性治疗为主。

第10章
感染性休克

Mark E. Mikkelsen　Barry D. Fuchs,著　许镜清,译　于荣国,校

脓毒症是一种危及生命的疾病,需要ICU从业者早期识别和积极处理。仅仅在美国,每年就有约750 000人发生脓毒症,其中超过200 000人死亡。脓毒症作为全美第六大死亡原因,大约占ICU收治患者的20%,每年花费约170亿美元。

一、临床特点

(一)定义及临床表现

脓毒症的临床症状体现出机体对于感染所产生的反应,包括感染所致的局部症状体征和全身性系统反应。虽然感染的局部表现因解剖部位而有所差异,但全身反应则无特异性。全身性系统反应被称为全身炎症反应综合征(systemic inflammatory response syndrome,SIRS),包括生命体征(发热、心动过速和呼吸急促)及实验室检查(白细胞增多或白细胞减少)的异常改变(表10-1)。

当合并低灌注、脏器功能不全或低血压时应考虑为严重脓毒症。脏器功能障碍标准目前已确定(表10-1)。感染性休克定义为虽经过充分的静脉液体复苏(>20~30ml/kg晶体液或总量1~1.5L),但仍表现为难治性低血压。这样分类具有重要的临床意义,因为其可作为患者分流及制订治疗决策的依据,并对最终预后具有预测价值。

(二)病理生理学

感染的严重程度取决于病原体的毒力和机体对于感染的病理生理反应。Toll样受体(Toll-like receptor,TLR)家族在病原体识别(固有免疫)和启动宿主炎症反应方面扮演着重要及核心的角色。TLR-2可识别革兰阳性菌细胞壁中的肽聚糖,而TLR-4则可识别革兰阴性菌外膜中的脂多糖。该受体家族同时也可识别病毒和真菌病原体。

对于脓毒症"细胞因子风暴"的启动,TLRs同样起到不可缺少的作用。这些炎性细胞因子刺激中性粒细胞和内皮细胞,激活了促凝血通路。这种适应性免疫可通过复杂的、相互作用的关系增强固有免疫反应,使之对感染做出更为行之有效的反应。同时,活化的生物途径可下调和控制这种反应;然而宿主可能会发生过度免疫反应,将导致脏器功能不全、循环衰竭甚至死亡。调节这种反应的具体机制及其中起控制作用的遗传学基础已成为当前的研究热点。虽然有关器官功能障碍的多元性病理生理学机制已超出本章讨论范畴,但是循环衰竭在其中却起到了核心作用。休克是严重脓毒症早期重要的临床表现,且对休克的治疗可以挽救生命。因此,掌握感染性休克的病理生理学和血流动力学特征十分必要。

被激活的中性粒细胞释放可致毛细血管通透性增加的介质。这将导致第三间隙水肿,并使得出现纳差和显性液体丢失(出汗、胃肠液丢失等)的患者血管内容量进一步减少。再者,活化的内皮细胞促进了一氧化氮(nitric oxide,NO)的生

成,导致广泛的血管扩张(全身血管阻力降低),从而削弱了机体对于低血容量的代偿反应。此外,在高达60%的感染性休克患者中,脓毒性心肌病(sepsis-induced cardiomyopathy,SIC)的出现加剧了循环系统的紊乱。血清肌钙蛋白是脓毒性心肌病的敏感标志物,其水平与患者心功能不全的严重程度及其不良预后成正比。但此处的病理生理学机制不涉及冠状动脉缺血或心肌梗死。

重要的是,虽然广泛的血管扩张(和低后负荷)是感染性休克的主要特征,但以高心输出量状态(即"暖休克")为特征的体格检查表现往往在一开始并未出现。相反,脓毒症患者常出现低心输出量(即"冷休克")的体征,表现脉压缩小、四肢冰凉和花斑样皮肤改变。要解释这种体征上的明显矛盾应该摈弃血管扩张可直接引起反射性的心输出量增加这个观念。心输出量要随着全身血管扩张而增加,就需要足够的驱动压力(即体循环平均压,the mean systemic pressure,Pms)作用于静脉系统促使其血液回流增加,因为心输出量必须等于静脉回流量。体循环平均压取决于静脉系统血容量和静脉血管的顺应性,当出现严重低血容量状态和脓毒症所致静脉扩张(这使静脉顺应性增加)时,体循环平均压往往是下降的。再者,许多患者出现脓毒性心肌病,这进一步使心输出量降低。这种病理生理学变化可使患者末梢灌注恶化,同时降低中心静脉压力(central venous pressure,CVP)和中心静脉氧饱和度(central venous oxygen saturation,ScvO$_2$)。

然而,在补足内容量之后,即在头一个24h内可能需要补充多达7~9L液体,大部分患者将出现经典的暖休克征象,包括脉压增大以及四肢末梢变温和灌注改善等。这种对容量补充的适应性反应可发生在大多数患者身上,对于个体生存至关重要。即使对于合并SIC的患者,心室扩张导致的舒张末期容积(前负荷)的增加补偿了心肌收缩力下降的影响,同时伴随着动脉扩张导致的后负荷下降。

表10-1 关于SIRS,Sepsis,Severe Sepsis,and Septic Shock定义的国际共识

术语	标准
SIRS	出现以下4项中至少2项全身炎症反应的征象[*]: 体温变化(>39℃或101.5°F或<36℃或94°F) 心率增快(>90/min) 呼吸急促(>20/min或PaCO$_2$<32mmHg) 白细胞计数异常(>12 000/μl或<4 000/μl)或中性杆状核粒细胞>10%
Sepsis	SIRS合并已知或怀疑存在的感染
Severe Sepsis	Sepsis合并低灌注、低血压或脏器功能不全的表现 1. 组织低灌注表现(血清乳酸值>3mmol/L) 2. 血压下降(收缩压<90mmHg或高血压患者血压较基础值下降>40mmHg;平均动脉压<60mmHg) 3. 中枢神经系统功能障碍(精神状态改变,即格拉斯哥评分下降至少2分) 4. 凝血功能障碍(INR>1.5或aPTT>60S) 5. 造血功能障碍(血小板<10 000/L) 6. 胃肠道功能障碍(肠梗阻) 7. 肝功能异常(总胆红素>4mg/dl) 8. 肾衰竭[少尿即尿量<0.5ml/(kg·h)或血肌酐上升>0.5mg/dl] 9. 呼吸衰竭(PaO$_2$/FiO$_2$<300)
Septic Shock	Severe Sepsis合并经液体复苏仍出现的顽固性低血压

[*] 无其他可解释病因

SIRS.全身炎症反应综合征,Systemic inflammatory response syndrome;INR.国际标准化比值,International Normalized Ratio;aPTT.活化部分凝血活酶时间,activated partial thromboplastin time。以上标准由2001年国际脓毒症定义会议推荐

(三)鉴别诊断

某些疾病可出现类似感染性休克经充分复苏后出现的暖休克(低后负荷)征象(知识框10-1);而对于出现冷休克症状的患者,则需要与更多具有心输出量降低和后负荷增加表现的疾病相鉴别。这些疾病包括低血容量性休克、心源性休克和梗阻性休克。虽然所需鉴别的疾病种类繁杂,但最初的病史和体格检查(如临床表现以及查体未见颈静脉怒张和肺部啰音)发现通常有助于轻易地从初步诊断中排除心源性休克和梗阻性休克。

知识框10-1 低后负荷休克类型的鉴别诊断
过敏(见第32章)
中枢神经系统疾病,包括卒中、家族性自主神经异常和脊髓休克(见第67章及第101章)
弥漫性红皮病(见第43章)
药物过量(见第57章)
麻醉药物作用(见第87章)
内分泌危象,包括黏液水肿性昏迷和肾上腺皮质危象(见第85章)
高热,包括抗精神病药物恶性综合征(见第55章)
脓毒症
输血反应(见第46章)

二、感染性休克的临床处理

(一)识别

及时地识别脓毒症极其重要,特别是出现严重脓毒症时,延误诊断可降低那些救命措施的有效性。早期识别是极具挑战的,特别是对于住院患者,其临床表现变化多端,有时甚至极其细微,而这都取决于感染源及宿主的并发症。在患病人群中,SIRS的标准无太大诊断价值,因为它们过于敏感且特异性低。此外,对于一些特别易感的人群,如老年人或使用免疫抑制药物的患者,即便出现严重感染,其感染和SIRS反应的临床表现可能都十分轻微。在这些患者中出现的脏器功能不全(如谵妄或少尿)可能是潜在的严重脓毒症的唯一线索。十分重要的是,对于重症患者出现任何原因的病情恶化时,临床医生都应高度怀疑存在脓毒症。鉴于延误诊断可能对治疗带来的不利影响,谨慎的做法是及时按严重脓毒症启动治疗,除非或直到有其他诊断被证实。

认识到脓毒症诊断方面存在的严重挑战,2001年脓毒症共识会议回顾了脓毒症的传统定义标准(详见定义部分)。虽然定义保持不变,但共识委员会将其他临床征象结合脓毒症加入到已有诊断标准中,以提高对脓毒症的警惕性。这些征象包括难以解释的高血糖、精神状态的改变、显著水肿和明显的液体正平衡(24h正平衡大于20ml/kg)。

(二)诊断

当怀疑患者存在脓毒症时,确定感染的原因和评估脓毒症的严重程度是非常重要的。找寻具体的感染源有助于脓毒症的诊断(区别其他系统性疾病),亦有助于选择合适的抗生素和便于控制感染源。脓毒症的严重程度决定了应立即采取的措施,包括转运至ICU的决策。

除了关注病史和体格检查以外,病原体培养的留取和针对性的影像学检查对于感染来源的定位也是十分重要的。理想的情况下,所有病原体培养的留取应在抗生素使用之前,以保证病原学诊断的准确性。但即便在最严重的患者也仅有一半血培养有病原体生长。

脓毒症的严重程度通过体格检查和常规的实验室检查不难确定(表10-1)。虽然部分脓毒症患者可在普通病房接受治疗,但当出现心血管功能不全时则需要采取进一步的挽救生命的措施。特别是对于感染性休克或隐匿性休克(血清乳酸值≥4mmol/L而血压正常或高血压)应开始早期目标导向治疗(early goal-directed therapy,EGDT)并立即转ICU治疗。因此,对于所有怀疑脓毒症的患者,应及时检测血清乳酸值,而不论其是否出现脏器功能不全的其他征象。除了高血清乳酸水平(乳酸≥4mmol/L)以外,中度升高的乳酸水平(即≥2mmol/L)也与发病率和病死率上升相关,且不依赖于其他脏器功能不全或血压水平的情况。使用血清乳酸水平来对脓毒症患者进行风险分层已被证明可以保证从院前开始到急诊科再到普通病房和ICU病房的整个治疗的连续性。相反,复苏过程乳酸水平始终正常的感染性休克患者似乎具有更好的预后(Hernandez et al,2012)。最后,在复苏的早期阶段,短暂的低血压(Marchick et al,2009)和 $ScvO_2$ 值异常降低（＜70％）及异常升高（≥90％）均可用于预判患者随后出现不良事件的风险（如死亡）(Pope et al,2011)。

（三）抗菌治疗

及时有效的广谱抗生素应用仍然是脓毒症患者早期管理的首要治疗措施。在低血压的第一小时以后给予抗生素，每延迟一小时给药病死率增加近8％。再者，如果初始抗生素治疗方案对于病原菌是无效的，即便后续依据培养结果使用恰当的抗生素，患者病死率仍会上升。因此，在识别感染性休克后1h内应给予经验性广谱抗生素治疗。此外，对于出现严重脓毒症的患者，延迟抗生素使用直到识别休克后，也会使患者病死率上升(Puskarich et al,2011)。

在制订经验性抗生素使用方案时，应始终考虑可能的感染源、既往培养结果（即定植菌）、抗菌药物使用史（避免使用同一级别药物）、药物过敏史和医院抗菌谱。美国感染病学会相关指南和拯救脓毒症指南均推荐抗菌方案制订应根据具体感染源确定，并且还需要根据宿主和医院特异性的因素进行调整。比如免疫抑制患者用药应覆盖所有潜在的条件致病菌。

在抗生素使用3d后，应基于获得的培养结果尽可能将抗菌方案降阶梯至窄谱抗生素，或在确立其他诊断后完全终止抗生素的使用。但如果患者对于初始抗生素无效，则在考虑更改抗生素的同时应系统地寻找局部感染源。

（四）感染源控制

快速清除或引流可能的感染源是挽救患者生命的举措，基于同样的原因抗生素必须尽快使用。不应过度强调从患者身上物理清除大量病原体的重要性。抗生素本身可溶解或灭活病原体，但这些病原体及其细胞碎片仍然可能通过激活一系列免疫反应而造成伤害。因此，尽快寻找及清除所有可能的感染源是十分必要的。如果患者仍然处于休克状态且未发现明确感染源，特别是患者无局部症状或体征时，则意味着应立即拔除所有血管内导管及设备。此外，一旦患者病情稳定，恰当的做法是应通过行胸部、腹部和骨盆截面影像（计算机断层扫描）来寻找感染源。

（五）液体复苏及程序化复苏

液体复苏是感染性（或隐匿性脓毒症）休克早期管理的重要治疗原则。基于两个荟萃分析和一个大型随机对照研究（RCT）（SAFE研究）的结果，胶体的治疗效果并不优于晶体。此外，一项对比感染性休克患者使用乳酸林格液和羟乙基淀粉的研究发现，两组受试者28d病死率无差异，但接受羟基淀粉治疗的受试者出现急性肾衰竭的发生率和需要行肾替代治疗的概率均有所升高。

对感染性休克的患者进行液体负荷试验（通过大口径静脉导管在5～15min内快速输注500～1000ml晶体液）。如果一些循环指标（如心率、平均动脉压、末梢灌注、尿量）改善，同时未出现不良反应（如氧合下降），则可继续进行后续的液体冲击治疗。对于所有感染性休克或隐匿性感染性休克的患者，液体和血管活性药物的使用应以复苏目标为导向，包括但不仅限于EGDT方案(Rivers等,2001年)中使用的项目。这个单中心的研究显示，经过经验性设计的这个复苏方案以中心静脉氧饱和度作为复苏目标，可减少休克的发生和脓毒症的病死率。一个有争议的治疗问题是程序化复苏方案是否应以乳酸清除率或中心静脉氧饱和度作为指导。而另一个随机临床试验发现无证据显示其中一者优于另一者，当将两者视为互相补充的复苏终点指标时，则可提供比另一方案更有益的信息，因此不必仅以其中一个作为复苏指标。而另一个争议问题是EGDT使用浓缩红细胞输注的指征较现有ICU患者的推荐指征更宽松。但目前已有一个多中心RCT研究正在进行中，可进一步评估该方案的有效性和输血的重要性。在获得上述研究数据之前，如患者仍存在容量反应性以及进一步的液体输注不会产生不良后果（如肺水肿或腹腔高压），仍推荐持续液体冲击而不是输血来达到中心静脉压8～12mmHg或更高的目标。

而在达到早期复苏目标和休克改善且临床状态稳定时，液体管理目标应转向液体净负平衡。通常情况下，通过多尿及液体负平衡患者可自行达到这一目标，但某些情况下可能仍需要使用利尿药。在使用利尿药时应严密监测脏器灌注情况，以防止继发性器官功能不全。

（六）血管活性药物的使用

复苏的目标包括维持足够的平均动脉压和提高氧输送（心输出量），以维持脑、冠状动脉和其他全身器官的灌注。这些目标可通过静脉输注晶体液复苏来很好地达到,但可能也需要血管活性药物,其可以在液体复苏起始甚至在充分液体复苏之后使用。虽然用来维持足够器官灌注的确切平均动脉压值仍然未知,但常使用血管活性药物将平均动脉压(mean arterial pressure,MAP)滴定到60～65mmHg以上。研究表明,制订更高的MAP目标并不能进一步改善器官灌注。此外,依据患者的基础血压来制订复苏的血压目标十分重要。例如,对于一个控制不佳的慢性高血压患者,MAP达60～65mmHg器官灌注仍可能不足,而对于一个慢性低血压的患者(如肝功能衰竭、充血性心力衰竭)则可承受明显降低的MAP。无论如何,在进行滴定治疗时,应通过连续检测脏器灌注和功能指标(如体格检查、血清乳酸值、中心静脉氧合、尿量和精神状态)来重复评估干预措施的有效性(或不良作用)。

直到最近,何为治疗感染性休克的一线血管活性药物仍然充满争议。基于感染性休克时心血管功能紊乱的情况,治疗时应优先使用既有血管收缩作用又有正性肌力作用的药物。正因如此,许多已发表的指南推荐去甲肾上腺素(norepinephrine,NE)和多巴胺作为一线药物。目前的临床对照研究尚未证明使用某种单一药物可以降低病死率。更具体地说,目前已经有一些研究对比NE和血管加压素(vasopressin,VP)以及在其他研究中分别比较去甲肾上腺素(±多巴胺)和肾上腺素。最近的一个多中心随机对照试验表明,多巴胺对比去甲肾上腺素虽然在病死率方面无显著差异,但多巴胺与不良反应增多相关,最显著的是心房纤颤。因此,目前证据支持使用去甲肾上腺素作为首选一线药物。但在某些情况下,可以考虑使用其他药物作为首选。例如,在中心静脉导管未建立时推荐使用外周静脉来输注多巴胺。此外,如果出现低血压合并心律失常,可首选去氧肾上腺素而不是去甲肾上腺素,以避免去甲肾上腺素的变时作用加剧心律失常。

遗憾的是,即便经静脉液体输注和逐步上调NE剂量,患者仍持续低血压的情况并不少见。在这种情况下应考虑使用糖皮质激素(具体细节参见以下抗炎治疗部分)。此外,当出现持续低血压时,应上调NE剂量和(或)加用其他血管活性药物。即使尚无数据证实可带来良好的预后,但VP仍是首选的二线用药。选择VP的理由是,相对于其他血管活性药物,在感染性休克中使用VP是因其缺点较明确。此外,其他血管活性药物与去甲肾上腺素一样是激动α受体(表10-2)。因为没有较NE更强的α受体激动药,因而加用它们最好的效应也仅是等同于加大NE用量,而最坏的情况下由于较弱的α受体激动药如多巴胺对α受体的竞争性抑制作用,则可能会削弱NE的血管收缩作用。因此,当低剂量的NE难以逆

表10-2 感染性休克中使用血管活性药物的心血管药理学

药物	作用机制	经典剂量	注释
多巴酚丁胺	β_1、β_2(3:1比率)>>α_1	2.5～20 μg/(kg·min)	可能加重未充分复苏患者的低血压
多巴胺	D、β_1>α_1、β_2	5～20 μg/(kg·min)	可能的一线用药
肾上腺素	α_1、β_1、β_2	1～10 μg/min	针对缩血管药不敏感的休克治疗的首选二线用药;在低剂量时β肾上腺能作用占优势
左西孟旦	钙增敏药和血管扩张药	0.05～0.2 μg/(kg·min)	在感染性休克治疗中的地位尚不明确
去甲肾上腺素	α_1>$\beta_{1,2}$	1～30 μg/min	首选的一线药物
去氧肾上腺素	α_1	40～200 μg/min	通过收缩血管增加后负荷,无正性肌力作用
血管加压素	V_1受体(血管平滑肌) V_2受体(肾集合系统)	0.01～0.04 U/min	首选的二线药物

α_1表示α_1肾上腺素受体的血管收缩作用;β_1表示β_1肾上腺素受体活性;β_2表示β_2肾上腺素受体的血管扩张作用;D表示多巴胺受体

转低血压时,我们建议逐渐滴定增大去甲肾上腺素的剂量,当其剂量超过 40~60μg/min 时,则按起始剂量 0.03 μg/min 加用 VP。值得注意的是,有学者建议在 NE 低剂量(5~15 μg/min)使用时便加用 VP。这样使用的理由来源于加压素感染性休克试验(Vasopressin Septic Shock Tria,VASST)的子试验,该试验研究感染性休克时加用 VP 或安慰剂与 NE 合用的效果对比,证据显示 $β_2$ 肾上腺素能受体基因多态性的存在可能会消除肾上腺素能受体激动效应。虽然该研究总体结果未证实 VP 能降低病死率,但对于仅需小剂量(5~15μg/min)NE 即可维持的非严重性感染性休克,加用 VP 可降低病死率。最后,撤离升压药物的最佳方法仍是未知的,需要进行进一步研究。

(七)抗炎治疗

在严重脓毒症和感染性休克治疗中使用低剂量(或"应激剂量")糖皮质激素的效果仍存在争议。Annane 及其同事进行的单中心随机临床试验发现,当感染性休克患者对促肾上腺皮质激素刺激试验无反应≤9mg/dl 时,给予 7d 的低剂量糖皮质激素(氢化可的松 50mg IV q6h)和氟氢可的松(50μg 每日经肠内给予)可降低病死率。相反的是,感染性休克糖皮质激素治疗试验(Corticosteroid Therapy of Septic Shock,CORTICUS)却未能证实糖皮质激素对病死率的改善作用,尽管该实验纳入的患者与起先的 Annane 试验有明显的不同(病情较轻)。因为两个试验均显示低剂量糖皮质激素可缩短休克逆转的时间,故目前推荐仅在顽固性感染性休克患者中可考虑使用低剂量糖皮质激素。

(八)严格的血糖控制

因为胰岛素的抗炎特性和高血糖与不良预后的关系使得强化胰岛素治疗具有较直观的价值,但目前该疗法的地位已备受质疑。几项关于胰岛素强化治疗的研究均无法证实其对病死率有改善作用,且同时增加了低血糖的风险。此外,床旁血糖监测内在的不准确性可能会低估低血糖的发生率。谨慎的做法是将血糖控制在适度的范围内,以 140~180mg/dl 为目标,在避免明显高血糖的同时又降低低血糖的风险。

(九)抗凝治疗

脓毒症中促凝和抗凝机制的失衡进而导致机体进入促凝状态,同时促使微血栓形成,并最终导致脏器功能障碍。在一些临床对照试验中,使用重组组织因子通路抑制物和抗凝血酶Ⅲ的患者出现了更高的出血概率,同时死亡率并没有改善。同样,关于活化蛋白 C 的早期研究中,在疾病最重(急性生理功能和慢性健康状况评分≥25 分)的亚组中使用 drotrecogin-α[活化蛋白 C,24 μg/(kg·h)持续使用 96h]可使绝对病死率下降 13%。但随后的试验未能证实这项临床获益,加之已知的出血风险,导致其退出市场。

(十)营养支持

在一个小型单中心的临床随机对照试验中,Pontes-Arruda 和同事们采用的抗炎肠内营养策略可降低发病率和病死率。基于这些研究,早期适量肠内营养添加二十碳五烯酸、γ-亚油酸和抗氧化药的辅助治疗策略被认为对严重脓毒症患者具有潜在益处。然而,最近一个关于急性肺损伤患者采用这种治疗策略的研究未能显示出益处,反而有害,因此目前对于重症患者营养支持的最佳方法仍未明了。

(十一)难治性休克

当患者对抗生素、液体复苏、血管活性药物及糖皮质激素治疗无反应时,应考虑几个方面的问题。最重要的是,应重新检讨抗生素治疗方案,并考虑扩大抗菌谱以覆盖尚未覆盖的病原体。此外,应全面检查尚未引流的感染灶,并考虑分布性休克的其他可能诊断。休克持续状态也可能由新开具的药物产生的不良反应引起——例如抗生素导致的过敏反应。一个鲜为人知的药物不良反应是正性肌力药物引起的动态左室流出道(left ventricular outflow tract,LVOT)梗阻。这种现象可发生于未充分复苏(小的心室形态)的感染性休克患者,当休克持续存在的患者被闻及收缩期喷射样杂音时应考虑该问题,特别是有高血压病史的女性患者(心室更小)。LVOT 梗阻和收缩期杂音是相关的,且均由二尖瓣前叶收缩期前向运动引起。这种现象是因为快速血流通过狭窄的主动脉流出道而引起瓣叶的文丘里效应。其可较容易地通过超声心动图而被确诊,超声心动图上可见左心室未完全充盈、动力过强并且多普勒超声显示 LVOT 梯度(Chockalingam 等,2009)。这些病例应进行积极的液体复苏,下调正性肌力药物用量,并在必要的情况下使用β受体阻滞药。休克持续状态另一个需要考虑的因素是患者近期使用糖皮质激素引起的反跳性低血压。

其他的管理策略包括重新制订平均动脉压目标,因有证据显示增加升压药物的用量与不良事件(如心律失常、缺血)及病死率相关,对于合并发热的顽固性休克患者,应采取将体温降至正常的目标管理方法,因其可能较快改善休克状态并提升短期存活率。

第 11 章

血管通路的建立和程序

Christopher T. Dibble　Benjamin A. Kohl　Paul N. Lanken,著　许镜清,译　于荣国,校

血管通路的建立是ICU医师的基本技能之一。动脉置管用于血压的持续监测,同时可获取血标本来行血气分析和其他实验室检查。中心静脉置管可用于中心静脉压(central venous pressures,CVPs)的监测、快速补液及输注某些药物如钙剂、钾剂、血管活性药物或胃肠外营养液。本章节将首先简要概述超声引导血管通路建立的方式,而后介绍其适应证、操作技术以及动脉、静脉、肺动脉导管置管所存在的风险。

一、ICU 床边超声技术

(一)简介

超声技术的巨大进步使得其在ICU疾病的诊断和治疗中起到越来越重要的作用。相比传统的体表标志定位的穿刺方式,由有操作经验的人员使用超声引导方式进行血管穿刺已显示可有效减少试穿次数、并发症的发生率及置管所用时间。本节重点介绍二维超声技术和多普勒技术在ICU中的应用。

(二)技术考量

在开始进行超声引导操作之前,操作者必须熟悉超声设备。不仅需要掌握各种探头类型、具体使用的超声机的特征和解剖知识,还要掌握超声物理学和图像分析技术(并能辨别超声伪像)。建立血管通路通常使用线阵换能器,识别该探头的方法是换能器的前表面是扁平的。操作时探头在屏幕上产生一个方形图像,不同于相控阵探头产生的楔形图像。在探头的一侧有一个标志与屏幕显示图像左手侧的标记点相对应。

应设定合适的显示深度和图像增益以使目标结构位于屏幕正中,同时不同的组织密度可通过合适的灰阶区分开来。

(三)操作方法

超声可通过静态方式和动态方式辅助血管穿刺。静态方式即在血管穿刺前使用超声成像来定位、描绘并且标记目标血管。相反,动态方式则是在穿刺血管过程中使用超声成像来实时显示穿刺针及目标血管并引导穿刺过程。理想的方式是将这两种技术一起应用:①做穿刺准备前评估目标血管的位置及通畅程度;②使用超声动态引导来完成穿刺过程。

血管有纵向和横向两种成像方式。横向成像易于识别穿刺血管周围结构(如颈内静脉置管时所显示的颈内动脉)。然而,因为穿刺过程中经常难以区分针尖及针轴的位置,故横向成像较纵向成像对操作者有更高的技术要求。横向成像始终无法了解针尖的位置,故使得超声变得无用并且可能由于给操作者造成一种安全的假象而变得十分危险。纵向成像则可显示穿刺针的全长以及刺穿血管的过程。但这要求操作者有更佳的协调性来确保穿刺过程中超声的成像平面不发生位移。

在获取恰当的图像后,穿刺针即可通过目标

血管上方的皮肤刺入。这常常需要操作者一手紧绷穿刺点皮肤，而另一手持穿刺针进行穿刺。继而使用优势手握持穿刺针，同时非优势手握住超声探头，在穿刺针显像后可继续进行穿刺。超声探头与穿刺针位于一个平面内有助于初学者操作但并非必需。穿刺针显示为高回声（白色）结构。在使用横向成像方式时，轻微地扇动或摆动探头有助于让穿刺针尖在图像平面内外闪现，这能使操作者可以在图像中确定看到的是针尖抑或针轴。

二、动脉置管术

(一) 适应证

当需要高频率测量血压时，动脉导管测压较无创血压测量更合适。在某些特定情况下，血压的决定要素（血容量、全身血管阻力和心肌收缩力）变化迅速。例如，在严重消化道出血或胸腔内压力剧增时，有效血容量分分秒秒都在变化。而在患者体温发生变化（如低温治疗后复温）或使用血管活性药物时，全身血管阻力也会迅速变化。抑制心肌收缩力或降低心率的药物也可使血压快速下降。通过动脉波形或动脉脉压变异率分析以确定心输出量或预测容量反应性的新型血流动力学监测手段也需要用到动脉导管。此外，对于出现急性呼吸衰竭或酸碱平衡紊乱的患者，动脉置管可用于频繁留取动脉血标本以测定 pH、PaO_2 和 $PaCO_2$。对于需要频繁采血的患者，动脉导管留置可保证其舒适性。

(二) 穿刺部位

有许多浅表动脉可用于成人动脉置管，包括桡动脉、尺动脉、肱动脉、腋动脉、股动脉、足背动脉和胫后动脉（表 11-1）。虽然桡动脉是最常用的穿刺部位，但在某些情况下，也可选择其他穿刺部位。如在桡动脉无法触及的情况下，可选择进行股动脉穿刺。虽然有一些 ICU 医师在桡动脉穿刺前会进行 Allen 试验（通过尺动脉），以判断侧支循环的通畅情况，但许多其他临床医师并未这么做。目前即便是包含大样本量桡动脉穿刺置管例数的医学文献在关于穿刺前行该试验是否有益处仍持模棱两可的态度。此外，对于该试验异常结果的判读标准及意义仍未形成共识。确定无疑的是，不论选择哪个穿刺部位，都必须严密监测穿刺点远端肢体是否存在缺血的体征及症状。一旦怀疑存在缺血改变，应立即拔除动脉导管并请血管外科医师会诊以便及时进行处理。

常用于替代桡动脉的上肢动脉血管包括肱动脉和腋动脉。肱动脉位置浅表易于触及，超声易于定位；但它作为解剖上的终末端动脉存在无侧支循环的缺点。因此，重症医师更愿意选择腋动脉，因为它存在侧支循环；但腋动脉置管更为困难，且一旦发生夹层或血栓形成，难以进行手术修复。

表 11-1 动脉导管穿刺部位选择

动脉	优点	缺点	备注
桡动脉	易触及、有侧支循环舒适度高、凝血功能异常时穿刺风险低	曾经穿刺过或者休克状态下难以触及	
尺动脉	易触及、有侧支循环	大多数人动脉直径细	可能致尺神经损伤
肱动脉	位置浅表	无侧支循环、较桡动脉置管困难、可能致正中神经损伤	
腋动脉	有侧支循环	难置管、位置深	应使用≥3in(1in=2.54cm)的长导管
股动脉	波形保真度高、易于置管、紧急情况下首选部位	患者无法坐或曲腿、如在腹股沟韧带上方穿刺可致腹膜后血肿	应使用≥6in的长导管
足背动脉	位置浅表、通常有侧支循环	必须使下肢制动、较难置管	
胫后动脉	位置浅表、通常有侧支循环	大多数人动脉直径细	

而在下肢,股动脉是动脉置管的首选部位。它易于置管,且动脉波形保真度高。行股动脉置管的患者不应由床上移动至椅子上,以防止动脉损伤。此外,穿刺过程本身也可能发生严重并发症,包括腹膜后血肿(当腹股沟韧带上方动脉被刺穿时)和在多发动脉粥样硬化的患者中出现粥样硬化斑块脱落形成栓子。足背动脉是下肢可选的替代动脉,因为其有良好的侧支循环。

(三)置管方法

ICU 内有两种常用方法来进行动脉置管:直接血管穿刺法和改良 Seldinger 法。直接穿刺法即将针穿刺入血管并确认为动脉血后,再将动脉导管柔和地顺着穿刺针置入动脉。直接穿刺法可用于小血管的置管,但经常穿刺难度较大,且对于缺乏经验的操作者不推荐。

改良 Seldinger 法需要多步骤完成(图 11-1)。第一步超声引导将穿刺针置入血管内。第二步将一根细导丝通过穿刺针送入血管。当确认导丝进入血管后,操作者固定穿刺导丝,退出用于引导的穿刺针。接着,将一根塑料导管沿导丝置入血管内,退出导丝。当搏动性血流由导管涌出即证实置管成功。穿刺过程应避免血管损伤。典型的导丝具有一个柔韧的、常呈 J 型的尖端,并且只有这端才可进入血管。当遇到阻力不应强行置入导丝。其并发症是导丝不慎滑脱进入血管,避免该并发症的方法是在操作过程中始终紧握部分导丝。

传统的改良 Seldinger 法用于穿刺较大血管,如股动脉。但有两种方式可供选择,特别是针对较小动脉,如桡动脉。第一种方法使用含穿刺针、导管及导丝的完整的动脉导管套件。套件的使用方式大致如前所述,不同的是,一旦穿刺针进入血管后,导丝即已进入血管,导管即可顺利地沿针进入血管。

第二种方法则使用独立的导丝。将带针芯的导管穿破皮肤,当可见动脉血涌出至导管储血槽时,将导管及针芯进一步轻轻穿透动脉后壁(即所谓穿透法)。这时退出针芯,导管头端逐渐退至血管腔内,当再次见到搏动的动脉血后,将导丝通过导管置入血管内,最后,将导管再沿着导丝进入血管。

(四)并发症

动脉穿刺置管术的并发症包括感染、血栓形成和出血。关于动脉导管相关血流感染的风险大小是有争议的,但肯定较中心静脉导管感染的风险低。仅有极少数数据支持常规更换动脉导管及穿刺点,故目前不鼓励该做法。虽然动脉导管相关性血流感染不常见,但细菌如凝固酶阴性葡萄球菌种等在三通开关转换枢纽上定植仍较常见。因此,除非是在刚置管后,否则不能从动脉导管直接留取标本进行血培养。

当穿刺血管解剖异常(钙化、狭窄)或循环休克并影响血流时很可能发生动脉导管血栓形成。如果过于用力冲刷动脉导管时会发生气泡或血栓所致的向心性(逆行性)栓塞而产生严重后果。

三、外周静脉置管术

所有 ICU 患者均有外周静脉导管。通常采用套管针穿刺留置技术。对于极其困难的静脉置管,超声技术是一种行之有效的辅助手段。易于

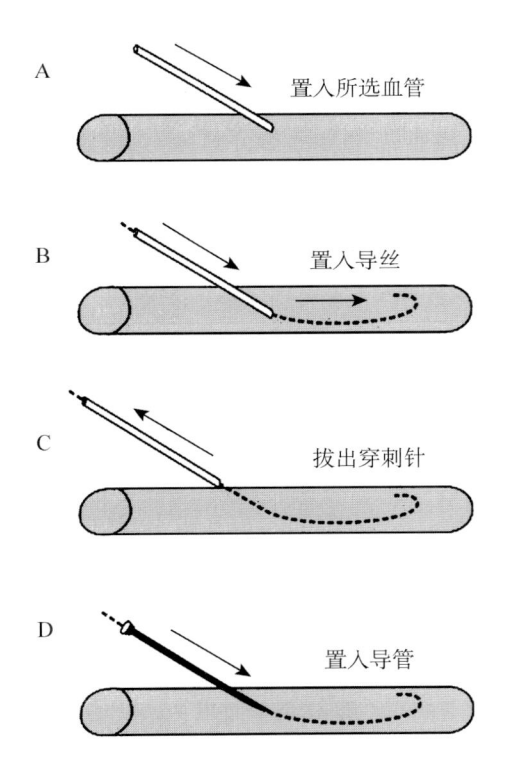

图 11-1 改良 Seldinger 法。A. 穿刺针置入所选血管;B. 前端柔韧的细导丝(虚线所示)通过穿刺针进入血管;C. 操作者固定导丝同时退出穿刺针;D. 塑料导管通过导丝进入血管腔

置管、严重感染的发生率低和能承受大量快速补液是外周静脉置管的主要优势。事实上,因为外周静脉置管导管短而且阻力较低,两根放置良好的外周静脉导管较中心静脉置管在大量液体复苏时更具优势。这特别适合某些情况下需要进行快速大量补液时,例如活动性消化道出血(GI)。

外周静脉置管在 ICU 中的使用受很多因素限制。重症患者、肥胖或水肿患者经常难以找寻合适的外周血管。此外,常规的外周静脉置管要求每 72~96h 更换导管以减少静脉炎发生。大部分高渗、刺激性液体和血管活性药物无法安全地经外周静脉进行输注。

中线导管(midline catheter)可以克服一些外周静脉导管使用上的限制。其静脉炎的发生率较外周静脉导管低,因此无须常规更换导管。中线导管通常长 3~8in,可在超声引导下通过肘窝置入大静脉。和外周静脉导管一样,中线导管未进入中心静脉,故同样不适合输注高渗、刺激性液体或血管活性药物。

对于正在发生或预计可能发生的出血,非常必要使用外周大静脉置管(7 或 8Fr)快速补液。通过标准 Seldinger 法置入四肢(通常是肘窝)静脉。超声技术有助于寻找大小合适的血管,同时可以确认置管位置。一些市售套件包含了几乎所有必要的物件(如手术刀、导丝、导管)以利于紧急情况下顺利地置管。

(一)中心静脉置管术

1. **适应证** 中心静脉置管在 ICU 中用途广泛,包括监测中心静脉压、中心静脉氧饱和度及输液。患者无合适的外周静脉,通常也需要进行中心静脉置管。中心静脉置管的指征还包括血管活性药物、高渗液体和其他可能损伤外周静脉的液体(如氯化钙或升压药物)的输注。通过外周小静脉输注升压药物常可致血管收缩或损伤。而通过中心静脉输注升压药物则可缩短药物剂量改变后起效的时间,因为这种输液方式缩短了药物输注位置和起效位置之间的"路径长度"。中心静脉置管术还适用于肺动脉导管置入、安装心脏临时起搏器、血浆置换和血液透析。

2. **穿刺部位** ICU 中最常选择的部位是颈内静脉、颈外静脉、锁骨下静脉和股静脉(表 11-2)。此外,还可选择经外周中心静脉置管术(peripherally inserted central,PIC)进入中心循环,即导管通过贵要静脉或腋静脉进入上腔静脉。

颈外静脉位置表浅,在大多数体型瘦的患者中肉眼可见,但其难以用来行中心静脉置管。其突出的静脉瓣和迂曲的血管走行常使得导管难以顺利进入中心循环。如使用传统的体表标志定位穿刺法,颈内静脉则较颈外静脉更难穿刺,因为其位于颈部深处并且毗邻颈动脉,试穿刺过程中可能不慎误穿颈动脉。超声可很容易定位颈内静脉。一旦进入到颈内静脉,导管便可顺畅地推进,

表 11-2 中心静脉导管穿刺部位选择

静脉	优点	缺点	备注
颈外静脉	表浅、可见易于按压止血	不易将导管送至中心静脉	有两个静脉瓣且入胸的路径走行迂曲
颈内静脉	可靠的中心静脉穿刺路径,无静脉瓣;床边超声易定位且易于区分毗邻动脉	邻近颈动脉,不易固定敷料,较锁骨下静脉感染率高	右颈内静脉是置入肺动脉导管首选路径(路径更直接);右颈内静脉穿刺也避免损伤胸导管
锁骨下静脉	可靠的中心静脉穿刺路径	高达 5% 的并发症发生率(气胸及出血)	如尖端位于颈内静脉,在输注升压药物或高渗液体前应使用透视方法再次确定导管位置
股静脉	易于置入中心静脉	较高的院内感染风险;需要患者下肢制动	紧急情况可选用
贵要静脉	易于 PIC 导管置入	肘部弯曲时导管易闭塞	需要通过透视或胸片来确定导管尖端在上腔静脉内的正确位置
腋静脉 PIC 导管	用于 PIC 置管的可靠部位 经外周静脉穿刺中心静脉导管	需要超声定位;不易置管	需要将标准 PIC 导管裁为合适长度

因为颈内静脉较笔直且缺乏静脉瓣。对于肥胖患者及颈部短小的患者,颈内静脉及颈外静脉置管都存在较大困难。锁骨下静脉可作为替代,因为锁骨下静脉解剖位置相对固定,但其气胸发生率较颈内静脉穿刺高。对于一些无法承受气胸风险的患者应尽可能避免选择锁骨下静脉。锁骨下静脉穿刺点的无菌敷料护理相对较容易,其发生感染的风险较颈静脉或股静脉低。因此,对于需要长期留置静脉导管或气管切开的患者可选择锁骨下静脉作为首选穿刺点。但由于锁骨下静脉不易压迫,因此有凝血功能障碍的患者应尽量避免选择。

股静脉因具有较高的感染并发症以及对患者活动性的影响,是最少选用的部位。通过下腔静脉将导管或导丝送至右心室通常需要透视影像指导,故股静脉亦不适用于肺动脉导管及经静脉心脏起搏器的置入。当置入类似装置时,右侧颈内静脉和左侧锁骨下静脉提供通往心脏的最直接的解剖学路径。右侧颈内静脉是用于血液透析和血液成分分离的导管首选的穿刺部位。

PIC 导管特别适用于需要长期留置静脉导管以及危重症慢性期的患者,其并不影响患者活动性。但 PIC 导管在 ICU 患者中使用存在一些重要因素的限制。PIC 导管相关性感染的发生率和传统中心静脉导管大致相仿。此外,因 PIC 导管行程长且管径狭窄,故无法满足容量复苏时的快速补液要求。多数医疗机构使用的 PIC 导管为单腔或双腔,经常无法满足重症患者多路输液的需求。最后,相比于传统中心静脉导管,PIC 导管可能具有更高的上肢深静脉血栓的发生率。

3. 穿刺方法 和动脉置管一样,中心静脉穿刺置管最常使用改良 Seldinger 技术。大多数重症医师穿刺颈内静脉时选择中路穿刺(图 11-2),而穿刺锁骨下静脉时选择锁骨下路径(图 11-3)。其他颈内静脉穿刺路径(前路或后路)也可选择但较少

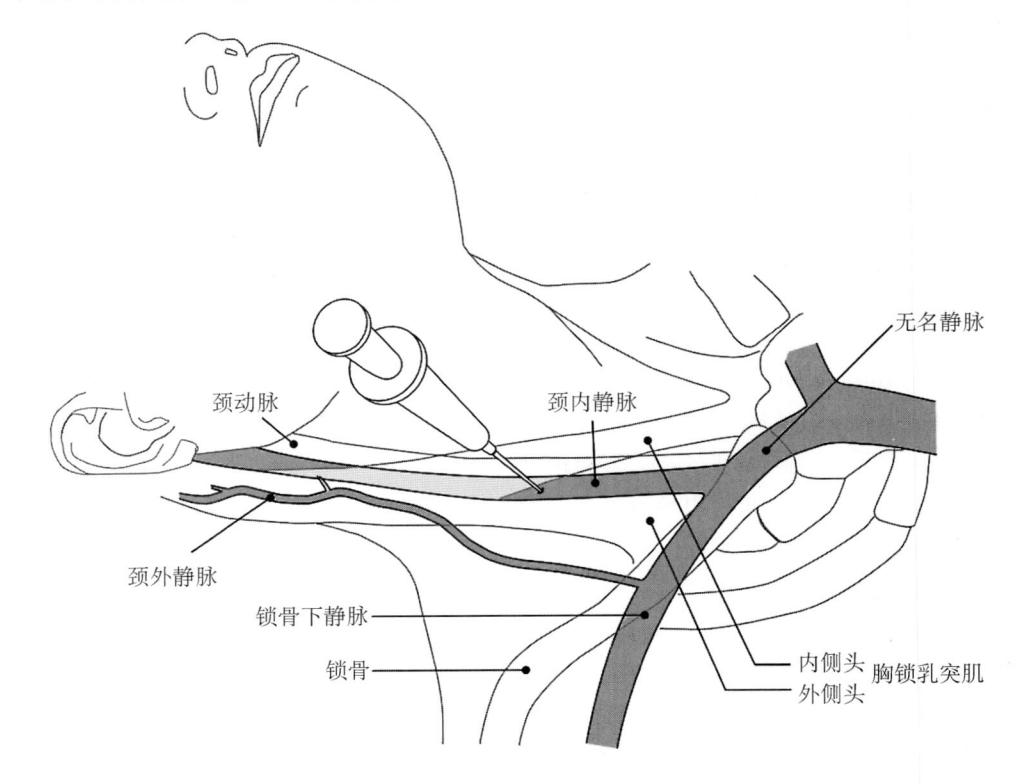

图 11-2 右颈内静脉中路穿刺法。穿刺点位于由胸锁乳突肌内侧(胸骨)头和外侧(锁骨)头以及锁骨组成的三角的顶点。穿刺针朝向同侧乳头方向,以 45 度进针,通常进针深度 2～4cm 即可达静脉(改编自 Preas HL, Suffredini AF: Pulmonary artery catheterization: insertion and quality control. In Tobin MJ [ed]: Principles and Practice of Intensive Care Monitoring. New York: McGraw-Hill, 1998, pp 773-795.)

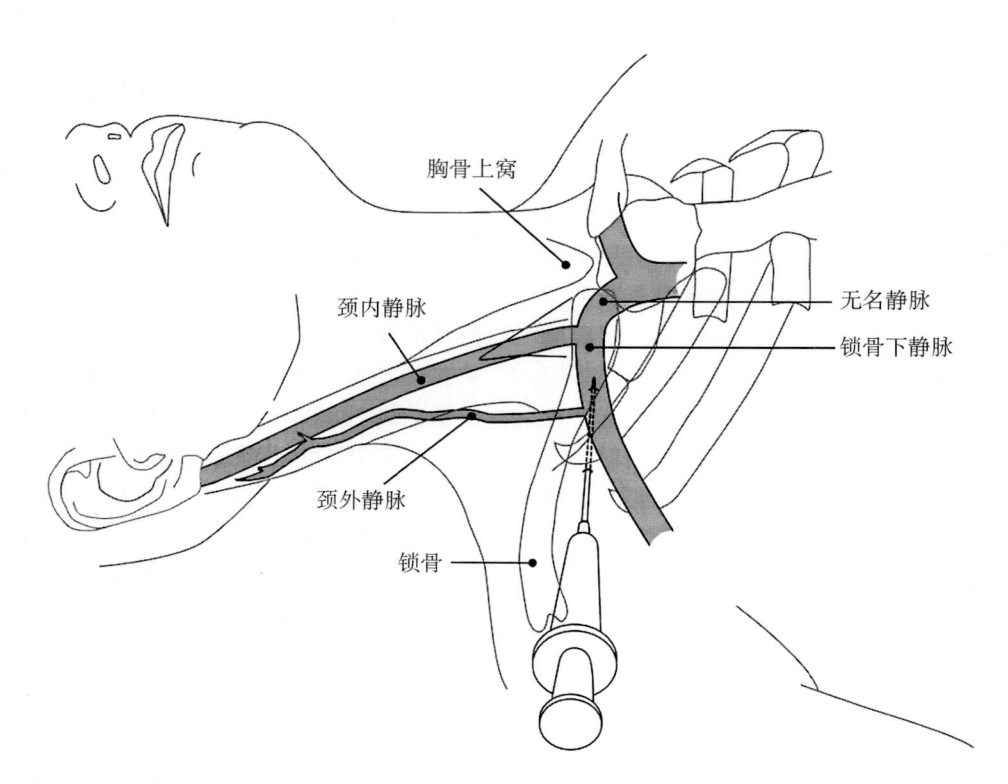

图 11-3 经锁骨下路径行右锁骨下静脉穿刺法。患者取平卧位,头向下 30°(一些重症医师在患者双侧肩胛骨间放置卷起的布巾以使锁骨内侧上抬)。穿刺针由锁骨最凸起处下方 1cm 处进针。穿刺点可定位于锁骨中点(即锁骨内侧端和外侧端之间)略外侧或定位于锁骨中外 1/3 连接点或二者之间。穿刺针朝向胸骨上窝方向(操作者另一手可触及),并保持穿刺针平行于锁骨前表面和底面。穿刺针斜面应朝向患者尾侧以便于导丝进入无名静脉而非颈内静脉。在进针的同时保持注射器轻微负压,大致在进针 3～5cm 后即可进入血管。若无回血,则在继续保持注射器负压的状态下缓慢退针(改编自 Preas HL, Suffredini AF: Pulmonary artery catheterization: insertion and quality control. In Tobin MJ [ed]: Principles and Practice of Intensive Care Monitoring. New York: McGraw-Hill, 1998, pp 773-795.)

使用。对于颈内静脉置管,选择超声引导可降低并发症风险。操作前可使用超声明确目标血管的走行及深度。如前所述,应尽可能使用超声实时定位的方式来引导穿刺过程。而锁骨下静脉则相反,因为超声难以显像,故通常使用解剖定位穿刺法。

所有形式的中心静脉穿刺均应严格遵守无菌原则,且应注意防止空气栓塞、出血和神经损伤。基于循证医学证据,可减少感染并发症的操作规程包括用含氯己定溶液大范围擦洗消毒穿刺区域、操作人员使用无菌手术衣、手套、口罩、帽子以及于患者身上大范围铺巾以预防导管意外污染(见第 14 章)。在完成消毒准备后,使用局部麻醉药物充分浸润穿刺血管周围组织(如果患者为清醒状态),再使用改良 Seldinger 技术进行穿刺(图 11-1)。在置入导丝和导管时使用心电监护来监测心律失常。操作时使目标血管低于心脏水平有助于血管穿刺;穿刺颈部和胸部血管时可使用头低足高位(Trendelenburg 体位),而穿刺股静脉时则使用头高足低位(反 Trendelenburg 体位)。这些体位使目标血管充盈,更重要的是有助于预防空气进入血管。

4. 并发症 虽然中心静脉穿刺术通常是安全的,但如未采取正确的措施仍会出现一些严重并发症(表 11-3)。精心准备、使用超声辅助、标准的感染控制和安全防范措施同时纠正患者现有的凝血功能异常等可以预防大部分并发症。

表 11-3 血管穿刺置管并发症

导管类型	并发症
中心静脉导管	心律失常（如果导管末端或导丝进入右心室）
	误穿动脉及出血
	导管相关性感染（股静脉＞颈内静脉＞锁骨下静脉）
	血胸（特别是锁骨下静脉）
	导管不慎置入动脉
	气胸（锁骨下静脉＞颈内静脉）
	胸导管损伤（穿刺左颈内静脉时）
	血栓形成
	静脉气栓
动脉导管	动静脉瘘（拔除后）
	远端缺血或栓子形成
	出血（穿刺时及拔除后）
	肝素诱导性血小板减少症（有使用肝素情况下）
	神经损伤
	假性动脉瘤（拔除后）
肺动脉导管*	右束支传导阻滞（见第 34 章）
	肺动脉破裂和出血
	通过右心室时出现室性心律失常

* 置入穿刺针及鞘管的风险与中心静脉导管穿刺风险相同

如果经动脉输注了某些药物（如升压药物），其结果可能是灾难性的，故导管使用前应确认其位于静脉内。在扩撑血管及导管置入之前，可使用超声确认导丝在静脉内的位置。此外，也可使用无菌静脉输液延长管（包含在某些中心静脉穿刺套件中）作为压力计，将目标血管内的静脉压力进行转换。转换压力时，延长管一端连接血管套管并直立，另一端连接注射器并加以抽吸，可见血柱上升，再撤除注射器。若导管位于动脉内，可见血柱是搏动性的；若导管位于静脉内，血柱则逐渐下降。若确认为静脉压力，则导丝重新通过血管套管置入血管内并完成置管操作。在这个过程中应高度谨慎，以防空气进入血管内。除此之外，还可以直接使用穿刺针连接延长管测量压力而不需要置入血管套管，但操作安全性及可靠性不及血管套管，因为在操作过程中不易维持血管内针尖的位置。而对于位置深的血管则不应使用血管套管，因为在导丝移除后无法保证血管套管有足够的长度安全地留置于血管内。

若仍无法确定目标血管的性质，可取血标本检测 PO_2 以区分动脉及静脉。如同时从动脉置管抽取血气分析作对比则更有帮助。此外，ICU 中非紧急情况下可在操作后行常规胸片检查，以明确导管前端的位置。穿刺后常规胸片检查还可确认是否立即出现操作相关性气胸，即便有时气胸会迟发出现。

如前及第 14 章所述，有一系列措施可减少导管相关性感染的发生率。此外，使用抗生素涂层导管不易发生导管相关性感染，对于导管留置时间超过 5d 的高危患者应考虑使用。

原则上一旦穿刺点出现感染迹象应更换导管位置。同样，当患者出现脓毒症或感染性休克且无其他部位感染的证据时，应重点考虑拔除导管。一些医疗机构在怀疑出现导管相关性血流感染时会进行导管末端的病原学培养。这种做法因为其结果的特异性和敏感性有限而存在争议，只有细致进行操作的情况下结果才具有可信度。研究表明，发生导管相关性感染和菌血症的风险，特别是对于肺动脉导管，通常在放置导管大约 4d 后上升；但为预防感染而常规更换导管是无效的且不被推荐。常规更换置管部位并不会减少感染发生概率，反而增加了严重机械性并发症发生的风险，如气胸。"通过导丝"常规更换导管同样不予推荐。

（二）肺动脉置管术

1. 适应证　肺动脉导管（pulmonary artery，PA）用于 ICU 评估患者的血流动力学状态。PA 导管既往常规用于管理心衰、循环休克和急性心源性和非心源性肺水肿的患者，然而近期的临床研究均无法证实 PA 导管对于 ICU 内任何具体病症的有效性。虽然目前已明确肺动脉导管不应常规用于 ICU 内的血流动力学监测，但仍有很多专家认为肺动脉导管在评估某些临床病症时具有价值（如怀疑心脏压塞和对恰当的治疗无效的心衰）。

2. 穿刺部位　肺动脉导管需要置入一个大口径静脉套管（"鞘管"），通常情况下，应比所使用的 PA 管的号数要大 0.5~1Fr。不论放置位置是在右侧颈内静脉还是在左侧锁骨下静脉，导管通常通过"血流导向"（通过充气气囊）的方式进入肺动脉，其他穿刺部位则需要透视方式辅助导管到达恰当位置。

3. 置管方法　PA 导管在放置前应将连通末端（PA 端）、右心房端和右心室端（如适用）的端口接上灭菌三通开关。使用无菌生理盐水冲洗所有端口以排出管腔内空气。而后将连接 PA 端的三通开关与已调零的标准换能器相连。在置管前应先确认气囊的完整性。气囊应充气均匀，当气囊饱满时，气囊应突出导管末端以避免漂浮通过右心室过程中损伤右室壁（即便预防到位，PA 导管在通过右心室时仍可能导致右束支传导阻滞）。如果 PA 导管要留置在恰当位置，导管可穿过无菌袖套以保持无菌，并可在无菌区域撤除后细微调整导管位置。

肺动脉导管在气囊放气情况下穿过鞘管的隔膜并向右心房推进。这个过程应同时监测体表心电波形，并监测由导管末端获得的压力波形。在推进至右心房附近时（通常是锁骨下静脉路径进入 10~15cm，颈内静脉路径进入 15~20cm），应确认压力波形是否反映相应的呼吸变化。如果存在，则缓慢将 1.5ml 气体完全充盈气囊（如果出现阻力则立即停止），并平稳推进通过右心室进入肺动脉，并到达楔嵌位置。在此过程中，压力波形应被实时描记，以连续确认导管末端的位置，并以此获得右房压、右室压、肺动脉压力和肺动脉楔压（PA wedge pressure，PAWP）（图 11-4）。在获得肺动脉楔压后，若要留置导管的话，应排出气囊内气体并退出 3~5cm 至肺动脉内较近端的位置。由于在这个位置肺动脉导管尖端可自行移位至远端并自发楔嵌于肺小动脉，因而必须时时监测这种可能性。这些监测方式包括持续监测压力波形、心电图及考虑行每日胸片检查（见第 13 章）。

4. 血流动力学测量　PAWP 的精确测量取决于对嵌顿导管压力波形的解读能力，同时应考虑呼吸变化所导致的胸腔内压波动。PAWP 测量的是呼气末的数值而非整个呼吸周期的平均值。选择这一点是为了尽量减少胸腔内压力对于 PAWP 的影响。

测量机械通气患者的 PAWP 则需要对心肺生理知识有所了解。为了识别呼气末期，对于机械通气患者临床医生往往选择 PAWP 波形最低点的数值（图 11-5），而这会使临床医生在测量 PAWP 时出现差错，比如在一些吸气努力过强的机械通气患者，吸气时会出现 PAWP 的明显下降，因而无法代表正确的临床数值。为避免这样的错误，可使用与 PAWP 同样的双通道硬拷贝仪来同步描记气道压力波形，由此可更准确辨识呼

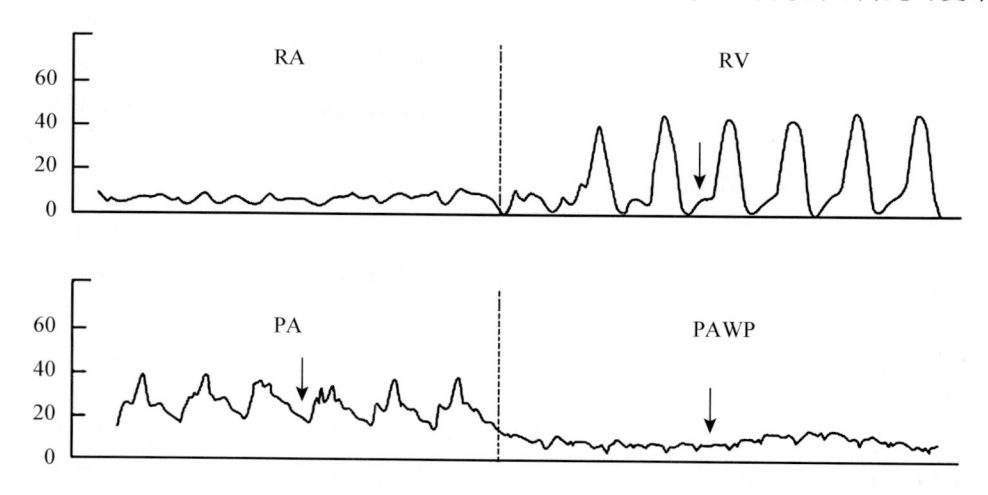

图 11-4　一个接受机械通气的 ARDS(acute respiratory distress syndrome)患者的肺动脉导管压力波形：右心房(RA)压，右心室(RV)压，肺动脉(PA)压和肺动脉楔压(PAWP)。右心室压力波形在舒张期呈上升趋势（箭头处），而肺动脉波形在舒张期则呈下降趋势（箭头处），由此可区分右心室波形和肺动脉压波形

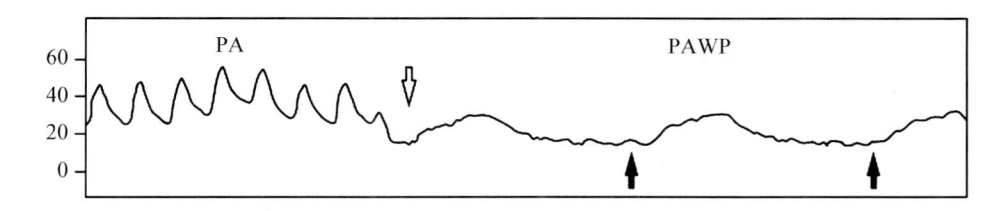

图 11-5 一个接受机械通气患者的肺动脉导管波形。在气囊未充气时,导管的尖端位于肺动脉(PA)内。而在气囊充气后(空心箭头)出现肺动脉楔压(PAWP)波形。PAWP 应在呼气末(实心箭头)时测量。紧随呼气末的正向偏移反映正压通气的吸气起始

气末期。在一些研究方案中将呼气末的测量标准定义为吸气开始前 400~200ms[即心电图纸上一大格(=5 小格)]的一个平均值。开始吸气可表现为起始段的负向偏移(患者自主触发呼吸时)或正向偏移(患者正压通气时)(图 11-6)。这种方法可以减少观察者之间的偏倚,且同样适用于机械通气患者 CVP 的测量。了解患者吸气时间和呼气时间比例(I∶E)同样能够帮助理解肺动脉楔压随呼吸时相变化的情况(图 11-5)。

即使仔细测量所得的 PAWP,可能也无法完全准确地代表左心室前负荷状态。在一些情况下如腹腔压力升高(如腹腔高压、主动呼气)、调高 PEEP 或隐性 PEEP 升高[如慢性阻塞性肺疾病(COPD)]或心肌顺应性异常都可能使左心室前负荷被错误地高估,进而使用利尿药或导致液体复苏的不足。

最后,能区分经典肺分区十分重要。如果肺动脉导管(PAC)末端位于肺非灌流区(1 区),则在正压通气吸气相时肺动脉楔压显著上升,可能无法准确代表左房压力。

5. 并发症 肺动脉导管可向远端移位。这种情况下,即使气囊未充气,监护仪上的压力波形也可从肺动脉压力波形变成类似持续肺动脉楔压的波形。这种情况应退出肺动脉导管直至肺动脉压力波形重新出现。如果未被及时发现,在气囊充气的情况下可能导致肺梗死或肺动脉破裂。

即便是监护仪上持续呈现肺动脉压波形,仍可能发生导管小幅向远端移位。这种情况下,如果气囊呈充满状态时(1.5ml),也可能发生灾难性的肺动脉破裂。因此,在气囊充气时应始终严密观察肺动脉压波形,并在出现楔压波形或遇到阻力时立即停止充入更多气体。如果有任何怀疑,气囊应予以放气并将导管向近端回退,直至出现可识别的压力波形。其他明确的导致肺动脉破裂的危险因素包括凝血功能障碍和肺动脉高压。因此,有 ICU 禁止对具有这些危险因素的患者进行常规(如每 4 小时)肺动脉楔压测量。监测肺动脉舒张压的变化常可用以代替 PAWP

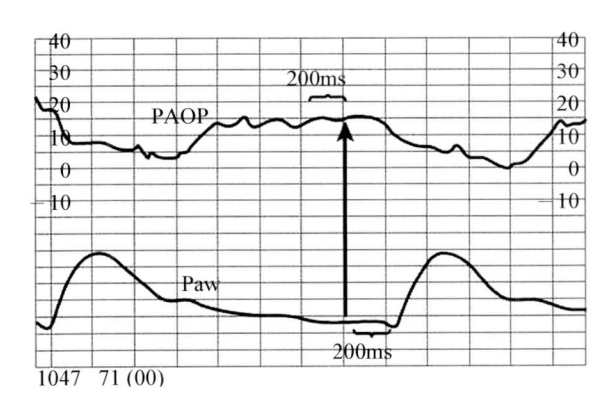

图 11-6 一个按辅助-控制模式行机械通气的 ARDS 患者的肺动脉楔压(PAOP)和气道压力波形(Paw)的带状图。在呼吸机产生气道内正压时,肺动脉楔压波形出现下降,这表明在每个正压呼吸周期中患者均存在主动吸气做功。呼气末可通过在每次呼吸所致气道压正向或负向偏移的切迹前 200ms 处画一垂直线加以识别。测量 PAOP 可通过在如前所述的呼气末时间点处画一垂直线,对应的 PAOP 点继续向前 200ms 处所测得的视觉加权平均血管压力值。在这个病例中,PAOP 值为 14mmHg(引自 Rizvi K,deBoisBlanc BP,Truwit JD,et al: Effect of airway pressure display on interobserver agreement in the assessment of vascular pressures in patients with acute lung injury and acute respiratory distress syndrome. Crit Care Med 33:98-103,2005,with permission.)

的变化。

据报道,导管相关性感染的风险随放置时间延长而显著增加。与中心静脉导管相似,常规更换肺动脉导管并未显示可降低其并发症发生率。当穿刺部位外观发生改变或不再需要使用时,及时拔除导管可有效降低感染并发症。在拔除肺动脉导管后通过鞘管置入三腔深静脉导管并不是一种安全及无菌的做法,因而不应提倡。

第二篇

ICU 患者的支持性管理

第 12 章
支持性护理和无创床旁监护的方法

Warren Isakow　Jonathan E. Gottlieb，著　吴淡森，译　石松菁，校

通常情况下，患者收住重症监护室（intensive care unit，ICU）主要有四个理由：重症监测；重症护理；特殊操作以及具有特殊要求或较大风险的治疗。入住 ICU 的患者会有一些特殊的需求，这和患者的病情是相关的，如消化道出血、脓毒性休克或急性肾衰竭。此外，也需要特别关注患者的一般需求。满足患者的特殊和常见需求是 ICU 支持性护理的共同目标。

给每一个 ICU 患者制订基本支持护理方案是非常重要的。首先，在紧急处理危重症患者的急性问题时，可能会忽略那些简单而重要的护理。其次，急危重症患者往往并总是影响到原先病理生理机制未涉及的远处脏器。最后，纠正完一个问题后可能会产生其他问题。任何住院患者入住 ICU 的护理模式都可以按照这个顺序来执行（表 12-1）。此外，它有助于系统地对待每个组织器官的不同需求（"从头到脚"），包括神经、眼科、耳鼻喉科、皮肤、内分泌、代谢、呼吸、心血管、胃肠道、肾和肌肉骨骼。例如，头部受伤的患者，如果未能采取针对深静脉血栓形成、胃应激性溃疡或皮肤损伤的有效预防，就可能会产生严重的后果。

近年来，危重症护理的操作规范越来越受到重视，并且从医学文献中发现，随着操作规范的实施，中心静脉导管感染率等均明显下降。

一、体位

大多数人认为入住 ICU 就意味着绝对卧床。临床医生必须跳出 ICU 患者就要"卧床休息"这个传统的思维圈，不要认为病床就是患者此时唯一的生活环境。绝对卧床可增加误吸、皮肤和软组织褥疮、肌肉骨骼问题、异常脑灌注、耗氧量增加以及身体不适等风险。和简单地将患者放置于一个舒适的体位相比，如何给患者一个更好的体位已经成为越来越热门的话题。

通常情况下，大多数患者最初体位为仰卧位，定期向自己两侧翻身，以防身体突出部分的长期受压（>2h）及肺不张。尽管，我们几乎普遍采用"2h 标准"，但是，有一项 40 个 ICU 病房参与的研究证实，两次翻身间隔的平均时间接近 5h。随后，另一个调查显示在 8h 的观察期中只有 3% ICU 患者能够做到 2h 定期翻身。

随着翻身治疗床的使用增多，有效定期翻身的实施有了很大的提高。此类治疗床依靠交替充气或者其他的机械装置来实现定期的体位改变。一个大样本的前瞻性随机对照研究和一个 Meta 分析证实：定期翻身可以减轻肺炎的进展。对于一侧严重肺炎的患者，侧卧位可以改善氧合，当"好肺"（非实变）"向下"（相对位置）时，氧合反应良好。这种改进氧合功能的原因在于，重力有利于血液流向相对非实变的肺叶，增加通气功能良

表 12-1 入住 ICU 患者的基本条件

基本条件	ICU 注意事项
诊断	是否有特异性的诊断方法或步骤？患者的特征和纳入标准相符吗
条件	所有需要被监护的患者都应被认定为"危重患者"
过敏情况	询问和记录任何药物过敏史是极其重要的
活动情况	谨慎及清楚地考虑关于约束、特殊床以及体位问题
生命体征	每个 ICU 有它监测生命体征参数的频率。详细指出使用的非侵入性监测仪（例如脉搏血氧饱和度）；明确通知医生的参数范围（例如心率>120/min 或<60/min 呼叫医生）
膳食	鼻胃管或鼻肠管的特殊使用；估计热量需求；特殊电解质或液体的需求；除非有禁忌，否则应为需要静脉营养的患者保持一定的肠内营养（见第 15 章）。营养科会诊和制订特殊静脉输入营养液订单。在适当情况下，测量氮平衡
诊断步骤	提醒护理人员协调运送患者或准备床边操作设备
液体管理	应关注机械通气患者的不显性失水（可能增加 500ml/24h）
特别注意事项	瘫痪患者的眼睛保护；气管插管患者的口腔护理
预防措施	使用肝素皮下注射或抗栓泵预防深静脉血栓形成；高危患者应用肠内营养、硫糖铝、质子泵抑制药、H_2 受体阻滞药预防应激性溃疡（知识框 12-1）
常规治疗	充分控制疼痛和焦虑（见第 5 章）；必要时，为改善睡眠制订一个镇静治疗方案（见第 44 章）
特殊治疗	特别注意药物相互作用、肾和肝功能的损伤、休克状态下降低的血容量（见第 17 章）

好的肺泡血流量。重力对肺血流的效应改善了肺泡通气/血流比例失调（更低通气/血流的肺泡），减少充满液体肺泡（通气/血流=0）的分流，进而改善了氧合。由于体位变化可能影响肺泡通气-血流比例，所以在评估危重患者时我们必须阐明氧合关系改变时的体位状况。

一些治疗中心通过定期翻转患者体位来改善急性呼吸窘迫综合征（acute respiratory distress syndrome，ARDS）患者的氧合情况（见第 73 章）。大量的研究证实，俯卧位能够短暂但是显著改善许多患者的氧合指数，但不能提高生存率和改善愈后。

同样，单侧肺损伤引起严重咯血（通常>300ml/24h）的情况下，我们建议改变患者体位，使出血的肺部处于从属位置（即"坏"肺向下）。在这种情况下，重力阻止血液从中线蔓延到对侧——非出血肺。在紧急情况下，这可能是一个救命方法（见第 79 章）。

多年以来，为便于护理，患者通常采用水平放置（平面）的仰卧体位。这体位方便传感器的校准和调零，方便常规护理、防止跌倒。不幸的是，仰卧体位增加反流误吸（已通过追踪研究证明）、院内获得性肺炎和病死率的风险。为此，ICU 推荐将患者的床头抬高 30°～45°，特别是机械通气或接受鼻饲的患者。医疗补助和医疗服务中心（Centers for Medicaid and Medicare Services，CMMS）正在考虑将床头保持抬高>30°作为质控标准，而呼吸机相关性肺炎（ventilator-associated pneumonia，VAP）作为一个疗效评估指标。尽管抬高床头的方法逐渐被接受，但许多因素使 VAP 变成了不可靠的疗效评估指标。

一些神经系统疾病的患者可能会受益于床头抬高 30°，因其可使颅内压降低高达 10mmHg。然而，抬高患者的上半身可能会对背部、骶骨和下肢的皮肤产生额外的压力，增加皮肤破损的风险（见第 42 章）。

所有 ICU 护理队伍必须对体位方面的任何特殊要求进行讨论。不断克服体位变化所带来的困难、背部或其他压伤的风险、位置不正或搬运过程中导管断开的潜在危险，都需要多学科团队的精心策划和认真落实。然而，对于病情严重而复杂的患者，不易进行频繁的体位变动。因此，规范的团队沟通、密切监测和临床数据的反馈都提高了体位变动在 ICU 标准工作中的有效性。

二、皮肤护理（见第 42 章）

（一）皮肤损伤的危险因素

皮肤是人体防御外部环境的第一道防线,但 ICU 患者这种防线则受到众多因素的综合影响。无论是慢性疾病及虚弱的患者,还是急性和危重症患者,ICU 患者都存在营养不良或蛋白合成能力不足或两者兼而有之。皮肤变得脆弱,无法抵御正常攻击,缺乏愈合的能力。白蛋白降低、皮下脂肪减少、水肿、肥胖、糖尿病、失禁、极端年龄、制动以及免疫受损均可增加皮肤损伤的可能性。长期糖皮质激素治疗会加重这一问题。休克和其他低灌注状态降低皮肤血流,也损害皮肤的正常愈合。此外,在 ICU,患者的皮肤也会受到某些物理损伤,包括针和导管的穿刺、床上转动和翻身的剪切力、胶布造成摩擦伤、骨科器械压力和其他接触皮肤的物体。

首先第一步就是在进行操作以及覆盖或者移除敷料时,尽量降低对皮肤的物理伤害。注意改善患者的末梢循环和营养状况。在一般情况下,每 2 小时翻转镇静的患者（有或没有瘫痪）,以避免褥疮的发展。

（二）皮肤的特殊状态

1. 伤口　一般情况下,术后 24～48h 用无菌干敷料包扎伤口,直到渗出停止。随后,更换敷料,以保护任何暴露的创面和缝合面,并观察伤口发红、肿胀或化脓的情况。污染伤口一般采用"敞开式",也就是说,没有一期缝合。可以使用生理盐水或其他无菌溶液将纱布湿润后放置在伤口内,并让其自行干燥。但是 Dakin 溶液、聚维酮碘以及其他防腐剂的常规使用可能会阻碍伤口的愈合。

2. 造瘘口　造瘘口黏膜应该永远是潮红色;暗黑色提示血供不良。通常情况下,肠造口治疗师护理初始造口。造瘘口通过 1/4in 圆形边缘与造瘘袋吻合。那些吻合口无发红、局部缺血、化脓或形成瘘的造瘘口不需要频繁地换药。

3. 引流　如果引流液容易被收集,那么引流应持续开放,并经常更换干敷料。采用造口袋或特殊收集袋收集大量的引流液,同时经常更换引流袋,以防止溢出或污染,并测量引流液体量。

4. 瘘管　瘘管是最难以管理的伤口,特别是在会阴区。必须通过频繁更换干燥敷料来保持瘘管清洁,并观察是否有脓肿形成或皮肤破裂的迹象。对于危重患者,如果有很多经过皮肤瘘管的引流管,就很难避免皮肤损伤。

5. 褥疮　褥疮是皮肤与固定性器具或设备相接触压迫而产生的（表 42-1,见第 42 章）。卫生保健政策和研究机构制订了一套完善的褥疮防治指南。褥疮的预防与治疗在第 42 章中描述。

6. 浅表性真菌感染　浅表性真菌感染常见致病菌为白色念珠菌或球拟酵母菌,局部可以用制霉菌素或克霉唑乳膏进行治疗。

（三）特殊护理病床

鉴于 ICU 的褥疮和皮肤损伤频繁发生,我们特别重视患者和床之间的接触面,从而产生了一些专门的防治方法（知识框 42-1,第 42 章）。

一些床垫仅使用了廉价的垫面（几百美元）作为与皮肤的接触面来分散压力。请记住,通常使用的色彩鲜艳但是很薄的像"蛋架型"的床垫并不能够保护皮肤与突出部位,无法避免皮肤的压伤。这些床垫的垫面缺乏足够的高度,以致无法从水平方向充分分散身体重量对突出部的压力,防止皮肤缺血,这种皮肤缺血可能会在 2h 内发生。

第二种方法结合了特殊的减压表面,具有自动性和周期性左右翻转的病床,变换受到压迫的皮肤。这种类型的病床已被成功地用于牵引、脊髓损伤或置于俯卧位（作为 ARDS 辅助治疗）的患者。

第三个方法,个体化床垫分区段充气,在更宽的表面区域同时或顺序地分散压力（低空气-流失床）。这种连续的充气和放气过程可自动旋转与患者皮肤的最大接触点。

第四种方法是采用空气流化硅玻璃粉,涵盖了半透性材料。此类病床会产生一个"浮动"的感觉,几乎消除患者皮肤的集中压力点。此外,恒定的气流能保持皮肤干燥和增加不显性失水。缺点之一是该设备需要患者完全卧位。如若需要心肺复苏时,必须切断气流,以提供牢固的水平面。

高危患者的皮肤受益于这些专业的方法。一些研究表明,与标准床垫比较,低空气-流失或空气-流化床垫的使用不仅能节省成本,而且可以改善预后。而其他研究也证实了增加成本并不能明显地改善治疗效果。

ICU糖尿病患者营养不良,因受到多次换药和皮肤穿刺、肥胖或者大便失禁的影响,其皮肤的血流灌注差,具有皮肤缺血和褥疮的高风险。给这些患者使用适当折叠床垫或低空气-流失或空气-流化床垫以防止严重的皮肤损伤。具体产品的选择取决于当地医院和临床的实际情况以及对患者个性化的评估。这些特殊床是有效的,但非常昂贵,故只适合于最高危患者使用这些设备(见第42章)。

三、无菌技术

通常情况下,院内感染是危重患者死亡的主要病因。在ICU,多数恶性肿瘤患者并不是死于他们的癌症,而是感染并发症。因此,探讨简单而有效的感染控制措施是非常重要的(见第14章)。

最常见和普遍违反的无菌技术是洗手。大量研究表明,耐药细菌通过看护人员的手在患者间传递,在某些ICU病房,可引发致高病死率的多重抗药性病原体流行。用杀菌溶液洗手是防止微生物传播的必要方法。接触每个ICU患者前后均要洗手。

每次进行无菌操作均应戴口罩和手套,包括胸腔穿刺、动脉和中心静脉导管置入。此外,中心静脉和肺动脉导管放置过程中穿无菌衣操作既不违反无菌性操作原则,还降低了血流感染发生率。用乙醇和氯己定溶液清洁皮肤,由中央区域开始,并用循环运动逐步增加洁净区域的直径。与患者接触后或接听电话前或填写图表前均应该脱掉手套。

在ICU控制感染的实践中,难辨梭状芽胞杆菌、耐甲氧西林金黄色葡萄球菌(methicillin-resistant Staphylococcus aureus,MRSA)、耐万古霉素肠球菌(vancomycin-resistant enterococci,VRE)和其他耐药菌的发病率越来越高,但是仍需要坚持对在ICU中被感染者或者被定植这些耐药菌的患者制订特殊的隔离方法和对策。

四、无创监测

大部分ICU监测是无创性的,因为它不损害患者的正常防御机制。例如,可轻易地从表面心电图、示波血压袖带或脉搏血氧饱和度波形获取心率。无创性监护可充分反映每搏量、镇静和镇痛深度,或者气胸或其他问题的存在。

与标准心电图电极间距离改变一样,我们可以通过胸部电阻抗的改变测定呼吸频率,也可通过呼吸机回路中的压力或流量改变轻易监测到。但是,这两种方法可能会低估或高估实际的呼吸频率,需要观察患者胸壁运动和吸气情况来确认这些数据。

无创性温度测定可能低估发热。与同步的核心温度或直肠温度相比,鼓膜和腋窝测量可能有1~2℃的误差。因此,需要常常校正鼓膜温度与核心温度的差异,并避免休克或败血症患者使用腋窝测量温度。

当动脉导管和袖套法的血压测量之间存在差异时,临床医生常常不信任无创袖袋法测量血压。然而,末梢血管收缩、导管共振和衰减以及其他因素可能会过度高估或低估导管换能器测定的血压,尤其是外周动脉置管的情况下。当休克或异常动脉波形存在时,选择示波或超声法测量血压可能更合适。

无创法测定动脉血 pH、PaO_2、PaO_2 仍然是重症监测的一个可望而不可即的目标。在ICU,除了动脉采血外,脉搏血氧饱和度是一个有价值的监测方式,而在手术室动脉采血不能完全被脉搏血氧饱和度替代。脉搏血氧饱和度取决于毛细管床血红蛋白对2个或3个光波长的发射和吸收率,通常放在指尖或耳垂。由于血红蛋白吸光度与其氧饱和度相关,因此计算机可以连续估算血红蛋白饱和度。外周血管的收缩是脉搏血氧饱和度误差的一个重要原因。重要的是,有些患者,尤其是有呼吸衰竭的患者,实验室直接测量的血氧饱和度与脉搏血氧饱和度的相关性较差。如果这种差异已形成,不能依靠脉搏血氧饱和度的绝对值来指导治疗决策,而是利用这种差异来识别潜在的问题。还需要记住,通过脉搏测得血氧饱和度不能反映动脉 pH 或 $PaCO_2$。

临床医生试图通过二氧化碳监测仪监测呼气末 PCO_2 辅助脉搏血氧饱和度监测,以无创地方式评估患者通气是否充足。然而,使用呼吸机的患者监测二氧化碳的价值是有限的。大多数接受机械通气的ICU患者本身有肺部或气道疾病,常伴有异常 CO_2,这使得初始测得的呼气末 PCO_2 和随后的分析不正确。ICU患者的通气不足、气管分泌物、支气管痉挛、肺水肿或存在其他一些常见的并发症以及测量技术的困难均可增加不确定性。测量呼气末PCO_2的二氧化碳分析仪可以为临床上稳定和无内在肺部疾病的机械通气患者提供实用性的监测,如神经肌肉无力引起的呼吸衰竭。

五、有创性导管

请参见第11章血管内导管的讨论。

(一)导尿管

导尿管经常用于间接监测肾灌注,并协助液体平衡管理。遗憾的是,他们还为细菌的定植和膀胱、上尿路的潜在感染提供现成的源头。导管的牵引可能产生尿道损伤,尤其是凝血紊乱的患者。在没有局部并发症的情况下,一般不会去更换ICU患者的导尿管。一旦患者可以自主排尿,应该尽快拔除导尿管。研究表明,许多ICU患者使用导尿管的时间远远超过拔除时间。

(二)肛管

肛管可以防止皮肤破损,提高护士和其他人员护理腹泻患者的能力。然而,由于需要的较高压力维持肛管在位,黏膜可能会坏死和出血。由于这个原因,应每4小时气囊放气0.5h,以防止这些并发症。由于危重患者内在的风险,有些ICU避免使用肛管,用直肠"喇叭形管"来替代。

(三)鼻胃管

气管插管患者经常使用鼻胃管(nasogastric tubes, NG)以防止胃扩张,确定胃pH,并提供营养和药物。当管向上弯曲(超过患者的前额),不接触患者的口、颈和胸部,就可能发生常见的并发症。要避免这种向上的角度,因为这可能会导致鼻黏膜坏死。相反,使管子遵循自然向下回路,曲线横向靠近耳朵,在那它可重新固定,使鼻子免受不当的压力。当主要用于进食时,小直径的软质饲管应取代NG管。应使用X线、二氧化碳检测或直接检查以确认所有鼻胃管的正确位置,以防止鼻饲时意外地输入支气管或胸腔。螺旋形鼻肠营养管也存在鼻窦炎的危险,并由于逆向贲门括约肌收缩而促进胃食管反流。

(四)气切套管

常用胶带或寸带固定气切套管。这些带子可以从双侧围绕至颈后,以尽量减少刺激和不适。带子与脖子的间隙应该是一指宽,以防止皮肤脱落。目前,使用了一些新型的尼龙搭扣和布扣件,但发现这些扣件不一定可靠。气管切开后,经过一段时间(通常为约7d)窦道(轨道)才形成,在此之后,行气管切开的外科小组成员应该首先进行第一次更换气管切开套管(外部套管)。继气切口和窦道的成熟、初始气管套管更换后,ICU团队可以安全地进行后续的更换。

(五)气管插管

气管插管是气管支气管树细菌定植的一个主要来源。气管插管绕过正常的防御机制,有利于连续吸出分泌物,但也促进生物膜的生长,绕过了声门损害咳嗽反射。已经有几个策略试图修改这一危险因素,包括选择去污性的银浸渍管,声门下分泌物持续吸引。每个策略均产生一些好处,但对病死率、ICU住院时间、机械通气时间毫无影响。此外,这些干预措施的边际成本均不会太高,如通过抬高床头来预防呼吸机相关性肺炎。

此外,气管插管的牵引可能会产生口腔黏膜、舌和嘴角的损伤或坏死。因此,至少每隔24小时重新定位气管插管,优先交替固定于口唇的两侧。定期口腔护理,检查溃疡、坏死或受伤的迹象。一旦胸片确认正确的气管插管位置,在该管的上颌牙齿水平进行标记,记录管的位置,以便可以重新定位。

六、眼部护理

在麻醉、瘫痪或以其他制动的患者,特别是那些呼吸机辅助通气的患者,存在眼睛损伤或感染增加的风险。大约1/3的危重患者可能发展为暴露性角膜炎。

没有适当的干预措施会减少泪液保护,可能导致角膜干燥、溃疡。因此,经常应用软膏或液体润湿剂(如Lacri-Lube)防止角膜干燥。且一个meta分析表明,在防止暴露性角膜病方面,环境保湿优于使用湿润剂。

小心预防器械、呼吸机或其他管道掉落或分泌物凝聚引起的眼外伤。如有需要,轻轻地用胶带简单地固定纱布垫以保持眼睑闭合或环境保湿。定期检查眼睛感染或结膜下水肿的迹象,并咨询眼科是否有发现眼部受损。高吸气压可能导致结膜水肿,但不需要任何特殊处理。

七、应激性溃疡的预防

在 ICU 开始的 10 年里，急性应激性胃溃疡导致无法控制的消化道出血是危重病频繁且致死性的并发症。事实上，应激性溃疡导致大量出血以及相关的急诊手术，大大增加了 ICU 的发病率和病死率。然而，在 20 世纪 70 年代和 80 年代进行的许多研究证实，使用预防性抗酸药或 H_2 受体阻滞药能够有效地防止急性应激性溃疡。其他方法也可减少急性应激性溃疡出血，包括硫糖铝、鼻饲和质子泵抑制药。

经过广泛实施有效的应激性溃疡预防，人们把注意力转移到潜在的并发症上。胃的碱化增加了细菌定植，这可能会增加机械通气患者医院获得性肺炎的发病率。即便冒着鼻窦炎、鼻外伤和胃食管反流（见前面的讨论）的风险，气管插管和机械通气的患者也必须通过 NG 管给予硫糖铝，meta 分析表明硫糖铝不如抑酸药。临床研究表明，H_2 受体拮抗药和质子泵抑制药是等效的。

八、血糖控制

高血糖是危重病的已知并发症，增加了感染、器官功能衰竭和病死率的风险。21 世纪初大幅加大了血糖控制的研究，我们认识了如何治疗高血糖以及相关的利益和后果。严格的血糖控制可改善机体的功能，并降低门诊糖尿病并发症。然而，由于不能持续显示获益以及对低血糖潜在危害（<60mg/dl）认识的加深，最初对危重症严格血糖控制的热情已大幅缩减。因此，许多中心不再严格地控制所有重症患者的血糖。

有几个原因使我们不能从严格控制血糖中观察到益处。由于有了更好的血糖即时检测技术、胰岛素类似物的推出和对高血糖的病理生理更深刻的认识，血糖控制技术也得到了提高。另外，危重症患者严格控制血糖的研究中，控制组的平均葡萄糖浓度远低于 200mg/dl，干预和控制组之间的差异很小，一般在 30mg/dl 范围内。目前谨慎地把血糖目标设置低于 150mg/dl，以避免低血糖发生。

九、血栓栓塞预防

危重症患者具有相当大的静脉血栓栓塞风险（见第 77 章），深静脉血栓（deep venous thrombosis，DVT）的预防能有效地降低发病率和病死率（知识框 12-1）。因此，所有危重患者均应作为 DVT 预防的对象，特别是那些机械通气或制动的患者。

两种最常用的方法是每 8h 皮下注射 5000U 肝素和利用充气加压装置（抗栓泵）。后者通常用于那些有活动性出血、肝素禁忌的患者、脊髓损伤的患者或其他神经外科疾病。

在严重创伤的患者，标准剂量肝素皮下注射可能是不足的。一项研究显示，通过超声检测，这种疗法的肝素没有使这部分人群的 DVT 发病率下降。对创伤患者预防性放置下腔静脉滤器能减少致命性肺栓塞的发生，创伤中心约 25% 的此类患者常规使用这种过滤器。

一些专家在治疗脊髓损伤患者的初始阶段首先观察使用加压靴，随后调整静脉注射肝素剂量，维持部分凝血酶原时间延长在治疗范围内。其他数据提示在脊髓损伤初始 6 个月降低了静脉血栓栓塞（venous thromboembolism，VTE）发生率。尽管对危重症组的最有效 VTE 预防仍存在争议，但普遍认为，危重症患者受益于 VTE 的药物预防，当药物预防无法实施时可使用充气加压装置。

知识框 12-1　ICU 患者下肢深静脉血栓预防指南

1. 所有卧床、深度镇静或机械通气患者均应作为深静脉血栓形成的预防对象。
2. 肝素 5000U 每 12 小时皮下注射一次（除非有禁忌）。
3. 禁忌肝素者，考虑使用抗栓泵。使用抗栓泵之前，卧床者应采用多普勒超声或阻抗体积描记法检查下肢近端静脉是否存在血栓（见第 77 章）。
4. 特殊的高危人群，如脊髓损伤或外伤的患者（呼吸机依赖，多发下肢骨折，腹部或盆腔静脉损伤或盆腔及下肢骨折）可考虑预防性 IVC 置入过滤器后全身抗凝。

IVC. inferior vena cava，下腔静脉

十、抽血和促红细胞生成素

过度和不必要的静脉穿刺是 ICU 患者存在

的风险。中心静脉导管和动脉导管的使用为抽血提供了便利,大量的血液通过危重患者的这些途径抽取。事实上,一项研究指出,常规实验室收集的血液样本量超过所需量的45倍。另一项研究调查了两组病情严重程度相似患者的抽血情况,只有一组的患者置动脉导管。该组采用动脉导管的患者多了30%的抽血和验血,损失了超过44%的血容量。

最简单和最负责任的解决医源性贫血的方法是评估每个实验室检测的需血量。每天检测电解质、全血细胞计数以及其他常规检验的频率远高于患者的需要。减少医源性贫血的其他方法包括血液保存设备的使用、最少的血液丢弃(高达总血液回收的50%)和儿科采样管的使用。

人们已经在危重症患者中研究重组促红细胞生成素的使用,从而作为一个减少医源性贫血的策略。然而,促红细胞生成素不能减少患者的红细胞输注量。促红细胞生成素的使用与临床相关性的血栓形成密切相关,不应常规应用于ICU的贫血患者。

第13章

危重患者的管理

Joshua B. Kayser　Paul N. Lanken，著　吴淡森，译　石松菁，校

重症监护病房(intensive care units，ICUs)危重症患者的日常管理很有挑战性。许多ICU患者不仅临床资料复杂而且改变迅速，往往需要大量的医疗记录。此外，患者病情多变，特定病因导致的急性事件也使得患者的ICU住院时间不确定，几个星期或更长。因此，短期和长期预后都不明确，家庭或患者的护理目标也不清楚。以患者和家庭为中心的(见第104章)日常管理依赖于有效的沟通、转换("交接")和其他协作工作，依赖于每天的多学科查房(见第103章)。本章介绍ICU卓有成效的实践和原则，重点介绍ICU临床医生应获得和评估的关键信息，最大限度地提高日常管理的效率和准确性。

一、数据采集入门

现代ICU每天会产生大量的患者数据，需要及时审查和评估。不仅包括手边的数据，而且包括元数据(meta-data)。也就是说，相比于昨天和前天的数据，今天数据的趋势或其他变化；相比于以前的模式，当前数据的变化模式(知识框13-1)。结果是，ICU临床医生需要收集和整理一些不寻常的细节，以便为每个ICU患者做出决策和制订治疗计划。

记忆涉及三个过程：编码、存储和检索。编码是指大脑如何存储信息。一旦被编码，它以短期或长期记忆的形式被存储。检索是从记忆获得信

知识框 13-1　ICU 患者日常管理的基本资料

病史，时段
　检阅护理和监测的夜间事件，包括异常心电图，如果适用的话，包括远程医疗提供者的报告
　检阅更新的会诊或病程记录审查表
　用药比对

体格检查
　生命体征
　精神状态，包括疼痛水平(图5-1和表5-1，第5章)，镇静(RASS评分)(表5-2，第5章)和有无谵妄(CAM-ICU)(图37-1，第37章)
　重点体检

床旁资料
　导管和营养管的评估
　机械通气的设置
　静脉注射(包括镇静药和升压药及过去24h的趋势)

实验室和其他检查
　通用实验室测试
　基础代谢方面(+/-肝功能检查)
　CBC
　凝血功能检查
　动脉/静脉血气
　血液和其他培养

常见的影像学研究
　胸部或其他部位X线检查
　CT扫描

CBC. complete blood count，全血细胞计数；CT. computed tomography，计算机断层扫描；RASS. Richmond Agitation-Sedation Scale，Richmond 躁动-镇静量表；CAM-ICU. Confusion Assessment Method for the Intensive Care Unit，ICU 意识模糊评估法

息的过程。大多数 ICU 数据被存储于短期记忆的部分,称为工作记忆,以便能快速处理。然而,在工作记忆的短期间隔内,人类只能处理数量有限的信息(大约 7)。

然而,一个普通的 ICU 临床医生必须熟悉每个 ICU 患者每周的更多细节。这对 ICU 临床医师成功处理查房信息和危重患者日常管理提出了一个固有的挑战,尤其是 ICU 临床医师必须遵循资料的变化趋势或演变模式。此外,资料经常会受到不规则取样,测量误差和错误解读,以及个别临床医生依据某个指南和基础决定的固有偏见的影响,因此难以实现资料的准确性和一致性。

二、隔夜事件监护和患者评估

在这个医疗的年代,临床医生之间的信息传递比以往更频繁(例如,所谓的转换或交接)。因此,至关重要的是在每天工作开始时能获得前一夜发生事件的详细资料。给日间 ICU 医生的推荐方法是,与夜间轮班的医生和护士讨论前一天晚上的主要事件,随后查阅记录本和文档。ICU 护士在患者床边花费了大量的时间,获得非常宝贵的资源。监控某些 ICU 患者的远程医疗设备所输入的临床资料也是临床医生获得夜间事件的重要信息来源(见第 111 章)。

日常系统地评估过去 24h 的生命体征和体液平衡(即摄入和排出)。在 ICU,生命体征包括体温、血压、脉搏、呼吸、血氧饱和度(通过脉搏血氧定量法)和疼痛等重要症状和体征(如镇静水平和谵妄)。

评估患者的温度曲线的过程中,应注意高热和低热发作期,这可提供有关感染和炎症反应状态的有效信息,排除收住 ICU 过程中常见的并发症,如肺不张和药物反应。

保持人体正常的动态平衡,血压是非常重要的。恰当的血压是机体组织到细胞水平成功进行氧气交换的一个关键组分。血压的评估应包括收缩压和舒张压以及平均动脉压,它可以作为器官灌注压的间接评估内容。

检查患者脉搏时,应该包括心率的量化评估以及心律的定性评估。此外,重要的是要检查监护仪上的报警情况,用以诊断任何时间发生的心律失常。

呼吸状态和动脉血氧饱和度的评估应包括呼吸频率和模式。发现异常呼吸频率有助于诊断呼吸功增加的疾病,这些疾病可能导致呼吸衰竭;或者诊断呼吸频率很慢的疾病,可能与药物过度镇静引起呼吸抑制有关。异常的呼吸方式也有助于患者的病理诊断,例如 Cheyne-Stokes 呼吸、Kussmaul 呼吸或阻塞性睡眠呼吸暂停。

需要机械通气的呼吸衰竭患者应该有自己的呼吸模式和相关设置,和动脉血气(arterial blood gases,ABGs)一起评定酸碱平衡、通气和氧合情况。后者包括脉搏血氧饱和度、ABGs、碳氧血氧饱和度检测技术所计算出的血氧饱和度。综合呼吸、氧饱和度和 ABGs,并在床边评定呼吸机的设置和功能,其中包括潮气量[总潮气量和 ml/kg 预测体重(predicted body weight,PBW),附录 E],气道压力(峰压和平台压),每分通气量和呼气末正压(auto-PEEP)(见第 2 章、第 3 章和第 47 章)。

由于以患者和家庭为中心护理的重要性,一些人认为疼痛(见第 5 章,图 5-1;见第 87 章,图 87-1)应被视为 ICU 患者的"第五生命体征"。对于患者的意识水平也是一样的(例如镇静或兴奋的水平,谵妄的存在和严重性)。关于后者,镇静治疗的目标和镇静的深度用标准方法来评估,例如 Richmond 兴奋-镇静程度评估表(Richmond Agitation-Sedation Scale,RASS)(见第 5 章)。同样,谵妄的标准评估方法优于缺乏系统性的方法[例如 ICU 意识模糊评估法(Confusion Assessment Method for Intensive Care Unit,CAM-ICU)]。

最后,评估容量状况(血管内和总体液量)。总入量和出量的评定包括入量(如肠外与肠内)和出量[尿量,大便量,引流量和管道丢失量],有助于判定总出入量不平衡的临床意义,特别是尿量,是评估器官灌注是否良好的简单方法(尿量足够的通常阈值为 PBW 0.5ml/(kg·h)]。如果患者置有中心静脉导管,中心静脉压(central venous pressure,CVP)和肺动脉楔压(pulmonary arterial wedge pressure,PAWP)的准确测量有助于全身容量状况的评定。

一旦生命体征的评估完成后,应对患者进行检查,并将病情告知患者及家属(见第 104 章)。

至少,应该进行重点体检,包括呼吸音和心音、精神状态和其他神经系统症状,并了解疼痛的存在和程度、呼吸困难及其他症状。做体格检查时,应该仔细检查患者皮肤的弹性;确定新的褥疮(见第42章)、瘀斑或皮疹(见第43章);检查四肢的温度和四肢末梢毛细血管充盈时间;并寻找医疗设备置入位置的感染迹象(见第11章和第14章)。精神状态检查应依据个体情况,不论是定性评估(警觉、神志不清、昏睡、迟钝等),还是定量评估,如格拉斯哥昏迷量表(Glasgow Coma Scale, GCS)(见第99章),镇静评分(例如 RASS)(见第5章),或谵妄评估(例如 CAM-ICU)(见第37章)。

ICU 流程图(纸质的或电子版的)的总结有助于评估患者在过去 24h 或更长时间由护士和呼吸治疗师记录的临床变化情况。同样,过去 24h 内诊断检查结果的记录(纸质的或电子版的)以及会诊医生、住院医师或 ICU 临床团队的其他成员的记录和建议有助于完善患者的日常病情描述。

三、医疗沟通与营养管理

连续静脉输注(intravenous, IV)的液体("滴")和其他药物的检查是患者每天病情评估的重要组成部分。ICU 的常见静脉输注包括静脉液体、升压药、镇静药、镇痛药和抗菌药。关于静脉滴注的正确信息包括类型和速率、过去 24h 或更长时间的变化以及 IV 药物是否持续地滴注,还是通过推注。在评估血管升压药物时,一定要注意用量的变化,可能反映了患者的血流动力学变化状态。对于镇静患者,当机敏性和认知程度受到影响时,应注意患者是在连续静脉输注、快速静推,还是每日间断地使用镇静药物[即自然觉醒试验(spontaneous awakening trial, SAT),见第5章],其结果是评估的精神状态重要因素(第36章)。

应该系统地进行抗菌药物审查,以避免过度使用,这可能会导致抗生素耐药性。可能的话,每个抗生素应该有每日治疗计划,其中包括合理使用的知识、当前的治疗天数及计划治疗天数。

应每天检查所有医嘱,判断任何药物有没有存在的必要,及时停药。最后,对其他药物的认识应包括剂量和次数、使用情况(例如给药和停药的

原因)以及药物的潜在不良反应和相互作用。

与药物治疗一样,应对患者的营养支持进行审查,包括营养制剂的类型(见第15章)、营养支持的路径(见第16章)以及是否达到营养医师所推荐的营养目标。就患者体重和营养不良指数而言(例如白蛋白和前白蛋白),了解患者对目前营养支持水平的耐受情况(例如胃潴留、腹胀和其他不适以及大便的性状)是保持其优势和达到预期效果的一个重要元素(见第15章)。

四、实验室数据

通常情况下,危重患者拥有大量的实验室数据。首先,对于所有住院患者,如果没有必要,临床医师不应该为其制订任何实验室检查。因为患者收住 ICU,并不意味着他们必须接受全部或甚至大部分的日常实验室检查。

通常情况下,实验室检查分为三类:代谢、细胞和凝血。最常见的代谢研究包括基本生化(basic metabolic panel, BMP)或"生化 7 项",包括血清钠(Na^+)、钾(K^+)、氯(Cl^-)和重碳酸盐(CO_2^-)以及尿素氮(blood urea nitrogen, BUN)、肌酐(Cr)、葡萄糖(GLU)。完整或全面的大生化(comprehensive metabolic panel, CMP)包括 BMP 以及血清钙(Ca^{2+})、白蛋白(Alb^-)、磷酸盐(P)和肝功能检测(liver function tests, LFTs)。电解质的检查有助于判定水和酸碱代谢平衡、肾功能以及血糖控制。LFTs 和白蛋白的检测有助于判定肝功能和营养状况。

细胞检查最常见的是全血计数(CBC),有助于判断白血细胞(WBC)、血红蛋白和血细胞比容(H&H、Hgb&Hct)和血小板(PLT)计数。WBC 的检测不仅包括白细胞总数(白细胞增多或白细胞减少),而且包括循环中的 WBC[多形中性粒细胞(polymorphoneutrophils, PMN)或"多形核白细胞"、幼稚的中性粒细胞或杆状核中性白细胞、淋巴细胞等]。H&H 的下降有助于解释主观性呼吸困难、面色苍白、新发失血或氧输送的紊乱。最后,血小板计数的判定和入住 ICU 病房后的变化趋势有助于解释新发出血、瘀斑或药物性血小板减少症(见第45章)。

凝血功能检查最常涉及凝血酶原时间(prothrombin time, PT)/INR、部分凝血活酶时间

(partial thromboplastin time,PTT)和内外源性凝血功能指标。

在某些情况下,其他实验室检查在临床上也是有用的,包括乳酸和中心静脉血氧饱和度(central venous assessments of oxygen saturation,ScvO$_2$),均涉及组织的氧合和灌注,特别是在休克状态下(见第 8 章、第 9 章和第 10 章)以及微生物学检查。微生物学检查时,必须了解检查的来源和日期以及结果,包括培养和药敏实验,如发热患者进行血培养,必须清楚血液标本来源的位置(如右臂末梢)、病原体(如金黄色葡萄球菌)和药敏性(如除万古霉素外泛耐药)。如第 14 章所述,应避免通过留置导管抽取血液标本进行病原学的培养,因为这样的血培养有较高的假阳性率(除非该血液标本是在无菌条件下从新放置的导管采取)。

五、其他检查

如同实验室数据,ICU 患者一般要进行相当多的其他诊断性检查,如胸片(chest radiographs,CXRs)和计算机断层扫描(computed tomography,CT)。作为一个经验法则,ICU 工作人员应当知道这一段时间的所有放射性检查执行情况或结果,并结合当前情况进行讨论。

第14章

医院相关性感染

Joel Deitz　Keith Hamilton，著　吴淡森，译　石松菁，校

疾病控制与预防中心（Centers for Disease Control and Prevention，CDC）估计，在美国急诊住院的每20名患者就有1位患者发生卫生保健相关性（医院）感染（health care-associated infection，HAI），在直接成本中占比高达450亿美元。重症监护病房（intensive care units，ICUs）的医院感染发生率高出5～10倍之多，显著增加发病率、病死率和住院时间。本章介绍ICU中四种最常见HAI的预防、诊断和治疗：①导管相关性血流感染（catheter-related bloodstream infections，CRBSIs）；②呼吸机相关性肺炎（ventilator-associated pneumonias，VAPs）；③导尿管相关性尿路感染（catheter-associated urinary tract infections，CAUTIs）；④手术部位感染（surgical site infections，SSIs）。表14-1列出了这些感染相关的常见病原体。

许多危险因素影响HAI的发生，包括患者的基础疾病、疾病的严重程度、ICU的类型、ICU的住院时间和侵入性装置和操作的数量、类型以及持续时间。通过ICU工作人员或共享设备之间的水平传播情况并不少见，使得ICU特别容易发生聚集和暴发感染。

一、重症监护病房控制感染的途径

（一）感染控制策略

在患者的安全、认证机构、政府机构、保险支付方和专业机构的驱动下，预防医院感染已成为全国的关注点。有效的预防医院感染需要感染控制者、医院流行病学、传染病专家、微生物学家和ICU工作人员之间的协同努力。ICU的所有成员都应该熟悉医院感染的预防和控制策略，以便预防、诊断和治疗医院感染。这些策略通常包括感染或定植某些耐药菌的患者的预防性接触隔离，这些细菌包括耐甲氧西林金黄色葡萄球菌（methicillin-resistant Staphylococcus aureus，MRSA）、耐万古霉素肠球菌（vancomycin-resistant enterococci，VRE）和除了艰难梭状芽胞杆菌的多重耐药革兰阴性菌。对导管或其他置入装置的置入、维护、监控和终止，建立常规的策略、规范其适应证和基本步骤。每个机构也应规范手术消毒、仪器的处理和消毒以及围术期使用抗生素的时间和选择。

策略的制订应包括HAI监测、直接手卫生检查和其他感染预防措施。为了获得成功，需要多学科参与设计、实施感染预防和控制措施，以减少ICU的HAI发生率。

感染预防和控制部门应为ICU领导团队和员工提供感染的定量数据资料，以便能够查阅医院感染，并采取适当的预防和质量改进措施。

表 14-1 ICU 医院感染部位和常用相关病原体

导管相关性血流感染	早发性肺炎（住院<4d）"核心病原体"	晚发性肺炎（住院≥4d）"核心病原体"	泌尿道	手术部位
凝固酶阴性葡萄球菌	肺炎链球菌	铜绿假单胞菌	肠杆菌*	肠球菌
金黄色葡萄球菌	流感嗜血杆菌	耐甲氧西林金黄色葡萄球菌	肠球菌	凝固酶阴性葡萄球菌
肠球菌	甲氧西林敏感金黄色葡萄球菌	不动杆菌属	铜绿假单胞菌	金黄色葡萄球菌
白色念珠菌	肺炎克雷伯菌	耐药肠道革兰阴性杆菌	念珠菌	铜绿假单胞菌
肠杆菌*	其他的非耐药肠道革兰阴性杆菌	"核心病原体"可见最左列	其他肠道革兰阴性杆菌	肠杆菌属

* 肠杆菌科包括超过 70 个菌属的革兰阴性杆菌，大肠埃希菌、克雷伯菌属、肠杆菌属，是医院感染最常见的致病菌。
注：晚发性肺炎的致病菌通常是多种微生物；早发＝在 ICU 不到 4d；晚发＝第 4d 或更长时间。危险因素见正文

（二）重症监护病房的特殊感染风险

ICU 病房医院感染的发生率较高是由于留置装置使用率高，这是因为疾病的严重性和 ICU 患者的复杂性所致。每天必须评估所有留置装置。当不再需要或一旦怀疑该设施可能发生感染，如 CRBSI 或 CAUTI 时，应立即移除这些装置。

重症监护病房经常经验性使用广谱抗生素（见第 18 章），使患者易发生真菌感染或二重感染、多重耐药菌（multidrug-resistant organisms，MDROs）和艰难梭菌的感染。为了尽量减少这些风险，在使用抗生素前应对他们进行全面评估。如果需要抗感染治疗，根据最可能的致病菌选择最窄谱、有效的抗生素。然而，开始经验性抗菌治疗前，应进行疑似感染来源的培养，以便抗感染治疗方案可以依据培养和药敏实验结果。每日查房应讨论是否需要延续经验性抗菌治疗方案，并根据培养药敏结果和患者的临床状况（见第 18 章）进行调整。明智地使用抗生素，有效预防和控制感染。

二、血管内导管的感染

（一）临床和监测定义

导管相关的血流感染（catheter-related bloodstream infection，CRBSI）是指发生于静脉内导管或导管穿刺位点相关性菌血症的感染。如同 ICU 其他设施的相关感染，了解临床定义（用于临床医生诊断和管理）和监测定义（用于感染的预防和控制人员的监控与报告）之间的差别很重要。每个定义的目标不同，实现这些目标的标准也不同。因此，特定的情况下，可达到监测目标，但可能无法达到临床目标，反之亦然。

美国传染病学会（Infectious Disease Society of America，IDSA）已为 CRBSI 发表了临床定义和管理建议（参见"诊断""管理和治疗"）。而 CDC 国家医疗安全网（National Healthcare Safety Network，NHSN）则广泛使用监测定义。不同于 IDSA，NHSN 只关注某些导管相关性感染（定义为中心静脉导管），称为中心静脉导管相关性血流感染（central line-associated bloodstream infection，CLABSI）。中心静脉导管指放置在心脏附近中央血管包括主动脉、肺动脉、上腔静脉、下腔静脉、颈内静脉、头臂动脉、髂外动静脉、髂总动静脉、股静脉和新生儿的脐血管的导管。值得注意的是，CLABSI 不包括体外膜肺氧合（extracorporeal membrane oxygenators，ECMOs）、体内球囊反搏（intraaortic ballon pumps，IABPs）、股动脉导管、外周与正中静脉注射（Ⅳ）导管。从另一方面认为 CLABSI 包括所有导管。从监测的意义出发，CLABSI 指患者在留置中心静脉导管期间或拔除中心静脉导管 48h 内发生的原发性的，且与其他部位感染无关的血流感染。CLABSI 诊断

所涉及致病菌通常是皮肤的污染菌（例如凝固酶阴性葡萄球菌），必须有两个或更多个血培养阳性，同时不能归因于另一个感染部位来源的全身感染。

（二）发病率和病原体

NHSN报道CLABSIs的总发生率在1.3~5.6/1000导管（1导管天=1个患者1天1个导管）。由于国家加强对感染预防和控制的关注，至少在2001年至2009年的一部分时间内，发生于ICU病房的CLABSIs数量下降了58%。然而，ICU患者的某些特征使他们处于高风险（知识框14-1）。大部分CRBSIs继发于革兰阳性菌感染（表14-1）。病情的危重、白细胞减少、抗生素的使用、股静脉穿刺等因素增加发生革兰阴性菌CRBSI的可能性；而肠外营养、长期使用广谱抗生素、血液系统恶性肿瘤、器官或骨髓移植、股静脉穿刺、多个部位存在念珠菌定植（尿液、气道等）等因素增加了发生念珠菌CRBSI的可能性。

知识框14-1　中心静脉导管相关性血流感染的危险因素
有全肠外营养
导管置入的时间*
有菌血症或远隔部位的感染
置入过程中无充分的防范措施或皮肤准备
多次置管
置入的部位*（股静脉＞颈内静脉＞锁骨下静脉）
导管的类型（三腔＞单腔，抗生素未浸渍＞抗生素浸渍过）
*在一些研究中（并非所有研究中）发现

如同ICU感染，抗生素耐药性也是一个问题。在某些地区，耐甲氧西林金黄色葡萄球菌（MRSA）占了金黄色葡萄球菌菌株的50%以上。耐万古霉素肠球菌（VRE）也正在成为CRBSI更为普遍的致病菌。ESBLs和碳青霉烯酶的表达导致革兰阴性菌对大多数可用的抗生素产生耐药。有越来越多的非白色念珠菌发生氟康唑耐药，同样也有报道白色念珠菌对氟康唑耐药的。

（三）发病机制

短期的导管常因穿刺部位皮肤菌群进入而污染，同时沿着导管的外部迁移。导管的集线器或管腔通过与手的接触而发生污染，同样，接入设备或污染的体液也可发生污染。CRBSI的细菌血行播散较少发生。导管与致病菌的相互作用易导致细菌黏附于导管壁，并产生生物膜，有助于逃避宿主的防御。

（四）诊断

除了导管穿刺位点周围存在局部炎症反应外，CRBSI仅有的症状常常是发热或白细胞增多。当感染症状和体征存在时，应进行两个部位的血培养，当没有其他潜在感染的情况下，如果血培养结果阳性，应该高度怀疑CRBSI。如果可能，使用抗生素前应进行血培养，并从两个部位抽血进行培养（一个为外周血管，另一个为新近放置的中心静脉导管）。如果可进行定量血培养，疑似感染的中心静脉导管的血培养结果与外周血培养结果，进行比较，有助于诊断。这种方法的CRBSI的诊断阈值是导管培养的结果，是其他位置血培养结果的三倍或更多菌落形成单位（colony-forming units，CFU）。自动化血液培养系统可连续监视细菌的生长及阳性时间。这些系统可以计算外周血培养和导管血培养阳性的不同时间或者阳性时间差（differential time to positivity，DTP）。该种方法的CRBSI诊断阈值是导管血培养阳性时间较其他部位血培养阳性时间提前至少120min。

如果怀疑CRBSI，应拔除导管，并行导管末端培养。适当的导管末端培养包括半定量和定量培养。半定量培养是截取导管末端5cm在实验室中进行培养。该方法的CRBSI诊断阈值是＞15 CFU。定量培养物通过声波降解法和涡旋处理导管尖端，以获取导管表面和腔内的异物进行培养。该方法的CRBSI诊断阈值是＞10^2 CFU。单独导管末端或血培养阳性不能诊断CRBSI。诊断CRBSI还需要有全身感染的证据，并且另一个位点血液标本培养出相同的致病菌。

所有标本收集时，均按一丝不苟的无菌技术执行。皮肤和导管穿刺点必须使用2%氯己定（chlorhexidine，CHD）进行消毒，而不是使用聚维酮碘。血培养必须使用相同的血液样本量，有助于培养阳性时间和致病菌菌落的比较。

(五)预防

预防 CLABSI 的发生已经取得了令人鼓舞的结果,许多 ICU 病房已经很长时间没有 CLABSIs 的报道了。简单而有效预防 CRBSI 的方法是熟练掌握中心静脉导管放置的适应证,当存在合适的适应证时,才放置导管。当适应证不存在时,应立即拔除,防止感染。置管时,应采取措施以防止污染,这往往需要一系列的步骤来实现,例如 ICU 所倡导的医疗改进(institute for healthcare improvement,IHI)(知识框 14-2)。紧急放置的中心静脉导管(即没有这些技术条件时)应在 48h 内拔除。由于高感染率,除了在极少数情况下,否则不建议通过导丝更换导管。在放置导管时,建议使用氯己定(CHD)浸泡的海绵进行消毒,以进一步减少感染的概率。

知识框 14-2　医疗卫生改善协会制订的中心静脉导管集束化策略

置入 CVC 所需的材料应单独安放在单个推车或套件中

即使使用无菌手套,也要洗手

用 2% 洗必泰(CHD)消毒皮肤,并使其干燥

全屏障预防措施(口罩、帽子、无菌衣、无菌手套、无菌大洞巾)

避免股静脉位点穿刺

CVC. central venous catheter,中心静脉导管
www.ihi.org/knowledge/Pages/Changes/Implementthe-CentralLineBundle.aspx.

其他成功的干预措施包括建立 ICU 的安全意识、列出需要遵守的有效预防技术检查表、教学和监测的资格、收集并反馈给医生的数据结果、行政管理部门的资源支持。

在导管置入前,集线器、针头连接器和注射口应进行消毒。透明敷料应该覆盖于导管出口部位,且每 5~7 天更换一次。潮湿或弄脏的敷料应及时更换,应该每天检查导管的置入部位,如有炎症的迹象,应拔除导管。坚持每天检查导管,不必要的导管应及时拔除。

尽管有这些措施,CLABSI 率仍然很高时,可以采用其他策略预防导管感染,包括高危患者的每日 CHD 擦洗、使用有抗生素性或抗生素浸渍的导管和肝素帽。

使用血制品或脂肪乳剂时,应当每天更换输液器。如果有异丙酚输注,则应每 6~12h 就更换。其他的输液器应为每 72~96h 更换 1 次。输液针头系统不应该包括正压活瓣。妥善放置和维护中心静脉导管,但并不需要常规定期或不定期更换导管。

虽然没有资料表明使用抗生素涂层的装置会导致耐药细菌,但仍应关注抗生素长期广泛使用会产生耐药性。

另一预防方法是抗生素封存疗法(antibiotic-lock therapy,ALT),主要是在不使用导管期间,即每次导管使用结束后至下一次导管使用前,调配高浓度的抗生素或其他抗微生物制剂,留置于导管内。一些研究已经表明,长期留置用于特殊治疗的导管不能从预防 CRBSIs 中获益,如透析导管。在 ALT 被推荐使用前,ALT 用于 CLABSI 的预防还需要进一步研究。

相比于动静脉瘘或血管移植,血液透析(hemodialysis,HD)导管的感染率更高。如果 HD 导管的留置时间需要超过 3 周,可使用隧道导管以减少感染率。

成人的动脉管路应放置于桡动脉、肱动脉、足背动脉而非股动脉或腋动脉。最小型号的无菌手套、口罩、帽子和洞巾是导管置入过程的充分预防措施。对于腹股沟或腋窝部位的操作,全屏障预防措施是必需的。传感器和其他配件系统(除导管外)应在间隔 96h 进行更换。对于预防感染,一次性传感器优于可重复使用的传感器。应该避免使用含有葡萄糖的冲洗液,且冲洗系统应是封闭的。进行系统维护时,应严格无菌操作。

(六)管理和治疗

如果局部有感染或炎症的迹象,应拔除导管。如果患者有低血压、低灌注或器官衰竭,并有败血症而没有其他明显的感染源,也应立即拔除导管。在一些患者中(如临床情况稳定且血管穿刺存在困难或危险,无明显导管感染),不立即拔除导管的做法可能是合理的。在这样的情况下,合理的处理方式是同时进行导管血培养和外周血培养,如果 DTP>120min 或者患者的临床状况没有改善,应立即拔除导管。获得培养标本后,应开始覆盖耐甲氧西林金黄色葡萄球菌(methicillinresistant S. aureus，MRSA)和革兰阴性杆菌(gram-negative rods，GNRs)的经验性抗感染治疗。覆盖GNRs的抗生素选择应根据当地抗生素敏感性和既往培养及药敏结果(见第18章)。伴有白细胞减少的、病情危重的或已知假单胞菌定植的患者均应开始抗假单胞菌的治疗。肠外营养、长期应用广谱抗生素、血液系统恶性肿瘤、器官或骨髓移植或多部位念珠菌定植的患者应该进行覆盖念珠菌属的抗真菌治疗。

一般情况下，一旦CRRSI的诊断确立，应立即拔除导管。如果患者的临床情况稳定，有时只需要消毒感染的导管，可以考虑不拔除。如果患者存在静脉通路建立困难，且其生存需要一个长期的静脉置管，拔除导管可能弊大于利。然而，如果患者的免疫力已受损、穿刺位点或管道发生感染、大血管内存在其他异物(例如心脏机械瓣膜)或存在感染并发症，如心内膜炎、脓毒性栓子、骨髓炎或化脓性血栓性静脉炎，短期内治愈的可能性不大，应拔除或更换导管。对短期使用的导管，只有在凝固酶阴性葡萄球菌(里昂葡萄球菌除外)及肠球菌属不复杂的感染时导管可以暂时保留，但是，必须承认这比拔除导管更有可能失败。如果保留导管，但临床状况没有改善，或者抗生素治疗72h后的血培养结果阳性，导管应立即拔除。保留导管时，还应全身使用抗生素治疗及抗生素封闭导管或持续性输注。对于金黄色葡萄球菌、假单胞菌属、真菌和结核分枝杆菌的CRBSI必须拔除中心静脉导管。

三、呼吸机相关肺炎

(一)定义

呼吸机相关性肺炎(ventilator-associated pneumonia，VAP)是指在气管插管或气管造口术期间新近的获得性肺炎。VAP不包括插管前和机械通气支持前获得性肺炎。一般情况下，VAP发生于气管插管后至少48h。然而，NHSN对VAP的定义包括任何气管插管患者发生的肺炎，不论是插管后，还是拔管后48h内发生的。呼吸机相关性气管支气管炎(Ventilator-associated tracheobronchitis，VAT)是指气管插管期间发生的没有胸部影像学依据的下呼吸道感染。NHSN被更广泛地用于监测并报告机械通气期间的不良事件，包括呼吸机相关事件(ventilator-associated event，VAE)、呼吸机相关疾病(ventilator-associated condition，VAC)、感染相关的呼吸机相关疾病(infection-related ventilator-associated condition，IVAC)、有可能或极有可能的肺炎。

VAP是医院获得性肺炎(hospital-acquired pneumonia，HAP)的一种，是医院获得的，且在入院48h后被诊断的肺炎。HAP是医疗护理相关性肺炎(health care-associated pneumonia，HCAP)的一种，是在最近的某些医疗护理过程中获得的肺炎。这些类型的肺炎与社区获得性肺炎(community-acquired pneumonia，CAP)(见第65章)的鉴别要点在于它们可能与耐药性细菌感染相关。虽然VAP的概念是相对简单，但是临床诊断标准尚未达成一致(见"诊断")。

呼吸机相关的呼吸道感染(ventilator-associated respiratory infection，VARI)包括两种类型的呼吸机相关性下呼吸道感染，即VAP和VAT。HAP是健康护理相关性肺炎(HCAP)的亚类，在ATS/IDSA指南(2005年)被定义为发生于"在入住急性护理医院后2d或感染前90d内曾住老年护理院或康复机构中；在感染前30d内接受过静脉抗生素治疗、化疗或创伤处理；在医院或门诊定期接受血液透析(在感染前30d内)的肺炎"。

(二)发生率和危险因素

NHSN治疗表明，VAP的发病率一直呈下降趋势，这或许与控制感染的措施有关。VAP的平均/中位数率从呼吸监护病房的每1000机械通气患者的0/0到创伤监护病房的6.0/5.3期间变化。尽管如此，估计高达27%的机械通气患者发生VAP，病死率达9%。

VAP的危险因素包含一些潜在而可变的因素，如插管持续时间、意识障碍、免疫抑制、气管插管球囊压力低、经鼻插管、未抬高头部、从ICU转出、输注红细胞、可观察到的误吸和低医护人员比例(知识框14-3)。还包括不可改变的因素，如高龄、前期的抗生素治疗和VAP的危险因素。尽管抑制胃酸有利于减少应激性上消化道出血，但其与VAP发生的风险存在相关性，另外机械通气的患者是否使用H_2组胺受体阻滞药优先于使用质子泵抑制药，仍是一个有待解决的问题。

> **知识框 14-3　呼吸机相关肺炎（ventilator-associated pneumonia, VAP）的危险因素**
>
> 年龄≥60 岁
> 慢性肺部疾病
> 昏迷，意识障碍，颅内压监测
> 使用 H_2 组胺受体阻滞药，胃内定植，胃液 pH 升高
> 误吸大量胃内容物
> 机械通气时间≥2d
> 器官衰竭
> 重新插管
> 仰卧位
>
> 引自 Craven DE, Steger KA: Epidemiology of nosocomial pneumonia: new perspectives on an old disease. Chest 108:1S-16S, 1995.

（三）发病机制

VAP 发病机制最常见的是由于上呼吸消化道病原微生物的定植及这些定植菌大量进入下呼吸道，战胜了宿主防御，从而造成感染。危重症患者，特别是那些因治疗引起的免疫功能障碍或先前使用过抗生素的患者，呼吸和消化道微生物菌群失调，成为致病菌。气管插管（endotracheal tube, ETT）时会厌部保持着开放状态，分泌物会通过会厌部声带与 ETT 之间的缝隙进入上呼吸道，这些微生物常常通过这种方式移位至下呼吸道（lower respiratory tract, LRT）。这些细菌通过 ETT 球囊周围或通过 ETT 球囊褶皱形成在通道到达更远端的气道。ETT 和药物损害了 LRT 的机械性防御，如黏膜纤毛清除和咳嗽。致病菌到达 LRT 的另一个途径是在 ETT 管腔内定植，并发展成生物膜。有报道，更罕见一个 VAP 的原因是经雾化、呼吸设备或药物误吸污染物。肺部的血行播散和感染相邻部位的直接蔓延是 VAP 不太常见的致病机制。

（四）诊断

当气管内插管患者出现新的渗出影和感染的迹象，包括发热、白细胞增多、脓性呼吸道分泌物，VAP 的临床诊断可以成立。在某些情况下，很难诊断 VAP。肺部的弥漫性浸润影并不是肺炎特有的，除了肺炎，其他病理生理过程也可以发生，例如肺不张或肺水肿。相反地，便携式胸片对检查新的浸润性改变不敏感，尤其存在肺部基础疾病时。胸部计算机断层扫描（computed tomography, CT）可能会更敏感，但因其增加辐射的暴露和转运的风险，限制了危重症患者的使用。

痰的大体外观可以反映出感染，但是非特异性的，因为许多非肺炎患者的呼吸道常因细菌定植、刺激及局部感染而具有脓性分泌物。在没有使用抗生素的情况下，痰培养结果阴性可以排除许多类型的细菌性肺炎。一系列侵入性或非侵入性的定量和半定量痰培养被确定为 VAP 的诊断标准之一。留取痰标本前使用抗生素治疗会减少痰培养的敏感性。最重要的是，由于缺乏 VAP 诊断的金标准，这使得这些方法都很难得到大家的共识。虽然一些使用定量培养的研究表明，减少抗生素的使用不会对患者产生不良预后，但是也不能改善患者的预后。重要的是，要认识到部分医院获得性肺炎是由特定的细菌（例如军团菌）和许多常规痰培养检测不出的非细菌性病原体所致。

临床肺部感染评分（Clinical Pulmonary Infection Score, CPIS）包括修订版，一直主张提高 VAP 的诊断。CPIS 是五个参数（痰、渗出影、白细胞计数、发热、氧合指数）分值的总和，每个参数的分值为 0 到 2，其值小于 6 表示不可能存在肺炎。考虑到不同观察者之间每一个分值的可重复性和许多研究中的 CPIS 缺乏一致的临床意义，因此限制了 CPIS 的使用。

为了提高 VAP 的诊断和治疗水平，人们已经开始研究血清和痰液中的炎性标志物。细菌感染而非病毒感染时，降钙素原（procalcitonin, PCT）趋于快速升高，且感染控制时，PCT 迅速下降。虽然 PCT 可作为完全停止抗生素治疗的可靠指标，但是它对及时排除 VAP 不够敏感，因此低 PCT 的 VAP 疑似患者不能停用抗生素治疗。其他指标如 C 反应蛋白（creactive protein, CRP）、可溶性髓样细胞表达的激发受体-1（sTREM-1）、BAL 的纤维蛋白在 VAP 的诊断中也缺乏相关性（表 14-2）。

表 14-2 VAP 诊断的推荐阈值

技术	阳性阈值
防污染样本毛刷	$\geqslant 10^3$ CFU/ml
支气管肺泡灌洗（包括小型 BAL，使用或不使用气囊尖头导管，灌洗前进行或不进行支气管镜检查）	$\geqslant 10^4$ CFU/ml
气管吸取	$\geqslant 10^5$（至 10^6）CFU/ml

CFU. colony forming unit，集落形成单位

（五）预防

VAP 预防工作包括三方面：①减少患者处于 VAP 危险时间；②防止上呼吸道和消化道的病原微生物增殖；③防止致病微生物进入下呼吸道。类似于 CLABSIs 发生率，随着感染预防措施的应用，VAP 的发生率也呈倍数下降。这些预防措施起相互协同作用。为了起效，上述预防措施需要充分实施，以便减少医院内感染，如手卫生、接触隔离、足够的医务人员，并限制红细胞的输注。

如果患者能在不依赖机械通气的情况下维持自主呼吸，则应该尽量避免气管插管或者是早期拔除气管插管，以使患者暴露于危险因素的时间尽量减少。一些合适的患者，例如恶化的慢性阻塞性肺疾病（chronic obstructive pulmonary disease，COPD）或代偿性充血性心力衰竭（congestive heart failure，CHF）、无创性通气（见第 3 章）为该部分患者提供插管替代治疗。药物引起的精神损伤会延缓插管的时间。最小镇静，例如每日的间断镇静，尤其是需要综合评价患者每天脱离机械通气的能力，可以减少机械通气时间和 VAP 的发生率（见第 5 章）。脱机实验可以缩短机械通气时间，改善预后（见第 4 章）。

当经气管和胃插管时，最常见的减少上呼消化道病原微生物增殖的方法是使用消毒剂口腔护理，以及与经鼻置入气管插管和胃管不同的经口置入气管插管和胃管。鼻插管可阻塞正常的鼻窦引流，导致分泌物的蓄积，继而引起鼻窦病原微生物的增殖，后进入 LRT。CHD 的口腔护理与 VAP 低发生率有关。一般情况下，每天应进行多次口腔护理，但最佳频率尚未确定。

选择性消化道净化（selective decontamination of the digestive tract，SDD）包括抗生素的管理，不论有无全身性抗感染治疗，在口腔和胃局部应用抗生素，SDD 因影响抗生素耐药时间最短，而成功地降低了 VAP 的发生率。然而，考虑到长时间使用能诱导耐药发生以及缺乏改善病死率的证据，该方法被限制使用。

可以使用涂层的气管套管（endotracheal tubes，ETTs），如银或其他成分，旨在减少生物膜的形成。研究表明，该类型的 ETTs 减少了细菌的定植和微生物学证实的 VAP，但其他临床结果，如住院时间和病死率并没有得到改善。益生菌是以治疗为目的应用于患者的微生物，可预防或取代定植于呼吸道病原微生物。益生菌的各种标准性治疗方法的研究结果不同。这些措施作为常规推荐使用之前需要更多的研究。

防止气管插管患者误吸的最常见方法是抬高床头（head of the bed，HOB）30°～45°。连同预防胃部过度膨胀，该方法的目的是防止胃内容物反流到上呼吸道。大多数呼吸机集束化治疗采取抬高床头可成功地减少 VAP 发生率。除非存在抬高 HOB 的禁忌，否则应避免机械通气患者仰卧位。

持续性声门下吸痰（selective subglottic suctioning，SSS）采用了专门的 ETT，这种 ETT 带有近端吸引口，可以吸出进入气管在 ETT 气囊上方的分泌物。SSS 可以减少 VAP 的发生率，尤其是气管插管超过 72h 的患者。但没有研究表明 SSS 能降低病死率。此外，由于吸引口阻塞问题使得 SSS 的使用间断并出现带有多个吸引口的 SSS。ETT 气囊压力的减低（低于 $20cmH_2O$）也与 VAP 发生率增高有关，然而气囊压超过 $25cmH_2O$ 易导致气管黏膜损伤。因此，保持 ETT 的气囊压在 $20\sim25cmH_2O$，能有效降低 VAP 的发生率。

防止非计划性拔管可能会减少 VAP，因为这

些事件无论是在拔管时或再插管时均会增加 VAP 的发生。应及时清除呼吸机回路中的冷凝水，以避免误吸入 ETT。吸痰在预防或导致 VAP 中的作用机制尚不明确。通过吸痰刺激咳嗽和清除下呼吸道分泌物，理论上可以减少 VAP 的发生。然而，吸痰可能会促使细菌和 ETT 管腔内的生物膜碎屑进入下呼吸道，因此必要时才能进行吸痰。吸痰前使用无菌盐水缓慢滴注的做法是有争议的，至少有一项研究表明生理盐水的缓慢滴注与 VAP 的诊断减少相关。

以下措施不能有效减少 VAP 的发生：通过静脉注射或雾化预防性使用抗生素；莫匹罗星滴鼻；频繁更换未污染的呼吸机回路和（或）热湿交换器（heat-moisture exchangers，HME）；使用细菌过滤器；静脉注射免疫球蛋白；非格司亭；肠内使用谷氨酰胺；常规胸部物理治疗等。另外，使用加温加湿器与 HME、早期与晚期气管切开、肠饲与胃饲相比，亦不能有效减少 VAP 的发生，故以上措施均不推荐使用。封闭与开放式吸痰系统对比并不能减少 VAP 的发生，但是封闭系统可能有利于保护医护人员，使他们免于暴露在雾化的分泌物中，对患者无不良影响。

目前正在研究一些有趣的技术，包括一个叫"黏液剃刀"的技术，有助于消除气管导管管腔内的生物膜层；光力学抗菌治疗是指当光敏剂存在时，如亚甲基蓝，特定波长的光可被输送至气管导管的管腔内产生光动力杀菌作用。

一些研究者已经开始关注 HOB 抬高 30°～45°可使 ETT 和气管的位置更加直立，ETT 气囊周围的分泌物在重力效应下渗漏增加。这些研究者曾建议俯卧位或侧卧位，其中患者没有取垂直位，可促进肺远端的分泌物引流和减少 ETT 气囊周围分泌物的误吸。在关于其他位置的研究中尚未表现出同样的益处，故目前不推荐使用。建议避免使用仰卧位。

常规 ETT 气囊具有较大的体积（气管直径的 1.5～2 倍），由 PVC 制成。当 ETT 气囊在气道内充气时，多余的材料会折叠在一起形成通道，分泌物可以借此通道进入下呼吸道。正在研究锥形的新颖造型和体积更小、以及折叠时自身材料（薄聚氨酯）不形成通道的 ETT 气囊，可能有益于防止 VAP。

（六）治疗

当怀疑 VAP 时，尽早开始经验性广谱抗感染治疗势在必行，因为延误早期治疗和不恰当的抗生素使用与预后不良相关。经验性抗生素的选择依赖于近期抗生素使用情况而定，综合考虑前期培养的结果，已知 MRSA 宿主、机械通气持续状态、免疫抑制状态、疾病的危重以及当地易感种类（见第 18 章）。应根据培养结果和患者的临床过程缩减或停止经验性抗感染治疗。痰培养阴性的患者稳定 2～3d 后，停止抗生素治疗是合理的，尤其是在培养的前 3d 没有使用新的抗生素。

四、尿路感染

（一）流行病学，发病机制和预防

尿路感染（urinary tract infections，UTIs）是 ICU 中 HAI 最常见的原因之一。约有 80% 的院内尿路感染与导管留置使用有关。目前，留置导管引起的尿路感染称为导管相关尿路感染（catheter-associated urinary tract infections，CAUTIs）。每天有 3%～8% 的留置导尿管发生菌尿，同样地，导尿持续时间也是 CAUTIs 发生的最重要危险因素。ICU 患者的其他特点使他们患上 UTI 的风险更高（知识框 14-4）。

知识框 14-4　医源性尿路感染（NUTI）的危险因素
使用导尿管
导尿管使用时间
引流及收集系统处于开放状态（管、引流袋、尿比重计）
导管护理差错
女性
老年
糖尿病
引流袋或尿道口微生物的定植
肌酐升高

避免不必要的导尿是防止 CAUTIs 的主要方法。只有满足合适的条件时，才能进行导尿（知识框 14-5），并且应每天评估是否需要继续导尿。当这些合适条件不存在时，应立即拔除导尿管。估计约有 40% 的持续导尿天数是不必要的，因缺乏持续导尿的临床相关适应证。某些患者也可以从间歇性导尿或非侵入引流导尿中获益，可替代

知识框 14-5　留置导尿的适应证
尿潴留或膀胱出口梗阻
危重患者需要准确尿量监测（例如脓毒性休克）
手术选择：泌尿外科手术；涉及一般或脊髓麻醉的长时间手术；需要大量补液或用利尿药的手术
大小便失禁以及未痊愈的开放性骶部或会阴部伤口的患者
需要长期制动（如骨盆骨折和不稳定的脊柱骨折）
伴有大小便失禁、需要协助排尿的垂危患者，微创方法失败和外导尿设备不能接受者

留置导尿，减少CAUTI发生率的其他措施包括：无菌性操作、无菌的引流封闭系统。可推荐使用其他方法，例如训练有素的医护人员进行导尿，引流袋始终低于膀胱水平，避免打开引流系统。尽管使用这些措施，尿路感染的发生率仍然很高，可以考虑使用抗生素涂层的导尿管。

（二）症状和体征

非导尿患者的典型UTI预警症状包括尿痛、尿急、尿频、偶尔侧腹和肋脊角疼痛。但是，留置导尿管的患者并不存在尿痛和尿频加剧的表现。相反，在没有感染的情况下，导尿管本身也可能造成不适。另外，许多ICU患者也往往因麻醉或者脊髓损伤导致表达障碍或感觉障碍。UTI的其他非特异性症状和体征包括发热、畏冷、精神状态改变、嗜睡、耻骨上压痛和血尿。没有感染的情况下，患者的脊髓损伤和膀胱痉挛可能会有尿急和尿频症状。已经证实，尿液的恶臭或浑浊与UTI不存在相关性。这些症状不应该被独立地用来评估尿路感染或用于区分尿路感染和无症状菌尿或定植。一些全身症状如神志改变、发热、白细胞增多不能完全只归因于尿路感染。UTI的存在，尤其是无症状菌尿可能仅仅是一个偶然的发现，应对症状或引起感染的其他原因进行评估（见第13章和第36章）。

（三）诊断

UTI有各种定义，包括临床定义（IDSA）和监测定义（NHSN）。诊断UTI的基础是尿沉渣显微镜检查和尿培养。在一般情况下，首先进行尿沉渣的微观检查，如果镜检有提示，再进行尿培养。但是，如果患者病情严重，怀疑脓毒症，可以同时进行尿液分析和尿培养，以便不延误经验性抗感染治疗。在没有显著免疫抑制如中性粒细胞减少的情况下，UTI应有脓尿的表现。如果脓尿不存在，则通常不需要进行额外的检查。在有症状的留置导尿的患者没有脓尿意味着有其他原因。患者长期导尿，脓尿的存在不利于从CAUTI中区分出导管相关性和症状性菌尿，因为脓尿可在无症状期间存在，也不会在症状期间发生改变。因此，对于这些患者，单独脓尿不应被用来诊断CAUTI。

如果存在脓尿，并且临床上怀疑尿路感染，下一步应该是获取尿液标本进行培养。为了获得高质量的尿液标本，培养前应拔除导尿管，留取清洁中段尿进行培养。如果仍然需要继续留置导尿且导管非新近放置，收集用于培养的尿液标本前应先更换导尿管，以避免导管定植菌的生长。在留取尿液标本进行培养前，一些机构先更换或拔除了导尿管，随后进行重复尿沉渣显微镜检查，但ICU患者的相关资料有限。

所有的尿液标本均应使用无菌技术收集。当从导管留取试样时，应该使用无针接口进行无菌性操作，或者当没有这种接口时，应使用针头和注射器收集标本。标本不应该从引流袋采取。

虽然UTI微生物的诊断标准有很多，但是导尿患者的UTI诊断至少需要一种细菌菌落计数≥10^3 CFU/ml。如果存在两种以上的细菌，标本收集不当的可能性大，应送一个新的无菌收集的尿液标本进行培养。在怀疑全身性感染时，应该进行多次血培养，以排除菌血症。

（四）治疗

1. 一般治疗指南　通常情况下，无症状性菌尿或无细菌性脓尿无须抗感染治疗，往往可通过拔除导尿管解决。特殊的情况下，也就是当无症状性菌尿发生于孕妇或泌尿外科手术的患者时，需要抗感染治疗。高度免疫功能抑制的患者，包括中性粒细胞减少的患者，均应治疗至脓尿消失。

尿路感染需要抗生素治疗。培养和药敏试验用于指导抗生素的选择，并且应选择最窄谱的抗生素。抗感染治疗持续时间可以5~14d，取决于感染的严重程度和抗生素的选择。通常7d的治疗时间适用于较温和的尿路感染患者，而对于合并有脓毒症或感染并发症的患者，治疗持续时间可延长至14d（表18-5，第18章）。经验性抗感染治疗应覆盖肠杆科细菌和铜绿假单胞菌。对于严重感染或有定植史、或肠球菌感染史的患者,经验性抗感染治疗也应该针对肠球菌属。若尿液中出现金黄色葡萄球菌,应怀疑非尿路来源的血行播散。

2. 念珠菌属感染治疗指南　念珠菌常见于住院患者,通常是无症状性定植。少数念珠菌属可导致 UTI、肾感染、播散性真菌感染。念珠菌性尿路感染的发病率一直在增加,而且在某些 ICU 病房念珠菌成为引起 UTIs 的主要病原体。虽然直接病死率与念珠菌性尿路感染没有什么关系,但是它们的存在往往是潜在严重疾病的一个标志。白色念珠菌是念珠菌性 UTIs 最常见的念珠菌属病原菌,但现在许多研究估计,非白色念珠菌占所有念珠菌尿分离株的 50% 以上。

为了判断是否需要治疗,应评估患者 UTI 的症状和播散性真菌感染或上行性尿路感染的危险因素。这些危险因素包括免疫抑制、糖尿病、泌尿道畸形、尿路梗阻、近期泌尿系统操作及尿路置入设备的存在。播散或上行感染低风险的无症状患者,去除或更换导尿管通常也是必要的。在某些情况下,包括中性粒细胞减少或计划行泌尿道手术的患者,需要对无症状的患者进行治疗。

如果播散或上行感染风险低的患者有症状,一种选择是更换或去除导尿管,然后重复送检尿液,如果阳性,则考虑治疗。只要有可能,首选积极治疗或消除诱发因素(控制糖尿病,类固醇激素减量或停药,以及停用不必要的抗生素)。如果这些干预失败,则应开始抗真菌治疗,如后续所述。如果是播散性真菌感染或上行尿路感染高风险的有症状患者,应立即开始抗真菌治疗。在这些患者中,特别是从反复泌尿系感染的菌株中分离出念珠菌,出现肾感染时应使用合适的诊断性影像学评估尿路情况。具有播散性真菌感染风险的患者,尤其是脓毒症或多部位念珠菌培养阳性的患者,血培养和眼底检查是判断播散性感染是否存在的重要辅助检查。此外,还应仔细检查是否有念珠菌皮肤感染(脓疱、丘疹或坏死)及血管通路穿刺部位感染。

对于许多念珠菌性尿路感染的患者,以氟康唑治疗为宜。然而,许多非白念珠菌的念珠菌属对氟康唑具有耐药性。在这种耐药或氟康唑禁忌的情况下,可选择其他方式,包括氟胞嘧啶或静脉注射两性霉素 B。由于其潜在毒性和肾功能受损的禁忌证,往往避免使用氟胞嘧啶。因为两性霉素 B 经肾清除和已证实的单剂量给药后延迟排泄,两性霉素 B 0.3~1mg/kg 的单剂量给药对念珠菌性尿路感染的治疗通常是有效的。另一种选择是两性霉素 B 膀胱冲洗,具有更加多变的成功和高复发率。更复杂的念珠菌性泌尿生殖系统感染,如前列腺炎、肾盂肾炎或真菌球,需要更长的治疗时间,并且通常需要外科手术干预以实现治愈。这种情况下,在明确诊断前应该开始经验性全身性抗真菌治疗,两性霉素 B 的剂量是 0.5~0.7mg/(kg·d)。尽管尚未对两性霉素 B 脂质体的疗效进行研究,但是它对肾毒性小。

五、手术部位感染(surgical site infection,SSIs)

流行病学,发病机制和预防

SSIs 并发于 2%~5% 的住院手术患者,并占术后患者院内感染的 37%,从而导致病死率、发病率、住院费用的显著增加和住院时间延长。大多数 SSIs 发生在术后 7~10d,并分为浅切口、深切口、器官腔隙感染(表 14-3)。

增加 SSI 风险的术前相关因素包括高龄、病情严重程度、肥胖、营养不良、远端感染、癌症、糖尿病和免疫抑制。组织低灌注和氧合障碍也增加了 SSI 风险。SSI 技术上危险因素包括腹部手术、手术时间延长、伤口污染、术中污染、再次手术、止血不佳、应急手术、引流管或其他异物的置入。术前不应该去除毛发,除非它影响手术操作。在这种情况下,应修剪毛发,且不应使用剃刀,否则会增加 SSI 的风险。在一系列的伤口中,类型不同,SSI 感染率也不同(表 14-4),清洁伤口 2.1%,清洁-污染伤口 3.3%,污染伤口 6.4%,感染伤口 7.1%。

预防性应用抗生素减少了 SSI 的风险。应在术前 1h 或 2h 内预防性使用万古霉素或氟喹诺酮类抗生素。取决于所选择的抗生素及给药方案,可能必须术中再次给药并持续至 24h。清洁切口通常不需要预防性使用抗生素,除非潜在感染并发症是致命的(如中枢神经系统的手术、心脏手术需要分流、假体置入)。清洁-污染伤口和污染伤口需要预防性应用抗生素。感染伤口一般需要术前应用抗生素,术后可能需要继续抗生素治疗。

表 14-3　手术部位感染的诊断标准

	浅切口	深切口	器官或腔隙
涉及程度	只涉及皮肤或皮下组织	涉及肌肉或筋膜层	术中打开或操作的切口本身以外的任何区域
标准 1	从表层切开排脓	从切口深部排脓,而非手术部位的器官或腔隙	从损伤的器官或腔隙的引流管排脓
标准 2	浅切口渗液或组织培养有致病菌	切口深部裂开或当患者有下列体征或症状之一时:发热>38℃;局部疼痛或压痛(除非切口培养阴性),特意开放切口	器官或腔隙渗液或组织培养有致病菌
标准 3	至少以下一种感染的体征或症状:局部疼痛或压痛;肿胀;发红,或者发热;故意开放浅表切口(除非培养阴性)	脓肿或再次手术时直接检查,或经组织病理,或影像学检查发现深部切口感染的其他证据	脓肿或再次手术时直接检查,或经组织病理,或影像学检查发现器官或腔隙感染的其他证据

感染存在:患者必须满足上述任何一个标准

手术部位感染必须在术后的 30d 内发生(未涉及假体置入的深切口或器官腔隙的患者,其期限为 1 年)

表 14-4　外科切口分类

分类	描述
清洁切口	择期,主要是闭合的、无急性炎症,不涉及正常或常定植的体腔,无菌操作过程未中断
清洁-污染切口	非择期,是一种清洁,控制性打开正常定植的体腔,最少的溢出或中断无菌操作,7d 内通过干净切口再次手术,通过完整皮肤的探查阴性
污染切口	遇到急性非化脓性炎症,无菌操作中断或从中空器官溢出,<4h 的穿透伤,移植慢性开放性伤口
感染切口	可见脓或脓肿,或定植体腔的穿孔引流术,穿透伤>4h

第15章

营养治疗

Jennifer M. Dolan,著 吴淡森,译 石松菁,校

危重症影响一系列的代谢,包括高新陈代谢与高分解代谢。前者是指能量消耗增加(以热量或氧气的毫升数表达),而后者是指现有的组织破坏增加。当营养摄入减少,则导致合成减少,进而导致组织分解代谢增加,正常的合成-分解代谢平衡就变成负平衡了(即主要是分解代谢)。这导致自身组织和体内关键蛋白质的快速消耗,例如免疫球蛋白,是蛋白质营养不良的特征性标志。

在重症监护病房(intensive care unit,ICU)的营养治疗目标是尽量减少危重患者的每日蛋白质负值以及维持能量平衡。随着时间的进展,逐渐积累发展为净负值的组织蛋白和脂肪的存储平衡。恰当种类和数量的营养底物抵消了危重疾病中不可避免的分解代谢造成的部分损失,并提供了氧化和持续合成过程中所需的燃料。

一、营养和代谢评估

(一)何时开始是最佳时机

入住ICU 24～48h应开始肠内营养,开始肠内营养前应先对新入院患者的营养状况进行评估。慢性疾病的ICU患者往往都有不同程度的营养不良,甚至在他们入住ICU前就有。相比那些原先营养储备较好的人,这些入住ICU患者的营养储备已经到了耗竭的地步,他们无法耐受更多的营养消耗。尽管确定ICU患者的营养状况是非常重要的,但要如此准确仍然是个挑战,因为许多传统的"营养评价"参数对危重症而言是不可靠的。

(二)体重

虽然看似是一个简单的测量,ICU患者的体重往往因容量复苏、身体各个腔隙液体分布的改变而发生变化。因此,当前的患者重量应与他或她的"日常"体重及预测体重(predicted body weight,PBW)(PBW公式见表15-1)进行比较,PBW也称为理想体重,注意判定容量超负荷患者的"干"体重。

在危重症发作前的6～12个月体重显著减轻(>10%),表明患者具有临床显著营养不良高危风险。尽管有其局限性,与预测体重相比,当前体重可用于判断脂肪热量存储状况,并且可以适当指导热量支持治疗。

(三)血清蛋白

血清白蛋白、转铁蛋白和前白蛋白,通常维持着患者血清蛋白状态的平衡,在危重症和经历过大量液体复苏后的阶段不太明确。肝合成途径的重新调整和这几种蛋白质分解代谢的增加,使得他们由营养状态良好的指标演变为判断病重、全身炎症反应和临床结局(如病死率)的指标。

(四)开始营养治疗的时间

决定患者何时接受营养治疗也和其他的治疗措施一样同等重要。何时患者再次经口进食?在

营养良好的患者,如果预期禁食超过5d,那么就应开始营养支持治疗。但是,预先存在营养不良者,预期禁食超过3d,应开始营养干预。研究表明,对于机械通气的患者,除非有禁忌,营养支持治疗应在入住ICU 24～48h内开始。共识指南建议第一周努力提供50%～65%的目标卡路里,以达到肠内营养(enteral nutrition,EN)的临床效益。但是最近来自EDEN关于急性肺损伤的机械通气患者随机试验的数据表明,在机械通气前6d为患者提供EN,即提供约每日推荐营养目标的25%,和那些接受全目标80%患者的临床效果一样。

(五)热量目标的界定

为了制订合适的低成本全胃肠外营养(total parenteral nutrition,TPN)或全肠内营养(total enteral nutrition,TEN)处方,确定临床目标是非常重要的。为了做出合理的热量处方,人们需要知道患者个体的总能量消耗(total energy expenditure,TEE)及患者的热量目标。TEE界定了高代谢的严重程度。许多ICU患者的TEE可以通过间接测热法进行估计,因为测量取决于患者能否耐受短暂中断机械通气,所以要除外那些高吸入氧浓度(FiO_2>0.6)的机械通气和呼气末正压(positive end-expiratory pressure,PEEP)在7.5～10cmH_2O的患者,ICU卧床休息患者的30min静息能量消耗(resting energy expenditure,REE)一般接近TEE。在确定TEE后,以患者的脂肪储存为临床目标(表15-1),指导制订能量处方(或"非蛋白"能量)。

如果间接测热法不可行,为顾及危重病人的高代谢影响,可以通过Harris Benedict或the Penn State的"乘数"方程估计REE。有些ICU使用更简单的"一体适用"规则,如25 kcal/kg PBW。虽然进行了调整,但是这些规则仍然会低估或高估高代谢状态下实际的TEE,如果可能的话,应强调间接测热法的必要性和如后续所说的定期监测患者对营养支持治疗反应的必要性。

(六)蛋白质目标的界定

危重症期间,蛋白质从身体的许多组织中动员,如肠道、骨骼肌、血清白蛋白、皮肤。蛋白质的动员可以为关键蛋白质合成(例如急性期血浆蛋白和免疫球蛋白)和伤口愈合提供前体,并在不容易获得热卡情况下当作能源。多发伤、严重脓毒症或骨髓移植后的患者通常每天丢失30～50g尿素氮,这种动员和再分配的幅度是惊人的。这代表每天损失大于1kg瘦肉组织(损失30g瘦肉组织相当于丢失1g氮)。从骨骼肌内源性产生谷氨酰胺可能变小,从而使这些非必需氨基酸成为条件必需氨基酸。

尽管炎症介质诱导的分解代谢过程不能被外源性蛋白质逆转(即后者本身不能使患者正氮平衡),但是危重症期间提供的蛋白质和能量底物可减少蛋白质的损失。有些具有明显生长激素分泌不足的慢性重症患者对生长激素冲击治疗反应良好。然而,基于危重症患者补充生长激素的治疗会增加病死率、医院感染和器官功能障碍等风险,美国食品和药品管理局不建议使用。

表15-1 根据体重和脂肪储存状况的热量处方

目前体重与预测体重比例*	脂肪存储状态	热量处方
CBW<90% PBW 或者 BMI<18.5kg/m²	低于正常	每个人都应该有足够的能量供应,充实消耗的脂肪储存(每日热量供应>REE)
CBW 90%～130% PBW 或者 BMI 18.5～29.9kg/m²	正常	热量处方的目的是维持脂肪储存(每日能量供给=REE)
CBW>130% PBW 或者 BMI ≥30kg/m²	超过正常	能量供应的计划应利用部分多余的脂肪储存;假定肝和肾功能正常,要做到这一点,约50%REE作为非蛋白热卡和蛋白2g/(kg·d)

* CBW是患者当前"干"体重的最佳估计(如容量复苏前);男性预测(或瘦或理想)体重[PBW(kg)]=50.0+2.3(身高60in以上的每英寸),女性=45.5+2.3(身高60in以上的每英寸)。

CBW. current body weight,目前体重;PBW. predicted body weight,预计体重;REE. resting energy expenditure,静息能量消耗,近似于ICU患者的总能量消耗

一般情况下,营养疗法中需要提供多少蛋白质应取决于一个人的总(非蛋白质)热量处方(前面所述)。应给 ICU 危重症患者提供多少蛋白质,或多或少仍是由经验性决定。这种情况下,能接受方法之一是给予当前每公斤体重 2g 蛋白[假设肝和肾功能正常(表 15-2)]。对患病但不是 ICU 危重患者,1.5g/(kg·d)蛋白质给予将是一个适当的起点。相比而言,推荐健康、营养良好的成年人每日蛋白质摄入量为 0.8~1g/(kg·d)。

可通过计算患者的氮平衡来连续监测蛋白质分解代谢程度和每日蛋白质丢失情况。当计算氮平衡时,应该考虑血液尿素氮(urea nitrogen,BUN)的改变和粪氮损失,如下面公式所示:

氮平衡=摄入氮(g)-[尿氮(g)+ ΔBUN(g)+4]
(公式 15-1)

其中 $\Delta BUN(g)=[0.6×体重(f)×BUN(f)]-[0.6×体重(i)×BUN(i)]$,BUN(i)和 BUN(f)是血尿素氮的初始值和最终值(BUN 以 g/L 表达,不是实验室检查结果的 mg/dl),重量(i)和重量(f)是分别在测量期间的最初和最后重量(kg)。尿中尿素浓度乘以 24h 收集的尿液体积被作为尿氮(g)测量。

表 15-2 调整营养处方与器官功能障碍

器官功能障碍	调整
心脏	1. ↓钠 2. 服用地高辛的患者↑钾 3. 增加钾、镁、锌的需要 4. 最大限度地集中所有的解决方案 5. 心力衰竭患者补充维生素 B_1
肝	1. 每天至少提供 150g 的葡萄糖 2. 使用混合能量系统(葡萄糖和脂肪) 3. 如果发生肝性脑病或恶化,↓蛋白质 4. 如果肝性脑病药物治疗无效或标准的氨基酸(aminoacid,AA)配方下恶化,使用改良的氨基酸(AA)配方(高支链 AA) 5. 最大限度地集中所有的解决方案
肾	1. 腹膜透析的患者(见第 20 章),↓热量 2. 升高三酰甘油水平,↓脂肪千卡 3. 如果血尿素氮>100mg/dl,↓蛋白质 4. ↓镁、钾和磷 5. ↑醋酸盐
呼吸	1. 最大限度地集中所有的解决方案 2. 避免过度喂食,以防止 CO_2 过度产生 3. 在测量能量消耗下喂养 4. 最大限度地集中所有的解决方案

对于上述方程式的目的,假设 6.25g 蛋白质等于 1g 氮,以致氮的摄取等同每份 6.25g 蛋白质的摄入。方程式中"4"表示正常粪便(和非尿液来源)的氮损失(4g/24h)。一方面,如果患者是 TPN 并且没有大便,这可能要少得多(接近于零),另一方面,如果患者腹泻、肠外瘘或伤口负压治疗,则损失更多(双倍或三倍)。每升伤口负压引流液相当于 2g 氮。标准公式调整:↑.增加;↓.下降

二、提供营养支持

(一)选择给药途径

在确定需要营养支持治疗、确定其目标、记录患者的热卡和蛋白质处方之后,必须选择最合适的营养支持途径。但是,这一决定不该简单地只是受到患者当前可用的途径而支配。

如果胃肠(gastrointestinal,GI)途径(从空肠

远侧）是有功能且可用，没有使用禁忌证，强烈首选肠内营养。使用 GI 途径的潜在益处在于预防黏膜萎缩及阻挡细菌及其产物的相关损害，避免已知的和潜在的与 TPN 相关联的并发症，与 TPN 比较，降低了费用。

成功地利用 GI 往往取决于医务人员的出发点及其准确评估胃肠道功能状态的能力。后者通常基于以下五个参数：①粪便量；②鼻饲量；③恶心或呕吐；④腹部检查；⑤影像学检查。由于肠道血流受损时有加重肠缺血的风险，有些医疗机构已经避免对休克患者进行肠内营养。然而，在其他医疗中心，即使是在使用低到中等剂量升压药的 ICU 患者仍使用肠内喂养。2012 年 EDEN 随机试验支持后者，该研究报告非难治性休克患者的肠内营养无不良后果（EDEN 排除接受大剂量升压药的难治性休克患者，如去甲肾上腺素注射>30mg/min）。

如果肠内营养不能启动或失败，应选择胃肠外途径。即使开始肠外营养，也应该定期重新评估胃肠道，如果可行，尝试肠内营养。双重营养是指每日营养目标的小部分（例如，≤25%）使用肠内途径，以防止黏膜萎缩，同时使用非肠道途径，提供大部分的每日营养目标。

不管是什么途径，必须持续关注营养治疗的耐受性，必要时快速由一个途径转换至另一个途径。这两种方法应该互补，而没有竞争性。

（二）肠内营养

ICU 医师重视肠内营养。由于肠内营养设备、制剂及输送技术的改进，基本满足危重患者每日营养目标的需求。

1. **肠内营养通路** 肠内营养可以通过各种管道实施，在胃里（即营养管的尖端在幽门前）或在小肠中（即营养管的尖端在幽门后）（见第 16 章）。确定哪种类型的肠道喂养受到以下几个因素的影响：胃动力、胃肠道的连续性、误吸风险。营养管的类型（临时与永久）取决于治疗的预期时间。如果预计营养支持时间小于 1 个月，通常优选临时肠内营养。

肠内营养是否应分为幽门前或幽门后仍存在争议，在很大程度上，各地的做法往往反映个别重症监护室和机构的习惯。虽然胃内营养具有很好的临床意义，有误吸高风险的患者应避免，但是尚缺乏比较 ICU 患者幽门前与幽门后肠内营养哪一个途径更好的前瞻性临床试验。回顾性研究表明，与胃内营养相比，营养管通过十二指肠升部以及远的肠管，患者的误吸比例逐步降低。无论如何，发病率和病死率的数据支持早期使用肠内营养，而不是营养管顶端的具体位置，因此，不推荐为了获得幽门后肠内营养而延误肠内营养的做法。

与此相反，ICU 患者对照研究表明，抬高床头 30°～45°对于所有接受肠内营养的患者来说是有益的。同时，这个位置也应该是那些不接受肠内营养的 ICU 患者的标准做法（除非有禁忌），因为这个简单的动作可以有效地防止误吸和呼吸机相关性肺炎（见第 14 章）。

使用药物制剂（甲氧氯普胺或红霉素）可以帮助鼻肠管末端放置于幽门后，透视定位能够确认是否到位。在大部分 ICU 可以在床边即时进行（见第 16 章）。和以往相比，它减少了等待管道通过的时间和间歇期，并能够较早开始肠内营养。

然而，当反应迟钝或气管插管 ICU 患者，在导丝引导置入营养管时，口径小的鼻肠管可能会误入气管而危及生命（见第 16 章）。这些管子可能会沿着患者气管导管进入，导致无意中置入气管。如果带有导丝的鼻肠管进入插管患者的气管，因为它有足够的硬度，进一步插入很容易刺破脏层胸膜，由此会产生灾难性的气胸的后果。出于这个原因，有的 ICU 病房禁止使用这种类型的导丝，有的 ICU 病房在用导丝插入这些营养管的过程中通过透视引导（由经验丰富的临床医师监督），有的 ICU 医生采用床边颈部 X 线作为预防上述鼻肠管进入气管的措施，以确保营养管末端的位置在食管。然而，没有一种方法可以保证正确到位，应定期进行腹部 X 线影像检查以确认营养管前端的正确位置。

2. **肠内营养成分的选择** 合适的肠内营养成分选择应符合患者每日热量和蛋白质的需求。

近年来，随着底物数量和质量的进步，肠内营养的成分发生了巨大的变化。因为多数危重患者胃肠道的消化和吸收功能没有严重受损，大多数能够耐受完整蛋白质。许多特殊配方针对特定的功能障碍器官。虽然证明这些营养成分有效性的数据（并因此证明其额外费用）存在争议，提供肠内营养时应考虑器官功能障碍的类型和程度（表 15-2）。

3. 肠内营养的输送和管理　肠内营养可进行间歇或连续输注。通常间歇输注的量较大（150～500ml），白天间歇地输注（每 4～6h）。连续输注的量较小（50～150ml/h），大于 12～24h。营养管前端的位置是输注方法的主要决定因素。当肠内营养被输注至小肠，它应该仅通过输液泵被连续输注，以减少不耐受的可能性，如腹泻或腹胀。在病危期间肠内输注时间通常是 24h。如果白天频繁地中断输注，或想让患者在白天活动、相对自由的输注，例如，急性或恢复期的物理治疗可减少输注的持续时间（通过增大的速率）。

当肠内营养管的前端位于胃部时，通常采用间歇输注。虽然这可能是非卧床患者的最佳方式，但是病重期间可以更好地耐受较慢的连续输注。相比于间歇输注，目前还不清楚 ICU 患者的胃内营养连续输注能否减少或增加误吸的风险。

4. 肠内营养的并发症　肠内手术相关机械性并发症可以发生于手术时或术后恢复及护理期间。确保引流管的正确固定能够防止管周渗漏和管的迁移。管道冲洗以及避免通过小口径管道输送药物以减少阻塞。至少选用直径为 12 Fr（法国的）的管腔（优选 14 Fr）有助于防止堵塞。红霉素、甲氧氯普胺、组合疗法可有效治疗喂养不耐受。如果已进行了医疗干预，仍然存在大量的胃内残余，则建议为正在进行营养支持的患者置入幽门后鼻肠管［或"G-J 管"联合使用，其中胃（G）管用于排出胃液，防止反流误吸，和"口服"药物，而空肠管（J）用于喂养］。避免输送高渗药物，保持一个密闭的输送系统，可以防止胃肠道并发症，如腹泻。如果排除或治疗了难辨梭状芽胞杆菌（见第 38 章），严重腹泻者（>500ml/d）应该常规给予止泻药，如洛哌丁胺（易蒙停）。

（三）肠外营养

1. 适应证和规范　如果胃肠道因运动功能障碍、连续性中断、缺血、阻塞或不能持续、充分实现肠内营养，应进行肠外营养。尽管存在争议，如果患者因休克或在大剂量升压药治疗下仍然呈低血压（即平均动脉压<60mmHg）状态，一些治疗中心还是避免使用肠内营养。

葡萄糖或脂肪乳剂提供热卡。葡萄糖通常提供 50%～70%的每日非蛋白热卡，但葡萄糖不得超过 5g/(kg·d)（估计干体重）。后者的原因可能是因为危重病时机体的氧化受限。超过这个指标经常导致了多余的热量以肝脂肪形式进行储存。热卡的过量可以通过测量呼吸商（R.Q.）来确诊（即间接测热法测定 CO_2 产生与 O_2 消耗的比例），并发现 R.Q. 超过 1.0。

其他主要热卡燃料是脂肪，可使危重患者避免碳水化合物过度输注的负面影响。大多数医生提供每日热卡需要量的 30%～50%是来自于脂肪，并限制总剂量为 1g/(kg·d)。用作 TPN 热卡源的最常见脂质类型是长链三酰甘油，从大豆或红花油衍生的脂质乳剂。长链三酰甘油可能对嗜中性粒细胞功能和巨噬细胞的吞噬能力产生负面影响。当脂质微粒被网状内皮细胞捕获时，可能也会导致网状内皮系统功能障碍。但是，目前这些效应的临床意义仍存在争议，但强调的是，启动 TPN 不应该是顺其自然不计后果的。应在平衡潜在利益和潜在危害后进行。相比于 ω-6 脂肪酸，ω-3 脂肪酸具有较低的炎症反应，但在美国，它们不能用于胃肠营养。

浓度为 1%～15%的合成结晶氨基酸溶液（必需和非必需氨基酸的混合物）是补充蛋白质的正常营养物。虽然静脉给予补充谷氨酰胺一直被视为 ICU 患者接受肠外营养的标准治疗（主要是根据 meta 分析的基础，指出这种补充具有较低死亡风险），2013 年发表的 Heyland 等主持的、大型多中心随机对照临床试验发现，补充谷氨酰胺的多器官功能衰竭的 ICU 患者在 6 个月内的住院病死率风险显著增加。这些结果增加了人们对 ICU 患者静脉补充谷氨酰胺疗效和安全性的顾虑和疑问，特别是有两个或两个以上器官衰竭的患者。

2. 维生素和微量元素　在疾病急性期和代谢需求旺盛的时候，有可能会增加对维生素和微量元素的需求，但需要增加多少的量尚未明确。如果在急性疾病发作前，体内存储因长期慢性疾病消耗殆尽，即使血清水平表现正常，仍可能存在不足之处。除了标准的多种维生素制剂，每日在 TPN 溶液中加入维生素 K（1mg），以提供机体维持功能的需要。在美国，当多种维生素的 TPN 暂时供不应求时，给予缺乏足够维生素 B_1 的 TPN

营养液,已经导致了严重的乳酸性酸中毒。

病危期间一般不建议注射铁,因为注射用的右旋糖酐铁与血脂不兼容,应避免将铁添加到含脂质的 TPN 溶液。代谢需求增加期间需要追加微量元素,可以通过每日加入 TPN 溶液输注给危重症患者。

3. 液体、酸碱平衡和葡萄糖稳态的影响　危重病期间,众多因素影响患者的体液平衡和电解质平衡。例如,急性损伤的初始阶段存在钠水潴留。本质上,TPN 是一种糖-脂质-蛋白-浓缩液,也是一种电解质溶液,可以适当地调整以治疗体液与电解质代谢紊乱,并提供营养。

当患者的容量负荷出现变化时,例如,当危重症患者不能耐受与 TPN 配方相同容积的液体时,应最大限度地限制患者的液体总量,以避免过早停止 TPN。如需要快速扩容则可通过"加压输液"的方式来实施。

疾病严重期间的酸碱平衡至关重要。TPN液体本身对酸碱平衡的影响极少。例如,用于中心静脉输注的 TPN 溶液的 pH 通常在 4~5。脂质的加入可使该 pH 升高,其他的剩余酸通过加入以醋酸盐为形式的碱来平衡(如钠盐或钾盐)。

危重患者的血糖波动较大,TPN 可加重高血糖。混合能量供给(脂质和葡萄糖组合)减少了外源性胰岛素的需求。如果需要,胰岛素应添加到肠外营养液中,其剂量要足够覆盖肠外营养的葡萄糖含量。胰岛素滴注应该被用来治疗医疗相关的高血糖。虽然最初的单中心试验结果显示,相比于目标血糖为 180~210mg/dl 的胰岛素治疗方案,强化的胰岛素治疗方案(目标血糖为 80~110mg/dl)能够减少外科 ICU 危重症患者的病死率。但随后的研究中,内科和外科 ICU 患者并未得到类似的结果。外科和内科 ICU 患者的大型多中心研究表明,要么增加了病死率,要么对病死率没有显著的影响。此外,几乎所有这些后续的研究均表明,与常规的、较温和的、血糖目标范围为 180mg/dl(10mmol/L 或更低)的方案相比(见第 12 章),血糖目标范围为 81~108mg/dl(4.5~6.0mmol/L)的强化胰岛素治疗方案增加了严重低血糖(≤40mg/dl)的风险。

4. 中心静脉通路　中心静脉通路是必需的,以保证安全、有效地输注 TPN 溶液,因为这些溶液高热量,含有大量的氮,而且常须以最小的容量配制,从而导致显著的高渗性(>900mmol/L)。用于输注 TPN 的导管末端应置于上腔静脉,以防止并发血栓性静脉炎。中心静脉导管建立后,导管局部的护理至关重要,以减少接受 TPN 患者并发感染的风险。此外,中心静脉导管的其中一个端口应为 TPN 输注专用(见第 11 章和第 14 章)。

5. 受损的"排泄系统"　"排泄系统"处理机体的代谢产物。危重患者常见肾、肝和呼吸系统功能损害,当一个或多个系统受损或者患有心力衰竭时,TPN 营养物质的配方和输注方式或两者均应调整(表 15-2)。

三、营养目标完成情况的评估

(一)系列标志物

检查患者以确定其营养支持治疗是否达到目标非常重要。为此,应连续测量体重。按常规,几个星期后的体重变化应反映组织增生或破坏情况,所以,"干"体重的增加是营养目标是否完成的重要衡量指标。

为了确定能量配方是否反映了患者代谢状态的变化,重要的是获得 REE 的系列衡量指标。人们还应该定期衡量氮平衡和蛋白质储存情况(见前面介绍的方程)。然而,危重患者的实际氮平衡目标不是达到正氮平衡,而是减少负氮平衡。系列血清蛋白如白蛋白、转铁蛋白、前白蛋白,可能显著受到危重症的影响,不仅内脏蛋白组成随着时间变化,而且它们的合成和降解速率也在变化。然而,这些血浆蛋白的改变对预后具有相当大的意义。

(二)未达到营养目标的原因

未达到营养目标的原因是多方面的,例如,没有合适的途径、液体的限制或排泄系统的清除率降低等。只要采用积极的方法及时启动、监测肠外或肠内营养支持治疗的有效性,大多数原因是可以预防的。营养治疗的循证医学指南推荐早期和恰当的营养治疗。

四、临床利弊

1. 接受肠内营养的 ICU 患者常发生腹泻,这很少完全由喂养造成,更多的时候与应用药物、

GI 吸收不良或感染有关(见第 38 章)。

2. 胃残余量过多可能会影响足量的肠内营养支持；在这种情况下，考虑幽门后肠道喂养。

3. 如果留置幽门后鼻肠管的患者有呕吐，应确认该管的末端仍然在幽门后，因为逆蠕动可能使它移位到胃部。

4. 严重营养不良的 ICU 患者开始营养治疗时，要注意"再喂养综合征"(见第 39 章)。

5. 患者试脱机时，要考虑给予过多的热量可产生过多的 CO_2。如果存在过度喂养，间接测热法显示呼吸商将超过 1.0。

第16章

营养支持相关操作方法

Megan E. Carr-Lettieri,著   吴淡森,译   石松菁,校

由于大多数重症监护病房(ICUs)的危重患者不能通过口腔摄取或口服药物来维持他们的营养需求,ICU医生常使用几种方法来提供营养和药物。必要时,进行肠内置管,允许短期和长期输注营养物质和药物进入胃肠道(gastrointestinal, GI)。本章阐述了有关如何成功地将营养管道置入到胃或近端小肠的可行方法。鉴于某些特殊患者的临床状况、操作者的能力、可获取的先进技术、成本和安全性,本章介绍了适当方法的选择。

一、背景

根据一些多中心临床试验结果,肠内营养是胃肠道完整、功能正常的患者营养支持的首选方法。与肠外营养[静脉注射(intravenous,IV)]相比,肠内营养具有更好的临床效果,包括降低脓毒症风险。此外,自从20世纪60年代末开始全胃肠外营养(total parenteral nutrition,TPN)以来,不存在任何不能喂养的患者。除了每日的高成本(相对于肠内喂养),TPN可并发严重感染和代谢不良反应,使得很多患者无法达到充分补充营养的目的。于是,产生了以半要素膳食和新型饲管系统为基础,而恢复上消化道功能的创新方法。

通过使用的特殊方法和容纳更多的胃内容物,使得许多ICU患者早期和安全地通过鼻胃管喂养。然而,鼻饲不适合那些具有误吸高风险的患者(例如那些因部分或完全肠梗阻、胃排空严重受损的患者)。这些患者需要置入幽门后鼻肠管,同时进行胃减压,通常使用双腔鼻饲减压和空肠饲管(即所谓的"G-J管")。

一般情况下,如果预计患者的肠内营养时间超过四周,应更换为更安全和持久的GI途径,如胃造瘘管或空肠造瘘管。可采用多种方法放置这些长期GI管:经皮、内镜或通过开腹或腹腔镜手术。便于拆卸的长期GI管包括使用经皮内镜下胃造瘘管(percutaneous endoscopic gastrostomy, PEG)、PEG空肠延长管(PEG with jejunal extension,PEG-J)和直接经皮内镜下空肠造口(direct percutaneous endoscopic jejunostomy, DPEJ)。综合利用肠内营养支持方法,进一步提高了患者的临床效果,使患者对TPN的需求从90%减少至70%。

二、适应证

长期肠道喂养管主要用于呼吸衰竭插管的患者或神经系统病变(器质性或药物诱导)引起吞咽障碍的患者或头面部创伤的患者;恶性肿瘤或其他原因狭窄导致的消化道梗阻;或动力问题,如胃轻瘫;高分解代谢状态,例如囊性纤维化、大面积烧伤、克罗恩病。肠内营养管也可用于水化和给药。此外,PEG管可以选择性用于严重胃轻瘫或不全性肠梗阻的胃减压。

空肠营养管主要用于提供幽门后营养,减少

胃内容物的误吸,或者当存在梗阻或动力的问题时,应避免胃内喂养。

三、禁忌证

(一)绝对禁忌证

对于从鼻腔或口腔置管,以下几种情况被认为是绝对禁忌证:存在或疑似的颅底骨折;鼻咽或食管梗阻,近期食管手术或切除术;颌面部创伤;无法控制的凝血功能障碍;重度食管静脉曲张;气管食管瘘;鼻腔狭窄;或鼻肿物。

外科手术放置的绝对禁忌证包括:胃肠道机械性梗阻(除非在胃肠减压下进行);进行性加重的腹膜炎;无法纠正的凝血;或肠缺血。

(二)相对禁忌证

肠内置管的相对禁忌证包括GI出血;血流动力学不稳定;腹水;呼吸窘迫;病态肥胖和某些解剖的改变。由于可见的血管或食管静脉曲张破裂引起的消化性溃疡出血的再出血率很高,因此,建议延迟至72h建立通路和开始肠内营养。血管发育不良、胃炎或应激性胃病的再出血风险很小,因此不需要延迟。

四、术前评估

(一)抗凝及抗血小板治疗

美国胃肠内镜协会(American Society for Gastrointestinal Endoscopy,ASGE)与介入放射协会(Society of Interventional Radiology,SIR)发出了关于接受肠内手术患者的抗凝治疗或抗血小板治疗的管理建议(表16-1)。ASGE将常规使用胃镜或透视而非任何经皮切口或穿刺的操作定义为低风险的过程。高风险的操作包括任何切口或建立新造口的(即所有新PEG管的插入)的肠内置入技术。如果存在可能发生血栓栓塞的风险,手术操作前也应停止抗凝或抗血小板治疗。

表16-1 介入放射学(SIR)和美国胃肠内镜协会(ASGE)的推荐摘要

	SIR 抗血小板建议	SIR 抗凝建议	ASGE 抗血小板建议	ASGE 抗凝建议
低风险操作*	血小板目标≥50 000；保持氯吡格雷至操作前5d；不要停用阿司匹林；保持操作前1剂低分子量肝素	如果INR>2.0给予FFP或维生素K纠正	继续阿司匹林治疗；继续氯吡格雷至操作前	继续治疗；INR不超过治疗范围,在操作当天再检查一次
中度或高风险	血小板目标≥50 000；保持氯吡格雷至操作前5d；不要停用阿司匹林；保持操作前1剂低分子量肝素	纠正INR<1.5	如果操作被视为至关重要的,在操作前7~10d停止氯吡格雷；开始临时使用阿司匹林治疗；术后或稍后被认为是安全时继续晨服氯吡格雷	操作前5d停止华法林；考虑开始使用治疗剂量低分子肝素,直至操作当天早晨;即刻操作前INR目标<1.5

*SIR认为启动胃造口术是一个中等风险的操作。若患者具有血栓栓塞的高风险,则考虑推迟择期操作

FFP. fresh frozen plasma,新鲜冰冻血浆；INR. international normalized ratio,国际标准化比值

低风险的操作:不涉及切口；中度风险或高风险的操作:切口或创建一个新的造口(见原文和详细信息的来源)改编自 Nikolic B,et al: Consensus guidelines for periprocedural management of coagulation status and hemostasis risk in percutaneous image-guided interventions. J Vasc Interv Radiol 23:727-736,2012; American Society for Gastrointestinal Endoscopy Standards of Practice Committee. Management of antithrombotic agents for endoscopic procedures. Gastrointestinal Endoscopy 70:1060-1070,2009.

(二)抗生素预防

接受胃造瘘的患者往往因营养不良、高龄、并发症和免疫抑制而感染的风险增加。经皮造瘘放置胃管的造瘘口周围的感染发生率为5.4%~30%。建议使用覆盖常见皮肤微生物的第一代头孢菌素或其他一些类似的抗生素。因其他因素已经接受抗生素治疗的患者不建议特殊的抗生素预防。

五、技术程序

鼻饲管（nasoenteric feeding tubes, NETs）是由硅树脂或聚亚氨酯制成的。它们的直径通常是12或14Fr，长度在15～170cm（表16-2）。NETs可以直接在床旁放置，或者在内镜或透视指引下放置。它们具有各种性能，有助于成功置入，其中包括可移除的管心针或导丝、辅助标志、不透射线标记、磁铁和缝合回路。也可以采用双腔NETs，它可以进入胃和小肠。

类似NETs，PEG管也是由硅树脂或聚亚氨酯制成的。它们的直径为12～28Fr，通过胃腔内胃前壁的内固定板或者充气气囊和前腹壁外的外固定板或固定垫的连接，将其固定于胃前壁。

表 16-2 营养相关的通路和程序摘要

设备	大小	优点	缺点	成本问题
NET	3.5～16Fr	置于床边；方便使用；长管可以提供幽门后营养；快速喂养；有些具有磁跟踪功能，以方便进入空肠	如果要幽门后放置，需要透视；患者容易拔除/移位	
PEG	16～30Fr	可以在床边胃镜下、X线下或在手术室成功放置；如果肠梗阻，可用于减压	需要两个经特殊培训的人员才能放置；手术并发症（麻醉相关、穿孔）；内镜并发症；管移位；置入部位感染	内镜；如果经皮放置需要胃肠科或放射介入科医师；如果在OR放置，需要手术小组、麻醉和透视
PEGJ	PEG portion: 12～24Fr Jejunal extension: 8～24Fr	可以远端喂养同时通过胃端口进行减压；放置成功率高	需要透视；J-延长管能够翻转进入胃部，并需要处理；频繁的管子变化，需要移位或阻塞	操作费用：内镜医师、麻醉、透视；必要时手术室费用
DPEJ		手术解剖有难度的患者较易成功	更具挑战性的放置；需要先进的临床经验	手术费用（OR，麻醉，外科医生，透视）

NET. nasoenteric tube，鼻肠管；PEG. percutaneous endoscopic gastrostomy，经皮内镜下胃造口术；PEGJ. percutaneous endoscopic gastrostomy-jejunostomy，经皮内镜下胃-空肠吻合术；DPEJ. direct percutaneous endoscopic jejunostomy，直接经皮内镜下空肠造口术

（一）徒手床旁放置

通常情况下，首次尝试放置经口腔或者经鼻腔肠内营养管是在床旁没有影像学或内镜辅助的情况下进行的。许多机构甚至已经制订政策，允许注册护士（registered nurse，RN）（或是有资格执行该操作的注册营养师）床边进行操作。一般情况下，操作前应获得患者的知情同意，因为操作无法确认是否位于气管或穿透胸膜，是否经管道输送营养物进入了肺部。

已经修改几种评估方法，以便能反映已知的不良反应和时有发生的致命事件，如置入气管或主支气管、气胸。这些评估方法包括胃内气过水声的听诊、所置管的近端口淹没在水中观察有无气泡冒出、胃内容物pH试纸测试和呼气末CO_2的监测。

为减少不确定性和提高管子通过食管最终到达小肠的安全性，如果需要，建议采用两步摄影（知识框16-1）。

知识框 16-1　气管插管和机械通气成年患者放置小口径带有导丝的鼻饲管的操作步骤
1. 测量从患者鼻尖到剑突鼻饲管的长度(平均身高患者约 40cm,如果从口腔测量约 35cm)。
2. 用无菌水或无菌的润滑剂进行润滑,并轻轻推送鼻饲管至先前测量的到达剑突的距离。
3. 如果患者开始咳嗽、氧饱和度或潮气量下降,或如果越过口咽后,感到有阻力,停止推送并取出鼻饲管。让患者恢复后重复上述过程,直到成功。
4. 在确定经口气管插管的患者管道到鼻腔或者气管导管(endotracheal tube,ETT)的长度没有超过操作前预先测量的长度后,进行 X 线胸片(CXR)拍摄,以确认其是否在食管内。
5. 一旦 CXR 证实管前端在食管远端:
(1)如果患者能耐受,使患者右侧卧位(右侧向下)。
(2)除去固定设备(胶布/鼻贴)。
(3)推送管子至 50cm,用注射器将 50ml 的空气注射入管中,听诊胃部。
(4)如果在胃部听到了空气吹入的声音,再注射约 300ml 的空气。
(5)当鼻肠管再推送 5cm,直到达 75cm 时,缓慢推注空气。
6. 约 75cm 时停止推送,于右下腹听诊:
(1)如果听到的响声在通过腹部时比较明显,很可能在十二指肠。
(2)此时,通过快速来回滑动导丝 5~10cm,检查导丝的阻力。
(3)如果导丝滑动自如,则不可能盘在胃内。
(4)如果钢丝不能自由移动,将管子退回约 45cm 处,重复上述步骤。
7. 第 6 步之后,如果患者能耐受,将鼻饲管推送至管子的最远点(109cm)。
8. 鼻子皮肤清洁,用布带或特定的固定装置固定管子。*
9. 获取患者仰卧的腹部 X 线。
10. 一旦证实管子放置恰当,去除导丝,允许使用管道。

* 如果患者有自己拔除管子的高危因素,考虑约束设备。感谢作者。 |

(二)内镜

有各种内镜的方法可以将 NETs 从鼻孔送至小肠。最常用的 NETs 置入方法是通过内镜置入导丝最初安放于空肠,导丝借助辅助通道送至小肠。然后移除内镜,保留导丝。将细的鼻肠管通过一侧鼻腔置入口咽部,使得管子的一端离开口鼻腔。随后,导丝从口腔向上通过鼻肠管穿出鼻孔,最后拔除导丝。

同样,也有用于固定 PEG 管的内镜操作方法。三个最常见的技术是:经口拖出法、经口推入法和直接经皮法。这三个技术的初始阶段是类似的。为减少伤口的感染率,预防性静脉(intravenous,IV)输注抗生素后,进行上消化道内镜检查。随后,向胃注气,以便使胃壁贴近前腹壁。通过内镜的光在腹壁上的透射及手指压痕进一步证实 PEG 置管的安全位置(通常在左上腹)。

(三)透视

透视是确认肠内营养设备位置的另一种选择,在 ICU 很容易实施。如果 ICU 不可行,那么从 ICU 安全转出行该检查的常见限制因素是患者的血流动力学不稳定。

六、管路护理的实际问题

(一)喂养的启动

传统上,内镜引导下经口腔胃肠置管 12h 和 24h 后,便可启动喂养。然而,一些前瞻性随机试验表明,3h 或 4h 后开始早期喂养,甚至置管完成后立即给予喂养,也是安全的。Bechtold 等通过总结 6 个随机试验的 meta 分析证实了这些结果。对比在经腹胃造瘘置管后早期或晚期喂养的类似的随机对照研究尚未开始进行。通常,在早期的文献里,喂养的启动在 12h 和 24h 之间。在近期描述内镜下经腹造瘘的经验性研究中,4h 和 6h 启动喂养,似乎是安全的。

(二)管路冲洗

GI 管具有堵塞的可能,尤其是直径较小的管。那些用于检查胃残余量管子的发生率更高。管路闭塞通常是由蛋白质基础的营养液在酸性环境和与药物的相互作用下发生的。

(三)肠内管路的畅通

即便按照最好的方法操作,营养管路也可能会堵塞。

(四)固定技术或设备的使用

初期使用 8-Fr 红色橡胶导管充当鼻空肠管的固定装置(穿过一个鼻孔,围绕鼻中隔后部,从另一个鼻孔退出),有效地减少了导管脱落次数,从而降低了重复影像学检查和更换管路的相关成本,同时也减少了患者未能达到营养目标的风险。放置系带的技术往往会导致明显的鼻腔溃疡、出血和鼻窦炎,给我们提出了一个如何正确使用的问题。后来,利用磁铁来介导的新技术已被证明是安全有效的,它通过 1/8in 的塑料胶带和安全的外部塑料夹来直接固定鼻空肠管。

七、特别注意事项

肠外瘘

肠外瘘患者喂养涉及经瘘口放置营养管,和进入小肠的肠内营养物质的输送。在这种特殊病例中,该喂养方法可逆转营养不良,改善胃肠外营养引起的肝病,改善小肠功能以利于再次手术。多个瘘的患者,荧光透视可用来探测每个瘘,寻找胃肠(GI)道的最远端。简化近端瘘管喂养,增加远端瘘管的排出。

八、PEG 管置入的并发症

(一)急性并发症

多数 PEG 管放置的急性并发症与镇静相关,这可能导致血流动力学不稳定、缺氧或误吸。虽然整体风险<0.1%,但它可能有显著的发病率。急性内镜并发症包括误吸、出血和穿孔,以及上述与镇静相关的并发症。

(二)误吸

操作过程中误吸的危险因素,包括仰卧位、镇静、神经功能障碍和高龄。可以通过避免过度镇静、操作前彻底回抽胃内容物、胃胀气吸引及避免延长手术时间等方法来减少这些风险。

(三)内脏穿孔/腹膜炎

胃、小肠或结肠的不慎穿孔是 PEG 管放置过程中一个潜在的致命性并发症,估计发生病例 0.5%~1.3%。可以通过加大内镜透射剂量和手指触诊不连续的压痕来识别胃部的安全进入点,以降低穿孔的发生率。在 GI 解剖显著异常情况下,计算机断层(computed tomographic,CT)扫描可以用来标记胃部安全进入点。

据估计,短暂的亚临床气腹发生于约一半的胃造瘘手术病例中,但一般不具有临床意义。术后腹膜炎本身表现为急性腹痛、肠梗阻、发热,白细胞增多。腹部平片对气腹术后这些可能性的评估存在限制性。CT 扫描或注射水溶性造影剂的荧光透视可获得比平片更多的信息。

(四)慢性并发症

慢性并发症包括局部感染、造口周围的渗漏或刺激、"内固定器植入综合征"、胃溃疡或出血、瘘道、不慎拔管、管道真菌感染和肿瘤种植。

经口胃造口管放置最常见的并发症是胃造口周围的感染。这种情况下,较高的感染率与胃造瘘口外部与内部垫之间的压力过大有关。

内固定器植入综合征起因于胃内部固定器上黏膜的部分或完全覆盖。它发生于 0.3%~2.4% 的 PEG 后患者。这种综合征的典型表现为持续性造口周围的渗漏和感染。管理包括内镜下的去除和更换。在许多情况下,该管随着外牵引部分而被去除,可通过遗留的管道或附近的位置置入一个新管。

九、管路阻塞

(一)管路冲洗

对几个冲洗剂进行了研究,包括水、碳酸饮料和蔓越橘汁。其中水更具有优越性,可能是由于其缺乏管壁的黏附。由于许多因使用自来水冲洗诱发感染例子的发表,建议用无菌水冲洗管路。在实际应用中,各个机构的预防方法各不相同,一些机构间通常使用胰腺酶预防管路堵塞。

(二)管路的畅通

如果简单无菌水冲洗不能疏通管路,胰腺酶的灌注估计可以疏通 50% 以上闭塞管路。如果这些措施失败,可以尝试使用机械装置清洁管路,如一个 Fogarty 气囊、活检刷或市售的的管路清洗器。更换管路是最后的手段。

(三)**更换管道**

经过恰当的护理,大多数经口咽内固定型胃管可以保留1~2年。然而,最终所有管都会由于破损、阻塞或者脱落而需要更换。是一些机构有标准的预防性维护胃造瘘管的方法,其中包括一段固定时间(通常每3~6个月)内的选择性更换。

第 17 章

危重患者的药动学变化

Amanda M. Ball　Cassandra J. Bellamy,著　杨伙保,译　石松菁,校

在危重症患者中,许多药物的药动学可能会发生大幅变化。要确定特定药物的恰当剂量,就需要了解危重病或 ICU 常见干预措施所导致的生理学异常是如何改变药物的药动学(即血液和其他体液中药物浓度随时间变化过程)和药效学(即药物对患者疗效随时间变化的过程)的。本章重点介绍用于危重症的常见药物以及特殊的药动学和药效学改变。

一、心血管疾病

心输出量的急性降低减少了器官的血流,并可能削弱对药物的清除作用。充血性心力衰竭患者的口服药物吸收也会降低。

二、肝功能异常

肝功能异常可不同程度影响药物的肝代谢,这取决于肝功能异常的类型和程度。一般情况下,肝病患者对药物清除率降低,通过肝氧化的药物比那些通过肝结合的药物受影响更为明显。肝病患者常伴有低白蛋白血症,同时也可能增加了蛋白结合率高的药物的分布容积(由于增加了游离型药物在所有体液中的分布,包括腹水)。在低血容量患者中,肝的灌注可能会受到影响,因而导致了药物的清除降低。经广泛肠肝循环的药物也可能因肝代谢的减少从而增加了其口服生物利用度。通常,当患者肝功能障碍加重时,药物在肝代谢将进一步下降。

三、肾功能不全

虽然低分子量药物(非高蛋白结合率的药物)在肾小球中被滤过而后部分被重吸收,但是,大多数药物通过肾分泌而被清除。当肾功能受损时,通过任一机制经肾清除的药物,其剂量和给药间隔必须进行调整,通过肾清除的药物,随肌酐清除率(CrCl)的下降而相应减少。

四、透析

药物是否受血液透析的影响,取决于药物的理化性质和血液透析方法。一般情况下,高水溶性药物比非水溶性药物更易被透析。应用低流量滤器的传统间歇性血液透析不会清除分子量高、分布容积大(>2 L/kg)和蛋白结合率高的药物;然而,高通量透析可以去除较大分子量的药物。目前,大多数患者接受的是使用高通量滤器的血液透析。除了药物的理化性质,经血液透析清除的药物量取决于血液透析的时间、血流速度以及透析液。接受超滤的患者比血液透析的患者有较低的药物清除百分比。如果一个药物能被血液透析明显地清除,那么患者在透析后可能需要补充剂量。连续性肾替代治疗使用类似于高通量滤器膜,其滤过效率近似于 30~60ml/min 的 CrCl,这取决于血流速度和透析液(见第 20 章)。这些患

者的药物应做相应的调整。

五、血流状态的变化

低血容量可浓缩胞外溶质,包括药物,并且可能减少肾对药物的清除。此外,低血容量和休克降低了肝血流,也反过来减少了肝的药物代谢。与此相反,液体超负荷降低了血浆药物浓度,特别是高蛋白结合率和水溶性的药物。

六、营养不良

在血清蛋白质消耗阶段,若总药物浓度在治疗范围内,那么蛋白结合率高的药物(例如结合于白蛋白的药物)未结合(游离)部分会增加,就可能引起毒性作用。因此,对于营养不良的患者,该类药物的治疗水平(反映总的血清浓度)会低估了它的潜在毒性。对于治疗区间窄的高蛋白结合率的药物,应得到这些患者的游离药物浓度。严重营养不良患者肝的药物代谢水平也可能降低。

七、肥胖

医疗中一种相对较新的挑战是超重、肥胖或病理性肥胖(见第29章)患者的管理。虽然这部分患者所占比例越来越大,但是这部分患者的药动学变化资料很少,如关于肥胖患者口服药物吸收的信息缺乏,且目前还不清楚会发生什么样的变化。接受胃旁路术的患者充当了关于药物口服吸收的研究对象。没法给这一人群的吸收变化下结论。肥胖患者通常有心输出量、总血容量、器官重量增加。理论上这些变化有助于增加分布容积;然而,其临床意义未知。肥胖患者的血清白蛋白和总蛋白没有改变,那些与血浆蛋白显著结合的药物的分布不会变化。高度亲脂性药物可能会有更高的分布容积;然而,并非所有亲脂性药物都会分布到脂肪组织。根据预测体重或干(也被称为"理想的")体重、总体重或校正体重来确定一种药物的剂量应建立在已公布的临床数据基础之上。一般情况下,经过Ⅱ期结合的药物其代谢可能增加,而经过Ⅰ期代谢的药物因其代谢涉及细胞色素 P450 酶而有所不同。

相比于体重正常的受试者,肥胖患者对依赖于肾小球滤过药物的清除显著增加。对肥胖患者的肾小球滤过进行评估具有挑战性,CrCl 的估算可能低估了肾小球滤过率。

八、老年人群

由于老年人口的增加,评估这一人群药物的使用显得越来越重要,其中包括正常老龄化过程中的药动学的变化。虽然老年患者的专有定义是 65 岁及以上的患者,但并不是所有在这个年龄段的患者都会表现出相同的药动学变化。潜在健康状态和并发症情况的不同比绝对年龄更大程度地影响着药动学。一般来说,老年患者胃肠道 pH 的升高有可能将损害酸依赖药物的吸收。老年患者也可能有胃排空延迟,这可能会降低药物吸收速度,但不会减少药物吸收总量。通常这些患者的身体结构会发生变化,如肌肉组织质量的下降和脂肪组织的相对增加。由于这些变化,被分配到脂肪组织的药物可能分布容积会增加,而水溶性药物的分布容积可能会下降。随着年龄增长,经肝氧化的药物其代谢能力降低,而那些经肝结合的药物其代谢能力相对较完好地保存着。这种肝功能的下降,可能会导致具有明显经过代谢的药物的口服生物利用度增加。肾小球滤过率通常随着年龄的增长而下降,且与年龄的增长密切相关。因此,经肾小球滤过清除的药物需要减少剂量。此外,在肌酐清除率降低时某些药物的给药是不安全的,对于老人甚至有可能是禁忌的。虽然有许多计算肌酐清除率的公式;然而,对老人而言不存在标准。当使用较小治疗区间的药物时,应仔细评估肾功能,因为许多计算公式会高估老年人的 CrCl。

九、机械通气

机械通气对血流动力学的负面影响可能会损害肝、肾功能,尤其对于使用高水平呼气末正压(positive end-expiratory pressure,PEEP)或存在内源性呼气末正压(auto-PEEP)($>10cmH_2O$)以及使用大潮气量($>10ml/kg$ 预测体重)的患者。即使没有低血压,心输出量也可能是降低的。

十、经皮给药

应慎重考虑到危重症患者经皮给药的弊端。皮肤和皮下组织灌注的减少可能会使得药物的吸收不稳定,是不可靠的给药途径。此外,某些药物如芬太尼,发热时吸收会增加,这可能会导致不可预测的药物不良事件。某些其他药物(尼古丁、可乐定、睾酮或东莨菪碱)的反面具有铝制包装,使得它们不能在磁共振成像(magnetic resonance imaging,MRI)过程或心脏电复律过程中使用。由于经皮给药的起效和消除的时间长,快速增加或减少药物剂量通常是不可能的。总而言之,选择经皮吸收药物时应谨慎,如有可能,应该选择其他更可靠的给药途径。

十一、氨基糖苷类

氨基糖苷类抗生素通过不可逆地结合30S核糖体亚基,抑制细菌蛋白质的合成。阿米卡星、庆大霉素和妥布霉素对大多数革兰阴性菌具有抗菌活性,通常经胃肠外给药用于治疗卫生保健相关性感染。新霉素是唯一可口服的氨基糖苷类药物,生物利用度差,主要用于肝性脑病或肠道清洁。经胃肠外给药时,氨基糖苷类药物分布迅速(30min到1h),主要分布到细胞外液,从而导致一个较小的分布容积(0.15～0.35L/kg)。氨基糖苷类药物通过肾小球滤过排出体外,消除半衰期与CrCl密切相关。肾功能正常的患者其氨基糖苷类消除半衰期为2～3h;然而,对于肾功能不全患者,其半衰期会显著增加。

氨基糖苷类通过浓度依赖效应来显示其抗菌活性,也就是说,杀菌能力随着浓度的增加而提高。与氨基糖苷类杀菌活性相关的最佳药效学参数是血药浓度峰值与最小抑菌浓度的比值(peak:MIC)达到10:1。几个给药策略可用于达到这一目标,包括传统的(每日多次给药)和每日一次的给药,而每日一次给药已变得更加普遍。这个给药策略使得峰浓度最大化,从而具有最强的杀菌活性,但却通过无氨基糖苷类使用的时间间隔使其不良反应最小化。其结果是降低了谷浓度相关毒性(肾毒性)的风险。

氨基糖苷类特别是庆大霉素,对革兰阳性菌有协同抗菌效应(葡萄球菌属、肠球菌属和链球菌属)。协同抗菌的给药策略和目标峰值浓度不同于治疗革兰阴性菌感染。表17-1含有传统的、每日一次或延长给药间隔、药物协同作用的剂量策略和目标血清浓度。通常为接受传统或协同治疗的患者推荐峰和谷浓度。应在完成第四或者第五剂输注后1h,稳定状态下获得峰值。而谷浓度应在第四或第五剂注射之前的稳定状态下获得。如果患者接受每日一次或延长给药间隔时间,应在首剂之后6～14h随机测定血药浓度。这一血药浓度水平应当被应用于各个列线图中,协助确定给药剂量。图17-1是最常用的列线图,即Hartford列线图。当给药剂量靠近列线图值边界时,应加大剂量,延长给药间歇时间。接受阿米卡星治疗的患者,在使用列线图之前随机血药浓度应除以2。

表 17-1 氨基糖苷类的给药策略和理想治疗浓度

氨基糖苷类	剂量(mg/kg)*	目标峰值(mg/dl)+	目标谷值(mg/dl)	给药间隔#
传统给药策略				
庆大霉素/妥布霉素	1.7～2.5	4～10	<2	8～24
阿米卡星	7.5	15～0△	<8	12～48
协同给药策略				
庆大霉素	1§	3～5	<2	8～24
每日一次(扩大间隔)$				
庆大霉素/妥布霉素	5～7	NA	见列线图	24～72
阿米卡星	10～15	NA	见列线图	24～72

* 如果实际体重(actual body weight,ABW)>预测体重(predicted body weight,PBW)的120%,使用校正体重(adjusted body weight,AdjW),AdjBW=(ABW-PBW)×0.4+PBW。注:男性PBW(kg)=50+2.3×(身高-60in);女性PBW(kg)=45.5+2.3×(身高-60in)

+ 目标峰值取决于感染的严重性和部位

给药间隔时间(小时)应根据肾功能进行调整

§ 患有链球菌性心内膜炎的患者可每天一次 3mg/kg

$ 为了使用Hartford列线图,庆大霉素/妥布霉素的剂量是7mg/kg和阿米卡星为15mg/kg(请参阅参考文献的其他列线图,因这里未包括低剂量)

△ 中文译者注:原著如此,但似有误,经查资料建议为15～30

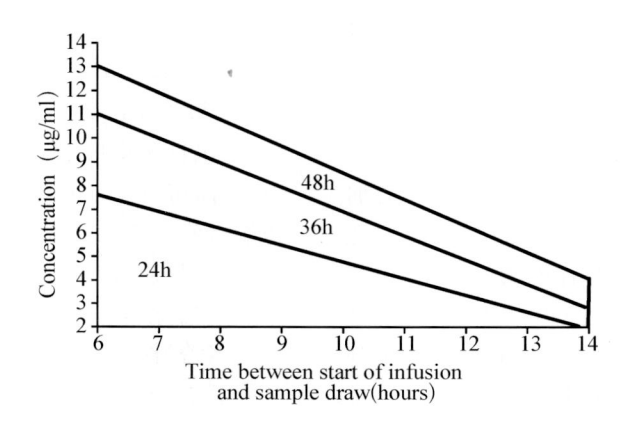

Figure 17.1 The Hartford nomogram for determining the appropriate dosing interval for gentamicin and tobramycin at 7 mg/kg actual body weight.* Instructions for use of nomogram: 1) Draw a blood level of the antibiotic between 6 and 14 hours after the start of the initial infusion of 7 mg/kg gentamicin or tobramycin and note the time interval of the blood draw relative to the start of the infusion; 2) Find the point where the concentration of the drug on Y-axis intersects the time interval on X-axis; 3) If the point falls under the lowest slanting line, the dosing interval should be every 24 hours; 4) If the point falls between the lowest and the middle lines, then the interval should be every 36 hours (If every 36-hour dosing interval is not done in a hospital, then the 48-hour interval should be used); 5) If the point falls between the middle and the highest lines, the interval should be every 48 hours; 6) If the point falls on a line, the interval should be as if the point fell beneath the line; 7) If the point falls above the highest line, the nomogram is not valid and cannot be used to determine dosing interval (see text for alternative dosing method). Note: This nomogram has been validated to achieve an appropriate peak level if the agent is infused over the usual infusion time of 1 to 1.5 hours while allowing the blood level to fall to zero before the next dose. If the level drawn 1 hour prior to the next dose is not zero, then the interval is inappropriate (i.e., too short) and dosing should be done by levels (see text for details).* Use adjusted body weight if actual body weight ＞120% predicted body weight (see Table 17.1). Adapted from Nicolau DP, Freeman CD, Belliveau PP, et al. Experience with a once-daily aminoglycoside program administered to 2,184 adult patients. Antimicrob Agents Chemother 39(3):650-655,1995.

图 17-1 中文译者注：Hartford 列线图用于确定庆大霉素和妥布霉素剂量在 7mg/kg 实际体重时的恰当给药间隔。列线图使用说明：①绘制庆大霉素或妥布霉素 7mg/kg 首剂输注开始后的 6h 和 14h 之间的抗生素血药浓度水平，并标注相对于开始输注的抽血时间间隔；②找出 Y 轴的血药浓度点和相交于 X 轴的时间间隔点；③如果该点落在最低斜线点下方，给药间隔时间应为 24h；④如果该点落在最低和中间线之间，那么应该为 36h（如果每 36h 给药间隔在院内无法实施，则给药时间使用 48h）；⑤如果该点落在中间和最高线之间，那么间隔时间应该为 48h；⑥如果该点落在线上，那么间隔时间应为下方的斜线；⑦如果点落在最高线之上，那么列线图是无效的，不能被用来确定给药间隔时间（见文中的替代给药法）。注意：如果药物滴注超过通常滴注时间的 1~1.5h，同时血药浓度水平在给下一次给药之前下降到零，就可从此列线图中获得适当的峰值。如果至下一剂量前 1h 的血药浓度不为零，则该间隔给药时间不合适（即，过短），应根据不同水平给药（见文中详细说明）。* 如果实际体重＞120%预计体重，使用调整体重（表 17-1）。改编自 Nicolau DP，Freeman CD，Belliveau PP，et al. Experience with a once-daily aninoglycoside program administered to 2,184 adult patients. Antimicrob Agents Chemother 39(3)：650-665,1995. 图中纵坐标为"浓度(μg/ml)"，横坐标为"注射和样本采集时间间隔(h)"

十二、万古霉素

万古霉素是一种糖肽类抗生素，抑制革兰阳性菌细胞壁的合成。它对许多革兰阳性菌均具有抗菌活性，但主要用于耐药细菌，包括耐甲氧西林金黄色葡萄球菌（methicillin resistant Staphylococcus aureus，MRSA）。万古霉素有肠外与肠内两个剂型可用；然而，口服制剂的生物利用度差，并且只能用于难辨梭菌结肠炎。当胃肠外给药时，万古霉素在 30min 到 1h 内迅速分布。总体而言,万古霉素具有 0.4~1L/kg 的分布容积,并具有不同的组织渗透率(相对于血清浓度,肺组织 40%~55% 和脑脊液 10%)。万古霉素经肾清除,肾功能不全患者可观察到其半衰期延长。肾功能正常的患者其消除半衰期为 6~12h。

为了最大限度地提高抗菌活性,万古霉素相对于细菌的 MIC 的总暴露(曲线下面积,AUC)应>400。在临床实践中,获得用于计算 AUC 所需的多次血清浓度是困难的。这导致了临床上使用监测谷浓度作为有效性的评价指标,因为它们可以作为 AUC 的替代指标。对于大多数适应证,除了皮肤和皮肤结构(软组织)感染外,推荐万古霉素的谷浓度为 15~20mg/dl。谷浓度应在稳定状态下测得,通常在患者治疗的第四或第五个剂量之前。在所有患者中,应避免使用小于 10mg/dl 的万古霉素谷浓度,因为这与金黄色葡萄球菌耐药的发生有关。为迅速达到这个谷浓度目标,可以使用 25~30mg/kg 的负荷剂量和随后 15~20mg/kg 的剂量。所有剂量应根据实际的而非理想的体重。给药频率应根据患者的肾功能进行调整,包括使用肾替代治疗的患者。接受高通量膜间歇性血液透析的患者,因为万古霉素被高效清除,在每次血液透析结束后通常需要追加给药。接收连续性肾替代治疗的患者通常需要每日多次给予万古霉素,应根据血液流量、透析液流量以及替代治疗时间来决定每日的剂量。在这些患者以及所有患者中,谷浓度监测频率应根据临床判断而定,但稳定的患者应该每周至少 1 次。

从历史上看,在开始使用的前 6 年期间,与万古霉素相关的肾毒性已被归因于产品的不纯。当单药使用时,万古霉素诱导肾毒性的风险低于 5%。那些使用具有高谷浓度(大于 30mg/dl)、肾毒性的药物,如氨基糖苷类以及延长药物使用时间的老年患者,将具有较高的肾毒性风险。

十三、苯妥英钠

苯妥英钠是一种抗癫痫药物,口服吸收良好(70%~100%),肠内喂养期间给药会降低吸收。苯妥英钠广泛分布于整个身体,与白蛋白的结合率高(90%~95%)。血清白蛋白的减少或苯妥英钠与白蛋白的亲和力下降(如酸血症期间)均会增加苯妥英钠的游离部分(未结合的部分)。未结合的苯妥英钠浓度的增加会导致苯妥英钠的毒性。改变苯妥英钠游离部分浓度的特殊疾病状态是烧伤、尿毒症、囊性纤维化和黄疸/高胆红素血症。药物相互作用也可以改变游离苯妥英钠的浓度。与苯妥英钠相互作用的重要药物是丙戊酸、卡马西平、伏立康唑、华法林、苯二氮䓬类、苯巴比妥、锂和氟康唑。苯妥英钠是通过肝的饱和酶系统代谢的,很少从肾排泄。

当静脉(intravenous,IV)内微量输注时,癫痫持续状态的苯妥英钠常规负荷剂量是基于总体重的 15~20mg/kg(见第 70 章),维持剂量是 5~7mg/(kg·d),是基于预测体重(predicted body weight,PBW)的,且为静脉注射和口服制剂。苯妥英钠的目标水平应在 10~20mg/ml,而游离苯妥英钠的目标水平是 1~2mg/ml。苯妥英的半衰期为 15~22h。因为该半衰期较长,应在首剂或剂量变化后 3~5d 监测苯妥英钠血药浓度水平,以达到一个稳定状态的血药浓度。可以获得负荷后 2h 的血药浓度水平,积极监测,确保患者在治疗范围内。

苯妥英钠常见的不良反应包括共济失调、眼球震颤、头晕、嗜睡和意识模糊,所有这些都与剂量相关。血栓性静脉炎也是常见的,快速静脉给药时,低血压和心动过缓也经常发生,这是因为溶液中存在聚乙二醇稀释剂。

十四、磷苯妥英

磷苯妥英为苯妥英的前体药物,能通过血浆酯酶转化为苯妥因,仅可用于 IV/肌内注射(intramuscular,IM)。通过 IM 途径,磷苯妥英是 100% 吸收,而苯妥英不能采用 IM 途径。苯妥英钠的 pH 为 12,如果 IM 会导致严重的皮肤和组织坏死。磷苯妥英的分布容积类似于苯妥英钠,并且经肝代谢。与使用苯妥英钠的人群相同,磷苯妥英也具有高蛋白结合率,它的未结合部分和毒性均升高。磷苯妥英的药物相互作用与苯妥英钠相同。

癫痫持续状态的磷苯妥英剂量是基于总体重的 15~20mg/kg,与苯妥英钠相当。磷苯妥英的剂量、浓度和输注应始终与苯妥英钠等同。对于药物的剂量,转换或计算是没有必要的,因为这是以磷苯妥英的方式制订的。维持剂量也是基于

PBW 的 5~7mg/(kg·d)，总苯妥英钠目标浓度为 10~20pg/ml，而游离苯妥英钠浓度为 1~2pg/ml。磷苯妥英与苯妥英钠监测浓度的方式相同，在首次给药或剂量变化之后 3~5d 监测。

磷苯妥英的不良反应类似于苯妥英钠，包括眼球震颤、运动失调、头晕、嗜睡和意识模糊，所有这些都是剂量相关的。与苯妥英钠的最大速率 50mg/min 相比，磷苯妥英可以 150mg/min 的速率，快于苯妥英钠。磷苯妥英的使用更少发生低血压和心动过缓，因为磷苯妥英不包含作为药物稀释剂的聚乙二醇。与苯妥英钠（pH=12）相比，磷苯妥英的 pH 为较低的 8.8，因此血栓性静脉炎也是很少见的。虽然没有使用磷苯妥英的标准，但有文献表明，它对于年龄<7 岁或>60 岁的患者以及那些既往有潜在的心血管疾病、慢性或急性衰竭的疾病、消瘦、低钠血症、周围血管疾病、血流动力学不稳定、脓毒症或静脉通路差（例如小于 20 号静脉）的患者是首选药。

十五、地高辛

地高辛是一种强心苷，能抑制心肌细胞的 Na/K-ATP 酶泵活性。这种抑制导致正性肌力作用。地高辛也会导致迷走神经张力的增加，从而降低从中枢神经系统发出的交感神经的活性，并且降低房室结传导速度。上述第一个机制是心脏衰竭患者使用地高辛治疗的主要目的，而第二个机制则可降低心房颤动患者的心率。口服地高辛几乎在 1~3h 完全吸收（60%~100%），取决于其剂型。分布相延长（6~12h），导致其治疗效应延迟。地高辛有较大的分布容积（基于理想体重 7.3L/kg），可以被某些与患者相关的因素改变。甲减、肾功能受损和老年患者的分布容积减少，而甲状腺功能亢进的患者分布容积会增加。地高辛代谢和消除也取决于某些因素，但在肾功能正常的患者中，75% 经肾清除，25% 经肝代谢。在严重心力衰竭的患者，因肝血流量受损，故非肾清除降低，此时肾功能对地高辛剂量的确定是非常重要的。

由于半衰期长和分布容积广，接受地高辛治疗的患者需要负荷剂量。这个负荷剂量应根据患者的理想体重，且因肾功能障碍而不同。负荷剂量后 18~24h，应检测地高辛的血药浓度。根据临床指征，心力衰竭患者的地高辛血药浓度应在 0.5~0.9ng/ml，而心房纤颤的患者不超过 2ng/ml。血药浓度大于 1ng/ml 的心力衰竭患者与病死率增加的风险相关，尤其是女性。使用地高辛治疗心房颤动的患者只要地高辛血药浓度不超过 2ng/ml，就应调整剂量直至心率得到控制，因为血药浓度水平超过 2ng/ml 会增加其毒性。表 17-2 含有心力衰竭或心房纤颤患者的地高辛负荷给药和维持给药策略。

表 17-2 基于肾功能的地高辛推荐剂量

负荷剂量	维持剂量	理想的血药浓度	血药浓度时间
肾功能正常			
1mg，首剂 0.5mg，然后每 4~6h 0.25mg，服用 2 次	0.125~0.25mg	心力衰竭：0.5~0.9 ng/ml 房颤：<2 ng/ml	负荷后 18~24h
肾功能下降			
0.75mg，首剂 0.5mg，随后每 4~6h 0.125mg，服用 2 次	每隔 24~48 小时 0.125mg	心力衰竭：0.5~0.9 ng/ml 房颤：<2 ng/ml	负荷后 18~24h

不幸的是，地高辛中毒可发生于任何血清药物浓度，并根据临床症状和体征进行诊断，如心律失常、房室传导阻滞、心动过缓、严重高钾血症、恶心和呕吐。毒性与血药浓度相关。肾功能不全、低钾血症、甲状腺功能低下、高龄及地高辛浓度增加的患者具有更大的发生中毒的风险。维拉帕米、胺碘酮和奎尼丁等药物会增加地高辛的血清药物浓度，因此接受上述药物治疗的患者应仔细监测。由于分布容积广，地高辛不容易透析，会产生剧烈的毒性，应给予地高辛免疫抗体（digibind)。地高辛免疫抗体的剂量依据地高辛摄入的总量以及是慢性还是急性摄入而定。

十六、普通肝素

抗凝的普通肝素(UFH)可增强抗凝血酶Ⅲ与凝血酶(因子Ⅱ)和因子X的结合,从而阻止这些凝血因子激活纤维蛋白原使其转变为纤维蛋白。普通肝素是从皮下(SQ)途径不规则地吸收,肥胖和那些具有皮下组织低灌注的患者(如休克)肝素吸收可能会减少。普通肝素的分布几乎只完全局限于血管内。普通肝素的主要代谢是通过网状内皮系统。UFH的消除半衰期为1~2h,在合并有肝功能障碍和恶性肿瘤的肥胖患者中延长。

UFH可以通过SQ或IV。SQ途径几乎完全用于预防剂量肝素的给药,通常是每8~12h给5000U。深静脉血栓(deep venous thromboembolism,DVT)的UFH预防剂量取决于患者血栓栓塞风险和患者的体重与体重指数。肝素静脉注射治疗常用于DVT/肺栓塞(pulmonary embolism,PE)和急性冠状动脉综合征(acute coronary syndrome,ACS)。治疗DVT/PE的肝素剂量是根据患者的总体重,每公斤体重80U静脉推注,随后18U/(kg·h)连续静脉输注(见第77章)。

值得注意的是,治疗ACS的普通肝素剂量不同于DVT/PE。注射剂量为每公斤总体重60~70U/kg(最多5000U),随后12~15U/(kg·h)的连续静脉输注(最多1000U/h)。

开始连续输注之后,采用活化部分凝血酶时间(activated partial thromboplastin,APTT)监测肝素的有效性和安全性,每6小时测量一次。治疗DVT/PE的APTT监测目标是0.3~0.7U/ml的抗Xa活性,具体以该机构特异性试剂为基础。ACS治疗的目标APTT测定是50~70s,同样取决于该机构的具体试剂。美国胸科医师协会指南没有推荐一个通用的UFH剂量,因为每个机构必须根据用于检测APTT的特定试剂来设置目标APTT范围。许多机构都为DVT/PE和ACS设置特定的标准,以尽量减少给药错误并缩短达到APTT的治疗时间。

肝素的主要不良反应包括大量和少量的出血及血小板减少症。与肝素相关的血小板减少症可以是以下两种类型(见第45章)中的一种。第一种类型是肝素免疫介导的血小板减少症(heparin-immune mediated thrombocytopenia,HIT),其中各种形式的肝素必须立即停止,且当患者无形成肢体或危及生命的血栓栓塞风险时,不应再次使用肝素。第二种类型是肝素相关的血小板减少症,这些患者将来可能会再次接受肝素治疗,但很可能再次发生血小板减少。

十七、低分子量肝素

低分子量肝素(low-molecular-weight heparins,LMWHs)是分子量为4000~6000Da的抗凝血剂,像普通肝素一样,也增强抗凝血酶Ⅲ与因子X的结合。通过SQ途径给药时,90%~99%的LMWHs被吸收,分发主要在血管内。全身水肿或皮下或表皮皮肤层灌注下降时可能存在LMWHs不稳定或不可预测的吸收。LMWHs是通过肝代谢成分子量更小的无抗凝血活性片段。LMWHs的消除半衰期是4.5~6h,主要通过肾消除(40%)。

LMWHs—依诺肝素(Lovenox)通过SQ治疗DVT/PE或ACS,剂量基于总体重的1mg/kg每12小时一次SQ或1.5mg/kg的每日SQ。依诺肝素也可以用于DVT预防,根据患者的DVT危险因素,40mg每日SQ或30mg每12小时一次。达肝素钠(法安明),另一种LMWH,200U/kg每天SQ,治疗DVT/PE。用于ACS治疗的法安明剂量为120U/kg每12小时SQ一次(每12小时不超过10 000 U)。法安明也可用于DVT的预防治疗,剂量为每日5000 U SQ。LMWH相比普通肝素的一点优势是体重高达150kg和CrCl>30ml/min的患者中,在标准剂量范围内仍可预测剂量-反应关系。在给体重超过150kg或肌酐清除率<30ml/min的患者使用低分子量肝素时应小心。这些人群需要监测,确保标准剂量不会获得超治疗水平的抗凝作用。使用抗Xa水平来监测低分子肝素的治疗,其目标治疗水平是0.6~1U/ml。

LMWHs与UFH的不良事件是类似的:出血和血小板减少。相比UFH,低分子量肝素的HIT风险降低(<1%与1%~3%),但是,一旦使用UFH的患者发生HIT,LMWHs不能用作替代。

十八、直接凝血酶抑制药

阿加曲班、比伐卢定和重组水蛭素是三个最常用的直接的凝血酶抑制药（direct thrombin inhibitors，DTIs）。DTIs 是可逆地结合于凝血酶的抗凝血药，从而抑制纤维蛋白形成。虽然每个 DTIS 的作用机制是相同的，但是每种药物的药动学是不同的。

阿加曲班仅能静脉注射给药，用于治疗或预防 HIT，其分布并不限于血管内。阿加曲班结合两个主要蛋白：白蛋白（20%）和 P 糖蛋白（35%）。阿加曲班经肝的羟基化和芳构化被代谢成 4 个产物，其中三个是无效的。唯一的活性代谢产物 MI 比母本阿加曲班弱 3~5 倍的效力。阿加曲班在 39~51min 即被消除，但在肝损伤时这个时间可以被显著延长，最多 181min。大部分的阿加曲班及其代谢物经粪便（65%）和尿（22%）排泄。也有证据表明，肝低灌注的患者，例如多器官衰竭、心脏衰竭、严重的全身水肿或心脏手术后，阿加曲班剂量应该减少，因为其代谢和清除减少。

治疗或预防 HIT 的阿加曲班剂量为 2mg/（kg·min）。对于肝功能损害的患者，这个剂量可减少到 0.5mg/（kg·min）。在先前描述的低灌注患者，阿加曲班的剂量也应该减少，起始剂量 0.5~1.2mg/（kg·min）。

重组水蛭素作为连续静脉注射剂用于预防 HIT 已通过美国食品和药物管理局（FDA）批准，但它用于 HIT 的治疗是属于非适应证用药。重组水蛭素也可以 SQ 注射，并 100% 吸收。这个给药途径已经被用于 HIT 阳性患者的 DVT 预防，虽然较少的数据支持这种用途。重组水蛭素的分布不仅仅限于血管内，大部分分布于细胞外液。重组水蛭素是通过水解代谢的，清除时间是 1.3h。肾功能损害的患者，这个时间明显延长，因为 48% 的重组水蛭素通过尿液排出体外，大部分以原型排出。严重肾损伤的患者，重组水蛭素的排泄时间可以长达 2d。

重组水蛭素作为静脉输注给药，用于预防或治疗 HIT 的剂量是 0.10mg/（kg·h）。只有当患者具有不稳定或危及生命的血栓栓塞形成时，可以给予一次大剂量的重组水蛭素，0.2~0.4mg/kg。

与重组水蛭素相似，比伐卢定通常通过连续静脉输注给药，但也可经 SQ 途径给药；然而，SQ 途径给药时，仅仅只有 40% 被吸收。比伐卢定大多分布到血管间隙，并通过血液中的蛋白酶代谢。比伐卢定在 25min 内被清除，但在肾功能受损的透析依赖性患者，这个时间可以被延长至 3.5h，因为比伐卢定的一小部分（20%）是通过肾排泄的。

用于治疗或预防 HIT 的比伐卢定剂量是 0.15~0.20mg/（kg·h），连续静脉输注。有限的数据支持比伐卢定单独用于治疗或预防 HIT。多数比伐卢定的使用数据集中在经皮冠状动脉介入治疗（percutaneous coronary intervention，PCI）或经皮冠状动脉腔内成形术，有或没有 HIT 风险的患者。

这些药物的监测应用 APTT，阿加曲班的靶目标是基线 APTT 的 1.5~2.5 倍。重组水蛭素是 1.5~2 倍，比伐卢定为 1.5~2.5 倍。对于所有药物，APTT 应不超过 100s。值得注意的是，阿加曲班是唯一一种延长 INR 的 DTI，但这种增加是假性升高，因为阿加曲班干扰 INR 检测。

重要的不良事件类似于所有药物，包括大量和少量的出血。重要的是，40% 接受重组水蛭素治疗的患者将会对该药产生抗体，再次接触可能会出现过敏反应。根据这些数据，一旦患者曾使用重组水蛭素治疗过，建议避免再次使用重组水蛭素。目前还不确定是否产生了阿加曲班或比伐卢定的抗体。

第18章

抗生素的合理使用

Kara B. Mascitti　Neil Fishman,著　吴淡森,译　石松菁,校

重症监护病房(intensive care unit,ICU)的抗生素使用已经受到两大趋势的影响。首先,虽然在20世纪80年代ICU可用的抗生素数量急剧上升,但是自20世纪90年代以来,由美国食品和药物管理局(Food and Drug Administration,FDA)批准的新抗生素的数量减少了80%。其次,ICU感染患者的病原微生物对新旧抗生素的耐药越来越多,通常开始或继续使用抗生素的结果往往不适合临床情况。其结果是,ICU可用的抗生素数量实际上是下降了,有人称之为回到前抗生素时代。这突出了在ICU经验性治疗和针对性治疗中合理使用抗生素的重要性。

一、经验性抗感染治疗

开始合理经验性抗感染治疗要求理解ICU感染诊断的复杂性。首先,有潜在感染的ICU患者往往不会表现感染的一般症状和体征,如发热、白细胞增多。同样地,这些典型的感染征象是非单独而以组合形式出现的(见第13章),且可能是潜在感染的预兆。

(一)发热与白细胞增多

尽管没有对界定发热的特定温度阈值达成共识,发热仍被定义为核心体温的升高。例如,美国疾病控制和预防中心(Centers for Disease Control and Prevention,CDC)使用>100°F作为流感发热的定义,>101°F(>38.0℃)作为医疗相关性感染(health care—associated infections,HAIs)(院内感染)的监测目标。发热是由于机体对于损伤、炎症、抗原激发或感染等做出的反应而释放的细胞因子(所谓内源性致热原,例如IL-1)引起的。因此,发热本身不能确定地分为非感染性发热和感染性发热。尽管看似普遍现象,但很少有关于发热的频率和原因的前瞻性研究,特别是ICU患者。一个发表于1999年的小型前瞻性研究表明,入住ICU病房的70%患者发生发热,但仅53%患者的发热与感染相关,证实发热不是感染的特异性标志。而且,只有一半脓毒症和术后感染的患者有发热表现,这表明它也不是这些人群的敏感性感染的标志。

在非ICU的研究中,许多住院患者有发热,但没有感染的临床证据,且接受抗生素治疗,这表明许多非ICU患者仅以发热为开始使用抗生素的治疗是不必要的,可以在不影响患者治疗的情况下停用。由此推断,ICU的患者仅因以发热就开始抗生素的处理是不合适的[除非患者的中性粒细胞减少(见第24章)],发热时应系统的查找病因(见第13章和第14章)。

如发热、白细胞增多[白细胞(white blood cell,WBC)计数升高,特别是WBC>15 000 cells/μl]也具有较低的特异性。尽管这样程度白细胞增多与细菌感染的危险性增加密切相关,但

是几乎一半患者没有可识别的感染。

(二)全身炎症反应综合征(systemic inflammatory response syndrome,SIRS)、脓毒症和脓毒性休克

SIRS定义为由全身性炎症导致的两个或更多同时存在的生理改变:发热(或低温)、心动过速、呼吸急促以及中性粒白细胞增多。SIRS可以起因于感染性或非感染性因素。脓毒症的定义为SIRS加上具有临床证据的感染(或高度怀疑)。严重脓毒症是指伴有器官灌注不足证据的脓毒症(否则无法解释)。脓毒性休克是伴有临床意义低血压的严重脓毒症(见第10章)。一个大型前瞻性流行病学研究认为,大约90%的患者,其感染存在严重脓毒症,仅约1/4的患者被记录有血流感染(菌血症或真菌血症)。

尽管上面所述的关于使用发热、白细胞增多、SIRS/脓毒症作为感染标志存在局限性,但在临床上这些征象仍然是很重要的,它们的存在总会促进临床医生彻底去寻找病因(见第10章、第13章和第14章)。

诊断ICU患者感染的其他复杂性在于即使是同样的临床客观数据,例如微生物培养,也经常会造成混淆。例如,痰或气管吸出物培养出病原微生物并不一定证明存在医疗相关性肺炎,甚至气管支气管炎。同样,培养结果阴性也不能确定不存在感染,例如,气管吸出物送培养的时间在开始使用抗生素治疗之后。最后,因为一些不妥当的诊断评估方法可能也无法解释培养结果,如完全依赖从现有的中心静脉导管获得的血液培养物,而没有从外周部位获得培养物。这可能使常见的皮肤污染的培养结果难以解释,如凝固酶阴性的葡萄球菌种(见第14章)。

选择合适的经验性抗感染治疗方案时,最后一个问题是该ICU和医院的常见医疗相关感染的流行病学分析。ICU中医疗相关感染率为3%~31%,并且在社区和大学医院之间不相同,同一家医院不同类型的ICU之间也不相同。同样,不同医院、不同类型ICU之间,甚至随着时间推移同一ICU的特殊病原体流行及其抗生素的耐药性情况也有很大差别。了解当地的流行病学对治疗方案的选择至关重要,应提供足够覆盖最可能的感染病原体范围的抗生素,同时也最大限度地减少广谱抗生素产生耐药性的风险。

二、ICU的抗生素使用管理

抗菌管理是用一个合理的、系统化的方式来使用抗菌药物,涉及选择合适的药物和优化其剂量和疗程,以治愈感染,同时是最小的毒性和耐药性。ICU使用抗生素的最常见错误在于初始选择经验性抗生素时不正确,以及一旦培养物和诊断检查的结果出来,未能缩小抗菌范围和限制抗生素的使用时间。

自21世纪初以来,多重耐药病原微生物的患病率显著上升,尤其是在ICU发现的感染。在ICU中约半数以上的金黄色葡萄球菌分离株是耐甲氧西林的,和对某些抗革兰阴性菌的第三代头孢菌素、氟喹诺酮类和碳青霉烯类的耐药率可高达20%~30%。如果不能为危重患者选择一个经验性抗菌治疗方案,覆盖这些病原体,当它们存在时可产生严重的影响,因为初始抗感染治疗不充分与临床预后差存在相关性。应根据自己社区和医院的抗生素耐药模式指导特异性经验性抗菌药物的选择。

出于同样的原因,如果缺乏更多的依据,在适当的时候限制抗生素种类和持续时间是同样重要的。不管从个人还是社区层面,抗生素使用所导致的并发症都是非常重要的,但往往人们要么忽视了,要么低估了。药物毒性,如肾衰竭、难辨梭状芽胞杆菌感染、药物热和严重的过敏反应等与并发症的发病率和病死率的增加有关,并引起更多的诊断检查以及额外的住院天数和治疗成本的增加。此外,给予广谱抗生素治疗的ICU患者易患定植并最终变成为耐药菌感染,如耐甲氧西林金黄色葡萄球菌(methicillin-resistant S. aureus,MRSA)、耐万古霉素肠球菌(vancomycin-resistant enterococcus,VREC)、万古霉素中介的金黄色葡萄球菌、产超广谱 β-内酰胺酶(beta-lactamase-producing,ESBL +)肠杆菌、产碳青霉烯肠杆菌科细菌以及多重药耐药的鲍曼不动杆菌。暴露于广谱抗生素也是侵袭性真菌感染发展的一个已知危险因素。任何这些耐药细菌或真菌的感染将会使患者的临床预后变差,同时带来负面的社会问题和经济问题。

三、抗菌药物

很显然,没有更好地了解药物本身,就不能做出合理的抗生素选择。这包括它们的作用机制、抗菌谱、常见的不良反应及费用(表18-1至表18-4)。必须对肾功能或肝功能不全的患者以及已有药物动力学改变的患者,适当调整抗生素剂量(见第17章)。

四、ICU常见的医疗相关感染

几种类型的感染在ICU中尤为常见(见第14章)。我们在这里讨论诊断这些感染的具体事项,并为每个感染类型(表18-5)提出经验性抗感染治疗方案。对于所有的感染类型,应在48~72h后重新评估初始经验性抗感染治疗方案,并且可根据培养结果和药敏调整抗生素。

(一)医疗相关性肺炎

医疗相关性肺炎常见于ICU,尤其是接受机械通气的患者,病死率为30%~70%。虽然适当的治疗改善了生存率,但ICU患者的肺炎诊断还是特别困难。新的或进展的肺部浸润影相关的发热、白细胞增多、脓性气道分泌物的发现,对诊断肺炎既不敏感,也无特异性。酷似肺炎的放射性影像学改变可能由许多非感染性原因造成,其中包括肺不张、非典型性肺水肿、急性呼吸窘迫综合征(acute respiratory distress syndrome, ARDS)、肺出血或化学性肺炎。气管分泌物培养可以有细菌生长,因为细菌定植于近端气道,因此很难区分是定植菌还是真正的致病菌,并导致依据假阳性结果所采取的治疗。在使用新的抗生素治疗前,远端气道的定量培养具有一定的特异性和灵敏性,但在抗生素治疗后的定量培养,就会出现敏感性显著下降,从而导致假阴性结果(见第14章)。对具有良好的临床疗效和没有证据表明感染非发酵性革兰阴性杆菌(如铜绿假单胞菌、鲍曼不动杆菌、嗜麦芽窄食单胞菌、噬酸丛毛单胞菌和洋葱伯克霍尔德菌)的患者,无并发症的情况下,指南建议缩短抗生素疗程至7d或8d。

表18-1 青霉素类:常见的抗菌谱和不良反应

抗生素组(举例)	覆盖	未覆盖	潜在的不良反应和注释
天然西林(青霉素,青霉素V)	大多数链球菌属 一部分肠球菌 革兰阳性厌氧菌	高达35%的链球菌 肺炎可能耐药 葡萄球菌属 大多数肠球菌 革兰阴性需氧菌 革兰阴性厌氧菌	过敏反应;间质性肾炎;中性粒细胞减少;高剂量阻碍血小板聚集并延长出血时间
氨基青霉素(氨苄西林,阿莫西林)	大多数链球菌属 一部分肠球菌 革兰阳性厌氧菌 一部分大肠埃希菌 一部分变形杆菌 李斯特菌	有些肺炎链球菌 葡萄球菌属 一部分肠球菌 大多数革兰阴性需氧菌 革兰阴性厌氧菌	参阅上述"天然青霉素"氨苄西林是李斯特菌感染的选择
青霉素酶-青霉素耐药(甲氧西林,奈夫西林,双氯青霉素,苯唑西林)	所有链球菌属 和甲氧西林敏感的金黄色葡萄球菌(methicillin-sensitive Staphylococcus aureus, MSSA)	肠球菌 耐甲氧西林的金黄色葡萄球菌(MRSA) 凝固酶阴性葡萄球菌属 革兰阴性需氧菌 厌氧菌	请参阅上述"天然青霉素"

(续　表)

抗生素组（举例）	覆盖	未覆盖	潜在的不良反应和注释
半合成青霉素（哌拉西林）	链球菌属 一部分肠球菌 大多数革兰阴性需氧菌 铜绿假单胞菌 大多数厌氧菌	葡萄球菌属 一部分肠球菌 一部分革兰阴性需氧菌 脆弱类杆菌	请参阅上述"天然青霉素" 常规剂量妨碍血小板聚集并延长出血时间
含有β-内酰胺酶抑制药的青霉素（氨苄西林-舒巴坦，阿莫西林-克拉维酸，替卡西林-克拉维酸，哌拉西林-他唑巴坦）	链球菌属 一部分肠球菌（除替卡西林-克拉维酸外） MSSA 大多数革兰阴性需氧菌 铜绿假单胞菌（替卡西林-克拉维酸和哌拉西林-他唑巴坦） 厌氧菌包括脆弱类杆菌	一部分肠球菌 MRSA 凝固酶阴性葡萄球菌属 含氨苄西林的药物没有覆盖假单胞菌	请参阅上述"自然青霉素"

引自 Hospital Infection Control Practices Advisory Committee, HICPAC: Recommendations for preventing the spread of vancomycin resistance. MMWR Morb Mortal Wkly Rep 44(RR12):1-13,1995.

表 18-2　头孢菌素类：常见的抗菌谱和不良反应

抗生素组（举例）	覆盖	未覆盖	潜在的不良反应和注释
第一代头孢菌素（头孢唑啉，头孢氨苄，头孢羟氨苄）	链球菌属 甲氧西林敏感的金黄色葡萄球菌（MSSA） 一部分大肠埃希菌 一部分奇异变形杆菌	肠球菌 耐甲氧西林的金黄色葡萄球菌（MRSA） 凝固酶阴性葡萄球菌属 流感嗜血杆菌 大多数革兰阴性需氧菌 铜绿假单胞菌 厌氧菌	过敏症反应 间质性肾炎 青霉素过敏患者与头孢菌素类有5%～10%的交叉反应（见第32章）
第二代头孢菌素类（头孢呋辛，头孢替坦，头孢西丁）	链球菌属 MSSA（不是优选剂） 许多革兰阴性需氧菌 流感嗜血杆菌	肠球菌 MRSA 凝固酶阴性葡萄球菌属 肠杆菌属 铜绿假单胞菌 厌氧菌	请参阅上述的"第一代头孢"
第三代头孢菌素类（头孢曲松，头孢噻肟，头孢克肟，头孢他啶）	链球菌属 MSSA（仅头孢曲松，不是优选剂） 大多数革兰阴性需氧菌 铜绿假单胞菌（仅头孢他啶） 一部分厌氧菌	肠球菌 MRSA 凝固酶阴性葡萄球菌属 产超广谱β-内酰胺酶（Extended-spectrum eta-lactamase producing, ESBL+）的革兰阴性需氧菌 脆弱类杆菌	请参阅上述的"第一代头孢" 头孢曲松相关胆泥形成

(续 表)

抗生素组（举例）	覆盖	未覆盖	潜在的不良反应和注释
第四代头孢菌素类（头孢吡肟）	链球菌属 大多数革兰阴性需氧菌 铜绿假单胞菌 一部分厌氧菌	肠球菌 金黄色葡萄球菌 凝固酶阴性葡萄球菌属 ESBL＋革兰阴性需氧菌 脆弱类杆菌	请参阅上述的"第一代头孢"
第五代头孢菌素（头孢洛林）	链球菌属 葡萄球菌属（包括MRSA） 大多数革兰阴性需氧菌 一部分厌氧菌	肠球菌 铜绿假单胞菌 ESBL＋革兰阴性需氧菌 脆弱类杆菌	请参阅上述的"第一代头孢"

引自 Hospital Infection Control Practices Advisory Committee，HICPAC：Recommendations for preventing the spread of vancomycin resistance. MMWR Morb Mortal Wkly Rep 44（RR12）：1-13,1995.

表 18-3　非青霉素和非头孢类抗生素：常见的抗菌谱和不良反应

抗生素组（举例）	覆盖	不覆盖	潜在的不良反应和注释
氨基糖苷类（阿米卡星，庆大霉素，链霉素，妥布霉素）	协同（庆大霉素）对抗链球菌属，葡萄球菌属 金黄色葡萄球菌和肠球菌 大多数革兰阴性需氧菌 部分铜绿假单胞菌 革兰阴性厌氧菌	部分凝固酶阴性葡萄球菌属 厌氧菌	肾毒性，耳毒性，神经肌肉阻滞剂量应个体化计算，并且应监测血清药物浓度和肾功能（见第17章） 每日给药一次减少肾毒性
单环β-内酰胺类（氨曲南）	大多数革兰阴性需氧菌 大多数铜绿假单胞菌	革兰阳性需氧菌 ESBL＋革兰阴性需氧菌 厌氧菌	安全用于青霉素过敏患者；与细胞壁活化药物组合使用时与氨基糖苷类的协同作用
碳青霉烯类（多利培南，厄他培南，亚胺培南，美罗培南）	链球菌属 MSSA 肠球菌 大多数革兰阴性需氧菌（包括ESBL＋） 铜绿假单胞菌（除厄他培南） 厌氧菌 脆弱类杆菌	MRSA 凝固酶阴性的金黄色葡萄球菌可能耐药 产碳青霉烯酶（Carbapenemase producing, KPC＋）革兰阴性需氧菌	可能出现癫痫发作，尤其是潜在的CNS疾病或肾功能不全的患者（大多与亚胺培南有关）；碳氢酶烯类与青霉素之间的交叉过敏反应（50％）（见第32章）
氯霉素	链球菌属 有些金黄色葡萄球菌属。 大多数革兰阴性需氧菌 厌氧菌	有些金黄色葡萄球菌属 铜绿假单胞菌	剂量相关的可逆的骨髓抑制；特异的剂量无关的普遍致命的再生障碍性贫血（约1/30 000接受药物治疗的患者）；G6PD严重缺乏的溶血；由于其毒性，使用时应仅限于特定环境的情况下；青霉素过敏的细菌性脑膜炎患者的有效二线药物

(续 表)

抗生素组(举例)	覆盖	不覆盖	潜在的不良反应和注释
黏菌素类 (多黏菌素)	大多数革兰阴性需氧菌(包括ESBL+和KPC+) 铜绿假单胞菌 不动杆菌属	链球菌属 葡萄球菌属 肠球菌 一些革兰阴性需氧菌 脆弱类杆菌	肾毒性,神经毒性,输注部位的静脉炎
克林霉素	链球菌属 MSSA 大多数MRSA 大多数厌氧菌	肠球菌 一些MRSA 凝固酶阴性的葡萄球菌 革兰阴性需氧菌 铜绿假单胞菌 脆弱类杆菌	过敏;增加难辨梭状芽胞杆菌结肠炎的风险
达托霉素	链球菌属 葡萄球菌属 肠球菌	革兰阴性需氧菌 所有厌氧菌	肌病,特别是在高剂量或联合使用他汀类药物
利奈唑胺	链球菌 葡萄球菌属 肠球菌 革兰阳性厌氧菌	革兰阴性需氧菌 革兰阴性厌氧菌	可逆骨髓抑制,乳酸酸中毒,外周神经病和视神经炎(特别是长期使用);当与单胺氧化酶抑制药共同使用时,可能出现5-HT综合征
大环内酯类 (红霉素,克拉霉素,阿奇霉素)	大多数链球菌 支原体肺炎 一部分MSSA 流感嗜血杆菌和卡他莫拉菌(仅阿奇霉素和克拉霉素) 一部分厌氧菌 军团菌属 衣原体属的二线药物	许多(18%~33%)肺炎链球菌是耐药的 大部分MSSA MRSA 大多数革兰阴性需氧菌 铜绿假单胞菌 脆弱类杆菌	胃肠道症状(恶心,呕吐,腹泻),特别是红霉素;IV使用时血栓性静脉炎;干扰其他药物的肝代谢(茶碱,华法林) 避免与HMG-CoA还原酶抑制药("他汀类")一起使用(可能导致横纹肌溶解症)
甲硝唑	革兰阴性厌氧菌,包括脆弱类杆菌 难辨梭状芽胞杆菌	所有其他	与乙醇一起摄入时出现双硫醒反应;刺激胃肠道
喹诺酮类 (环丙沙星,加替沙星,吉米沙星,左氧氟沙星,莫西沙星,氧氟沙星)	链球菌属(除环丙沙星,氧氟沙星) 金黄色葡萄球菌(很快发生耐药) 一部分肠球菌(很快发生耐药) 一部分革兰阴性需氧菌 一部分铜绿假单胞菌 军团菌属	凝固酶阴性的葡萄球菌属 一部分肠球菌 一部分革兰阴性需氧菌 一部分铜绿假单胞菌 厌氧菌(除莫西沙星)	轻度胃肠道症状;轻度CNS症状(头痛,头晕);皮疹;避免在怀孕或哺乳母亲和儿童使用,因婴儿或儿童的可能软骨毒性;口服生物利用度类似于IV
普丁 达福普丁	链球菌属 葡萄球菌属 肠球菌	革兰阴性需氧菌 所有厌氧菌	外周给药时静脉刺激;无症状高胆红素血症;关节痛;一些药物-药物相互作用

(续　表)

抗生素组（举例）	覆盖	不覆盖	潜在的不良反应和注释
四环素 （四环素，多西环素，替加环素）	一部分链球菌属 一部分金黄色葡萄球菌 一部分肠球菌（VREC） 一部分革兰阴性需氧菌（四环素和多西环素） 大多数革兰阴性需氧菌包括 ESBL ＋和 KPC ＋（只替加环素） 一部分厌氧菌 衣原体和立克次体感染	一部分链球菌属 一部分金黄色葡萄球菌 大多数肠球菌 一部分革兰阴性需氧菌 铜绿假单胞菌 一部分厌氧菌，包括脆弱类杆菌	过敏；光敏性；儿童灰牙齿变色（不用于孕妇或 ＜8 岁儿童）；胃肠道刺激；增加分解代谢和血尿素氮
甲氧苄啶/磺胺甲噁唑	一部分链球菌属 一部分 MSSA 和 MRSA 一部分革兰阴性需氧菌 治疗肺囊虫和诺卡氏菌的一线药物 李斯特菌感染的青霉素过敏患者	许多肺炎链球菌（40%）有耐药性 A，B 组链球菌总是耐药 肠球菌 许多革兰阴性需氧菌 铜绿假单胞菌 厌氧菌	过敏（少见的 Stevens-Johnson 综合征）；胃肠道刺激；骨髓抑制，尤其在终末期肾病；华法林从白蛋白结合位点的位移；无菌性脑膜炎
万古霉素	链球菌属 葡萄球菌属 肠球菌 革兰阳性厌氧菌 万古霉素口服不被吸收，但有效治疗艰难梭菌结肠炎	VREC 革兰阴性需氧菌 铜绿假单胞菌 革兰阴性厌氧菌	面部，颈部和胸部的组胺相关的潮红（"红人综合征"），其可通过缓慢药物注射 ＞1h 来改善；过敏 中性粒细胞减少和血小板减少；第Ⅷ对脑神经毒性

CNS. 中枢神经系统，central nervous system；ESBL＋. 超广谱 β-内酰胺，extended-spectrum beta-lactamase producing；ESRD. 终末期肾病，end-stage renal disease；胃肠道. gastrointestinal，GI；IV. 静脉注射，intravenous；MRSA. 耐甲氧西林的金黄色葡萄球菌，methicillin-resistant S. aureus；MSSA. 甲氧西林敏感的金黄色葡萄球菌，methicillin-sensitive S. aureus；VREC. 耐万古霉素肠球菌 vancomycin-resistant enterococcus

表 18-4　抗真菌药：常见的抗菌谱和不良反应

抗真菌组（举例）	覆盖	未覆盖	潜在的不良反应和注释
三唑类（氟康唑）	白色念珠菌 大部分非白色念珠菌属 隐球菌属	曲霉属 一部分非白色念珠菌念珠菌属 镰刀菌 接合菌	肝毒性；重要的药物-药物相互作用；口服生物利用度类似于 IV
广谱三唑类 （泊沙康唑，伏立康唑）	曲霉属 念珠菌 隐球菌属 镰刀菌 接合菌（仅泊沙康唑）	接合菌（伏立康唑）	参阅上面"三唑类" 此外，一过性视力障碍（仅伏立康唑）
棘白菌素 （阿尼芬净，卡泊芬净，米卡芬净）	念珠菌 曲霉属	隐球菌属 镰刀菌 接合菌	一般无毒，较好的耐受性，除恶心、呕吐 较少药物相互作用

(续 表)

抗真菌组(举例)	覆盖	未覆盖	潜在的不良反应和注释
多烯类 (两性霉素,各种剂型)	曲霉属 念珠菌 隐球菌属 镰刀菌 接合菌		非脂质配方:发热和寒战,用前给予抗组胺药和退热药,可以缓解;肾毒性,可通过和输注前后水化预防 有脂质体的制剂:与非脂质的相同,但不太严重

表 18-5 重症监护病房(ICU)常见医疗相关感染的抗生素治疗和日常费用★

感染	临床状况	经验性治疗	常见致病菌
肺炎	无铜绿假单胞菌或多重耐药(MDR)病原体感染的危险因素(危险因素包括之前入住过ICU、住院或长期住过护理设施、类固醇或其他免疫抑制药、近期抗生素治疗、社区或医院单元的耐药高发情况)	氨苄西林/舒巴坦(20~40美元)或头孢曲松(5~10美元)或左氧氟沙星(40~60美元)	口腔菌群 肠杆菌 MSSA MRSA
	如果怀疑是铜绿假单胞菌或MDR病原体(见上文危险因素)	[头孢吡肟(40~60美元)或头孢他啶(30~60美元)或哌拉西林/他唑巴坦(80~100美元)]±[阿米卡星(5~10美元)或妥布霉素(15~20美元)]	假单胞菌 鲍曼不动杆菌 MDR革兰阴性需氧菌
	如果当地流行产超广谱的β-内酰胺酶(extended-spectrum beta-lactamase producing,ESBL+)革兰阴性需氧菌	[多利培南(120~150美元)或亚胺培南(120~150美元)或美罗培南(210~240美元)]±[阿米卡星(5~10美元)或妥布霉素(15~20美元)]	ESBL+的革兰阴性菌
感染性休克	感染部位不明;留置中心静脉导管的危重患者,但无中性粒细胞减少或免疫功能低下(见第24章)	万古霉素(10~30美元)+[头孢吡肟(40~60美元)或头孢他啶(30~60美元)或哌拉西林/他唑巴坦(80~100美元)]+[阿米卡星(5~10美元)或妥布霉素(15~20美元)]	革兰阳性球菌 MRSA 肠杆菌 假单胞菌 MDR革兰阴性需氧菌
	如果当地流行ESBL+的革兰阴性需氧菌	万古霉素(10~30美元)+[多利培南(120~150美元)或亚胺培南(120~150美元)或美罗培南(210~240美元)]±[阿米卡星(5~10美元)或妥布霉素(15~20美元)]	同上,但也包括ESBL+的革兰阴性菌
	如果怀疑是脆弱拟杆菌(即腹部部位)	首选哌拉西林/他唑巴坦(80~100美元)或多利培南(120~150美元)或亚胺培南(120~150美元)或美罗培南覆盖革兰阴性菌(210~240美元)或加用甲硝唑(5~10美元)	脆弱拟杆菌 其他肠道厌氧菌

(续　表)

感染	临床状况	经验性治疗	常见致病菌
	如果怀疑是念珠菌(真菌定植,病情重,最近和长期的广谱抗生素治疗,先前手术,透析,使用中心静脉导管,接受全肠外营养,入住ICU的时间长短)	加入阿尼芬净(225美元)或卡泊芬净(425美元)或米卡芬净(240美元)	白色念珠菌 非白色念珠菌念珠菌属
尿路感染(UTI)	复杂UTI(伴有菌血症,泌尿系统解剖异常或泌尿系统结石)	氨苄西林/舒巴坦(20～40美元),或左氧氟沙星(40～60美元)	肠杆菌 肠球菌
	怀疑铜绿假单胞菌或MDR病原体(见上文危险因素)	头孢吡肟(40～60美元)或头孢他啶(30～60美元)或哌拉西林/他唑巴坦(80～100美元)	铜绿假单胞菌 MDR革兰阴性需氧菌
	如果当地流行ESBL+革兰阴性需氧菌	多利培南(120～150美元)或亚胺培南(120～150美元)或美罗培南(210～240美元)	ESBL+革兰阴性菌
	如果尿培养发现酵母菌(具有UTI的临床证据)	氟康唑(100～200美元)	白色念珠菌
中心静脉导管感染	非严重的脓毒症或脓毒性休克	万古霉素(10～30美元)	MSSA;凝固酶阴性的葡萄球菌或MRSA 肠杆菌 铜绿假单胞菌
	严重的脓毒症或脓毒性休克	万古霉素(10～30美元)+[头孢吡肟(40～60美元)或头孢他啶(30～60美元)或哌拉西林/他唑巴坦(80～100美元)]+[阿米卡星(5～10美元)或妥布霉素(15～20美元)]	MSSA;凝固酶阴性的葡萄球菌或MRSA 肠杆菌 铜绿假单胞菌 MDR革兰阴性需氧菌
	如果当地流行ESBL+革兰阴性需氧菌	万古霉素(10～30美元)+[多利培南(120～150美元)或亚胺培南(120～150美元)或美罗培南(210～240美元)]±[阿米卡星(5～10美元)或妥布霉素(15～20美元)]	同上,但也可见ESBL+革兰阴性菌
	如果怀疑是念珠菌(见上文危险因素)	加入阿尼芬净(225美元)或卡泊芬净(425美元)或米卡芬净(240美元)	白色念珠菌 非白色念珠菌念珠菌属
鼻窦炎	如果不怀疑铜绿假单胞菌或MDR病原体	氨苄西林/舒巴坦(20～40美元)或[头孢曲松(5～10美元)+甲硝唑(5～10美元)]	肠杆菌 口腔菌群 MSSA 真菌包括白色念珠菌
	如果怀疑铜绿假单胞菌或MDR病原体(见上文危险因素)	[头孢吡肟(40～60美元)或头孢他啶(30～60美元)]±甲硝唑(5～10美元),或哌拉西林/他唑巴坦(80～100美元)	铜绿假单胞菌 MDR革兰阴性需氧菌

(续 表)

感染	临床状况	经验性治疗	常见致病菌
	如果当地流行 ESBL＋革兰阴性需氧菌	多利培南(120～150 美元)或亚胺培南(120～150 美元)或美罗培南(210～240 美元)	同上,但同样包括 ESBL＋革兰阴性菌
伤口感染	术后 GI 或 GU 伤口	氨苄西林-舒巴坦(20～40 美元)或头孢唑啉(3～6 美元)	MSSA 链球菌属 肠球菌 肠杆菌 厌氧菌
	如果怀疑假单胞菌或 MDR 病原体(见上文危险因素美元)	[头孢吡肟(40～60 美元)或头孢他啶(30～60 美元)或哌拉西林/他唑巴坦(80～100 美元)]±万古霉素(10～30 美元)	铜绿假单胞菌 MDR 革兰阴性需氧菌
	术后胸骨切开	万古霉素(10～30 美元)	MSSA 凝固酶阴性的葡萄球菌 MRSA 链球菌属 肠杆菌
难辨梭状芽胞杆菌性肠炎	非复杂性(见第 38 章和第 60 章)	甲硝唑(5～10 美元)	艰难梭菌
	复杂性(如果假膜性肠炎的内镜证据,或 ICU 治疗,或≥以下 2 点:年龄＞60,温度＞38.3℃,血清白蛋白＜2.5mg/dl,或外周白血细胞计数＞15 000cells/μl)	万古霉素(口服)(60～120 美元)	艰难梭菌

* 近似平均日剂量的医院购置成本(大约 2008 年)(肾功能正常的 70kg 成人)

ESBL＋. 超广谱 β-内酰胺酶,extended-spectrum beta-lactamase producing;GI. 胃肠道,gastrointestinal;GU. 泌尿生殖系统,genitourinary;IV. 静脉注射,intravenous;MDR. 多药耐药,multi-drug-resistant;MRSA. 耐甲氧西林的金黄色葡萄球菌,methicillin-resistant S. aureus;MSSA. 甲氧西林敏感的金黄色葡萄球菌,methicillin-sensitive S. aureus

(二)中心静脉导管相关感染

中心静脉导管(central venous catheter,CVC)相关感染发生的危险因素包括置管时间的长短、所选择中心静脉的位置、患者人群的特征,以及置入、常规更换敷料和操作的技术。虽然当导管的出口部位出现红斑或化脓时 CVC 感染几乎总是存在的,但是缺乏这些迹象并不能排除感染。事实上,大多数感染的中心静脉导管并没有总在其出口部位或沿皮下部分表现出感染的征象。对出现导管局部感染的反应是拔除导管,如果该机构的微生物实验室有条件应进行培养。传统的 CVC 培养方法是使用无菌技术切断导管远端 2cm,进行定量或半定量培养(见第 14 章的详细介绍)。随后应开始经验性抗感染治疗。同样地,如果一个 ICU 患者存在原因不明的严重脓毒症或脓毒性休克,必须从两个部位外周血管抽血进行血液培养[在某些机构通过 CVC(见第 141 章)],所有导管应拔除,其尖端进行培养,开始经验性抗感染治疗。

(三)尿路感染

尿路感染最常发生于留置导尿管的 ICU 患者(见第 14 章)。从这些导管取样的尿培养往往可信度低,因为不当的样品采集技术或频繁导管定植均可导致假阳性的培养结果。为了防止这种情况的发生,所有的尿培养应伴随有一个尿分析,以判定脓尿的存在(脓尿定义为每高倍视野＞10个白细胞)。一个与脓尿无相关(没有白细胞)的阳性尿培养结果(＞10^5菌落形成单位/μl)是不太可能由感染引起的,可以归因于定植。由于ICU的尿路感染通常是由革兰阴性杆菌和酵母引起的,尿液的革兰染色可以直接帮助经验治疗。

(四)鼻窦炎

医疗相关鼻窦炎的最常见危险因素是鼻管,例如鼻饲管、鼻导管或鼻肠管。该鼻管不仅阻碍正常鼻窦黏液的直接引流,也导致黏膜水肿,从而阻止鼻窦引流。由于临床症状可有可无,如脓涕,持续发热患者的鼻窦炎诊断通常需要影像学检查,如计算机断层扫描。感染可能发生于任何有口咽部细菌定植的ICU患者,包括铜绿假单胞菌、其他革兰阴性杆菌、革兰阳性菌(如金黄色葡萄球菌)和真菌。如果从窦或窦口获得的液体的培养,而非从鼻孔获得时,建议直接治疗。成功救治医疗相关鼻窦炎取决于能否去除异物和足够疗程、适当的抗生素使用。

(五)伤口感染(手术部位感染)

术后伤口感染的风险(也被称为外科手术部位感染或SSIs)主要取决于美国外科学院分类的手术伤口的细菌污染程度(第14章)。术后伤口的感染率从第一到最后类别逐步增加。

术前未能给予适当的抗生素治疗是外科手术伤口感染发展的一个额外危险因素。术前适当的预防性抗生素治疗能显著减少所有类别手术伤口的感染率。因为组织必须有适当的抗生素浓度以确保在伤口切开时能预防感染,所以预防使用抗生素必须在手术开始之前2h到30min之间给予。手术时间延长,可能需要第二剂的抗生素。大多数情况下,术后持续抗生素治疗不会进一步降低感染率。

术后伤口感染的额外危险因素包括年龄的增加、手术时间、术前的住院时间(收住ICU进一步增加了危险)、恶性肿瘤的存在和紧急手术。手术伤口感染包括切口的蜂窝织炎、需要切开引流的脓肿(见第14章)或坏死性筋膜炎(见第66章)。

(六)脓毒性休克

ICU危重患者怀疑有脓毒性休克时,随着脓毒性反应的加重,感染的可能性增加。感染引起的脓毒性休克的ICU患者病死率为20%～80%,这取决于个体、感染的类型和抗菌治疗的及时性和适当性。因为ICU患者即使选择了恰当的抗生素治疗,其病死率还是较高,故炎症反应的程度似乎决定了预后,而不是感染本身。因此,持续性脓毒性休克并不一定意味着抗感染治疗的失败。

(七)不明原因的发热、白细胞增多和脓毒症

在ICU病房的某些情况下,尽管有全面的诊断评估,以及一旦发现脓毒症,就立即给予经验性广谱抗生素治疗,但是发热、白细胞增多或严重脓毒症的原因仍然是难以找到和持续存在的。在这种情况下,可以考虑念珠菌属的侵袭性真菌感染。不幸的是,目前用于检测全身性真菌感染的微生物学技术是相对不敏感和非特异性的。因此,当存在侵袭性念珠菌感染的危险因素时应考虑到,并确定能否从抗真菌治疗中获益。这些危险因素包括真菌定植(特别是多个部位,如尿液、皮肤、痰或粪便)、疾病的潜在严重性、近期和长期的广谱抗生素治疗、既往手术史(特别是肠道手术)、透析、中心静脉导管的使用、全肠外营养以及ICU住院时间。在这些高危患者中,氟康唑或棘白菌素的试验性治疗是必要的(取决于患者的血流动力学和临床稳定性)。

第 19 章

血液制品的合理使用

Giora Netzer　Babak Sarani　Vicente H. Gracias　John R. Hess，著　吴淡森，译　石松菁，校

血液制品的输注是重症监护室（intensive care unit, ICU）最常见的治疗方法之一。据估计，在美国每年约 400 万患者共输注浓缩红细胞（packed red blood cells, PRBCs）800 万～1200 万单位。其中大部分输血发生于手术或危重症患者。几个研究已经证明，20%～50% 的 ICU 患者接受 PRBC 输注。患有急性肺损伤（acute lung injury, ALI）和急性呼吸窘迫综合征（acute respiratory distress syndrome, ARDS）的患者的输血比例较高，在 54%～83%。此外，除了贫血，约 40% 危重症患者在 ICU 住院期间的某些时间点具有血小板计数降低或凝血参数的异常。然而大部分的血液系统紊乱是没有症状的。

大量研究表明，接受输血的患者预后没有改变或者经常恶化。因为血液制品具有潜在的抑制危重症患者的免疫和恶化其炎症反应的能力，因此他们必须只有在必需和可能获得的益处超过其风险的时候，才能进行输血治疗。事实上，没有最安全的输血。相反地，如果除了输血外没有其他选择存在，而且各种血液成分是对生命本身是至关重要的，那么当有需要输血治疗的指征时，不应该阻止血液制品输注。

本章介绍了 ICU 最佳输血治疗规范和重组活化Ⅶa 因子的使用。

一、关于血液制品输注的基础

（一）收益和风险

传统的"10/30"法则，即所有的患者应保持 10g/dl 的最小血红蛋白浓度和 30% 的红细胞比容，无论是在理论上还是临床证据上已过时。几个设计良好的前瞻性试验正在研究血液制品输注的结果。虽然一些设计较好的试验用于指导制定危重症患者的 PRBC，但是仅有少数证据有助于指导哪些 ICU 患者可获益于血小板输注，哪些获益于血浆输注。有少数文献表明输注 PRBC 的危险与获益是相似的。然而，这些需要由设计的具有临床意义结果的研究来证实。

（二）红细胞输注

正常血液容量占预计体重（predicted body weight, PBW）的 7%～8%。相当于总血容量约 70ml/kg PBW（70kg 的患者约 4.9 L），血红蛋白容积约 30ml/kg 和血浆体积约 40ml/kg。相应的，正常血细胞比容为 40%～45%，正常血红蛋白（normal hemoglobin, Hgb）为 14 至 16g/dl。红细胞输注可以帮助患者恢复循环血液容量和携氧能力，正如第 9 章知识框 9-2 中所述的方程 1 和方程 2。

人体在贫血时会做出许多适应性反应以增加氧输送（知识框 19-1）。临床医生可通过增加血氧

饱和度、血红蛋白浓度或增加心输出量来提高氧输送。但是，心输出量增加会使心肌耗氧量增加。虽然这样能快速增加氧气输送，但是长期的需求增加可能会促进患者的局部缺血，导致潜在的冠状动脉疾病。

知识框 19-1　贫血患者增加氧输送的生理机制
增加动脉血氧含量机制
增加促红细胞生成素产生
Hgb 曲线右移，增加 2,3-DPG，促进毛细血管 PO_2 "解离"（附录 A，图 A-1）
增加心输出量机制
增加心率
增加心肌收缩力
降低血液黏稠度，降低外周血管阻力（后负荷）
Hgb. hemoglobin，血红蛋白；2,3-DPG. 2,3-二磷酸甘油酸 2,3-diphosphoglycerate

过去认为，住院患者血红蛋白和红细胞压积的理想目标分别是 10g/dl 和 30%。确定这一目标部分取决于血液流变力学的计算，其提示在该水平是携氧能力（高为佳）与黏稠度（低为佳）为最佳平衡点。理论上，这样的平衡会减少心脏的做功，同时保持末梢氧的输送。在 20 世纪 90 年代，这一建议得到了部分回顾性研究的支持。

（三）普通 ICU 患者

由于需要平衡红细胞输注的有害后遗症和红细胞携氧的潜在益处，Hebet 和他的同事在 1999 年报道了一个多中心随机对照研究——危重症输血需求研究（transfusion requirements in critical care，TRICC），该研究评价了 ICU 患者的限制性输血策略和开放性输血策略的临床影响。限制性策略的输血阈值为 Hgb<7g/dl，而开放性输血策略是 Hgb<10g/dl。当患者的双臂同时输注 PRBCs 时，容积为一个单位。虽然与开放性输血策略组相比，限制输血组的 30d 病死率（该研究的主要终点）较低，但是他们的差别没有统计学意义（18.7% 比 23.3%，$P=0.11$）。然而，限制性输血策略组的患者住院死亡率比开放性输血策略低（22.2% 比 28.1%，$P=0.05$）。限制性输血策略不仅没有相关的不良后果，而且需要较少的 PRBCs。

基于 TRICC 试验结果，作为一般原则，血流动力学稳定和无症状的 ICU 患者不应该进行输血，当他们的 Hgb 降到<7g/dl 时，应该输注一个单位的 PRBCs（表 19-1）。此输注一个单位后，应重新检测患者的血红蛋白，以确定是否需要再一次输血以维持血红蛋白水平在 7g/dl 以上。

表 19-1　无活动性出血患者 PRBCs 的输注阈值

指示	建议输注阈值
血流动力学稳定的患者	7g/dl *
心血管疾病患者	7~8g/dl *
感染性休克	7~10g/dl *†
急性冠状动脉综合征	
不稳定型心绞痛，非 STEMI	8~10g/dl *‡
STEMI	10g/dl *
脑外伤	7g/dl *

* 仅输注一个单位的浓缩红细胞，随后重新检查血红蛋白。
† 待 ProCESS 研究结果：http://clinicaltrials.gov/ct2/show/NCT00510835，accessed 2012.8.2。
‡ 见正文描述

虽然 TRICC 试验用于判定输注 PRBC 的血红蛋白阈值<7g/dl，且已使患者获益，但是每个个体可表现出不同程度的贫血耐受能力。如果贫血患者出现了心绞痛，心电图（electrocardiographic，ECG）改变，或者其他氧输送不足的症状/体征，即使他或她的血红蛋白>7g/dl，也应该输注红细胞。相反，既往健康的年轻患者可以耐受血红蛋白<7g/dl。虽尚未确定这一群体安全和精确的下限，但是美国麻醉医师协会和美国红十字会已经公布了指南，建议 Hgb 6g/dl 为无症状患者的下限。

（四）稳定的心血管疾病

在接受手术的患者，冠状动脉病变减少了贫血耐受性，贫血程度越严重，病死率越高。由于这个原因，许多学者支持心血管疾病的患者具有更高的输血阈值。另一方面，约 20% 纳入 TRICC 试验的患者临床上有严重的心脏疾病，而且观察到限制性输血组与开放性输血组患者的死亡率没有差别（分别为 20.5% 和 22.9%，$P=0.69$）。同样，一个大型随机临床试验（$n=2016$）评估了有心血管基础疾病的高危髋骨骨折患者的输血策略,发现与严格限制输血阈值策略(Hgb<8g/dl)相比,放宽输血阈值(Hgb<10g/dl)并没有从病死率、独立行走和心肌梗死等研究终点获益。

2012年美国血库协会(American Association of Blood Banks,AABB)发表了一个反映这些研究结果的指南,建议无症状患者Hgb的输血阈值为7~8g/dl。虽然可以制订关于开始输血的一般性建议(表19-1),但我们还是必须认真考虑特殊患者生理和症状方面的需求,并理解输血的内在危险。

(五)急性冠状动脉综合征

对于患有急性冠状动脉综合征(acute coronary syndromes,ACS)的患者,很少有临床证据来指导输血阈值,尽管ACS常表现有贫血——TRICC试验排除这些患者——一个尚未进行的随机临床试验。心肌氧输送依赖于冠状动脉血流,贫血生理补偿方式之一就是冠状动脉血管的扩张。此外,增加心输出量(即增加心肌做功)是另一种对贫血的代偿。因此,这些患者的临床输血原理在于急性冠状动脉事件背景下,增加携氧能力可以改善心肌氧合作用。

虽然有单个研究发现,在老年人,Hgb10g/dl的输血与生存率的改善相关,另外两个研究发现,在非ST段抬高心肌梗死(non-ST segment elevation myocardial infarctions,non-STEMI)患者中,Hgb阈值约8g/dl与预后改善相关。在所有这三个实验中,没有贫血的患者接受输血与其死亡率增加相关。虽然具体的阈值仍有待确定,ACS患者应当进行输血治疗,相对于稳定的冠状动脉疾病患者,保持较高的Hgb水平(表19-1)。直到有随机临床试验提供更好的指南,目前使用的8~10g/dl的血红蛋白输血阈值似乎是合理的。

(六)早期脓毒性休克

2001年Rivers和同事提出了脓毒性休克的早期目标导向治疗,彻底颠覆了早期脓毒性休克治疗的传统。该研究发现,当给第一个6h内呈现严重感染性休克的患者治疗时,血流动力学目标的多因素干预措施显著地改善生存,包括容量复苏、升压药支持、正性肌力支持及输血。因为输血是多因素干预措施之一(也就是"脓毒症集束化治疗"),所以不能确定任何一个独立的干预措施能够改善预后。

尽管许多医务工作者可能给血流动力学不稳定或酸中毒的患者进行输血,使其血红蛋白达10g/dl,但是这种类型的患者的合适血红蛋白水平尚未被前瞻性研究证实。然而,Angus和同事正在进行的一项多中心随机对照临床试验,规范早期脓毒性休克治疗(ProCESS)研究(http://clinicaltrials.gov/ct2/show/NCT00510835,accessed August 2,2012),该研究致力于解决这个重要问题,而其结果应有助于提供进一步的指导意见。

除了脓毒性休克的早期阶段,多个设计良好的研究未能证明脓毒症患者早期的PRBCs输注能够独立提高氧耗或终末器官的氧利用。另外,在脓毒性休克后期(发生>24h后),借助多种技术未能显示输血能够改善器官灌注或氧的消耗,这些技术包括胃张力测定,舌下微血管研究和间接热测量。鉴于免疫抑制与输血相关,以及与ALI和ARDS的发展密切相关(即ALI/ARDS最常见的病因有脓毒症),所以说PRBCs的输注可能是有害的。有待先前提及的ProCESS研究结果进一步证实,目前一些医生认为Hgb阈值<10g/dl不适合感染性患者(表19-1)。

(七)神经系统损伤

有关ICU患者的最优输血策略的所有争议中,或许最有争议的还是神经系统损伤的患者。神经重症监护教科书历来奉行开放性输血策略(血红蛋白<10g/dl)。TRICC试验招募了一小部分创伤性脑损伤(traumatic brain injury,TBI)的患者,但这个亚组太小,没有意义去分析。

一项观察性研究发现,贫血与脑梗死和蛛网膜下腔出血(subarachnoid hemorrhage,SAH)死亡风险增加有关。然而,输血的SAH患者未出现病死率的降低,与此同时,增加了急性肺损伤的危险。在TBI患者中,还未发现输血能减少住院发病率或死亡率。三个研究发现PRBCs输注能够增加TBI患者的脑氧合($PbtO_2$);然而,这些研究结果的意义尚不清楚。所有这些研究均未使用其他扩容剂作为对照,并且发现在进行的多个单位血液制品输注中没有体现出剂量依赖关系。此外,测量时发现大约有四分之一的输血患者实际上有$PbtO_2$的降低,而对神经系统的功能恢复没有任何影响。这些研究结果可以通过损伤的脑的代谢和循环改变进行解释(例如,TBI患者脑氧摄取降低和身调节的损失)。同样,血管痉挛是SAH的病理生理显著特点之一。此外,脑水肿可能使脑组织氧供给依赖于氧流量,而不是依赖于氧扩散。因此,增加脑氧输送的重要性和益处尚不清楚。因此,美国重症医学会工作组临床实践指南(American College of Critical Care Medicine Taskforce's Clinical Practice Guidelines)的结论是,没有令人信服的证据表明这些患者能从开放性输血策略(Hgb<10g/dl)中获益。因此,这段时间,还是建议限制性输血策略(Hgb<7g/dl)(表19-1)。

虽然大多数证据表明,无出血的患者通过输最少的血可获得最好的结果,而对于活动性出血的患者与之相反的处置措施似乎才是对的。然而,这一结论缺乏随机临床试验的支持。出血的病理生理机制比简单的低血容量性休克更为复杂,因为它不仅涉及之前和正在丢失的血,也涉及获得性凝血障碍和内皮屏障完整性的破坏(见第9章)。目前最好的证据表明,出血的患者,尤其是那些有大量失血(≥5个单位的PRBCs),受益于更积极的血液制品管理。

二、输血的风险

血液制品输注带有许多风险。这些风险包括血源性病原体的传播,输血相关的容量超负荷(transfusion-associated circulatory overload,TACO),输血相关的急性肺损伤(transfusion-related acute lung injury,TRALI)和输血相关免疫调节(transfusion-related immunomodulation,TRIM)。

(一)红细胞输注

根据目前的指南,有临床意义的输血反应是罕见的,最常见的是笔误导致的结果(见第46章)。TRALI和TRIM最有可能是同一疾病的不同表现——过度的炎症反应和外源性蛋白输注导致的免疫系统改变或紊乱。这些综合征是由血液制品输注过程中系列的促炎因子造成的,包括外来抗原和抗体(包括抗HLA抗体和抗粒细胞抗体)、激肽、补体、组胺和溶血磷脂酰胆碱。大部分的促炎因子来源于输注过程中的白细胞,即使经过最佳去的白细胞处理,一个单位的PRBCs可以残留达一百万之多的白细胞。TRALI可以是本身(肺)炎症反应的结果,而TRIM是全身性免疫功能紊乱。由于缺乏独立的诊断标准和设计充分有关发病率的临床试验研究,两个综合征的发病率可能被低估了。

TRALI是指为输血4h内发生的非心源性肺水肿。TRALI有文献可查的发病率为1:5000至1:10 000,最常见于血浆输注。最典型的输血相关免疫调节的例子是PRBC输注与感染的相关性,另外一个例子是在接受血浆输注后数年,从患者的外周血中找到捐献者的白细胞。

(二)血浆输注

捐献的全血血浆部分含有大量的凝血级联必需的凝血因子。但是,由于降解和稀释,还含有极低浓度的因子Ⅰ(纤维蛋白原)、Ⅴ、Ⅶ和Ⅷ。新鲜冰冻血浆(Fresh frozen plasma,FFP)输注的适应证是纠正因多种凝血因子缺乏造成的凝血功能紊乱。导致多种凝血因子缺乏的原因包括严重的肝病、使用华法林和弥散性血管内凝血。FFP通常以15ml/kg预测体重(predicted body weight,PBW)的剂量进行管理,四个单位的FFP通常能补充40%的凝血因子。了解这个给药方案至关重要,因为血浆经常不足。假定凝血因子不再丢失,酸中毒、低体温等得到纠正,大多数患者至少需要四个单位的血浆(1L),才能有效地扭转凝血功能障碍。

如前面所提到的,在非出血的凝功能血障碍的患者中,医生们仍在大量和广泛地使用FFP。尽管已发表的指南反对这种做法,但因未知的风险收益比,许多医生仍预防性地使用FFP逆转非出血患者的凝血功能障碍。也有其他医生以轻度凝血障碍为由,使用FFP作为非出血性容量缺乏患者的扩容剂。迄今为止,还没有普遍达成非出血性患者使用FFP的指南。推荐的适应证和剂量表19-2。

表19-2 非活动性出血患者的新鲜冰冻血浆输注阈值

指示	建议输注阈值
非出血患者	任何INR均无适应证
胸穿,腹穿	任何INR均无适应证
中心静脉置入,腰穿	INR>1.5
普外科	INR>1.5
神经外科	INR>1.4

血浆输注具有与红细胞输注同样的危险,但不良事件的发生率高于红细胞输注所发生的并发症。血浆输注相关的最常见不良事件是 TRALI。一些学者认为,这可能是由于输注的液体中含有变性血浆蛋白(可能是抗体)。一个随机、双盲、交叉研究支持了这一猜测,该研究发现输注从多胎妇女获得的血浆后,发生 TRALI 的风险就更高了。一个回顾性研究发现,接受 FFP 的危重手术患者发生感染的相对危险性,与 PRBC 输注的感染风险相当。溶血输血反应也是可能发生于血浆输注后,因为血浆中含有滴度可变的抗 A 和抗 B 抗体。

(三)冷沉淀输注

冷沉淀是 FFP 在 4.0℃下解冻,收集到的沉淀部分。这种分离方法意味着冷沉淀是从多个供体获得的 FFP 汇集。冷沉淀中含有丰富的Ⅷ因子、血管性血友病因子、ⅩⅢ因子和纤维蛋白。重要的是,它是唯一含有浓缩纤维蛋白原的血制品,因此,它主要的适应证是低纤维蛋白原血症引起的凝血功能障碍,它可能对弥漫性血管内凝血(disseminated intravascular coagulation,DIC)或溶栓剂引起的出血有用(知识框 19-2)。给药充分,FFP 也可以用来补充纤维蛋白原,但使用少量冷沉淀就可以迅速纠正低纤维蛋白原血症。冷沉淀物通常以 10 包输注,每 10 包可以使血清纤蛋白原水平增加 60~100mg/dl。血管性血友病的出血患者也应该接受冷沉淀来优化血小板功能,而非出血的患者可以用醋酸去氨加压素(desmopressin acetate,DDAVP)或加压素进行治疗(见第 26 章)。

冷沉淀输注相关的风险与上面提到的其他血液成分相同,但是,TRALI 和 TRIM 的发病率很可能低于血浆,因为冷沉淀输注的总容量比血浆少得多,从而最大限度减少了接受者暴露于外源性蛋白抗原的可能性。但是,血源性病原体传播的风险可能因该血制品来源的多源性而显得更高。目前,没有设计良好的研究可用来评估与输注冷沉淀相关的治疗效果和不良反应。

(四)血小板输注

保持足够的血小板计数可以预防自发性出血,但必须权衡血小板输注的利弊,包括细菌污染、即发型和迟发型输血反应、TRALI 和肺损伤增加的风险。另外,血小板输注的量更大,同种异体免疫的可能性更大,这可能导致患者以后不能耐受血小板输注。

评估输注血小板的阈值的大多数随机临床试验已在血液系统恶性肿瘤的患者中完成(见第 24 章)。虽然在许多方面,这些患者与危重症患者不同,合理的血小板输注策略可以从他们的数据中推测出来。两个观察和介入研究已经证实了血小板输注的阈值为 10 000/μl,在预防自发性出血方面高血小板计数一样有效(表 19-3)。虽然有些学者建议脓毒症或凝血功能障碍的患者保持较高的血小板数量,如 20 000/μl,但是支持性证据有限。低血小板患者,在输注血小板之前,侵入性操作要审慎,美国临床肿瘤学会(American Society of Clinical Oncology,ASCO)指南建议目标计数为 40 000/μl。血小板输注存在血栓形成和较高的威胁生命的潜在并发症,不能用于血栓性血小板减少性紫癜(TTP)(第 63 章)的血小板减少患者或非出血的肝素诱导的血小板减少症(HIT)(第 45 章)。

血小板输注逆转抗血小板药物的作用是普遍有效的,但仍然只有个例报道。

知识框 19-2　输注冷沉淀的适应证
血友病 A(Ⅷ凝血因子缺乏)
血管性血友病
纤维蛋白原缺乏症(<100mg/dl)
异常纤维蛋白原血症
Ⅷ因子缺乏症
尿毒症性血小板功能异常
溶栓相关出血的治疗

三、大量出血和输血

需要大量输血的患者是一个独特的人群,其中积极的输血需要血流动力学支持,并纠正凝血功能障碍(表 19-4)。大量输血的通用定义是 24h 内输注 10 单位的 PRBCs。然而,这个定义并不直接关注伴随发生的凝血功能异常,这经常存在于大量输血的患者中。伊拉克战场输血经验的发表,以及美国外伤患者的大型观察性队列研究,建议 FFP 与 PRBC 输血比例≥1:1.5,虽然有急性肺损伤发病率增加的风险,但能提高大量输血患者的生存率。因为难以评估患者复苏开始后所需的血液总量,对于创伤活动性出血的患者 FFP 与 PRBCs 比例为 1∶1 似乎是合理的。虽然这个比例还没有被用于非创伤性出血的患者的研究,其他类型大出血的病理生理与创伤后的出血是相似的。为使 INR 下降至＜1.5,应给予额外的 FFP。因此,有待前瞻性研究来验证这些发现的结果,审慎地对待出血患者的 PRBC、血浆和血小板的过分地输注,同时也防止体温过低、酸中毒,以及引起伴随发生的凝血功能障碍的其他原因。此外,未来还需要研究评估输注液体的最佳比率和晶体与血液制品的比例。

表 19-3　无活动性出血的血小板输注阈值

指示	建议输血阈值
预防自发性出血	＜10 000/μl
预防其他凝血功能障碍引起的自发性出血	＜20 000/μl
骨髓活检	＜20 000/μl
腹腔穿刺,胸腔穿刺,中心静脉导管插入,腰椎穿刺,其他床边的侵入性程序	＜40 000/μl
普通外科	＜50 000/μl
神经外科,多发伤	＜100 000/μl

表 19-4　急性出血患者的输血指南

临床情况	推荐处理
快速急性出血无法立即控制,估计失血量＞30%～40%,或存在严重的失血症状(第 9 章,知识框 9-1)	输 PRBC。启动大量输血协议,RBC∶FFP* 为 1∶1
估计失血量＜25%～30%,无活动性出血	晶体复苏,如果不容易控制出血,继续输血
存在并发症	考虑输血,较小度失血

* 可能需要交叉配血试验或特定类型的血。PRBC. 浓缩红细胞,packed red blood cells

四、重组因子Ⅶa

美国食品和药物管理局(Food and Drug Administration,FDA)已批准重组Ⅶa因子用于治疗存在抗Ⅷ或Ⅸ因子抗体的血友病患者。然而,许多病例报告和系列小样本病例研究表明,重组Ⅶa因子还可以阻止或纠正其他原因引起的出血。重组Ⅶa因子结合于暴露在损伤内皮表面的组织因子,从而激活血小板,形成血小板栓子。随后,通过血小板栓子活化凝血酶,刺激凝血级联反应,通过Ⅶa因子介导的凝血酶激活,活化纤溶抑制物,进而抑制纤溶反应。

(一)超说明书的使用

已有证据显示重组Ⅶa因子能减少或阻止创伤性出血(术后出血)。两个平行、随机、双盲、安慰剂对照研究发现,输注重组Ⅶa因子与单纯性创伤出血患者的严重程度相对下降 50% 有相关性,但并没有发现穿透性创伤患者输Ⅲa因子后有输血节约效应。然而,这些研究所用的重组Ⅶa因子剂量比常规的 90μg/kg PBW 大得多,具有巨大的药物费用。唯一一个大规模、随机、双盲、安慰剂对照研究探讨创伤患者的重组Ⅶa因子使用,因徒劳无益而被提前终止,对照组的死亡率远低于预期(11% 代替 30%),使得该研究分析死亡率差异的动力不足。同时该项研究发现,治疗组需要血液制品数量减少,钝性外伤患者最大限度地节省了血液制品。

重组Ⅶa因子的超说明书使用也已经在其他条件下进行了研究。尽管最初报告表明,重组Ⅶa因子可能会降低自发性颅内出血的严重程度,一项大型随机对照试验发现使用此药的死亡率或中枢神经系统结局与对照组相比没有任何区别。在一个随机研究中,重组Ⅶa因子被证明能够减少食管静脉曲张患者再出血的发病率,但 30h 内患者需要的总剂量为 800μg/kg(即约为常用剂量 90μg/kg 的 900%)。这再次令人质疑的该药的成本与效能问题。

一些病例报告和少数研究发现,重组Ⅶa因子也可有效阻止产后出血,但需要前瞻性的研究来验证这些结果。

最后，一系列的病例报告和回顾性研究表明，因子Ⅶa可被用来快速逆转华法林的抗凝效应（通常通过FFP输注逆转），虽然验证这些发现或确定逆转如何影响最终临床结果的前瞻性研究尚未完成。

随机性的病例和回顾性报告显示出血患者早期给予Ⅶa因子是最有效的（即8个单位PRBCs输注前）。此外，也有数据表明，该药可以显著减少严重酸中毒和凝血障碍（凝血酶原时间＞17.6s）；然而，这些结论没有得到更多的研究证实。

（二）重组Ⅶa因子相关性不良事件

输注重组因子Ⅶa与显著的和潜在的破坏性血栓栓塞性并发症发生密切相关，特别是在超说明书使用时。在年龄≥55周岁的患者，似乎发生率特别高，可能是因为这些患者的动脉粥样硬化血管内皮有溃疡斑块（暴露组织因子）。来自FDA报告表明，当该药物用于血友病患者，血栓栓塞性疾病的发病率是0.02%，但在其他人群中超说明书使用时，心肌梗死、卒中或肺动脉栓塞的发病率可高达8%。此外，使用该药时，动脉和静脉血栓的发病率几乎相等。

五、红细胞替代品

由于临床医生对输血可能造成的危害，以及公众关于其潜在感染并发症（尽管很少）的担心，大部分注意力都指向开发和测试潜在替代品——异体红细胞的管理。最有希望的是，人红细胞生成素的重组制备方法。不幸的是，一个大型，多中心，安慰剂对照，随机临床试验发现，促红细胞生成素α的使用不能减少危重病的人输血需要。此外，它的使用与静脉和动脉血栓性事件增加密切相关，这一发现也见于之前评估它使用的临床试验。因此，不建议在危重症患者中使用促红细胞生成素。临床医生应该不会在ICU重新开始使用这种药物。此外，考虑到这些问题，但是对于那些以前在门诊用促红细胞生成素治疗恶性肿瘤或慢性肾衰竭引起的贫血，应继续应用。

多项研究已经评估了多种合成的氧载体，包括全氟化碳和合成血红蛋白。但是因为所有这些研究已导致那些接收这些血液代用品的病死率增加，所以继续寻找PRBCs输注的替代品还在探索中。

六、氨甲环酸

氨甲环酸（tranexamic acid，TXA）是一种合成的赖氨酸衍生物，通过结合并抑制纤溶酶，抑制纤维蛋白降解。对纳入3836位择期手术患者的53个研究的Meta分析发现，该药剂的使用导致输血需求降低39%。最近，一个跨国，随机，双盲，安慰剂对照研究——CRASH-2试验，发现创伤后8h内给予TXA能够使任何原因引起的死亡风险在统计学上显著下降1.5%，该研究包括270家医院，并纳入了20 000位受伤的患者为研究对象。进一步的分析发现，下降最明显的是出血相关性死亡。并且随后的亚组分析揭示，创伤后3h内用该药者获此益处，而损伤后3~8h的用药组相比安慰剂组有较高的病死率。目前，使用同样的方法研究TXA在中度到重度颅脑损伤中的作用的CRASH-3试验正在进行中。

七、大量输血的后遗症

临床医生应该警惕大量输血的并发症。因为血液使用枸橼酸钠和枸橼酸抗凝，枸橼酸盐可与血浆的离子钙结合导致低钙血症。应经常检测离子钙水平（而不是总钙水平），而且，应立即使用葡萄糖酸钙或氯化钙纠正低钙血症，优先选择氯化钙。由于枸橼酸最终代谢成碳酸氢盐，有时可能会导致代谢性碱中毒，尤其是肾功能不全的患者。此外，存储的红细胞释放钾离子，随着时间和温度的降低，其浓度增加。因此，大量输血可以导致严重的高钾血症，特别是库存血快速输注时更容易发生。

血液制品是由冷藏或冷冻保存，而且往往使用时还是冷的。由于低温会引起或加剧血凝障碍，以及导致心律失常，因此，当输注大量的血液成分时，它们应该通过流体复温。

八、尽量减少输血

如先前讨论，ICU患者常发生贫血，其原因既有机体造血功能的降低，又有进行性的失血。尽管此时我们不能安全和有效地促进红细胞生成（使用促红细胞生成素α或其他药物），但是可以做出某些决定，以减少失血。ICU最常见的失血原因是抽血。每个采集管通常需要 3.5~5ml。此外，每次从中央静脉导管采集合适血标本时，需要事先清除管路中的输液，导致 2~10ml"废弃"血液的额外损失。（应考虑使用封闭的血液保护系统，可允许这样的"废弃"血液回收给患者。）

临床医生应始终考虑实验室检测的必要性和每天收集的检测样本量，并考虑它们对患者的管理和安全的潜在影响。缩减或消除不必要的抽血，将会减少血液丢失，可能有助于减少危重患者的输血。

九、输血的费用

医生的首要责任是为患者提供适当和最好的治疗。而且最好的治疗也能节约成本时，整体效益增加，保护资源。这也是非出血患者的最佳实践输血策略的情况（表 19-1），因为血液制品本身的供应是有限的，而且这些血液制品给患者、医院和整个社会带来了经济负担。增加的输血费用是由于血液管理不良而产生的临床费用。

这涉及 ICU 医生有没有严格遵守 TRICC 试验验证了的限制性红细胞输血策略。有一项研究得出的结论是，如果 ICU 医生都坚持这一策略，每年从降低 PRBCs 使用和红细胞输注的相关并发症中产生的总节约将近 10 亿美元。如果医生坚持以证据为基础的血小板输注准则，每年可能会减少的成本将达数百万甚至更多。一个合理的输血方法应拯救生命和节约开支。

第三篇

ICU 患者的特殊管理

第20章

肾替代治疗

Sidney Kobrin,著　陈开化,译　于荣国,校

ICU患者经常发生急性肾损伤(AKI)。尽管重症监护治疗及肾替代治疗(RRT)都取得了很大的发展,但需要行肾替代治疗的AKI患者病死率仍超过50%。当病人出现AKI时,ICU团队及肾内科会诊医生需相互合作。①逆转或防止AKI的进展(见第82章);②在最佳的时间开始行肾替代治疗;③选择最适宜患者病情的RRT模式;④决定溶质清除的剂量;⑤选择超滤的目标。本章综述了RRT开始的时机、现有RRT模式的优缺点、最佳的溶质清除剂量以及如何确定超滤目标。

一、何时开始行肾替代治疗

大多数权威专家认同将某些症状和体征作为开始行RRT的适应证(知识框20-1)。然而,无症状患者早期透析的价值仍未得到证实。非对照回顾性研究提示,预防性透析以维持血中尿素氮(BUN)低于80~100mg/dl(28~35mmol/L)可以降低AKI患者的发病率和病死率。甚至有两个针对该问题的同期对照研究得出了截然相反的结论。无症状的AKI患者开始行RRT的最佳时机仍需要一个有充分说服力的前瞻性随机对照实验来验证。然而,由于当前仍无法快速及前瞻性地识别那些肾损害持续存在并最终需要RRT的AKI患者,充分设计一个这样的试验受到很大限制。

知识框20-1　AKI患者肾替代治疗的适应证

存在尿毒症症状:
- 意识状态改变(性格改变、精神错乱、昏迷)
- 厌食、恶心、呕吐
- 扑翼样震颤、肌阵挛
- 心包炎
- 癫痫发作

利尿药抵抗的液体超负荷

代谢性酸中毒(pH小于7.1)
- 当补充碳酸氢钠会导致容量过负荷时

内科治疗无效的高钾血症

继发于血小板功能异常的持续出血
- 当内科治疗无效时(见第26章)

血清尿素氮及肌酐[*]
- 尿素氮>100mg/dl或肌酐大于10mg/dl

[*] 当缺少尿毒症症状和体征或发病前几天两者没有快速上升时,该项指征存在争议。

尽管缺乏确凿的数据,许多肾病学家早期行RRT,他们相信这可以简化AKI管理、降低发病率和改善病人的生活质量。然而,有两类观点不支持早期RRT。首先,常常伴随RRT的低血压及细胞因子的释放可能妨碍AKI的恢复。其次,早期RRT可能增加病人费用却并不带来显著的临床效益。由于缺乏可信的研究,对于无症状

AKI患者何时开始透析必须基于临床判断。例如，对于一个无症状、血钾正常的非少尿型AKI患者，其实验室检查提示血清尿素氮BUN 100mg/dl、血清肌酐10mg/dl(800mmol/L)并且之前BUN和血清肌酐上升缓慢，这种情况并没有令人信服的理由来开始透析治疗，患者肾功能可能在几天之内就能自行恢复。然而，伴有少尿型AKI及近期BUN、血清肌酐快速上升的不稳定患者很快恢复的可能性小。这类所谓的"高分解代谢"患者迅速产生尿毒症毒素并常发生酸性产物及钾的堆积，此时，应在这些危险的化学物质堆积之前开始RRT。

选用BUN浓度100mg/dl作为开始RRT的阈值时应慎重。继发于蛋白质摄入过多、胃肠道出血、四环素或皮质类固醇的使用等原因会导致BUN升高并超出其与血清肌酐的正常比例。患者可能表现为BUN浓度超过100mg/dl的阈值但却缺乏尿毒症症状，无须行透析治疗。另一方面，营养不良或肝脏疾病导致尿素产生减少的患者可能会出现尿毒症综合征的临床表现，但BUN浓度却小于这个阈值。

二、可供选用的模式

当选择最佳的肾替代治疗方式时，全面考虑每种模式的疗效、优点、缺点、血管通路和费用至关重要(表20-1)。现有三种类型的RRT：间歇疗法、持续疗法及杂合疗法。在疗效方面，主要考量溶质的清除效率、液体清除率(超滤)以及对病人生存率的影响。

(一)间歇疗法

1. 间歇性血液透析　间歇性血液透析(IHD)需要一根直径大的双腔中心静脉导管作为通路。IHD使用半透膜作为透析介质，血液及透析液以相反的方向流经半透膜。溶质主要通过弥散被大量清除。透析设备和透析溶液的发展使得危重病人较过去更能耐受IHD的治疗过程。例如，容量控制机器相比于旧机器能更精确地进行超滤。过去，常发生过度设定超滤目标并导致透析过程中经常出现低血压。此外，广泛使用碳酸氢盐而非醋酸盐缓冲液减少了透析相关性低血压的风险。虽然改进很多，IHD过程中低血压仍频繁发生，尤其是在血流动力学不稳定以及重症患者在透析间期接受大量的静脉液体输注的情况下。这些患者在4h的透析治疗期间可能需要完成4～6L的超滤量。

重症患者在液体清除时维持正常血压的心血管防御机制常常受损或不堪重负，或两者兼而有之。例如，继发于脓毒症或肝功能衰竭的患者经常表现为心功能不全或外周血管扩张。这样的低血压会有许多不良后果，包括延缓AKI的恢复以及包括心脏和小肠在内的多个脏器的缺血。IHD的另一个主要的缺点是其需要专业的透析护士在ICU床边为重症患者提供一对一的监护，而不是在一个透析单元中照顾三个或四个以上病情稳定的患者。

IHD的主要优点是可以最快的速度清除溶质(包括钾)和纠正代谢性酸中毒。常规透析期间通常需要全身抗凝以防止系统性凝血。但还有无肝素抗凝方案可供选择并可应用于活动性出血、近期外科手术后、疑似或已证实为肝素相关性血小板减少症的危重病患者。

2. 单纯超滤　单纯超滤(IUF)与IHD相似，也是采用双腔中心静脉导管作为通路。IUF和IHD主要区别在于，IHD的透析液不通过滤膜。IUF通过设定跨膜压清除一定量的液体。IUF适用于液体超负荷、利尿药抵抗且无明显含氮废物堆积、高钾血症或代谢性酸中毒的患者(溶质清除可以忽略不计)。与传统的IHD相比，IUF更不易导致低血压。在标准IHD治疗期间，由于超滤和溶质清除同时进行，使得血管内渗透压迅速下降，这会减少血浆从细胞内液和组织间隙进行渗透性再充盈的速度。与此相反，IUF时血管内渗透压维持稳定，血浆再充盈速度相对较快并且血压较IHD时更好维持。与IHD相比，IUF时血流动力学更稳定的另一机制是IUF导致热量从患者体内显著丢失到体外循环中。这种热量的丢失导致病人核心体温下降，从而升高了外周血管阻力及血压。

通常，当患者存在外周水肿并且血压正常时，其往往能承受1～2L/h的超滤速度。然而，当血流动力学越不稳定时，越难以承受如此快的超滤速度。

表 20-1 RRT 各模式的特点

模式	简写	溶质清除（每天）	超滤能力	抗凝方法	费用*
间歇疗法					
间歇血液透析	IHD	25L	1+	全身抗凝是理想的抗凝方式可采用无肝素或局部抗凝	2+
单纯超滤	IUF	可忽略	2+	全身抗凝是理想的抗凝方式可采用无肝素或局部抗凝	1+
持续疗法					
静-静脉方式					
静-静脉缓慢连续超滤	VV-SCUF	可忽略	3+	全身抗凝是理想的抗凝方式局部抗凝较为烦琐	2+
连续静-静脉血液滤过	CVVH	15～25L	3+	全身抗凝是理想的抗凝方式局部抗凝较为烦琐	4+
连续静-静脉血液透析	CVVHD	24～60L	3+	全身抗凝是理想的抗凝方式局部抗凝较为烦琐	4+
连续静-静脉血液透析滤过	CVVHD+F	24～70L	3+	全身抗凝是理想的抗凝方式局部抗凝较为烦琐	4+
腹膜透析	PD	12～36L	2+－3+	无须全身抗凝	2+
杂合疗法	EDD 或 SLED	25L	3	未抗凝情况下进行	2+

*费用是指透析结算中心统计的费用，不包括 ICU 医护人员额外工作产生的费用（这在连续静-静脉模式中费用最高）

（二）连续疗法

持续肾替代治疗（CRRT）曾经通过动-静脉通路来完成。然而，该通路并发症发生率高（动脉血栓和出血），并且低血压的重症患者由于血流量受限，经常导致滤器凝血及溶质清除效率降低。这些问题导致动-静脉通路逐渐被弃用，现在几乎由静-静脉通路完全取代。静-静脉通路使用单一双腔中心静脉导管作为通路，其依靠血泵提供恒定的血流速度，不再受平均动脉压的影响。静-静脉 CRRT 机与 IHD 机相似，具有空气泄漏探测器、压力监测器及循环通路报警功能。超滤量的不同及透析液使用的不同允许有四种不同的模式（表 20-1）。持续疗法相比于间歇疗法的主要优点是液体可以连续 24h 清除，从而对血流动力学受损的患者产生更小的影响。同时，CRRT 时电解质和酸碱变化较小，而 IHD 间歇期血钾趋于升高且血碳酸氢盐水平趋于降低。

（三）静-静脉缓慢持续超滤（VV-SCUF）

VV-SCUF 所需的设备见图 20-1。血液由置于中心静脉的双腔导管的"动脉腔"引出，通过滤器并由同一双腔导管的"静脉腔"返回病人体内。由于未使用透析液，故无弥散透析发生。其局限性与 IUF 相似。

与 IUF 相比，VV-SCUF 的主要优点是液体可以连续 24h 被清除，对血流动力学受损的患者产生更小的影响。超滤速率由超滤通路上的泵精确控制。这种疗法超滤范围可达 4～7L/d。受过培训的透析护士不需要在床边，通常由 ICU 护士完成大部分的操作。肾科医生和 ICU 医生需每天会诊讨论并确定超滤的目标。这通常等于当天预期的输液量减去任何的液体丢失量（包括从尿、粪、瘘管、造口、引流管等）加上任何必要的净超滤量。不需要使用置换液，但所有的静脉输注液体都应包含生理需要的电解质成分。

（四）连续静-静脉血液透析（CVVHD）

CVVHD 的循环通路及所需的设备与 VV-SCUF 大致相仿，但增加了透析液并使其流入的方向与血流方向相反（图 20-1）。诸如 BUN 等小分子物质通过弥散由血液进入透析液，并使其在透析液的浓度逐渐与血浓度相近。透析液的流速

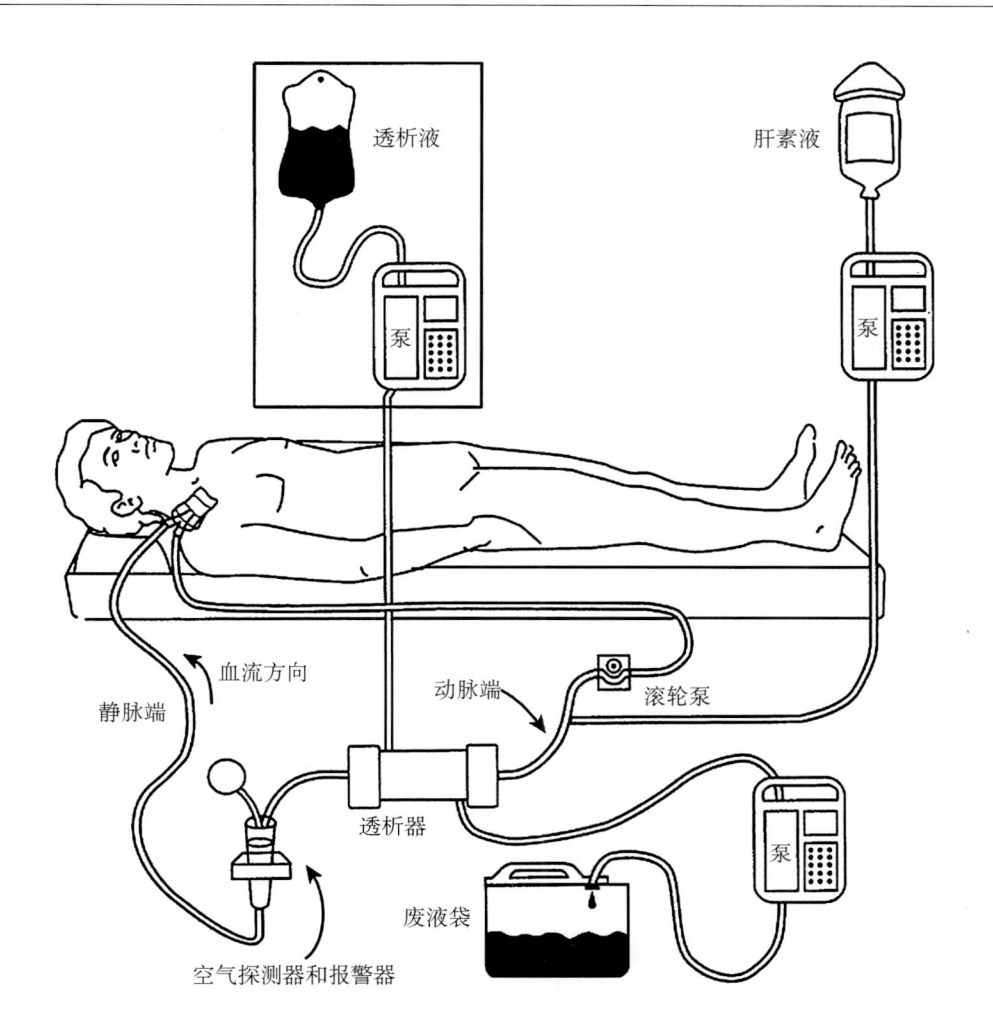

图 20-1　静-静脉缓慢持续超滤（VV-SCUF）的设备和通路。连续静-静脉血液透析（CVVHD）所需的附加设备显示在方框区域中。"动脉端"通常也有一个压力传感器（图中省略）串联在滚轮泵和透析器之间，并用来监测灌注压（改编自 Daugirdas JT, Ing TS: Handbook of Dialysis. Boston: Little, Brown, 1988.）

高达 30ml/min（1800ml/h），可维持血液和透析液之间的平衡。虽然在高于上述透析液流速的情况下这种平衡效率可能会低于 100%，但即使流速高达 65ml/min（4L/h）也可达到非常有效的清除。值得注意的是，这样的透析液流速依然比常规 IHD 600～800ml/min 的流速要慢得多。与 VV-SCUF 相似，透析液流出通路上的泵允许对超滤进行精确控制。通常不需要置换液，因为透析液的电解质和矿物质组成与正常血浆相近，这些物质的净清除量可以忽略不计。然而，根据所使用的透析液、治疗持续时间以及所开具的营养支持处方的不同，可能发生低钾血症、低钙血症、尤其是低磷血症。因此，这些指标必须定期监测，若低于生理水平，需通过静脉输注加以补充。

与 IHD 相比，CVVHD 的缓慢和连续的超滤引起低血压的可能性更小。CVVHD 每天溶质清除量相当于平时 4h 的 IHD 治疗（表 20-1）。

（五）连续静-静脉血液滤过（CVVH）

连续静-静脉血液滤过（CVVH）与 VV-SCUF 相似（图 20-1）。这项治疗的目标是达到类似 VV-SCUF 所需的净超滤量并同时清除溶质。CVVH 未使用透析液，单纯靠对流清除溶质。超滤液类似于血浆的水成分，因此如果每天产生 25L 的超滤液，则大约有 25L 血液中的尿毒症溶质被清除。必须加入类似于血浆成分的置换液，以防止容量丢失和替代必要的溶质。需提前确定当天所需的超滤量，然后计算置换液的量以达到这一目标（表 20-2）。

该模式主要的缺点是，由于高滤过率使得滤器内血细胞比容升高，这可能会使滤器易于凝血。这种效应可以通过增加血流速度和将置换液置于"前置换"来稀释血液并减少红细胞压积的升高。有研究者认为，前置换时尿素氮具有充裕的时间从红细胞弥散到置换液，因此尿素氮的清除增加。然而，也有人认为前置换并不增加溶质的清除并实际上浪费了约 15% 的置换液。CVVH 相比于 CVVHD 仅在理论上有潜在的优势，因为对流可以增加"中分子"（中间范围大小的分子，5000～30 000 kDa）的清除，包括许多已知的脓毒症（以及全身炎症反应综合征，或称 SIRS）促炎介质。但是目前没有证据表明这些介质的清除可以改善脓毒症的临床病程或生存率。CVVHD 可以同样清除小分子溶质并实现净超滤。因为 CVVHD 时滤器内红细胞比容升高较少（该模式所需的过滤量较低），滤器寿命可以延长，因此当需要用 CRRT 清除溶质时，通常选用 CVVHD 模式。

（六）连续静-静脉血液透析滤过

连续静-静脉血液透析滤过（CVVHD+F）同时进行 CVVHD 和 CVVH。同 CVVHD 一样，透析液泵注方向与血流方向相反，且同 CVVH 一样，其超滤可达到 12～24L/d。因此溶质通过弥散和对流非常有效地被清除，很容易就能接近 48L/d。同 CVVHD 相比，CVVHD+F 需要置换液，并且对液体平衡情况的追踪更为复杂。虽然 CVVHD+F 适度增加了溶质的清除，但很少有必要这么做，许多医生认为通常情况下这些额外的努力和费用并不值得，而且增加了人为失误的潜在风险。表 20-2 列出了 CVVH、CVVHD 和 CVVHD+F 模式下完成某一水平的溶质清除和超滤量所要达到的要求。

（七）杂合疗法

多种技术是由 IHD 和 CRRT 杂合演变而来的。两个主要的因素促成了这项疗法的引进：专业的设备和 CRRT 24h 的人员配备要求。

那些无法获得专业 CRRT 设备的中心改进了传统的 IHD 疗法，以提供每天 8～12h 的治疗。当传统的 IHD 机被用于该目的时，透析液流速减少到 100ml/min（而传统 IHD 的流速达 600～800ml/min）。由于溶质的清除率高且每日超滤需要量通常可以在 8～12h 期间完成，故该方法可用于每日（或夜间）8～12h 的透析。已有两个术语用于这种杂合透析疗法：长时每日透析（EDD）和持续或缓慢低效透析（SLED）。

表 20-2 假设对于一个每天需要静脉输注 4L 液体的患者，应用 CVVH、CVVHD 和 CVVHDF 来实现净超滤 4L/24h 和尿素氮清除率 25L/24h 的透析要求样例

要求	CVVH	CVVHD	CVVHDF
总超滤率	25L/24h	8L/24h	15L/24h
透析液流速	无（不适用）	17L/24h	10L/24h
置换液流速	17L/24h	无	7L/24h

在许多中心，CRRT 或 EDD 需要改变 ICU 护理人员的排班，使护患比由 1:2 变为 1:1。当医院不能提供每日进行 24h CRRT 所需增加的护士人数时，可以选择 EDD/SLED 或将 CRRT 机 12 个小时轮换一次。当 CRRT 每天仅使用 12h，透析或对流清除的速度需设置为 24h 疗程的 2 倍，从而在 24h 之内提供相似的溶质清除率。一天的超滤目标缩短至 12h 完成。这种 12h 的治疗与传统的 4h IHD（尤其是隔日 IHD）相比，理论上血流动力学更稳定，并且有几个研究表明，同 24h CRRT 相比，两者血流动力学稳定性和缩血管药物的需求量均相似。

（八）腹膜透析

腹膜透析（PD）需要经皮（使用或不使用腹腔镜）或手术（使用有限"开放"技术）置入腹膜透析管。然后注入透析液，留置于腹腔后排出。调整透析液留置时间和透析液葡萄糖的浓度可使超滤率与那些"以血流为基础"的透析方法相似（表 20-

1)。根据透析液量和留置时间的不同,溶质清除率可波动于 12～24L/d,这对相对稳定的患者可能是足够的,但却不能满足高分解代谢的重症患者的需求。腹膜透析主要的优点包括无须血管通路、无须全身抗凝以及液体可分配在 24h 清除。而相比于 IHD,最后这一优点使得血流动力学更稳定。遗憾的是,对于近期腹部手术的患者可能无法行腹膜透析,因为这会导致透析液的渗漏;而严重肺功能障碍的患者亦无法行腹膜透析,因为留置腹腔的液体可阻碍膈肌的下移和肺的扩张。

三、特定模式选择的影响因素

(一)患者存活率和肾功能的恢复

如前所述,RRT 有多种模式。当选择可用的模式时,两个主要的结果会影响模式的选择,即患者的生存率及肾脏功能的恢复。遗憾的是,很少有这方面的证据来指导临床医生。

关于病人生存率的问题,选择模式时的合理做法是,研究可用的文献来比较 IHD 和 CRRT、杂合疗法和 IHD/CRRT、PD 和 IHD/CRRT 及 CVVH 和 CVVHD 之间的优劣。

(二)IHD 对比 CRRT

CRRT 的倡导者声称,同 IHD 相比 CRRT 有以下几大优势:提高了血流动力学的稳定性;增加了水盐的净清除;增加了炎症介质的清除,这对脓毒症患者可能有益,特别是在使用连续治疗的对流模式后;对于脑损伤或暴发性肝衰竭的患者,连续治疗可以更好地保护脑灌注。

然而,尽管 CRRT 具有这些理论上的优势,但现有的文献并未支持 CRRT 比 IHD 有更好的生存优势。大部分比较 CRRT 和 IHD 的研究都是观察性研究或回顾性病例分析,在对疾病严重程度进行调整后,CRRT 组并未表现出生存优势。更重要的是,4 项选用 IHD 或 CRRT 进行 AKI 结局对比的前瞻性随机对照研究中,两者的生存率没有差异(见参考文献中的 Mehta 等及 Vinsonneau 等的文献)。5 项荟萃分析也比较了 CRRT 和 IHD 的结局,均无法证实选用何种模式更具有生存获益。

至于其他重要的结局如肾功能的恢复,CRRT 和 IHD 获得的结果也相似。尽管有一些研究报道称 CRRT 组的恢复更好,但这些报道只评估存活患者的肾功能恢复,并未考虑不同群体间死亡率的差异。当综合分析死亡率和肾功能未恢复率时,两个群体间肾功能的恢复率相似。

(三)杂合疗法对比 IHD 或 CRRT

虽然"杂合疗法"显示具有和 CRRT 相似的对血流动力学的效应及对代谢的调节,但并没有相应资料来与 IHD 或 CRRT 的结局做对比。

(四)PD 对比 IHD 或 CRRT

目前没有关于腹膜透析和 IHD 相比较的研究。一个单中心的前瞻性研究比较了 70 名患有 AKI 的越南患者,各自分配至 PD 组或 CVVH 组。研究者观察到 PD 组死亡的风险显著增加(47% 比 15%)。PD 组生存率较低的可能原因包括整体肌酐清除率较低以及使用了醋酸盐(美国通常使用乳酸盐)作为 PD 透析缓冲液。这项研究的推断有一定的局限性,因为它所研究的人群和采用的透析技术与大多数发达国家有很大的不同。

(五)CVVH 对比 CVVHD

理论上,CVVH 的对流清除同 CVVHD 的弥散清除相比,更能增加促炎性介质的清除。然而,对流也可能清除有益的抗炎性介质。此外,这些介质在体外可达到的最大清除率与其产生速度及体内清除率的相关性较低。迄今为止,尚无随机研究显示 CVVH 比 CVVHD 有更高的生存率。

四、其他可能影响模式选择的因素

除了患者生存率和肾功能的恢复,其他可能影响模式选择的因素包括酸碱及电解质异常、抗凝以及护士和医生的专业技能。

(一)酸碱和电解质异常

对药物治疗无反应的严重高钾血症需迅速纠正。在这种情况下应选择 IHD,因为在 200ml/min 的设置下可达到较高的钾离子清除率。与此相反,CRRT 要低效得多,其最大清除率仅为 40～60ml/min。在某些情况下,可以使用单一的 IHD 治疗以使血钾达到正常,然后转换为连续的模式来维持正常血钾并满足额外的透析和超滤需求。

对于休克状态下的代谢性酸中毒及其他一些持续产生乳酸的患者,CRRT 和 PD 是理想的选择。在 IHD 间期酸中毒会加重,而连续的模式可稳定地、不间断地纠正酸中毒。连续模式也方便管理大容量碳酸氢盐的静脉输注,因为持续的超滤可以去除额外输注的液体从而防止进一步的液体超负荷。

(二)抗凝

对于一些接受 CRRT 的患者,频繁的滤器凝血使得全身抗凝成为必要,而肝素是首选的抗凝药。然而,一些市售的设备在不使用抗凝药的情况下,其滤器平均寿命已可超过 30h。需要全身抗凝是一个潜在的不利因素,因为许多重症患者可能有使用肝素或抗凝的强禁忌。在这些患者中,局部使用鱼精蛋白或枸橼酸可以避免全身抗凝,但这些技术相对比较烦琐。局部抗凝也另外增加了操作的复杂性,进一步增加了人为失误的风险,特别是当这些技术不常使用时。与此相反,PD 和 IHD 都可在无须全身肝素化下进行。

(三)护士和医生的专业技能

模式的选择也取决于 ICU 医疗和护理团队的经验。操作复杂的模式,比如 CRRT,如果没有一些具有专注精神、志趣相投并且接受过大量操作培训的医生和护士作为核心并制订了方案手册、支持机制和质量改进计划,就不应予以采用。建议一个机构每年至少需要进行 12 例操作以保持技术的熟练。当然,在开始这样一个方案前需评估操作的数量。如果无法达到所需的最少例数,但患者又需进行复杂形式的 RRT,则需将其继续转运到有既定方案的中心(或 ICU)。

(四)模式选择的总结和建议

对于 AKI 患者,没有数据支持任何一种特定的 RRT 模式更为优越。因此,应依据该单位的专业技术力量以及工作人员和设备的可用性来选择模式。但是,在某些临床情况下 CRRT 更具理论上的优势,比如在暴发性肝衰竭或急性脑损伤的患者,其能更好地保证患者的脑灌注。在临床实践中,尽管没有证据支持 CRRT 比 IHD 有更好的生存率,但许多肾病及重症学家一直认同 CRRT 时血流动力学更稳定。遵循退伍军人事务部/美国国立卫生研究院(VA/NIH)的急性肾衰竭试验网络(ATN)研究人员的策略,根据心血管序贯器官衰竭(SOFA)评分(表 20-3)来选择 IHD 或 CRRT。

表 20-3 序贯器官衰竭(SOFA)评分

分级	血流动力学评估	初始 RRT
0 级	平均动脉压(MAP)>70mmHg,未使用血管升压药	IHD
1 级	MAP<70mmHg,未使用血管升压药	IHD
2 级	多巴胺 ≤5μg/(kg·min) 或任何剂量的多巴酚丁胺	IHD
3 级	多巴胺>5μg/(kg·min) 或肾上腺素 ≤0.1μg/(kg·min) 或去甲肾上腺素 ≤0.1μg/(kg·min)	CRRT 或每日 SLED
4 级	多巴胺>15μg/(kg·min) 或肾上腺素>0.1μg/(kg·min) 或去甲肾上腺素>0.1μg/(kg·min)	CRRT 或每日 SLED

每日计算 SOFA 评分,如果 SOFA 评分无改变,则继续使用初始模式。初始选用 IHD 的患者,如果 SOFA 评分上升至 3~4 级,则转换为 CRRT 或每日 SLED。初始选用每日 SLED 或 CRRT 的患者,如果 SOFA 评分下降至 0~1 级,则转换为 IHD

(五)RRT 溶质清除的最佳剂量

自 RRT 诞生之日起,溶质清除的最佳处方一直存在争议。两个大型的随机前瞻性研究,ATN 研究和普通与强化肾替代疗法随机对照评估(RENAL)研究,提供了关于 IHD 和 CRRT 溶质清除目标的数据。

1. IHD　ATN 是目前为止研究 IHD 剂量对患者生存率影响的最大型的前瞻性随机对照研究。Kt/V 是溶质清除的一项指标,其中 K 是透析器的尿素清除率,t 是每次透析治疗的持续时间，V 是病人的尿素分布容积。ATN 研究将每周 6 次、每次目标 Kt/V 为 1.2～1.4 的 IHD 组与每周 3 次、每次目标 Kt/V 相同的 IHD 组进行比较。两种方案的生存率无显著的统计学差异。因此，目前推荐每周 3 次，每次目标 Kt/V 为 1.2～1.4 的治疗方案。对于一些特殊的患者，如难治性高钾血症（见第 39 章），其治疗的频次可能要增加。对于仍有液体超负荷或每周 3 次 IHD 出现低血压的患者，在常规透析治疗期间可能需要增加额外的单纯超滤（IUF）。

2. CRRT 几个比较低剂量清除和高剂量清除的随机对照试验得出了矛盾的生存率结果。研究该问题的两个最大型研究均未能证实 CRRT 时低剂量清除组和高剂量清除组之间的生存率有显著的统计学差异。ATN 研究比较 20ml/(kg·h)组与 35ml/(kg·h)组的结局；而 RENAL 研究将 AKI 患者随机分配至 CVVHD+F 废液流速 25ml/(kg·h)组或 40ml/(kg·h)组。根据这两项研究，推荐 CRRT 废液流速为 20～25ml/(kg·h)。

第21章

危重患者的恢复与康复治疗

Daniel Malone Miriam Segal，著 陈开化，译 于荣国，校

虽然患者制动和功能失调对身体的负面影响已经得以充分证实，但ICU患者被限制于床上的情况相当普遍。维持机体功能状态和身体活动的需求常常被以治疗危重病、创伤及确保病情稳定为目的的医疗行为所掩盖。在ICU，康复治疗的重点是减轻制动和ICU获得性肌无力[如危重病多发性神经病和肌病（见第48章）]的影响，并尽可能快地减少其不利和持久的影响。危重病的恢复是一个渐进性康复的过程，涉及多学科的团队以及一系列的治疗方式和干预措施。康复治疗是高科技和拯救生命的ICU治疗的补充，是患者完全功能恢复所必不可少的。

一、在ICU开始行康复治疗

康复治疗强调跨学科的方法（表21-1）。它的主要目标是维护和恢复患者的功能独立。将早期、全面的康复治疗作为急性恢复期综合治疗的一部分，而不是放在恢复过程的最后阶段，其重要性得到了越来越多的证据支持。该方法包含几个要素：①初始和后续的功能评估；②持续的干预来预防和应对功能丧失；③制订一个长期的治疗计划以确保功能恢复的持续性。理论上认为，只要生命体征稳定之后即可开始康复治疗，甚至在患者收入ICU时即可采取预防性措施以防止发生器官功能失调综合征及其他一些制动的后果。

危重患者最初由理疗师及言语矫治师进行功能评估。专家检查患者并实施干预措施，反复评估患者的功能状态和并做好病情记录（表21-2），根据这些临床数据，可以观察到患者功能恢复的早期迹象，从而预测患者进一步恢复的程度和速

表21-1 多学科康复团队的成员

团队成员	角色和专业领域的说明
理疗师（康复医师）	残障方面的医学专家，负责提供有关预后和康复需求的咨询，精心安排康复服务项目，推动并负责多学科治疗方案的贯彻执行，并开具耐用医疗设备的处方
物理治疗师（PT）	卫生保健专业人员，负责制订治疗计划来优化运动能力、平衡能力和力量，以恢复身体功能和预防残疾
职业治疗师（OT）	卫生保健专业人员，主要关注日常生活能力的恢复，上肢运动障碍和认知功能障碍的矫正
言语矫治师（SLP）	卫生保健专业人员，负责进行临床吞咽评估，促使人工气道患者加强沟通，进行认知矫正以达到有意义的交流（见第22章）
个案管理员或社会工作者	根据患者预期的恢复情况、治疗的优先顺序、医疗保险以及个人财务状况来确定其出院后所需的内科、外科、康复以及社会服务；确定患者社交网络的成员以提供支持、个人护理和转运服务

度。当患者开始活动时,一些神经或神经肌肉功能障碍的征象如肌力、肌张力以及运动模式协调性的变化等可能首先表现出来,运用标准的评估工具如医学研究理事会(MRC)评分系统(表21-3),可以在床边连续追踪这些变化。高级理疗师(专门从事康复医学的医师)根据康复团队的评估和其他临床数据来指导团队的干预措施、提出可行的药物或护理干预方法、诊断检查和制订转出ICU后的康复计划。

通常情况下,ICU医生在其他专家的帮助下,必须明确具体的预防措施和指标并沟通传达给治疗师。这方面的例子包括骨科手术后限定活动或负重的范围以及在脊髓损伤后对脊柱运动和下床活动给予一定的限制。为了促进康复的进程,采取有效的方式来进行这种沟通是很重要的。

表21-2 康复团队制订的日常生活能力(ADLs)和功能性技能范例

自我照顾	活动能力	交流和认知能力
饮食	床上移动(如翻滚、改变体位、仰卧位到坐起)	听觉
饮水	坐/站的平衡	视觉
洗澡,梳理,穿衣,假肢的使用	下床活动及移动(如床到椅子/轮椅,洗脸台或厕所的使用)	言语/语言(如发音阀、书写、讲话、理解)
大小便的控制	借助或不需借助辅助设备来移动	注意力,记忆力,解决问题能力,推理能力,安全意识
上厕所	轮椅的使用	定向力

表21-3 医学研究理事会(MRC)肌力评分系统

评分	描述		
		运动评估	
0	无可见的肌肉收缩	上肢	下肢
1	可见肌肉收缩,但无肢体活动		
2	主动运动,但不能克服重力	肩外展	屈髋
3	主动运动,能够克服重力	屈肘	伸膝
4	主动运动,能够克服重力和对抗一定的阻力	伸腕	踝背屈
5	主动运动,可对抗最大阻力		

最高分:60分(四肢;每个肢体3项运动,最高得分为每个肢体15分)最低分数:0分(四肢瘫)
改编自 Schweickert WD, Hall J: ICU-acquired weakness. Chest 131:1541-1549, 2007.

二、康复的具体问题及其在ICU的干预措施

(一)功能失调

功能失调是一种由于身体不活动或极少活动所造成的潜在可逆的解剖和生理变化的综合征。不管入院诊断是什么,住院是老年人的一个主要风险因素,常常伴随着功能状态不可逆的衰退和生活质量的下降。生理学上,制动导致的变化是多种多样的,涉及全身多个系统,包括肌肉骨骼系统、心血管和呼吸系统、机体和血液成分、中枢神经系统、内分泌及皮肤系统。长期制动最显著的影响是肌肉骨骼和心血管系统储备功能的下降,表现为肌肉萎缩和心血管耐力的丧失。这些功能下降的程度取决于卧床制动的时间以及先前肌肉骨骼和心肺系统的健康状况。肌肉和骨骼在几天之内就适应了由卧床休息而减少的负荷。

虽然肌肉萎缩是肌力下降的主要原因,但由神经肌肉传导和电收缩偶联受损导致肌肉活动能力下降也会造成肌力下降。肌肉骨骼系统变化最核心的问题是缺乏平常的负重力量以及肌肉收缩数目和力度的减少,或两者皆有,特别是在维持姿

势的肌肉组织更明显。因为制动导致的并发症会延长ICU滞留时间或总的住院时间,在采取内科及外科预防措施的基础上对患者进行早期、渐进、积极的功能锻炼应成为目前的实践标准。这些制动所致的器官特异性并发症需要专门的预防和恢复性治疗措施。

虽然并非新的理念,但已有研究证实,早期被动运动和渐进性活动对于ICU的重症患者,甚至是机械通气患者是安全的,其结果是增加下床活动(OOB)的频率、提高直立负重能力、改善功能灵活性,并可能会加快机械通气的撤离和影响ICU滞留时间以及总的住院时间(LOS)。

表21-4中所列的基于心脏、呼吸和神经系统因素的标准可以用来指导ICU医生,使其知晓通常患者何时可以开始康复活动以及何时应停止患者的康复疗程。

表21-4A 提示患者暂不宜行康复治疗的一般标准

心率	脉搏血氧饱和度/SPO_2
>70%的年龄预测最快心率	<88%
<40/min;>130/min	
新发的心律失常	
新使用抗心律失常药物	
通过心电图或心肌酶诊断的新发心肌梗死	
血压	**机械通气(MV)**
SBP>180mmHg	$FiO_2 \geq 0.60$
MAP<65mmHg;>110mmHg	$PEEP \geq 10cmH_2O$
持续静脉输注血管活性药物	人机不同步
(升压药或降压药)	最近的机械通气模式调整为辅助-控制或压力支持
新使用升压药或升压药剂量逐渐增加	过细的人工气道
呼吸频率和症状	**清醒/躁动和合作**
<5/min;>40/min	患者镇静或昏迷(RASS=-3,-4,-5)(RASS评分见第5章,表5-1)
患者感觉无法忍受的DOE	患者躁动需要加用或增加镇静药剂量(RASS>2)
	患者拒绝

DOE. 劳力性呼吸困难

表21-4B 终止患者康复治疗的一般标准

心率变化	脉搏血氧饱和度/SPO_2 变化
>70%的年龄预测最快心率	下降>4%
从静息心率下降>20%	<88%~90%
<40/min;>130/min	
新发的心律失常	
血压变化	**呼吸频率和症状的变化**
SBP>180mmHg	>40/min
SPB/DBP下降>20%	患者感到难以忍受的呼吸困难
伴晕厥前症状的直立性低血压	

FiO_2. 吸入氧浓度;MAP. 平均动脉压;PEEP. 呼气末正压;RASS. 里士满躁动和镇静评分。最快心率=220-年龄;SBP/DBP. 收缩压/舒张压;SpO_2. 脉搏血氧饱和度

（二）认知功能障碍

重症患者临床上经常表现出认知功能障碍并影响其功能状态。有的患者出现明显的定向障碍，而有的患者存在认知功能障碍，只有当涉及具体事物的时候才会明显表现出症状。精神状态的筛查工具，如简易精神状态评价量表（MMSE）有助于评估认知功能。其他的疾病特异性的评估工具，例如，创伤性脑损伤（TBI）后使用的 Rancho 分级认知功能量表（RLCFS），可以提供给康复专家一个更有针对性的筛查工具。RLCFS 是一种评估工具，可以识别具有认知功能障碍的 TBI 患者伤后一年内的恢复状况。对于没有完全定向力的患者，一个快速 10 项量表的定向力记录（O-Log），可以在晨间查房时被用来追踪其定向力的变化。该工具已被用于脑损伤、卒中、肿瘤、感染和退行性疾病的患者。定向力好以及 O-Log 评分高的患者可进一步使用认知功能记录（COG-Log）这一简短的床边认知功能评估工具来评分。这些工具不能取代更详细的测试，但可以作为简单、快速的评估手段来反复追踪患者的认知状态。

对于机械通气的患者，认知功能的评估更具挑战性，用来评估 ICU 患者谵妄的方法（CAM-ICU）是一个诊断谵妄的有效工具（见第 37 章，表 37-2）。通常情况下，康复团队还提供有关认知的详细和实用的信息，特别是当患者的功能性能力受到认知障碍的影响时。例如，正在指导下床患者活动的理疗师可能会发现患者运动计划能力受损、注意力下降、记忆力受损以及安全意识下降。这些因素将影响患者的功能恢复和出院计划。

（三）躁动

伴随着认知功能障碍，重症患者可表现出神经行为紊乱。患者躁动可能干扰对其生命的救治，造成血压和颅内压的升高，危及所放置的静脉（IV）导管、喂养管、气管插管和导尿管。因为躁动是破坏性的，医师可能会用药物快速控制该行为。然而，给以简要的评估有助于制定一个更有效和更精确的治疗计划。

首先，需要识别目标行为，例如，坐立不安可能导致坠床或导线/导管的脱落。其次，识别并消除任何的环境诱发因素，例如一次有多人在床边交谈引起的过度刺激或在未充分告知的情况下进行操作。医学上的诱因也应加以考虑和解决，如癫痫发作、新使用的药物、代谢异常、感染、睡眠剥夺和疼痛。处理躁动行为的目标是维护患者、工作人员、访客和其他患者的安全，降低躁动的强度、频率和发作的时间。治疗的反应可以用一个总分 14 分的激惹行为量表（ABS）来加以客观评估。里士满躁动和镇静量表（RASS）同样可以用来评估 ICU 患者的镇静和躁动，并可用来滴定式使用镇静药物（见第 5 章，表 5-1）。

抗精神病药物最常用来治疗躁动或攻击性行为。虽然当目标行为表现为明显精神病特征时使用这些药物是恰当的，但临床使用这些药物主要是因其镇静不良反应而不是抗精神病特性。典型的抗精神病药物例如氟哌啶醇，其不良反应包括低血压、镇静、精神错乱、肌张力异常、静坐不能、降低癫痫发作的阈值及抗精神病药恶性综合征。对于脑损伤的患者，这些不良反应可能会发生的更频繁。氟哌啶醇也与脑损伤后神经元延迟恢复和长时间的创伤后失忆相关。有鉴于此，一些临床医生更喜欢用非典型的抗精神病药物。在使用常规剂量时，这些药物的锥体外系不良反应的发生率小于典型的抗精神病药。

苯二氮䓬类也被用来治疗躁动。这些药物同样是利用其镇静特性来控制躁动行为。虽然较少见，苯二氮䓬类在一些患者中会反常地增加其躁动行为。苯二氮䓬类可降低患者呼吸驱动力，加剧其记忆功能障碍，并加重其协调性和平衡性障碍。其他类的药物也已成功地被用来治疗躁动和攻击行为，包括抗癫痫药如丙戊酸、卡马西平和加巴喷丁，抗抑郁药如阿米替林，以及其他 5-羟色胺能药物和 β 受体阻断药如普萘洛尔。然而，虽然缺乏良好的效果比较研究，但当必须迅速控制躁动时，使用抗精神病药物可能更有效。

为防止躁动干扰生命救治，身体约束作为最后的手段是必要的。这增加了患者制动的程度，也增加了不良反应。因此，在其他措施效果不理想时才考虑身体约束。

（四）吞咽困难，构音困难和失语症

吞咽困难和构音困难与功能性恢复有密切的关系，这在第 22 章中有深入的讨论。此外，许多神经功能障碍的 ICU 患者可能会经历沟通障碍，言语矫治师可以在他们的恢复中发挥重要的作用。例如，语言治疗师可以将具体的沟通策略传递给康复团队的其他成员、ICU 的工作人员和家人，以提高患者的理解能力和说话能力。这些策略包括使用语法简单的语言来与患者直接交流，一次表达一个想法，利用视觉或触觉的提示来修饰语言表达以增强其理解，并鼓励使用无声沟通的方式，如写作、绘画和手势（见第 22 章，表 22-4）。

（五）挛缩和痉挛

挛缩是以活动范围减少为特征的畸形，是由制动、炎症和痉挛导致的多种组织类型的改变所致。挛缩经常会持续出现行动不便、疼痛和褥疮恶化。经常翻身、全关节运动、积极活动及正确使用夹板固定是预防挛缩的标准方法。此外，翻身可以改善与卧床相关的失用性萎缩。有证据表明，制动在短缩位会增加萎缩程度，而制动在长伸位可以减少肌纤维蛋白的丢失。这对于那些因骨科或神经肌肉疾病而导致肢体主动活动受限的患者或那些医源性肌松或需过度镇静的患者来说，具有重要的临床参考意义。

痉挛定义为与发生率相关的肢体被动伸展受阻，是脑和脊髓损伤患者上运动神经元综合征的一部分。上运动神经元通路的损伤导致对肌肉牵张反射的下行抑制缺乏，从而造成兴奋过度。改良 Ashworth 量表等工具被用来评估痉挛程度。痉挛也可能是有帮助的，是患者的一个"掩盖"他们缺乏对自主活动的控制能力的机制。另一方面，严重痉挛如未得到有效的治疗可能会导致疼痛、挛缩、皮肤破损甚至骨折脱位。某些时候，突然恶化的痉挛可能与新发疾病过程，如感染、粪便性梗阻或其他有害的刺激相关。

除了祛除诱因，一些全身性的药物可用于治疗痉挛，包括巴氯芬、替扎尼定、丹曲林钠和地西泮。这些药物的主要剂量相关性作用是无力和镇静。当处方这些药物时，确定治疗目标是有帮助的。例如，在下肢内收肌严重痉挛的情况下，治疗目标包括改善会阴入口处的卫生、减少疼痛以及促进下床移动。非药物手段可用于治疗痉挛和挛缩，包括手法治疗技术（拉伸、关节活动）、动态和静态夹板固定及石膏矫正法。

对于脑损伤患者来说，常可选择丹曲林钠这一肌浆网钙阻滞剂作为抗痉挛药物，因它主要在外周起效从而使得其镇静不良反应较少。丹曲林钠可能导致肝炎，因此在开始治疗前应行肝功能检测。

对于脊髓损伤的患者，巴氯芬这一 γ-氨基丁酸（GABA）类似物常作为首选。高剂量的巴氯芬可产生镇静作用，但迅速减量可导致戒断综合征。巴氯芬也可以持续鞘内注射，这避免了如前所述的剂量相关性不良反应。严重全身性痉挛的患者可小心选用鞘内植入巴氯芬泵。这通常是用于慢性痉挛状态患者的治疗方案，但有个别病例报道将其用于急性颅脑损伤合并自主神经功能失调和肌张力不全性姿势的患者中。

对于无法给予口服或肠内途径给药的患者，可以考虑暂时予以肠外使用短效苯二氮䓬类药物，如地西泮。此时，应适当限制使用镇静或脱抑剂。

当全身性药物产生不良反应，或当肌肉过度活动只局限于病变部位时，可选用乙醇、苯酚或肉毒杆菌毒素行化学去神经术进行治疗。很多理疗师及一些神经科医师均熟悉该方法。

（六）自主神经失调

重症患者可以发生几种类型的自主神经功能失调。这常对活动的患者构成了挑战。最常见的是，由于功能失调及神经损伤，在体位变换时可以观察到直立性低血压，这对从卧床到下床活动是一个明显的挑战。

自主神经反射异常发生在颈髓或高位胸髓损伤的患者，表现为病变远端脊髓不受抑制的自主活动。任何传导至离断脊髓的感觉刺激（通常是有害的），都可能引起交感自主反应和引发导致严重高血压的血管收缩。常见诱因包括尿潴留、便秘、肾结石、深静脉血栓形成、褥疮、急性腹腔感染、皮肤感染，包括嵌甲。治疗方法包括消除不愉快的"有害"刺激。立即采取的干预措施包括让患者坐起、保证尿道口通畅，同时继续寻找其他不良刺激。在寻找触发因素时，可使用短效药物来控制严重的高血压。

这类患者同样可以感受到体温的变化或体温调节的异常，而体温可以与环境温度相关。获得性脑损伤的患者可以出现阵发性自主神经失调，这种情况不仅会导致大量的医疗检查，也与严重影响关节活动的肌张力不全性姿势相关。尽管有关这些自主神经失调的详细讨论超出了本章的范畴,但康复团队应拥有各种技能和策略,以促进患者的安全和功能的恢复。

三、离开 ICU 后的康复计划

ICU 中康复的长远目标是建立一个有序、全面、恰当的时间计划表以确定患者何时离开 ICU 以及何时出院。这样一个计划应基于患者的生理状态、社会心理状况、长期护理需求以及功能性康复的预后。

ICU 获得性问题包括神经肌肉无力、心肺耐力的缺失、认知功能障碍以及营养不良等都会影响功能康复。重症患者对康复治疗干预措施的反应性是用来预测离开 ICU 后护理需求的重要因素。例如,卧床休息时间越长,功能失调越明显。患者可能表现出在坐立位试验时持续的心动过速、气促和呼吸困难,或表现为无法承受低水平的自我护理活动,这些都表明住院康复中心(IRF)实施的急性期后康复的要求可能太高(他们通常要求患者每天能够做至少 3 个小时的物理治疗)。

此外,特定的预后指标明确了一些疾病的自然病程。例如,创伤性脑损伤后意识丧失、创伤后失忆以及疾病感缺失都预示其功能不可能完全恢复并且出院后仍需长期的康复和个人护理。ICU 内进行的康复治疗常常被患者的舒适和疼痛管理、血流动力学监测、液体和电解质平衡的维持、用药、营养、伤口护理及情绪和心理支持等治疗需求所掩盖。尽管如此,不应限制对严重生理障碍或预后不良患者的康复治疗。相反,康复治疗对这些患者很重要,可以最大限度减少功能失调、培养未来的护理人员、优化改善患者的环境以及制订从 ICU 到急症救治后诊疗机构的后续康复计划。早期开始康复干预是安全可行的并能有效地节约成本。

急症救治后的连续治疗

传统上,患者离开急症救治医院之前会从 ICU 转移到缓冲病房或中间过渡病房,然后再转移到普通护理病房。现在的情况有所变化,很多患者会直接从 ICU 出院。对于有功能缺陷的患者,在返回社区前还需要后续的医疗护理或康复治疗,有几个不同的急症救治后诊疗机构可以提供后续的医疗护理或康复治疗。康复团队试图使患者和社会支持网络的需求与所提供的设施能力能够精确匹配,以便使功能独立性、医疗护理以及适当的后续支付能力达到最大化。

大多数的地域都提供了不同层次的康复护理:以医院为基础[住院康复中心(IRF)/急症康复]、专业的护理机构(SNF)、长期的急症救治医院(LTACHs,见第 109 章)、家庭护理和门诊康复服务。这些机构由联邦医疗保险界定,其他保险体系通常遵循联邦医疗保险的指导方针。重症患者在恢复的过程中可能在几个医疗机构之间转诊。

入院后,许多患者在住院康复中心(IRF)也称急症康复接受治疗。这些中心必须满足联邦医疗保险设定的标准以维持其作为住院康复中心的地位。作为这些标准的一部分,患者必须能够每天进行 3 个小时的治疗;他们必须要求有 24h 的康复性护理,并且有足够的需要医生监督的医疗需求。必须具备在功能灵活性和自我护理能力方面切实可行的目标。这些中心也需要维持一种跨学科的治疗方式。收入住院康复中心也只限定于某些诊断,这在当前倍受争议,因为这些诊断标准过于武断,减少了患者收住治疗的机会。

专业护理机构(SNFS)同样由联邦医疗保险标准界定,需要"专业护理治疗"方能报销。这些机构中的患者必须证实有专业的护理需求;这可以是康复治疗或其他专业的需求(比如复杂的伤口护理、静脉和肌内注射、插入导尿管以及需要进一步评估的管理需求)。每位患者的治疗在医生的监督下进行,并且医生要能处理紧急事件。必须能提供每天 24h 的护理服务。根据规定,专业护理机构内患者所接受的康复服务数量是可变化的。"亚急症康复"这个术语有时也被用来表示一个以康复为重点的专业护理机构,尽管这不是一个官方的术语。

长期急症救治医院[LTACHs(见第 109 章)]为临床复杂、患有多种急性或慢性病、需要资源密集型护理的患者提供长期的重症监测与治疗,而这是专业护理机构或养老院所不能提供的。患者经常需要依赖生命支持系统,如胃肠外营养、呼吸和心脏监测、透析和机械通气,平均住院时间达 25d 或更长。

家庭护理或居家护理,提供一系列的服务包括专业的医疗卫生工作人员(如护士、理疗师、职业治疗师和言语治疗师；医务社会工作者；营养师）和生活援助服务（如家庭健康助手、轮椅就餐服务）。这可为需要医疗、护理、输液、药学服务以及社会和康复干预的恢复期患者提供上门服务。患者必须是受限于家中（离家时需要很大的努力或没有帮助下无法离家）、有医生的医嘱并有健康保险的授权才有资格享受家庭护理服务。

随着患者活动能力、日常生活（ADLs）表现以及安全性得到提高，门诊康复项目可以满足那些需要后续理疗、职业治疗以及言语治疗的患者的需求。患者可能有身体不便，但可以安全到达并接受治疗。门诊康复服务，着力于优化每一位患者的家庭和社会功能状态，促使患者恢复到平常的角色和职责，包括家务管理、工作或休闲活动。除了常规的康复服务，门诊服务还包括日间治疗和平衡中心、驾驶康复、水中运动治疗、职业康复和社区重返计划等特殊的项目。

第22章

吞咽和沟通障碍

Natasha Mirza　Andrew N. Goldberg　Melissa A. Simonian,著　陈开化,译　于荣国,校

有沟通和吞咽障碍的ICU患者,其治疗目标和挑战是恢复人体的两大基本功能:说话和进食。ICU患者语言沟通和正常吞咽功能的障碍不仅受危重病的影响,也受很多ICU治疗的影响。例如,长期机械通气或气管切开,增加了说话和吞咽功能障碍的风险。在患者危重病恢复的早期阶段就应用多学科的干预策略,可能对正常说话和吞咽功能的重建有益。这一策略的三个主要目标是:建立恰当的替代沟通方法、防止误吸和经口进食。对于从危重病中康复过来的患者,或者创伤伴有神经功能受损的患者,吞咽困难的后果可包括误吸、肺炎、营养不良、留置喂养管、生活质量降低、在护理院住院的增加和死亡风险的增加。

一、ICU患者吞咽功能障碍概述

所有ICU患者从危重病康复的过程中,都应进行吞咽评估。有吞咽障碍的患者,当他们开始经口进食、进饮时,发生误吸(定义为任何物质进入声门下方)的风险很高。神经病学事件后的或接受可能影响咽、喉功能的外科手术后的患者,均应怀疑吞咽功能障碍的可能。气管切开和(或)长期经口气管插管的所有患者,也应怀疑吞咽功能障碍的可能。同样的,应该假定气管插管患者都不能安全的吞咽食物,尝试经口进食应等到拔管后,或改为气管切开且有自主呼吸时。这类ICU患者开始经口进饮或进食前,需咨询耳鼻咽喉科和(或)言语病理学家。

二、吞咽机制

吞咽是食团咽下,经口、咽部和食管输送入胃的行为。吞咽的解剖区域包括口腔、咽、喉和食管。正常吞咽包含口腔到胃的一系列复杂的随意或非随意的神经肌肉收缩,通常被划分为三个连续的时相(表22-1)。在口腔期,必须有完好的唇肌以保证有足够的密封性,防止食物从口腔中渗漏出来。随后是舌和咀嚼肌的收缩。肌肉协调工作以混合食团和唾液,并将食团由前口腔推送至口咽部,在口咽部触发非随意的吞咽反射。控制的输出来自后脑部第Ⅴ、Ⅶ和Ⅻ脑神经的运动核团,整个过程持续约1s。

表22-1　正常吞咽的三个时相

时相	描述
口腔期	食团被处理、咀嚼、成形,由舌头和口腔的运动推向后部
咽期	触发吞咽反射、气道关闭当食团通过咽部时,食管上括约肌松弛
食管期	食管的蠕动将食团由颈胸段食管推送入胃内

咽期始于吞咽反射的触发。这个反射对成功吞咽至关重要,包括一系列协调的动作(表22-2)。在咽后壁,肌肉不断产生复杂而精确的协调性收

缩和松弛。软腭上提闭合鼻咽；舌骨上肌向前上方牵拉喉头；会厌向下盖住声门；咽肌的横纹肌收缩使食团通过环咽肌（生理性的食管上括约肌），进入近端食管。吞咽反射同样持续约1s，涉及第Ⅸ和Ⅹ脑神经的感觉和运动神经束。

表 22-2　吞咽反射动作

动作1	软腭上提和收缩，完全封闭腭咽口，防止食物进入鼻腔
动作2	咽蠕动启动，将食团运送通过咽腔
动作3	抬高喉头，通过会厌关闭声门，防止食物或液体进入气道
动作4	食管上括约肌（环咽肌）松弛，允许食团通过进入食管

食管上括约肌松弛是食管期的开始。该期蠕动波（起始于咽部，由吞咽反射触发）连续不断地将食团由食管向下推送入胃。食物由咽推送入食管时，上端食管骨骼肌的非随意收缩促使食团通过中段及下段食管。非随意吞咽反射由延髓控制，而主动的吞咽可由大脑皮质支配。吞咽启动时食管下括约肌松弛，这一过程持续到食团推送入胃。将食团运送到胃的收缩过程需要8~20s。

三、吞咽功能障碍的临床评估

吞咽功能障碍的患者可能存在各种各样的主诉，但通常表现为咳嗽、进食或不进食时的阻塞感。放置气切套管经常导致误吸和吞咽功能障碍，且该情况下吞咽评估很困难。吞咽评估需综合患者的内/外科病史、住院诊疗经过、呼吸和营养状态（图22-1）。此后应进行意识水平筛查和完整的口腔检查。神志不清、认知功能严重受损的患者，不应再进行床边关于误吸风险的评估。氧饱和度下降及大量分泌物也是这些测试的禁忌。

口咽性吞咽困难的患者表现为吞咽的开始存在困难，这可能导致咳嗽、窒息及鼻腔反流。患者的言语可能会带有鼻音。这种吞咽困难通常与神经系统疾病有关，例如卒中。肉眼观察口腔结构的完整性，牙齿存在与否、舌、嘴唇、上下颌的运动及协调性，黏膜的状态和组织的水化等，都为临床医生提供了吞咽口腔期及语言清晰度的有关信息。流涎是口腔控制不佳的表现。某些药物，特别是精神类药物，会引起口干，妨碍食团的充分混合及向咽后壁的推进。食管性吞咽困难的患者会有食物堵在喉咙或胸部的感觉。但患者感知的堵塞位置经常与实际的病理不符，特别是感知位置在颈部区域时。

（一）吞咽的床边评估

吞咽口腔期的评估包括确定患者咀嚼、控制、推进及口腔无延迟清除食团的能力。吞咽咽期的评估包括观察喉部抬高、注意音质的变化及与之相关的咳嗽或清嗓能力。说话时气过水声或需要清嗓表明分泌物积聚在咽喉附近。喉部抬高通过吞咽时触诊颈部，感知喉头向上、向前移动来评估（表22-3）。观察患者吞咽各种液体和固体是有帮助的。患者需有足够的神经肌肉控制力来咀嚼食物、将食团和唾液混合，并推送到咽后壁而无窒息或咳嗽。吞咽反射时喉头的抬高保护了气道，并打开食管上括约肌。当患者吞咽时，将示指置于甲状软骨上可以触及正常的喉部上升，软骨应当朝向头侧移动，即朝向医师手指的方向。

表 22-3　误吸床边评估的显性和隐性症状

显性症状	隐性症状
颊包藏（食物存留于颊囊中）	右下肺影像学浸润影
经口进食咳嗽	咽部分泌物增多需要经口吸引
流口水	反复发生的吸入性肺炎
进食后"湿性音质"	明显的体重减轻

吞咽食管期的评估不能在床边进行。染色食品适用于观察误吸的临床表现，例如咳嗽或音质的改变。这些表明有延迟的误吸，应鼓励患者咳嗽和清理呼吸道。如果ICU患者已行气管切开，通过吸引可以很容易到达下气道。患者咽下的染色食物或液体经深部吸出或自气切套管处咳出，都是误吸的明确证据。

如果第一次吞咽尝试没有误吸的证据，需吞咽不同黏稠度和大小的食团继续测试。如果患者有误吸，必须决定继续或终止测试。这取决于患者的咳嗽能力、清除物质的能力及整体的呼吸状况。接下来的24h需监测患者的呼吸情况，注意气管切开处任何额外的染色物质。因为患者的误

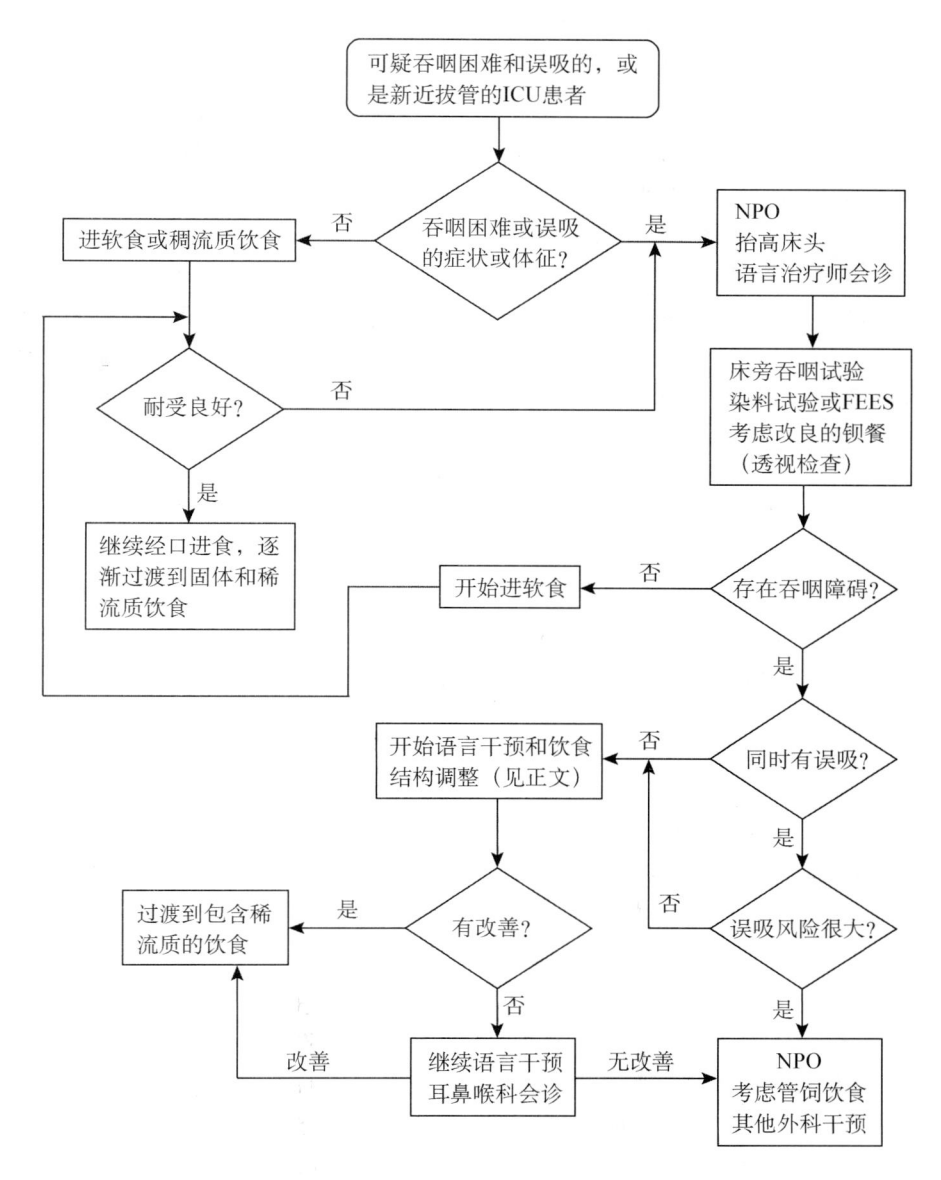

图 22-1 怀疑有吞咽功能障碍 ICU 患者的处理流程图（详见正文）。FEES. 纤维内镜下吞咽功能检查；NPO. 不经口进食

吸可能是间断性的，也可能只吸入特定黏稠度的物质，或隐匿吸入而无明显的临床症状，所以必须仔细检查气道分泌物。

（二）电视透视检查

电视 X 线吞咽功能检查（改良的吞钡检查）是一项动态的吞咽评估方法。由放射科医生及有吞咽障碍专长的言语病理学家组成的团队完成，是临床床边评估和纤维内镜吞咽功能评估（fiber-optic endoscopic evaluation of swallowing, FEES，见后）的一种补充检查。电视透视检查可以动态观察吞咽的口腔期、咽期、食管期，明确误吸的存在和误吸的途径。当喂食试验过程中出现间断性误吸，或继发于感官障碍可疑有隐匿性误吸时，这项检查特别重要。患者必须转运到放射科做该检查，这在 ICU 通常是很困难的。

通常在咽下浓稠液态造影剂时就开始评估。这种造影剂提供了充分的表面涂层，可以很好地显示结构。如果可能应使患者处于直立位，并尽可能自己吃下对比剂。患者的积极参与也有助于使对吞咽认知方面的观察成为可能。如果患者能够耐受初始小剂量的食团,将服用不同黏稠度的更大的食团,来进一步判断患者的吞咽能力。

吞咽过程中误吸的时机是很重要的。误吸可能出现在吞咽开始前、咽期(吞咽中期),或在吞咽结束后,表现为滞留溢出或残留造影剂进入气管。误吸的时机和数量有助于决定采取哪种代偿体位和手法,包括转头、翘起下巴和做 Valsalva 动作。每个措施的效果通过重复服用造影剂可以很容易进行评估。

该检查还可以看到食管,记录到结构异常的存在、蠕动的减少和反流。电视透视检查的局限性包括放射线暴露、需要检查者的专业知识、患者的转运及造影剂的(不佳)味道。

吞钡检查评估动力好于内镜,价格相对低廉,并发症少。但难以在虚弱或不配合的患者身上进行。

双重对比检查可以更好地显示食管黏膜。透视还可以显示口腔和咽部的异常,如果仔细观察,还能提供关于功能的一些细节,发现反流和异常蠕动。该方法可以量化评估各种黏稠度食团的吞咽,帮助客观识别口咽吞咽困难的存在、性质和严重性,并评估治疗方案。

(三)纤维内镜吞咽功能检查(FEES)

纤维内镜吞咽功能检查时,一根柔软的纤维内镜从鼻腔插入用于观察咽喉部。触碰黏膜有助于评估喉的敏感程度和咳嗽反射。注入黏稠液体、稀薄液体和含染料固体食品,可评估咽、喉动力学,明确是否有功能失调。无咳嗽的误吸患者是肺部并发症的高危人群。代偿操作如转头和卷起下巴可用来判断是否能改善吞咽机制。因为它是一个相对简单并可在床边进行的监测,根据需要可以经常重复且无任何射线暴露的风险,所以是很有价值的。该检查的局限性是不能提供口腔、食团的转运或食管功能的全面评估。然而,由于这个检查更为舒适,言语病理学家更经常协同耳科咽喉科医生或重症医师进行该检查。

四、吞咽功能障碍的处理

治疗的目的是改善吞咽功能,以获得足够的营养和减少误吸。治疗是目标导向性的,需要结合代偿措施、治疗技术或极少数情况下的外科干预。有误吸风险的吞咽功能障碍患者初期首选无创治疗。多数 ICU 患者可以通过该方法处理。

(一)一般措施

有误吸风险的患者,需采取预防措施防止反流和误吸。包括床头抬高 30°～45°、停止经口进食、为气管切开患者放置带气囊的气切套管(图 22-2)。任何不能经口进食的患者都需要考虑肠内或肠外营养(见第 15 章)。

气管插管增加了患者误吸的风险。插管几天的患者也可能在拔管后出现吞咽功能障碍。虽然此种功能障碍的原因尚不清楚,但往往是自限性的,这类患者早期开始进软食通常不会有问题。持续性的功能障碍应由言语病理学家和(或)耳鼻咽喉科医生一同评估。拔管后吞咽功能障碍可能的解释是肌肉"冻结"(气管插管导致废用)和感觉反射缺失的共同作用。拔除气管插管的患者行 FEES 可用来评估吞咽困难,即刻开始症状相关性康复和早期重新开始经口进食。

拔管 24h 后仍存在的持续性功能障碍应咨询

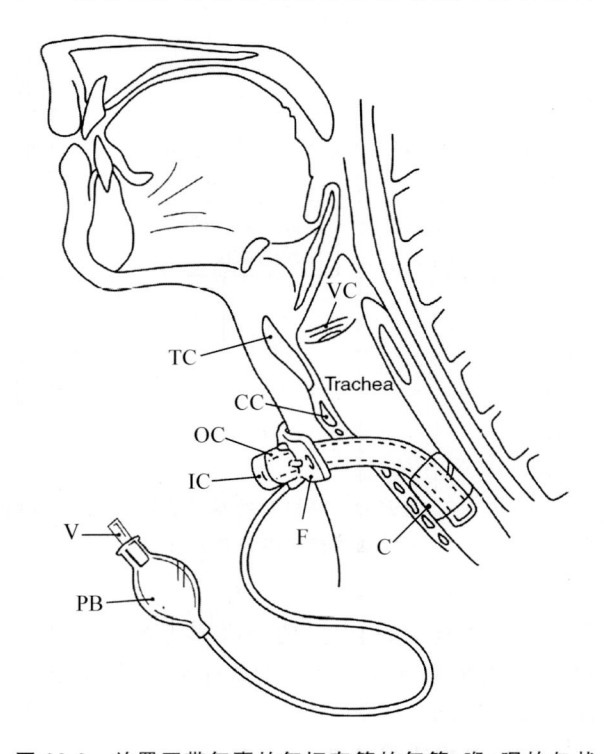

图 22-2 放置了带气囊的气切套管的气管、喉、咽的矢状位中线图。通过外科手术切开第 2、3 气管软骨环,将导管置入气道内。C. 气切套管的气囊(细节见图 22-3); CC. 环状软骨;F. 导管翼;IC. 内套管(以外套管内的虚线表示);OC. 外套管;PB. 指示囊;TC. 甲状软骨;V. 单向阀;VC. 声带;Trachea. 气管(Courtesy of Voicing, Inc., Newport Beach, CA.)

言语病理学家或耳鼻咽喉科医生。

(二) 无创性的治疗和修复

吞咽功能障碍初始选用间接或直接的无创治疗。间接的治疗包括锻炼以增强口腔的运动控制、吞咽反射热刺激及发声练习增加声带内收,从而提高气道保护。直接干预包括更改吞咽技术或食团结构。因为稀薄的液体最难控制,使用黏稠的液体和浓稠的固体(如浓稠的布丁)可以为轻、中度功能障碍患者提供早期有用的干预。通过改变头部或身体姿势,让患者坐直,以及利用Valsalva动作("声门上吞咽法")都是处理有轻度误吸风险患者的有用方法。

(三) 有创性的干预措施

初始非手术治疗措施失败的原因有很多。包括严重的神经肌肉功能障碍或认知功能障碍,瘢痕带或肿块导致的解剖性梗阻,以及外伤或手术导致的解剖改变。外科手术可以为营养提供可供选择的途径,解除机械性梗阻,或分隔气体和食物的通道。

1. 气管切开和喂养管的放置 气管切开和放置喂养管是难治性误吸患者最常用的方法。讽刺的是,如前所述,气管切开实际上增加了误吸的风险。但是气切套管确实为有些病人肺部的清洁、吸引误吸物和黏稠分泌物提供了一个通道。

因为气切套管的充气套囊有助于减少误吸物进入下呼吸道,患者能从中受益。气切套管气囊压力需仔细监测以防止黏膜和软骨局部缺血,导致坏死和气管狭窄(见第30章)。气囊过度充气还可压迫气道后壁,进而压迫食管,妨碍食物顺着食管流下,应予避免。

有些患者气囊可能未充气或使用无气囊的导管。连接在气切套管近端接口的Passy-Muir单向"说话阀"有助于减少误吸的风险、恢复喉部气流和改善喉功能。它也有助于增强患者(在声门打开前)建立气管内压力的能力,这对形成有效的咳嗽是必需的。

胃造瘘管有助于满足患者热量需求的,同时也减少了尝试从口腔喂养带来的误吸危险(见第15章、第16章)。然而,对于那些反流或有高危误吸风险的人群,应首选幽门后鼻肠管、经口肠内小口径喂养管或手术置入空肠造瘘管[或双腔胃空肠造瘘管(G-J管)]。随后可以开始尝试经口喂养,减少肠管/空肠造瘘管的喂养量,直到患者能够经口补充所有的营养需求。某些情况下,可在手术室麻醉下同时完成气管切开和胃造瘘管或空肠造瘘管的放置。

2. 食管上括约肌切开术 神经肌肉功能障碍或孤立的环咽肌失弛缓症的患者行环咽肌(食管上括约肌)松解可能获益。该手术并发症少,必要时可以使用局部麻醉。其适应证包括持续的、明显的环咽肌紧张而没有明显胃食管反流疾病的患者。有些患者环咽肌非常紧,也可以采用肉毒毒素行化学肌层切开术。但是,肉毒毒素注射剂需要肌电图精确定位,这在ICU很难实现。

五、语言沟通问题

与ICU工作人员、家人和朋友的沟通对患者的身心康复至关重要。充分的沟通可以让患者参与对他们的照顾、减少不安全感和焦虑。在ICU,语言沟通的障碍包括存在气管插管或气切套管、关节肌肉功能异常、认知及其他神经学损伤、镇静和镇痛药及并发症的影响。

大多数ICU患者病情不稳定,需要灵活、有效和实用的干预措施来改善与他们的沟通。通常由语言病理学家指导的患者家属和ICU护士,在制定有效的非言语沟通系统时,不仅要考虑患者的基本沟通需求,也要考虑患者的认知和体能。市售的计算机辅助的沟通系统价格昂贵,且不适宜短期使用。如果患者已行气管切开,对气切套管进行改造,或放置单向阀有利于口头交流。许多非言语(非经喉)和言语(经喉)的方法可用来实现有效的沟通(表22-4)。

表22-4 促进沟通的言语和非言语方法

非言语的方法	言语的方法
手势、符号、眼神传递	带孔的气切套管
图片、词语、字母板	气管切开说话瓣膜(Passy-Muir瓣膜)
唇语	可控的潮气量泄漏*
人工喉装置(如电子喉)	可说话的气切套管

*该方法使用超大的潮气量,当患者使用辅助-控制机械通气模式时,允许潮气量从部分放气的气囊周围漏出(气切套管或气管插管)。如果使用,ICU工作人员必须守在患者床边,以确保仍有足够的潮气量运送到肺部。

六、气管切开套管

(一) 适应证和放置

当长期需要人工气道、肺部清洁或有上呼吸道梗阻证据时,通常需要行气管切开。前瞻性研究已证实,接受机械通气的 ICU 患者,将气管插管更换成气切套管的主要优点是,后者提供了更加舒适的气道。它也为转移到亚急性、长期急性或慢性护理机构的长期呼吸机依赖患者,提供了更为安全的气道。它减少了经喉插管带来的声门下水平的刺激和炎症,可以减少远期声门下狭窄的风险。这些都是建议将超过 2 周的气管插管更换为气管切开的原因。

气管切开包括切开第二或第三气管环(图 22-2)。外科术后置入气切套管以保持开放。气切管在愈合的初期必须置于原位,使皮肤和气管开口,形成一个上皮窦道。如果不需要带气囊的套管且需要更换更小型号的气切套管,也需要至少 3 天后才可以更换。因为 72h 前还没有形成很好的窦道,所以不推荐更换气切套管。如果气切套管在此期间无意中脱出,皮肤和气管开口偏离,可能导致灾难性的气道梗阻和呼吸衰竭。

(二) 气切套管的组件和类型

标准气切套管的大小和类型多种多样,但多数具有相似的部件(图 22-3 和表 22-5)。气切套管由硅胶、塑料或金属制成。使用呼吸机的 ICU 患者通常使用带气囊和不带孔的气切套管。随后在危重病恢复期间,可能使用带孔、无气囊的气切套管(图 22-3)。

表 22-5 气切套管的常见组成

组成	描述和注释
外套管	气切套管的外部结构,持续保留在气管中;附在其近端的导管翼作用是用带子固定到颈部
内套管	置入外套管的装置,清洗时可以轻易取出;通常每 8 小时清洗一次;有些导管无内套管,容易发生黏稠分泌物导致堵塞的危险
管芯	放置气切套管时利于外套管进入的固体插入物;当气切套管安全引导入气管后,即刻被拔除
盖子(或者叫堵头、塞子、纽扣)	可以放置在气切套管内的一个小的圆形塑料片(取代内套管),以阻塞近端开口;管子阻塞后,患者经由套管周围喉部而不通过套管呼吸

机械通气时带气囊的气切套管阻止气体从下气道外漏。充气的气囊一定程度上能够减少误吸物从上气道进入气管的风险。气囊压力应每隔 8~12 小时进行监测,以避免高气囊压力导致气道黏膜的缺血性损伤。因为气道黏膜的毛细血管压估计为 20~25mmHg(27~34cmH$_2$O),气囊压力应维持在或低于 25mmHg 以封闭气道。无气囊的导管常用在需要减小导管型号以备拔管,或不需要继续呼吸机支持时。

如果需要高于 25mmHg 的气囊压力才能封闭气道,则应考虑相对于解剖正常的气管,导管的直径太小(如大个的男性患者使用 6 号带气囊的 Shiley 气切套管)。这种情况下,应更换为更大直径带气囊的导管(如改为 7 号或 8 号的 Shiley 导管)。如果仍需要高的气囊压力来封闭气道,应考虑气囊偏心,导致气管内导管的远端移位。另一种解释是,患者气囊充气的位置发生了气管软化。后一种情况下,封闭气道的气囊充气压力不应超过 25mmHg,因为这最终将导致该位置气道更严重的异常扩张。反而应考虑更换为气管内延长的同型号导管(如将标准的 8 号 Shiley 气切套管更换为 XL 8 号的气切套管),结果是气囊接触点向气道远端移动约 2cm。

也有加长型的气切套管,在导管翼和气管开口处之间有一段延长的部分(图 22-2 和图 22-3)。XLShiley 导管是其中的一个例子。这对皮肤和气道开口之间组织增厚患者导管的放置很有帮助(如病态肥胖所致)。

带侧孔的气切套管在外套管的后表面有个预开口(窗)(图 22-3)。背孔允许气体从肺部连续不断通过孔道、声带,进入上气道。可用来辅助"加盖"导管气囊放气后周围的呼吸(即在导管内套管

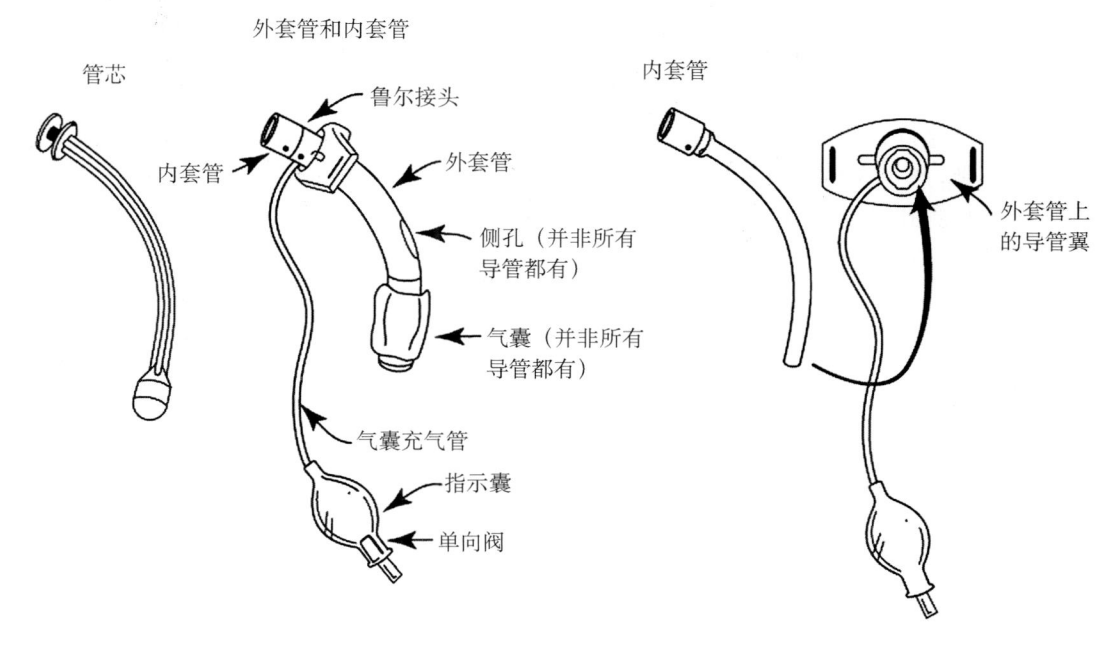

图 22-3 带气囊气切套管的组成（表 22-5 及每个部位细节的文字描述）（改编自 Logemann JA: Evaluation and Treatment of Swallowing Disorders. San Diego: College Hill Press, 1983.）

的近端放置一个封闭的塑料盖），扩大气体流动的通道。背孔有导致气管壁刺激的风险，因此，可以选择更小型号的无气囊导管来替代带孔的导管。因为放气的气囊比更大型号导管的气囊小得多，所以也为自主呼吸提供了更大的通道。随着气切套管的堵塞和气囊的放气，患者可通过导管的周围而不通过导管呼吸。注意在加盖前必须给气囊放气（或使用无气囊的气切套管），以保证导管周围存在足够的呼吸通道。如果患者在呼吸"加盖"试验过程中出现呼吸急促，需要立刻去除盖子。

有高危误吸风险的患者通常应避免使用带孔的导管，因为分泌物或食物可轻易通过开孔进入气道。开孔可能被正对着的气管壁或因其不规则表面摩擦后方气道黏膜形成的肉芽组织所堵塞。更小型号的气切套管允许患者发声，增进 ICU 患者群体的沟通，提高了这类患者的心理健康。喉部的气流也提升了上气道的感觉，改善了吞咽功能。

（三）拔管

当不再需要气切套管时，即应予拔除。患者舒适呼吸和清理呼吸道分泌物而不误吸的能力都是决定拔除气切套管的因素。当患者白天或夜间睡眠都已证实能够持续耐受气切套管堵塞时，通常适合拔管。

拔管可通过移除气切套管并使开口自然闭合来完成。导管去除后，在没有额外干预的情况下，开口通常在 4～7d 闭合。有时候，最终拔除所有导管之前通常逐步使用更小的气切套管（缩小尺寸）。拔管过程中也使用加盖和单向说话阀门以利于吞咽、沟通和舒适。

七、气切套管和沟通

如前所述，气囊放气后气切套管（带孔和无孔）允许气体从下气道进入上呼吸道。通过手指或其他方式堵塞气切套管开口，患者可以使用咽喉说话。气管切开阀是单向说话阀，如 Passy-Muir 气管切开说话阀，不再需要使用手指封闭气切套管。它允许气体轻易通过气切套管吸入，呼气时关闭，气体只能通过可发声的声带和口腔。然而，并非所有气管切开的患者都适合使用说话阀。例如，说话时患者必须能够耐受气囊放气及停止机械通气。患者分泌物也应是极少的，以防瓣膜在咳嗽后堵塞。在有些中心，带有气囊导管的患者不使用说话阀，因为充气导管上放置说话阀存在无法呼气的风险。

可说话的气切套管被设计用来为长期呼吸机依赖的患者,提供一种语言沟通的方式。语音由通过气切套管气囊上方的带孔导管的独立气源流动产生。这些导管保持封闭通气系统的同时,也提供气流通过声带,产生发声。导管的气囊保持充气。但通气口和侧孔可能被分泌物堵塞,影响音质。最后,患者说话必须能够和呼吸机送气保持同步。

八、结论

关注ICU患者的言语和吞咽障碍是重症患者极为重要的福祉,因为这可使他们饮食不出现误吸的风险,并为与家人、朋友和ICU工作人员的有效沟通提供解决方案。患者ICU住院过程中,与耳鼻咽喉科医生和(或)语言病理学家协商,可以最大限度减少ICU人群言语和吞咽问题的发病率。

第23章
人免疫缺陷病毒感染患者的治疗

Lan Frank, Naasha Talati, 著　李　俊, 译　于荣国, 校

抗逆转录病毒疗法的进展已经改变了人类免疫缺陷病毒(HIV)感染者的生活。艾滋病患者的死亡现在通常是由非获得性免疫缺陷综合征(AIDS)造成的,其预期寿命已接近非HIV感染人群。同样地,在过去的十年中,HIV患者在重症监护病房(ICU)的死亡率已经从近90%下降到20%,而且其收住ICU的原因已由艾滋病本身病情转变为非艾滋病原因。因此,对于因HIV感染相关的并发症或相关治疗或非HIV相关疾病而入住ICU的HIV感染患者,重症医学专家预期可以给予更多治疗。本章介绍了可能会导致HIV感染者入住ICU或可能使其ICU治疗复杂化的相关注意事项。

一、HIV相关并发症

尽管HIV相关的并发症可能发生在免疫缺陷的整个时期,在患者的$CD4^+$淋巴细胞下降到一个特定阈值(表23-1和表23-2)以前,某些并发

表23-1　$CD4^+$淋巴细胞计数阈值与特定病原体的疾病表现

病原体	常见的疾病表现	$CD4^+$淋巴细胞计数阈值*
细菌		
肺炎链球菌	肺炎,菌血症,脑膜炎	500
流感嗜血杆菌	肺炎,菌血症	500
结核分枝杆菌	肺炎	300
沙门菌	腹泻,菌血症	300
弧形杆菌,志贺杆菌	腹泻	300
艰难梭状芽胞杆菌	大肠炎	50
鸟胞内分枝杆菌	血细胞减少,发热,肝功能异常,消瘦	50
寄生虫		
耶氏肺孢子虫	肺炎	200
贾第鞭毛虫	腹泻	200
刚地弓形虫	环形强化的中枢神经系统损害	100
隐孢子虫,等孢子球虫属	腹泻	100

* 阈值为各并发症开始出现时的$CD4^+$淋巴细胞的计数(个/μl)。当$CD4^+$淋巴细胞计数进一步下降时各并发症出现的风险持续增加

表 23-2　CD4⁺淋巴细胞计数阈值与特定非感染性并发症的疾病表现

并发症	常见的疾病表现	CD4⁺淋巴细胞计数阈值*
免疫性血小板减少性紫癜	血小板减少症	500
非霍奇金淋巴瘤	淋巴结肿大，消瘦	300
肾病	肾病症候群，肾功能不全	200
心肌病变	充血性心力衰竭	100
中枢神经系统淋巴瘤	环形强化的中枢神经系统损害	50

* 阈值为各并发症开始出现时的 CD4⁺淋巴细胞计数（个/μl）。当 CD4⁺淋巴细胞计数进一步下降时各并发症出现的风险持续增加

症是不常见的。并且，当患者的 CD4⁺淋巴细胞计数继续下降到阈值以下时，出现这些并发症的风险才会增加。

二、肺部并发症

（一）细菌性肺炎

在过去，肺炎是 HIV 感染者住院治疗最常见的原因。急性发作的发热和咳嗽以及影像学上肺叶的浸润性改变提示发生细菌性肺炎。HIV 感染者不仅发生肺炎链球菌肺炎的发生率超过非 HIV 感染人群 150 倍，而且他们的复发风险较高。因为对于 CD4⁺淋巴细胞计数低于 500/μl 以及存在明显病毒负荷的患者，其对多糖抗原的免疫应答受到损害，因此不应考虑使用肺炎球菌疫苗来保护 HIV 患者。此外，肺炎球菌性肺炎的 HIV 感染患者相对于非 HIV 感染者出现菌血症、脑膜炎和其他并发症的风险更大。

同样地，HIV 感染者较非 HIV 感染者发生流感嗜血杆菌肺炎的概率高 100 倍。由于无法对大部分此类嗜血杆菌菌种的微生物进行分型，流感嗜血杆菌 b 型疫苗也无法提供保护。虽然其他化脓性细菌较少成为 HIV 感染者肺炎的病因，但在艾滋病的晚期阶段可见铜绿假单胞菌肺炎（通常与 CD4⁺淋巴细胞计数＜100/μl、肺空洞性疾病或与先前应用广谱抗生素治疗相关）。此外，金黄色葡萄球菌，包括耐甲氧西林株，越来越成为 HIV 感染者社区获得性肺炎的一个常见的病因，对于那些具有呼吸道病毒感染病史、静脉用药或严重双肺浸润的患者应怀疑为金黄色葡萄球菌感染（见第 65 章）。军团菌肺炎很少发生，但在 HIV 感染者中的发生率较非 HIV 感染者增加了 40 倍。

对于需入住 ICU 的合并社区获得性肺炎的 HIV 患者，其经验性治疗包括静脉注射（IV）β-内酰胺类加阿奇霉素或一种呼吸氟喹诺酮类（莫西沙星或左氧氟沙星每日 750mg）（见第 18 章和第 65 章）。对于存在上述铜绿假单胞菌肺炎危险因素的患者，首选的 β-内酰胺类药物包括哌拉西林他唑巴坦、头孢吡肟、亚胺培南和美罗培南。对于怀疑葡萄球菌感染的患者，万古霉素或利奈唑胺应加入到抗生素治疗方案中。

（二）卡氏肺孢子虫性肺炎

获得性免疫缺陷综合征（AIDS）是肺孢子虫（卡氏肺囊虫）肺炎（PCP）最常见的诱发原因。在没有药物预防的情况下，超过 80% 的艾滋病患者在他们的生命中将出现肺孢子虫性肺炎。感染的可能性与免疫受损的程度有关。在 HIV 感染的成人，本病最常发生于 CD4⁺淋巴细胞计数在 50 至 75/μl 的个体，在 CD4⁺淋巴细胞计数＞200/μl 或 CD4⁺淋巴细胞百分率占绝对淋巴细胞计数＞20% 的个体中则较罕见。

给予早期诊断和治疗的 PCP 患者预后良好。若患者出现大的肺泡-动脉（A-a）氧分压差（肺泡氧分压-动脉血氧分压）、胸片呈广泛浸润、支气管肺泡灌洗标本（BAL）中性粒细胞增多、血清乳酸脱氢酶（LDH）升高（＞500U/L）、急性生理紊乱加重或慢性并发症加重，则提示预后不良。

自发性气胸是最常见的并发症，在 PCP 患者其发生率可以高达 10%。由此产生的支气管胸膜瘘可能需要化学性胸膜黏合术来闭合。

1. 诊断注意事项　PCP 罕见于 CD4⁺淋巴细胞计数＞200/μl 或 CD4⁺占绝对淋巴细胞计数＞20% 的 HIV 感染者。乳酸脱氢酶水平的升高见于 90% 以上住院的 PCP 患者。

典型的 PCP 患者的胸片表现为自肺门周围延伸的弥漫性双侧间质性渗出，肺尖部较少累及。影响更广泛的病变可出现肺泡浸润。但是有多达 30%～40% 的病例胸片是正常的。此外，10%～30% 的患者呈不典型表现，特别是那些接受吸入喷他脒预防 PCP 的患者。这些表现包括单侧或不对称的病变、单个或多个结节的病变、囊肿或空洞形成、肺膨出、气胸、肺门淋巴结肿大以及胸腔积液等。

因为适当地预防性应用甲氧苄啶-磺胺甲噁唑（TMP-SMX）（复方新诺明）的患者较少出现 PCP，对于存在类似 PCP 疾病的患者应当寻找其他诊断。如果 PCP 确实发生在接受 TMP-SMX 预防的患者，它将呈非典型表现。例如，患者可能存在一个迁延的过程，以发热而非咳嗽作为主要症状。相反地，对于任何未接受 TMP-SMX 预防的 HIV 患者，当出现不明原因发热时，即使胸片是正常的且不存在低氧血症，也应考虑将 PCP 作为鉴别诊断。对所有疑似 PCP 的患者都应该努力明确诊断。这就要求将肺分泌物或肺活检标本中检出的微生物进行可视化。多达 20% 的具备临床、实验室和影像学证据支持为 PCP 的 HIV 感染者具有其他诊断。此外，进行 PCP 经验性治疗的患者较确诊患者预后更差。因此，一般不建议对 PCP 进行经验性治疗。

高渗盐水超声雾化后吸出的痰液可以诊断 15%～90% 的 PCP 病例，这取决于不同医师的临床经验和专业知识。然而，未经吸引直接咳出的痰液很少具有诊断意义。当无法进行吸痰检查或检查结果阴性时，须进行纤维支气管镜检查。通过支气管肺泡灌洗（BAL）获得的标本具有 86%～97% 的诊断率，特别是在进行双肺 BAL 的情况下。BAL 的敏感性比标准支气管冲洗和刷检更高。经支气管肺活检（TBBX）敏感性与 BAL 相似，但可能会检测出某些 BAL 漏检的病例。当 TBBX 结合使用 BAL 时，据一些中心报告其灵敏度可达 100%。有证据表明，对接受喷他脒雾化吸入进行预防的患者，BAL 不足以作为单一的手段来诊断 PCP。在这种情况下，应将 BAL 与 TBBX 结合使用。

血浆 $(1,3)$-β-D-葡聚糖是许多真菌包括卡氏肺囊虫细胞壁的成分，通常在 PCP 患者会出现升高。以血浆 $(1,3)$-β-D-葡聚糖水平 $>80\text{pg/ml}$ 作为阈值时，诊断灵敏度为 92%，特异性为 65%。在许多中心，该检测可能比雾化后吸痰检查更灵敏，并且可减少支气管镜检查的需求或有助于诊断那些不适合进行支气管镜检查的患者。

2. 治疗　治疗严重的需要收住 ICU 的 PCP 患者，起始治疗应使用 TMP-SMX 静脉输注，剂量为甲氧苄啶 15～20mg/(kg·d)，平均分成三或四次。不能耐受磺胺的患者，应使用喷他脒羟乙磺酸盐治疗[单次 IV 剂量为 3～4mg/(kg·d)]。病情严重的患者（肺泡-动脉血氧分压差 $>45\text{mmHg}$ 或呼吸环境空气下动脉血氧分压 $<70\text{mmHg}$）如果同时应用糖皮质激素（泼尼松 40mg 每日 2 次或甲泼尼龙静脉注射 30mg 每日 2 次，连用 5d，其后逐步减量并维持 15d），其生存率将更佳。尽管在抗微生物疗法开始 72h 后应用糖皮质激素的益处尚不确定，它们仍然被推荐使用。

有些病人可能会在治疗的最初 7d 出现氧合下降和胸片进行性浸润改变。因此，对于没有确诊 PCP 的患者，如果治疗第一周后病情没有明显的改善，应尽快进行支气管镜检查。对于已经诊断 PCP 的患者，应寻找第二种肺部病原体。

（三）分枝杆菌感染

HIV 感染是潜伏结核分枝杆菌（TB）感染复发最显著的诱发因素。多达 50% 感染结核分枝杆菌的 HIV 感染者最终发展为活动性结核。虽然这最常出现于患者的 $CD4^+$ 淋巴细胞计数 $<350/\mu l$ 时，但也可出现在具有较高 $CD4^+$ 淋巴细胞计数时，其临床表现与非 HIV 感染的结核患者相似，包括亚急性或慢性发作的发热、体重减轻、咳嗽、胸痛和气促。

$CD4^+$ 淋巴细胞计数低的患者也具有较高的出现肺外结核（40%～80% 结核病例）的风险。播散性结核和淋巴结炎是肺外结核最常见的两种表现。播散性病变可能出现急性发作的低血压和呼吸窘迫。淋巴结核最常见于宫颈、锁骨上或腋窝的淋巴结，但也可见于胸内和腹腔内淋巴结。5%～10% 的 HIV 感染的结核患者出现中枢神经系统（CNS）感染。

活动性结核患者的胸片表现随患者免疫抑制水平的不同而变化。$CD4^+$ 淋巴细胞计数高的患者往往表现为肺尖部的空洞性病变。那些 $CD4^+$

淋巴细胞计数低的患者很少出现空洞性病变，但常常出现下叶实变、胸内淋巴结肿大、粟粒状浸润和胸腔积液。

皮肤结核菌素试验的反应性是与 $CD4^+$ 计数呈负相关的。患有活动性结核的艾滋病患者中，只有 10%～30% 的患者皮试出现直径大于或等于 10mm 的硬结。40%～65% 患有活动性结核的 HIV 感染患者痰抗酸杆菌（AFB）镜检阳性，并且 75%～95% 的患者痰 AFB 培养阳性。对于未能通过痰检来诊断的患者，BAL 具有诊断意义，经 BAL 取痰进行 AFB 涂片的阳性率为 7%～20%，AFB 培养的阳性率为 52%～89%；而支气管活检标本 AFB 涂片阳性率为 10%～39%，培养阳性率为 42%～85%。

任何出生在发展中国家怀疑存在感染的 HIV 患者，鉴别诊断时都应当考虑结核病。确诊或疑似结核病的患者应立即开始四联药物疗法，应用异烟肼、利福平、乙胺丁醇和吡嗪酰胺，并等待药敏试验结果。如果患者具有既往抗结核治疗史、治疗依从性差、无家可归、抗结核治疗 2 个月后痰涂片阳性或治疗 3 个月后痰培养阳性、出生或居住在世界范围内多药耐药（MDR）结核菌流行的地区等因素，需要考虑其可能存在对一线抗结核药物耐药的情况。在这种情况下，应考虑增加使用另外两种药物，通常为一种氟喹诺酮以及阿米卡星。对 CNS 或心包感染应予以辅助应用类固醇激素，起始治疗予静注地塞米松 0.3～0.4 mg/kg，临床改善后改为口服治疗并逐渐减量。在多种治疗性药物类别中，利福霉素和抗逆转录病毒药物之间存在较多的药物-药物相互作用。开始应用利福平的患者可能需要调整抗逆转录病毒治疗方案。由于良好的治疗结果，尽管存在这些药物-药物相互作用，利福霉素仍应用于治疗 HIV 感染患者的结核病。

在非结核分枝杆菌中，鸟分枝杆菌复合物（MAC）和堪萨斯分枝杆菌是肺部感染最常见的原因。尽管可以表现为单独的肺部疾病，MAC 更常表现为弥散性疾病和慢性疾病的症状和体征（持续发热、体重减轻、腹泻、血细胞减少和低白蛋白血症）。当 MAC 表现为肺部疾病时，典型的胸片表现为双侧间质-结节性浸润，这与 PCP 难以区分。在合并其他原因肺炎的 HIV 感染患者，MAC 可能是一种共生病原菌或定植菌。在这些情况下，该病原体常常是由 BAL 标本中培养而来，表现为单个或稀有的菌落，并且不需要加以治疗。堪萨斯分枝杆菌感染主要表现为肺部疾病。

三、神经系统并发症

未经治疗的该病病程中，大多数 HIV 感染者出现一个或多个神经系统并发症。其中一些并发症，例如脑膜脑炎、癫痫、局灶性神经功能缺损可能导致患者入住 ICU。

（一）隐球菌性脑膜炎

隐球菌性脑膜炎是 HIV 感染者隐球菌感染最常见的表现，其典型表现为头痛、发热、恶心、呕吐以及无局灶性神经系统损害体征。约 10% 患者表现为癫痫发作。隐球菌病开始表现为肺部感染，然后播散到脑和其他器官。10% 的患者表现为皮肤病变，典型表现为多发无色素结节性病损，其常被误诊为传染性软疣。

该诊断依据为脑脊液（CSF）分析。脑脊液白细胞计数通常升高并以淋巴细胞为主，但在 20% 的病例中脑脊液白细胞计数可能是正常的。脑脊液蛋白水平通常也是升高的，但脑脊液葡萄糖水平正常或降低。几乎所有感染隐球菌性脑膜炎的 HIV 感染者其脑脊液隐球菌抗原检测均为阳性，这与 CSF 真菌培养的灵敏度相当。因为真菌载量较大，在 60%～80% 的病例中印度墨汁试验为阳性。95% 的病例血清隐球菌抗原为阳性，在适当的临床条件下，如当无法进行腰椎穿刺时，血清隐球菌抗原检测具有诊断意义。然而，颅脑影像检查通常是正常的。对于所有诊断肺或血液隐球菌感染的患者，应对其进行 CNS 感染的评估。

初始治疗给予两性霉素 B[0.7～1.0 mg/(kg·d)]。对于肾功能不全患者，应考虑给予两性霉素 B 脂质体 4～6 mg/(kg·d)。增加 5-氟胞嘧啶[100mg/(kg·d)，分四次给药]协同两性霉素 B 能更迅速地使脑脊液达到无菌，但并不改善临床预后。因为初始治疗给予氟康唑 400mg/d 的患者，在治疗的头 7d 病死率较高，故应将其保留作为在完成两性霉素 B 初始 2 周治疗后的长期维持治疗。出现精神状态异常、脑神经麻痹、共济失调或颅内压（ICP）增高的患者死亡率增高。当无症状患者 ICP>32.0cmH_2O（23.5 mmHg）或有症状患者 ICP>18.0cmH$_2$O（13.2 mmHg）时，应当进行降颅压治疗，如每日腰穿、给予乙酰唑胺和脑室腹腔分流。

（二）细菌性脑膜炎

HIV 感染者中急性细菌性脑膜炎比隐球菌性脑膜炎少见。最常见的病因是肺炎链球菌和流感嗜血杆菌。其次是单核细胞增多性李斯特菌，结核分枝杆菌，地方性真菌（组织胞浆菌和球孢子菌）和神经梅毒。

（三）弓形体脑炎

HIV 感染最常见的局灶性神经系统并发症是弓形体脑炎。在未作预防的情况下，CD4$^+$ 淋巴细胞计数低于 100/μl 的 HIV 感染者每年有 20%～30% 的风险出现弓形体脑炎。弓形体脑炎几乎都是由潜伏感染再激活所致，大多数患者表现为亚急性头痛伴局灶性神经系统损害，约 30% 的患者表现为癫痫发作。通常根据患者脑影像学检查出现多发环状强化病变和弓形体血清学检查阳性来进行经验性诊断。脑钆增强磁共振成像（MRI）检查是最敏感的影像学检测，优于增强计算机断层扫描（CT）。在 10% 的病例中会出现血清学检查假阴性。脑脊液检查通常是正常的，且无助于诊断。

首选的治疗方案是乙胺嘧啶（负荷剂量100～200mg，然后 50～100mg/d）加上亚叶酸（10mg/d）和磺胺嘧啶（4～8g/d）。对于磺胺过敏的患者，克林霉素（900～1200mg 静滴或 300～450mg 口服）、阿奇霉素（1200mg/d）或克拉霉素（1g，每日 2 次）可替代磺胺嘧啶。治疗 2～3 周后，患者应复查脑影像学检查。若环状强化病变未出现缩小则提示可能为另一种诊断，具有行脑组织活检的指征。约 10% 弓形体脑炎的患者在治疗最初的 3 周内未表现出影像学的改善。若观察到治疗后影像学有改善，应在 6 周的诱导治疗之后开始给予减量的长期终身抑制治疗。

（四）其他原因造成的局灶性神经系统疾病

原发性中枢神经系统淋巴瘤是 HIV 感染者局灶性中枢神经系统并发症占第二位的原因。与 CNS 弓形体病类似，中枢神经系统淋巴瘤表现出的症状取决于病变的神经解剖学位置。根据临床和影像学表现，无法对中枢神经系统淋巴瘤和 CNS 弓形体病进行区分。然而，脑脊液聚合酶链反应（PCR）检测出 Epstein-Barr 病毒提示为中枢神经系统淋巴瘤。

对于出现 CNS 环状强化病灶患者的治疗策略，应首先按照弓形体病进行经验性治疗（即使没有血清学阳性结果）。经过 2～3 个星期抗弓形体的试验性治疗，环状强化病变未缩小的患者可能患有中枢神经系统淋巴瘤。但需要通过脑组织活检来明确诊断。虽然原发性中枢神经系统淋巴瘤对放射治疗有效，患者确诊后的生存期仅 3 个月左右。

进行性多灶性脑白质病（PML）是 JC 病毒所造成的脑白质病（与雅各布-克罗伊茨费尔特综合征无关），该病是 HIV 感染者局灶性中枢神经系统并发症占第三位的常见原因。不到 5% 的 HIV 感染者会发生 PML。其临床表现也与病变的位置有关。常见临床表现包括癫痫发作和局灶性运动和感觉缺陷，例如失语症、视野缺损和共济失调（当病变位于小脑）。MRI 检查表现为无周围水肿或占位效应的单发或多发脑白质病变。在 70%～90% 的 PML 病例中，脑脊液 PCR 可检出 JC 病毒 DNA，该检测具有诊断意义。虽然 PML 没有有效的治疗方法，但一些患者在开始或改用抗逆转录病毒治疗使得免疫功能改善后，可出现临床和影像学的好转。

四、HIV 感染患者低血压的鉴别诊断

（一）细菌原因

细菌性脓毒症是导致 HIV 感染患者死亡的一个重要且被低估的原因。HIV 感染者通常存在中性粒细胞减少症，其可继发于 HIV 感染后骨髓功能低下、感染性并发症或恶性肿瘤或几种常用药物的毒性。虽然当中性粒细胞绝对计数下降到<1000/μl 时，HIV 感染者发生菌血症的风险增加，但其风险似乎仍小于肿瘤患者因化疗所引致的相同水平的中性粒细胞减少而发生菌血症的风险。

合并肺炎的肺炎球菌菌血症是 HIV 感染者菌血症最常见的原因。HIV 感染者出现葡萄球菌菌血症的风险也是增加的。这可能与 HIV 合并的皮肤病变为全身性感染提供细菌入血途径有关。葡萄球菌感染也可以表现为化脓性肌炎，常见于大腿的大肌肉群。当 HIV 感染者出现发热

和腿部肿痛时,应考虑可能为葡萄球菌感染所致。

沙门菌种(非伤寒沙门菌)感染是 HIV 感染者发生菌血症的另一个常见原因,这种感染可表现出无腹泻或其他胃肠道的相关症状。

长期接受抗生素治疗来预防机会性感染或治疗如鼻窦炎等并发症的 HIV 感染患者,需考虑假单胞菌菌血症的可能性。最后,对于有地方性流行暴露史的患者,组织胞浆菌病和结核病可表现为发热和低血压。

(二)循环容量不足原因

HIV 感染者的腹泻可能会导致血管内血容量不足和低血压。这可能是由肠道细菌病原体(沙门菌、志贺菌和弧形杆菌)、寄生虫(贾第鞭毛虫、贝氏等孢子球虫、隐孢子虫、微孢子虫)和病毒(最常见的巨细胞病毒)所引起。即使当前或最近没有抗生素使用的病史,HIV 感染者腹泻也可由难辨梭状芽胞杆菌结肠炎所致。

虽然鸟分枝杆菌复合物(MAC)感染的 HIV 患者典型表现为慢性发热和体重减轻,但如果因为伴随腹泻而出现循环容量不足,他们也可表现为急性起病。

(三)肾上腺皮质功能不全

对于任何 CD4$^+$ 淋巴细胞计数低的 HIV 感染患者出现无其他原因的低血压,也应考虑肾上腺皮质功能不全。HIV 感染者出现肾上腺皮质功能不全的主要风险包括巨细胞病毒、TB 或 MAC 的感染。

五、HIV 感染患者其他器官系统功能不全

(一)心脏疾病

HIV 感染常见的心脏并发症包括心脏瓣膜病、心包炎和心肌炎。瓣膜病可由感染性心内膜炎引起,尤其对于静脉吸毒者,或由合并恶性肿瘤的消耗性心内膜炎引起,如卡波西肉瘤和淋巴瘤。

心包炎可是感染性(TB 或 MAC)、非感染性(淋巴瘤)或特发性。特发性心包炎往往表现为心脏压塞,需要行心包穿刺。但是,通常心包积液引流后不会出现复发。

HIV 感染晚期的表现为扩张型心肌病,其病理特征为灶性心肌炎伴圆细胞浸润和心肌纤维坏死。患者通常表现为充血性心力衰竭。其病因尚不清楚,但有一小部分病例可能是使用核苷逆转录酶抑制药的并发症。在其他一些病例,在开始抗逆转录病毒治疗后病情加重。

(二)血液系统疾病

在大多数 HIV 感染者中可见到血细胞减少。贫血通常为正色素、正细胞和多因素的,但红细胞生成障碍几乎总是一个促进因素。尽管 HIV 感染者 Coombs 试验结果阳性的比例随着罹患疾病的严重程度而增加,但免疫性溶血并不常见。

随着疾病的进展,粒细胞减少症的发生率也增加。骨髓毒性可由齐多夫定、磺胺类药物或更昔洛韦引起。非格司亭[粒细胞集落刺激因子(GCSF)]推荐用于中性粒细胞计数<500/μl 的患者。

血小板减少症可发生于疾病的所有阶段,与其他血细胞减少无关。巨核细胞可被 HIV 感染,导致血小板生成减少。在许多患者中免疫性血小板减少性紫癜是血小板减少的原因,但尽管血小板计数下降到<10 000/μl,出血仍较罕见。有效的抗逆转录病毒疗法可改善血小板计数。泼尼松(30～60mg/d)和静注免疫球蛋白(400mg/d 持续 2～5d)可以增加血小板计数。在大多数因免疫系统破坏所致血小板减少的患者中,这种情况将持续 2～4 周。约 50% 接受脾切除术的患者将产生持久的血小板计数的增加(参见第 63 章)。

(三)肾病

HIV 相关肾病(HIVAN)在 CD4$^+$ 淋巴细胞计数低的非洲裔美国患者中很常见,其也可发生于病程的早期阶段。患者通常表现为肾病综合征或肾功能不全。超声检查常可发现肾增大及回声增强,此特征可将 HIVAN 与其他原因所致的慢性肾病区分开来,后者常表现为肾缩小。通常肾功能不全的进展迅速,尤其是在肾病综合征的患者。从发病到需要透析的中位时间只有 11 周。无论有或没有进行高剂量泼尼松短期冲击治疗,在开始抗逆转录病毒治疗后肾功能可以得到改善。

肾功能不全也可以由几种 HIV 感染者常用的药物所造成。替诺福韦、喷他脒、膦甲酸钠、复方新诺明、两性霉素 B、磺胺嘧啶和利福平可引起急性肾小管坏死或急性肾小管间质性肾炎。Cobicistat 可抑制肾小管分泌肌酐,开始使用后可使得肌酐上升 0.15～0.20 mg/dl;更高的肌酐上升

需要评估是否是其他原因导致的肾功能不全。

(四) 电解质紊乱

低钠血症是住院 HIV 感染者最常见的电解质紊乱,其是由抗利尿激素异常分泌、循环容量不足或肾上腺功能不全所致。高钠血症可见于膦甲酸钠或两性霉素 B 等药物引起的肾性尿崩症。

低钾血症可由于腹泻或呕吐引起的胃肠道钾丢失,或药物所致肾小管性酸中毒(例如,两性霉素 B)引起的尿钾丢失所致。有报道称高钾血症与应用高剂量甲氧苄氨嘧啶治疗患者的 PCP 和肾功能不全有关。

继发于核苷类逆转录酶抑制药治疗后的乳酸性酸中毒,据文献记载可见于没有组织缺氧的 HIV 感染者。齐多呋定、地达诺新和司坦夫定最容易诱发乳酸性酸中毒,但任何一种该类药物均可成为病因。这些患者表现为胃肠道症状、亚急性全身乏力、疲劳和过度换气,并有伴血浆乳酸水平升高的阴离子间隙增高型酸中毒。在大多数患者中进行性酸中毒可迅速导致死亡。

(五) 药物毒性和药物-药物相互作用

许多用于治疗 HIV 感染及其并发症的药物可能直接产生潜在致命性的毒性。药物-药物相互作用也可以产生毒性。任何与 HIV 相关机会性感染或恶性肿瘤无关的情况,都应该考虑将药物毒性作为鉴别诊断。特别是对于那些接受利托那韦或 Cobicistat 治疗的患者更是如此。利托那韦是细胞色素 P_{450} 几种亚型的有效抑制药。Cobicistat 是一种更具选择性的抑制药,其没有抗病毒活性,仅是用于提高抗逆转录病毒协同药物的浓度。因此,有一些药物禁忌用于接受以上药物的患者。医师在开具任何新药处方之前,都应该对潜在的药物-药物相互作用进行仔细审查(见 www.hiv-druginteractions.org,2012 年 8 月 9 日页面,Tseng 和 Foisy,2012 年,网上参考文献)。

(六) 免疫重建炎症综合征

$CD4^+$ T 细胞计数低的 HIV 患者开始或恢复抗逆转录病毒治疗时可能会出现一种强烈的病原体特异性免疫反应,导致出现新的症状或使原症状加重,这被称为免疫重建炎症综合征(IRIS)。IRIS 有两种表现形式:①暴露性 IRIS,是指原先未诊断的疾病在临床上表现出来;②矛盾性 IRIS,是指先前所诊断疾病的恶化。当 HIV 患者在接受抗逆转录病毒治疗几个星期至 1 年内,无论何时出现新的或恶化的机会性感染或恶性肿瘤的症状,都应怀疑 IRIS 的可能。IRIS 可以伴随任何机会性感染、恶性肿瘤和疾病,然而危重 HIV 患者最有可能出现的情况还是与肺或中枢神经系统相关。

最常见的与 IRIS 相关的肺部情况是结核病(TB)、肺孢子虫性肺炎、隐球菌病、卡波西肉瘤、非结核性分枝杆菌病和结节病,它们通常在开始抗逆转录病毒治疗后的几周内发生。IRIS 的临床表现可包括新发或加重的发热、呼吸功能恶化、新发淋巴结肿大、肺实质浸润加重和胸腔积液增多。如果潜在的疾病先前未被诊断,治疗上应予对症治疗。如果先前已诊断相应病变,应加用泼尼松 1mg/kg 单次或分次给药,或静注相当剂量的激素。抗逆转录病毒治疗应继续进行。

在中枢神经系统最常见的与 IRIS 有关的情况是隐球菌性脑膜炎、PML 和 TB。伴随隐球菌性脑膜炎的矛盾性 IRIS 可以在抗逆转录病毒治疗和抗隐球菌感染治疗开始后的较迟阶段出现。患者通常表现为持续性头痛并可能出现精神状态改变。脑脊液真菌培养阴性是 IRIS 与复发性脑膜炎的区别。患者可能还需要连续进行腰椎穿刺以降低与交通性脑积水相关的颅高压(见第 41 章)。与新发或恶化的 PML 症状伴随的 IRIS 可以表现出不同寻常的特点,包括占位效应、水肿和增强 MRI 上中枢神经系统病灶出现强化。中枢神经系统结核的 IRIS 可表现为脑膜炎或新发或增大的结核瘤。推荐应用类固醇于中枢神经系统 IRIS 的治疗,同时继续进行抗逆转录病毒治疗。

第24章

癌症伴中性粒细胞或血小板减少症患者的治疗

Daniel J. Landsburg　Alison W. Loren,著　李　俊,译　于荣国,校

癌症患者可能因为疾病或治疗的相关并发症而出现危重病情。特别是对于那些血液系统恶性肿瘤或正在接受造血干细胞(即骨髓)移植(HCT)的患者尤其如此。血细胞减少是肿瘤患者一个常见的问题,也是临床众多因素中导致危及生命的感染或出血原因之一。本章重点阐述需要收住重症监护病房(ICU)的癌症患者的中性粒细胞减少症(粒缺)和血小板减少症的治疗。

一、临床疾病

(一) 中性粒细胞减少症

中性粒细胞绝对计数(ANC)的定义如下。

ANC(个/μl) = 白细胞绝对计数(个/μl) × [成熟中性粒细胞% + 中性带状核粒细胞%]

(公式 24-1)

轻度中性粒细胞减少症的定义为 ANC 在 1000~1500/μl,尽管 ANC 不低于 1000/μl 的患者通常不被认为是中性粒细胞减少症。中度中性粒细胞减少症被定义为 ANC 在 500~1000/μl,而重度中性粒细胞减少症被定义为 ANC < 500/μl。在癌症患者中,中性粒细胞减少症可以是癌症本身的表现(特别是合并血液系统恶性肿瘤的患者)或是细胞毒性化疗预期产生的后果。在这两种情况下,中性粒细胞减少症患者容易出现感染(这也可以是中性粒细胞减少症发生或进一步加剧的一个原因),并常表现为面对感染的时候患者的免疫和炎症系统未能充分激活。因此,发热在中性粒细胞减少的患者中被认为是一种需要立即干预的医疗急症(参考本章后面的"粒细胞缺乏性发热")。

鉴别中性粒细胞减少症的病因有助于预测其病情持续的时间和程度。化疗导致的中性粒细胞减少症持续时间依具体的药物治疗方案而不同,但几乎都是短暂和可预测的。一般情况下,在化疗开始的 5~7d 白细胞计数(WBC)将出现下降,随后将进展为中度至重度中性粒细胞减少症并持续 3~10d。WBC 计数最低的点称为最低点。在大多数情况下,骨髓功能有望完全恢复,中性粒细胞减少将随之痊愈。然而,患者的最低点及其恢复时间的长短随恶性肿瘤本身所致的潜在骨髓功能障碍、反复进行细胞毒性化疗周期的影响或与感染相关骨髓抑制的不同而变化,并且还取决于所应用的化疗药物。

中性粒细胞减少症也可以在血液系统恶性肿瘤患者化疗开始之前发生,特别是急性髓系白血病(AML)及与之紧密相关骨髓增生异常综合征(MDS)以及急性淋巴细胞白血病(ALL)。中性粒细胞减少症少见于患有慢性淋巴细胞白血病

(CLL)的患者,这可能归因于 CLL 的骨髓置换或在罕见的情况下,与患者自身免疫有关。此外,非恶性病变如严重再生障碍性贫血可表现为中性粒细胞减少并伴有其他血细胞减少。与这些疾病相关的中性粒细胞减少症其程度和持续时间变化极大,在新诊断的患者其实际持续时间可能是未知的。不幸的是,血液系统恶性肿瘤患者经常持续出现中性粒细胞减少,直到他们的原发疾病对治疗有反应为止,而这在一些病例需要数周甚至数月的时间。

最后,在接受同种异体(供体)和自体造血干细胞移植时,由于高剂量化疗、放射治疗或两者兼而有之的情况下,患者几乎总会出现中性粒细胞减少症。接受这些治疗的癌症患者通常仍维持中性粒细胞减少直到移植时(即产生新的血液细胞)为止。中性粒细胞减少的时间通常持续 2~3 周,但在接受减低强度或非清髓性调整方案的同种异体移植患者,其持续时间通常将缩短。然而,由于供体来源的免疫系统的存在以及需要进行免疫抑制治疗如使用钙调磷酸酶抑制药等,这些患者免疫力极其低下。造血干细胞移植的细节不在本章的讨论范围内。然而,由于复杂的免疫抑制状态以及与这种治疗形式相关的其他独特特征,ICU 医师在处理接受这种治疗方式的患者时,应当始终寻求血液肿瘤科的会诊支持。

知识框 24-1 列出 ICU 癌症患者中性粒细胞减少症的鉴别诊断。

知识框 24-1　ICU 癌症患者中性粒细胞减少症的鉴别诊断
恶性肿瘤 　累及骨髓的髓系或淋巴系恶性肿瘤 　再生障碍性贫血或其他综合征所致的骨髓功能衰竭 　癌症侵犯骨髓 药物毒性 　细胞毒性化疗 　非化疗性药物 感染(伴或不伴脓毒症) 造血干细胞移植植入不足 自身免疫性粒细胞破坏

(二)血小板减少症

血小板减少症的定义为血小板计数<150 000/μl,在血小板计数>50 000/μl 时很少发生有临床意义的出血,除非合并弥漫性血管内凝血(DIC)。当血小板计数<10 000/μl 时,出现自发性出血的风险是最高的。癌症患者血小板减少症的病因通常与疾病本身或其治疗有关(知识框 24-2),但其原因也可以与一般人群起病原因相似(见第 45 章和第 63 章)。

与中性粒细胞减少症一样,癌症患者血小板减少症可与标准剂量及高剂量的化疗药物以及血液恶性肿瘤相关。伴或不伴脓毒症的感染在肿瘤患者中很常见,也可与血小板减少症相关。肿瘤患者单纯性血小板减少症的病因与一般人群中所见的相似,例如(非化疗)药物诱导的血小板减少症,包括肝素诱导的血小板减少症(HIT)、DIC、血栓性血小板减少性紫癜(TTP)或特发性血小板减少性紫癜(ITP)(见第 45 章和第 63 章)。需要特别指出的是,与凝血病相关的血小板减少症(不论是临床提示或实验室检查发现),无论其伴或不伴微血管病性溶血性贫血(MAHA),都应该怀疑是否为 DIC,后者表现为凝血级联相关的因子的大量消耗并导致出血或血栓形成。急性 DIC 是急性早幼粒细胞白血病(APL)和脓毒症的一个公认的并发症,而慢性 DIC 更常与实体恶性肿瘤相关。

最后,血小板减少的另一个与 MAHA 相关但通常不会延长 PT/PTT 的原因是血栓性血小板减少性紫癜(TTP),这是一种凝血系统的异常,其特征为血小板血栓的形成并致终末器官的损伤。类似于此诊断的是移植相关的血栓性微血管病,这是一种见于同种异体造血干细胞移植的现象,可归因于调节化疗或放射治疗,或与用于移植后免疫抑制的钙调磷酸酶抑制药的使用有关。

知识框 24-2 列出 ICU 癌症患者血小板减少的鉴别诊断。

二、诊断评估

对已收入 ICU 的中性粒细胞减少或血小板减少的癌症患者,进行正确评估的第一个步骤是进行详细的病史采集和体格检查。如果可能,应向病人或家属询问近期或当前有关上下呼吸道系统、胃肠道系统包括直肠、泌尿道和皮肤等部位感染的任何症状或体征(特别是那些留置血管内导管或导尿管的患者)。对于血小板减少症患者应向其询问提示大出血的症状或体征如颅内、肺部和胃肠道出血,也要询问更多包括鼻出血、牙龈出血、血尿或出现瘀点瘀斑等较小事件的发生情况。

知识框 24-2　ICU 癌症患者血小板减少的鉴别诊断
恶性肿瘤
累及骨髓的髓系或淋巴系恶性肿瘤
再生障碍性贫血或其他综合征所致的骨髓衰竭
癌症侵犯骨髓
药物毒性
细胞毒性化疗
非化疗药物(特别是肝素)*
感染(伴或不伴脓毒症)
造血干细胞移植植入不足
弥散性血管内凝血(DIC)*
特发性血小板减少性紫癜(ITP)*
血栓性血小板减少性紫癜(TTP)*
血小板脾隔离
自身免疫性血小板破坏*
-----
* 有关这些诊断的详细信息,请参阅第 45 章和第 63 章。

一些体格检查项目对于中性粒细胞减少和血小板减少癌症患者的评估是至关重要的。应仔细检查皮肤是否存在任何感染的部位,特别是在留置导管部位及周围(稍后讨论),以及是否存在瘀点和瘀斑。口咽部视诊可发现鹅口疮、牙齿感染、牙龈出血或黏膜炎,这在接受化疗的患者中很常见。应进行腹部触诊检查,这可能提示脓肿或腹腔积血以及脾大,后者可导致血小板减少。中性粒细胞减少患者不应进行直肠指检,因为这会使细菌易位进入血流的风险大大增高,但视诊是可行的。需要特别注意的是,中性粒细胞减少的患者往往缺乏产生正常炎症反应的能力,因此可能无法呈现出典型的感染体征。

这些患者的相关实验室检查包括全血细胞计数(CBC)及分类连同外周血涂片检查。这些检查可以确诊中性粒细胞减少症(即使在白细胞增多时也可能发生)并允许用来评估提示急性白血病的未成熟白血细胞的形成或爆发,也可以发现外周血嗜中性粒细胞内毒性颗粒或杜勒小体的存在(提示存在严重的急性炎症)。进一步的血液检查应包括血清生化全套、肝功能检查、尿酸水平和乳酸脱氢酶(LDH),以便评估细胞急剧破坏(即肿瘤溶解综合征)所致的代谢异常,并且行凝血酶原时间/部分凝血酶时间(PT/PTT)、纤维蛋白原、纤维蛋白裂解产物和 D-二聚体检查以便评估是否存在 DIC。此外,发热患者必须送检血液培养[抽取两套,其中至少一套直接从外周血抽取(见第 14 章)]和尿液培养(特别是在粒细胞缺乏性发热开始的时候,后文将详述)。应根据病史和体格检查结果制定合适的影像学评估方案,但总应包括胸片检查。电脑断层扫描(CT)有助于识别血小板减少症和中性粒细胞减少症的并发症,如颅内出血、真菌性鼻窦炎、肺炎或粒细胞缺乏性小肠结肠炎(也称为盲肠炎)(见第 60 章)。针对这些患者的进一步诊断性检查包括骨髓穿刺和活检,这应该由血液肿瘤科来会诊执行。

三、临床处理

下面列出的是处理中性粒细胞减少和血小板减少危重癌症患者的一般指导原则,重点是粒细胞缺乏性发热和输血依赖性血小板减少的治疗。

(一)粒细胞缺乏性发热

粒细胞缺乏性发热是一种肿瘤科急症,其正式的定义为在 ANC<500/μl 的患者中出现体温≥38.0℃(100.4℉)并持续≥1h 或单次测得体温≥38.3℃(101.0℉)的情况。然而,临床实践依据这些患者的实际处理方式而有所变化。例如,作者所在的医院规定粒细胞缺乏性发热为在 ANC<1000/μl 的患者中出现单次体温≥38.0℃ 的情况。ICU 医师应当留意自己医院中关于粒细胞缺乏性发热的特殊参数的变化以及如何加以处理。

尽管感染并不总是中性粒细胞减少患者发热的根本原因,但必须立即进行感染情况的评估,因为在这些患者中感染可迅速致命。粒细胞缺乏性发热首先需要做的,应该是进行诊断感染的检查。这包括获取血液和尿液培养以及进行胸片检查。应强制性地紧急启动经验性广谱抗生素治疗,并对革兰阴性菌/假单胞菌进行足够的覆盖(在没有延误的情况下,最好在留取培养标本后开始)(图 24-1)。

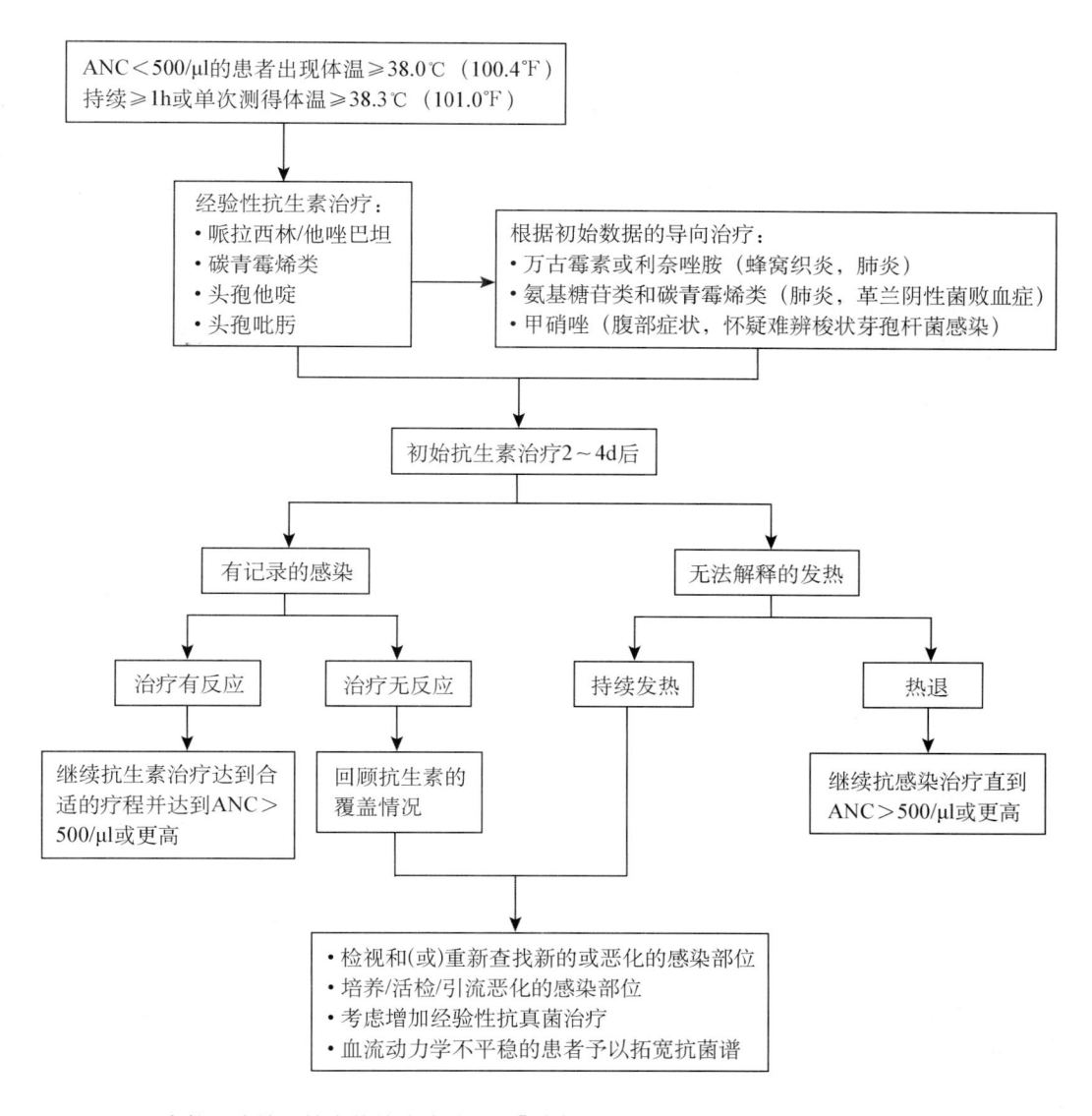

```
┌─────────────────────────────────┐
│ ANC<500/μl的患者出现体温≥38.0℃（100.4°F）│
│ 持续≥1h或单次测得体温≥38.3℃（101.0°F）  │
└─────────────────────────────────┘
                │
                ▼
┌─────────────────┐      ┌──────────────────────────────────┐
│ 经验性抗生素治疗：│      │ 根据初始数据的导向治疗：          │
│ • 哌拉西林/他唑巴坦│─────▶│ • 万古霉素或利奈唑胺（蜂窝织炎，肺炎）│
│ • 碳青霉烯类     │      │ • 氨基糖苷类和碳青霉烯类（肺炎，革兰阴性菌败血症）│
│ • 头孢他啶      │      │ • 甲硝唑（腹部症状，怀疑难辨梭状芽孢杆菌感染）│
│ • 头孢吡肟      │      └──────────────────────────────────┘
└─────────────────┘
                │
                ▼
      ┌───────────────────┐
      │ 初始抗生素治疗2~4d后│
      └───────────────────┘
         │             │
    ┌────┴────┐   ┌────┴────┐
    │有记录的感染│   │无法解释的发热│
    └────┬────┘   └────┬────┘
      │    │         │    │
   ┌──┴─┐┌─┴──┐   ┌──┴─┐┌─┴─┐
   │治疗有││治疗无│   │持续││热退│
   │反应 ││反应 │   │发热││   │
   └──┬─┘└─┬──┘   └──┬─┘└─┬─┘
```

图 24-1 ICU 内粒细胞缺乏性发热的治疗流程图 [引自 Freifeld A, Bow EJ, Sepkowitz KA, et al: Clinical practice guidelines for the use of antimicrobial agents in neutropenic patients with cancer: 2010 update by the infectious Diseases Society of America. Clin Infect Dis 52(4): e56-e93, 2011.]

癌症患者经常有留置的中心静脉导管，如果有这种情况，需考虑拔除导管。在确诊菌血症或真菌血症的情况下，导管与感染更具有相关性。即使不认为导管是感染可能的来源，它也可以成为血循环内病原体的滋生地并导致持续性血流感染。如果移除导管，导管尖端应该以无菌的方式采集并送培养（见第 14 章）。当然，做出拔除中心静脉导管的决定应非常谨慎，因为其可能是用于输注液体、抗生素、血液制品以及其他必需治疗的唯一可靠的静脉注射（IV）通路。如前所述，仔细检查导管本身和周围的皮肤对于识别潜在感染是有帮助的。沿隧道式中心静脉导管路径的皮肤触痛是特别与感染相关的一种表现，应紧急联系介入放射科或外科团队急会诊，以评估是否能拔除导管。

图 24-1 列出了在重症监护病房治疗和管理粒细胞缺乏性发热的建议流程。治疗的基石是在记录到发热的 1h 内即开始针对假单胞菌的经验性抗生素治疗。革兰阴性菌感染在中性粒细胞减少的患者中很常见，可迅速致死（即使处理得当）。

针对革兰阴性菌而使用第二种抗生素进行"双覆盖"不是必需的,但当患者出现严重脓毒症或脓毒性休克时应当认真考虑(见第10章)。对于中性粒细胞减少患者首次出现发热,增加额外针对革兰阳性细菌的经验性覆盖不是必需的,除非临床上对以下情况有特别的顾虑,如由这些微生物引起的皮肤或软组织或留置导管的感染,或出现严重脓毒症或脓毒性休克的征象。

即使患者持续发热,在中性粒细胞减少患者首次出现发热之后48h内的抗生素一般是不更改的,除非出现其他尚未处理的感染源。即使诊断检查提示存在一个明确的感染源,也应该继续广谱抗生素治疗而不应缩小覆盖,因为可能存在尚未诊断的共生细菌的感染,窄谱抗生素可能无法进行恰当的治疗。治疗必须持续至ANC上升超过500/μl以及持续一个合适的疗程,以使得任何特定的感染得到解决。如果没有发现感染源(约50%的病例会出现)而病人热退且临床稳定,当前经验性抗生素治疗的方案应持续至ANC上升超过500/μl。值得注意的是,针对耐药革兰阳性菌的经验性抗生素治疗在开始48h后,此时如仍无耐药革兰阳性菌感染的证据,该治疗可以停止。

不幸的是,许多中性粒细胞减少患者持续发热,这时应该对病人进行彻底的重新评估。值得注意的是,当患者随后的温度≥38.3℃(101.0℉)时,通常的做法是继续抽取血培养,最多可每24小时抽取一次。患者持续发热应进一步行一系列的诊断性检查,包括培养、影像学检查和检测真菌细胞壁成分的血清半乳甘露聚糖检查,如果有指征,可以扩大抗生素覆盖范围。如果发热持续超过4~7d且对抗细菌药物没有反应,应考虑加用抗真菌药物(如患者已经开始预防性抗真菌治疗,或应扩大抗菌谱来覆盖霉菌)。严重的中性粒细胞减少或长时间的中性粒细胞减少的患者,其发生念珠菌、曲霉菌和毛霉菌属感染的风险是很高的。如果怀疑存在感染,进行胸部、腹部/骨盆和鼻窦的CT扫描对于发现潜在真菌感染病灶是有益的。尽管获取组织标本的操作过程具有较高风险,组织活检对于证实真菌感染还是非常有用的。在这种情况下,经验性应用覆盖霉菌如曲霉菌的抗真菌治疗方案是合适的,并应该持续应用到ANC上升超过500/μl、完成计划的化疗疗程(如适用)并且证实真菌感染已经控制。中性粒细胞减少患者也易于发生病毒感染,特别是单纯疱疹病毒(HSV)和巨细胞病毒(CMV),并可能需要适当的抗病毒治疗。最后,机会性感染如肺孢子虫(卡氏肺囊虫)肺炎较少见于住院的中性粒细胞减少患者,但是在适当的临床情况下,如使用类固醇或淋巴细胞毒性化疗药物至少一个月且没有进行预防性治疗时,应该考虑进行经验性治疗。

ICU医师在处理中性粒细胞减少的癌症患者的感染时,应寻求血液肿瘤科和感染科会诊。除了用于治疗的抗生素,很多这样患者需要进行针对中性粒细胞减少期间常见感染的预防性抗微生物治疗,而这些防治准则应在与这些专家的会诊中进行审查。

(二)无发热的中性粒细胞减少症

无发热中性粒细胞减少的癌症患者可以观察等待(即只进行观察和监护)。如前述,这些患者可能需要开始或继续进行预防性抗生素治疗。当然,如果证实感染,即使没有发热,也应该进行妥善的治疗。

(三)中性粒细胞减少期间粒细胞集落刺激因子和粒细胞输注的作用

在中性粒细胞减少期间应用粒细胞集落刺激因子(CSFs)在许多情况下已被广泛接受,虽然在其他情况下仍有争议;关于其疗效的数据也是有争议的。因此,其在ICU癌症患者的应用,需在有应用这些药物经验的血液肿瘤科会诊医师的指导下进行。然而,对这些药物及其适应证有一个基本的了解会有益于ICU医师。

通常情况下,非格司亭(优保津)是住院中性粒细胞减少患者可选择的一种粒细胞集落刺激因子。处方量为每日基础剂量5μg/kg皮下注射,总量大概在300μg或480μg左右。然而,有些情况下沙格司亭(Leukine)或聚乙二醇化非格司亭(培非格司亭)可作为替代。当作为一级预防(即预防由于化疗而预计会发生中性粒细胞减少的患者所合并的感染性并发症)时,这些药物已显示可以降低粒细胞缺乏性发热和有记录感染的发生率,但是对于降低短期感染相关的死亡率和全因死亡率没有明确的效果。目前的指南建议,粒细胞集落刺激因子应当在那些接受预期会出现粒细胞缺乏性发热的风险>20%的化疗方案的患者中作为一级预防。然而，在不同临床实践中差别是很大的。总的来说，这些药物在化疗完成后短期使用，即使患者当时没有出现中性粒细胞减少也可使用，并持续到中性粒细胞减少缓解后。

还未能明确证实将粒细胞集落刺激因子用于中性粒细胞减少患者发热的活动期会延长其生存。然而，如果发热继续进展，CSF 用于粒细胞缺乏性发热一级预防的预定疗程也应当相应延长。实践中，在危重患者的粒细胞缺乏性发热开始时给予 CSF 以缩短免疫抑制期可能是非常合适的，并且这样做的不良反应通常很小（潜在的骨关节疼痛和轻度体温升高）。

最后，来自健康捐赠者的粒细胞输注很少在临床应用，其仅应在严重中性粒细胞减少症且出现对抗生素治疗无反应的致命性感染中或在临床试验的背景下才考虑使用。已有报道在粒细胞输注后出现呼吸系统并发症包括输血相关急性肺损伤（TRALI）（见第 46 章）。尽管几十年前实施的随机对照试验（RCT）显示粒细胞输注没有疗效，另一项用来评价粒细胞输注在细菌或真菌感染的中性粒细胞减少患者中的疗效和安全性的随机对照试验目前正在美国的几个中心进行病例累积。预计这项最新 RCT 的结果可能有助于制定更多关于合理应用这项治疗的详细指南。

（四）血小板减少症

当接受化疗的患者其血小板计数下降到 $< 10\ 000/\mu l$ 时，发生自发性出血的风险被认为是最大的。当血小板计数在这个范围内时，强烈提示需要预防性输注血小板。然而，当处在 ICU 环境下时，一些医师会在血小板计数 $< 20\ 000/\mu l$ 时开始输注血小板。对于非肿瘤患者，在一些特殊情况如 DIC、活动性出血和包括手术的侵入性操作时，需要更高的血小板输注目标。具体输注的阈值应在血液肿瘤学会诊专家和进行治疗的医师的密切合作下加以确定（见第 19 章，表 19-3）。

癌症患者，特别是那些一生中接受过大量血小板输注的患者，具有产生血小板自身抗体的风险。这些抗体是患者所产生作为对输注血小板所携带外来抗原的反应。自身抗体通常针对I型人类白细胞抗原（HLA），但也可以针对在血小板表面糖蛋白内的抗原决定基[人类血小板抗原（HPA）]。

理想的情况下，输注四到六单位随机供者血小板或一个单位单采血小板应提高血小板计数 $30\ 000 \sim 60\ 000/\mu l$。然而，当存在自身免疫性抗体时，输注后血小板计数的增加量很小。现有许多策略可用来避免在接受血小板输注的癌症患者中产生自身免疫性抗体，包括优先使用单采血小板和使用滤过（去白细胞）或辐照或两者都用以减少白细胞输入的方法。除了可以减少同种免疫的风险，上述这些技术还可以降低巨细胞病毒传播和输血相关移植物抗宿主病以及发热性输血反应的风险（见第 46 章）。

对于输注血小板后仍持续表现为血小板计数低的癌症患者，在输注血小板完成后 $30 \sim 60\ \min$ 应该进行全血细胞计数（CBC）检查以评估血小板即刻破坏的情况，如有则提示存在自身免疫性抗体。在这种情况下，医院血库应加以警惕并进行自身抗体的检测如面板反应性抗体（PRA）检测。PRA 检测可识别抗 HLA 抗体的存在；如果存在这种抗体，可能需要输注 HLA 匹配的血小板以使血小板计数达到适当的目标。如果 PRA 检测阴性但输血后血小板计数值提示自身免疫性抗体的存在，患者可能需要检测共同 HPA 表位抗体并且需要输注 HPA 匹配的血小板。

如有可能，应采取措施来治疗导致血小板减少症的潜在病因（见第 45 章和第 63 章）。简而言之，如果怀疑（非化疗）药物引起的血小板减少症，应尽可能停用可疑的药物。如果怀疑或确诊肝素诱导的血小板减少症（HIT），只要血小板计数 $> 50\ 000/\mu l$，应启用替代的抗凝治疗。如出现特发性血小板减少性紫癜（ITP），需进行免疫抑制治疗。血栓性血小板减少性紫癜（TTP）的初始治疗通常包括血浆置换或启动免疫抑制治疗，然而在出现移植相关血栓性微血管病时，停用钙调磷酸酶抑制药可能更加合适。最后，用全反式维 A 酸的抗白血病治疗可以纠正急性早幼粒细胞白血病相关的 DIC。然而，医师仍应该通过输注血小板以维持血小板计数 $> 50\ 000/\mu l$，输注冷沉淀以维持纤维蛋白原 $> 150\ mg/dl$ 以及输注新鲜冰冻血浆以维持 INR < 1.5。这些患者需要每 8 小时监测全血细胞计数（CBC）和凝血功能（PT/PTT，纤维蛋白原和 D-二聚体）直到 DIC 得到纠正。

知识框 24-3 列出了 ICU 中管理中性粒细胞减少或血小板减少癌症病人的相关临床注意事项。

知识框 24-3　ICU 中管理中性粒细胞减少或血小板减少癌症病人的临床注意事项
粒细胞缺乏性发热严格定义为在 ANC＜500/μl 的患者中出现体温≥38.0℃（100.4℉）持续≥1 个小时或单次测得体温≥38.3℃（101.0℉）（尽管这个定义因各临床中心而不同）
在粒细胞缺乏性发热开始时，应该紧急启动经验性抗假单胞菌的抗生素治疗（见第 18 章）并持续到 ANC＞500/μl，即便患者具有的感染可以使用窄谱抗生素进行治疗
对于长时间的中性粒细胞减少和缺乏明确感染源而反复发热的患者，需要考虑进行真菌感染的评估
一般情况下，对于没有活动性出血或未计划进行侵入性操作的患者，血小板输注的阈值应该是低于 10 000/μl
有多次血小板输注史的患者在输注血小板后未出现血小板计数显著升高，应进行血小板自身免疫性抗体的评估

第25章

试脱机患者的管理

Courtney L. Dostal Aditi Satti Gerard J. Criner, 著 李 俊, 译 顾 凌, 校

重症医学的进步提高了危重病人的生存率,然而也增加了重症监护病房(ICU)住院时间和多种的继发并发症。ICU 住院时间延长以及慢性重症状态与虚弱、功能失调、功能状态和生活质量的下降等密切相关。大多数 ICU 病人需要较长时间的机械通气。机械通气脱机的过程对于患者、家属以及医疗团队来说,可能是漫长且令人沮丧的。一个多学科团队合作的方式可以注重于患者及其家庭的康复、医疗和心理问题的处理,并为长时间机械通气和脱机这一常见而又复杂的临床治疗方法提供前瞻、积极、全面的治疗和管理方案。

一、定义

许多研究对长期机械通气(PMV)采用不同的定义。例如,美国呼吸监测与治疗指导委员会(NAMDRC)发表共识,将长期呼吸机依赖定义为接受机械通气每天至少 6h 且持续超过 21d。然而,只有当引起呼吸衰竭的急性疾病已得到充分的治疗,才应考虑患者为呼吸机依赖。

二、患病率

PMV 患者的患病率随其定义和研究人群的不同而变化。Esteban 等组织的一项国际性研究,调查了来自 361 个 ICU 的 5183 例机械通气患者的生存率,观察到有 25% 的病人接受机械通气>7d。来自不同人群的患者,其存活率也各不相同。虽然总体病死率为 31%,急性呼吸窘迫综合征(ARDS)患者的病死率为 52%,但慢性阻塞性肺疾病(COPD)的患者的死亡率仅为 22%。

预测 PMV 患者的生存期比较困难。Carson 和他的同事对在长期急性护理医院(LTACHs)的 PMV 患者进行研究发现,高龄合并入院前较差的功能状态提示 1 年的死亡风险较高。其他研究显示,不良的功能状态和较低的生活质量评分在 PMV 患者中发生率更高。

三、脱机成功的预测指标

PMV 患者成功脱机的定义与急性监护期不同。在急性监护期,48~72h 拔管通常定义为成功脱机。PMV 患者呼吸功能恢复的时间较慢而且并发症较多。根据美国 NAMDRC 共识,PMV 患者成功脱机定义为连续 7d 脱离机械通气,或仅需要夜间无创通气。

传统的预测脱机的指标列于知识框 25-1。这些参数可以预测机械通气 7d 内患者的成功脱机,但不适用于 PMV 人群。预测结果出现这种差异的原因仍不清楚。然而,这可能与慢性呼吸衰竭急性发作导致大多数 PMV 患者出现一系列影响肺部、呼吸肌和胸壁力学的问题有关。

这些传统脱机指标表现不佳,促进了一批用于预测 PMV 患者人群脱机结果的综合生理指标的发展。例如,Gluck 等评估了一个用来预测机

械通气持续3周患者脱机结果的复杂评分系统。该评分系统纳入了顺应性、阻力、通气无效腔、呼吸浅快指数、二氧化碳分压等,比单一指标可信度更高。然而,用这个评分系统及类似的方法来预测PMV患者脱机的成功率还未被前瞻性研究证实。最近,Verceles等证实,呼吸浅快指数改善的趋势可以预测脱机成功。

"好"的脱机指标(传统的或综合的)对脱机进程提供了客观的支持,但并不能保证成功的结果或减少对中断机械通气所需的非呼吸因素的关注需求(知识框25-1)。同样,应谨慎关注有关"差"的脱机指标的进展,对危害脱机过程的因素应引起相应的重视。然而,这些指标不应妨碍对逐步脱机进行密切监测的努力。

知识框25-1　开始进行机械通气脱机的标准

导致机械通气的原发病因去除或改善

血流动力学稳定

神经系统功能恢复良好(具有自主呼吸的努力、吞咽和咳嗽力度满意)

充足的氧合情况(在$FiO_2 \leq 50\%$时,动脉血氧分压$\geq 60mmHg$或氧饱和度$\geq 90\%$)

呼吸力学充分恢复*

* 定义为具备以下一个或一个以上条件:最大吸气压力大于$-20\ cmH_2O$、自主呼吸频率$<35/min$、自主呼吸潮气量$>5ml/kg$理想体重(PBW)、肺活量$>10ml/kg$理想体重、静息分钟通气量$\leq 10L/min$且最大自主通气量≥ 2倍静息分钟通气量。(PBW公式参见第73章,表73-2。)

FiO_2,吸入氧浓度

四、长期机械通气的相关因素

虚弱和功能失调在ICU需要机械通气的患者中广泛存在。即使是健康人,一段较短时间的卧床休息也将对骨骼肌的功能产生不利的影响,卧床持续14d和35d,骨骼肌肌力将相应下降15%和20%。小腿肌和大腿肌的体积下降,慢肌和快肌纤维的大小都会减小。长期机械通气和制动使膈肌变弱,如同在其他骨骼肌上发生的一样。在动物模型中,机械通气持续11d可引起最大跨膈压力和耐力下降25%。与此相对应,从连续机械通气18~69h的人类受试者获得的膈肌活检标本显示慢肌和快肌纤维均出现萎缩。膈肌和辅助呼吸肌虚弱导致整体功能状态的下降并妨害机械通气的脱机。

神经肌肉无力在ICU中也很常见。危重疾病常通过相关的炎症介质导致危重症肌病和危重症神经病变(见第48章)。糖皮质激素和神经肌肉阻断剂的应用将使这些情况加重(见第6章)。这些并发症会延长ICU患者的脱机时间和住院时间。虽然通常是可逆的,危重症肌病和危重症神经病变需要高强度以及长时间的康复治疗。

影响呼吸肌的虚弱和功能失调同时也对四肢和口咽部的非呼吸骨骼肌产生不利影响,它们限制了PMV患者的行动能力、说话能力、吞咽能力以及影响从机械通气脱机的进程。需要多学科的康复治疗以及解决所有这些问题来成功恢复患者的功能状态和从长期机械通气中脱机的能力。

五、呼吸做功(WOB)增加的因素

气道阻力升高、肺顺应性下降或刺激呼吸驱动力导致分钟通气量超出正常范围,这些过程均可导致呼吸做功(WOB)的增加(知识框25-2)。

知识框25-2　增加呼吸做功的因素

肺顺应性下降

　腹胀

　内源性PEEP

　肺叶-肺切除术后

　肺水肿

　大量胸腔积液

　仰卧位

气道阻力增加

　支气管痉挛

　气管内导管(长时间使用)

　分泌物

　小口径气管导管

　呼吸机回路

呼吸驱动力或分钟通气量增加

　终末期肝病或肾病

　摄入过多的糖类的热量(见第15章)

　发热,感染

　代谢性酸中毒

　无效腔与潮气量的比率高(V_D/V_T)(附录B)

经过几周的使用时间气管导管内腔将形成一种看不见的生物膜,其将显著升高管腔的气道阻力。尽管如此,虽然放置时机存在争议,但放置气切套管可通过降低阻力和弹性负荷并减少呼吸做功从而有利于脱机。这种呼吸做功的减低有助于那些慢性基础疾病损害肺部力学的功能失调的患者[例如,慢性阻塞性肺病(COPD)]进行缓慢渐进性地脱机。气管切开的其他优点包括更容易吸痰、改善患者舒适度和活动性并可能可以更早开始说话和经口喂养。

需要阀门的呼吸机回路也会增加气道阻力,从而增加呼吸做功。即使在辅助通气模式下,呼吸做功可能等于或超过正常自主呼吸所需的做功。克服呼吸机内在阻力的策略包括精确调节流速、应用流量触发而非压力触发以及消除呼吸回路无效腔。

常常被忽视的轻度肺间质水肿也可能拖延脱机。从正压通气到自主呼吸的过度降低胸腔内压力并增加静脉回流,这可能使得左心室功能受损的患者产生左室舒张末压升高和间质性肺水肿。此外,脱机的应激可能诱发冠状动脉缺血,导致缺血性左室舒张功能障碍,这将使脱机的过程进一步复杂化。

六、长期机械通气患者的康复问题

慢性呼吸衰竭患者遭受的功能失调与长期卧床和疾病的分解代谢有关。坐、立和行走的能力改善患者的功能状态和心理预期,可预防制动引起的并发症并有助于脱机(见第 21 章)。

全身康复是 PMV 患者整体治疗的一个组成部分。一项研究考察了全身康复在 48 位长期通气患者的疗效。在患者入住呼吸康复病房的时候就开始物理治疗,其具体包括躯干控制、主动和被动肢体阻力训练和吸气肌训练。功能失调的卧床患者出院之前能够开始坐、站和行走。另外,胸肌是一组广泛附着于胸廓并在吸气和呼气双相均发挥作用的大质量肌群。强化胸肌,可以减少患者脱机时间并改善呼吸力学状态。胸肌强化的有益效果在其他患者人群中已有记录。

(一)吸气肌肉训练

加强吸气肌肉的力量训练——应用不同直径的设备提供不同的流量和压力阻力——可促进脱机。该训练计划由一项在短时间内增加阻力的常规应用组成。有几项研究显示了每天吸气极限呼吸训练对于增加吸气肌肉力量和缩短脱机时间的良好效果,但是还未能取得更好的脱机成功率。

(二)心理因素

心理因素经常会显著延长脱机进程(知识框 25-3)。认知障碍,特别是短期记忆的受损,导致困惑、误解以及使患者和工作人员缺乏信心。促发因素包括疾病的严重程度、谵妄的存在、无法言语交流、长时间的制动和使用镇静药物。谵妄发生于超过 80% 的接受机械通气的患者,且在老年 ICU 患者中最常见(见第 37 章)。

知识框 25-3	阻碍脱机的心理和情感因素
愤怒	恐惧
焦虑	孤立
认知障碍	疼痛和呼吸困难
抑郁	视听刺激过度
体型异样	睡眠剥夺

创伤患者由于急性损伤和影响身体自我形象的肢体缺失或其他损伤导致的自尊降低,从而特别容易出现心理障碍。促进心理健康的干预措施包括使用语音辅助设备、恢复进食的能力、提高活动能力、工作人员反复的努力使病人适应环境、促进良好的睡眠,并让他们作为平等伙伴参与护理计划。

对典型的一天进行书面安排,并让患者和医护人员轻易可见,以此保证整体治疗的结构和一致性。时钟、大幅打印的日历和一间带窗的房间有助于患者的适应过程。创建一个昼夜环境、最大限度地减少夜间干扰可以预防睡眠碎片化和睡眠剥夺,后者可危及情绪健康和损害免疫(见第 44 章)。处理呼吸困难、焦虑和惊恐发作的方法,包括生物反馈治疗、缩唇呼吸,放松技巧、阅读、音乐、祈祷、看电视和使用便携式风扇往病人的脸上吹气等。吹空气会刺激传入皮神经,可以反射性地抑制呼吸困难的感觉。

言语治疗师是多学科团队的一个组成部分(见第 21 章,表 21-1)。尽管患者存在气管切开,单向说话阀或电子喉可以帮助其讲话。言语治疗师还评估吞咽、口腔运动强度和是否存在足够的咳嗽和咽反射(见第22章)。PMV 患者群发生误吸的风险较高，改良的钡餐电视透视检查[或纤维支气管镜评估吞咽能力(FEES)(见第22章)]可以识别这类患者。吃饭，说话和社会互动的能力可使患者重新回归正常人的行为，并且对病人的福祉是至关重要的。一个完整的康复计划可改善整体功能状态并有助于呼吸机脱机。

七、接受 PMV 的特殊患者群体

(一)慢性阻塞性肺疾病

COPD 患者出现呼吸衰竭预示着较高的发病率和病死率(见第76章)，因为一系列原因而发生脱机困难。COPD 患者存在过度充气状态(呼气末肺容积增高)或内源性呼气末正压(auto-PEEP)。肺过度充气的负面影响包括增加WOB、呼吸困难、低血压以及脱机失败。内源性呼气末正压可导致人-机不协调并增加 WOB，因为患者的初始吸气努力不足以触发呼吸机(发生这种情况，是因为患者必须产生一个高于内源性呼气末正压水平的压力以使呼吸机检测出他们的吸气努力)。处理呼气流量限制(支气管痉挛)、调整流速和吸呼比或增加外源性 PEEP(略低于内源性 PEEP 水平)可以解决这个问题。

雾化器和计量剂量吸入器(MDI)可以有效地输送支气管扩张药气溶胶至下呼吸道。COPD 患者可能需要更高剂量的支气管扩张药，给予沙丁胺醇高达 7.5mg 可显著降低气道阻力。

在高碳酸血症 COPD 患者中另一个需要考虑的方面是应避免过度矫正 $PaCO_2$ 至患者的基础值以下(见附录 B)。这种矫枉过正导致肾脏过多排泄碳酸氢盐。紧接着，当这些患者恢复他们通常的低自主通气状态并且 $PaCO_2$ 升高时，就没有足够的缓冲剂来维持正常的 pH 范围。患者出现呼吸困难加重且无法成功脱机。

同时，必须认真对待营养需求的问题。过多摄入糖类热量可导致呼吸商(RQ)>1，出现 CO_2 生成增加以及分钟通气量和 WOB 增加。相反地，营养不良会导致呼吸肌的力量和耐力降低，从而不利于脱机。气管切开术可导致吞咽困难并引起声带功能障碍。气管切开的患者可能需要改变食物的黏稠度以减少误吸。

一些慢性阻塞性肺疾病患者脱机失败。在这种情况下，可能需要考虑非常规的技术。例如，经气管给予连续高流量加温加湿的氧气可以减少无效腔通气及动态过度通气、降低呼吸频率、降低分钟通气量和 $PaCO_2$，从而辅助慢性呼吸衰竭患者的机械通气。

肺减容手术(LVRS)也可能使无法脱机的COPD 肺气肿患者受益。在一个小型的研究中，三名患者经积极的药物治疗和机械通气 11～16 周仍失败后接受了肺减容术。术后氧合改善、二氧化碳分压降低、肺部力学状态改善，从而成功脱机。经积极药物治疗仍然无法脱机的 COPD 患者可以考虑接受这些治疗。

(二)限制性肺疾病

胸壁畸形、肥胖和神经肌肉疾病都是限制性肺疾病，都可以造成脱机困难。这些患者的总肺容积和功能残气量减少。神经肌肉疾病的患者其肌肉力量减少导致呼吸浅快及 WOB 增加(见第1章)。当吸气肌肉力量降低到正常的 30% 时，可出现气体交换异常。呼气力量减弱可限制咳嗽和分泌物清除从而导致肺不张。

大多数限制性肺病患者也有睡眠呼吸障碍的证据，表现为呼吸暂停、低氧饱和度、通气不足和睡眠碎片化。睡眠呼吸障碍伴低通气和低氧合在快速眼动(REM)睡眠期更常见，因为在快速眼动睡眠期膈肌和辅助呼吸肌的肌张力丧失。长期夜间通气不足最终导致日间高碳酸血症。由于肺血管重构和肺泡缺氧或持续高碳酸血症所致的血管收缩，可能会发生肺动脉高压。这些患者非常适合长期间歇性夜间通气。

(三)胸壁疾病

特发性脊柱侧弯或结核病的后遗症可导致胸壁畸形。脊柱侧弯是脊椎的横向的弯曲。侧弯的角度(脊柱弯曲的程度)与肺功能受限的严重程度相关。一组 24 名未经治疗的脊柱侧弯患者随访 20 年以确定他们肺疾病进展的程度。在这些未经治疗的患者中，脊柱的侧弯超过 100°和肺活量低于预测值的 45% 预示着较差的预后以及呼吸衰竭的发生率更高。

长期间歇性夜间通气在开始治疗 6 周内就可以逆转严重脊柱后侧弯患者的肺心病后遗症。对胸壁疾病患者的生存分析表明，那些接受有创或无创通气治疗的患者生存率得到改善。

(四) 神经肌肉疾病

神经肌肉疾病可能导致呼吸衰竭。脊髓灰质炎、肌病和肌萎缩性脊髓侧索硬化症(ALS)都是影响下运动神经元的神经肌肉疾病。上运动神经元疾病包括卒中和帕金森病。脊髓损伤可能会产生上运动神经元和(或)下运动神经元障碍。呼吸无力的严重程度取决于神经肌肉损害的程度。

根据卒中的部位不同,患者可能表现为陈-施呼吸,抑或过度通气和通气不足的交替出现。高位脊髓损伤(C_1~C_3)通常需要机械通气支持。低位脊髓损伤可能导致呼吸肌无力和胸腹运动异常,这些症状在仰卧位时会加重。脊髓损伤后锐减的肺活量可能在接下来的一段时间得到改善。帕金森病患者存在声门肌肉功能障碍,这会导致上呼吸道梗阻和误吸。治疗基础帕金森病可改善呼吸肌功能。

多发性硬化症是一种中枢神经系统脱髓鞘病变,其可引起呼吸肌无力和延髓功能障碍,这在病人发热时会显著恶化。随着时间的推移,这些患者会经历最大吸气压力和最大呼气压力逐渐减少并逐渐丧失他们的咳嗽和吞咽能力,从而诱发呼吸道感染和误吸。呼吸肌训练可以改善他们的肺部功能。

ALS 是下运动神经元疾病,最终出现终末期呼吸衰竭。嗅鼻吸气力(SNIF)试验可预测 ALS 患者的生存期,SNIF 在 0~-40 cmH$_2$O 提示 6 个月的中位生存率为 50%。应用无创通气可提高未累及延髓的 ALS 患者的生存率,特别有益于那些病情快速进展的患者。

八、治疗

(一) 长期氧疗

神经肌肉疾病患者可能会出现慢性高碳酸血症。使用持续低流量吸氧可能进一步提高二氧化碳分压,因此不推荐在患者中使用,除非同时伴随低氧血症。然而,在胸壁功能障碍的患者中应用长期通气较单独给氧可以更好地改善其生存率。

(二) 长期机械通气

长期机械通气的适应证列于知识框 25-4。患者应充分合作、病情稳定且没有进行无创机械通气的禁忌证(见第 3 章)。如果无创通气的尝试失败,可行气管造口术并开始有创机械通气。出院后安排包括家用设备、气管切开护理和家庭呼吸治疗。

知识框 25-4　无创辅助通气的指征

与睡眠中断或低通气一致的症状
日间通气不足:PaCO$_2$>45mmHg
夜间通气不足:氧饱和度<88%,持续超过 5min
严重的限制性通气:FVC<50%预计值
因呼吸系统疾病恶化而反复住院

FVC. 用力肺活量

对于限制性肺疾病的患者,应该强调其舒适度。选择一台安静、便宜、简单且轻便的呼吸机,可以在医院确定其合适的设置参数。应从低的吸气压力开始并逐渐增加,从而给患者一个适应的时间。如有必要,无创通气的吸气压力在神经肌肉疾病的患者可逐渐增加至 20 cmH$_2$O,而在胸壁功能障碍的患者甚至可以更高。患者通常不产生内源性 PEEP,呼气气道正压(EPAP)可设置在最低水平(见第 3 章)。如果选择定容呼吸机,应将呼吸频率设置为与自主呼吸频率相近并将潮气量设为 10ml/kg 理想体重(PBW)。应根据患者的症状和功能状态并在白天即时 PaCO$_2$ 结果的指导下进行设置调整。提高呼吸肌肌力的吸气肌训练也可使这些患者受益。对于这些患者的治疗目标是通过康复锻炼以及设置使患者感到舒适的呼吸机参数来使患者达到最高水平的功能状态。

(三) 肥胖

肥胖是 ICU 中经常遇到的问题,增加了发病和死亡的风险(见第 29 章和第 80 章)。机械通气的持续时间、氧需求和住院时间在肥胖患者中较之非肥胖患者相对更高。肥胖可以造成气道管理和呼吸机脱机的困难。肥胖患者困难气管插管的危险因素包括 Mallampati 评分高、颈围大和颈部活动受限,在这种情况下,应当进行充分准备以保证气道通畅。

身高体重指数(BMI)增加到病态肥胖的范围

通常会导致1s用力呼气容积(FEV_1)、用力肺活量(FVC)、肺总量(TLC)、功能残气量(FRC)和呼气储备量均出现下降。肥胖患者的胸壁顺应性减少以及肺容量降低会导致呼吸做功增加。当开始机械通气时,应根据理想体重而非实际体重来设置初始潮气量,以避免气道高压、肺泡过度膨胀和气压伤。低氧合和通气血流比例失调可由肺不张所导致,治疗性应用PEEP可能获益。早期应用10 cmH₂O PEEP可以改善氧合、增加肺容积并防止肺泡塌陷。出现呼吸衰竭的肥胖患者应考虑早期气管切开,但应该承认,由于患者的颈部解剖结构和颈围增加,这个手术过程也是一个技术上的挑战。应该使用超长气切套管(指定为近中心段超长或近中心段为XL的管道)以跨越气管前组织(见第22章)。

仰卧位可使缺氧加重,因为其会增加通气血流比例失调和使功能残气量进一步减少。将肥胖患者置于45°或更高的头高足低位可通过减少分钟通气量(增加了潮气量,且降低了呼吸频率),从而有助于脱机。这种半直立到直立的体位也考虑到了腹压增加后会造成食管裂孔疝和误吸的发生率增高的情况。应采取预防措施来抑制胃酸的误吸。

(四)心脏术后患者

充血性心力衰竭与术前左心功能不全或不成功的血供重建相关,其比较常见并可延长脱机进程。此外,多达10%的冠状动脉搭桥手术后的患者会出现膈肌功能障碍(经肌电图确诊),并可能会持续数月。这种功能障碍通常由局部灌注冰冷心脏停搏液和手术创伤造成的膈神经损伤以及应用乳内动脉作为血管桥导致的局部缺血所引发。干预措施包括保持直立坐位以利于膈肌运动,这反过来可以防止或逆转肺不张。此外,近期心肌梗死的患者应谨慎地进行脱机。这些病人可获益于通过压力支持模式脱机而非T管脱机的方式(稍后讨论),因为这允许心血管系统逐步适应增加的呼吸需求,并减少胸腔压力和右心房静脉回流量的急剧变化。

(五)脱机技术的选择

脱机技术的选择是一个重要的临床决策。脱机方式逐渐将呼吸做功由依赖呼吸机转变为依靠患者做功(见第4章)。传统的脱机方法包括:①逐渐增加自主呼吸的时间并与其他完全通气支持的模式相互交替[T形管或持续气道正压通气(CPAP)脱机];②逐渐减低每个呼吸支持的力度(压力支持模式脱机)。

脱机过程可以被看作是一个呼吸肌训练和功能恢复的过程。从这个角度来看,T管脱机的目的是加强呼吸肌肉锻炼,而压力支持模式脱机是为了促进呼吸肌耐力的恢复。无论采用哪种技术,目标都是为了恢复呼吸肌的功能而又不引起疲劳。

用来比较这些技术的有效性的研究产生了相互矛盾的结果,对大多数长期呼吸机依赖的患者来说,尚没有哪一种单一方法具有明确的优势。因此,关于初始脱机模式的选择仍取决于临床医师的经验和患者病情特点。在脱机进程的开始阶段,不管选用哪种方法,医师都应将脱机放在日间而非晚间。晚上应该让呼吸肌减负(即休息)。医师不应让患者出现明显的呼吸肌疲劳,其表现为矛盾呼吸和严重的呼吸窘迫。尽管最佳的休息间隔尚不清楚,给予充足的休息以及充足的营养是至关重要的。如果初始的方法不成功,临床医师应该进行开放和灵活的策略调整。

(六)脱机未取得进展

尽管采取了细致及合适的监护,许多患者仍未能在开始时取得进展。在这种情况下,ICU团队需要保持耐心和专注。团队应该不断地重新评估影响患者脱机的因素,并采取替代的脱机策略。尽管有些人永远达不到完全脱机的程度,但只要有足够的时间和耐心,许多病人是可以成功脱机的。

(七)持续呼吸机依赖患者的选择

根据地理区域的不同,对于在急性期阶段未能取得进展的患者来说,可以选择将其转移到一个专门进行长期呼吸治疗或脱机的亚急性护理中心(见第109章)。这些中心提供集中的、多学科的、一致的方法来进行脱机管理。有研究显示,这些中心对于成本控制和患者的预后产生了积极的影响。

尽管付出了最大努力,有些病人可能永远也无法脱离正压机械通气。严重神经肌肉疾病、高位脊髓损伤或晚期肺疾病的患者可能需要部分或替代的通气支持,如夜间正压通气、无创通气或负压通气。对于这些患者,长期护理中心的亚急性或慢性呼吸单元或家庭机械通气可能是一个合理的选择。这些中心的治疗费用是 ICU 治疗费用的 1/4～1/3。对于具备专用家庭支持系统的患者,在对病人和家属进行适当的培训后,携带一个便携式呼吸机出院回家是可行的。许多研究显示,家庭机械通气改善了患者的生活质量。

第 26 章

终末期肾病的监测与治疗

Alan G. Wasserstein　Melissa B. Bleicher，著　龚书榕，译　顾　凌，校

终末期肾病（End-stage renal disease，ESRD）或慢性肾病 5 期（chronic kidney disease，CKD5 期）及其处理实际上影响了受累患者重症监测与治疗的每一方面。终末期肾病（ESRD）是指晚期肾功能衰竭进展到需要行血液透析、腹膜透析或同种异体肾移植来改进生活质量和延长生命的时期。CKD5 期是指估计肾小球滤过率（estimated glomerular filtration rate，eGFR）低于 15ml/(min·1.73m^2)的时期。然而，透析不能完全纠正尿毒症所引起的复杂代谢紊乱，而且透析和肾移植后的免疫抑制治疗都会导致进一步的风险加重。

一、ICU 内终末期肾病患者的常见问题

终末期肾病一方面可以导致危重病的发生，另一方面则使得重症患者的抢救与治疗复杂化（知识框 26-1）。

（一）心血管并发症

因患者不适应常规透析治疗或医源性给予过多液体而引起的液体过负荷应在超声心动图上与原发性心功能衰竭区分开来。左心室肥大在透析患者中特别常见，其主要原因是因为长期高血压的缘故，可进一步发展为心脏舒张功能障碍（左心室顺应性减低）并且最终发展成扩张型心肌病导致心脏收缩功能障碍及低血压。

知识框 26-1　ICU 内终末期肾病患者的常见问题

心血管系统
静脉输注高容量液体所致的液体过负荷
收缩和舒张功能不全导致的左心室衰竭
冠状动脉缺血和缺血所致的心律失常
透析导致的低血压

血液系统
贫血
血小板功能障碍所导致的出血

感染
增加了细菌感染的机会，特别是在透析置管的部位

胃肠道
肠道缺血或梗阻
胃十二指肠炎
胰腺炎

神经系统
脑病
癫痫
对阿片类药物敏感性增高

电解质紊乱
低钠血症
高钾及低钾血症

药物剂量问题
药物过量
药量不足

心脏收缩功能障碍很少因动静脉瘘手术而加重（通常是在上臂肱动脉与静脉建立瘘管）。短暂

阻断动静脉瘘血流而引起的心动过缓是高心输出量心衰的一个特异性但非敏感性的指标（Branham sign，布朗罕征）（不推荐使用这种方法，因为有导致瘘管血凝块形成而脱落的危险）。血流动力学不稳定的 ICU 患者以及接受常规门诊透析的患者，低血压使其透析治疗更加复杂化。低血压部分原因是机体对体液清除的自我保护性反应，即在血透期间血管收缩功能受到抑制。低血压反过来导致了血管通路内的血栓形成，而这通常与静脉相连处潜在的狭窄密切相关（知识框 26-2）。

知识框 26-2　血管通路血栓形成的处理

必要时通过一根临时静脉管道进行紧急血液透析

通过外科手术取栓或由介入放射科医生实施机械（导管）溶栓的方法来去除血凝块；如果患者合并出血风险应避免使用溶栓剂

通过滴注溶栓剂或导管更换来处理形成血栓的中心静脉导管

在外科手术取栓或溶栓后，应该行瘘管造影来检查是否存在潜在的血管通路的狭窄

肺水肿可能的原因为液体过负荷、急进性高血压发作或心肌梗死，所有这些因素在左心室功能受损之前往往相互叠加。患者有时会出现由不显性液体过负荷引起的肺水肿，这些情况下，门诊患者的体重由于液体累积而得以维持，而其机体瘦体组织的丢失却未能及时被发现。冠心病是终末期肾病的一个常见死因，其发病原因是与尿毒症相关的多种"非传统性"代谢异常，包括特殊的脂类代谢异常、血管壁钙化、炎症介质和糖基化终末产物堆积以及内皮功能障碍等。

心包炎可能于患者维持性透析开始前就存在或发生在慢性透析患者中。随着早期以及强化透析的标准治疗流程的推广，尿毒症相关性心包炎的发生率已大大下降。但那些未能坚持规范治疗的患者以及合并获得性功能障碍的患者仍旧是心包炎的危险人群。并且，继发于系统性红斑狼疮以及风湿性关节炎这样的自身免疫性疾病的 ESRD 可能会产生暴发性的浆膜腔的炎症与渗出。最后，降血压的药物包括肼屈嗪或米诺地尔可能会引起狼疮样症状或出血性心包炎。

心律失常是透析患者中最常见的心源性猝死的原因，经常于常规一周三次透析的门诊患者处于周末 72h 透析间期快结束时发生。心律失常也会因使用过低钾浓度的透析液来透析而导致恶化。

（二）肺部并发症

尿毒症肺炎是推测存在的 ESRD 患者肺部毛细血管渗漏增加而引起的并发症，临床上尚缺乏足够证据证明这种情况，其可能完全是由于容量过负荷引起。胸膜腔积液可能是由于液体过负荷、尿毒症性浆膜炎、肺结核（ESRD 患者中肺结核复发的概率明显增高）或与腹膜透析液通过膈肌渗漏进入胸腔有关。透析治疗期间的呼吸困难可能是由透析相关低氧血症引起，通常比较轻微（氧分压下降 10～15mmHg），但在合并慢性肺部疾病基础的患者中可能会引起较严重的问题。对透析器的过敏反应也可能引起呼吸困难。腹膜透析治疗亦可以抬高膈肌，特别是当患者处于平卧位时更加明显，对于合并肺部疾病的患者这种情况损害了通气功能。其中 40% 的 ESRD 患者发生睡眠呼吸暂停综合征。这些患者对那些加重睡眠呼吸障碍的药物的敏感性增高，因此导致呼吸抑制。免疫抑制药西罗莫司（Sirolimus）可能会引起出血性肺炎，其表现为弥漫性肺泡出血。

（三）血液系统并发症

终末期肾病（ESRD）患者的贫血主要由于肾产生的促红细胞生成素不足所导致。人体对重组促红细胞生成素产生完全应答需要 4～8 周，因此其不能用来纠正急性起病患者的贫血。并且，炎症反应、感染甚至小手术都会大大减弱骨髓对促红细胞生成素的正常反应。尿毒症性出血主要是由于血管假性血友病因子功能缺失、二磷腺苷介导的血小板聚集受到抑制以及贫血所致。测定出血时间可以评估出血的风险性，但其对于每个患者来说预测作用是有限的。虽然不充分的透析会导致出血时间延长，但充分透析也未能使其完全纠正。贫血也会使出血时间延长是因为其产生的血液流变学机制：如果血细胞比容小于 30%，血小板就会在血流中心流动而远离血管壁。

（四）感染并发症

长期透析会使得患者免疫功能下降。受损的中性粒细胞功能包括趋化功能、吞噬功能和细胞

内杀伤功能,淋巴细胞功能受损包括抗体产生缺陷以及对疫苗的免疫反应不足。这些功能受损的产生是由于患者的尿毒症本身及使用生物相容性差的透析滤膜而导致。生物相容性是指患者血液与透析膜接触后机体受刺激而导致补体激活以及细胞因子释放。透析患者中性粒细胞及淋巴细胞功能的这些变化显示其对普通细菌病原微生物的易感性增高,但对于机会性病原微生物(如耶氏肺孢子虫病)的易感性不高。肾移植患者的感染风险随着移植术后的时间不同而变化,其不但影响免疫抑制治疗的强度,也影响了预防性策略的实施。在移植术后早期,供体来源的感染以及院内感染是最令人担心的,但到了移植术后晚期,社区获得性感染则占优势地位。

置管部位的感染,特别是中心静脉置管,是透析患者中菌血症的主要原因。致病微生物通常是葡萄球菌和链球菌,但也可能包括革兰阴性杆菌。腹膜透析的患者会发生透析管相关性腹膜炎,其特点是阵发性腹痛、腹水白细胞增高($>100/\mu l$)、浑浊的腹水以及腹水培养出与血液透析管道相同菌谱的致病菌。用皮下隧道法放置透析管道、细致的管道护理以及置管局部使用抗生素可以减少感染的风险。导尿管感染在透析患者中也很常见,即使尿量极少也可能会发生。

(五)神经系统并发症

尿毒症性脑病会导致嗜睡、思维混乱、癫痫及昏迷。患者体征包括腱反射亢进、扑翼样震颤以及肌阵挛。血液透析的患者可能会因血管通路问题或患者本身依从性不佳而发生不易察觉的尿毒症性脑病。出血、高分解代谢或全胃肠外营养等原因可以导致血尿素氮急剧增高,但是血尿素氮对脑功能没有影响,而且也不能作为尿毒症脑病的预测指标,强化透析治疗可能有助于改善精神状态。患者可能会发生自发性而非创伤性硬膜下血肿,尿毒症性血小板功能障碍及血透期间使用肝素促进了血肿的发生。由于吗啡的活化代谢产物以及哌替啶在肾功能衰竭时会发生堆积(后者会导致癫痫发作),故这两种药物应避免使用。氢吗啡酮和芬太尼是终末期肾病中推荐使用的镇痛药。肾移植患者发生神经系统感染性并发症的风险增高,包括脑膜炎、脑炎以及医源性的晚期脑白质病。

(六)胃肠道并发症

透析患者胃炎及结节性十二指肠炎的发生率很高,而由幽门螺杆菌导致的消化性溃疡的发生率没有增加。上消化道出血的原因通常是浅表性黏膜损害(经常是药物导致的)或动静脉畸形(AVMs)而非胃或十二指肠溃疡。胰腺炎在终末期肾病患者中较非尿毒症患者要常见,原因可能是胰腺的钙化。

(七)电解质以及酸碱失衡并发症

肾脏可以排泄固定酸、代偿呼吸性碱中毒及酸中毒以及清除过量给予的碱,这些功能在终末期肾病患者中都不再具备。虽然在血透治疗中提供重碳酸盐以及在腹透治疗中提供乳酸盐作为碱基来中和固定酸,终末期肾病患者仍存在明显的阴离子间隙增高的情况($16\sim20mEq/L$),阴离子间隙高于$25mEq/L$提示酸中毒另有原因(见第82章及83章)。因为透析清除了多余的盐分及液体,静脉输注碳酸氢钠可以用来治疗代谢性酸中毒。

低钠血症在ICU的透析患者中很常见,这是因为患者肾脏没有排水功能却又被输注了大量的低渗液体。低钾血症可能是因为营养不良或使用全胃肠外营养(total parenteral nutrition,TPN)(因为TPN中的葡萄糖使得钾进入细胞内)。营养良好的腹透患者中低钾血症也很常见。透析液钾浓度必须上调以免发生低钾血症,特别是对于那些接受洋地黄治疗的患者更该如此。透析可以治疗高钾血症,虽然可以通过静脉注射钙剂、葡萄糖和胰岛素以及使用钾结合树脂来缓解病情(见第39章)。在透析患者中用输注碳酸氢钠来纠正高钾血症是无效的。

(八)营养并发症

一般说来,透析患者由于食物摄入不足、透析导致的蛋白质丢失以及高分解代谢等原因多存在基础营养不良。危重症患者在接受透析的频率和强度增加的情况下,透析相关蛋白质丢失同时增加。终末期肾病患者表现为分解代谢增强,这是由于炎症介质的产生以及血液透析过程本身,因其增加了促分解代谢因子的产生,例如白细胞介素-1以及肿瘤坏死因子。营养不良增加了感染的风险。因此,对于ICU内终末期肾病患者推荐早期进行针对营养不良的营养治疗(见第15章)。

二、诊断需要考虑的问题

ICU 内患者常见问题的鉴别诊断受 ESRD 的影响很大（表 26-1）。并且，疾病临床表现也会因 ESRD 而有所不同，以发热为例，肾移植患者使用皮质类固醇治疗而使得发热变得不典型。

表 26-1　ICU 内终末期肾病患者常见问题的鉴别诊断

问题	鉴别诊断
胸痛	冠心病
	胃食管反流
	心包炎
	尿毒症性胸膜炎
	透析器过敏
出血	尿毒症
	血小板功能障碍
	肝素过量
	肝素相关血小板减少症
发热	导管穿刺部位感染
	尿路感染
	肾移植患者的机会性感染
反应迟钝	尿毒症
	阿片类药物或其他镇静药所致
	脓毒症
	恶性高血压
	硬膜下血肿或其他颅内出血
	肾移植患者并发的中枢神经系统淋巴瘤

了解 ESRD 的病因也是十分有用的，例如多囊肾、糖尿病或狼疮等。多囊肾合并的疾病包括脑动脉瘤、二尖瓣脱垂、憩室炎、肾结石、疝气以及感染性或出血性肾囊肿。

虽然肝素相关血小板减少的发生率在 ESRD 患者中比普通人群要少得多，但发生血小板减少症时，仍应检测肝素抗体（见第 45 章）。ESRD 的患者出现发热时，应该重点怀疑其导管穿刺部位以及导尿管的感染。透析导管部位的感染可以通过其穿刺点的渗液来鉴别，如皮下隧道的感染可以发现沿着皮下隧道出现红肿及皮温增高的表现。然而，透析管相关菌血症常常没有感染的外在表现。

在 ESRD 患者中血清酶水平也会发生改变。例如，在无胰腺炎的 ESRD 患者中，血清淀粉酶可能会升高到正常水平的三倍，而脂肪酶会升高到正常的两倍。如果淀粉酶及脂肪酶比以上水平更高则提示发生胰腺炎。在透析患者中，肌酸激酶及其 MB 分数持续升高达 10%～50%。无心脏症状而出现心肌肌钙蛋白 T 增高在 ESRD 人群中十分普遍，因此其不能用来诊断急性心肌梗死。但是，增高的肌钙蛋白 T 是可以用来预测 ESRD 人群的病死率、心血管系统预后及非心源性死亡的一个显著指标。即使是在 ESRD 人群中，心肌肌钙蛋白 I 仍是一个评估心肌损伤的敏感且特异的指标。

三、处理措施

（一）心血管系统问题

通常，ESRD 患者需要避免接受过多的液体输注。但是，重症患者经常需要大量的晶体液、TPN、多种抗生素和其他液体来维持血流动力学的稳定，尽管有可能会增加毛细血管渗透性（所谓的第三间隙）。当第三间隙的液体增多时，增加透析频率可以最大限度减少液体过负荷。对于血流动力学不稳定的患者可进行如下的透析支持：增加透析治疗的频率、减少液体清除速率、使用高渗性透析液、降低透析液温度、使用高钙透析液、单独使用超滤而非透析、使用血管加压素以及应用连续性肾替代治疗（静脉-静脉血液透析或血液透析滤过）（见第 20 章）。通常，给予足够的前负荷对于存在舒张功能障碍的患者维持心输出量是十分重要的，因此在这些患者中要避免过多过快地清除液体。腹膜透析时液体的清除速率取决于腹透液置换的频率或强度，如果腹透患者有呼吸窘迫，则要降低腹透液置换量（例如减为 1L）并且增加置换频率。

ESRD 患者出现心绞痛或心肌梗死时，给予输血来纠正贫血比使用红细胞生成素更好。由于再狭窄率增加，经皮腔内血管成形术用来治疗 ESRD 患者的冠心病受到限制，而外科手术行冠状血管重建术在这类患者中比非尿毒症患者有更高的病死率。处理心律失常时，要避免使患者发生低钾血症，尤其是那些接受洋地黄治疗的患者。使用胺碘酮较普鲁卡因胺更好，后者的活性代谢产物（乙酰卡尼或 NAPA）在肾衰时会堆积到危险的水平。

对于尿毒症性心包炎患者,应用非甾体类抗炎药不能改变其自然病程或减轻疼痛。使用高强度透析来治疗中等量或有症状的心包积液,同时应用超声心动图给予密切监测。大量心包积液(≥250ml或心脏后方无回声区>1cm)或心脏压塞的患者需要行心包引流。回顾性分析提示,长期透析患者心包穿刺抽液术较心包切除术或心包切开术预后更差。

针对出血问题,可以通过输血和其他措施使血球压积大于30%(表26-2),但是,输注血小板的作用有限,因为在尿毒症的情况下输注的血小板很快就失去功能。因此,输注血小板只适用于那些对其他治疗手段无效的致命性活动出血的患者(表26-2)。

表 26-2 ICU 中终末期肾病患者出血的处理方法

处理方法	用量	开始时间	疗程	评论
通过输注红细胞流变学机制来使 HCT 提升到30%	不定	立即	不定	血液
增加透析强度或频率或两者都增加	—	5~7d	—	效果不定
去氨加压素(DDAVP)	0.3μg/kg(静脉注射,20~30min)	1h	6~8h	增加循环内生 vWF(20~30min 内因子;1~2 个治疗量静脉注射)后易产生耐药
结合雌激素	0.6mg/kg(每天 1 次,静脉注射持续 5d)	6h~2d	14~21d	无不良反应
冷沉淀*	10U 静脉注射	1h	24~36h	传播疾病的风险,提供外源性 vWF 因子
输注血小板†	6U 静脉注射	立即	不定	发生输血反应的风险

* 由于其显著的传染性风险,冷沉淀应被限制用在对其他干预措施无效的致命性活动性出血的治疗
† 由于在尿毒症患者中输注的血小板在短时间内很快就失去功能,血小板应只用于对表中所列其他治疗措施无效的致命性活动性出血

HCT. 红细胞压积;DDAVP. 脱氨基-8-D-精氨酸加压素(去氨加压素)

(二)感染问题

在等待培养结果之前,可以经验性地使用抗葡萄球菌药物[如万古霉素来覆盖耐甲氧西林葡萄球菌(MRSA)]和三代头孢菌素或氨基糖苷类药物来治疗感染(见第 17 章和第 18 章)。ESRD 患者长时间使用氨基糖苷类药物会对第Ⅷ对脑神经造成损害(耳聋或共济失调)。因此,对此类患者需要小心监测药物谷浓度,限制使用疗程,如有可能,使用替代抗生素。在发生合并脓毒症或菌血症等其他方面无法解释的发热时,应该将中心静脉透析导管作为高度怀疑的感染来源并予以拔除(见第 14 章)。对于未表现出中毒症状的菌血症以及导管穿刺部位难以替代的患者,可以通过导丝来更换(而不是拔除)皮下隧道式透析导管。需要仔细观察人工血管部位,一旦出现局部感染征象应予以外科手术,相反,动静脉瘘感染则无须外科干预,应用抗生素通常可以治疗成功。

计算肾功能损害患者的药物剂量传统上是基于 Cockcroft-Gault 公式来估计肌酐清除率(creatinine clearance,CrCl)。最近,肾病学领域开始使用肾脏病饮食改良公式(modification of diet in renal disease,MDRD)来评估肾功能,并且很多实验室现在经常将这些估测值与血清生化指标一起报告。然而,对于药物剂量的计算更推荐使用 Cockcroft-Gault 公式,因为使用 MDRD 计算肾小球滤过率将使得 CKD4 期及 5 期的患者发生药物过量,但却使 CKD3 期患者发生用量不足的情况。透析患者药物剂量的计算根据其肾替代治疗的频率和强度的不同而有所不同。连续及间断血液透析患者应根据药动学来调整抗生素剂量。在

肾移植的患者,要仔细评估抗生素以及免疫抑制药物之间的相互作用,两者都是通过细胞色素P_{450}系统进行代谢。

(三) 营养问题

ICU 内大部分终末期肾病患者需要肠内营养或全胃肠外营养(TPN)。使用 70% 的葡萄糖溶液可以最大限度地减少输注的液体量。一般来说,每日给予蛋白质的目标值应达到 1.5g/(kg·d)(见第 15 章)。超过这个限度给予蛋白质会显著增加尿毒症毒素的产生而不会增加合成代谢。磷、钾和镁应该一开始就按常规量加入 TPN 溶液(除非它们的血清浓度已经很高),因为这些矿物质会因输注葡萄糖以及合成代谢而被带进细胞内。常规监测这些电解质水平并根据每日的基础需要来调整给予量。

四、临床经验总结及易犯错误

1. 残存肾功能可以提高 ESRD 患者远期生存率。如果患者尿量大于每日 250ml,则尽力保护患者残存的肾功能。如有可能,应尽力避免给予造影剂、氨基糖苷类药物以及其他肾毒性药物。

2. 要保护好 ESRD 患者可用的透析导管安置的部位。对于已有的或将要安置透析导管的上肢部位,尽量避免抽血或植入静脉导管。理论上,应限制在手背上抽任何血标本及置入静脉导管,但实际上对于危重患者这几乎是不可能做到的。经外周置入中心静脉导管(PICC)常常会引起静脉狭窄,并使得动静脉透析通路不能正常使用;对于血清肌酐大于 3mg/dl 的患者,更适于使用小口径中心静脉导管来进行静脉输液。中心静脉置管的推荐部位是颈内静脉(如果已使用一侧上肢作为透析部位,则穿刺应选择另一侧),因为置入锁骨下静脉导管会引起锁骨下静脉狭窄,并造成已经使用的或将要使用的动静脉透析通路的静脉回流。为了最大限度地减少感染以及误输注肝素的风险,中心静脉的透析导管不应被用做其他输液或让非透析小组的工作人员来操作。

3. 在监护 ESRD 患者中最容易犯的错误是未能根据肾衰竭的情况给予恰当的药物治疗剂量(见第 17 章)。例如:①禁忌使用含镁和磷的缓泻制剂;②禁忌使用哌替啶,但氢吗啡酮和芬太尼是推荐使用的阿片类镇痛药;③苯妥英钠的剂量不变,但建议监测其血清游离药物浓度(非总浓度)。

4. 肾移植的危重患者的监护很复杂。即使患者无法经口进食,但仍然不能中断免疫抑制治疗,然而限制使用抗增生药物(咪唑硫嘌呤、霉酚酸酯)通常会使得体内药物累积剂量下降。请肾移植专家会诊以协助制定免疫抑制方案及其他专科问题。

第27章

终末期肝病患者的监测与治疗

Karen L. Krok,著   叶 勇,译   于荣国,校

终末期肝病(end-stage liver disease,ESLD)的临床表现常常和进展期肝硬化相关。本概念不涉及肝硬化的病因。ESLD并发症包括腹水、肝性胸腔积液、自发性细菌性腹膜炎、静脉曲张出血、肝性脑病和肝肾综合征,这些情况导致患者入住ICU或者使因其他原因进入ICU的患者的病情复杂化。早期识别这些并发症并进行有效的ICU处理能减少发病率和病死率,并且能够为等待肝移植的患者赢得时间。

所有终末期肝病患者都需要考虑行肝移植。目前使用终末期肝病评分模型(Model for End Stage Liver Disease,MELD)来对需要行尸体肝移植的患者进行优先级排序。作为一个成熟的前瞻性验证慢性肝病严重度的评分系统,MELD评分使用患者的实验室指标包括血清胆红素、血肌酐、国际标准化比率(international normalized ratio,INR)替代凝血酶原时间来预测其生存率。对慢性肝病患者而言,MELD评分的增高意味着肝功能障碍严重程度和死亡风险的增加。MELD评分根据以下公式计算:

$$MELD = 3.8[\ln 血清胆红素(mg/dl)] + 11.2[\ln INR] + 9.6[\ln 血清肌酐(mg/dl)] + 6.4 \quad (公式27-1)$$

这里ln是自然对数,在线计算器可以用来计算MELD分数(例如,optn.transplant.hrsa.gov/resources/MeldPeldCalculator.asp? Index=98,accessed on June 22,2012)

一、腹水

当大量腹水导致腹胀时通过评价移动性浊音或侧腹浊音可较容易地对腹水做出诊断,患者至少要有1500ml腹水才可以确切地通过体检发现。在不太明显的病例中,腹部超声可以检测出少至100ml的腹腔游离液体,应将其用于体格检查不能确定的患者。

对所有ICU患者出现新发腹水或临床状态发生改变时(即肝性脑病恶化、肌酐增高、白细胞计数增高、高热或低体温)予行腹腔穿刺。送腹水标本行细胞计数及分类、白蛋白、总蛋白及细菌培养等检查。没有证据支持要在穿刺之前预防性输注新鲜冰冻血浆或血小板。事实上,穿刺引起出血的发生率不到1/1000。在一个包含1100例行大量腹水穿刺患者的研究中,尽管①未预防性输血;②血小板计数低至19 000/mm³(54%<50 000/mm³);③INR值高达8.7(75%>1.5和26.5%>2.0),但却没有发生出血并发症。只有当弥散性血管内凝血或明显的临床纤溶亢进(明显的瘀斑/血肿)等凝血病发生时才禁忌进行穿刺。

通过在同一天采集的标本计算血清-腹水白蛋白梯度(serum-ascites albumin gradient,SAAG)可以很好地描述腹水的特征。SAAG>

1.1g/dl 可明确门静脉高压的存在，避免了在随后的每次穿刺都检查白蛋白。

多个因素可以促使腹水生成（知识框 27-1）。医疗措施（包括使用利尿药和限钠）对 90% 以上的腹水患者是有效的。在 ICU 中应避免静脉输注过多含钠液体。例如，用以维持静脉路开放的生理盐水输注量[10ml/h，持续 24h 中含有 850 mg 的钠（因为 1000ml 的 0.9% 氯化钠含 154 mmol 钠和 154 mmol 氯，或 3542 mg 钠，因 1mmol 钠＝23 mg 钠）]。因此，240ml 0.9% 氯化钠含有 850 mg 的钠（因为 3542 mg 钠/1000ml× 240ml＝850mg 钠），几乎接近 ESLD 患者每日 2000 mg 限钠量的一半。

知识框 27-1　腹水：病因、治疗和误区
诱因
肝细胞癌、肝转移癌
对利尿治疗依从性差
对限钠依从性差
门静脉或肝静脉血栓形成
治疗
限钠，低于 2000mg/d
利尿药治疗
大量引流腹水
经颈静脉肝内门体静脉分流术
限液并维持轻度低钠血症（<130mEq/L）
肝移植
误区
循环血容量不足
代谢紊乱（低钠血症、低钾血症）
肝肾综合征（HRS）
自发性细菌性腹膜炎（SBP）
肝性胸腔积液

螺内酯是 ESLD 患者使用的主要利尿药。由于螺内酯及其代谢产物的半衰期长，螺内酯可以每天服用一次（一般从每日 1 次，每次 50mg 开始）。可加用呋塞米 20mg/d 以加强利尿。同时监测血清电解质和肾功能，每 3～4 天调整一次剂量以达到螺内酯 400mg/d、呋塞米 160mg/d 的最大剂量。如果在螺内酯治疗过程中出现疼痛型男性乳房发育症或其他不良反应，可用阿米洛利代替，以 5mg/d 开始，最大可用至 40mg/d。治疗的目标是无外周水肿的患者每日体重减轻 0.3～0.5kg 以及有外周水肿的患者每日减轻 0.8～1.0 kg。对于使用利尿药不能达到预期体重减轻目标的患者，予以检测尿钠，如患者尿钠＞90mEq/d（即尿钠远大于理论上的和医嘱给予的钠摄入量）则不予限钠。低钠饮食极难维持，并可能需要营养师会诊以确保顺利实施。除非患者有呼吸系统损害，否则对 ESLD 患者不予静脉使用利尿药，因为这可能会导致快速体液转移并诱发肝肾综合征。

顽固性腹水即使经限盐和利尿药治疗也很难消除并且容易早期复发。此外，顽固性腹水反映了利尿药相关并发症的发展，该并发症妨碍了有效剂量利尿药的使用。仅有 10% 的腹水患者发生顽固性腹水。治疗策略包括反复的治疗性腹水引流加上静脉使用白蛋白或行经颈静脉肝内门体静脉分流术（transjugular intrahepatic portosystemic shunt，TIPS）。大量穿刺放液（4～8L）能有效缓解腹水患者的症状。如果腹水引流超过 4L，应按每引流 1L 腹水补充 8g 白蛋白的剂量给予静脉补充，也就是说，如果腹水引流 5L，那么就需要给予 40g 白蛋白（5 L × 8 g/L＝40 g）。

TIPS 是一种非外科手术的门静脉减压方式，它经颈静脉途径在肝静脉和门静脉之间置入一根肝内支架。对绝大多数患者而言，既减轻了门静脉压力又消除了腹水。TIPS 可能出现一些不良反应和并发症，而且通常禁用于 70—75 岁以上的老年人。这些并发症包括肝性脑病、分流阻塞、充血性心力衰竭、溶血性贫血和肝功能损害。

二、肝性胸腔积液

肝性胸腔积液是指发生在没有心肺并发症的肝硬化患者的大量胸腔积液（＞500ml），在肝硬化患者中的发生率为 5%～10%，其中 85% 的病例位于右侧。最可能的原因是腹水通过位于膈肌腱膜上的孔隙进入胸腔。当怀疑有肝性胸腔积液时，行诊断性胸腔穿刺，并将标本送检细胞计数、革兰染色和培养、总蛋白、乳酸脱氢酶（LDH）、白蛋白和胆红素。无并发症的肝性胸腔积液，其细胞计数＜500/mm³，总蛋白＜2.5g/dl。

和腹水的治疗一样，所有肝性胸腔积液患者首先应予以低盐饮食和利尿药。顽固性肝性胸腔积液患者尽管经限制钠水摄入及使用最大治疗剂量的利尿药仍不能消除胸腔积液,则需进行 TIPS 放置的可行性评估。通常,应该避免置入长期的胸膜腔导管或胸管,以免成为一个潜在的感染源并造成液体丢失过多。

三、自发性细菌性腹膜炎(spontaneous bacterial peritonitis,SBP)

80%的 SBP 患者的病原菌为革兰阴性杆菌,以大肠埃希菌为甚,剩余 20%的患者病原菌为草绿色链球菌、金黄色葡萄球菌及粪肠球菌。当腹水中性粒细胞>250/mm³ 时可以诊断 SBP,不需要等待培养的阳性结果。未行诊断性穿刺而做出感染性腹水的"临床"诊断是不恰当的。

SBP 患者可选用的治疗方案是静脉使用三代头孢菌素(头孢噻肟或头孢曲松)5~7d。高达 1/3 的 SBP 患者会发生肾功能不全,这和血管收缩系统激活导致循环功能受损有关。为了预防该并发症,可在诊断 SBP 时即用白蛋白 1.5g/kg 静脉滴注,并在 48h 后用白蛋白 1g/kg 静脉滴注。

SBP 患者的一年生存率低至 30%~50%。因此,对所有 SBP 的患者在首次发作恢复后都必须评估肝移植的可行性。持续口服药物进行 SBP 的预防性治疗,予诺氟沙星 400mg/d、环丙沙星 250mg/d 或双倍剂量复方磺胺甲噁唑每周至少 5 次。

如出现与 SBP 风险增加相关的两个条件时,应进行 SBP 的一级预防。首先,对于胃肠道出血患者,多项研究已表明口服诺氟沙星 400mg,2/d 或静脉滴注头孢曲松 1g/d 的短程给药方案(7d)减少了 SBP、菌血症以及再出血的发生率。其次,如果患者的血清肌酸酐>1.2mg/dl、腹水蛋白水平<15g/L、Child-Pugh 评分>9 分或出现稀释性低钠血症(血清钠<130mEq/L)则应当进行预防。在一项随机、安慰剂对照试验中,与安慰剂组比较,口服诺氟沙星(400mg/d)进行一级预防减少了 SBP(7%对 61%)和肝肾综合征(28%比 41%)的 1 年发生率,提高了 3 个月生存率(94%对 62%)和 1 年生存率(60%比 48%)。

四、静脉曲张出血

胃食管静脉曲张存在于约 50%的肝硬化患者。在 ESLD 的并发症中,静脉曲张和门静脉高压的关系最直接,肝硬化和胃食管静脉曲张患者存在至少 10~12mmHg(正常为 3~5mmHg)的肝静脉压力梯度(肝静脉楔压减去肝静脉游离压)。静脉曲张出血的年发生率为 5%~15%,出血最重要的预测指标是曲张静脉的大小,其他的预测出血指标包括肝硬化失代偿和内镜下见到红色条纹(凸起的纵向红色条纹)。

ESLD 患者合并活动性上消化道(GI)出血时应入住 ICU 并立即进行评估和治疗(见第 61 章)。静脉曲张破裂出血的治疗和其他原因导致的上消化道出血显著不同,早期内镜检查以确定出血的来源并指导合适的治疗十分重要。

约 1/3 的静脉曲张患者在 2~5 年因该病发生出血。那些从未发生食管静脉曲张出血的患者可以使用非选择性 β 受体阻滞药如普萘洛尔或纳多洛尔进行预防,治疗目标是降低静息心率 25% 或最低至 60/min。

胃底食管静脉曲张破裂出血 6 周内病死率至少为 20%。第一次出血后的 6 周内发生再次出血的风险非常大,尤其在出血后的前几天。ICU 治疗的目标是阻止曲张静脉出血、预防复发以及避免包括肝功能失代偿、吸入性肺炎、急性肾衰竭、SBP 和肝性脑病等在内的并发症。

ESLD 患者伴活动性出血时应谨慎使用静脉液体和血制品进行液体复苏,维持血流动力学稳定输注浓缩红细胞的目标为血红蛋白水平达到 8g/dl 即可。实验研究表明,如果按照丢失血液总量完全补给,则会导致门静脉压力增加,进而更易再发出血并增加死亡率。凝血功能障碍通常是由于肝脏合成功能受损和血小板聚集脾脏所导致,因此患者可输注新鲜冰冻血浆和血小板。由于重组凝血Ⅶa因子未被证明比标准疗法更有益,所以不推荐将其用于肝硬化胃肠道出血的患者。因患者存在血液反流误吸的可能,在内镜检查之前可能需要行选择性或紧急气管插管来保护气道,特别是对于肝性脑病患者。

ESLD 及静脉曲张破裂出血是发生严重细菌感染(SBP 和其他感染)的高危因素,并且和静脉曲张出血早期复发及高病死率相关。对于 ESLD 患者不论腹水存在与否均给予短期预防性应用抗生素可以减少细菌感染发生率、再出血率和病死率。推荐方案有诺氟沙星 400mg 口服,2/d 并连用 7d,静脉使用喹诺酮类和静脉使用头孢曲松(1g/d)。

内镜下注射硬化剂或套扎对超过 80% 的食管静脉曲张出血病例可有效止血。药物治疗食管静脉曲张出血主要使用静脉注射奥曲肽,先予以 50μg 静脉注射,而后续以 50μg/h 持续输注 72h。不要在出血急性期使用 β 受体阻滞药,因为它会导致血压降低并减慢由出血造成的心动过速。一旦急性出血得到控制且患者病情稳定,就开始行非选择性 β 受体阻滞药治疗。

当内镜及药物治疗都失败时,三腔二囊管(填塞管)可以作为一个应急的措施。但是,它会带来很多并发症,包括误吸、移位和食管坏死或穿孔。用气囊压迫时强烈推荐行气管插管以保护气道。此外,值得注意的是胃囊是唯一应被充气的气囊。

当静脉曲张出血患者对内镜和药物治疗无效时,肝内门体静脉分流术(TIPS)可以是一种紧急的抢救措施。由于内镜治疗效果有限,TIPS 也可作为胃底静脉曲张破裂出血的适应证。TIPS 的并发症已经在前面的腹水章节做过讨论。

反复内镜下套扎去除曲张的食管静脉能降低远期再出血的风险。在静脉出血后,患者出院时应给予非选择性 β 受体阻滞药(如能耐受),并于第一次内镜检查 3~4 周后安排内镜复查。

五、肝性脑病

肝性脑病是肝脏疾病时出现的脑功能紊乱。肝性脑病可能是由于肝脏对损害脑功能的毒素清除减少所致。脑功能改变从轻微的思维或情感紊乱到深度昏迷,通常根据一个四级临床量表(表 27-1)来加以分级。

表 27-1 肝性脑病的分级量表

等级	症状	体征	脑电图结果
I	精神状态轻度改变,计算困难,情绪不稳	无扑翼样震颤	正常或对称放缓,三相波
II	嗜睡,明确丧失计算力,记忆力丧失	扑翼样震颤	异常对称放缓,三相波
III	昏睡但可唤醒,只能回答简单的问题	扑翼样震颤(如果能够引出)	异常对称放缓,三相波
IVa	昏迷,对指令没有反应,疼痛刺激有反应	不能引出扑翼样震颤,巴宾斯基征存在	异常慢增量波(2~3/min)
IVb	昏迷,对指令或疼痛刺激没有反应	同 IVa	同 IVa

肝性脑病是晚期肝病的一个具有挑战性的并发症。30%~45% 的肝硬化和 10%~50% 的肝内门-体静脉分流术后的患者发生明显的肝性脑病症状。以细微的运动和认知缺陷为特征的轻微肝性脑病占 20%~60% 的肝病患者。肝性脑病的进展是预后不良的征兆,1 年病死率约 58% 和 3 年病死率 67%。

肝性脑病根据临床表现来诊断。血清氨水平在肝性脑病患者经常出现升高,但和肝性脑病的程度无显著相关。思维清晰的患者出现血氨升高并非一定要用乳果糖进行治疗,扑翼样震颤在肝性脑病进展至 3~4 级时可能会消失,重要的是需排除其他原因导致的精神状态改变,例如低血糖、头部外伤、脑膜炎、脑炎、药物中毒、毒素(如酒精)及癫痫发作后状态。

肝性脑病治疗的一个重要目标是识别和纠正单独或联合出现的诱因(知识框 27-2)。脑病可能是胃肠道出血或脓毒症的首发临床征象。如果有腹水存在,行腹水穿刺以排除 SBP。所有患者都应该行血培养、尿液检验和胸片检查。

口服乳果糖进行初始治疗应从高剂量(每 1~2 小时予 30ml)开始,直至大便排出。第一次排便后,将乳果糖剂量减少至每 6~8 个小时 30ml,并进行滴定式调整以达到最多每天排三到四次成形软便。如果乳果糖无法口服给药时,可予 300ml 乳果糖+700ml 自来水或盐水作为灌肠剂,每 4~6 小时按需要给予灌肠。

大多数患者通过乳果糖滴定式治疗和适度的蛋白质限制[蛋白质 1g/(kg·d)]病情能够得到控制。如果需要的话,额外予以抗生素治疗可以减少产氨的肠道细菌的数量。在小样本病例报告中甲硝唑口服 250mg,3/d 具有一定的益处,但是应告知患者长期使用更高剂量的甲硝唑会有潜在的神经毒性。在美国食品和药品管理局授权利福昔明作为"罕用药"用于肝性脑病以后,利福昔明 400mg,3/d 或 550mg,2/d 已经用于临床治疗肝性脑病。

知识框 27-2　终末期肝病患者的肝性脑病:病因、治疗及误区

诱发因素

氮负荷增加:消化道出血、食物蛋白质摄入过多、氮质血症、便秘

毒素(对乙酰氨基酚、乙醇)

电解质紊乱:低钠血症、低钾血症、代谢性碱中毒/酸中毒、缺氧、低血容量

混合因素:感染[肺炎、尿路感染、蜂窝织炎、自发性细菌性腹膜炎(SBP)等]、外科手术、伴发急性肝病、进展性肝病、经颈静脉肝内门体分流术(TIPS)

对药物治疗依从性差

药物:苯二氮䓬类、阿片类药物、其他镇静药或安神药

治疗

口服乳果糖治疗(如果无法口服,可予灌肠)

控制感染

口服不可吸收的抗生素(新霉素、甲硝唑、利福昔明)(难治性病例增加乳果糖)

误区

不要单纯依靠血氨水平升高来诊断肝性脑病

要排除其他原因导致的精神状态的改变(低血糖、头部外伤、脑膜炎、脑炎、药物中毒、毒素和癫痫发作)

没有必要对这些患者限制蛋白质摄入——实际上,限制蛋白质摄入可能会加重其恶病质

慢性肝性脑病几乎都是可逆的。如果经过 72h 的治疗仍然不能好转,要考虑可能存在持续的诱发因素、引发脑病的其他原因,或考虑使用次选方案进行治疗。

六、肝肾综合征(hepatorenal syndrome, HRS)

ICU 内 ESLD 患者出现肾功能不全是一个常见的问题。应避免可能诱发肾功能不全的病情和药物,如血容量不足、非甾体抗炎药和氨基糖苷类药物。当 ICU 内 ESLD 患者发生肾功能不全,最常见的情况是急性肾小管坏死、肾前性氮质血症和肝肾综合征(HRS)。尿电解质分析(尿钠>10 mEq/L)和尿沉渣检查(管型存在)通常可将急性肾小管坏死与其他两种情况加以鉴别。然而从尿液的特性无法区别血容量不足和肝肾综合征,两者的鉴别有赖于对血管容量状态的评估,但这对于 ESLD 患者来说是困难的。在大多数情况下,可以给予白蛋白(理想情况下)或者生理盐水进行补液试验并观察反应,如有必要可能需要放置肺动脉导管监测来明确病因。

由于肝肾综合征没有特征性的表现,其诊断是依靠排除其他类型的肾脏疾病而确立的。国际腹水研究小组制定的 HRS 的诊断标准包括:①肝硬化腹水;②血清肌酐>1.5 mg/dl;③撤除利尿药并使用白蛋白扩容[白蛋白的推荐剂量为 1g/(kg·d),最多可用至 100g/d] 2d 后血清肌酐没有改善(即未能降至<1.5 mg/dl);④无休克;⑤当前或近期未使用肾毒性药物;⑥没有实质性肾病的表现,如蛋白尿>500mg/d、镜下血尿(>50 个红细胞/HP)或异常肾超声声像。虽然 HRS 预后很差,但在肝移植后肾功能常常能够恢复。应停止使用利尿药采用透析的方法作为患者等待肝移植的暂时措施。

根据患者肾小球滤过率下降速度可将 HRS 分为两种类型。1 型 HRS,肾功能在不到 2 周时间内下降非常迅速;2 型 HRS,下降趋势需要数月时间。两种类型 HRS 的预后相差很大,1 型 HRS 患者中位生存期为 1 个月,2 型 HRS 患者 MELD 评分>20 的其中位生存期为 3 个月,而 MELD 评分<20 的其中位生存期为 11 个月。1 型 HRS 的主要发病机制是全身循环功能发生潜在可逆性的恶化,主要是因为内脏血管扩张和肾血管收缩,通常由突发事件引发。除了肾衰竭,该

综合征还与其他器官功能障碍有关,如心输出量减少、肝衰竭和脑病等。

HRS的治疗方法是通过同时实施增加血浆总容量和减少外周血管扩张的措施来扩充中心血容量。理想的方案是给患者应用加压素,例如特利加压素,配合白蛋白应用。特利加压素尚未被批准在美国使用,但在欧洲已广泛应用。血管收缩药和白蛋白改善HRS患者肾小球滤过率的机制尚不明确。可能的机制是血管加压素引起内脏血管床的收缩,从而使血容量重新分配到包括肾在内的非内脏器官。扩充后的中心循环血容量抑制了交感神经和肾素-血管紧张素系统,从而使肾血流量和肾小球滤过率对血压变化的反应性增强。白蛋白即是通过扩充中心血容量和增加心输出量来改善肝硬化患者的循环功能。因此认为,血管收缩药和白蛋白改善HRS患者肾功能是由于这两种药物对心脏功能和外周动脉循环的叠加效应。

在美国,米多君(选择性α-1肾上腺素能受体激动药)和奥曲肽(生长抑素类似物)联合白蛋白用于HRS的治疗。剂量如下:奥曲肽100～200μg,3/d皮下注射;米多君开始以5mg,3/d口服并逐渐增加到15mg,3/d的最大量或者将使用目标定为使平均动脉压增加15mmHg;白蛋白50g/d静脉滴注。但是,肝移植是确保长期存活的唯一治疗方法。

七、结论

ICU内ESLD患者需要密切监测与治疗。早期识别并有效地处理各种和终末期肝病相关的问题,包括静脉曲张出血、腹水、自发性细菌性腹膜炎、脑病及肝肾综合征,可以减少发病率和死亡率,让患者有机会接受肝移植以挽救生命并达到长期存活的目的。

第28章

母体-胎儿系统的管理

Christopher Nold　Samuel Parry,著　朱　慧,译　于荣国,校

ICU产科患者的管理存在许多挑战,例如与非孕期ICU患者相比,孕期母体的生理学改变以及对胎儿的顾虑常使得那些重症患者常见问题的诊断更加困难,并且其治疗也更加复杂。这一章讨论了与ICU相关的孕期母体的变化、在治疗妊娠患者时该如何对ICU标准治疗方案进行调整以及何时应当对胎儿进行监测治疗。

一、孕期母体的生理学变化

(一)血液系统变化

孕30~34周时母体的血浆容量会较基础值增加约50%。同时红细胞总量在整个妊娠期也会增加,但仅较非孕期增加18%~30%。这两种现象会导致生理性贫血,在妊娠约30周时血红蛋白浓度将达到最低值(通常波动于11~12g/dl)。孕期白细胞计数也可能会增加(继发于循环中粒细胞数目的增加),孕期妇女正常白细胞计数的上限波动于15 000~16 000/μl。尽管会出现血小板的更新率增加及生命周期轻度缩短,但是妊娠期血小板计数仍大于150 000/μl。

在多数情况下妊娠期呈现为高凝状态,因为雌激素会诱导凝血因子Ⅰ(纤维蛋白原)、Ⅶ、Ⅸ和Ⅹ因子在肝中的合成增加。尽管妊娠患者的出凝血时间正常,但她们患静脉血栓栓塞的风险增加。特别是在产褥期(即分娩至产后3~6周)当盆腔内的大静脉受损或可能出现下肢静脉血流瘀滞时,血栓更容易出现。任何有长时间活动受限的妊娠患者均应考虑进行深静脉血栓的预防,并适合应用充气加压袜或接受预防性抗凝治疗(依诺肝素40mg/d皮下、达肝素钠5000U mg/d皮下或肝素5000~10 000U/bid皮下)。

(二)血流动力学变化

妊娠期因血液循环中的孕酮的作用使外周血管阻力下降,血压正常情况下会出现下降。血压最低值出现在孕24~28周。平均收缩压较基础值下降5~10mmHg,而舒张压下降稍多,为10~15mmHg。在孕晚期开始时母体的平均心率也会增加。妊娠第10周开始由于每搏输出量增加以及孕晚期心率的增加(+15%)可使得心输出量增加。在很大程度上,与妊娠相关的血浆容量的增加导致了其他血流动力学参数的变化(表28-1)。

当妊娠患者仰卧时,妊娠子宫压迫下腔静脉导致静脉回心血量下降及心输出量减少。正常情况下,外周血管阻力会增加用于代偿回心血量的减少。然而在超过10%的妊娠患者中,这种保护机制会失效。这些患者表现为妊娠仰卧位低血压,当仰卧位时会出现头晕或晕厥。当患者采取左侧卧位时,母体的血流动力学可达最优状态。因为孕期血压可随体位改变而变化,妊娠患者的连续血压监测值应在患者的同一体位时采集,并且袖带与心脏要保持在同一水平面。

表 28-1　与晚期妊娠相关的血流动力学变化

	非孕期[*]	孕期[*]
心输出量（L/min）	4.3（±0.9）	6.2（±1.0）
外周血管阻力（dyne×s/cm⁵）	1530（±520）	1210（±266）
胶体渗透压（COP）（mmHg）	20.8（±1.0）	18（±1.5）
肺动脉楔压（PAWP）（mmHg）	6（±2）	8（±2）
COP-PAWP梯度（mmHg）	14.5（±2.5）	10.5（±2.7）

[*] 平均值（±标准误）

引自 Clark SL, Cotton DB, Lee W, et al: Central hemodynamic assessment of normal term pregnancy. Am J Obstet Gynecol 161:1439-1442, 1989.

（三）孕期相关的体格检查发现

孕妇常常由于胶体渗透压下降、下肢静脉压增高及受妊娠子宫压迫而出现的淋巴回流受阻，从而出现坠积性水肿。第一心音常出现分裂，并且由于血浆容量增加，大多数妊娠患者听诊时可闻及第三心音。虽然几乎所有妊娠患者会出现继发于主动脉瓣及肺动脉瓣血流量增加而产生的收缩期喷射样杂音，但在妊娠期间出现舒张期杂音并非生理性改变。由于妊娠子宫使心脏上移，心电图常会显示心电轴左偏15°。超声心动图可能会显示继发于三尖瓣环扩大而引起的功能性三尖瓣反流，胸片可显示继发于高血容量的特征性心影扩大的影像学改变。

（四）产后血流动力学的波动

单胎妊娠产妇经阴道分娩的出血量约500ml，这大约是剖宫产的2倍。在产后，母体细胞外液的重新分布可出现产后利尿效应，相当于体重下降约3kg。尽管有血液丢失和利尿效应，但每搏输出量与心输出量仍由于静脉回心血量增加而维持较高水平。以上变化对于先兆子痫患者（见第72章）的临床意义体现在如下几点：①产前患者已出现血管痉挛和血管内容量不足；②产后此类患者出现预期的细胞外液重新分布；③因肾血流量受限，她们常常未能产生利尿效应；④以上变化使患者处于肺水肿及脑水肿的高风险状态。

（五）呼吸系统变化

母体的肺容积、呼吸力学及动脉血气的变化先于因妊娠子宫所致的膈肌抬高。妊娠期间呼吸频率不会改变，但潮气量增加30%～40%。这导致在孕早期出现分钟通气量增加。作用于呼吸中枢的孕酮会调节这些变化。尽管妊娠妇女常诉与怀孕相关的轻度呼吸困难，但她们的1秒用力呼气量（forced expiratory volume in 1 second, FEV_1）并没有下降。妊娠期间动脉pH维持在7.40，而动脉氧分压（PaO_2）通常上升至104～108mmHg[由于慢性低碳酸血症的结果，通过肺泡气体方程得出（第1章知识框1-1方程12）]，并且动脉二氧化碳分压（$PaCO_2$）通常下降至27～30mmHg[继发于分钟通气量及肺泡通气量的增加（第1章知识框1-1）]。肾排泄碳酸氢根的增加（孕期血清正常值为18～21mEq/L）代偿了降低的$PaCO_2$并维持中性的血清pH。母体降低的$PaCO_2$有利于促进胎儿-母体的CO_2弥散。

（六）泌尿系统变化

妊娠期间血浆容量的增加及外周血管阻力的下降使得肾血浆流量增加（+75%）以及肾小球滤过率增加（+30%～50%）。孕期正常肌酐清除率为150～200ml/min，并且血清肌酐值可降至0.5～0.6mg/dl。孕期由于葡萄糖滤过增加，出现糖尿并非异常。重要的是在给妊娠患者计算药物剂量时应考虑肾脏对药物的清除增加。虽然无法提供严格的指南意见，但推荐在可能的情况下应监测血药浓度。

（七）胃肠道系统变化

孕酮对平滑肌的松弛作用会导致胃排空延迟、胃食管括约肌松弛以及胃食管反流。这会使妊娠患者在需要紧急气管插管时容易出现误吸。妊娠期间门静脉受压增加了具有基础慢性肝病患者出现门静脉高压的可能性。此类门静脉高压在临床上可表现有痔疮和食管静脉曲张等。

二、常规 ICU 干预措施对母体-胎儿系统的影响

(一) 药物治疗

大多数用于重症医学领域的药物在妊娠人群中尚未被深入研究,以至于关于它们对人类胎儿的不利影响人们所知甚少。虽然药物对胎儿的潜在风险必须考虑,但通常情况下,医治危重病以恢复妊娠患者的健康应比这些因素更重要。所有药物都依据其对胎儿造成的危险程度进行了分级(表28-2)。以下所讨论的药物的分级会在括号中注明。

1. 多巴胺(C级)和多巴酚丁胺(B级)   肾脏剂量的多巴胺已被用于增加先兆子痫合并少尿的患者的尿量,并且对胎儿未造成不良影响。多巴酚丁胺对孕妇的影响尚无研究。需要担心的是,这两种药物是否会减少子宫血流量。多巴胺的动物研究尚未得出一致的结果。

2. 肾上腺素(C级)   由于肾上腺素是一种天然存在的物质,其对胎儿的影响很难与内源性肾上腺素及母体疾病状态对胎儿的影响进行辨别。对于哮喘患者,使用皮下注射或气管内给肾上腺素是安全的。当需要使用升压药物来治疗孕妇低血压时,例如实施麻醉后麻黄碱(C级)似乎是首选的药物,因为其不减少子宫的血流量。

表 28-2   依据胎儿危险因素对所有药物进行分级

A 级	临床对照研究未显示对早孕胎儿存在风险
B 级	动物研究中未提示对胎儿存在风险,但尚未进行临床对照研究,或动物研究显示具有不利影响但未经临床对照研究证实
C 级	动物研究提示有不利影响,但尚未进行临床对照研究,或动物及临床研究都尚未进行
D 级	具有明确证据证实对人类胎儿具有的风险,但尽管有风险,由于其所带来的益处,用于妊娠妇女可能是可以接受的
X 级	基于其显示出引起胎儿畸形的不良影响,该类药物禁忌使用

3. 抗高血压药物   由于母体血压波动可能会降低子宫血流量并损害胎儿,接受静脉注射抗高血压药物治疗的妊娠患者需进行持续胎儿监护。在一般情况下,产科医生会努力维持高血压患者的全身血压在 140/90 mmHg 左右。

肼屈嗪(C级)是应用于产科的两种标准静脉注射用抗高血压药物之一,但其对小动脉平滑肌的直接松弛作用与母体低血压相关,可引起子宫血流量减少以及暂时性胎儿窘迫。肼屈嗪的推荐剂量为 5~10mg 静脉应用,可每 20 分钟重复给药直到高血压得到控制,总的滴定剂量应每 6 小时给予一次。

拉贝洛尔(C级)是第二种应用于产科的标准静脉注射用抗高血压药物,因其不会减少子宫的血流量。拉贝洛尔也可能会增加胎儿肺表面活性物质的分泌并减少新生儿呼吸窘迫综合征的发生风险。拉贝洛尔的剂量为 10 mg 静脉推注,可每 10 分钟重复并逐渐增加用药剂量(20mg、40mg、80mg)直至总剂量达 300mg。当达到目标血压时,静脉滴注拉贝洛尔的速度可设定在 1~2mg/min,并可根据血压进行相应调整。

4. 硝酸甘油(C级)   围产期协作项目已经证实,妊娠早期暴露于血管扩张药,可增加先天性畸形的发生率,但任何一种单一药物(包括硝酸甘油)的效果尚未进行个别研究。当这些药物用于产妇高血压控制时,仅表现出短暂的胎心率异常,无脐带血气值或 Apgar 评分的异常。静脉注射硝酸甘油已被成功地用于快速纠正产妇高血压及治疗妊娠相关高血压合并压力性肺水肿。

5. 硝普钠(C级)   硝普钠可通过动物胎盘屏障并使胎儿体内的氰化物水平超过母体,故应避免长时间使用该药物。建议在用药时对母体血浆 pH、硫氰酸和高铁血红蛋白水平进行监测。短期使用标准剂量的硝普钠不会构成胎儿肝脏氰化物堆积的重大风险。

6. 禁忌使用的抗高血压药物   口服硝苯地平(C级)已被安全地用于治疗人类妊娠期高血压。但静脉注射硝苯地平已显示可减少孕羊子宫的血流量。此外,当舌下含服或静脉给予硝苯地平时,可能会出现严重的低血压反应,特别是当孕

妇同时使用硫酸镁时。

作为一大类药物,血管紧张素转化酶抑制药(如依那普利和卡托普利,均为D级)和血管紧张素受体阻滞药应避免用于产科患者。这些药物会促使胎儿低血压的发生并减少胎儿肾血流量及尿量,结果会出现羊水过少,而这与先天畸形相关。

7. 利尿药　噻嗪类利尿药(B级)能够减少孕期生理性血容量扩张,但无法改变妊娠相关高血压的病程。这类药物与子宫血流量减少及轻度新生儿血小板减少相关。呋塞米(C级)常用于治疗妊娠患者的肺水肿。

8. 抗心律失常药　抗心律失常药物已被用于妊娠期具有孕妇及胎儿用药指征的情况(快速型心律失常及充血性心力衰竭)。洋地黄类(C级)的药物剂量须严格监测,因为其在母体内分布容积的扩大会导致治疗浓度不足。尚无报告认为洋地黄与胎儿畸形相关。总体认为,脐带血的洋地黄药物浓度接近85%的母体血浆浓度,因此洋地黄类药物可作为胎儿心律失常的首选药物。以下抗心律失常药物——利多卡因(B级)、奎尼丁(C级)、普鲁卡因胺(C级)和氟卡尼(C级)在治疗剂量时不会导致胎儿畸形。利多卡因作为麻醉剂已广泛应用于产科患者,但是其在胎儿体内出现的高血浆浓度与胎儿中枢神经系统抑制及低Apgar评分相关。奎宁是奎尼丁的光学异构体,它与第Ⅷ对脑神经的损伤相关,应避免使用该药物。目前无奎尼丁致听神经损伤的报道。已证实腺苷(C级)对动物无致畸作用,它较短的半衰期(<10s)不会引起胎儿心率的变化。

9. 镇静药、阿片类药物及神经肌肉阻滞药　暴露于镇静药、阿片类药物和神经肌肉阻滞药的胎儿未见明显异常(表28-3)。这些药物的妊娠高危因素分级为B～D,主要是因为在人类或动物模型中现有的数据很少。表28-3中列出的每种药物都可在需要时应用于产科危重患者。

表 28-3　用于妊娠患者的镇静药、阿片类药物及神经肌肉阻滞药

药物(胎儿危险分级)	致畸作用	评论
镇静药		
地西泮(D)	唇裂和腭裂(小鼠)	快速通过胎盘达到平衡
	神经行为的延迟(大鼠)	高浓度时在胎儿体内较母体内堆积更显著
		新生儿戒断综合征
咪达唑仑(D)	在动物实验中或个别临床试验中无致畸性	比地西泮通过胎盘的效率低
劳拉西泮(D)		新生儿戒断综合征
阿片类		
吗啡(C)	无	快速通过胎盘
芬太尼(C)		新生儿呼吸抑制、戒断综合征
哌替啶(C)	无	快速通过胎盘
		在新生儿中较少出现呼吸抑制和戒断
神经肌肉阻滞药		
顺苯磺酸阿曲库铵(B)	在怀孕大鼠中无不良反应	
泮库溴铵(C)		
维库溴铵(C)	无动物或临床试验	通过胎盘效率低
		提醒医生应警惕新生儿具有潜在通气支持的需求

(二)妊娠妇女心肺复苏方案的调整

在胸外按压方法和药物剂量方面没有新的推荐意见。关于妊娠患者电除颤方面可获得的信息有限,应根据加强心脏生命支持(advanced cardiac life support,ACLS)方案来进行除颤(附表E)。使用楔形物或枕头来变换子宫位置可以减少妊娠子宫对主动脉及腔静脉的压迫并增加母体心输出量。在气管插管前或插管时出现胃内容物误吸可能会使气道管理变得更为复杂。

胎儿的氧合可反映为子宫静脉的PO_2,这是

氧在胎盘血管床弥散所能达到的最大 PO_2。与成人血红蛋白相比，胎儿血红蛋白对氧的亲和力增高使胎儿氧离曲线左移（附录A）。这种左移促进氧从母体血红蛋白转移至胎儿血红蛋白，但却妨碍了氧从胎儿血红蛋白的解离。因此如果母体动脉 PO_2 下降至低于 60 mmHg，胎儿氧饱和度会开始迅速下降。改善胎儿氧合的干预措施包括给母体扩容、纠正母体酸中毒和发热并增加母体氧供（图28-1和图28-2）。

对于是否进行围死期剖宫产的问题尚存在争议。母体窒息 6min 后，灵长类动物的胎儿会出现脑损伤。在一个大样本研究中发现，如果在母

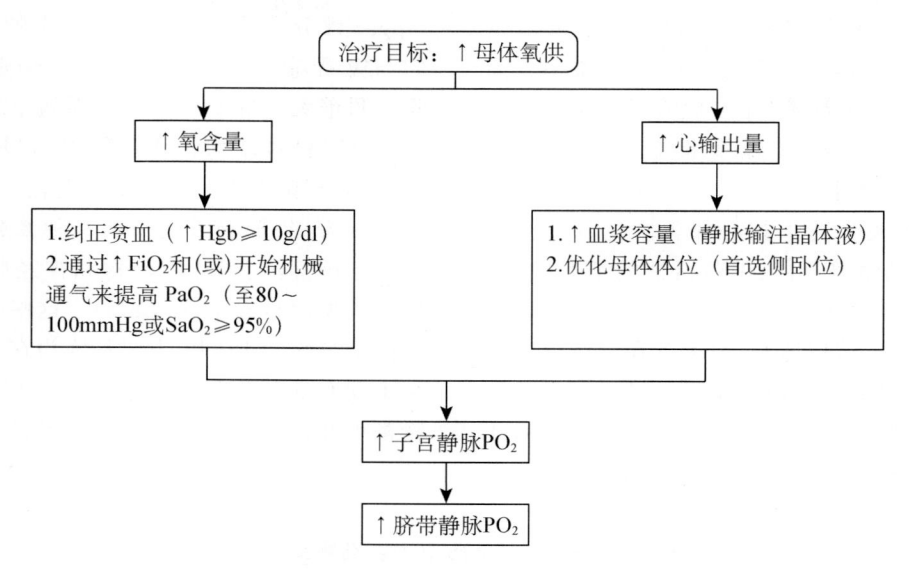

图28-1　阐述如何通过提高母体氧供来改善胎儿氧合的方法的流程图。Hgb. 血红蛋白；PaO_2. 动脉氧分压；SaO_2. 动脉血氧饱和度；FiO_2. 吸入氧浓度；PO_2. 氧分压；↑. 表示增高

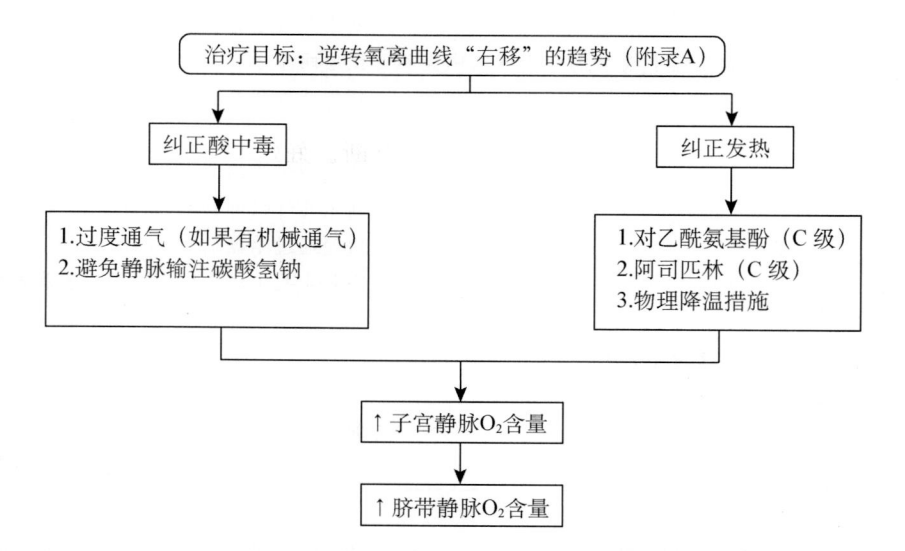

图28-2　阐述如何通过逆转由酸中毒和发热导致的氧离曲线右移来改善胎儿氧合的方法的流程图（附录 A）。由于碳酸氢根不能通过胎盘，给予碳酸氢钠会降低母体的过度通气（在自主呼吸的患者中）并最终导致母体和胎儿 $PaCO_2$ 的增高。O_2. 氧

体心搏呼吸骤停 5min 内娩出胎儿，70% 的新生儿可存活并且所有存活者不会出现神经系统损害。美国妇产科学会推荐，当胎儿达到能够存活的胎龄（一般认为是胎龄 24 周），理论上在 4min 内可进行围死期剖宫产术。重要的一点是，在母体情况不稳定时不应尝试进行剖宫产。

（三）妊娠期影像学检查

并没有报道指出当孕妇暴露在 <50mSv（5rem）的 X 线及 γ 射线时会发生胎儿畸形，并且大部分研究人员相信暴露量少于 100mSv（10rem）时并不会对胎儿产生重大的风险。对于孕周小于 4 周的孕妇，电离辐射具有全或无效应，可能引起自发性流产。在胎儿器官形成的孕 4~12 周期间受到电离辐射可能与严重的胎儿畸形相关，包括小头畸形和生长迟缓。在相当于孕 16 周时胎儿的中枢神经系统持续快速发育，在此期间受到大量电离辐射可能导致智力障碍。孕晚期辐射对胎儿的不良反应与成人相似，包括骨髓抑制，同样也可能使儿童期患癌症的概率增加 50%，即患病概率由 1/3000 上升到了 1/2000。与各种诊断操作相关的辐射剂量通常少于 50mSv（5rem）（表 28-4）。对于表中未列出的诊断性检查，应咨询相关放射科医生来计算相应的电离辐射量。

表 28-4 在选择性放射影像学检查期间胎儿接受的大致辐射量

检查	mSv(rem)
胸片	<0.01(<0.001)
腹部 X 线摄片（单次曝光）	0.4(0.04)
钡剂灌肠	20~40(2~4)
腹部 CT 扫描（10 个层面）	20(2)
肺通气/灌注核素扫描（^{99m}Tc）	<0.5(<0.05)
静脉增强造影（下肢）	6(0.6)

禁用碘放射性同位素，因为它们可在胎儿甲状腺中蓄积。超声检查不存在任何致胎儿畸形的危险因素。没有磁共振成像引起胎儿畸形的报道。

三、胎儿监测

从 20 世纪 80 年代起，产科医生已使用胎心监测图谱来评估胎儿的健康状况。重要的是，不正常的走势图并非总预示着胎儿的结果不佳。虽然如此，产科重症患者的胎监图常反映母体氧合及子宫血流灌注情况，表 28-5 列出了在 ICU 中需进行持续胎心监测的适应证，但并不全面。

表 28-5 ICU 中需进行持续胎心监测的适应证

适应证	举例
母体低氧	急性重症哮喘发作
母体低血容量	出血
母体高血压危象	重症先兆子痫
手术后状态	麻醉药对胎儿心率造成影响
	剖宫术后早产的风险增高
胎儿适应证	早产

在胎儿达到能够存活的孕周之前（大部分情况下为孕 24 周），不应考虑进行持续胎心监测。这项技术要由合格的产科医务人员时常进行分析判断。妊娠 12 周后可使用便携式多普勒超声仪进行间歇性胎心率评估。虽然无法证明该方法能够改善胎儿的预后，但仍推荐对所有妊娠 24 周前的住院产科患者使用间歇性电子胎心监护。

第29章

病态肥胖患者的监测与治疗

Joshua Diamond　William Schweickert,著　朱　慧,译　于荣国,校

随着超重和肥胖的发生率不断增加,人们付出了很大努力来量化该个体体重的改变。身体内总的脂肪含量无法直接测量,体重是用来测量脂肪储存量的间接方法;然而,不同的体型和人体组成使得理想体重难以正确估测,最常用的定量测量体脂的方法是身体质量指数(body mass index,BMI)。简单地以公斤体重除以身高的平方来计算的BMI在大多数人中与体脂含量密切相关,并可用来进行风险分级。具体而言,根据疾病预防和控制中心(Centers for Disease Control and Prevention,CDC)所使用的定义,BMI≥25 kg/m² 的个体定义为"超重," ≥30 定义为肥胖,>40 则为"病态肥胖"(也被称为"严重或极度肥胖")。

一、背景/流行病学

全世界至少有10亿人超重,超过3亿人患肥胖症。目前,在美国肥胖人群骤增。在2009—2010年进行的全国健康调查估计有超过1/3的美国成年人(约7千8百万人)为肥胖症,这实际上使得ICU中一定会存在肥胖患者。肥胖的重症患者面临着特殊的挑战,医务人员必须对其加以理解并具有预见性,以确保能够提供最佳的监测治疗(表29-1)。

表29-1　肥胖对器官系统的影响

器官系统	肥胖的影响
呼吸系统	ERV、TLC、VC、FRC下降
	顺应性(胸壁和呼吸系统)下降
	VO_2 和 VCO_2 增高
	气道陷闭增加
	肺泡-动脉氧梯度增宽(PAO_2-PaO_2)
	(见第1章)
心血管系统	心输出量增加
	慢性容量过负荷
	左心室肥厚及舒张功能障碍
	外周动脉及肺动脉高压
肾脏	微量蛋白尿
	肾小球高滤过
	肾血流增加
肝胆系统	发生胆固醇结石的风险增高
	出现NAFLD、NASH的风险增高
内分泌系统	发生糖尿病及胰岛素抵抗的风险增高
	发生血脂异常的风险增高

ERV. 补呼气量;TLC. 肺总容量;VC. 肺活量;FRC. 功能残气量;VO_2. 氧耗;VCO_2. 二氧化碳产生量;NAFLD. 非酒精性脂肪肝;NASH. 非酒精性脂肪性肝炎

二、肥胖对呼吸系统的影响

肥胖对呼吸系统有着广泛的影响,影响的程度取决于三方面:①肥胖的严重程度(病态肥胖对

呼吸系统具有近乎普遍的影响);②体脂分布(中央型、腹型肥胖对呼吸力学的负面影响较其他分布类型更大);③呼吸肌肌力的代偿程度。

最常遇见的肺功能改变是因脂肪组织致膈肌抬高而使补呼气量减少(expiratory reserve volume,ERV)(图 29-1)。其他常见的变化包括 1s 用力呼气量(forced expiratory volume in one second,FEV_1)比用力肺活量(forced vital capacity,FVC)的比例(FEV_1/FVC)增加。随着肥胖程度的加重,肺容量的变化更加明显,表现为肺总容量(total lung capacity,TLC)、肺活量(vital capacity,VC)和功能残气量(functional residual capacity,FRC)的减少。如同预期的一样,由于脂肪组织对胸廓产生的机械作用(胸壁活动受限)使得呼吸系统顺应性下降,并且因 FRC 减少合并重力依赖性肺不张也使得肺顺应性下降。有趣的是,残气量(residual volume,RV)相对于 TLC 可能会增高(即 RV/TLC 比率),这反映了小气道口径减小并易于发生气道提前关闭,从而促使气道陷闭的发生。而且有证据显示,肥胖人群中哮喘的发生率亦增加。

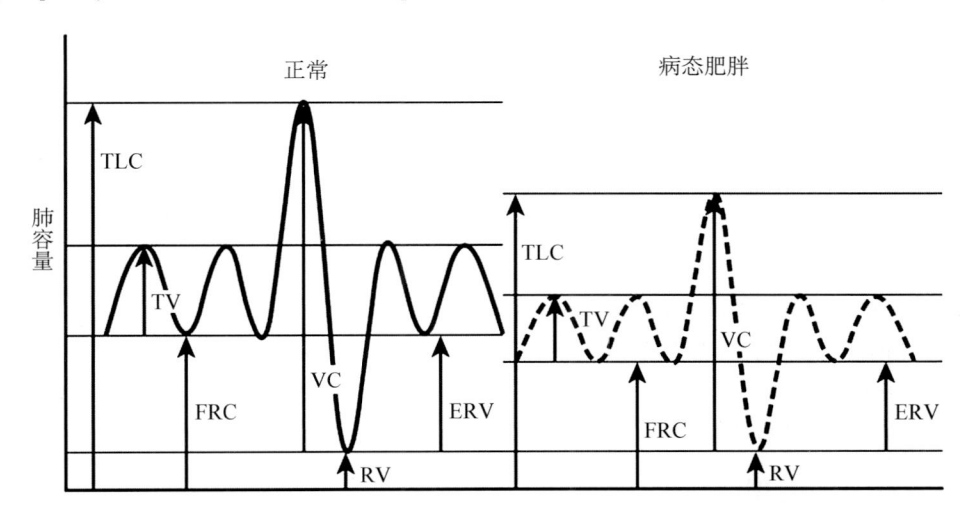

图 29-1 比较正常体重患者(实线)和病态肥胖患者(虚线)之间肺容量和肺功能的呼吸描记图。TLC. 肺总容量;VC. 肺活量;FRC. 功能残气量;RV. 残气量;TV. 潮气量;ERV. 补呼气量

由肥胖而导致的呼吸系统紊乱会由于重症患者所采取的仰卧位而发生恶化。膈肌的最大位移和胸壁重量的增加引起了肺重力依赖区域的小气道关闭(肺不张),从而导致通气血流比例失调。这种通气/血流(V/Q)失调使得肺泡-动脉氧梯度(PAO_2-PaO_2)增大,并通常合并轻到中度低氧血症。然而,严重低氧血症可能会存在于肥胖低通气综合征的个体(由于通气不足的额外作用所致;见第 80 章)或术后患者(特别是在胸科及上腹部手术后;见第 90 章)。甚至严重的低氧血症可能还表现为相对正常的 X 线胸片或可能仅有少量基底部肺不张。

呼吸做功的增加使得肥胖的重症患者容易发生呼吸衰竭。在基线水平时,尽管因脂肪组织相对较低的代谢率使得患者每公斤氧耗量有所减少,但肥胖患者仍具有较高的氧耗量(VO_2)。此外,由于极其低效的呼吸肌肉功能,患者与呼吸做功相关的氧耗分数明显增高。因此,病态肥胖患者应被视为具有慢性呼吸衰竭,主要表现为氧耗量或二氧化碳产生量(VCO_2)相对增加(如脓毒症或代谢性酸中毒时的呼吸代偿),这使得此类患者易于发生急性Ⅱ型呼吸衰竭(见第 1 章)。

三、肥胖对心血管系统的影响

因肥胖而引起的循环紊乱可能较难察觉。常用的评估容量状态的标志(颈静脉评估、心前区抬举、末梢搏动)、胸片、心电图,甚至是血压测量方法(合适的袖带尺寸)都受到一定限制。因此,临床上应高度怀疑此类患者存在心室功能不全和肺动脉高压。

肥胖患者因细胞外液及流向大部分组织血管床的血流量增加使得心输出量增加,并间接增加前负荷及使心腔扩大。这种慢性容量过负荷状态,可以单独存在或合并全身性高血压而引起的左室后负荷增加,其可能会导致明显的左心室肥大,从而进一步损害心室的充盈并产生舒张性心力衰竭。

这种慢性压力过负荷状态(长时间的高血压)或缺血性心脏病也可能导致心脏收缩功能障碍。当 BMI 高于 $30kg/m^2$ 后患者由心血管疾病所引起的死亡风险直线上升。由于许多同时存在的危险因素包括高血压、胰岛素抵抗和血脂异常等,肥胖增加了冠心病及其他动脉粥样硬化的风险。

肺动脉高压合并右心室肥大及扩张可能和肥胖并存。肥胖患者的非左心衰竭引起的肺动脉高压通常是由于持续高碳酸血症和低氧血症[因为肥胖低通气(见第 80 章)或伴随的慢性阻塞性肺疾病],从而诱发肺血管收缩。如果缺乏有效的治疗(减肥、夜间有创或无创通气、吸氧),这类肺动脉高压可引起肺源性心脏病。

四、其他器官系统表现

肥胖症和进行性肾功能不全相关。肥胖症患者常常出现微量蛋白尿合并肾血流增加及肾小球滤过率升高,进而发展为与糖尿病相似的肾小球硬化。除外肥胖对肾的直接影响,这类患者伴发的糖尿病及高血压是一大部分终末期肾病病例发病的原因。

肝胆管系统同样也受到损害。肥胖是公认的发生胆固醇性结石的危险因素,这增加了胆源性脓毒症及胆石性胰腺炎发生的可能性。大量研究提示肥胖患者超声显示具有脂肪肝的征象,并且 30% 的这类患者被证实为非酒精性脂肪性肝炎(nonalcoholic steatohepatitis,NASH)并可能进展为肝硬化。肥胖的程度与脂肪肝及 NASH 发生的可能性成正比。

五、对治疗的影响

(一)气道

由于颈部活动受限、张口度减小以及颏胸距缩短,为肥胖的重症患者施行气管插管较为困难。不单是 BMI,较大的颈围以及 Mallampati 评分达到 3 级或 3 级以上(见第 80 章)都极有可能与困难气管插管显著相关。此外,仰卧体位时插管可能引发严重的气道关闭及潜在的动脉血氧饱和度下降,这种情况对球囊面罩通气反应不佳。正确的措施包括当喉部结构不可见时采用斜坡卧位清醒插管,对于其余肥胖患者则按正常顺序快速插管。这类患者在插管过程中出现误吸的高风险提示在插管时进行环状软骨压迫及其他措施的重要性(见第 30 章)。

需要行气管切开时,有必要请经验丰富的外科医生来实施。关于经皮扩张气管切开术的安全性、定制气管切开导管的问题以及去除颈部脂肪的气管切开技术的必要性等问题仍存在争议(见第 22 章及第 30 章)。除了常见的指征,对于严重的肥胖低通气综合征合并日间基础高碳酸血症和低氧血症的患者,应考虑尽早对其实施气管切开(见第 80 章)。

(二)呼吸

对于肥胖患者应时刻努力避免发生肺不张或低通气。治疗方法包括充分的镇痛同时避免过度镇静、早期活动、积极地清除肺部分泌物以及维持直立体位。通过简单地采用直立位或头高足低仰卧位就可以提高呼吸系统顺应性、闭合容积,并且最重要的是提高了氧合。

应考虑在确诊或怀疑睡眠呼吸紊乱的患者中采用无创通气支持,特别是其可作为呼吸衰竭的一线治疗方案(见第 3 章)。无创通气支持可减轻呼吸肌的负荷、减少肺不张,在解决睡眠呼吸紊乱的同时可以维持与患者的互动。尽管非常有效,但是应当细心关注此种疗法所存在的误吸风险。

尽管采取了这些措施,但肥胖患者如出现迅速恶化的呼吸衰竭可能需要插管和机械通气。在插管后常发生严重的低氧血症和血流动力学失代偿。事先预见这些困难是至关重要的,应对措施应包括尽早建立中心静脉通路、针对潜在的心功能障碍使用相应的血管活性药物、直立体位以及合理地使用呼气末正压。小潮气量通气策略[即,6ml/kg 理想体重(predicted body weight,PBW);表 29-2]这个治疗急性肺损伤(acute lung injury,ALI)和急性呼吸窘迫的重要方法(见第 73

章)实施在该人群中却较为困难。反映呼吸系统(包括肺和胸壁)顺应性的平台压的增高,可能更多地是反映了胸壁重量的增加而非肺泡的过度膨胀。一些学者认为在这种情况下肥胖具有保护作用。为了尽量减少腹腔内容物对呼吸系统顺应性所造成的影响,对于病态肥胖的患者在(半)直立体位时持续测量平台压并允许平台压在 6ml/kg PBW 时达到 35cmH$_2$O 的措施可能是有帮助的。虽然有利于那些 ALI 的患者,但对于病态肥胖患者由其他病因所引起的呼吸衰竭,小潮气量通气并未显示出益处,反而有可能进一步促使肺不张的发生,从而使氧合恶化。

同样,由于在基线时肥胖患者可能表现为对呼气末正压(positive end-expiratory pressure, PEEP)的需求增高、处于临界的氧饱和度以及较浅的呼吸模式,因此达到拔管标准可能较为困难。临床医生应该采取直立体位、保守的镇静策略以及拔管后无创序贯通气来解决这些困难。

表 29-2 根据总体重、调整体重或理想体重来进行选择性药物的剂量计算

根据总体重(total body weight,TBW)进行计算	根据调整体重(adjusted body weight,ABW)进行计算	根据理想体重(predicted body weight,PBW)进行计算*
万古霉素	氨基糖苷类[4]	H$_2$ 受体阻滞药
达托霉素	喹诺酮类[5]	地高辛
喹奴普丁-达福普汀		苯妥英维持量
阿曲库铵		氟胞嘧啶
琥珀酰胆碱		乙胺丁醇
罗库溴铵		吡嗪酰胺
地西泮负荷剂量		茶碱
劳拉西泮负荷剂量		维库溴铵
咪达唑仑负荷剂量		地西泮维持剂量
苯妥英负荷剂量[1]		劳拉西泮维持剂量
锂剂		咪达唑仑维持剂量
卡马西平		丙泊酚
丙戊酸		
普通肝素[2]		
低分子肝素(low-molecular-weight heparins,LMWH)[2,3]		

* 理想体重(PBW):男性:(kg)=50+2.3(身高[英寸]-60);女性:(kg)=45.5+2.3(身高[英寸]-60)
[1] 最大负荷剂量为 2g
[2] 剂量包括负荷和维持剂量上限
[3] 当体重>150kg 时需监测 X$_a$ 因子水平
[4] 计算氨基糖苷类所需的调整体重=PBW+[0.4(TBW-PBW)]
[5] 计算环丙沙星所需的调整体重=PBW+[0.45(TBW-PBW)]

(三)循环系统

对于肥胖的重症患者来说低血压是一种致命的情形。常用于判断休克的方法包括对脉压、颈静脉和末梢灌注的评估。然而,对于肥胖患者来说,用于评估血容量状态的指标变得模棱两可,而且在右心室功能不明确的情况下中心静脉压可能难以解释。因此,需要有更精确的评估血容量的手段,包括监测呼吸变异对中心静脉压的影响、动脉脉压的变异度,以及进一步的诊断性检查包括经食管超声心动图和右心漂浮导管等。

一旦达到正常血容量或高血容量时,最佳的血管活性药通常是去甲肾上腺素或多巴酚丁胺。去甲肾上腺素是低血压患者的首选升压药,其可提供正性肌力、调整非压力性容量以及在出现急

性右心综合征时改善心脏灌注。某些临床医生对于那些相对亚急性失代偿、可疑/确诊的右心功能不全以及具备足够灌注压的患者更愿意使用多巴酚丁胺。

(四)静脉血栓栓塞性疾病

肥胖患者由于运动减少、静脉血流淤滞和血液高凝状态,故存在静脉血栓栓塞(venous thromboembolism,VTE)的高危因素。通常用于急性病住院患者预防血栓栓塞的推荐方案,包括使用小剂量普通肝素或低分子肝素,也应该用于肥胖人群(见第 12 章)。最后,由于具有高风险等级,所有合并呼吸衰竭的肥胖患者(伴或不伴血流动力学损害)均应对肺栓塞的诊断加以考虑(见第 77 章)。

(五)血管通路

病态肥胖的重症患者建立中心静脉通路十分困难。解剖标志不清、浅表擦烂性念珠菌感染以及为到达深静脉所需加深的穿刺路径均增加了置管的风险和难度。超声引导下颈内静脉置管是首选的中心静脉通路。当肥胖患者建立静脉通路困难时,应考虑早期使用外周置入中心静脉导管(peripherally inserted central catheter,PICC)。股静脉置管通常应作为最后的手段。对置管部位的感染应进行仔细评估,因为肥胖患者难以寻找替代的外周血管,他们使用留置式导管的时间较正常体重的患者要长。

(六)护理

肥胖的重症患者可能难以搬动,这大大增加了褥疮及血流淤滞所致深静脉血栓的风险。深度镇静患者不能配合活动。具有减缓压力特性的经过改进的肥胖患者专用床可减少褥疮的发生及其严重程度(见第 42 章)。液压升降仪和具备吊带的起重机可提高对活动及翻身的依从性。由于脂肪组织的血供减少影响了伤口愈合及擦烂区域常出现的真菌感染,细致的皮肤护理是必不可少的。管理病态肥胖患者的护士人数要远远多于正常体重患者所需的人数。

(七)营养需求

尽管身体有过多的脂肪储备,但病态肥胖患者在代谢应激期间仍可出现蛋白质热量营养不良。相比于非肥胖患者,他们会动员更多的蛋白质并且脂肪利用减少,这部分是由于基础胰岛素水平的升高。优先利用糖类的结果是使蛋白质的分解增加,这介导了瘦肉组织的丢失并对免疫功能以及伤口愈合造成潜在的不良影响。虽然间接热量测定法是吸入氧浓度<60%时测定能量消耗的首选方法(见第 15 章),但 Harris-Benedict 公式可以通过身体总重量(total body weight,TBW)来估算基础代谢需求(见第 15 章)。

大量研究数据支持在肥胖的重症患者中使用低热量高蛋白质肠内喂养。在这些研究中,平均非蛋白质热卡摄入量为每日 11～14 kcal/kg TBW 或 22～25 kcal/kg PBW,而蛋白质平均摄入量为每日 1.5～2.1 g/kg PBW。各项研究显示,这种饮食方案缩短了 ICU 住院天数和抗生素使用时间,而且呼吸机使用天数亦出现下降的趋势并改善了血糖的控制。确定肥胖患者足够的热量摄入量十分困难,这更凸显了 ICU 内营养师或营养支持会诊的重要性。

(八)药动学

肥胖患者的药动学很难预测;药物分布容积、脂肪储存及肾小球滤过率的增加,加上血浆结合蛋白的变化,这些都使得药物剂量的简单规则难以应用(见第 17 章)。治疗窗窄的药物如茶碱和地高辛,其在根据总体重计算剂量时可能会出现毒性反应。推荐对各个药物的用法参考已发表的指南;然而,临床医师可以基于以下因素对剂量方案进行分类:根据 TBW、调整体重和 PBW 来计算药物剂量,以及那些需要进行血药浓度监测的药物(见第 17 章和表 29-2)。

应特别注意的是,万古霉素的分布容积和清除与患者实际体重的相关性较 PBW 更为密切。此外,药物在病态肥胖患者体内的半衰期较短,这使得用药间隔需相应缩短。ICU 内常用于麻醉诱导和维持以及镇静的丙泊酚(见第 5 章)如在病态肥胖患者中使用,其剂量应根据 PBW 而非 TBW 来计算。

六、减肥术与术后监测

无法单纯通过节食及锻炼减肥的病态肥胖患者,可以通过手术来治疗肥胖(见第 93 章)。限制型手术如垂直束带式胃成形术具有较高的吻合口漏的发生率,而腹腔镜可调节胃束带术则并发症发生率较低但持续减重效果也稍低。减少吸收的手术包括胃袖状切除术和 Roux-en-Y 胃旁路手术也可能并发吻合口漏,但可产生较高的持续减重效果。

20%～25%的减肥术后患者需要 ICU 监护,最常见的原因是长期机械通气以及吻合口漏。尽管美国接受减肥手术患者的总体病死率为 0.24%～0.4%,但在减肥手术术后需重症监护的这一亚组患者中死亡率可达 2.9%。术后需 ICU 监护及长时间机械通气支持(>24h)的危险因素包括 BMI≥60 以及需要再次手术等。

许多单位为接受减肥手术的患者制订了临床方案,包括常规进行深静脉血栓的预防(见第 77 章)以及早期开始应用无创通气(见第 3 章)。然而,目前尚无循证医学指南支持对患者是否有必要接受 ICU 监护进行术前分诊,在大部分单位,分诊是基于逐个审查的方法进行的。

七、肥胖和危重病的预后

幸运的是,尽管对肥胖重症患者的监护存在如前所述的种种障碍,但除一些例外情况外,肥胖患者最终的临床结果并不会太糟。大量研究显示,在通常情况下,即使对于最极端的肥胖(BMI>60)患者,在控制了混杂因素后死亡率并无显著差别。然而研究确实发现,相对于非肥胖患者,大多数肥胖患者的 ICU 住院时间、机械通气时间和总住院时间都有所增加。一个值得注意的例外是,2009 年因 H1N1 流感住院的成年患者中,肥胖患者[优势比(odds ratio,OR)=3.1]和病态肥胖患者(OR=7.6)的死亡风险较体重正常患者都有显著的增高。另外,病态肥胖患者在接受减肥手术和其他腹部大手术时的发病和死亡风险都有所增加(见第 93 章)。

第四篇

ICU 病房常见问题的评估与管理

第30章

气道和紧急气道管理

Benjamin K. Scott　Maurizio Cereda　Erica R. Thaler　Kelly M. Malloy，著　邱凤兰，译
林建东，校

　　气道管理是ICU医师的一项必备技能。安全、通畅的气道可促进呼吸气体的交换、气管导管分泌物的清除、防止口腔及胃内容物的误吸，并且为气道湿化及气道内给药提供通道。虽然患者自身的解剖气道可能足以满足这些需要，但是在病情危重的情况下，通常需要有创或无创的气道管理技术。这包括熟悉一系列装置和标准操作技术以用于球囊-活瓣-面罩通气、气管内（endotracheal，ET）导管（图30-1）、气管内插管术以及完成这些操作所用到的药物（表30-1和表30-2）。

　　与择期情况下的气道管理相比，ICU中紧急气道管理在操作上可能更加困难且风险更大。困难气道的定义为熟练操作者在实施面罩通气和（或）气管插管时遇到困难的临床情况。当面临预期的或未曾预料的困难气道时，ICU医师需熟悉高级的或"挽救性的"气道管理方法，包括纤维支气管镜引导下气管插管、喉罩（laryngeal mask airway，LMA）、其他盲探的插管方式以及紧急的外科气道开放。

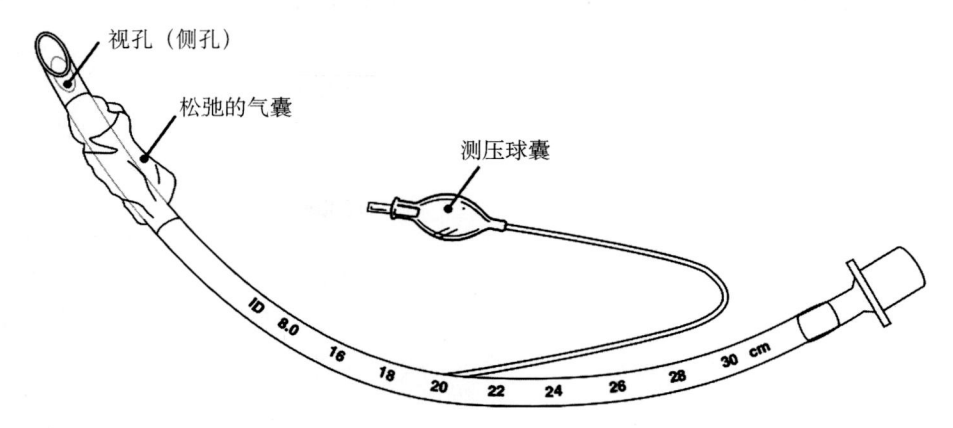

图30-1　典型的带有与测压球囊相连接的低压、高容量、高顺应性（"松弛的"）气囊的聚氯乙烯气管导管。距导管尖端的长度以厘米为单位标记，这可指示导管放置的最初深度（合适的深度：当固定于嘴角时，成年女性约21cm，成年男性约23cm）以及导管在口中移动和重新固定后的位置。当主管堵塞时，靠近导管尖端的侧孔（视孔）可为气体进入提供额外的途径

最后，ICU医师必须能够判断和解决常见和潜在的危及生命的气道并发症，包括（但不限于）导管进入主支气管或食管内、导管气囊漏气或气囊形成疝、气管导管梗阻、气管切开处出血以及意外拔管或导管脱出。

一、紧急气道管理中的有效药物

合理地使用多种药物可为气道管理创造有利的条件。ICU中应备有标准浓度的局麻药、镇静催眠药、镇痛药、神经肌肉阻断药或预装有上述药物的注射器。

（一）局麻药

应用局麻药行表面麻醉或浸润麻醉可减弱气道反射，有助于清醒或半清醒下的经口或经鼻纤支镜下气管插管。利多卡因应用最普遍，其常与血管收缩药联用以收缩黏膜血管来减少出血。局麻药可通过标准的喷雾器、弯曲的雾化器、气雾喷雾器或浸湿的纱布以作用于局部。局麻药的局部浸润也可能使舌咽神经和喉神经阻滞，而经气道内给药可能使上气道表面麻醉。此外，当支气管镜的视野进入到气道时，可通过支气管镜的注射口使局麻药直接作用于喉部。

局麻药的安全应用取决于其合适的剂量、恰当的应用、对最大允许剂量的认识以及中毒的表现。用药过量的早期表现包括口中出现金属味及耳鸣。高剂量的局麻药可能诱发癫痫或出现难治性心律失常。

（二）抗胆碱能药

抗胆碱药，包括阿托品、格隆溴铵、东莨菪碱都属于止涎药，其有助于在清醒插管时减少分泌物。阿托品和格隆溴铵缺乏明显的镇静作用，但可引起心动过速。由于东莨菪碱易于穿过血脑屏障，故其具有遗忘及镇静作用。

（三）催眠药、镇静药和神经肌肉阻滞药

一系列常用于手术室内全身麻醉诱导的催眠药也可用于ICU内辅助气管内插管。这些药物被选用通常是由于其起效快、持续时间短的特点。药物主要特性和应用剂量列于表30-1。对处于休克状态、使用升压药或严重低血容量的重症患者，所有这些药物均可在不同程度上加重低血压。其他药物，如芬太尼、氯胺酮、咪达唑仑等，可用于以上临床情况，尤其适用于清醒插管和气管镜检查时的清醒镇静。为了创造良好的插管条件，催眠诱导药常与神经肌肉阻滞药联合使用。自从20世纪50年代问世以来，琥珀酰胆碱由于起效快和持续时间短的特点，已被用作紧急气管插管的首选药物。罗库溴铵具有与琥珀酰胆碱相似的起效快的特点，却没有其相关的多种不良反应，因而更受青睐。表30-2列出了气管插管时神经肌肉阻滞药的使用剂量、不良反应以及临床注意事项。

表30-1 ICU患者气管插管的药物选择

药物	分类	剂量	注释
硫喷妥钠	镇静药（巴比妥类）	1~5mg/kg	剂量相关的心肌抑制和外周血管扩张；可导致低血压；轻微的血容量不足、休克或充血性心力衰竭患者相对禁忌
依托咪酯	催眠药（苄基咪唑类）	0.3~0.6mg/kg	对血流动力学的影响小于硫喷妥钠；无镇痛作用；抑制皮质醇释放；约30%患者出现肌阵挛；中度血容量不足患者及孕妇相对禁忌
丙泊酚	催眠药（烷基酚类）	1~2.5mg/kg	高龄、衰弱或重症患者剂量应减半；在低血压或低血容量患者可能会引起严重低血压
氯胺酮	分离麻醉药	1~2mg/kg	抑制心肌，但可通过刺激交感神经维持血压；约12%的患者会出现急性反应；保留咽及喉反射；中度血容量不足或颅内压增高患者相对禁忌
芬太尼	阿片类	1~3μg/kg	具有镇静作用而不引起遗忘；可引起低血压；不能减弱气管内插管的高血压反射；之前使用过阿片类药物的患者通常需要更高剂量
咪达唑仑	苯二氮䓬类	20~100μg/kg	当高剂量使用、与其他药物合用（阿片类）或在血流动力学不稳定的患者中可引起低血压；之前使用过这类药物的患者通常需要更高剂量

表 30-2　ICU 患者气管插管肌松药的选择

药物	分类	剂量	注释
琥珀酰胆碱	去极化型	1～2mg/kg	在正常个体中深度肌肉麻痹可持续 5～10min；可使骨骼肌释放钾（正常个体血清钾上升 0.5～1.0mEq/L）；在多发创伤、烧伤、下肢瘫痪或去神经状态（多发性硬化）或肌营养不良的患者中，可能会引起严重高钾血症及心搏骤停
泮库溴铵	非去极化型	0.1mg/kg	起效快；长效；可能会引起心动过速（可能很严重）；肾衰时可出现活性代谢产物蓄积并引起长时间肌肉麻痹
维库溴铵	非去极化型	0.1mg/kg	起效快；短-中效；对血流动力学影响极小；肾衰时会引起 3-去乙酰活性代谢产物蓄积并引起长时间肌肉麻痹
顺苯磺阿曲库铵	非去极化型	0.15～0.2mg/kg	中速起效；短效；对烟碱型乙酰胆碱受体、自主神经受体、心脏毒蕈碱型乙酰胆碱受体无影响；当大剂量快速给药时可能会引起组胺释放
罗库溴铵	非去极化型	0.6～1.2mg/kg	起效快（可在琥珀酰胆碱禁忌时用于快速诱导插管）；中效；主要经肝代谢，在肾衰时对药动学影响极小；对心率或血压影响极小

二、胃内容物误吸的预防

ICU 中行紧急气管插管的患者可能处于饱胃状态，且几乎所有创伤或重症患者均可出现胃排空延迟、保护性生理机制受损以及呼吸道反射减弱的情况。因此，应采取预防措施以避免口腔及胃内容物的误吸。对于被认为存在较高紧急气管插管风险的患者，应延迟肠内营养，若已留置胃管则应行胃肠减压。一些临床医师主张术前预防性使用非颗粒制酸剂或组胺受体拮抗药以减弱胃内 pH。甲氧氯普胺这种多巴胺受体拮抗药可增加食管下段括约肌张力、刺激上消化道运动，因此也可用于促进胃排空。环状软骨压迫法最早在 1961 年由 Sellick 提出，尽管支持其功效的资料有限，它仍被广泛接受，并已被提倡作为防止胃内容物被动反流的一种方式。尽管缺乏随机对照试验，快速序贯诱导（rapid sequence induction，RSI）同样获得美国麻醉医师及急诊科（emergency department，ED）医师的广泛认可。RSI 的主要目标是减少从意识丧失到气管插管之间的时间间隔，同时避免对无保护气道进行正压机械通气。标准的 RSI 包括：100% 氧气进行预充氧、使用快速起效且最好为短效的诱导剂和神经肌肉阻滞药、压迫环状软骨并在气管导管气囊充气之前避免正压通气。许多医师更愿意使用"改良 RSI"，它是在诱导后、神经肌肉阻滞药应用之前给予面罩正压呼吸。

三、紧急气道管理的设备

用于紧急气道管理的急救设备和气道附属器械不断增加。每个 ICU 医师都应熟悉这些急救设备和器械，且大部分设备是 ICU 必备的。然而，这些设备的使用必须具备可重复性，并且能够在 ICU、急诊室、创伤室和手术室中非常熟练和有经验的使用。

（一）面罩通气工具

通过面罩进行有效通气是每个 ICU 医师都应掌握的一项基本技能。面罩通气可以维持生命，但有时对其作用认识不足。ICU 每张床均需备有面罩和易于连接壁式供氧装置的可自动膨胀（袋瓣面罩）的人工呼吸气囊。

若难以获得满意的面罩通气，表现为发绀、胸廓未见起伏、氧饱和度下降、无呼气末二氧化波形等，这些情况可能与面罩密闭不充分和（或）患者的呼吸道阻塞有关。重新调整患者头部位置以达到嗅气位，并且用托下颌法或双手握持面罩可得以改善。此外，可置入口咽或鼻咽通气管以维持上呼吸道开放。口咽通气管对于解除肥胖或牙列缺失患者的气道梗阻特别有效。这些通气管由硬质塑料制成，由于其长期使用可能导致舌神经损伤，因此不应当作牙垫使用。鼻咽通气管通常是柔软的弹性橡胶，在置入之前应加以润滑以防止过度的鼻咽损伤或出血。凝血功能障碍或严重的面部或颅底创伤患者禁用口咽或鼻咽通气管。

(二)喉镜

现代的喉镜由标准的手柄、光源和弯或直的叶片组成,用于推移舌头、照亮喉部并引导气管导管通过声带进入气管。这些年来出现了多种不同设计风格的喉镜叶片。然而,对于成年患者,Miller 和 MacIntosh 叶片仍然是最常用的。长、直且相对较窄的 Miller 叶片有稍微弯曲的尖端,其可用于直接抬高会厌。许多操作者更喜欢将 Miller 叶片用于张口受限的患者,因其可使患者下颌骨更多地向前移位。MacIntosh 叶片则弯曲且更宽,并在沿着叶片的左侧下面有一个垂直的凸缘,这可用于将舌头拨至左侧从而不遮挡操作者的视野。MacIntosh 叶片的尖端用于置入会厌谷,从而间接地抬高会厌。这两种叶片均有多种型号可供选择。多数成人可用 Miller 2 号或 MacIntosh 3 号叶片进行插管。

同样可用数种硬质间接喉镜。这些设备使用光纤技术将来自叶片尖端的声门近摄图传送到目镜或液晶显示屏(liquid crystal display,LCD)上。这些喉镜的主要优点是它们可消除一些可能对直接喉镜检查造成困难的可能性。特别是可以间接的方式显示声带同时,尽可能减小抬高下颌或伸展颈部的需要。这对下颌骨或颈椎活动受限的患者可能尤为重要。

对许多医师来说,在已知或预期为困难气道的情况下,半清醒状态下的可弯曲支气管镜辅助插管是首选的一项技术。应实施最低程度的镇静以维持自主呼吸驱动力,同时用表面麻醉或局部麻醉减弱气道反射。而后将气管导管外套于可弯曲的支气管镜上,通过口腔通气管或牙垫置入口咽部,随后用光学制导使导管向前穿越声带。可弯曲的尖端结合可旋转的镜体允许进行三维导引。

(三)气道抢救设备

光棒是一种改良的气管导管导芯,它使用一个小的电源来照亮导芯的尖端。由于气管是位于颈部前面正中的结构,因此如果导芯进入气管,发光的尖端将照透颈部中线的软组织,但是如果导芯进入食管,这种现象则不可见。类似于间接喉镜,光棒可用于张口及颈部伸展受限或禁忌的患者。光棒的缺点是不能直接或间接显示声带,而仅仅是依靠对透过颈部的光线进行探测。虽然部分经验丰富的操作者同样能在光棒于气管环上滑行时"感受"到光棒,但是它的可靠程度仍不如那些能够直视声门开放的设备。

喉镜暴露困难时,常可通过使用插管探条来加以克服。这种细的、半刚性探条的尖端微微弯曲,在喉镜置入时,可将其尖端折弯后紧贴于部分暴露的会厌下(类似于光棒),随后在盲探下置入气道。同样地,当弯曲的尖端进入气管内滑过前壁的气管环时,可产生特征性的"搓衣板"样的感觉。然后气管导管可顺着探条置入,随后撤出探条,从而留置一个安全的气道。

喉罩(LMA)由一个弯曲的单腔管构成,其尾端是一个可充气的套囊用来置于口咽部,覆盖在喉入口处,使用低压封闭声门用于正压通气(图30-2)。喉罩根据体重不同有数种型号。喉罩在盲探下置入,仅需要相对较少的针对头部及下颌骨的操作,并且与气管内插管相比可大大减少镇静深度。喉罩在日常的择期手术中广泛应用,由于其可在盲探下置入并可绕过引起面罩通气困难或喉镜暴露困难的多种解剖问题,因此,喉罩也成为一种极其重要的气道抢救设备。在喉罩置入以及确认具备充分的气体交换后,可进行纤维气管镜或盲探下气管内插管,这可通过喉罩的弯曲内腔来引导气管内导管或 Aintree 插管导管进入气管。由于喉罩不能避免误吸,且数小时后套囊可能导致压迫性坏死,因此,它不能作为最终气道。

其他盲探置管的气道设备,如食管气管联合导管、King 气道设备等,被护理人员广泛接受作为野外紧急气道维护的一种方式。这些设备由一个双腔导管和两个可充气的套囊组成,分别为近侧(口咽部)套囊和远端套囊(食管的或气管处;见图30-2)。King 导管的特征是有单一的充气口,其充气时两个气囊均可被充气,而不论导管是置入气管还是食管。这些设备的并发症包括上气道血肿和食管损伤。类似于喉罩,这些设备不能长时间留置。

(四)气管内导管

现代的气管导管由聚氯乙烯制成,且有多种型号和结构(图30-1)。大多数导管的特征是具有高容、低压的充气套囊,该套囊设计用于密闭气管

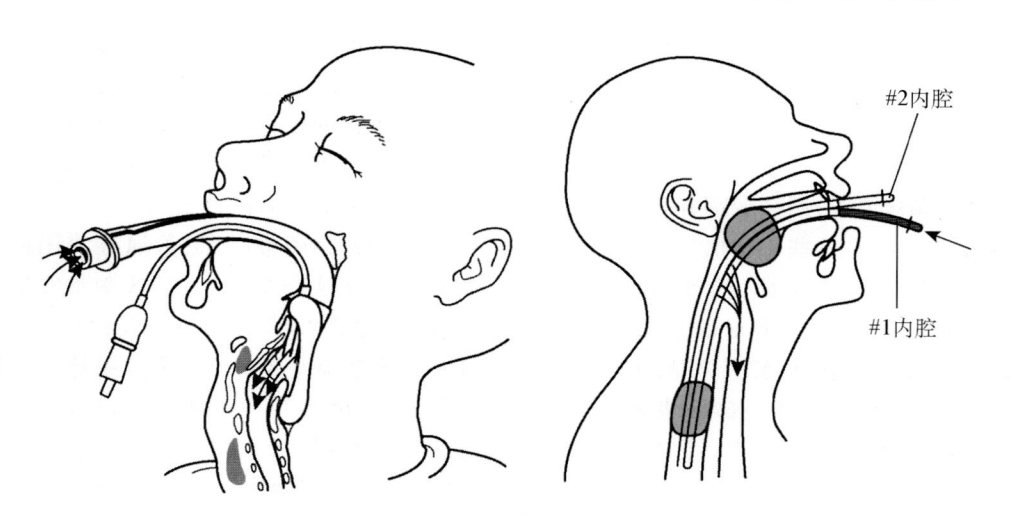

图 30-2　左图．喉罩(laryngeal mask airway, LMA)由可充气的、椭圆形的气垫(套囊)组成，它在盲探下置入下咽部，可直接通过套囊上的裂缝样孔隙进行直接通气，使气体进入喉入口处(图中箭头处)。一根改良的气管内导管与面罩相连接以实现正压通气。喉罩具有多种改进的型号，但每种型号都具有相同的基本功能。重要的是，有胃内容物误吸风险的患者不应进行长时间的喉罩通气，因为当喉罩置于咽部时，误吸物可轻易地进入气管。右图．食管气管联合导管。在盲探下置入联合导管至导管上标记的相应深度后，对末端的气囊进行充气。若导管进入气管(如图所示)，对末端的气囊进行充气，通过♯2内腔进行通气可引起胸廓起伏、CO_2分析图变色以及其他提示气管内置管的指标。若导管置入食管(这种情况更有可能出现)，则对末端套囊进行充气后还不能进行通气。在这种情况下，应对更大的近端套囊进行充气，从而密封下咽部，此时可通过♯1内腔经由两个套囊之间的侧孔进行通气

同时对于周围的黏膜施加尽可能小的压力。套囊与导管近端的测压球囊相连接，后者可在导管位于原位时对套囊进行充气及放气，也可便于对套囊内压力进行估计。套囊远端有一个孔，通常被称作Murphy侧孔，其设计的目的是在远端的导管腔堵塞的情况下保证气流通过。

标准的气管内导管预制成曲线的形状，近似于自然气道的弯曲度。预制成的曲线形状可防止导管在弯曲点打折。专用的、预弯曲的RAE(以发明者Ring、Adair及Elwyn来命名)管适用于经鼻气管插管或经口气管插管，此时气管导管必须与颏部齐平以显露口腔或面部的外科手术路径。另一种防止导管弯折的方法是使用钢丝加强型气管导管，这种导管可通过其内置的螺旋不锈钢丝在弯折时维持自身的形状。必须注意的是，这些导管可能与磁共振成像(MRI)不相容。此外，若导管确实已经变形(例如，若被患者咬扁)，它们将维持变形的形态。

虽然大多数的导管是预弯曲的，但是许多临床医师还是会在插管前准备气管导管时使用气管内导芯。导芯是橡胶涂覆的、具有韧性的一段粗金属丝，它可置入气管导管内腔并弯曲以使气管导管维持适宜的形状。由于难以暴露的喉部常常非常靠前，许多医师喜欢将导芯远端向前弯曲成曲棍球球棍的形状。紧急气管插管时，导芯也可提供额外的硬度，这对防止置管时气管内导管弯曲或塌陷可能是必要的。为防止喉部或气管损伤，导芯不允许从Murphy孔伸出或延伸到导管尖端以外。

气管内导管的型号是由以毫米为单位的导管内径所决定的。成年女性通常使用内径为7~7.5mm(通常指的是♯7或♯7.5)的导管，而成年男性通常使用内径为7.5~8mm的导管。内径大于7.5mm的导管能容纳标准的支气管镜通过，但是一段时间后，内径较大的导管也可能会增加声门下狭窄的风险。内径较小的导管适用于喉头水肿或气道狭窄的情况，但是它们可增加气道阻力，并且可能增加机械通气撤离期间的呼吸做

功。

通过二氧化碳浓度监测仪或比色指示剂确认呼气二氧化碳是气管插管成功的最可靠的征象,并应在每次插管时进行确认。但是,这种方法并不具有100%的特异性,且已有食管内插管后出现假阳性的报道。

成年女性气管内插管的合适深度在口角处约为21cm,而成年男性则约为23cm。大多数气管内导管标以1cm为增量的刻度,且导管上有一条不能透过X射线的线条以便在胸片上显影。导管的尖端应可见于隆突上方3～7cm或近似位于T_3或T_4椎体水平处。必须意识到,随着颈部的屈曲,气管导管可朝着隆突向深部移动2cm,而颈部完全伸展时则可向外脱出2cm。应常规目测检查导管位置,但是对于成人并不要求每日常规行胸片检查。

虽然充气的气管导管套囊可防止大颗粒物质误吸入肺,但是却不能防止液体误吸入肺。解决这个问题的一种方法是研制带有声门下吸引端口的气管导管。一些研究表明这些导管的应用降低了呼吸机相关性肺炎的发生率。然而,这些导管可能存在的一个缺点是,当进行持续性声门下吸引时,有造成软组织损伤的潜在可能。

四、安全气道的建立

(一)气管插管

ICU中气管插管的指征包括低氧或高碳酸型呼吸衰竭、呼吸做功增加引起的呼吸衰竭前期、急性或进行性的气道阻塞、潜在性的胃内容物误吸状态(通常是神经功能障碍的结果)。短期置管对于诊断过程的安全实施也可能是必要的,如支气管镜检查或胃十二指肠镜检查。无创通气(见第3章)对于治疗部分呼吸衰竭的病例可能是足够的,它在阻塞性睡眠呼吸暂停、心源性肺水肿以及慢性阻塞性肺病(chronic obstructive pulmonary disease,COPD)引起的高碳酸血症的情况下应考虑使用。无创通气不适合作为长期持续的通气支持,并且对具有高度持续误吸风险、活动性胃肠道出血、近期食管手术以及面部创伤的患者是禁用的。

ICU中单肺通气较少。例如,支气管胸膜瘘、单肺大咯血、单肺脓肿,则可能需要将患侧肺隔离。在这种情况下,有目的的主支气管内插管可作为一种临时的措施。双腔气管内导管可以允许在胸科手术期间使右肺或左肺隔离或萎陷,偶尔也用于ICU中的单肺通气(如:单肺移植术后双肺的顺应性存在显著差异的情况下)。然而,这种导管比单腔导管粗,但管腔狭窄,不应长时间使用。单肺通气的另一种策略包括支气管堵塞导管的置入。支气管堵塞导管利用一个高容、低压的套囊附着于小口径的可置入或平行于气管导管主腔的导管,然后将该套囊充气以封闭主支气管或段支气管。

(二)紧急手术开放气道

少数情况下,尽管使用了所提及的设备及技术,但是气管插管仍无法完成。当发生无法控制气道或插管失败,不能使用面罩或抢救设备通气时,需外科紧急开放气道。

(三)环甲膜穿刺

环甲膜穿刺是一种临时的措施,其使用大口径留置针穿过环甲膜置入。空气可通过留置针吸入表明留置针置于气管内。理想的情况下,可随后用高频通气适配器将留置针连接至50psi的壁式氧源,这种高频通气适配器可允许短时间高流量氧气通过。如果该设备不可用,可将7号气管导管的连接头插入去活塞的3ml螺口注射器的后部,然后用该装置将留置针和球囊活瓣面罩相连接。或者,可将10ml或20ml的去活塞螺口注射器连接至留置针,并将带气囊的气管导管插入注射器的后部,然后将气囊充气以密封注射器。使用球囊活瓣面罩通过留置针正压通气,可为机体提供一定的氧合,但是通气依赖于胸廓的被动回缩,若近端气道梗阻,通气将不能进行。若高频通气不可用,应立即进行外科环甲膜切开术。

(四)环甲膜气管切开术

对于成年人,环甲膜切开是首要的外科紧急气道开放方式。紧急气管切开术与择期气管切开术相比,并发症的发生率较高,主要是因为患者所存在的解剖变异所致,而这种情况可以迅速行环甲膜切开,开放气道来加以避免。这种更近头侧的手术入路减少了纵隔损伤和气胸发生的可能性,并且,由于环状软骨和喉软骨是环形的,这减少了食管损伤的风险。在用手固定喉部以后,在正中行一个3～5cm的垂直或水平切口切开皮肤和皮下组织。然后用手术刀穿入环甲膜并用特鲁索氏扩张器或弯止血钳扩张洞口。如果可用,则将6#带套囊的Shiley气切套管(或与其相当的气切套管),或6#带套囊的气管导管置入气管内,然后用标准的方法确认导管的位置。或者,可进行环甲膜穿刺,随后将导丝置入气道,通过一系列的扩张器扩张气管组织以便于套管插入,最后使用Seldinger技术置入气切套管。目前已有气切套装可供临床使用。

与气管切开相比,长时间的环甲膜切开据认为可增加声门下狭窄以及声带或喉部损伤的风险。传统教科书推荐应尽早将紧急环甲膜切开转换为气管切开。

(五)气管切开术

ICU中长期上呼吸道梗阻以及预计需长期机械通气(也可见于第22章)的患者可进行择期气管切开术。气管切开的最佳时机尚不明确。现代高容、低压气管导管套囊的发展降低了长期气管插管患者气道狭窄的发生率。然而,将1~2周内不满足拔管条件的患者转换成气管切开后,可促进患者的活动,减少镇静需要,且可通过减少气道阻力及无效腔来帮助患者脱离机械通气。虽然早期气管切开并不是都能改善预后,但与保留气管插管的患者相比,它确实能够提高患者的舒适度。

气管切开可在床旁或手术室使用标准的手术方法进行,即通过颈阔肌做一个正中切口,沿着颈部带状肌群之间的正中缝隙分离。有些病例必须将甲状腺峡部向上推开或钳夹分离,以暴露气管环。在第一、第二气管环之间做一个水平切口,将气切套管置入气道,并且使用标准的方法确认气切套管的位置。

另外,由非外科及ICU医师使用经皮扩张技术进行的床旁择期气管切开术越来越普遍。目前大量数据表明这种方法在安全性和有效性方面等同于传统的气管切开术,并且,实际上在许多情况下可能更优于传统的气管切开术。其相对禁忌证包括凝血障碍和颈部或气管的解剖异常(如病态肥胖或之前行过颈部手术)。

在过去的三十年中,数项经皮技术不断发展,但是没有一种技术被证明是优于其他技术的。所有技术的共同要点是在上部气管环上做一个小的正中切口或横切口,用针头在近似第二气管环的位置穿入气管,将导丝置入气道,在穿刺的部位序贯扩张,而后使用改良的Seldinger技术置入气切套管。强烈推荐使用支气管镜进行引导下操作,因为这可减少误穿气道后壁的概率,可以在直视下证实气切套管的位置,并有利于清除围术期肺部的分泌物。

五、人工气道常见问题的处理

(一)气管切开的并发症

环甲膜切开术和气管切开术的早期并发症包括围术期出血或误吸、皮下气肿、未识别的气管或食管损伤、气胸或纵隔气肿以及意外拔管。若在置管后7~10d、窦道未成熟之前发生气切导管意外脱出,此时重置导管有形成假腔的风险。在这种情况下,应首先想到经口重新气管插管。若有合适的人员在床旁,应迅速探查气切口以评估其通畅性和窦道的完整性。可通过造口置入5号或6号气管导管,或者作为替代可将吸痰管或支气管镜置入气道,作为引导以更换导管。

气管切开的远期并发症包括切口感染、肉芽组织形成所引起的气道狭窄、气管软化导致动态性气道塌陷以及气管动脉瘘。气道狭窄和气管软化的发病高峰约为拔除气切套管后的6周。对重症医师来说,避免气道感染,尽可能减小气切套管的直径,确保气切套管在适当的位置以避免对气道的机械性刺激,以及维持气囊压力不大于20~25mmHg(27~34cmH$_2$O),这些都是减少后期的气道狭窄和气管软化风险的重要因素(更多关于气管切开管理的细节见第22章)。

气管动脉瘘是气管切开的一种罕见但令人畏惧的并发症,通常发生于气切套管置入至少48h后。虽然大多数病例累及无名动脉,但左无名静脉、主动脉弓和右颈总动脉也会受到影响。早期预警信号的经典表现包括小的前哨出血以及气切套管的搏动。如未经治疗,此并发症的死亡率为100%,即使立即手术干预,据报道仍有20%的病死率。为此,任何气管切开部位的出血均必须立即检查。活动性出血应使用气切套管或其套囊或置入造口的戴手套的手指直接压迫,并在气管前方进行压迫同时做好立即转运至手术室的准备。

(二)气道管理失误的处理方法

呼吸机报警情况的诊断和处理将在第47章

讨论。然而,潮气量或分钟通气量的损失、气道峰压的突然升高常常是气管导管或气切套管的问题。除非发生短暂的肺泡萎陷患者无法耐受的情况(例如:急性呼吸窘迫综合征的患者),排除气道故障应首先断开呼吸机并用简易呼吸器手控通气,以迅速解决潜在漏气原因,并迅速建立通畅有效的气道。

气道峰压突然升高的原因可能有咳嗽或 Valsalva 动作、气管导管被咬扁、导管在口咽后部弯折以及分泌物或血液堵塞导管内腔。对于气管内导管,气道压力升高和血氧饱和度下降也可能表明气管导管移位进入了主支气管。在确定两肺呼吸音均存在后,应使用吸痰管吸引气管导管或气切管,以确认管腔的通畅性,并清除阻塞的分泌物。这种情况下,缓慢滴注生理盐水可能是有帮助的。

潮气量的损失可能与漏气、气囊破裂或与测压球囊故障或断开有关。气管导管被长时间加温、软化,有时可能会产生 S 形弯曲并从声门入口处疝出,尤其是当医生条件反射性地往测压球囊内加入更多的空气以解决表面上的"漏气"现象。

最后,高气道压可抵抗套囊对气道所产生的封闭作用,使得气流从套囊周围泄漏,从而导致潮气量的损失(亦可见第 22 章)。此时,不断增加套囊的压力以封堵泄漏的做法通常是不明智的,因为这将增加气管软化的风险。最好的做法是利用支气管镜协助判断及处理引起气道压升高的原因(见第 47 章)。

(三)更换导管

在套囊漏气或导管内腔堵塞难以处理的情况下,必须立即更换有问题的导管。更换窦道成熟的气切套管通常不需要镇静,只需简单地移除旧的导管,然后置入新的导管,或者可通过吸痰管引导的"导轨技术"来完成换管,类似于建立血管通路的 Seldinger 技术(见第 22 章)。更换气管导管可通过择期拔管,随后使用直接喉镜快速重新插管来完成。然而,在机械通气数天后,大部分患者,甚至是那些容易插管的患者,都会由于水肿以及炎症的影响而使其气道结构出现改变。为此,许多医师更喜欢使用导管更换管。这种可弯曲的导管通常具有一个带多个远端侧孔的小内腔,并具有转换接头可用以连接至简易呼吸器或喷射呼吸机。将导管更换管置入气管导管或气切套管,并作为引导和占位,用来移除旧的导管并通过导管更换管置入新的导管。一些临床医师主张更换导管时置入喉镜,以在直视下确定导管更换管位于气道内,并且若新的导管在声门入口处遇到阻碍时,可帮助其顺利置入。总之,必须牢记,应采用与最初插管相同标准的计划、预防以及镇静措施来完成导管更换。

第31章

酒精戒断：诊断和治疗

Amanda M. Ball　Barry D. Fuchs，著　陈桂清，译　林建东，校

　　酒精戒断综合征（alcohol withdrawal syndrome，AWS）是ICU里一个相对常见的问题。但是医师们在对该综合征的准确识别和适当治疗方面仍面临很多挑战。首先，重症患者可能无法沟通，从而无法进行精确的AWS风险评估。其次，因为AWS的临床表现没有特异性，可能很难与其他疾病区分开来，也可能被其他并发疾病所掩盖。最后，用来防治AWS的一线用药，苯二氮䓬类，常引起或加剧其他疾病导致的谵妄。因此，临床医生须保持高度警惕，从而识别有高AWS风险的患者，并准确诊断出现该综合征的患者。本章节提供了对有高AWS风险，或可能发展为AWS的ICU患者的有循证医学证据支持的治疗方法。

一、酒精依赖和酒精戒断综合征

　　AWS诊断标准见知识框31-1。虽然AWS的全因死亡率和发病率在治疗和监测策略的进步下有平稳的下降，但是这些策略的使用仍存在不一致的情况。例如，相当大比例（15%～20%）的住院患者有酒精依赖（ICU中可高达39%），但是研究表明这部分病人仅半数在开始时就被他们的医生鉴别出来。虽然这在某种程度上是因为饮酒患者的陈述不准确，但是这些数据可能反映了对确定的酒精依赖筛选方法的实施不足。而且，给予预防性用药的判定过程和药物选择没有标准化。有人认为，很多有酒精依赖的患者在住院期间不会经历酒精戒断。实际上，只有5%～7%的患者发展为AWS。

二、酒精戒断的神经生理和生理学

　　酒精刺激大脑主要的抑制性神经递质——γ-氨基丁酸（gamma-aminobutyric acid，GABA），通过激活$GABA_A$受体起到中枢神经系统抑制效应。长期饮酒者GABA受体变得对同样剂量的酒精不敏感，从而导致酒精耐受。酒精也可结合并抑制大脑中的N-甲基-D-门冬氨酸（N-methyl-D-aspartate，NMDA）受体，这些受体能抑制兴奋性神经递质谷氨酸的释放。和GABA受体的效应一样，长期接触酒精导致NMDA受体上调，从而导致耐受的形成。

三、戒断症状的时间

　　酒精戒断的临床表现可从轻度的震颤到癫痫甚至死亡。首发症状可能在停止饮酒后6～36h内开始出现。轻微戒断的首发征象常包括轻度焦虑、头痛、发汗、胃肠不适和震颤（知识框31-1）。酒精戒断相关的癫痫发作可发生在近10%的患者中，典型表现为停止饮酒后6～48h内出现的单个或几个短暂的全身强直-阵挛性发作，之后伴有短间歇的过程。虽然酒精戒断可能导致癫痫持续状态，但是十分罕见，故发生者需查找是否存在其

他病因。幻觉,可以是视觉上或者听觉上的,常出现在停止饮酒后12~48h。在近5%的患者中,完全谵妄、躁动、极度焦虑/恐惧和震颤性谵妄可能出现在停止饮酒后48~96h。在戒断的这个时期,患者可能也表现出生命体征不稳定,大多是明显的心动过速和高血压。虽然这些时间过程可作为一通用指南,但是对具体患者来说戒断的出现时间和严重程度可能差别很大。因此,监测症状和征象的发展对于给予不同患者适当治疗的决定是很重要的。

知识框31-1　AWS的诊断标准
长期酗酒者停止饮酒后数小时到几天内表现出以下至少2个征象或症状,并排除其他疾病所致 1. 自主神经功能亢进(例如,出汗或者心率大于100/min) 2. 震颤 3. 失眠 4. 一过性的幻视、幻触、幻听或错觉 5. 恶心或呕吐 6. 躁动 7. 焦虑 8. 癫痫大发作
引自 Bayard M, McIntyre J, Hill KR, Woodside J Jr: Alcohol withdrawal syndrome. Am Fam Physician 69:1443-1450,2004.

四、诊断筛选工具

AWS的诊断是临床诊断,并且是基于患者的病史加上存在高度可疑的体征或症状。而标准化筛选工具对于识别酒精相关的功能紊乱和AWS的患者可能有所帮助。常使用的工具是包括3个问题的CAGE问卷。其他已被证实过的快速筛选工具包括3个问题的酒精使用异常鉴别测试(Alcohol Use Disorders Identification Test, AUDIT, http://www.hepatitis.va.gov/provider/tools/audit-c.asp#S1X),10个问题AUDIT(http://whqlibdoc.who.int/hq/2001/WHO_MSD_MSB_01.6a.pdf)和NIDA改良的酒精、吸烟和其他物质的筛选测验(NIDA-Modified Alcohol, Smoking, and Substance Involvement Screening Test, NM ASSIST, www.drugabuse.gov/nmassist/)。最后一个是一种基于网络的交互式的方便工具。

一旦认为是酒精戒断高危患者,就应该严密监测是否有发展为AWS的症状和体征。被最广泛研究和使用的评分工具是修订后的临床机构酒精戒断评定量表(Revised Clinical Institute Withdrawal Assessment for Alcohol scale, CIWA-Ar)。这种包含10个问题的评分工具结合患者对有关于定向力、神经紧张性、幻觉等问题的反应以及医务人员的观察来完成此评分。因为CIWA-Ar评分可以追踪戒断的严重程度,故除了可以监测AWS的出现,它同样可以用来指导AWS治疗用药剂量的调整。虽然CIWA-Ar可定量AWS的临床表现,但并不具特异性。正因为如此,其他戒断状态和其他有儿茶酚胺升高的疾病也可能有相似表现,或与AWS同时存在,而导致评分升高,即假阳性(如谵妄、脑膜炎、药物摄入、肝衰竭)。因此,在基于CIWA-Ar评分的AWS治疗开始前,首先评估患者排除其他潜在的原因是很重要的。

更重要的是,CIWA-Ar不适用于无法交流的患者(如谵妄或者插管患者)。遗憾的是,对于这样的患者没有标准评估工具,但是,这些患者可用现有的ICU镇静躁动评分工具来评判躁动的程度[如RASS评分(见第5章,表5-2)]。与CIWA-Ar一样,RASS评分升高对于酒精戒断无特异性;但是对指导治疗很有帮助。举个例子,临床医生可以使用将RASS评分-2到+1作为苯二氮䓬类药物治疗目标,从而有一个客观药物管理目标。

五、转入ICU的指征

一旦诊断AWS(知识框31-1),须考虑该患者是否有入ICU治疗的指征(知识框31-2)。不满足转入ICU标准的患者可在普通病房治疗,条件是这些病房的护理人员经过培训能执行CIWA-Ar评分,并联合程序化或医师指导的苯二氮䓬类药物治疗,滴定药物的适当剂量。

> **知识框 31-2　诊断为 AWS 的患者转入 ICU 的指征**
>
> 1. 如果在治疗过程中任何时间点出现患者无法保护自己的气道,应该给予插管并转移到 ICU 进一步治疗。
> 2. 中度酒精戒断患者,符合 CIWA-Ar 评分 9～15 分,被认为有较高风险发生并发症,包括:
>   a. 体弱、高龄者
>   b. 合并其他疾病包括:
>   i. 血流动力学不稳定
>   ii. 肺部疾病
>   iii. 胰腺炎
>   iv. 胃肠道出血
>   c. 酒精度＞100mg/dl
>   d. 无法沟通者(如谵妄),CIWA-Ar 不能用来指导治疗
> 3. 严重酒精戒断综合征,定义为需要:
>   a. 在第一个 1h 内使用＞6mg 劳拉西泮(或等效价的药物)
>   b. 在第一个 6h 使用≥12mg 劳拉西泮(或等效价的药物)
>   c. 适当的苯二氮䓬类治疗大于 1h 后 CIWA-Ar 评分依然＞15
>
> CIWA-Ar. 临床机构酒精戒断评定量表
> 其中 3 引自 Hack JB,Hoffman RS,Nelson LS: Resistant alcohol withdrawal: does an unexpectedly large sedative requirement identify these patients early? J Med Toxicol 2:55-60,2006.

六、治疗

(一)初始治疗

疑似或明确诊断的 AWS 初始治疗包括许多支持治疗措施。须评估患者保护气道的能力和是否需要机械通气。因为这些病人常出现容量不足,常需要输入盐水或者乳酸林格液进行循环支持,以恢复和维持器官灌注。

而且,因为这些病人常有因低摄入量导致的严重营养不良,他们应该都补充硫胺素、叶酸和复合维生素制剂。硫胺素 100mg 静脉注射(或者口服)应早于含糖液体的使用,以避免诱发 Wernick 脑病。硫胺素是柠檬酸循环中 α-酮戊二酸脱氢酶和丙酮酸脱氢酶的辅因子,在糖类代谢过程中被利用。如果患者缺乏硫胺素(常出现在酒精依赖的患者身上),这些酶无法发挥正常作用,可能会使 ATP 的合成减少,并导致神经元细胞死亡。为充分恢复维生素的储备,患者应至少接受 3～5d 的补充治疗。一旦患者恢复饮食,无论是经口喂食、完全肠内营养还是完全肠外营养,应该严密监测是否会发生再喂养综合征(见第 15 章)。鉴于以上考虑,应该早期咨询临床营养师来协助这些缺乏症的治疗。

AWS 患者应早期评价可用的实验室指标,包括基础代谢功能检查试验组合(血糖、电解质、BUN 和肌酐)、血清钙、镁、磷。如果阴离子间隙变大(见第 83 章方程 4),应测量血清渗透压来计算渗透量间隙(见第 83 章方程 5),从而筛查是否合并摄入其他物质如甲醇或者乙二醇(见第 57 章)。此外应该进行尿液药物筛查和尿液分析、血清乙醇的水平、凝血酶原时间、肝功能以及淀粉酶、脂肪酶、肌酐磷酸激酶、乳酸和血清白蛋白水平测定。AWS 患者应每天检查血生化和电解质,特别是营养治疗开始后。尤其重要的是,血磷可能急剧下降,因此需要持续补充以避免严重的并发症(见第 15 章)。

(二)苯二氮䓬类的预防性用药

因非内科或外科问题住院的酒精依赖患者有较大风险发展为 AWS,这可能会使原来内科或外科处理变得更为复杂。所以,应该系统筛查所有患者是否有酒精依赖,这样这个并发症才可以被预测到并对其进行适当的治疗。护士或者医生可以使用 CAGE 或者其他工具来实施初始筛查。如果护士对患者进行常规筛查,发现阳性患者应通知医生。医生应确认患者是否对 AWS 有高危风险,并决定适当的治疗。至少应由护士使用 CIWA-Ar 评分表密切监测所有这样的患者是否有 AWS 早期征象的出现。

如果认为择期手术住院的患者有 AWS 高风险,应采取谨慎态度,取消或延期手术,开始 AWS 预防性治疗以使其度过戒断时期时。若无需要立即处理的内科或外科问题,应用劳拉西泮预防用药不会加剧或恶化患者的病情。在这种情况下,这些患者发生躁动或者谵妄有很大可能为 AWS。

相反,非择期外科或内科患者不推荐常规的 AWS 预防用药,因为可能使潜在的内科或外科疾病情况复杂化。有一个例外的情况是,患者既往病史有震颤性谵妄(delirium tremens,DTs)或者戒断性癫痫,具有较高风险再发者。DTs,作为大量酒精摄入突然戒断的一种急性的,有时是致命的并发症,表现为躁动、幻觉、定向障碍、混乱、恐惧和焦虑。患者也可表现为心动过速、发汗、震颤和胃肠道不适。

但是,即使在这些情况下,医生也应在仔细地评估后才开始苯二氮䓬类的预防用药(知识框 31-3 预防用药的推荐疗法)。在其他情况下,使用 CIWA-Ar 进行严密观测是有益的,因为可以保证一旦出现 AWS,病人能得到适当和及时的治疗。

知识框 31-3　　推荐劳拉西泮作为酒精戒断综合征的预防用药
第一天:经口(或鼻胃管)1~2mg q6h,共 4 次 第二天和第三天:经口(或鼻胃管)1mg q6h 共 8 次,再重新评估
注意:如果出现了 AWS 的症状,应根据症状严重程度开始 AWS 治疗,增加劳拉西泮的剂量和给药频率,并延缓撤药 引自 Mayo-Smith MF for the American Society of Addiction Medicine Working Group on Pharmacological Management of Alcohol Withdrawal. Pharmacologic management of alcohol withdrawal: a meta-analysis and evidence-based practice guideline. JAMA 278:144-151,1997.

(三)对症与固定给药法

AWS 患者的药物治疗有两种不同的策略:对症(推荐的)和固定给药。对症法,首先使用 CIWA-Ar 评分表(或者插管患者用 RASS)对患者进行评估,根据戒断症状的严重程度来决定对药物治疗的需求。

固定给药法,也称为定期定量法,对预期可能发展为中到重度 AWS 的患者给予预定的苯二氮䓬类治疗,该法与对症给药相比较,潜在的优点是可减少或阻止严重 AWS 症状发作,但固定给药法可能导致中度 AWS 患者苯二氮䓬类过量使用,使患者住院天数和 ICU 治疗天数延长。过量的苯二氮䓬类使用可能导致比 AWS 本身更严重的问题出现(如误吸、坠床和呼吸衰竭)。另外,对症法还可以鉴别戒断的特异体征和症状,并监测其严重程度和随时间缓解的情况。

1. 苯二氮䓬类药物的选择　　根据历史文献和近来的循证医学文献,苯二氮䓬类为酒精戒断的主要治疗药物。美国可获得的有 7 种苯二氮䓬类药物:劳拉西泮(Ativan)、咪达唑仑(Versed)、地西泮(安定)、奥沙西泮(舒宁)、阿普唑仑(赞安诺)、氯氮䓬(利眠宁)和替马西泮(Restoril)。其中,阿普唑仑、咪达唑仑和替马西泮在 AWS 的治疗中临床应用最少、支持证据最少,不予赘述。

奥沙西泮并不是治疗 AWS 的最佳选择,原因有:首先,它的半衰期只有 2.8~8.6h,常需要每隔 6 小时重复用药来防止症状爆发出现。此外,奥沙西泮仅有口服的胶囊制剂,对于严重 AWS 或者在 ICU 治疗的 AWS 患者,因其只有静脉途径而不适用。再者,支持其在 AWS 治疗上的使用的证据奥沙西泮是最少的。

其余三种药物(劳拉西泮、地西泮、氯氮䓬)在相同等效剂量和适当的监测下,在 AWS 的治疗中具有同样的疗效。多基于下列考虑进行药物选择:单位的习惯、患者的因素(体重、肝功能、肾功能、年龄)以及是否有药。

早期、充分、合理地逐步增加苯二氮䓬类药物来治疗 AWS 对防止发展为更严重的 AWS 或 DTs 至关重要。因为长期饮酒使 GABA 受体上调,AWS 患者常需要比医生初始预计的更大剂量的药物。严重的 AWS 和 DTs 的患者可能需要高达 20~25mg 劳拉西泮静脉注射及 100~150mg 地西泮静脉注射,该剂量可不需要气管插管,在临床严密的监测下可安全应用。

2. 辅助用药　严重戒断常出现肾上腺素能高反应性症状、躁动和DTs。通常来说，如果上述症状明显，而缺乏AWS的其他特征，应该积极寻找病因并给予恰当地评估。然而，辅助用药可联合苯二氮䓬类药用于AWS的治疗。这些辅助用药包括可乐定、卡马西平、丙戊酸和氟哌啶醇，各种药有不同等级证据支持用于AWS特殊症状。

可乐定用于治疗患者肾上腺素能高反应性，常用在AWS的后期。可乐定是一种α₂肾上腺素能受体激动药，主要用于高血压的患者，但也对延髓有所作用，减轻交感紧张从而治疗戒断症状。如果患者有心血管并发症，可使用可乐定联合劳拉西泮治疗患者肾上腺素能高反应性和减轻症状（如收缩压>140mmHg，舒张压>90mmHg，心率>100/min）。

可乐定的推荐用药剂量如下。

可乐定：0.1mg 口服，每小时1次，必要时（收缩压>160mmHg 或舒张压>100mmHg）。可重复使用三次。如果需要更多剂量才能维持血压须联系医嘱医师。此外，可以使用：0.1mg 口服，每6～8小时1次。

卡马西平（carbamazepine，CBZ）用于治疗轻度和中度AWS来防止进一步发展为更严重的AWS。但是，CBZ的大部分数据来自于酒精戒断恢复中心而非急诊住院或ICU病人。只有一小部分研究CBZ在急性AWS中的应用，而且这部分研究都是小样本研究。CBZ对长期酒精戒断治疗可能更有用，因为现有的预实验结果具有更长的随访期（4个月），并且是门诊患者。CBZ作用机制还未能完全阐明，但是与GABA受体的互相作用可能是部分原因，因此其在预防和治疗AWS中均有作用。

CBZ的推荐用药策略如下。

卡马西平：第1～3天 200mg 口服，每天4次，然后逐渐减少剂量，第4～7天 200mg 口服，每天3次，第8天 200mg 口服，每天2次，第9天 200mg 口服，每天1次，之后停药。

丙戊酸和CBZ对治疗和预防AWS有相似的作用机制。虽然很多关于丙戊酸应用于AWS的研究，但是受限于研究的设计、样本量小、诊断AWS和治疗的标准不统一，此外对其普适性的担心，都使丙戊酸用于AWS治疗无法得到广泛认同。因为缺乏数据，通常不推荐使用。

如果使用，以下是丙戊酸的推荐用法：

丙戊酸：500mg 每8小时1次连用7d，然后无须减量直接停药。

对于DTs和严重躁动，除了使用苯二氮䓬类药物，可增加的首选药物是氟哌啶醇。在应用氟哌啶醇前，须保证心电图上QT间期<450ms（并且低钾、低镁、低钙均被纠正）。在治疗开始后，须每日查心电图，如果QT间期延长到>500ms，应该停止使用氟哌啶醇。氟哌啶醇可能使癫痫发作阈值下降，因此对于既往有癫痫的或者有酒精戒断性癫痫的患者应谨慎使用氟哌啶醇。

以下是氟哌啶醇用于治疗震颤型谵妄或者严重躁动的推荐用药策略：

氟哌啶醇：对躁动性谵妄者 5～10mg 静注/肌注，必要时或者 2.5～5mg 口服，每1～2小时1次必要时。氟哌啶醇总剂量应控制在40mg/d之内以减少发生尖端扭转型室性心动过速的风险（见第34章）。

3. 顽固性酒精戒断的治疗　发展为严重AWS的一部分患者可能发展为顽固性酒精戒断（resistant alcohol withdrawal，RAW）。虽然RAW没有标准定义，知识框31-4是一个推荐定义。

知识框 31-4　酒精戒断治疗耐受的推荐定义

静脉注射以下药物治疗AWS，临床表现控制不佳：

1. 在3h内使用劳拉西泮 40mg（或者相当于其他苯二氮䓬类的同等剂量），或者
2. 在8h内使用劳拉西泮 80mg（或者相当于其他苯二氮䓬类的同等剂量），或者
3. 为控制症状，劳拉西泮剂量>8mg/剂（或者相当于其他苯二氮䓬类的同等剂量）

引自 Hack JB, Hoffman RS, Nelson LS: Resistant alcohol withdrawal: Does an unexpectedly large sedative requirement identify these patients early? J Med Toxicol 2:55-60,2006.

一旦患者需要更高剂量的苯二氮䓬类药物来控制或缓解症状，可以考虑使用其他药物治疗RAW。曾被研究用于ICU患者治疗RAW的药物是苯巴比妥。苯巴比妥也对GABA受体起作

用,并可能增强苯二氮䓬类对 GABA 受体的作用。Gold 等的研究发现,使用前后比较设计,根据 SAS 评分判断患者的反应,逐步升高苯巴比妥的用药联合高剂量苯二氮䓬类药物进行治疗。当患者需要一剂 40mg 静脉地西泮时(等同于 8mg 劳拉西泮),给予患者三次氟哌啶醇(65mg 静注 >30min)。添加氟哌啶醇联合以基于症状的大剂量地西泮用药策略使机械通气需求从 47% 下降到 22%($P=0.008$),无论是增加地西泮的最大单剂用量(32mg vs. 86mg,$P=0.01$)或者是增加总的地西泮用量(248mg vs. 562mg,$P=0.01$)均可发生。

丙泊酚是另一种可以作用在 GABA 受体的药物,已用于治疗 RAW。它在酒精戒断中主要限用于对苯二氮䓬类和巴比妥类治疗无效的严重 AWS 或者难治性 AWS 的治疗。丙泊酚在 RAW 中的成功应用有单病例报道也有案例系列报道。在这些病例中,在使用极高剂量(>1000mg)的劳拉西泮后,开始应用丙泊酚,并持续使用了 4~11d。要注意的是,如果丙泊酚使用时间超过 48h,应每 48 小时测定三酰甘油和肌酐磷酸激酶水平(见第 5 章)。此外,丙泊酚的脂质组成也应计算入患者总的营养摄入中(1.1kcal/ml)。最后,遵守推荐的丙泊酚最高剂量 80μg/(kg·min) 对患者生命安全至关重要,因为超过此限值的用药与罕见但致命的丙泊酚输注综合征有关(见第 57 章)。

右美托咪定是美国食品药品监督管理局批准的一种新型的用于 ICU 镇静治疗的药物,也被用于 AWS。与可乐定相同,右美托咪定是一种选择性 $α_2$ 肾上腺素能受体激动药,具有镇静和抗焦虑作用。只有很少的案例报道使用右美托咪定治疗 AWS 患者。在每个案例中,患者仍根据需要应用苯二氮䓬类(地西泮或者咪达唑仑注入)和氟哌啶醇,并在停用苯二氮䓬类和氟哌啶醇的 24h 内就停用了右美托咪定。右美托咪定的维持剂量 0.2~0.7μg/(kg·h)。右美托咪定对 AWS 的作用仍不明确,因为仅有的病例报道的证据级别较低,期望用量不明确以及仍需使用苯二氮䓬类。

4. ICU 中 AWS 的程序化治疗　使用系统的标准化程序鉴别酒精依赖和 AWS 的高风险患者,其鉴别率优于医生独自筛查,目前的争议是程序化治疗 ICU 患者的 AWS 更优于其他不统一的治疗方法。互联网上可以方便地查到类似这样的 ICU 的治疗法则。

第32章

抗生素过敏

Patricia Takach,著   陈桂清,译   林建东,校

在美国,有2%～5%的患者是由于药物不良反应(adverse drug reactions,ADRs)入院。此外,据统计约有30%的患者在住院期间发生药物不良反应。其中,过敏反应占5%～10%,并且,每25～50个发生过敏反应的患者中就有1个会有严重生命危险。据报道指出,药物不良反应在ICU发生的频率高于其他科室。在美国,约300个住院病人中就有1个死于药物不良反应。(每年接近100 000人,其中由潜在过敏导致的占6%～10%。)

药物反应分为两种类型:可预测(A型,由药物本身的药理作用所致,并可以发生于任何人)和不可预测(B型,不常见,仅发生于易感人群)(图32-1)。不可预测的反应包括药物过敏反应(与机体免疫有关)、类过敏反应、对药物无法耐受以及特异质反应。造成严重后果的药物反应可能与速发型超敏反应有关,速发型超敏反应又称为Ⅰ型超敏反应(根据Gell和Coombs分类法将免疫反应分为4种传统类型,表32-1)。本章节将着重阐述抗生素引起的具潜在致命性的速发型超敏反应的评估和预防。

表 32-1 过敏反应的分类(Gell 和 Coombs 分类)

分型	说明	发生机制	临床特点
Ⅰ 速发反应(30～60min发生) 加速反应(1～72h发生)	速发型	IgE介导的嗜碱性粒细胞和肥大细胞脱颗粒	过敏反应 血管性水肿 支气管痉挛 荨麻疹
Ⅱ	细胞毒性	抗原与细胞结合:IgG或IgM与抗原结合后形成复合物杀伤细胞	溶血性贫血 间质性肾炎
Ⅲ	免疫复合物型	抗原与IgG或IgM结合形成免疫复合物后沉积在组织中并激活补体导致局部炎症发生和组织损伤	血清病
Ⅳ Ⅴ(>72h)	迟发型 特发型	淋巴细胞介导的免疫反应 尚不明确	接触性皮炎 斑丘疹 Stevens-Johnson综合征(剥脱性皮炎)

引用并修改自 Weiss ME, Adkinson NF: Immediate hypersensitivity reactions to penicillin and related antibiotics. Clin Allergy 18:515-540,1988.

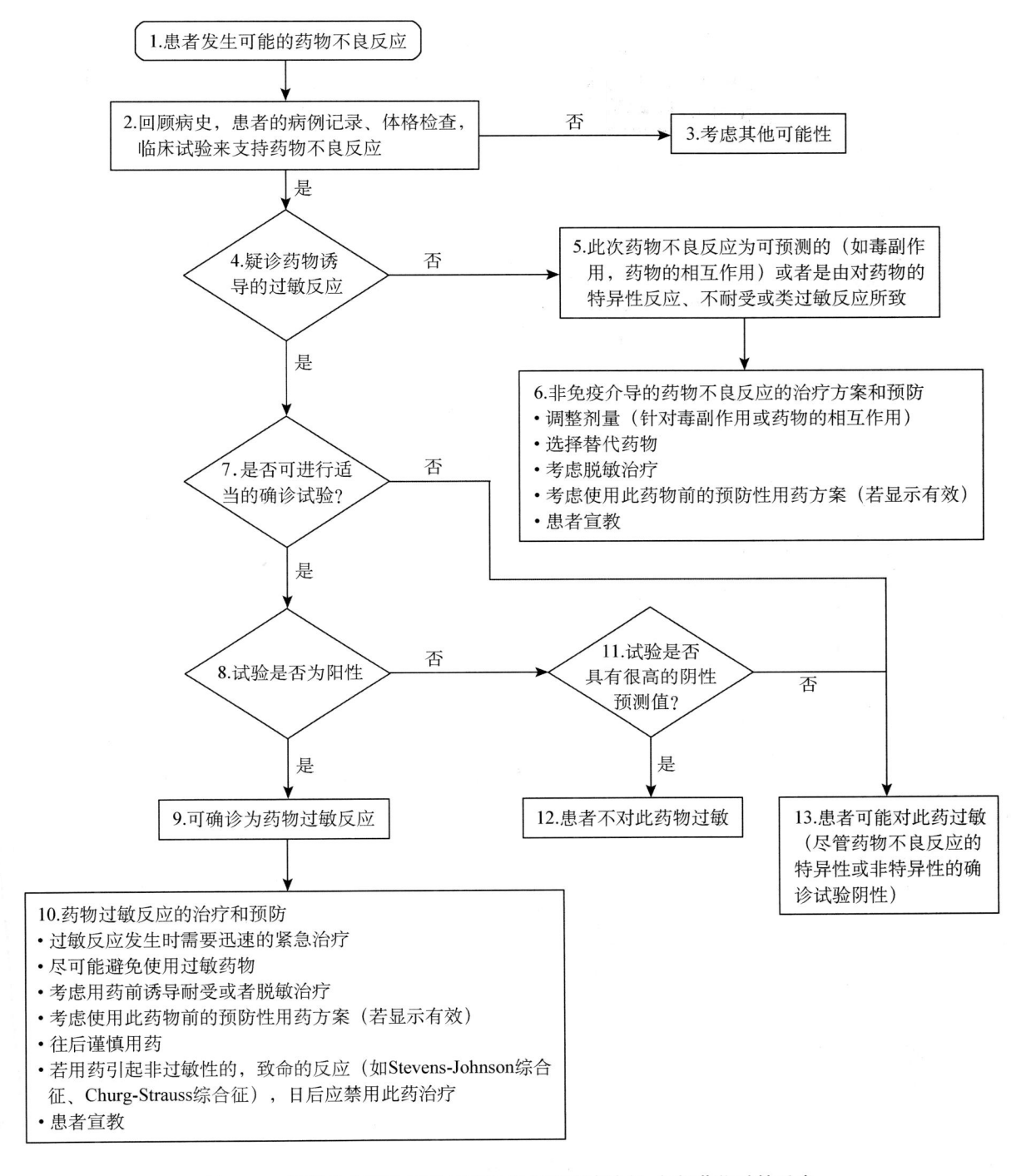

图 32-1 可能发生药物不良反应的患者的临床路径,包括药物过敏反应

引自 Drug Allergy: Updated Practice Parameters 2010, Rolensky and Khan [eds]. Ann Allergy 105:273e1-273e78, 2010.

一、对有抗生素过敏史患者的评估

β-内酰胺类抗生素是导致过敏反应最重要的原因之一。它包括青霉素和其半合成衍生物(如氨苄西林、阿莫西林)以及其他 β-内酰胺抗生素(包括头孢菌素、碳青霉烯类抗生素、单环 β-内酰胺类抗生素)。据报道,10%的病人曾经发生过青霉素过敏,但是,在对其全面评估后发现其中

90%的患者可以耐受此药(图32-1)。仔细采集有关此类抗生素的药物反应既往史在评估过敏反应时是非常重要的。因为在ICU中患者常是镇静或者插管状态,并且应用多种药物,获得准确的病史是具有挑战性的工作。家庭成员或者患者的首诊医师,以及门诊电子医疗记录可能都是获取相关既往史非常有用的来源。应获得的既往史包括药品名称、先前的暴露发生的时间、选择此药进行治疗的原因、既往药物不良反应发生的时机(从使用药物开始到出现不良事件的时间)、药物不良反应的症状特点(受累的器官系统)、出现药物不良反应时所使用的药物、治疗不良反应需要的措施、之后的药物暴露情况、未使用此药物时机体出现的类似症状(比如慢性荨麻疹)以及是否存在某种潜在条件使患者更容易对此药过敏。例如,感染EB病毒的患者在给予氨苄西林后易出现如同过敏反应的皮疹,但其实这并不是由免疫反应介导的。信息收集还包括近期所有的用药(处方药和非处方药)并同样进行信息的检阅。根据体格检查和实验室检查判定受累的器官系统对此评估也很重要。

药物过敏反应可通过出现症状的时间不同而分为速发型(几分钟到1h),加速性(1h到3d)迟发型(超过3d)。若初次反应为速发型(在使用药物之后在30~60min发生),患者很有可能会发生速发型超敏反应并会有生命危险,例如过敏性反应。过敏性反应是一种由嗜碱性粒细胞和肥大细胞释放的炎性介质引起的,以平滑肌收缩和毛细血管扩张为特征的,发作迅速、免疫介导的对过敏原产生的系统性反应。

上一次发生ADRs距今的时间间隔同样有重要意义。相比十年前发生ADRs的患者,距今不足一年才发生过ADRs的患者更易由抗生素激发而再次出现ADRs。若患者只在很久前(>10年)发生过一次过敏性反应,则有中等风险发生致命的过敏反应。

二、β-内酰胺抗生素的皮试

皮试是最可信的判定手段,可判定既往对β-内酰胺类抗生素过敏的患者是否有对青霉素或者其他β-内酰胺类抗生素产生速发型超敏反应的风险。皮试时使用包含主要抗原簇和青霉素的药剂。青霉素聚赖氨酸(poly-L-lysine,PPL)作为主要抗原决定簇,与青霉噻唑酰多聚赖氨酸(Pre-Pen)一样均有商品化制剂。大约有95%的青霉素在机体内转化为这种主要抗原决定簇。余下的5%为次要抗原决定簇。青霉素的次要决定簇混合物(minor determinants mixture,MDM)目前在美国无商品化制剂。但是,不同皮试剂主体(主体为PPL+青霉素和主体包含完整的主要和次要青霉素抗原决定簇)出现假阴性的概率相同。有一种不常见的抗原包含在β-内酰胺类抗生素R基团侧链中,如选择性对阿莫西林过敏,但对其他青霉素类耐受良好。在皮试前一周应避免使用抗组胺药。既往有青霉素过敏史的患者大约10%可出现皮试结果阳性。与对照组相比,皮试结果阳性的患者可检测到青霉素特异IgE抗体,它对主要抗原决定簇或者青霉素发生反应而产生水疱和皮肤红肿。如果皮试阳性,患者需要行脱敏治疗或者说"诱导耐受"治疗。

(一)皮试的预测价值

患者对主要和次要抗原决定簇的皮试结果阴性,表示患者耐受β-内酰胺类治疗,不会发生速发型超敏反应。此阴性结果预测准确率为97%,1%~3%的皮试结果阴性的患者用药后产生应答(对主要和次要抗原决定簇),出现轻微的自限性的反应。

皮试阴性的患者在青霉素用药后即使产生反应也较轻微。但是,在对于非IgE抗体介导的过敏反应中,皮试阴性并没有什么预测价值,例如血清病、Stevens-Johnson综合征、溶血性贫血、斑丘疹、药物热及间质性肾炎。即使初始皮试呈阴性,在治疗末期仍然有可能发生荨麻疹。

青霉素皮试的阳性预测值(即皮试结果阳性的患者在接受β-内酰胺抗生素治疗后会发生过敏性反应的人数)在40%~100%。

(二)皮试的适应证

当有青霉素过敏史的病人在生命垂危,且无其他抗生素可选择,只能选择β-内酰胺抗生素的时候,皮试是必不可少的。在根据患者的过敏史判断会有高风险发生过敏时,不能进行皮试。如果必须用药,此类患者在给予青霉素治疗之前须进行脱敏治疗。皮试的禁忌证包括缺少合适部位实施皮试(实施部位有皮疹)、使用过抗组胺药,皮肤划痕症（可能导致假阳性结果），或皮试对照不充分。

在患者发生β-内酰胺过敏后的6周之内，青霉素皮试可能一直表现为阴性。因此，若开始的皮试结果为阴性且有皮试的临床适应证，需要在此时期后再次进行皮试。曾发生青霉素诱导的剥脱性皮炎（如Steven-Johnson综合征或中毒性表皮坏死松解证）是皮试的绝对禁忌证，也是β-内酰胺抗生素使用的绝对禁忌证。对于有β-内酰胺过敏史的患者评估流程见图32-1。

尽管许多研究者表示青霉素皮试对于其他半合成青霉素有预测作用，但是反对的声音同样存在。他们认为，近期使用半合成青霉素后产生严重过敏的患者（即有高风险会发生过敏），即使青霉素皮试结果为阴性，仍然要避免使用发生过此类过敏症状的特定抗生素。

尽管皮试试剂的不良反应发生概率$<1\%$，但是全身性致敏反应时有发生。同样，在青霉素皮试后机体对β-内酰胺抗生素致敏的可能性也是$<1\%$。患者口服青霉素后发生复敏很罕见，能耐受一次或多次口服青霉素疗程的患者不需要重复皮试。高剂量青霉素的肠外使用更可能出现复敏现象。近期有发生过敏现象或者曾经发生严重不良反应的患者可考虑重复进行皮试。

三、对头孢类菌素及其他非β-内酰胺抗生素过敏的评估

青霉素皮试阳性的患者使用头孢类抗生素后发生不良反应的风险稍有增加（约2%），这些不良反应可能有过敏反应。有一系列研究评估了青霉素皮试（PPL、青霉素或MDM）阳性的患者使用头孢类抗生素的情况，总不良反应发生率在3.4%。若将此分析数据限制在1980年后发布的研究中，此时头孢类抗生素不再有青霉素污染，则不良反应发生率可降低至2%。

因此，对于有药物不良反应史的患者应采取逐级激发或脱敏治疗（诱导耐受的过程）使用头孢类抗生素。如果患者曾经有过对头孢类抗生素过敏但是青霉素皮试阴性，则需要考虑予以青霉素治疗，而不是头孢类抗生素。

因共同的R基团侧链所致的交叉过敏反应也要被考虑在内。阿莫西林与某些头孢类抗生素具有完全相同的R基团侧链。研究表明$12\%\sim38\%$的选择性地对阿莫西林过敏的患者使用头孢拉定发生不良反应，但可以使用青霉素。因此，对阿莫西林或氨苄西林过敏的患者应当避免使用具有与其相同R基团侧链的头孢类抗生素或者进行这些头孢菌素的脱敏治疗。

已知未发现在单环β-内酰胺、氨曲南及青霉素间存在具有临床意义的交叉药物反应。因此，青霉素皮试阳性的患者可安全使用这些药物。但是，已经发现氨曲南与头孢他啶会发生交叉过敏反应。因此，对任一药物过敏的患者，这两种药均应避免使用。The current Joint Task Force on Drug Allergy: Updated Practice Parameters 2010发布了少量数据，指出了青霉素与碳青霉烯类抗生素间的交叉过敏反应缺乏统计学意义。这些数据提示，青霉素皮试阳性的人或许可以接受碳青霉烯抗生素的治疗。然而，青霉素皮试阳性和未做皮试的有青霉素过敏史的患者应通过逐级激发使用碳青霉烯类抗生素。

其他抗生素（如万古霉素或磺胺类药）的皮试剂无市售。但是，无刺激性浓度的药物进行皮试可能提供有用的信息。有研究通过在无药物过敏史的健康人群中搜集的数据确定了15种常用处方类注射用抗生素的无刺激性皮试的标准浓度。10倍梯度稀释的药物在这些人中进行试验，检测出不会引起刺激反应的最低稀释浓度，这一浓度被称为无刺激浓度（nonirritating concentration，NIC）。在这种情况下，我们认为，使用无刺激浓度的药物进行皮试，阳性的患者存在对此药的特异IgE型抗体，因此，有发生药物不良反应的风险，应使用其他不会与此药发生交叉过敏反应的抗生素，或者诱导耐受（也称为脱敏治疗）。从另一个角度看，NIC皮试阴性的结果也不能排除存在药物特异性IgE，因为作为致敏源的药物代谢物可能并没有包含在皮试剂当中。

万古霉素可能引起非IgE介导的组胺释放，并且立刻引起皮肤红斑、面色潮红和瘙痒症状（即红人综合征）。减慢滴注的速度或者预先使用抗组胺1受体的药物可以防止红人综合征的发生。虽然万古霉素几乎不会引起IgE介导的药物不良反应，但是也有报道过万古霉素相关的过敏性反应的发生。

详尽的病史通常是恰当评价一种药物所致的过敏反应的关键。应当避免使用可能有问题的药物,除非存在危及生命的感染而不得不使用。那么接下来的诱导耐受(脱敏治疗)也必不可少。当必须使用某种药物,并且没有其他药物可以代替时,需要考虑是否进行诱导耐受。在此过程中,逐渐增加药物剂量,可暂时允许机体对此药的耐药。若以往发生过非 IgE 介导的严重药物不良反应,如 Stevens-Johnson 综合征、中毒性表皮坏死松解症或药疹、嗜酸粒细胞增多症和全身症状(drug rash, eosinophilia, and systemic symptoms, DRESS)、肝炎、溶血性贫血,那么在皮试中诱导药物耐受几乎不会成功。

四、青霉素皮试阳性患者的治疗

如果是青霉素皮试阳性的病人,因为没有其他可替代的有效抗生素可以选用,必须用到 β-内酰胺和头孢菌素类抗生素来治疗威胁生命的重症感染,可以尝试诱导免疫耐受。假如 β-内酰胺类必须使用,那些无法耐受皮试的或者无法合理控制(不良反应)的病人也需要脱敏。其他的脱敏抗生素,如万古霉素和磺胺甲基异噁唑,对这些药物存在过敏反应高风险的病人也有成功脱敏的。但是,磺胺类抗生素很少引起 IgE 介导的反应。更常见的症状表现为迟发性斑丘疹,尤其是那些感染 HIV 的病人。如前所述,脱敏治疗的绝对禁忌证是有目标抗生素导致的表皮剥脱性皮炎病史。

成功的脱敏可诱导短暂的免疫耐受并且可以极大地减少药物过敏的风险,但是对于其他的非 IgE 介导的反应的发生没有影响。只有当病人继续接受该药物,才能持续对特定抗生素耐受。一旦脱敏治疗中止超过 24h,病人又再一次处于由 IgE 介导的速发性反应的高风险状态,因此需要重新脱敏治疗。

脱敏可以通过口服的或者是肠外方式实施。但是,对于 ICU 的病人,经口途径常常比较困难或无法实现,在这种情况下静脉注射脱敏是个比较好的选择。病人可能在脱敏治疗或使用抗生素治疗时发生过敏反应。尽管大多数症状轻微,也有严重过敏的报道。迟发型免疫反应如血清病也会时有发生。

脱敏治疗的方法(知识框 32-1)和发生不良药物反应后的处理方法(表 32-2)改编自文献报道的方法。

表 32-2　脱敏期间出现不良反应的应对措施

不良反应程度	症状和体征	处理
轻度	轻微荨麻疹,无血流动力学不稳定、呼吸道不适或血管性水肿	反复使用前一组剂量,如果不再出现不良反应则继续脱敏治疗
中度	胸闷,弥散性荨麻疹,但没有血流动力学障碍或气道受累	给予皮下注射 3ml 1:1000 肾上腺素(0.3mg),若病人在 30min 内症状缓解,则反复使用前一组剂量,如果不再出现不良反应,则继续该脱敏方案
中至重度	弥漫性哮鸣音,咽喉部紧迫感	如上述给予肾上腺素 必要时可每 15 分钟给一次,若不良反应严重,则每 5 分钟静脉给予 1:10 000 肾上腺素 0.5～1.0mg 如果病人症状很快消失并且该抗生素是治疗必不可少的,则在医生的监护下,给予上一组剂量的 1/2*。如果该剂量不再出现不良反应,可继续该脱敏方案
重度	高血压,喉头水肿,伴或不伴荨麻疹	以上述方式给予肾上腺素,并静推 H_2 受体阻断药苯海拉明 50mg 和皮质激素(甲强龙 60mg),不再继续脱敏疗法

*例如,表 32-1 第四组(10^{-3} 倍的最终剂量浓度)是最大可耐受剂量,使用 0.5×10^{-3} 倍的最终剂量浓度配 50ml 生理盐水

引自 Sheffer AL,Pennoyer DS:Management of adverse drug reactions. J Allergy Clin Immunol 74:580-588,1984.

知识框 32-1　脱敏方案
脱敏前准备
1. 将患者转送至 ICU 或过渡监护治疗病房,这样医生可以随时监控患者的生命体征,并且可在每次抗生素序贯治疗前,可评估患者是否有过敏反应(如呼吸困难、荨麻疹、生命体征的变化)
2. 每 15 分钟监控并记录患者的生命体征,监测有支气管痉挛性肺病患者两次给药间的吸气峰流速
3. 建立足够的静脉通道(最好有两条口径 16G 或者更大口径的静脉输注管路),优化患者血流动力学状态、避免使用 β 受体阻滞药
4. 确保床旁备有肾上腺素、注射用苯海拉明和甲强龙,进行气管插管的器械与药品也应准备到位
5. 取得患者或合适的代理决策者的知情同意
6. 脱敏前不要使用抗组胺药物和类固醇药物
稀释准备
在确定所使用的抗生素及其剂量(如头孢曲松钠 1g)并且计算出最后一次需要的剂量后,将该剂量十倍梯度稀释后溶于 50ml 生理盐水
第一组:最终剂量稀释 10^{-6} 倍配 50ml 生理盐水
第二组:最终剂量稀释 10^{-5} 倍配 50ml 生理盐水
第三组:最终剂量稀释 10^{-4} 倍配 50ml 生理盐水
第四组:最终剂量稀释 10^{-3} 倍配 50ml 生理盐水
第五组:最终剂量稀释 10^{-2} 倍配 50ml 生理盐水
第六组:最终剂量稀释 10^{-1} 倍配 50ml 生理盐水
第七组:最终剂量配 50ml 生理盐水
稀释后给药
1. 从第一组开始,每组依次以静脉给药的方式给药 20min
2. 每次给药后,病人需要在医生的监护下观察 15min 并做评估
3. 如果没有出现不良反应,则继续给下一组剂量
4. 若出现不良反应则参照表 32-2 所列进行处理

引自 Weiss ME,Adkinson NF:Immediate hypersensitivity reactions to penicillin and related antibiotics. Clin Allergy 18:515-540,1988.

第33章

心律失常（心动过缓）

Suraj Kapa　David Callans，著　邱凤兰，译　林建东，校

ICU住院患者中经常出现心律缓慢，即心动过缓。对于重症患者心动过缓的评估需考虑临床病因，以及心动过缓是否引起明显的临床症状或血流动力学改变。心动过缓可反映机体的生理情况（如迷走神经高度紧张）或病理情况（严重的传导系统病变）。通常这类心律失常会自行缓解，或在原发病得到治愈后消失。但少数情况下需要临时干预（如临时起搏导线或正性变时作用的药物）或永久性干预（如永久起搏器）。本章节提供简要的方法来认识ICU患者出现的心动过缓。心动过缓在急性心肌梗死中的地位将在第50章论述。

一、定义

心动过缓指的是心率低于正常的心律失常。同时，心动过缓通常定义为心率低于60/min，但使用绝对值作为区分病理性心律失常的临界值的不足之处在于，即使心率＜60/min也可能是生理性的，并且在大部分患者中不会引起令人担忧的问题。而在另一些患者，即使心室率＞60/min，仍然不能满足生理的需要。因此，"病理性"心动过缓应包括任何不能满足生理需要，以致引起临床症状或血流动力学损害的心率，或者存在发展为可导致猝死或血流动力学崩溃的高风险的心律失常。

二、心动过缓患者的处理

患者表现为心动过缓，不管有无症状，首先必须关注临床病因，并根据心律失常的机制进行分类。临床病因非常重要，因为大部分病人的心动过缓可能是一过性的，如鼻胃抽吸期间迷走神经高度紧张、缺氧、心血管活性药物的作用，消除干扰因素后心动过缓可缓解。有时候，引起心动过缓的自限性因素可以明确却不能很快逆转，此时需要支持性的临时干预直到诱因解除。还有一种情况，即使干扰因素明确，但是由于临床上需要这种干扰因素治疗其他情况，以致这种情形不能逆转，或者缺乏有效的方法"治愈"相关病因，此时需要永久性干预，如置入永久起搏器。

为了诊断发病机制或引起心动过缓的传导系统受到的潜在干扰，ICU中所有可利用的资源均应用于记录和回顾心律。ICU中最基本的记录心率和心律的方式包括脉搏监测及心电监护。应当认识到心律失常电生理学机制诊断各种方法的局限性，以优化决策。例如监测脉搏，依靠触诊桡动脉、股动脉、颈动脉的搏动来记录的心率经常不能反映心脏去极化的次数。比如说频发室性期前收缩在心电监护及心电图上可表现为QRS波宽大畸形，但在触诊脉搏时并不明显（图33-1）。因此，在缺乏相应心电图记录及心电监护时，仅通过监测脉搏确诊心动过缓是无效的。

心电监护提供记录心电图活动的1～3个导联。回顾心电监护的报警记录可帮助识别心脏停顿或没有任何心脏电活动的过程，及停顿的机制

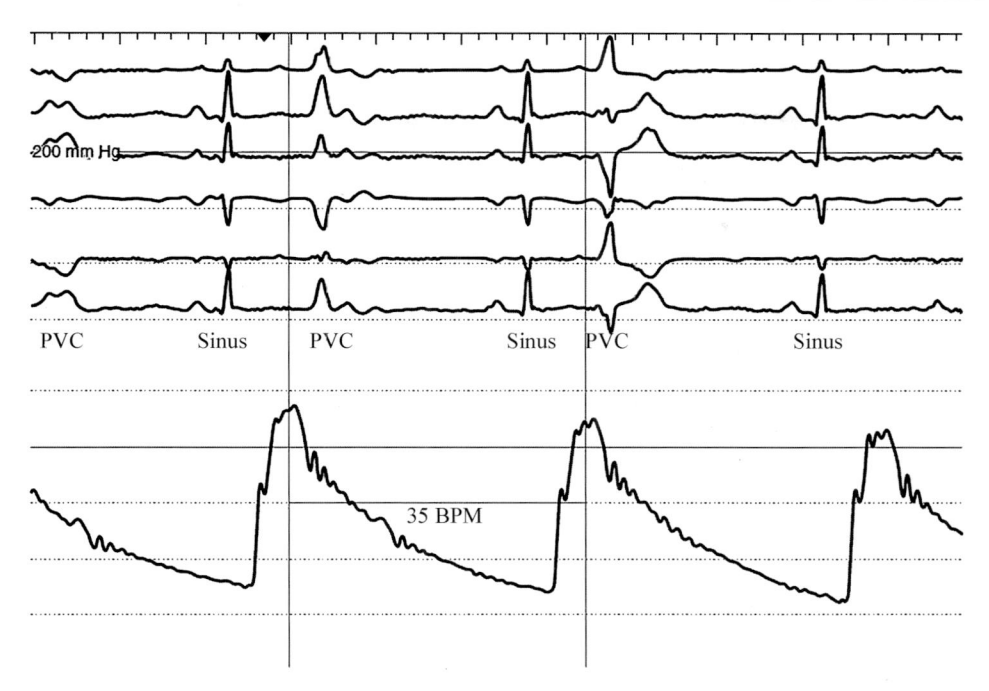

图 33-1 频发室性期前收缩。上方为 6 个心电图导联，下方为相应的动脉压力。窦性心搏可引起动脉搏动，但是，室性期前收缩（PVCs）不产生明显的动脉搏动。因此，即使心电图上以去极化发生的次数定义的心率为 70/min，但是有效的脉率为 35/min。通过脉搏记录心率，可能得出心动过缓的结论，但这与心室每分钟去极化的次数不一致，不能充分解释脉率低的原因。Sinus. 窦性心电活动；PVC. 室性期前收缩

是只由于心室的电活动消失，还是同时累及心室及心房，还可以监测心律失常之前和之后的阶段。心电监护还能以类似的方式评估心率减慢的时期。心动过缓事件需要进一步与当时的血压及发生的时间相结合，以判断是否有伴随症状。

部分患者，由于心电监护导联数目有限，或心电监护干扰影响心电活动的判读，不能充分观察到心房活动，因此需要十二导联心电图明确心动过缓的机制。然而，心电监护一般可充分确定及诊断心律失常的机制。

一旦记录到心动过缓，通过心电图的详细分析对心动过缓进行分类是关键。正确的分类要求以有序的方式对心电图的所有条段进行仔细、熟练的检查，包括检查心房及心室节律，识别心房或心室活动的形态学改变，这可反映出异位激动点传出的去极化，并且关联每个心房及心室搏动来明确房室活动的相关性。

三、心动过缓的分类

心动过缓可由窦房结功能障碍或房室传导紊乱引起。心动过缓的分类主要依靠记录到心室率缓慢，慢心室率的发生可能由缓慢的心房率引起，也可能不是。对心动过缓进行分类时，首先应识别其电生理机制，其次应明确是否有药物或其他临床事件导致这种心律失常。

（一）窦房结功能障碍

窦房结功能障碍包括窦性停顿、窦性停搏、窦性心动过缓、窦房结传导阻滞以及心动过速-心动过缓综合征（病窦综合征）。由于缺乏来自窦房结冲动的形成及传播，所有这些均可导致心动过缓或停搏。有时候不仅窦房结不能正常起搏，而且次要起搏点（心房及房室交界）同样不能起搏，将导致不能保持合适的心率。

ICU 患者窦房结功能障碍的病因见知识框 33-1。必须认识到，年轻健壮的患者在睡眠中以及迷走神经张力增高的情况下（疼痛、恶心、呕吐、气管内操作、排便）常可见窦性心动过缓。这种情况几乎均为一过性并且无症状。只有在心动过缓持续、出现症状、引起血流动力学改变、潜在的病因可能再发或不能去除时，需要考虑治疗。

知识框 33-1　ICU中心动过缓的常见病因
外在原因
颈动脉窦过敏
药物
抗心律失常药（普鲁卡因胺、普罗帕酮、胺碘酮）
β受体阻滞药
钙通道阻滞药
地高辛
吗啡
三环类抗抑郁药
颅高压
电解质紊乱（高钾血症、低钾血症、低钙血症、高镁血症）
高迷走神经张力（机械通气、心肌缺血/梗死、恶心、呕吐、疼痛、睡眠、血管迷走反射）
低体温
甲状腺功能减退
缺氧
阻塞性睡眠呼吸暂停
内在原因
结缔组织疾病（系统性红斑狼疮、类风湿关节炎、硬皮病）
传导系统疾病
先天性心脏病（房间隔缺损）
高血压性心脏病
感染（心内膜炎、莱姆病、病毒性心肌炎、白喉）
浸润性心肌病
固有的窦房结疾病
心肌缺血或梗死
结节病
心脏瓣膜病（主动脉瓣狭窄、主动脉瓣关闭不全、二尖瓣环钙化）

既往有心脏病病史的患者，窦房结功能障碍可能表现为伴有显著血流动力学改变的缓慢型心律失常，尤其是在病情严重需重症监护时。缺血、电解质紊乱、药物、缺氧、内分泌及代谢紊乱均可促使有慢性但稳定的窦房结疾病病史的患者出现临床显著的心动过缓。严重左心收缩功能障碍的患者也有出现严重的窦性心动过缓风险，尤其是在心衰加重的情况下。此外，由于窦性节律的异常过缓可能与心衰症状存在因果关系，永久起搏器在这部分患者中可能发挥作用。

窦房结功能障碍，尤其是在老年人，也可能与心动过速-心动过缓综合征相关，而这部分患者的症状可能与之相关。心动过速-心动过缓综合征的特征是房性快速型心律失常（心房扑动、房性心动过速或心房颤动，见第34章）与窦性心动过缓或窦性停搏交替出现。心动过速-心动过缓综合征最常见于阵发性心房颤动者，心房颤动时期结束后窦房结恢复时间延长，可能导致窦性停搏（"抵消暂停"）或一段时期的窦性心动过缓。少数情况下，这种停搏可引起晕厥。由于心动过速-心动过缓综合征的症状既可由心动过速也可由心动过缓引起，这类患者的治疗应同时包括控制快速心率的药物以及永久起搏器防止心动过缓。

（二）房室传导障碍

心房到心室的电脉冲传播障碍归类为继发于不同程度的房室传导阻滞（一度、二度或三度）。这种分类基于传导障碍的心电图图形，又反过来被用于找出与解剖基础的对应联系。通常，阻滞发生于房室结预后优于结下结构(如希氏束-浦肯野系统)疾病引起的阻滞。虽然心脏固有疾病可导致房室传导障碍,但是在考虑干预之前应寻找是否存在可逆的外在因素引起房室传导障碍(知识框 33-1)。根据逆转外在因素的难易程度,可能需要临时干预以治疗心动过缓。除了有发展成完全性心脏传导阻滞或停搏高度风险的高度传导阻滞,急性干预(药物或起搏器)通常适用于有症状或血流动力学改变的患者。阻滞的解剖部位决定了患者是否需要置入永久起搏器。然而,最终关于治疗必要性的决定取决于心动过缓所致的临床症状。

1. 一度房室传导阻滞　一度房室传导阻滞定义为 PR 间期>200ms,很少引起症状或血流动力学改变。最常见于电冲动穿过房室结时出现延搁。希氏束-浦肯野系统疾病偶尔可引起 PR 间期延长,但是一般来说,它对于 PR 间期延长的影响是微不足道的。由于每个起源于窦房结的冲动均能下传心室,"一度房室传导延搁"可能能更加准确地描述这种现象。

对于大部分病人,PR 间期的长短与心率相关。因此,心率快时,PR 间期延长。如果 PR 间期过长,患者可能存在心房除极化后立即出现心室除极化或心房心室同时除极化。当上述情况发生时,患者可能出现头痛、心力衰竭症状或低血压。这种现象类似于安装起搏器的患者心房收缩出现在心室除极化的同时而非心室舒张后,导致"起搏器综合征"。对于这些患者,永久起搏能更好的协调心房及心室除极化。

2. 二度房室传导阻滞　二度房室传导阻滞分为莫氏 I 型阻滞(文氏阻滞)和莫氏 II 型阻滞。莫氏 I 型阻滞的特征是 PR 间期进行性延长,直至出现一个 P 波受阻不能下传至心室(图 33-2)。在莫氏 I 型阻滞,由于 PR 间期随连续的心搏逐渐延长,RR 间期进行性缩短。通常,由于连续的 PR 间期只能表现为逐渐延长,判断莫氏 I 型阻滞最简单的方法是比较心搏传导时脱漏后 PR 间期及脱漏前的 PR 间期。莫氏 I 型阻滞的表现通常表明阻滞发生于房室结,因此,预示着预后良好。偶尔莫氏 I 型阻滞可发生于房室结下结构,需要心脏内的记录来诊断。永久起搏器只适用于被证明是文氏阻滞引起临床症状的患者。

莫氏 II 型阻滞的定义是心房至心室传导的冲动突然阻滞,心电图上表现为 P 波突然受阻,且在此次心搏之前没有 PR 间期进行性延长(图 33-3)。莫氏 II 型阻滞表示房室结后结构疾病,且经常与心电图记录到的其他传导系统疾病相关(如束支传导阻滞或心室内传导延迟)。虽然无症状的莫氏 II 型阻滞不是永久起搏器的绝对指征,但是这类患者有突发房室传导丧失的风险,出现这种情况时,可能表现或不表现为室性逸搏心律。因此,考虑到有发展成高度房室传导阻滞的相对较高风险(40%~80%),大部分患者置入了永久起搏器。对于特殊的高风险患者,在置入永久起搏器之前置入临时起搏导线是适当的。

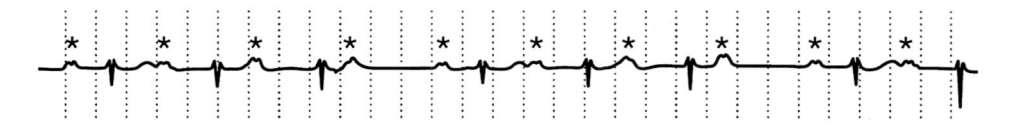

图 33-2　房室传导比例为 4:3 的文氏型房室阻滞(二度房室阻滞,莫氏 I 型)。以 * 标记 P 波。P-R 间期进行性延长、直至一个 P 波受阻。这种模式表明阻滞位于房室结,且没有发展成完全性心脏传导阻滞的风险

2:1 房室传导阻滞的患者,每隔一个 P 波与 QRS 波相关,由于相连心动周期的 PR 间期没有机会延长,因此难以区分莫氏 I 型阻滞还是莫氏 II 型阻滞(图 33-4)。对于这些患者,阻滞部位可能位于房室结或房室结后。心电图提示房室结后部位阻滞的证据包括心动周期中增宽的 QRS 波(>120ms)或相关的束支或其分支传导阻滞。此外,在下传的心跳中 PR 间期正常可能支持房室结后疾病的表现。对于这些病人,有效的心率(通过心室率来界定)是心房率的一半。研究显示,房室结后疾病或有相关症状的患者,需要立即考虑置入临时起搏器,对于没有明确可逆病因的患者,最后需置入永久起搏器。

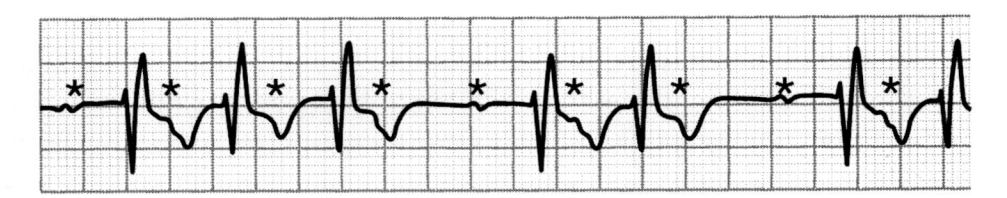

图 33-3 莫氏Ⅱ型传导阻滞。以 * 标记 P 波。传导时 PR 间期恒定不变,束支阻滞,表明希氏束下部传导疾病。这种心律失常有发展成完全性心脏传导阻滞的高度风险,通常需置入永久起搏器

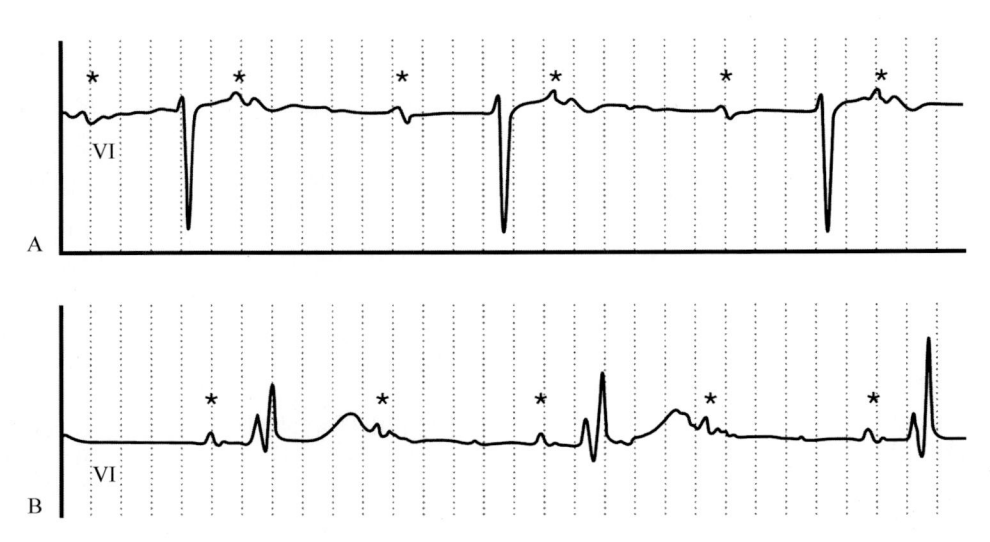

图 33-4 2∶1房室传导阻滞。以 * 标记 P 波(心电图 V_1 导联)。A. 阻滞位于房室结水平。请注意下传的心跳中表现为窄的 QRS 波及延长的 PR 间期。发生于房室结的阻滞通常由自主神经张力升高介导,且没有阻滞加重的风险。B. 阻滞位于房室结后(希氏束-浦肯野系统)水平。请注意宽的 QRS 波(右束支传导阻滞),标志着严重的远端传导系统疾病,且心动周期中 PR 间期正常。2∶1房室结后传导阻滞的患者有发展为高度房室传导阻滞的重大风险

当传导阻滞的部位模糊不清时,需通过心脏内记录对希氏束进行电生理评估。评估期间特殊的检测[如心内电极记录中希氏信号到心室信号的时间间隔(即 HV 间期)、快速心房起搏的反应能力等]可提供额外的信息,这些信息对于识别需要永久起搏器的患者很有帮助。

3. 三度房室传导阻滞　一个一过性完全性心脏传导阻滞的例子是出现 4 期阻滞,或称心动过缓依赖性阻滞。需要立即置入临时起搏器,若条件许可,置入永久起搏器。对于这种形式的传导阻滞,心房的、交界性的以及心室的期前收缩可诱发一段时间内出现心房的激动向心室传导的完全丢失。在心电图上的表现为一连串的 P 波,而没有相关的 QRS 波(图 33-5)。人们对这种阻滞的机制知之甚少,但可能包括心肌动作电位 4 期的波动伴有到达希氏束电刺激的频率的改变。期前收缩引起的心脏传导阻滞的发生是不可预知的,因此,4 期阻滞单次发作时即应立即放置预防性经皮心脏复律电极防止复发,或置入经静脉电极导管行心脏内电复律,直到置入永久起搏器。

四、特殊情况下的心动过缓

(一)心脏术后

心脏术后早期,患者发生快速型及缓慢型心律失常的风险较高。据报道,半数心脏手术患者术后可发生短暂的传导紊乱,大多数为完全性左束支或右束支传导阻滞。由于这类传导阻滞发生率高,因此所有患者均应在术中常规置入心外膜起搏导线。导线常在术后 3～7d 方可拔除,以保证患者病情平稳。

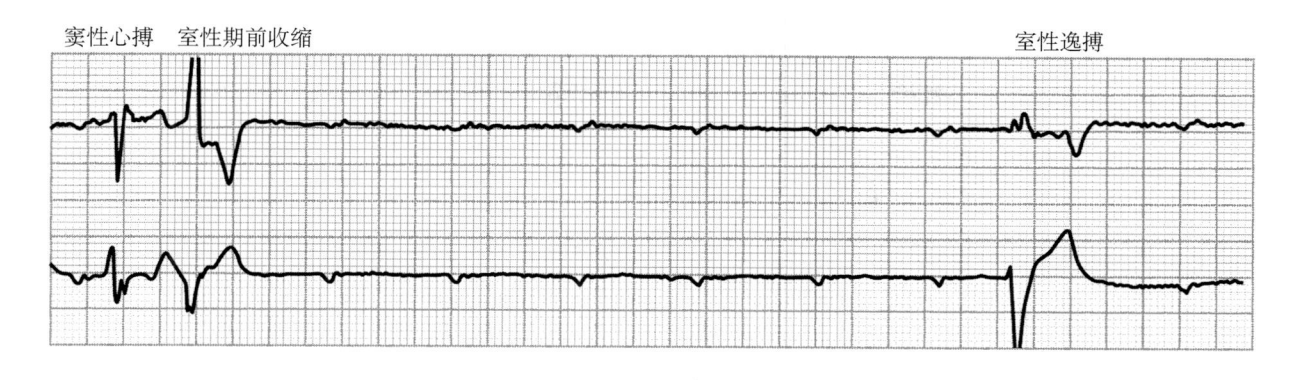

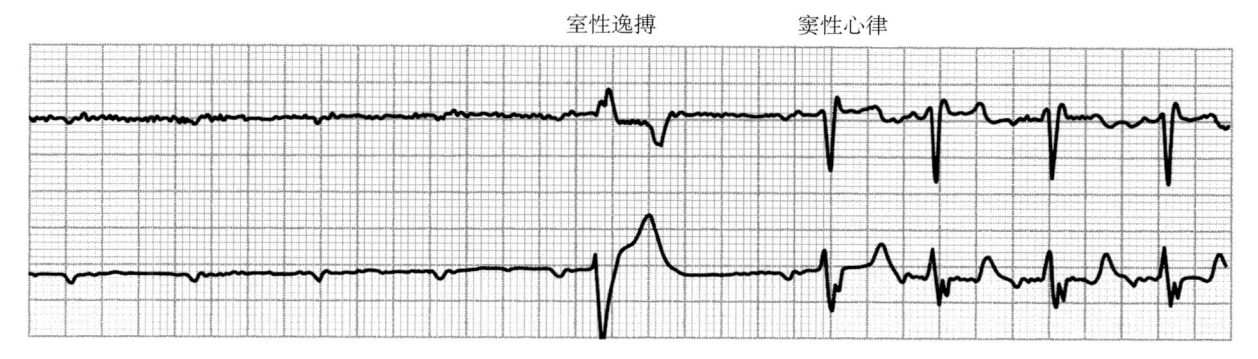

图 33-5 4 期阻滞或阵发性完全性心脏传导阻滞。请注意上图窦性心搏后出现室性期前收缩。很可能由于希氏束的逆行性传入，导致动作电位的 4 期发生改变，随后出现 P 波后无相关 QRS 波的传导阻滞。在正常窦性心率恢复之前，出现了两个室性逸搏。此种心律失常的发作是不可预测的，可能导致晕厥，因此是置入起搏器的指征

术后传导紊乱的发生可能与多种术前或术中因素相关。术后传导紊乱相关的临床特点包括高龄、高血压、冠状动脉解剖、左心室功能、地高辛的应用以及既往已存在的传导异常。术中因素包括旁路移植血管的数量、主动脉阻断持续时间、同期瓣膜手术、停搏液类型。特别是术中应用冷的停跳液，研究表明其对术后传导紊乱的发生有巨大影响。出院患者中，术中接受冷的停跳液的患者传导异常的发生率明显高于接受温的停跳液患者（发生率分别为 19.6% 和 1.7%）；此外，在后期随访中，这些传导异常分别在 17.4% 及 1.7% 患者中持续存在。

幸运的是，大多数术后传导异常具有自限性，很少需要置入永久起搏器。在对接受过冠状动脉搭桥术的 1645 例患者的大型队列研究中发现，只有 13 例患者（0.8%）由于持续的完全性房室传导阻滞（8 例）或有症状的窦房结功能障碍（5 例）需要置入永久起搏器。起搏器置入时间平均为术后 10.5±6.5d。

术后束支传导阻滞（束支阻滞、束支分支阻滞以及心室内阻滞）的发生与长期存活率的降低是否相关尚不明确。早期研究表明，冠状动脉旁路移植术后发生左束支传导阻滞（left bundle branch block，LBBB）、左前分支传导阻滞（left anterior fascicular block，LAFB）或心室内传导延迟的患者与未发生上述异常的患者相比，病死率显著升高。随后的大量研究未能证实这些发现。尽管术后新出现的传导异常确实与病死率升高相关，但是这些患者也更容易发生围术期心肌梗死及低心排状态。因此，存在这些异常可能只是已经存在的心功能障碍的标志。

瓣膜置换或修补术后心脏传导阻滞的发生率高于冠状动脉搭桥术术后。通常，已存在传导系统紊乱的患者发生完全性心脏传导阻滞的风险最高。例如，已存在右束支传导阻滞的患者左侧瓣膜术后发生完全性心脏传导阻滞的风险较高，反之，已存在左束支传导阻滞的患者右侧瓣膜术后发生完全性心脏传导阻滞的风险较高。这是由于

瓣膜结构邻近心脏对应侧的希氏束及传导系统的中心结构。因此，任何的瓣膜修补或置换术，不管是介入手术，如经导管主动脉瓣手术（transcatheter aortic valvular interventions，TAVI），还是外科手术，都可能增加心脏传导阻滞的风险。心脏传导阻滞的风险也可随既往手术次数（如"再次"瓣膜手术的情况）及置换瓣膜数量的增加而增加。

心脏手术术后出现传导阻滞患者的评估需要考虑术后心脏传导阻滞发生的时间。完全性传导阻滞可在术后立即发生，数小时至数天后消失，并且没有复发，其原因可能是术后组织水肿，并且与心脏传导阻滞的长期风险无关。然而，若术后传导正常一段时间之后发生的心脏传导阻滞，其引发远期心脏传导阻滞的风险较高。因此，当判断置入起搏器的必要性时，识别完全性传导阻滞发生的时期极其重要。

术后早期出现有症状的心动过缓患者，应通过术中置入的心外膜导线起搏支持。经静脉临时起搏导线的置入只考虑用于起搏器依赖患者和尚未能置入永久起搏器者（如由于感染）以及心外膜导线不能正常工作（如由于临界值过高）。应考虑停用抑制心脏变时性反应的药物（地高辛、β受体阻滞药、钙通道阻滞药、抗心律失常药，知识框33-1）。每天应检测心外膜临时起搏导线及经静脉起搏导线的起搏临界值。由于大多数传导紊乱是暂时的，因此，应每天评估患者的自主心律。通常，在考虑置入永久起搏器之前，可允许有5～7d的恢复功能时间。

（二）心内膜炎

ICU 中常可见细菌性心内膜炎。心内膜炎患者发生传导紊乱是不祥的征兆，表明感染侵犯的范围深达瓣周组织。心内膜炎患者传导紊乱的发生率约为10%，这些患者中80%～90%有瓣周脓肿。房室传导紊乱最常合并主动脉瓣感染，并且具有较高的死亡率。瓣膜性心内膜炎患者，尤其是主动脉瓣心内膜炎患者，应每日行心电图检查以评估房室传导的微小变化。例如，PR 间期进行性延长，即使无高度房室传导阻滞，也可能表明感染进一步扩展。确诊或怀疑心内膜炎患者出现任一新的传导紊乱，如高度房室传导阻滞、束支阻滞或束支分支传导阻滞，应立即行经胸或经食管超声心动图，或两者同时进行。这类患者需要紧急心脏外科会诊，强烈考虑瓣膜置换。即使是感染"活动期"的患者，当出现新的传导异常征象或异常征象进展时，外科手术不应延迟，因为大多数研究表明早期外科干预可获得较好的生存率及较低的再感染率。

（三）阻塞性睡眠呼吸暂停

心律失常在阻塞性睡眠呼吸暂停（见第80章）患者中普遍存在。这类心律失常经常在ICU常规心脏监测期间偶然发现，并且经常提示需行心脏评估。阻塞性睡眠呼吸暂停相关的心律失常包括孤立性室性期前收缩、非持续性室性心动过速、窦性心动过缓、窦性停搏以及二度房室传导阻滞（莫氏Ⅰ型及莫氏Ⅱ型）。这些心律失常通常见于患者睡眠中出现低氧血症期间（图33-6）。这类心律失常的机制可能是由于动脉血氧饱和度下降导致的自主神经系统功能紊乱。

这种情况的结果类似于潜水反射，呼吸暂停的延长引起交感神经张力增加导致外周血管收缩，以及增加心脏迷走张力，以致在保证正常血压的同时减慢心率。长的窦性停搏（>10s）及严重的窦性心动过缓（<30/min，>10s）可见于这类患者，常使人考虑置入永久起搏器。然而，除非当患者清醒时有严重心脏疾病或存在有症状的心动过缓的证据，否则很少需要置入永久起搏器，因为这类心律失常通过对睡眠呼吸暂停适当的治疗后几乎都可以缓解，并且不导致不良预后。

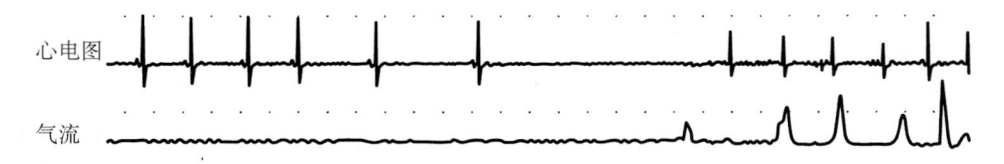

图 33-6　阻塞性睡眠呼吸暂停患者呼吸暂停期间出现的窦性心动过缓及窦性停搏。上图为心电监护记录的逐渐减慢的心率，下图为相应的多导睡眠监测期间记录到的气流缺失。图的末端显示，随着呼吸的恢复，心率恢复正常

(四)地高辛中毒

地高辛通常用于心力衰竭患者症状的控制以及房性快速型心律失常患者心率的控制。地高辛中毒可表现为心脏的以及心外的症状和体征。中毒的心脏表现可表现为房室传导减少或自律性增高(知识框 33-2)。通常,无器质性心脏病患者由于冲动传导抑制可表现为心动过缓,反之,已存在心脏疾病的患者由于冲动生成及传导异常表现为心动过速。不幸的是,大多数这类心律失常并非地高辛中毒所特有,因此,对于正在服用地高辛的患者出现这类心律失常,可提示但不足以诊断地高辛中毒。

房室传导阻滞是地高辛中毒最常见的表现,在继发于地高辛中毒的心律失常中占 30%~40%。特发性心律失常在地高辛中毒中不常见,但具有特异性,包括伴有多种类型房室传导阻滞的房性心动过速、加速性交界性心率引起的表面"规则"的心房纤颤(图 33-7)以及分支型心动过速。不管地高辛的血药浓度如何,任一上述心律失常的发生均增加地高辛中毒的可疑程度。

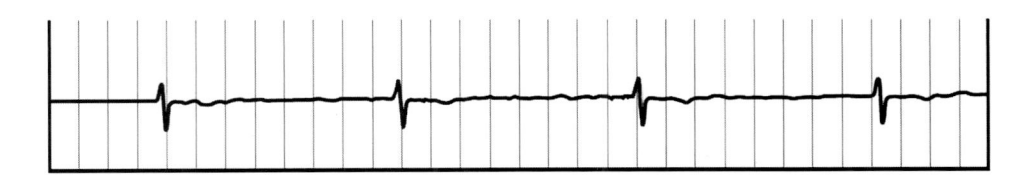

图 33-7 地高辛中毒。基础节律是心房颤动(波状的基线与颤动活动一致)伴随完全性心脏传导阻滞及交界性逸搏心律,心率为 30/min。心房纤颤期间的心室反应通常是不规律的。心房纤颤期间突然出现"规律"的心室反应高度提示地高辛中毒,尤其是心率慢时,如本例

地高辛中毒的心外表现是非特异性的,但较常见。最常见的症状为恶心、呕吐、厌食,可见于约半数的地高辛中毒患者。其他症状包括眩晕、疲倦、腹痛、头痛。视觉障碍以明亮物体周围的光晕和色觉改变为特征,为地高辛中毒的表现,但发生率低于 10%。

知识框 33-2 地高辛中毒相关的心律失常
非特异性心律失常
窦性心动过缓
窦房传导阻滞
房室传导紊乱
室性期前收缩
心室颤动
特异性心律失常
伴有多种类型房室传导阻滞的房性心动过速
心房纤颤期间出现加速性交界性心率(即心房纤颤期间出现规律的节律)
分支型心动过速
双向性室性心动过速

虽然 20 世纪 60 年代和 70 年代的研究发现约 20% 长期接受地高辛治疗的患者在临床病程的某一时刻可出现中毒的症状和体征,但是对 1980—1988 年入院的 563 名正在服用地高辛的心力衰竭患者的前瞻性研究发现,有确凿的中毒证据的只有 4 人(0.8%)。尽管地高辛的疗效及毒性反应呈剂量依赖性,但是地高辛的血药浓度和临床毒性的相关性较差,且有明显的个体差异性。中毒的危险因素包括:高龄、肾功能不全、酸碱平衡紊乱、低钾及高钾血症、低镁血症、高钙血症以及合并使用其他影响地高辛药动学的药物,如奎尼丁、维拉帕米及胺碘酮。

早期识别地高辛中毒是治疗成功的第一步。一旦怀疑地高辛中毒,应获得详细的地高辛用药的剂量及频次。初步评估应包含实验室检查。实验室检查包括血肌酐浓度、地高辛血药浓度以及电解质水平。怀疑中毒的所有患者均应行心电监护。应纠正低钾血症和低镁血症,密切监测电解质防止过量补充。由于地高辛组织分布广泛,血液透析和血液灌流对于中毒后期的治疗通常是无效的,但是对于晚期肾功能衰竭的患者可保留使用,因为可能是由于高钾血症导致的急性地高辛

中毒。

心律失常引起血流动力学紊乱的患者应考虑给予抗心律失常治疗。阿托品对于地高辛诱导的心动过缓暂时有效,可当作一种权宜措施,直至可实行更加针对性的治疗。心动过缓引起血流动力学紊乱的患者应置入临时起搏导线。利多卡因和苯妥英钠在地高辛诱导的心动过速的治疗中证明有效。上述两类药在治疗浓度时对窦房结和房室结组织的影响很小,因此不大可能加强中毒相关性传导紊乱。

地高辛中毒的最佳疗法是地高辛特异性抗体(抗体Fab段)。抗体Fab段与地高辛结合,形成抗体Fab段-地高辛复合物,该复合物可迅速被机体清除。74%~90%的地高辛中毒患者对地高辛特异性抗体Fab段有部分或完全的反应。治疗的反应迅速(平均初始反应时间为19min),且很少发生严重的不良反应(0%~8%)。由于使用这种抗体片段时经常导致严重的低钾血症,因此必需频繁地监测血清电解质,尤其是血钾。这种治疗方法相对较高的费用限制了其广泛应用,然而,考虑到其疗效以及起效时间短,抗体Fab段对于严重的地高辛中毒患者可能是最合算的措施。

有明确地高辛中毒证据以及心律失常引起血流动力学紊乱的患者应使用地高辛特异性抗体。摄入大剂量地高辛(>3mg)引起地高辛血药浓度显著升高时(≥5ng/ml),有必要应用地高辛特异性抗体,甚至应在发生心律失常之前应用。

(五)电解质紊乱

电解质异常是心动过缓不常见的病因,当它出现时,常与血钾浓度异常相关。高钾血症提高心肌细胞静息膜电位,导致传导冲动的离子通道失活。窦房传导阻滞、心房静止及高度房室传导阻滞可由血钾浓度显著升高引起。严重的高钾血症也可导致缓慢的、宽QRS波心律(图33-8)。

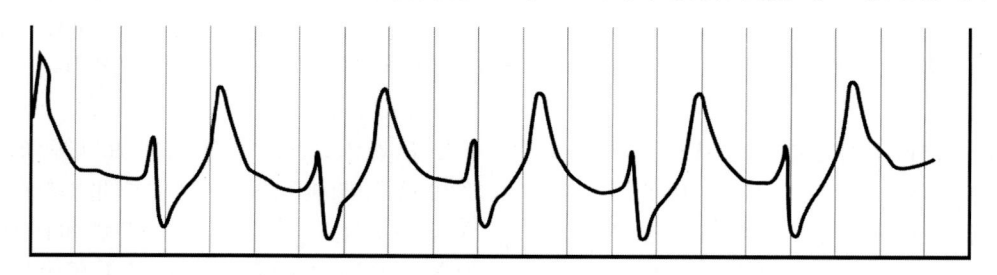

图33-8 高钾血症。请注意特征性心房活动缺乏(无P波),T波高尖,ST段缩短及QRS波增宽

低钾血症可促进心房和心室过早去极化及引起房室传导阻滞。低钙血症本身通常不引起严重的心律失常,但合并高钾血症时可加剧传导紊乱。严重高镁血症可抑制心脏传导,但通常在血镁水平不那么高时候就先出现呼吸抑制,并成为主要临床表现。

(六)置管期间的心脏传导阻滞

床旁置管期间,导丝在置入过程中穿过三尖瓣进入右心室的现象并不罕见。尤其是肺动脉插管,需向前推进导管使其通过右心室进入肺动脉。当导管或导丝进入右心室时,可能由于损伤局部的右束支而出现右束支传导阻滞(right bundle branch block, RBBB)。RBBB通常是一过性且无症状性的,但是可在多达6%的肺动脉插管的患者中出现。

当已存在LBBB时,在置管期间出现RBBB是个值得担忧的问题,患者可能发展成完全性传导阻滞。然而,Shah等的研究显示完全性传导阻滞的整体风险只有0.8%(1/113例患者)。另一项研究显示在已存在LBBB的47例患者中只有2例出现完全性传导阻滞,而且这2例患者的完全性传导阻滞均发生在置管后至少1d而不是在实际的置管过程中。

因此,对于已存在LBBB患者,在实施床旁置管期间发生完全性传导阻滞的风险较低。然而,需认识到有发生完全性传导阻滞的可能,建议要有通过床旁除颤仪进行经皮起搏的准备。完全性传导阻滞持续时间直接与通过右束支传导的时间长短相关,这在患者之间差异较大。但是,鉴于其发生率低,预防性置入经静脉起搏导线的风险可能超过潜在收益,并不推荐。如果在置管期间发生 RBBB,假如传导紊乱是医源性的并且与机械性损伤相关,并不一定预示着后期有更大可能发生完全性传导阻滞,因为这种传导紊乱可完全恢复。

(七)心脏移植

涉及评估心动过缓事件时,早先施行心脏移植术的患者代表一个特殊的人群。心脏移植术后即刻,患者通常是心动过速的。然而,由于受术中对心房的大量操作、供体心脏年龄及供体心脏置入受体之前的缺血持续时间等因素的影响,患者可能发生窦房结功能紊乱。在这种情况下,心率虽然在 60～80/min 的"正常"范围内,但是对于患者的生理需要来说,这种心率偏低。这种情况可能会也可能不会随时间而恢复,因此患者可能需要心房的心外膜起搏导线以维持足够高的心率。大部分患者可重新恢复正常的窦房结自律性。然而,若患者在 7～10d 的随访期后仍需要起搏导线,对房室传导正常的患者置入单腔心房起搏器是合理的。

对于新发心动过缓的患者,不管是窦房结功能异常还是房室传导异常,通过右心室组织活检来评估是合理的。心脏移植患者术后也可能出现移植血管病变以及罕见急性冠状动脉闭塞,由于心脏有效的去神经支配作用,患者缺乏胸痛表现,而表现为心动过缓。因此,有心脏移植病史的患者出现新的病理性心动过缓,不应被认为是正常的,需要行相关检查以明确根本病因。

五、治疗

如前所述,心动过缓患者的治疗需要对其临床相关性及机制做一个结构性的评估。一般来说,紧急治疗需考虑以下方面:①是否有临床症状;②临床症状和血流动力学紊乱的程度以判断干预的紧迫性;③是否存在可逆性因素;④在根本病因逆转(如果可逆)以及预期的传导功能恢复之前,需维持患者心率多长时间。初始治疗的最佳选择取决于可用的设备以及提供具体治疗方案的临床医师的经验,如后述。

(一)紧急处置

心动过缓引起严重的症状(意识状态改变、晕厥、眩晕、头晕)或严重的血流动力学紊乱时,不管何种病因,均应给予紧急处理。对于有急性症状、症状严重、可逆病因不能确定及既往已存在心脏疾病的患者,早期请心血管医师会诊讨论急性期和长期的处理方案是有益的。

严重的有症状的心动过缓患者的治疗应参照高级心脏生命支持指南(附录 D)。与迷走神经张力不恰当增高相关的任意一种心动过缓,阿托品(静脉推注最高剂量为 3mg)对其治疗是有效的。鉴于阿托品应用后,随着窦性心率的增高,可能反而加剧房室传导阻滞的程度(例如,2∶1 阻滞可能变成 3∶1 或 4∶1 阻滞),因此房室结下传导阻滞的患者应用阿托品时需小心谨慎。

电极前后位(或较少用的前外侧位)放置的经皮起搏装置在症状严重或血流动力学紊乱的心动过缓患者的急性处理中是有效的。两大体表电极通常分别置于心尖前的胸壁上及右后肩胛处。增加床旁除颤装置的输出,直至取得可靠的心室夺获。然而,由于皮肤、皮下脂肪、肌肉以及内脏结构的干扰,为了获得可靠的心室夺获通常需要高输出量,尤其对于体型高大的患者。而且,稳定的心室夺获是不可预知的,通常难以实现,且清醒患者可能出现显著的不适感。因此,经皮起搏器只能作为临时治疗措施。此外,应考虑给予患者镇静。为确保起搏电极诱发心肌去极化,需通过桡动脉或股动脉的搏动来评估脉搏。因为大的伪迹可能影响心室夺获的评估,仅使用心电监护评估起搏器的夺获是不足的。夺获不稳定或无夺获可见于多达 30%～40% 的放置经皮起搏器的患者。

异丙肾上腺素也可用于暂时提高心率。异丙肾上腺素是单纯 β 受体激动药,主要影响心肌的变时效应。然而,大剂量的异丙肾上腺素可引起室上性或室性心动过速。对于已有心脏疾病的患者,异丙肾上腺素可引起局部缺血,如果可能,这类患者应慎用异丙肾上腺素。此外,大剂量异丙肾上腺素可能导致低血压,以致需要加用升压药维持心率。

其他可用于提升心率的药物包括:东莨菪碱、丙吡胺、茶碱,这些药物在窦房结功能障碍的患者可作为拮抗迷走活性药物或拟交感活性药物。但是,这些药物并不是总是有效的。

任何有临床症状的心动过缓,若经药物或经皮起搏器治疗后不能有效的逆转,需要放置临时的经静脉起搏导管。这类导管通过静脉置入（最好通过右颈静脉、左锁骨下静脉、左肱静脉）并被放置于右心室心尖部。导管的放置需由有经验的操作者完成，因为操作过程可能出现重大风险，包括：血管损伤、心脏穿孔及压塞、室性心动过速、血栓形成、出血以及感染。

部分 Swan-Ganz 导管（肺动脉漂浮导管）有一个侧孔，起搏导管可通过该侧孔进入右心室。经静脉起搏导线包括球囊导线和硬质导线两种类型。球囊起搏导线可减少心脏穿孔的风险，尤其是在床旁、无 X 线透视检查辅助的情况下。而临时硬质起搏导线一般更加牢固。对于部分患者，起搏导管可能难以恰当地放置在右心室心尖部，导管位置随患者的移动而改变，这个问题在心电监护上表现为完全的或间歇的夺获缺失。当患者置入经静脉起搏导线后，需要每天评估心室的阈值（即持续夺获心室心肌引起心室去极化所需要的最小电输出量）。

永久起搏导线在 X 线透视下置入，通过有效的固定方式固定在心肌上；它给需要长期起搏的患者提供一种选择，但不适用于有并发症（如感染）的患者。导线的置入需在导管室进行，通常通过鞘管进入锁骨下静脉或颈内静脉，在 X 线透视下进入心脏，有效地固定在右心室心尖部，然后缝合固定于皮肤。使用转接器，使其连接至装有临时经静脉起搏导线的临时起搏箱。永久起搏导线通常是牢固的，只要需要可保留在原处，直到患者自身起搏恢复或安全地置入永久起搏器。

（二）长期管理

慢性有症状的心动过缓最主要的治疗方案是置入永久起搏器。是否永久起搏是个存在很大争议的话题，主要是因为难以对有症状的心动过缓做出可靠的定义，且不好确定患者特异的症状是否由心动过缓引起。低心排状态相关的临床表现相当不明确，尤其是在老年患者。有时候，轻微的性格改变或明显的精神错乱征象成为需要干预的唯一线索，且起搏器的益处只有在置入后方可认识到。

在 ICU，永久起搏的指征类似于前面讨论的临时起搏干预的指征。即病变导致的有症状的心动过缓不是一过性的，或者有随着起搏器的置入恰好治愈可逆性病因。如前所述，这些病变由窦房结功能障碍或房室传导紊乱引起。此外，起搏器也可考虑用于有发生完全性传导阻滞的高风险的无症状患者［如心肌梗死的情况下出现新的双束支阻滞的患者（见第 50 章）］或使用治疗其他疾病的药物而引起的有症状的心动过缓患者。2008年美国心脏病学会及美国心脏协会发表的指南论述了永久起搏器置入的指征，指南中将是否需要置入起搏器分为：有指征（Ⅰ级）、推荐（Ⅱa 级）、合理（Ⅱb）和不需要（Ⅲ级）。

永久起搏器置入之前，排除活动性感染极其重要。ICU 患者感染的风险相当大。起搏器感染单靠抗生素治疗并不能治愈，需要同时移除起搏器的发生器及心脏内传导装置。因此在 ICU，需要起搏器但是存在持续感染的情形是个值得关注的问题，如前所述，可以采用外置的永久起搏导线或临时经静脉起搏导线进行临时经静脉起搏，直到能安全地置入永久起搏器。

（三）起搏器故障诊断

现代的永久起搏器非常可靠。然而，偶尔也会发生起搏器故障，从而导致起搏（夺获）或感知失败。一过性或持续的起搏器故障的原因包括以下方面：①导线折断或移位；②发生器电池耗竭；③编程错误。此外，明显的故障通常可用合适的程序化行为（滞后，安全起搏，用于促进体内传导的起搏选择）来解释，但对于不同供应商制造的设备的故障判断较为困难。由于其复杂性，应请心内科会诊协助评估可能的起搏器故障。

起搏器故障时，一个重要的、可迅速完成的床旁干预措施是应用磁铁。将磁铁置于起搏器发生器的上方，致使起搏器感知功能失灵，可导致单腔或双腔非同步起搏。这对于起搏器过分感知非心室信号导致的起搏抑制继而引起心室率过低的情况是有益的。

然而，一个重要而值得关心的问题是植入式心脏复律除颤器，它也具有起搏功能，但是它不会向前面所说的那样对磁铁做出反应。特别是磁铁的应用会导致针对室性心动过速的治疗手段受抑制，但不会将装置切换至非同步起搏模式。对于这些患者，转换至非同步模式必需使用设备编程器。对带有上述设备的患者使用磁铁时，还需确保磁铁正好在设备上方，这对肥胖的患者来说并不适用，因为这类患者的设备位置并不明显。

其他医疗设备的电磁干扰也可导致一过性的或永久的设备故障。大多数科技设备,包括手机、心电监护仪和其他类似的东西,未被证明可严重干扰起搏器或除颤仪的正常功能。然而,虽然风险较低,CT扫描和磁共振成像均被报道可对植入式心脏设备产生电磁干扰。CT扫描通常可顺利完成而没有重大的起搏器故障。然而,即使在越来越多的医疗机构磁共振成像扫描可在电生理学支持下完成,仍然需要在扫描之前及扫描之后对设备进行严密的随访。有时候,短暂的电磁干扰可能不容易被识别,而只在心电监护上表现为短暂的感知障碍或夺获障碍。这种情况下,需进行请电生理学家会诊来决定是否需要校正设备(如:置入新的导线或新的发生器)。

六、总结

对ICU中表现为心动过缓的患者的治疗是复杂的。这类患者的治疗手段需要对以下方面做出结构化的考虑:①心动过缓对临床情况的影响;②心动过缓的病因及是否可逆;③急性期及慢性期的归因危险度;④最好的干预方式——是采用药物、经皮电极还是置入心脏内起搏导线——这取决于开始治疗需要的速度、人员及设备方面的可行性;⑤是否需要置入永久起搏器以及置入的合适时机。大部分上述问题,尤其是根本病因的可逆性和心律失常对临床的影响在患者发病的最初数天内并不容易确定,因此这种情况需要主诊医疗团队与心血管专家的密切合作,以准确地判断治疗需要。

第34章

心律失常（心动过速）

Gregory E. Supple　Francis E. Marchlinski，著　陈桂清，译　林建东，校

在 ICU 中快速型心律失常需要用系统的方法来进行评估、心电图诊断和治疗。然而，因药物毒性或者电解质紊乱引起的心动过速往往是一过性的，其他的心动过速则需要作进一步的心功能评估和长期治疗。本章节介绍了评估 ICU 中快速型心律失常患者的一般方法，探讨其鉴别诊断，阐述对窄和宽 QRS 波群心动过速的心电图表现，急性期处理的相关细节，以及对特定的临床情况的介绍，如地高辛中毒、无器质性心脏病的室性心动过速（ventricular tachycardia，VT）、Wolff-Parkinson-White 综合征（WPW 综合征）、置入了置入式心脏复律除颤器（implantable cardioverter-defibrillator，ICD）患者的紧急处理。

一、ICU 中对快速型心律失常的一般处理方法

（一）概述

推荐的紧急处理方法须在快速准确的心律失常评估后才实施，包括它的结局和潜在原因（知识框 34-1）。心动过速的血流动力学变化决定了治疗的迫切性和是否需要及时的多因素评估。

大部分 ICU 中的快速型心律失常可由代谢和血流动力学障碍、电解质紊乱或者药物作用诱发或加剧，包括窦性心动过速、心房颤动、心房扑动、多源性房性心动过速、自律性房性和交界性心动过速、多形性室速。相反，持续性单形性室速、

知识框 34-1　快速评估快速型心律失常患者的检查表
1. 血流动力学状态：如果不稳定，立即行心脏复律［参见正文的"如果怀疑，就打"（When in doubt, knock it out）］
2. 心脏情况：检查是否有心绞痛和心力衰竭症状
3. 血容量情况：血容量不足、失血、容量过负荷
4. 体温：发热或低温的评估
5. 药物：注意使用剂量和时间，特别是茶碱、儿茶酚胺、地高辛、抗心律失常药物
6. 血电解质水平：特别是 K^+、Mg^{2+}、Ca^{2+}
7. 氧饱和度和血红蛋白水平
8. 酸碱平衡
9. 疼痛控制情况

房室结折返性心动过速（atrioventricular nodal reentrant tachycardia，AVNRT）、折返性房性心动过速、房室折返性心动过速（atrioventricular reentrant tachycardia，AVRT）等心律失常的发生与既往存在的心房、房室结、心室和旁路的结构基础有关。虽然有这种结构的原因，但是，心动过速的发生和维持可能也与代谢或血流动力学的因素有关。而且，即使有结构的异常，逆转这些潜在的诱因也可能可以控制心动过速并防止复发。

（二）诊断工具

对快速型心律失常进行适当的干预依赖于获得充分的信息来做出正确的心电图诊断（表 34-

1)。窦性节律时应行 12 导联心电图检查获得参考或基线图形。这可能可以提供关于基础心脏疾病、传导异常和 P 波形态的重要信息。心动过速时 12 导联心电图可提供进一步的信息，包括关于心动过速时的房室关系、QRS 波的形态特征和 P 波形态。长时间的心电监护记录图形也可帮助明确心房心室的关系、心室反应的规律性以及心动过速的开始和结束（表 34-2）。可以直接从术后患者的心外膜起搏导线或者永久起搏器心内膜起搏电极记录得到额外的关于心房心室关系的信息。

表 34-1 持续性室上性心动过速的鉴别诊断*

节律（示图编号）	主要特征	腺苷和迷走神经刺激的反应
窦性心动过速（图 34-2A）	在 Ⅱ、Ⅲ、aVF 导联直立的 P 波，在 aVR 导联倒置的 P 波	无反应或者短暂减慢
心房颤动（图 34-2B）	无规则的心房活动，不规则的心室反应	短暂减慢心室反应
心房扑动（图 34-2C）	P 波活动（心房率）260～300/min，房室比 2∶1，但是可能有高度房室阻滞	暴露扑动波，短暂减慢心室反应
多源性房性心动过速（图 34-2D）	多个（≥3）不同的 P 波形态，P 波间隔相同	无反应或短暂的房室阻滞
房性心动过速（图 34-2E）	P 波形态与窦性节律的 P 波不同，可能有不同程度的房室阻滞	短暂房室阻滞，可能会终止心动过速
地高辛中毒引起的房性心动过速	在 Ⅱ、Ⅲ、aVF、V₁ 导联直立 P 波，通常伴有不同类型的房室阻滞和心室反应	短暂房室阻滞
地高辛引起的交界性心动过速	规则的 RR 间期，P 波与 QRS 波无关	无反应
房室结折返性心动过速（图 34-2F）	P 波可能只在 QRS 波末端出现（V₁ 导联假 R 波，Ⅱ、Ⅲ、aVF 导联假 S 波）	心动过速终止
房室折返性心动过速（图 34-2G）	P 波在 QRS 波后出现，Ⅱ、Ⅲ、aVF 导联出现倒置 P 波	在 P 波后心动过速终止

*根据 ICU 患者中出现的频率高低排序

表 34-2 室上性心动过速开始和终止的心电图线索

节律	开始时	终止时
窦性心动过速	心房率逐渐增快	心房率逐渐减慢而没有突然中止
心房扑动	短暂房室阻滞可暴露扑动波（图 34-1）	
房性心动过速	心率突然改变，继而出现逐渐增快的心率，伴 P-R 间期改变，P 波出现时短暂的房室阻滞	P-P 间期变化在 R-R 间期变化之前出现；在 QRS 波后终止
交界性心动过速	无房性期前收缩诱发心动过速	
房室结折返性心动过速	长 P-R 间期后出现房性期前收缩，之后出现室上性心动过速；束支传导阻滞只在开始时短暂出现	使用腺苷后在 P 波后终止
房室折返性心动过速	出现房性期前收缩和轻度 P-R 间期延长；之后伴随室性期前收缩；持续性束支传导阻滞；固定的 RP 关系	R-R 间期变化在 P-P 间期变化之前出现；使用腺苷后在 P 波后终止，可能在之后单个出现得特别晚的室性期前收缩后终止

很多心动过速是一过性的,或者是需要立刻心脏复律的,因此很难获得其12导联心电图。在这些情况下,选择合适的监护仪导联记录是很重要的。在评估束支传导阻滞和可疑VT时V_1导联是最有用的。基于形态的标准,V_1还可帮助定位心律失常部位、指导药物和消融治疗。需要指出的是V_1和改良的胸导联1(modified chest lead 1,MCL_1,其左臂方向的向量是负向的,而右胸是正向的)是不同的。虽然在窦性节律时这两个导联描记图完全相同,但是在宽QRS波的心动过速中可能很不一样。

一般来说,下壁肢体导联(Ⅱ、Ⅲ、aVF)是很好的诊断室上性心动过速的出发点,因为常可在这些导联中看到明显的P波和房扑波。如果允许同时描记两个导联,V_1和一个下壁肢体导联可提供最多的信息。如果一次只能监测一个导联,应根据不同患者的心律不齐的信息选择导联。

对心动过速的干预治疗也可以提供有用的信息。通过刺激迷走神经或使用药物引起的房室结传导减慢可暴露之前隐蔽的房扑波或者房性心动过速的P波(图34-1)。腺苷,一种内生的核苷,可与细胞外膜上的特异受体相互作用从而使房室传导急剧减慢。

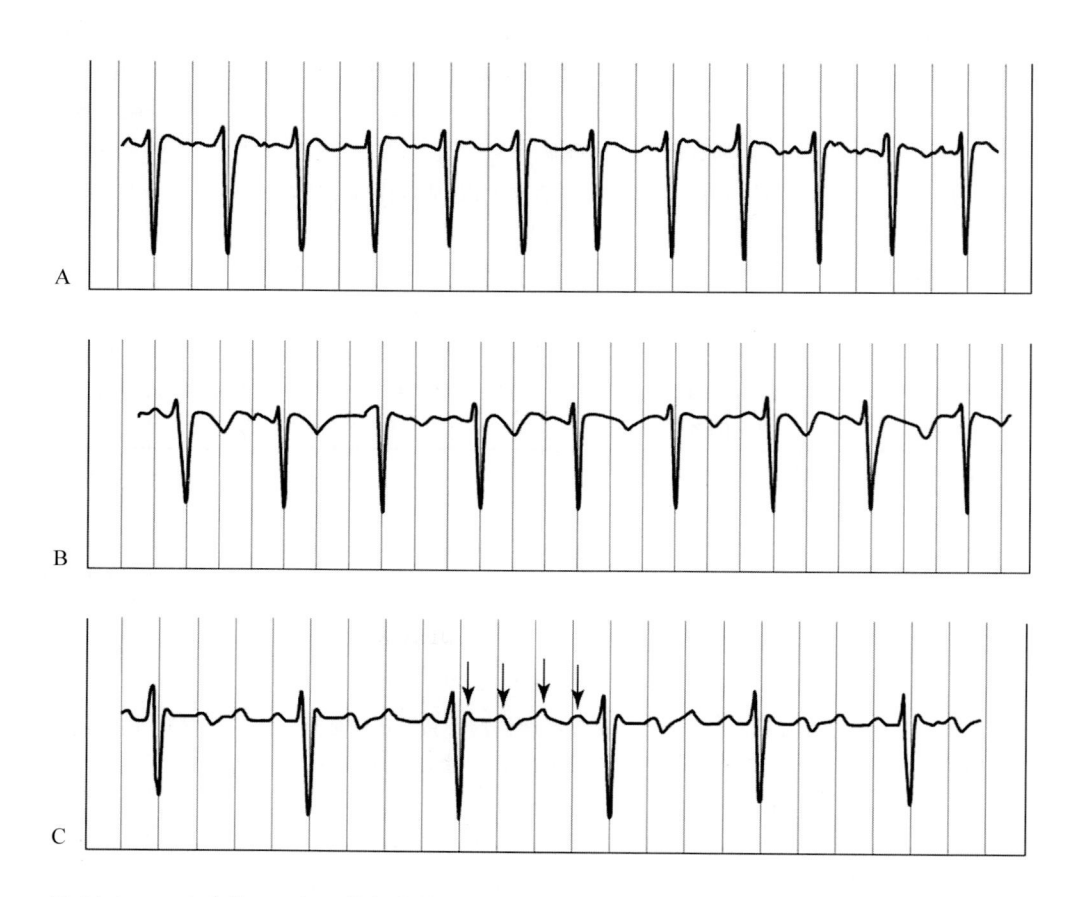

图34-1 A. 心率为150/min的规律的室上性心动过速;B. 药物减慢房室结传导导致易变的房室传导阻滞,提示为房扑;C. 进一步减慢房室结传导,房扑的P波(以4:1下传)变得更明显(箭头)

因为腺苷半衰期只有0.5～5s,必须快速静脉注射并冲管,首剂6mg,之后12mg。即使只是通过外周静脉给药也可能减弱其作用。腺苷的一过性不良反应包括面部潮红、胸痛或者胸闷、支气管痉挛和呼吸困难。腺苷通过短暂而有效地阻断房室结能够终止AVNRT。腺苷虽然不是一个完美的诊断工具,但是它可终止部分病灶诱发的房性心动过速和室性心动过速。

(三)"决定复律,尽快实施"的原则

心动过速造成的严重血流动力学不稳定要求立即心脏电复律。但是在心脏电复律前,须考虑到心动过速可能是窦性或者是多源性房性心动过速,心脏电复律对这两类无效。而且,血流动力学不稳定可能是因为其他原因,比如说失血或者脓毒症,而快速型心律失常只是继发于此。一旦决定电复律,应缓慢静脉注射苯二氮䓬类(如咪达唑仑)或者麻醉药丙泊酚以保证患者的舒适(见第5章)。

选择一种放电的模式(同步或者非同步)和能量级别。室颤和多形性室速应选择非同步模式进行放电。对所有其他心律失常来说,应采用同步模式进行放电以减少诱发心律失常或室颤的风险。对有严重血流动力学障碍的任何节律而言,能量释放应从200J开始,如果初始的尝试失败了,则增加到300J或者除颤器最大能量[见高级心脏生命支持(ACLS)附录D]。只有稳定的病人才尝试降低能量级别。

实施心脏电复律应预计到其不良反应。即使是稳定的病人,同步电复律也可诱发室颤。因为在电复律后心动过缓和明显的窦性停搏并不少见,应随时备有静脉注射阿托品,并且准备好体外起搏装置。

二、窄 QRS 波心动过速

室上性心动过速(supraventricular tachycardia,SVT)是一个常用的但是不够确切的术语。根据定义,所有窄 QRS 波心动过速,包括窦性心动过速,都是室上性造成的,因为只有通过希氏束-蒲肯野纤维的去极化才会造成窄 QRS 波。在ICU 的各种 SVT 的发生率与急诊科或者门诊有所不同(图 34-2 和表 34-1)。基础疾病、交感神经紧张、药物的使用(如正性肌力药、茶碱或者地高辛)可引起快速型心律失常。可通过对描记的心动过速的开始和结束心电图进行分析从而发现这些心律失常的心电图诊断线索(表 34-2)。更详细地对特定的 SVT 的药物和非药物治疗策略将在下文进行讨论。

(一)窦性心动过速

在 ICU 最常见的 SVT 是窦性心动过速,常是因为对基础疾病状态的反应而出现,例如疼痛、感染、贫血、肺栓塞、甲亢、心肌缺血和充血性心力衰竭(图 34-2A)。自主神经功能失调可能也发挥着作用,尤其是某些特定的神经系统疾病,如格林巴利综合征。临床上的挑战在于诊断窦性心动过速并将其视为次要问题,把它当成是潜在异常的警示信号并进行全面的评估,并直接针对其根本原因进行治疗。

(二)心房颤动和心房扑动

房颤和房扑相类似,在 ICU 中都是常见的心律失常(图 34-2B 和图 34-2C)。发生房颤的风险因素包括高龄、充血性心力衰竭、心脏瓣膜病、高血压、肺疾病、睡眠呼吸暂停和甲状腺毒症。急性呼吸衰竭和交感神经张力升高,特别是有其他风险因素的患者可能有引起阵发性房颤或房扑的发作。在 12 导联心电图中,房颤的标志是规整的心房活动被各种不同振幅的不规则波形取代。有时,粗大的波形可能类似于心房活动;但是这些粗大的波形并非周期性;RR 间期常常不规则并且更具特点的是一些 RR 间期会<200ms。

房扑是心房折返机制导致的,12 导联心电图上出现规律的房扑波(心率常为 240~300/min)。在未经药物治疗前,房扑波以 2∶1 下传,心室律规则,造成典型的规律的心室率为 130~150/min。实际上,当遇到一个规律的心率为 130~150/min 的窄 QRS 波心动过速,应首先考虑房扑的诊断。控制房扑的心室率比房颤的更难,因为其到达房室结的脉冲更慢且更规整。房扑波很容易被忽略,阻断房室结的传导可以帮助其显形(图 34-1)。如果有心房导线或电极(临时的或者永久的),直接通过这些导线记录得到的波形可以帮助明确诊断。

这些心律失常急性发作可导致快心室率、有效心房收缩的减少和低血压。在这些情况下的治疗方式是心脏电复律。若患者病情稳定,治疗原则为控制心室率、逆转心律失常为窦性节律、保持窦性节律以及预防栓塞等后遗症。

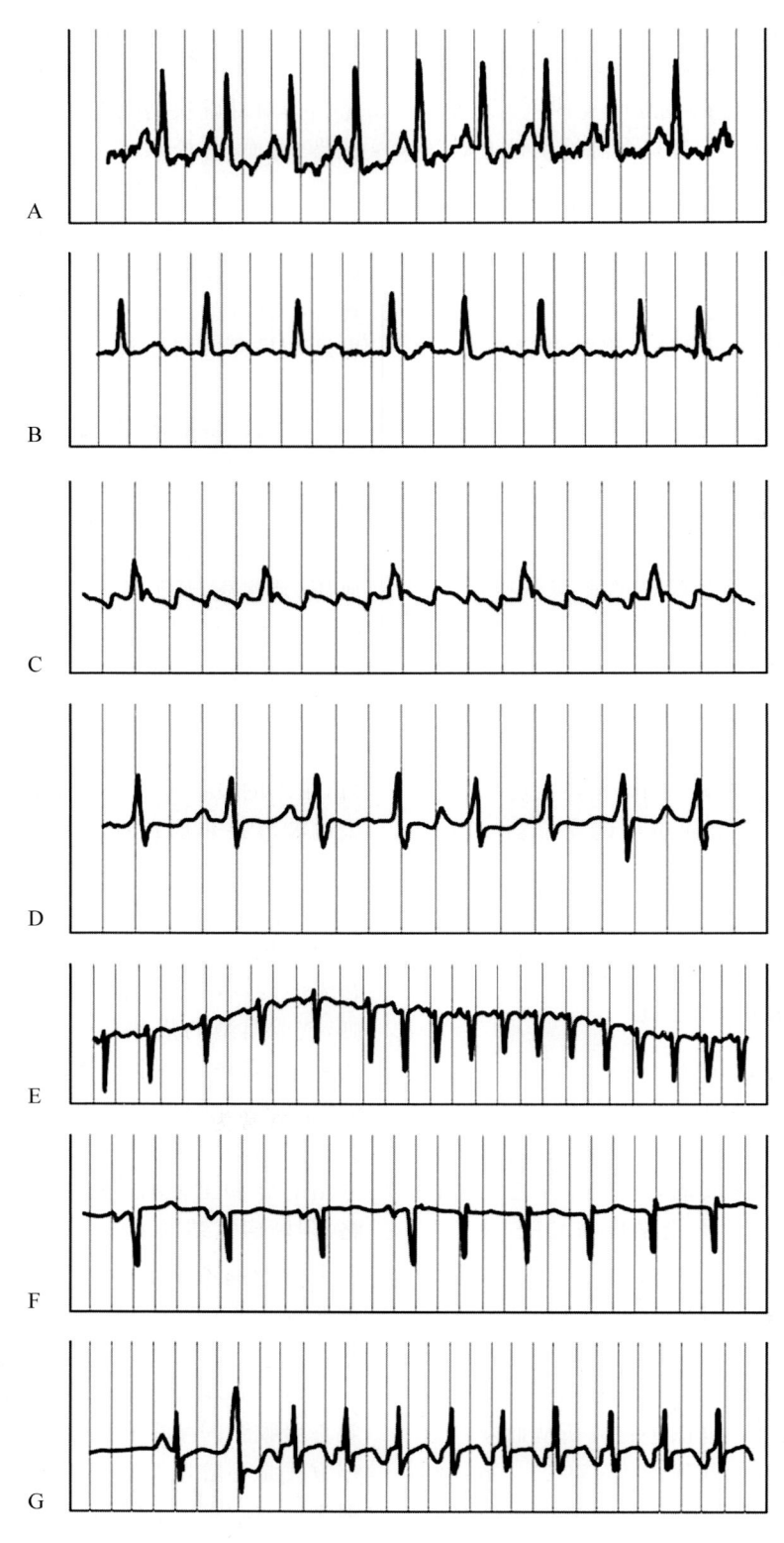

图 34-2 A. 窦性心动过速；B. 心房颤动；C. 心房扑动；D. 多源性房性心动过速；E. 房性心动过速；F. 房室结折返性心动过速（AVNRT）；G. 房室折返性心动过速（AVRT）；参见表 31-2、表 34-1、表 34-2 和表 31-3 以及本文中各种心动过速的诊断特点

表 34-3　房颤和房扑的治疗：心室率控制

药物	用药*	优点	缺点
普萘洛尔	静脉推注或者口服	半衰期短，对甲状腺功能亢进症引起者尤其有效	可能需要多次给药
美托洛尔	静脉推注或者口服	半衰期较长	
艾司洛尔	静脉输注	9min 的半衰期	需要密切监测
维拉帕米	静脉推注或泵入或者口服		静脉给药后的急性控制只持续 30min；负性肌力作用
地尔硫䓬	静脉推注或泵入或者口服	短半衰期	负性肌力作用较维拉帕米小
地高辛	静脉推注或者口服	正性肌力作用	起效晚，治疗窗窄

* 根据肾功能选择地高辛的特殊剂量，见第 17 章，表 17-2

一些药物可控制房颤和房扑时的心室反应。一旦心率得到控制，患者血流动力学稳定，转复为窦性节律可采用电复律方式（表 34-3）。心脏电复律的时机主要取决于减少血栓栓塞这一并发症风险的需要。房颤所导致的规律心房活动缺失可导致心房循环停滞，并可导致心房栓子的形成和体循环栓塞。即使是新发的房颤也有栓塞的风险。如果在 24~48h 没有自主转复为窦性节律，而患者无抗凝禁忌，则抗凝应尽早开始。如果患者不能使用抗凝药，在 24~48h 应考虑迅速复律。而且，已知有卒中风险的患者房颤超过 24h，可能需要经食管超声心动图来排除左心耳血栓后再进行复律。

当房颤持续时间不明，须假定其已存在超过 48h。这种情况下，常规治疗包括复律前 4~6 周的抗凝治疗。经食管超声心动图可以排除左心耳血栓的存在，但是没有血栓不代表不需要立即应用肝素治疗及之后几周的抗凝治疗。在这个时期抗凝是必要的，因为尽管恢复了窦性节律，房颤时细胞内钙堆积引起的心房顿抑可能导致血栓形成。心房顿抑是一种即使恢复了生物电功能仍持续存在的心房功能障碍，可能需要 4~6 周才能恢复。房扑患者和房颤患者一样有栓塞的风险，也应接受抗凝治疗。

一旦决定复律，有很多方式，特别是房扑。因为房扑是折返性心律失常，靠永久或临时起搏装置或者食管电极超速起搏可以终止心动过速。但是超速起搏可能导致房颤而非窦性节律。

房颤和房扑对同样的抗心律失常药的反应概述如表 34-4。实际上，在这些药物作用下，房颤常变为规律的房扑。但是，这些心律失常对这些药物的干预治疗有抵抗是很常见的，这时就需要心脏电复律。尽管这样，在心脏电复律前使用抗心律失常药物仍是需要的，因为药物治疗可能在心脏电复律后帮助维持窦性节律。病情稳定的患者，房颤的心脏电复律常以 200J 为起始能量，但也可能需要更高能量。需要在 QRS 同步模式下实施。房扑的心脏电复律通常需要的能量明显较低，通常常为 50~100J，也同样应在同步模式下放电，应事先给予镇静遗忘药物如咪达唑仑。

一些患者有明确的房颤诱因，如肺栓塞或者肺炎，不需要长期药物治疗。患者从急性损害中恢复后可能自动转复窦性节律。其他有潜在风险因素的患者依然有复发的风险，可能需要长期抗心律失常治疗和抗凝治疗。同时有房颤和 WPW 综合征的患者将在下文进行讨论。

表 34-4　房颤和房扑的治疗：转复为窦性心律

药物	用药	优点	缺点
普鲁卡因胺	静脉推注和泵入或口服	常可耐受静脉推注，作用于旁路，是房颤的首选用药（见文中描述）	静脉用药引起低血压；其不良反应限制其在长期治疗中的应用；致心律失常作用

(续 表)

药物	用药	优点	缺点
奎尼丁	静脉推注和泵入或口服	无负性肌力作用	致心律失常；刺激迷走神经可升高心率；静脉用药可致低血压；常见胃肠道不良反应
丙吡胺*	口服	每天只需要用药2次	抗胆碱能作用；负性肌力作用
氟卡尼*	口服	每天只需要用药2次	致心律失常，特别是对充血性心力衰竭和冠状动脉疾病者；负性肌力作用；致畸作用
普罗帕酮*	口服	β受体阻滞作用加强心率的控制	负性肌力作用
索他洛尔*	口服	β受体阻滞作用加强心率的控制	致心律失常；负性肌力作用
胺碘酮	静脉给药或口服	对维持窦性节律很有效；每天只需用药1次；长期用药后半衰期长（2~15周）	多种不良反应，多数可逆；长期治疗后的肺纤维化罕见但可致命
决奈达隆*	口服	不含碘的胺碘酮衍生物，其长期治疗的不良反应较少；半衰期更短	不如胺碘酮有效；禁用于严重或失代偿的心力衰竭患者

* 在用药前考虑请心内科专家会诊

(三) 多源性房性心动过速

多源性房性心动过速(multifocal atrial tachycardia, MAT)(图 34-2D)也叫作紊乱性房性心动过速,仅出现在有严重基础疾病的情况下,常为慢性阻塞性肺病(COPD)急性加重、其他类型的急性呼吸困难、肺栓塞或者充血性心力衰竭。MAT 的存在与高住院病死率相关,这和基础疾病严重性有关,而并非和心动过速导致的血流动力学改变有关。MAT 的心房率常为 100~150/min,但也可能更高。心电图显示至少有 3 种显著不同的 P 波形态,PP 间期变异大,PR 间期常常也多变(表 34-1)。

MAT 最有效的治疗是治疗基础疾病、停止可能导致恶化的药物,如茶碱。患者可能伴有电解质紊乱如低钾血症和低镁血症,这会使心律失常恶化。有报道认为静脉补镁可控制这种患者的 MAT。通常来说,心脏电复律、I A 类抗心律失常药物和地高辛无效。偶尔心率很快时,上述药物控制心室反应的作用才变得重要。钙通道阻滞药和胺碘酮的应用已取得不同程度的成功;β受体阻滞药的使用,即使是对心脏有选择性的药物,在这些患者中的应用仍受限,因为这些患者常合并支气管痉挛性疾病。

(四) 房室结折返性心动过速

虽然在 ICU 中的发生率没有之前几种心动过速高,AVNRT(图 34-2F)也是 SVT 的一种常见机制。AVNRT 可发生于任何年龄段,与已存在的心脏疾病无关,只依赖于房室结内的两条功能性传导路径。折返环也发生在房室结内,导致心房和心室几乎同时去极化(表 34-1)。心电图可能表现为逆行性 P 波[在下壁导联(Ⅱ、Ⅲ、aVF)出现倒置 P 波],常与 QRS 波同时出现而埋藏其中难以辨别。但是当和窦性节律的 QRS 波比较时,常可见Ⅱ、Ⅲ导联负偏转或者 V₁ 导联的正偏转("假性 R 波")(图 34-2F)。这种心动过速的心率波动在 120~200/min,伴规则的 RR 间期。增高的心率和相继有序的房室收缩的缺失将影响血流动力学。拥有正常左室功能的患者通常可以耐受这种情况,但也可能导致明显的低血压。治疗目标是减慢房室结的传导从而终止心动过速。刺激迷走神经兴奋的方法如 Valsalva 动作、作呕和颈动脉窦按摩常有效。同样地,药物如腺苷、钙通道阻滞药和β受体阻滞药也很有用。尽管地高辛也有房室结阻滞效应,但是在急性治疗时常无效。有很多药物,包括钙通道阻滞药、β受体阻滞药、地高辛和 I A 类及 I C 类抗心律失常药,都可用于防止复发。导管射频消融作为治疗手段,可用于有症状的 AVNRT 患者预防复发使用。

(五) 利用旁路的房室折返性心动过速

AVRT 是一种利用房室结和旁路(又称副旁路)作为折返路径的两支的 SVT(图 34-2G)。与 AVNRT 一样,AVRT 也可发生于任何年龄人群,并且与基础心脏病无关。其基础 12 导联心电图可表现为经旁路的预激波形(图 34-3)或正常波形(即所谓的隐匿性旁路)。AVRT 环可能导致窄 QRS 波的心动过速(房室结作为前传支,心室通过希氏束-浦肯野纤维去极化)或宽 QRS 波心动过速(经旁路前传)。因为心房和心室都是折返环的必要组成部分,12 导联心电图上常可表现出 1∶1 房室关系和逆行 P 波(表 34-1)。对于某个特定的心动过速,其各 RP 间期是一致的,有助于与房性心动过速进行鉴别。但是 R-P 间期根据各人旁路的不同特点,可能是缩短的也可能为延长的。

治疗目标是减慢房室结的传导,因为房室结常是最容易改变的折返环支,从而可终止 SVT。刺激迷走神经是快速终止 AVRT 的有效方法。如果无效,首选药物治疗为腺苷。此药罕见的不良反应是可导致房颤,并利用旁路快速下传导致快心室率甚至室颤;因此,当使用这些药物时体外除颤器应准备到位。如果患者窦性节律时心电图表现出 WPW 综合征,可能发展为房颤,应避免使用维拉帕米,而选择普鲁卡因胺(见下文中的 WPW 综合征患者的房颤)。为了预防 AVRT 的复发,抗心律失常药如氟卡尼或者索他洛尔(可减慢旁路途径传导)和钙通道拮抗药或者 β 受体阻滞药(减慢房室结的传导)均可使用,但是最有效的方法是导管射频消融。

(六)其他房性心动过速

ICU 中,房性心动过速常发生在有基础心脏疾病、COPD、肺炎、心包炎,或者洋地黄中毒的患者(图 34-2E)。心房率常为 150~200/min,12 导联心电图表现为出现与窦性 P 波形态不同的 P′波(表 34-1),可能以 1∶1、2∶1 下传至心室,或者出现各种房室传导阻滞,如文氏阻滞(二度莫氏Ⅰ型阻滞)。

房性心动过速的治疗包括房室结阻滞药对心室率的控制和抗心律失常药的抑制治疗。这种心动过速常对心脏电复律不敏感。应积极治疗可逆的基础疾病状态,如洋地黄中毒、心包炎或者呼吸衰竭。此外,在 ICU 中适合使用静脉注射ⅠA 类药(如普鲁卡因胺)或者Ⅲ类药(如胺碘酮)。ⅠC 类药(如氟卡尼)或者其他Ⅲ类药(如索他洛尔)也很有效,但是须谨慎用于有基础心脏病的患者。

(七)加速性房室交界性心律

房室交界性起搏心率常为 40~60/min。心率超过 100/min 的交界性心动过速发生在某些临床情况下,如洋地黄中毒、风湿热、心肌缺血和心脏术后状态,尤其是瓣膜手术后。心房活动可能为窦性 P 波伴房室分离或者逆向传导的倒置 P 波。通常房室传导为 1∶1。这有助于与洋地黄中毒的交界性心动过速进行鉴别。洋地黄中毒所致的交界性心动过速常有不同程度的房室阻滞或者不规则的房室分离。此外,自律性交界性心动过速常表现出心率波动,可与 AVNRT 进行鉴别。有序的房室收缩缺失(特别是左室功能差的患者)可能引起不良的血流动力学改变。心脏术后患者,临时心房起搏器常可超速抑制交界性心律。否则应以支持治疗和针对病因的治疗为目标。

(八)WPW 综合征患者的房颤

WPW 综合征患者有一些附属心肌连接心房和心室,以前称之为 Kent 束。Kent 束使心电图上表现出预激波。窦性心律时的心电图表现为 PR 间期缩短(<0.12s),QRS 波群增宽(>0.12s),QRS 波群起始部分粗钝(delta 波)(图 34-3)。这些患者容易出现一些 SVT,包括房颤。因为房颤时通过房室旁路传导,心室率可能很快,可超过 200/min(图 34-4),有可能还会进一步恶化成室颤。如果患者的血流动力学不稳定,应立即心脏复律。

值得注意的是,事实上标准的房室结阻滞治疗方案会增加 WPW 综合征患者的心室反应,从而导致室颤。例如,地高辛可加快兴奋经旁路途径前传的速度,直接增加心室率。维拉帕米也可通过血管舒张和反射性交感神经兴奋导致较快的心室反应。因此,如果患者的病情稳定,可以使用普鲁卡因胺或者在充足的镇静下使用电复律使之转复为窦性心律。

三、宽 QRS 波心动过速

宽 QRS 波心动过速若是单一形态的,即所有的 QRS 波都完全相同,会使得诊断变得困难。因为宽 QRS 波也可能是 VT 也可能是伴束支阻滞(bundle branch block,BBB)的 SVT。患者血流动力学反应也不能用于鉴别这两种机制:VT 患者可以没有明显的症状,而一些 SVT 者可以有血流动力学紊乱。当患者病情不稳定时,不管是何种机制导致的,应立即复律或者除颤。如果初始

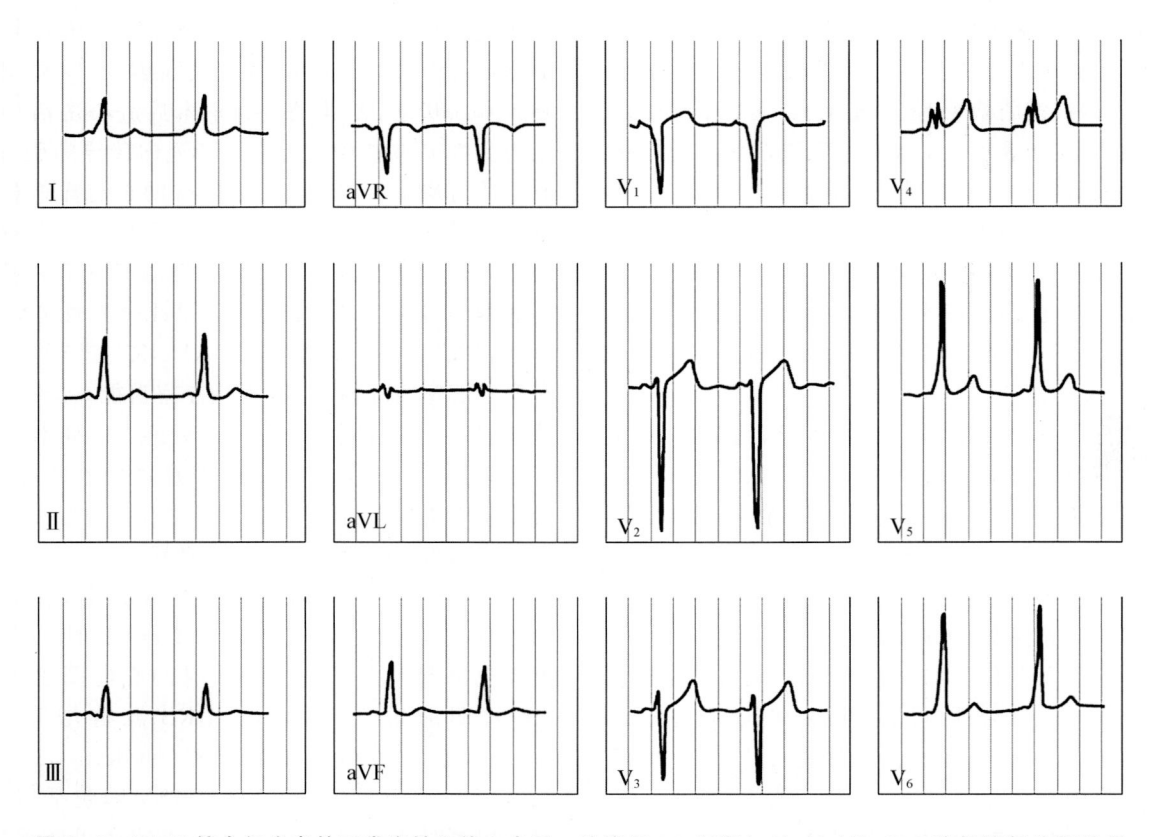

图 34-3 WPW 综合征患者的正常窦性心律心电图。注意短 PR 间期（<0.12s）和 QRS 波起始部分粗钝是预激综合征的特点

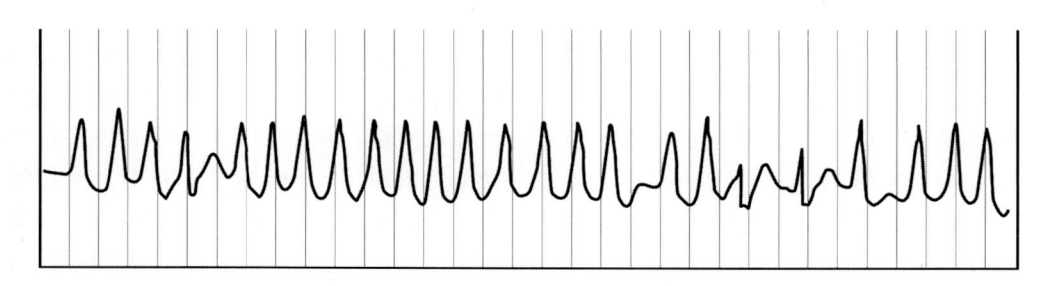

图 34-4 图 34-3 同一患者发生了房颤。注意 RR 间期不等，不同形态的畸形的 QRS 波。最短的 RR 间期发生在心率为 300/min 时，可恶化为室颤

复律或者除颤失败，应再次高能量除颤并且开始心肺复苏。如果心动过速依然难以纠正或者出现室颤（VF），推荐的标准治疗为高能量电除颤和胺碘酮或利多卡因的药物治疗（附录 D，ACLS 流程图）。

如果患者病情稳定，应得出准确的诊断。VT 和 SVT 的预后不同，需要不同的长期治疗方案。因为临床表现不能用于鉴别诊断，心电图是必不可少的。情况允许时，在心动过速时应描记 12 导联心电图来评估 QRS 波的形态以及房室关系（知识框 34-2）。出现房室分离（心室活动与心房活动无关）可诊断 VT。以夺获心搏的方式传导窦性节律（QRS 波和基线形态完全相同）或者融合波（不同的 QRS 波形态）的出现也可以确诊 VT（图 34-5）。

QRS 波的形态特征也很重要，因为可以反映

出心室是如何除极的。如果其形态与窦性节律上的 BBB 或者心率相关的 BBB(明确的单纯窦性心动过速或者运动试验时出现的)形态相同,可能是 SVT 伴差异传导。VT 时的 QRS 波可能会非常宽大且畸形,伴有电轴异常,反映的是心室起搏点。一般来说,宽 QRS 波心动过速可以分为左束支阻滞(left bundle branch block, LBBB)心动过速[V_1 导联出现大 Q 波(常是暂时的)或者 S 波,图 34-6]和右束支阻滞(right bundle branch block, RBBB)心动过速[V_1 导联出现大 R 波(常是暂时的),图 34-7]。VT 的形态特征见不同的 BBB 形式(知识框 34-2)。

知识框 34-2　室性心动过速的心电图诊断依据

1. 房室分离
2. 冠状面的 QRS 电轴右偏(aVR 导联为正,Ⅰ、aVF 导联为负)
3. 无抗心律失常药物治疗的情况下 QRS 波>140ms
4. 基础心电图显示心肌梗死的异常 Q 波的证据
5. 束支传导阻滞(BBB)伴宽 QRS 波心动过速的心电图表现与基线心电图不同
6. 心动过速时 QRS 波变窄
7. 形态特征:
   (1)RBBB 心动过速
   ①在任意胸导联上 QRS 波起始到 S 波最低点时长>100ms
   ②V_1 导联单相 R 波或 QR 波
   ③V_1 导联出现三相 R 波,左侧"兔耳朵"高于右边(注意:右侧"兔耳朵"高并不意味着室上性心动过速伴差异传导)
   ④V_1~V_6 导联上 QRS 波主波方向均相同,同正或同负
   ⑤V_6 导联:rS 型(R 波比 S 波小)或者 QS 型
   (2)LBBB 心动过速
   ①在 V_1 或 V_2 导联上:R 波>30ms
   ②在 V_1 或 V_2 导联上:QRS 波起始到 S 波最低点时长>60ms
   ③在 V_1 或 V_2 导联上:向下的 S 波切迹
   ④V_6 出现任何 Q 波

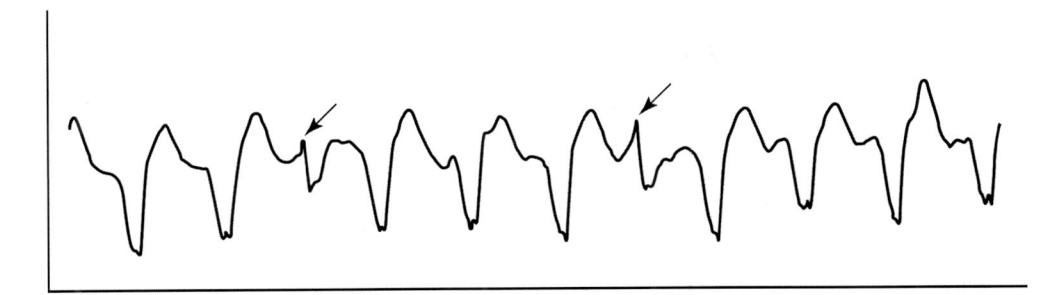

图 34-5　室性心动过速的心电图。间断的窄波(箭头)表示室性融合波和心室夺获

SVT 和 VT 并不是总能区分得开,特别是当只有一路心电监护波形时。如果真的不明确,保险起见应假定其为 VT,尤其是有基础心脏疾病者。80% 的宽 QRS 波心动过速是 VT,但是对于有基础心脏病患者来说,宽 QRS 波心动过速有 95% 为 VT。静脉注射维拉帕米作为一种有效的治疗 SVT 的方法,可导致 VT 患者严重的低血压和意识丧失。腺苷半衰期短,导致维拉帕米那样的血流动力学紊乱的可能性小。因此,当怀疑为室上性机制,使用腺苷相对安全。使用腺苷终止

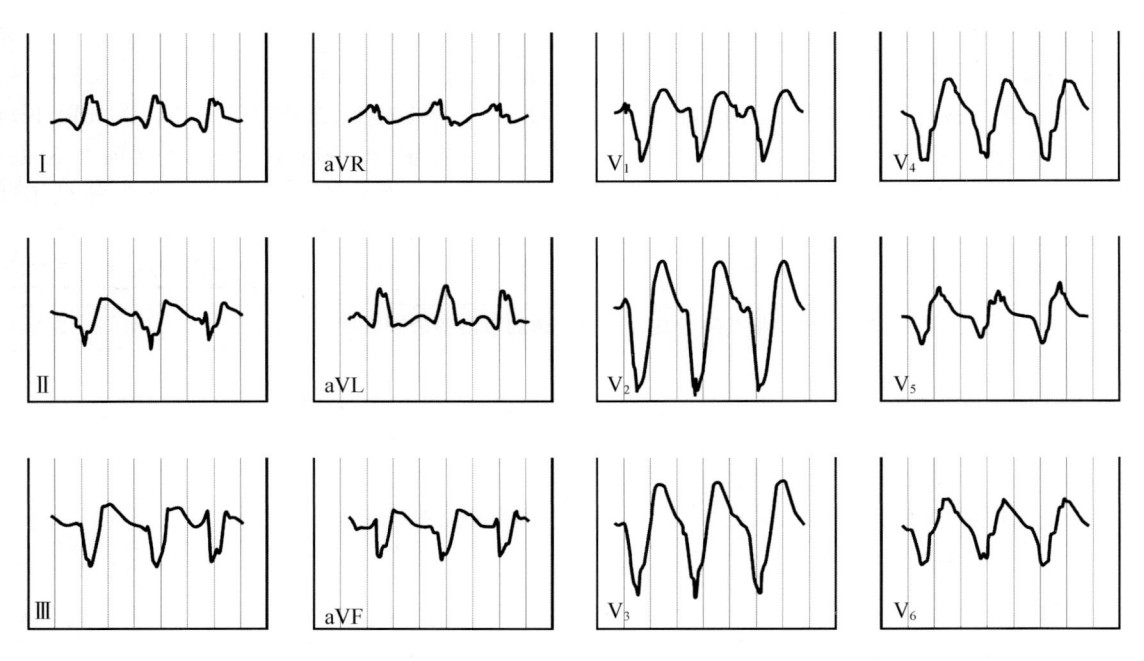

图 34-6　左束支传导阻滞的室性心动过速的形态。V_1 和 V_2 导联显示特征性的粗钝的慢的负向波，V_6 导联有清晰的 Q 波

了心动过速也不能排除是 VT 的可能。但是，腺苷不能用于活动性支气管痉挛或心肌缺血的患者。静脉注射普鲁卡因胺可以终止很多 VT 和 SVT，是诊断不明确时的常用一线用药。

（一）单形性室性心动过速

持续性单形性 VT 主要发生于冠状动脉病、既往有心肌梗死史和左心室功能障碍者。这些患者很多有心肌梗死合并充血性心力衰竭、束支传导阻滞或低血压的病史，反映了广泛的心肌损害。因此，任何 VT 患者均应评估其心室功能及是否有冠心病。持续性 VT 也发生于其他器质性心脏病患者，如扩张型心肌病、结节病性心肌病、先天性心脏畸形修复后等。虽然它们的长期治疗方案可能不同，但是急性期治疗本质上是一样的。

前面已经阐述了关于 VT 的急性期治疗根据血流动力学状态有不同的治疗策略。无明显血流动力学障碍时，静脉注射利多卡因和普鲁卡因胺是 VT 的标准治疗用药，其中普鲁卡因胺可能疗效更佳（表 34-5）。普鲁卡因胺有舒张血管的作用，可能导致急性低血压，须密切监测血压并且有

表 34-5　室性心动过速的急性药物治疗

药物	剂量*	不良反应
利多卡因	心搏骤停：起始剂量：1～1.5mg/kg 如果持续：如果需要，每 10 分钟追加剂量（0.5mg/kg）；最大剂量：3mg/kg；输注速度：1～4mg/min	充血性心力衰竭和急性心肌梗死者的清除率变小（减小用量） 70 岁以上患者表面分布容积变小（减少用量） 影响中枢神经系统包括躁动、嗜睡、癫痫 大剂量可诱发传导阻滞
普鲁卡因胺	负荷剂量：17mg/kg，1h 内给完 输注速度：1～4mg/min	若 QRS 波增宽>50% 停止输注 血管舒张和低血压 负性肌力作用

药物	剂量*	不良反应
胺碘酮	口服:800～1600mg/d持续2周,之后200～400mg/d 静脉用药:1050～1200mg,24h给完	血管舒张 静脉用药的负性肌力作用 心动过缓或传导阻滞
肾上腺素	心搏骤停:注射:每5分钟1mg 若无静脉输注通道,经气管内给药	强烈的正性肌力作用可导致心肌缺血 可加剧地高辛中毒的室性心律失常

* 更多剂量指导见ACLS附录D

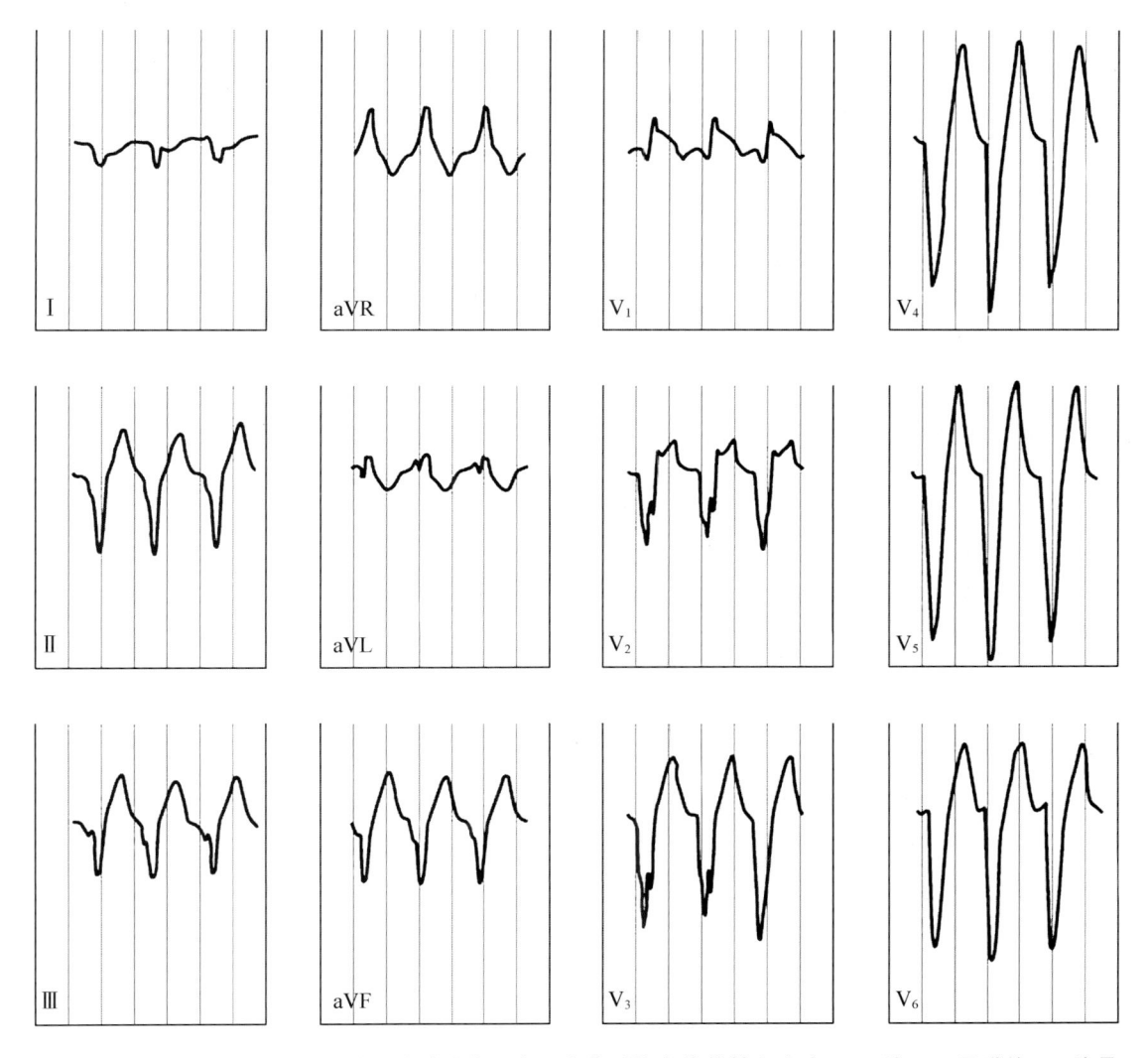

图34-7 右束支传导阻滞的室性心动过速的形态。有典型的右优势轴和宽大QRS波。V_1导联的QR波是特征性形态,提示前间壁心肌梗死

充分的静脉输注通路。幸运的是,可通过减慢或者停止输注药物和静脉补液纠正这种低血压。其他不良反应包括负性肌力作用,可导致心室功能障碍的患者出现心功能失代偿,原有希氏束-浦肯野纤维疾病的患者可出现心传导阻滞。胺碘酮有口服制剂也有针剂,可用于难治性VT。和普鲁卡因胺一样,胺碘酮也有舒张血管的作用,静脉注射也有负性肌力效应(表34-5)。治疗VT的方法

还包括使用临时起搏器、心外膜起搏线或已有的 ICD 进行超速起搏抑制。因为超速起搏可能导致心动过速加快或者引发室颤,所以需备好除颤器。有基础心脏疾病的患者,其单形性 VT 的长期治疗方法包括抗心律失常药、ICD 和导管射频消融。

心室中的异物也可能导致 VT,但是一般为非持续性的。比如,在右心室置入导丝、Swan-Ganz 导管、临时起搏器时常可出现短暂的 VT。通常病因都很明确,因为 VT 的出现与导管的置入有关,撤去或者改变导管位置可以终止室速。

(二)多形性室性心动过速

虽然常和其他疾病共存,但是对多形性 VT 患者描记的波形可反映基础病理过程。一旦患者怀疑为多形性 VT,应进行评估并仔细测量 12 导联心电图上的 Q-T 间期和监护仪上其窦性节律时的波形。

1. Q-T 间期正常的多形性 VT 如果 Q-T 间期正常,心肌缺血最有可能是其诱因。急性缺血时,静脉输注利多卡因可起到稳定的效果。难治性多形性 VT 和 VF 使用胺碘酮治疗可能有效。使用 β 受体阻滞药、硝酸盐类、抗血小板治疗、抗凝治疗来治疗活动性心肌缺血对于治疗心电异常很重要。若情况允许,疑似心肌缺血的患者应立即行心导管检查和血管再通治疗。对于复发的多形性室速而言,单独行血管再通可能不能提供足够的保护作用,可能需要放置 ICD 进行长期治疗,尤其是在左心室功能减弱的患者中。

2. Q-T 间期延长的多形性 VT 如果多形性 VT 中出现 Q-T 间期延长,那么就是另外一种单独类型了:尖端扭转型室性心动过速(简称扭转型室速)。典型的心电图表现:QRS 波表现为围绕等电位线的周期性扭转。应在两个或两个以上的导联中观察到 QRS 波的振幅和波峰极性呈周期性改变,因为单一导联的改变可能会有所误导。Q-T 间期延长的原因可为特发性(指先天的长 Q-T 间期)和获得性的,后者指与药物使用、电解质紊乱有关的 Q-T 间期延长。通常,有窦性心动过缓出现会增加 Q-T 间期的延长并使其易于出现期前收缩(图 34-8)。扭转型室速还会出现在正常 Q-T 间期伴有长的心室停顿时(例如窦性停搏或者完全的传导阻滞),之后会出现一次显著的 Q-T 间期延长,此时若伴室性期前收缩即可诱发。

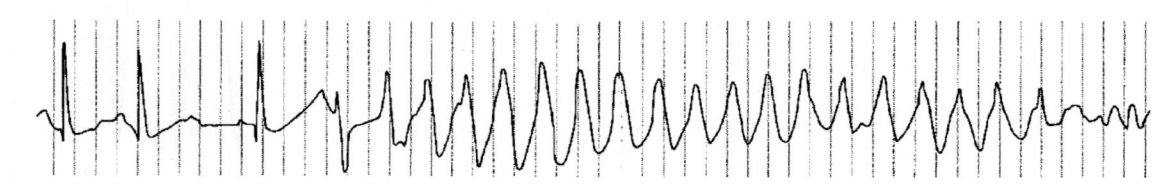

图 34-8 上图显示了窦性节律伴随长 Q-T 间期,在房性期前收缩后紧接着发生尖端扭转型心动过速

在 ICU 常可出现获得性长 Q-T 间期。ICU 中使用的许多药物,特别是氟哌啶醇,会导致 Q-T 间期异常和扭转型室速(知识框 34-3)。亚利桑那大学总结了会引起 Q-T 间期延长的药物清单(见 http://QTdrugs.org.)。其他可能会导致扭转型室速的疾病状态包括电解质紊乱(尤其是低钾血症、低镁血症)、甲状腺功能减退、颅内病变、心肌缺血、饥饿和神经性厌食症。有研究人员认为先天长 Q-T 间期的患者更易发生获得性尖端扭转型室速。尖端扭转型室速可能出现自发终止,可无症状也可能出现晕厥。任何 Q-T 间期延长的多形性室速的患者均应考虑是否为药物引起的尖端扭转型室速。一旦明确诊断,适当的治疗可预防心跳骤停的发生。初始治疗包括停用致病药物、纠正电解质紊乱和代谢异常。出现心搏骤停时,直接心脏复律至少暂时有效。复苏中或持续的多形性室速时,静脉补充镁可有稳定作用。获得性扭转型室速主要因为心动过缓或者停搏,因此干预手段旨在升高心率。以 2~10μg/min 的速率输注异丙肾上腺素可用于升高窦性心率,但是其舒张血管作用可导致急性低血压,用于 CAD 患者和左心室功能障碍的患者可能是有害的。临时起搏(包括心房的和心室的)是有效的方法,但其应用有赖于有接受过训练的人员。阿托品可作为三线用药在无法实施其他治疗方式时使用。

与此相反,先天性长 Q-T 间期患者的一线用药是 β 受体阻滞药,逐渐滴定剂量至最大可耐受剂量。β 受体阻滞药也能减轻交感反应,可触发尖端扭转型室性心动过速。关键是避免使用可进一步延长 Q-T 间期和导致心动过速的药物。一些患者，特别是复苏成功的患者需要 ICD。

知识框 34-3　与尖端扭转型心动过速有关的药物
ⅠA 类抗心律失常药（奎尼丁、普鲁卡因胺、丙吡胺）
Ⅲ 类抗心律失常药（索他洛尔、右旋索他洛尔、胺碘酮、溴苄胺、多非利特、司美利特）
其他有抗心律失常作用的药物（苄普地尔、恩卡尼、普罗帕酮、阿玛灵、阿普林定）
精神病治疗药
氟哌啶醇
吩噻嗪类（氯丙嗪、硫利达嗪）
5-羟色胺再摄取抑制药（西酞普兰、氟西汀、帕罗西汀、奎的平）
三环和四环抗抑郁药
抗组胺药（特非那定、阿司咪唑）
抗菌药（阿奇霉素、红霉素、莫西沙星、复方新诺明、喷他脒）
毒物（有机磷农药、砒霜）
其他（某些抗生素*、水合氯醛、利多氟嗪、美沙酮、普尼拉明、普罗布考、特罗地林）
* 大环内酯类抗生素、抗真菌药（如氟康唑、酮康唑）和 HIV 蛋白酶抑制药（如茚地那韦、利托那韦）

四、特殊情况

（一）心室颤动

ICU 中出现的室颤不是发生在有基础心脏病，特别是缺血性心脏病的患者，就是出现在一些疾病状态的最后结局，如严重低氧血症、碱中毒、电解质紊乱和非心源性的低血压。后一种情况的根本治疗依赖足够的氧合、充足的组织灌注和对原发病的治疗。成功的复苏依赖于立即除颤，必要时需要进行多次高能量的除颤。重复除颤无效时，静脉推注肾上腺素和胺碘酮有助于复苏（见附录 D）。

（二）地高辛中毒

地高辛常用于左室功能障碍和房性心律失常的患者，但是其毒性反应可能是致命性的。不幸的是，地高辛中毒的首发症状和体征极易被忽略。其心脏以外的临床表现无特异性，如乏力、厌食、恶心、头痛、不安和视觉症状。使其毒性反应增加的因素有肾功能不全、电解质紊乱（特别是低钾血症和低镁血症）、终末期肺病以及可增加地高辛血药浓度的联合用药（如奎尼丁或者胺碘酮）。ICU 患者使用地高辛显然可增加其不良反应的风险。

地高辛作用于所有心脏组织类型。通常，窦性节律下治疗量的地高辛可通过减少肾上腺素能反应减慢心率，不影响心房组织。但是，毒性剂量下可增加心房组织的自律性，导致房性心动过速，下壁肢体导联和 V_1 导联出现直立的 P 波。毒性剂量下也可导致房室交界区组织自律性的增高，从而出现交界性心动过速（表 34-1）。如果原本有房颤的，交界性心动过速会导致 RR 间期反而变为正常。地高辛可减慢房室传导，但是毒性剂量下会导致严重的房室阻滞（见第 33 章）。不论何时发现同时出现的自律性增加和房室传导阻滞均应怀疑是否地高辛毒性反应。地高辛也影响心室组织，主要通过提高其自律性和触发活性。最常见的临床表现是频繁的室性期前收缩。持续的双向的 VT 和分支型心动过速（图 34-9）是地高辛中毒的高敏感性标志。

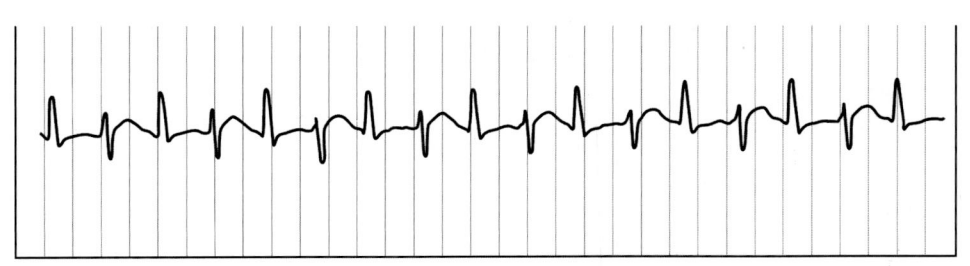

图 34-9　地高辛中毒的双向室性心动过速。交替出现的形态反映了左后束支和左前束支的交替激活

地高辛中毒的有效治疗有赖于早发现。如果没有血流动力学改变的临床表现出现，撤药和充分纠正电解质即可。但是，如果出现 VT，须更积极的治疗。地高辛毒性引起的致命心律失常可选择地高辛特异抗体的 F(ab) 段进行治疗。大部分患者在输注后 20min 内对治疗有反应。其最显著的不良反应是迅速发生的低钾血症，可能与钠泵的重新激活有关。当没有 F(ab) 片段，并且需要立即对 VT 进行治疗时，最有效的药物是利多卡因和苯妥英，两者对房室传导的影响很小。如果需要对持续性 VT 进行直流电复律，应准备好行紧急心脏起搏，因为可能并发房室阻滞。β受体阻滞药可进一步抑制房室传导，但是可能对减轻其自律性有效果。不宜行超速起搏，因其可导致心动过速加速。

(三) 无须立即干预的心动过速

不是所有的心动过速都需要立即干预治疗。在 ICU 中无血流动力学变化的自限性的心动过速发作不少见。比如说，心脏疾病或肺部疾病的患者可能出现完全无症状的房性心动过速发作。用抗心律失常药抑制这种自限性的心动过速可能会导致严重的不良反应，故不宜使用。非持续性 VT 也常见于心脏疾病患者。虽然非持续性 VT 是猝死风险的标志并需要进一步的评估，但不推荐抑制自限性的心室异位起搏。实际上，用抗心律失常药抑制心室异位起搏可能与病死率增高有关。

(四) 心脏术后患者

在心脏直视手术后患者可经历各种房性、室性快速型心律失常，常在术后 72h 内发生。术中导致的心包的炎症和心房创伤以及洋地黄中毒可导致房颤、房扑和房性心动过速。房室交界性心动过速常继发于手术损伤。当 SVT 类型不明确时，临时心外导线的记录有助于鉴别心房活动，并且阐明房室关系。心房导线也可对房扑、房性心动过速和交界性心动过速进行超速起搏。

因为交感神经兴奋可使术后的一段时间出现的大部分心律失常恶化，所以只要患者无禁忌证，β受体阻滞药可作为合理的一线用药。已证实预防性使用β受体阻滞药可减少术后 SVT 的发生。虽然地高辛依然经常使用，但是其控制房性心律失常时的心室反应的效果欠佳。循环的儿茶酚胺可抵消其类迷走神经效应，故需大剂量才可充分控制，常常需要达到中毒剂量。

非持续性 VT 也发生于心脏术后患者，占心脏手术患者的比例可达 50%。通常发生在最开始的 12~24h，常短暂出现。电解质紊乱、围术期心肌缺血和β受体阻滞药的撤药可增加 VT 的发生率。纠正诱因是治疗非持续性 VT 的主要目标。与此相反，持续性 VT 或者长时间的非持续性 VT 可致血流动力学改变，需要进一步评估和治疗。如前所述的标准心脏复律和抗心律失常治疗可有疗效。临时心室起搏导线可用于对 VT 进行超速起搏，但是常有加速心动过速和引发 VF 的风险。

(五) 置入性心脏复律除颤器 (ICD)

大部分有 ICD 的患者有基础心脏疾病，也常伴随其他疾病状态，均可导致须入 ICU 治疗。在治疗这些患者时需要注意一些重要的基本事实。首先，ICD 的存在并不妨碍体外除颤。如果患者的心律失常伴血流动力学改变，ICD 不能有效终止它，应毫不犹豫实施标准体外除颤。同样，如果患者需要，应毫不犹豫实施心肺复苏术。在设备充电或电击时接触患者只会有麻麻的感觉，复苏者将不会受到电击。

对窦性心动过速、SVT，或者耐受良好的 VT 进行不恰当的、连续的放电也时有发生。目前很多的 ICD 被设置为可辨别 SVT 和 VT，但是这些识别器不够完美，仍可能给予不恰当的治疗。当 ICD 进行不恰当的电击时，在发生器周围放置磁铁会使其暂时不能产生电击。一旦移开磁铁，设备又会回到基础设置了。如果患者需要急诊手术，在手术时可在 ICD 附近放置磁铁，因为在使用电刀（和肌电图描记）ICD 应停止使用以避免假放电。最后，除非有经验丰富的医生在场，否则有 ICD 的患者不能行磁共振检查，放射科医生和电生理学家的合作才有可能保证检查安全进行。

第35章

气压伤与胸腔引流管

Travis M. Polk　Patrick M. Reilly,著　邱凤兰,译　林建东,校

气压伤指的是通气压力过高导致的肺损伤。尽管人们对肺泡过度通气导致的呼吸机相关性肺损伤的认识逐渐提高,气压伤仍是机械通气的常见并发症之一。例如,ICU 正压机械通气患者中,气胸发生率为 4%~15%。

当气道峰压超过 40~50cmH$_2$O 时,通常可导致肺泡破裂。当气道峰压接近 70cmH$_2$O,肺泡破裂发生率可接近 40%。当肺间质-肺泡压力梯度增加,肺泡破裂可导致空气沿着支气管旁血管鞘进入组织间隙。这部分空气通过机体解剖连续的部分能传播得更远,引起一系列并发症,包括良性的直至可迅速致命的并发症(知识框 35-1)。

知识框 35-1　肺泡外气体引起的疾病谱
良性疾病谱
间质性肺气肿
胸膜下空气囊肿
皮下气肿
纵隔气肿
心包积气
气腹
腹膜后气肿
气胸
张力性气胸
全身性气体栓塞
危及生命的疾病谱

一、气压伤的临床表现

皮下气肿通常是良性临床表现,但需避免不恰当的减压及漏诊气胸。无合并气胸的患者不推荐预防性置入胸腔引流管,除非严重的皮下气肿影响呼吸以及血流动力学。一些严重的病例,皮下气肿可导致张力性气胸,需要通过锁骨下的"气孔"(如皮肤的缝隙或褶皱)或留置皮下导管减压。

基本上所有机械通气引起的单纯性气胸都需要通过胸腔置管引流来控制。传统上人们习惯性使用大口径胸管,但是小口径胸管和猪尾型导管可能同样有效。例外的情况是隐匿的外伤性气胸,这种气胸只能在横断层面成像上(如 CT)可见。若病人在其他方面临床症状稳定,可以密切观察。可通过床边胸片诊断气胸(在 ICU 常规胸片可能较难,尤其对于需要仰卧位的患者)。胸部 CT 扫描对于气胸的诊断可能是必要的,尤其是前胸部气胸者。对于不宜转运到放射科的患者,超声检查有助于诊断。床边超声可肉眼观察气胸,据报道其具有很高的阳性预测值。

张力性气胸仍是 ICU 中较棘手的并发症之一。若未经治疗可迅速导致血流动力学、呼吸紊乱,并可能导致心搏骤停。张力性气胸经典的症状和体征包括呼吸音消失、颈静脉充盈、气管偏移,但是对于机械通气的患者,这些症状和体征往往是不可靠且难以评估的。对于危重患者而言,

不明原因的心动过速、低血压、中心静脉压增加、气道峰压及平台压升高、潮气量逐渐减低等征象是发生张力性气胸更可靠的征象。一旦怀疑张力性气胸,需迅速进行胸腔置管引流。若患者处于濒死状态或心搏停止,可尝试予针头行胸腔穿刺术进行减压。具体做法如下:用长的 14 号留置针置于锁骨中线第 2 肋间。但是,值得注意的是,临床、尸体及放射学研究表明,这项技术存在很大的缺陷。若针头置于第 2 肋间的胸腔穿刺术不能使临床症状得到改善,应立即在腋中线第 5 肋间行穿刺或置管引流术。穿刺引流完成后,一旦临床情况允许,应立即置入合适的引流管行置管引流。

纵隔气肿引起的表现在病理生理学上通常类似于气胸,但病因上需要除外食管气管损伤、颈部感染下行引起纵隔炎等。如果无上述情况,可以观察是否有气胸的进展和呼吸情况的恶化。

心包积气在临床较少见。外伤、纵隔气肿扩展均可引起,偶尔可由化脓性肺脓肿引起。在最严重的情况下,张力性气胸进一步发展,可引起心脏压塞,而不得不立即进行引流或外科手术减压。

肺泡破裂空气进入腹膜后及腹膜腔引起气腹较罕见。其难以与腹腔空腔脏器破裂导致气体进入腹腔引起的气腹相区分。这种情况下,需要行腹部 CT、诊断性腹腔灌洗,甚至剖腹探查术,以进一步明确病因。

全身性气体栓塞可发生于空气沿支气管旁血管鞘进入破裂的血管或渗透入菲薄的组织,可引起远端组织空气栓塞。不良后果包括循环衰竭、脑梗死、癫痫和心肌损伤。治疗措施包括:积极心肺复苏、充分氧合和保持充足的血容量。对于动脉空气栓塞引起的神经系统症状,应考虑全身抗凝治疗和高压氧治疗(见第 56 章)。对于大静脉空气栓塞,可尝试通过右心房导管进行局部吸引。

二、胸管的选择、置入和管理

适应证及胸管选择

在 ICU,气胸是留置胸管最常见的适应证。其他适应证包括胸腔积液、血肿和脓胸(知识框 35-2)。在紧急情况下,使用大口径管更加合适,尤其是患者病情恶化的确切病因不明时。但是在择期情况下,为了减少患者的不适以及提高有效的肺部引流,目前倾向于尽可能留置小口径管。

知识框 35-2　ICU 中胸腔置管的适应证
气胸
—气压伤
—医源性
—自发性
外伤
—血胸
—医源性
—创伤
胸腔积液
—恶性
—交感性
支气管胸膜瘘
乳糜胸
脓胸
贯通性胸部损伤
开胸术后
穿刺减压后
预防性(肋骨骨折患者正压通气之前)

1. 置管技术:传统胸管(20~40Fr) 胸管置入并不是没有风险的,在其操作方面及操作相关的潜在并发症的处理上均需要足够的专业知识(知识框 35-3)。为了使操作顺利完成,应使患者处于仰卧位,同侧手臂外展或置于头部。血流动力学稳定的患者,也可在镇静后进行操作。对于神志清醒的患者,须给予镇痛。虽然肋间神经阻滞可行,但是最简单的镇痛方法是在计划置管的部位周围直接注射局麻药。关键的解剖标志是腋中线第 5 肋间,相当于乳头或乳房下皱襞水平。术野胸壁经常规无菌消毒、铺巾,即可予局麻药逐层浸润麻醉。在皮肤上做一个足以容纳导管及一指的切口,分离皮下组织。用大的 Peon 或 Kelly 钳分离胸腔外的部分至第 6 肋。肋间肌及胸膜腔应额外注射局麻药。用血管钳轻柔分离第 6 肋上方的肋间肌,越过肋骨进入胸膜腔。随着血管钳的分离,一只手指置入胸膜腔,仔细探查以确认胸腔内的位置,游离粘连的胸膜。手指仍置于胸腔,在血管钳的辅助下置入胸管,并用手指引导往头侧及后侧置管。将胸管轻柔的向前推进直至遇到微小阻力,缝合固定胸管。需要注意的是,大部分胸管管壁的数字代表最后一个"哨兵"孔(侧孔)到

该点的距离(单位为 cm),而不是胸管尖端到该点的距离。需要行胸部 X 线检查以确认胸管的位置及哨兵孔的方位(以胸管上不透 X 线的放射标记线中断部位表示)。位置不正的胸管需重新放置,但是由于有感染的风险,复位过程中不能将胸管向胸腔内推进。

由于有腹腔、胸腔、心肌损伤的风险,不推荐使用尖的套针留置胸管。

知识框 35-3 　胸腔置管的并发症
出血(肋间动脉、肌肉、静脉撕裂引起)
肺裂伤
支气管胸膜瘘
心脏损伤
皮下置管
腹腔内置管(伴或不伴肝脾损伤)
感染(蜂窝织炎、脓胸)
过敏反应(源于局麻药、备皮、胶带)
肋间神经损伤

2. 置管技术:小直径胸管或猪尾型导管　小直径胸管及猪尾型胸管在气胸、胸腔积液,甚至血胸的应用上越来越普遍。目前有多种类型导管,但是无论何种类型导管,大多是通过改良的经皮穿刺技术置入(见第 11 章,图 11-1)。通过针头和注射器进入胸膜腔,进入胸膜腔后,通过穿刺针置入导丝,随后拔出穿刺针,扩皮器经过导丝扩张皮肤,之后即可通过导丝置入导管。同样的,强烈推荐在操作完成之后行 X 线检查以确定胸管位置是否恰当,以及胸腔内病变的改善情况。

3. 预防性抗生素　置管相关感染一般少见,通常是金黄色葡萄球菌或链球菌属感染。虽然有资料显示使用一剂预防性抗生素可减少感染并发症,包括肺炎及脓胸,但是没有有力的证据支持预防性抗生素对自发性气胸或胸腔积液(良性或恶性)有效。然而,对于长时间贯通性或钝性胸部创伤的患者,有强力的证据支持应在胸腔置管之前使用抗生素。这种情况下,在操作之前可给予一剂第一代头孢菌素或克林霉素。未证明长疗程预防性抗生素的使用可以获益,故不推荐。

4. 引流装置　胸腔置管一旦完成,应立即连接引流装置。胸腔闭式引流装置是由 3 个腔组成

的常见的一次性装置(图 35-1)。通过这种装置,引流液排入标有刻度的收集腔,准确记录引流量。收集腔连接水封瓶,它相当于一个单向阀,允许气体从胸腔内排出。水封瓶连接至吸引瓶。当吸引瓶与闭式吸引器相连后,吸引瓶中的水量决定胸膜腔中负压的大小。除非特殊情况,吸引瓶中水一般加至-20cm。一种由三腔引流装置改良的新型"干"式吸引瓶越来越流行,它用可滴定压力的可调标度盘取代湿式吸引瓶。

水封瓶中持续有气泡冒出表明有气体泄漏。

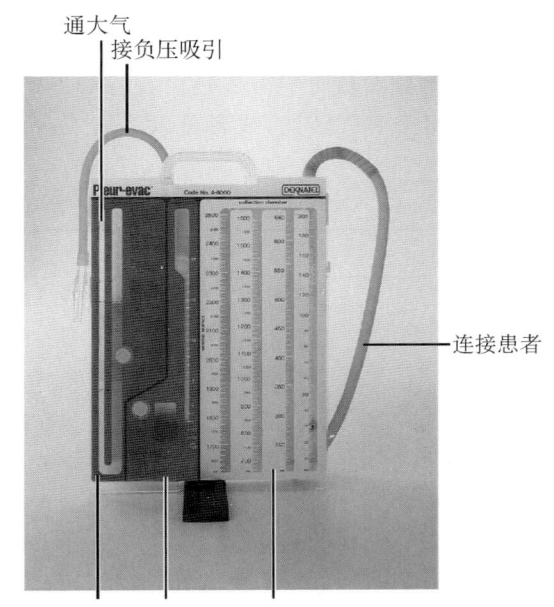

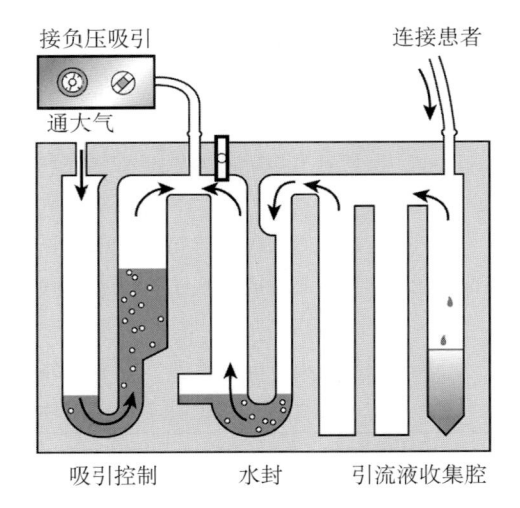

图 35-1　胸管引流用三腔引流装置。(引自 PA, Perry AG: Fundamentals of Nursing, 7th ed, St. Louis: Mosby, 2009.)

一旦发生泄漏,必须确认泄漏起源。泄漏可发生于肺内、胸管、引流装置。若空气泄漏源自肺内,则代表可能出现肺实质裂伤或支气管胸膜瘘。胸管泄漏可见于管道系统损坏,多常见于因疏忽导致胸管脱出,侧孔暴露于体外。引流装置泄漏通常由于接头松动或引流管插入位置水封不足。

胸管的通畅性可通过管中水封高度来评估(关闭吸引装置)。胸管开放表现为水封瓶中液平面或管中液体随呼吸波动(类似潮汐)。无功能导管需立即拔除,因其无任何作用,只会增加感染风险。

Heimlich 管尽管很少使用,但是,它有一种可连接至胸管末端而不需要吸引装置的单向阀。这种管可用于病人转运,或者可以将病人转为门诊病人,将这种阀连接至病人胸管,可以解决空气缓慢泄漏。

5. 胸管的管理　一旦置入胸管,需密切检查是否有空气泄漏(如前所述),以及引流液的量和性质(表 35-1)。此外,应常规行胸部 X 线片检查以确认肺充分膨胀。每天应重新评估胸腔引流的必要性,若无必要应尽早停止引流,以减少患者的不适及感染并发症。对于置入胸管的患者,提高肺通气是一种挑战。分泌物的清除是最重要的,诱发性肺活量计量可作为观察患者病情改善的客观的、定量的手段。需要合理控制疼痛以鼓励患者深呼吸,可以采用多种积极的手段,包括非甾体抗炎药、阿片类药物、区域以及神经轴索镇痛药(见第 87 章)。

表 35-1　胸管故障诊断

问题	原因	解决措施
肺膨胀不全	皮下导管	拔除胸管,在恰当的位置放置新的胸管
	腹腔内导管	拔除胸管,在恰当的位置放置新的胸管,评估腹腔内损伤
	导管侧孔位于皮下	拔除胸管,在恰当的位置放置新的胸管
	导管堵塞	拔除胸管,在恰当的位置放置新的胸管
	支气管堵塞	支气管镜检查
	大量漏气	检查所有连接处;加大吸引;使用 Emerson 泵;放置第二根导管
	脓胸继发肺陷闭	手术清除
胸管无引流	导管位置过高	近横膈处放置第二个胸管
	凝固性血胸	手术清创
	局限性积液	CT 引导下放置新的导管或手术引流
	液体过于浓稠(脓胸)	Emerson 泵或手术引流
持续漏气	大量肺实质组织漏气	放置第二根导管,评估支气管损伤情况
	导管侧孔位于皮下	拔除胸管,在恰当的位置放置新的胸管
	装置泄漏	加固所有导管连接处;更换漏气的导管
	支气管胸膜瘘	减少呼吸机压力;手术干预;使用 Emerson 泵
水封瓶液面无波动	胸管凝块堵塞或弯折	更换胸管
	肺已膨胀完全	拔除胸管
	导管处于吸引状态	临时移除吸引装置
	呼吸机高 PEEP	若条件许可,降低 PEEP(注:问题可能是无功能导管,而不是高 PEEP)

PEEP. 呼气末正压

6. 胸管的管理及拔除　胸管置入后,通常需要置于 $-20cmH_2O$ 水平的负压吸引至少 24h。此后若胸部 X 线中肺膨胀完全,且没有漏气,可移除吸引装置。将胸管置于水封中。胸管置于水封 4~24h 后需行胸部 X 线检查,以确认肺保持在膨胀状态。

通常不应该夹闭胸管。然而，少数情况下，为了明确是否有缓慢的且在水封上波动不明显的空气泄漏，可夹闭胸管进行评估。这种策略并非没有风险，由于缺少有效的胸腔减压安全机制，可能出现张力性气胸（不同于前述的将导管置于水封的方法）。因此，使用这种方法时因尽可能地小心，密切观察，一旦发生血流动力学不稳定时应能立即开放夹闭的导管。

拔除胸管的时机经常难以决定，在很大程度上取决于放置胸管的原因以及引流液的量和性质。若出现如脓胸、恶性胸腔积液、持续血胸、持续漏气等情况时，胸管需留置很长一段时间。然而，在大多数情况下，拔除胸管前，需要评估是否满足以下条件。

(1) 胸腔引流液的量少于 100~200ml/d。

(2) 水封瓶中无漏气。

(3) 胸管置于水封，胸片上无明显的气胸或持续性血胸的表现。

总的来说，一旦满足这三个条件，即可拔除胸管。虽然关于拔除胸管的优化技术仍然存在争议，但是，无论在深吸气还是在深呼气时拔除胸管似乎并不重要。不管使用哪种方式，操作过程应迅速完成，置入导管的部位必须立即覆盖凡士林纱布、纱布、胶带或类似的替代品，以避免吸气时空气吸入胸膜腔。或者，部分临床医师喜欢使用荷包缝合法（通常在胸管置入时将线松弛地放置在那），在胸管拔除时，立即打结。这种方法非常适用于瘦的患者，因为他们只有很少皮下组织来密封胸管置入口。

脓胸患者置入胸管后需要不同的管理。脓胸使胸膜腔消失，对它的管理需类似于脓腔。一旦漏气解决，用于引流积脓的导管需在皮肤水平被修剪，且由于它几乎不导致肺萎陷，可只靠重力引流积脓。可以缓慢拔出胸管，以引流脓腔并等待脓腔愈合。必要时可通过介入放射技术将额外的猪尾型导管置入不相邻的包裹性脓腔中。

对于恶性胸腔积液、持续肺漏气以及持续血胸的胸腔置管同样需要特殊的管理。为了能持续排积液，可长期留置胸腔导管，或者使用药物诱发胸膜粘连，如滑石粉、抗生素、抗肿瘤药等。持续漏气引起气胸，需请外科会诊，考虑进行胸膜粘连手术的可能性，或根据引起空气泄漏的病因行相应的治疗。最后，持续血胸不仅与急性感染并发症，如脓胸的增加有关，而且与纤维胸相关。因此，如果数天后胸片上病灶未消失，目前主张早期行胸腔镜手术引流（或者在没有外科手术条件的情况下，胸腔内滴注溶栓剂）。

第36章

精神状态改变

Michael G. Shashaty Paul N. Lanken,著   王助衡,译   周建新,校

精神状态改变是诊断和治疗ICU患者过程中医生面临的一个共同的挑战。ICU患者通常无法提供可靠的病史,患者的精神状态基线水平往往未知,因此住院患者精神状态的记载可能不一致或含糊不清。但是,精神状态的改变可能提示有新的潜在的威胁生命的病理过程。由于这种可能的潜在病因众多,所以对患者进行高效而全面的评估是非常必要的。本章介绍了一种系统的评价ICU患者精神状态变化的方法。

一、定义

精神状态改变[又称"精神状态(MS)的变化"或"MS增量"]是一种含糊但常用的术语,适用于描述意识水平改变和认知功能(认知、注意力、意识)改变的情况。意识水平可以根据AVPU量表(知识框36-1)进行快速评价,也可以使用格拉斯哥昏迷简化量进行评估。但目前缺乏对意识水平改变能够动态连续地进行比较和评估的具有较高特异性的方法。在建立意识水平评估之后,对认知功能进行评估,以进一步评认知功能障碍的性质。用于评价ICU患者镇静水平的常用量表有RASS镇静程度评估表或RASS(见第5章和第37章)。

精神状态改变可能通过以下两种机制引起:①脑干网状激活系统功能破坏;②大脑半球功能障碍。后者更为常见。严重的功能障碍可导致昏迷,定义为无反应和无意识状态。相对不太严重的功能障碍会产生一种急性意识模糊状态,患者可能困乏、失去方向感,或者注意力不集中,但对一些刺激可以有目的地做出回应。谵妄是一个特定术语,定义为精神状态的急剧变化或波动,伴有注意力不集中,以及意识水平改变或思维瓦解,不仅仅代表头脑混淆或迷失方向。谵妄在ICU患者中常见,发生率为50%或以上(详细了解谵妄的诊断和治疗见第37章)。

知识框36-1　AVPU量表:格拉斯哥昏迷简化量表
A=警报
V=响应语音
P=响应疼痛
U=无响应

精神状态的急剧变化与痴呆、失语或精神疾病不同。精神状态的急剧变化是指急性意识模糊状态,一般持续数小时至数天。相比之下,痴呆的持续时间较长,并且注意力和知觉的波动较少。失语可通过仔细检查语言功能进行检测。精神疾病与急性意识模糊状态极为相似,包括精神分裂症、抑郁症、躁狂症、自闭症和游离状态。癫痫也能在实际癫痫样放电期间或发作后数分钟至数小时立即产生精神混乱状态。由于我们可能无法立即获得患者的基线水平和病史的详细情况,所以,采用精神状态改变的基本方法来考虑痴呆、失语

和精神疾病是非常有用的。

二、精神状态改变的原因

精神状态改变的原因众多(表36-1)。事实上,几乎所有严重的疾病都可能引起ICU患者出现谵妄,许多患者伴发一个以上的危险因素(知识框36-2)。对于年轻患者,药物滥用及酒精戒断是最常见的原因;相比之下,对于老年患者,代谢紊乱、感染(特别是重症脓毒症)、卒中和医源性药物作用则占主导地位。

表36-1 有助于确定精神状态改变的体征和症状

体征/症状	关联
扑翼样震颤	代谢性脑病
共济失调	乙醇或镇静药中毒,韦尼克脑病
心动过缓	甲状腺功能减退,胆碱能药物、地高辛中毒
瞳孔收缩	阿片中毒,脑桥卒中
瞳孔扩散	头部外伤,抗胆碱能或拟交感神经药物中毒,乙醇或镇静药中毒,发作后状态,脑死亡,医源性瞳孔扩张后状态
发热	感染,抗胆碱能药物中毒,酒精戒断,抗精神病药物恶性和血清素综合征,恶性高热
头痛或假性脑膜炎	脑膜炎,蛛网膜下腔出血
高血压	高血压脑病,抗胆碱能或拟交感神经药物中毒,乙醇或镇静剂戒断
换气过度	中枢神经性换气过度,肝性脑病,高血糖伴糖尿病酮症酸中毒,败血症,代谢性酸中毒
体温过低	镇静药中毒,肝性脑病,低血糖,甲状腺功能减退症,败血症,尿毒症,肾上腺功能不全
肺换气不足	镇静药或阿片中毒
眼球震颤或眼肌麻痹	乙醇或镇静药中毒,韦尼克脑病,椎-基底动脉缺血,苯妥英钠
视盘水肿	高血压脑病,颅内占位,急性脑积水
僵硬	抗精神病药物恶性和血清素综合征,阿片类药物反应,肌张力障碍反应,低血钙症
癫痫发作	乙醇或镇静药戒断,茶碱中毒,低血糖,严重碱中毒
心动过速	抗胆碱能或拟交感神经药物中毒,乙醇或镇静药戒断
震颤	拟交感神经药物中毒,乙醇或镇静药戒断,甲状腺毒症

精神状态改变的众多原因没有统一的分类。以下五类病因形成系统方法的基础(图36-1):①生命体征异常;②感染;③中枢神经系统(CNS)结构异常或血管畸形;④毒素与代谢及内分泌失调;⑤其他原因。

三、生命体征异常

几乎所有生命体征异常都可能与精神状态改变有关,在某些情况下,可能两者出于同一个原因。缓慢性心律失常与快速性心律失常、低血压与高血压、肺换气不足和血氧饱和度下降都可能加重精神状态改变。如果出现上述情况,需要对患者进行及时干预。呼吸速率加快可能提示一些异常,如水杨酸过量、卒中、颅内出血、早期败血症、剧烈疼痛或焦虑,或代谢性酸中毒的呼吸系统补偿。体温过低或过高可能预示败血症,暗示甲状腺功能异常,或者在发热的情况下,提示药物或毒素反应,如5-羟色胺综合征,抗精神病药物恶性综合征或酒精戒断(见第31章和第57章)。

有一种"生命体征"不易在床边测得,但在协助诊断中同样重要,它就是$PaCO_2$。CO_2潴留可能是意识处于低迷水平极其重要的因素,特别是对于急性肺病变、阻塞性或神经肌肉相关肺病、肥胖低通气综合征患者,或接受阿片类药物治疗的患者。$PaCO_2$评估对于需要进行机械通气指导的精神状态改变患者尤为重要。因此,在对精神状态改变患者进行评估时应积极推荐动脉血气(ABG),特别是当患者意识处于低迷水平时。

知识框 36-2	重症监护室谵妄发展的风险因素
痴呆	创伤
高龄	药物作用（见表 37-1）
严重疾病	感染（见表 37-1）
视觉障碍	髋部或其他重大骨折
脱水	生理（昼夜）节律缺失
电解质变化	睡眠剥夺（见第 44 章）
营养不良	睡眠破碎（见第 44 章）

详细描述另见第 37 章：重症监护室中谵妄的诊断和治疗

四、感染

几乎所有的感染都可能导致精神状态改变，特别是对于已入住 ICU 的高风险患者人群。随着 ICU 中老年患者和免疫抑制患者患病率的增加，其感染的表现也与经典的描述有所不同。在某些情况下，精神状态改变可能是最初的迹象。感染可能直接累及中枢神经系统（CNS）（例如，脑膜炎、脑炎、脑脓肿）或间接影响 CNS 功能，进而引发感染的全身性反应（肺炎引起的败血症、尿道感染、导管相关血流感染等）。这些差异非常重要，因为前者意味着需要进行脑成像、腰椎穿刺（LP）和经验性广谱抗微生物剂，而后者可能不需要进行这些检查。

临床医生处理这个问题时应注意以下几个方面。首先，神经外科的干预，增加了 CNS 直接参与感染的可能性。脑脓肿虽然少见，但也与近期的牙齿、耳朵、鼻窦感染和手术有关。其次，免疫抑制加剧了非典型 CNS 感染的风险，例如产单核细胞李斯特菌或真菌引起的感染，这种非典型 CNS 感染可以是社区感染也可以是医院内获得性感染。再次，根据入院时间可以估计细菌性脑膜炎和某些病毒性脑炎的可能性。在一项小型研究中，非手术患者入院 48h 后出现精神状态改变、发热、头痛或脑膜炎迹象等症状，此时对其进行腰椎穿刺以排除中枢神经系统感染的收益率非常低。因为研究规模小，免疫抑制患者数目少，只能得出有限的结论。然而，院内脑膜炎在非手术人群中极为罕见，此研究也印证了这一观点。最后，如果存在明确的原因可以解释精神状态改变（如老年尿脓毒症患者），足以使医生放弃进行进一步腰椎穿刺，除非另有其他临床指征。但是，应当根据感染和精神状态改变的相应程度进行临床判断。上述因素虽然可能在医生决策时提供帮助，但它们将最终取决于患者的整个临床情况，包括干预措施的个体风险（见第 64 章急性中枢神经系统感染）。

五、中枢神经系统结构异常或血管畸形

颅内压升高（肿瘤、脑积水、出血、水肿）、缺血性中风、CNS 血管畸形[血管炎、血小板减少性紫癜（TTP）微血管病或疟疾]和癫痫发作可能都会表现为精神状态改变。肿瘤或出血可能是由于转移性癌、新发癫痫、凝血障碍或创伤病史引起的。急性中风可能会导致暂时意识混乱，但往往在 48h 内恢复，部分患者由于梗死灶周围水肿可能在几天后发生恶化。卒中累及右侧中脑动脉和某些其他结构，可能导致较长时间的精神状态改变。

可逆性后部脑病综合征（PRES）逐渐受到人们重视，可能是由于脑自动调节功能障碍和局部内皮损伤引起的，进而导致血-脑屏障破坏和血管源性水肿。其临床特征为急性脑病、头痛、呕吐和视觉障碍，可能导致癫痫发作。其典型的相关性疾病是重度高血压，但许多疾病也使某些轻微或无血压升高的患者具有 PRES 的风险。高血压和癫痫的早期发现和治疗非常重要，延迟治疗可能会导致对脑累及区的不可逆性损伤。

癫痫发作及其治疗是精神状态改变的潜在原因。患者在广义或复杂的部分性癫痫发作后，常会出现几分钟至几小时的意识混乱。有时，非抽搐性状态下的癫痫患者可能会出现意识混乱，但并无其他癫痫表现（见第 70 章）。由于许多抗癫痫药物同时具有镇静特性，也可以诱导精神状态改变。

对于创伤性或术后血管性脑损伤或进行开颅术的患者，其精神状态改变的问题需要更有针对性的方法，另行处理（见第 89 章开颅术，第 92 章血管外科手术以及第 99 章头部外伤）。

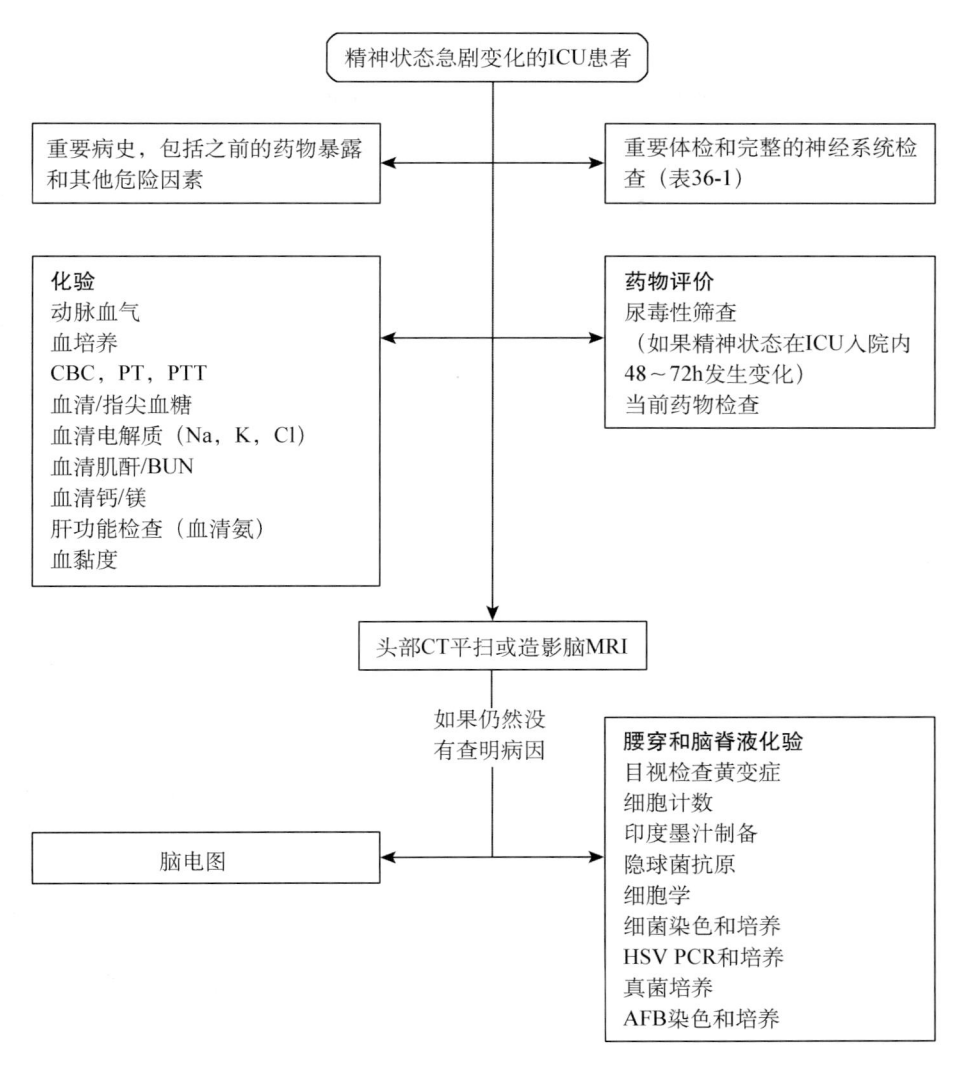

```
                    ┌─────────────────────────┐
                    │ 精神状态急剧变化的ICU患者 │
                    └───────────┬─────────────┘
                    ┌───────────┴──────────────┐
        ┌───────────▼──────────┐   ┌──────────▼──────────────┐
        │ 重要病史，包括之前的 │◄─►│ 重要体检和完整的神经系统检 │
        │ 药物暴露和其他危险   │   │ 查（表36-1）            │
        │ 因素                 │   │                         │
        └──────────┬───────────┘   └──────────┬──────────────┘
                   │                          │
        ┌──────────▼───────────┐   ┌──────────▼──────────────┐
        │ 化验                 │   │ 药物评价                │
        │ 动脉血气             │   │ 尿毒性筛查              │
        │ 血培养               │◄─►│ （如果精神状态在ICU入院内│
        │ CBC, PT, PTT         │   │ 48～72h发生变化）       │
        │ 血清/指尖血糖        │   │ 当前药物检查            │
        │ 血清电解质（Na, K, Cl）│  │                         │
        │ 血清肌酐/BUN         │   └─────────────────────────┘
        │ 血清钙/镁            │
        │ 肝功能检查（血清氨） │
        │ 血黏度               │
        └──────────┬───────────┘
                   │
                   ▼
        ┌──────────────────────┐
        │ 头部CT平扫或造影脑MRI │
        └──────────┬───────────┘
                   │ 如果仍然没
                   │ 有查明病因
        ┌──────────▼──────────┐   ┌─────────────────────────┐
        │        脑电图        │◄─►│ 腰穿和脑脊液化验        │
        └──────────────────────┘   │ 目视检查黄变症          │
                                   │ 细胞计数                │
                                   │ 印度墨汁制备            │
                                   │ 隐球菌抗原              │
                                   │ 细胞学                  │
                                   │ 细菌染色和培养          │
                                   │ HSV PCR和培养           │
                                   │ 真菌培养                │
                                   │ AFB染色和培养           │
                                   └─────────────────────────┘
```

图36-1 ICU患者精神状态急剧改变的诊断评估元素图解流程图（详见正文）。AFB. 抗酸杆菌；BUN. 血尿素氮；CBC. 全血细胞计数；CT. 计算机断层扫描；HSV PCR. 单纯疱疹病毒聚合酶链反应；MRI. 磁共振成像；PT. 凝血酶原时间；PTT. 部分凝血活酶时间

六、毒素与代谢及内分泌失调

这些疾病是迄今为止数量最多的一类，其中许多都可能威胁到生命安全或导致永久性损伤，所以对其进行早期识别非常重要。毒素可以是按规定剂量和过量的药物、药物滥用和药物戒断症状以及环境毒素。

药物以添加剂的形式发挥作用，药物组合可能会导致单药使用时不会发生的急性意识混乱状况。具抗胆碱能性的药物经常会出问题，包括非处方感冒药、抗组胺药、三环抗抑郁药和抗精神病药。其他可以考虑的重要常用药物包括阿片类、苯二氮䓬类和非苯二氮䓬类睡眠药物（如苯海拉明）。老年患者由于长时间用药，具有潜在的痴呆症，而且药物代谢和清除能力较低，特别容易受到影响。

某些药物可能会出现更严重的症状。抗精神病药（安定药）恶性综合征，血清素综合征和恶性高热（麻醉剂、琥珀酰胆碱）的特征在于伴有高热和僵硬（虽然症状较轻，但仍可看出）的精神状态改变。水杨酸过量可能会导致精神状态改变，从轻微的意识混乱到昏迷，而对乙酰氨基酚的毒性可能会通过急性肝功能衰竭和随之而来的脑水肿而损害人的精神状态。大剂量皮质类固醇可能会诱发急性中毒性精神病。高铁血红蛋白血症是精神状态改变的一种罕见病因,可以通过许多药物进行沉淀(见第62章,表62-2),尽管 PaO_2 充足,其仍会出现典型的氧饱和度下降现象。不过通过一氧化碳血氧定量法很容易确诊该病。

许多药物滥用可通过直接作用或停药引起精神状态改变,此类药物有巴比妥类、苯二氮䓬类、安非他明、可卡因和乙醇。经典的乙醇戒断综合征震颤性谵妄开始于戒酒后72~96h。其特点是强烈的激惹、震颤、出汗、心动过速、发热和幻视(见第31章)。

许多电解质紊乱情况可能会引起精神状态改变。低血糖是一种可以快速纠正的极为重要的病因,及时治疗能预防永久性神经损伤。最重要的营养代谢紊乱是硫胺素缺乏。酗酒者必须提前给予硫胺素,以防止韦尼克脑病服用葡萄糖时产生沉淀,营养不良的患者应考虑为缺乏硫胺素。ICU人群中出现肝肾功能障碍相当普遍,并且可能单独或以沉淀因子的形式引起脑病。对于肝硬化患者,应考虑到自发性细菌性腹膜炎的可能性。甲状腺和肾上腺异常可能会导致连锁的精神状态改变。

许多环境毒素可能会导致精神状态改变。通常,急诊室会识别与一氧化碳、氰化物或有机磷中毒有关的情况,但ICU医师还是应该考虑不明病因新入院精神状态异常患者的这些诊断。硝普钠的使用可能引起氰化物毒性的院内进展。

七、其他病因

许多其他的病因偶尔会产生精神状态改变。例如,在某些研究中,50%的老年髋部骨折患者承认有谵妄的经历,其原因可能是多方面的。

"ICU综合征"是一种谵妄症,可能由ICU的多重压力因素引起,包括睡眠剥夺、被(保护性)约束、陌生、恐惧、感觉过度刺激或剥夺(详细介绍见第37章谵妄和第44章睡眠障碍)。患者从手术中恢复时经常会出现急性谵妄(见第37章),通常在术后第三天开始进展,并持续数天。如前所述,精神病症可能与真实的精神状态改变相似。

八、精神状态改变的临床方法

(一)诊断和初步治疗

图36-1介绍了对ICU精神状态改变患者的一种系统的临床干预方法。建立事件和其变化的时间线,并以此确定患者的精神状态基线,是确定精神状态改变发生的关键。如果不能从图表文档中收集到这些信息或由家庭成员或转运医疗队口头转述,本文提出的方法也将非常有用。患者年龄、病史以及入院时间也非常有临床价值。

急性精神状态改变的治疗首先是对意识水平、ABC(气道、呼吸、循环)以及生命体征的评估。除了ABC之外,也可以用"NTG"(纳洛酮、硫胺素、葡萄糖)来助记有关精神状态改变的容易治疗的常见原因。但不推荐对所有昏迷综合征患者进行经验性给药。在中风或即将发生心脏骤停的情况下,葡萄糖推注具有潜在的CNS毒性作用,尤其是在临床怀疑和床边快速血糖测定后强制执行的药物治疗。经证明,对于低血糖危重患者,用手指针刺进行的床旁测定并不准确,所以低于正常的床旁值可保证治疗,同时有必要进行静脉血分析验证。可根据病史和危险因素考虑使用纳洛酮和硫胺素。对于类阿片耐受的患者,应降低纳洛酮剂量。静脉硫胺素的不良反应发生率极低,可避免经口给药吸收不可靠的缺点。值得注意的是,苯二氮䓬受体拮抗药氟马西尼有时会导致"昏迷综合征",其在ICU中的使用极为有限。目前还不清楚其扭转孤立轻度苯二氮䓬类药物过量是否获益,氟马西尼可增加联合摄入三环类抗抑郁药患者或苯二氮䓬类或苯二氮䓬类药物依赖性获得长期镇静患者的癫痫发作风险。

按照以下初始步骤进行彻底的神经系统检查是非常重要的。对于敏感的患者,此检查可快速评估其运动或感觉障碍、脑神经异常、言语和视力异常和扑翼样震颤。对于反应较差或不合作的患者,此神经系统检查也是必不可少的,但重点更多放在可获得的体征上。应特别注意瞳孔(及眼底检查);右侧和左侧之间对疼痛刺激反应的差异;角膜反射,呕吐、咳嗽等反射;去大脑或去皮质体位的存在;以及肌肉张力(僵硬的发现对缩小差别非常有利)。虽然某些全身现象(例如低血糖)已呈现局部检查结果,但检查中发现增加了新的局部原发性中枢神经系统异常的怀疑，提升了迅速成像或脑电图(EEG)的优先级。

有关中枢神经系统成像时序和必要性的决策，取决于患者的危险因素、神经系统检查结果、可替代诊断的可能性，以及 ICU 外运输的风险[除非具备床头计算机断层(CT)扫描条件]。除了已知的直接神经系统损伤外，在大多数情况下，等待初步实验室检测结果(如血气结果)并评估治疗措施的迅速反应(如葡萄糖)，是作出成像决定之前采取的合理治疗措施。对于急性缺血性中风、颅后窝病理和血管病变(包括 PRES)患者，可优先检测磁共振成像(MRI)。而对于相对稳定但以上患病可能性高的患者，可考虑进行磁共振成像。然而在实践中，对于急性疾病进行 CT 扫描（无 IV 对比）可能更有用，因为其可用性和容量更适于快速鉴定急性危及生命的疾病，如出血、水肿和脑疝形成。

脑电图不仅可用于识别谵妄的具体原因，如肝功能衰竭引发的中毒性脑病，也可用于将谵妄与老年痴呆症或精神异常的鉴别。谵妄总是会出现脑电图改变。广义的慢化和组织破坏是最常见的变化，而且具体类型可表明特定的原因。脑电图也是确认疑似非惊厥性癫痫持续状态(NCSE)的唯一的检查方法。预后较好的研究结果并不意味着需要在所有精神状态改变化的情况下使用紧急脑电图。临床怀疑、神经系统咨询和有效性必须指导确定 EEG 的使用和时序。

对于精神状态改变原因仍不明确，或提示中枢神经系统感染特性的患者，应进行腰椎穿刺(见前面的讨论；或第 64 章急性中枢神经系统感染)。但鉴于该患者群体后囟颅内压增高或占位效应的排除困难，通常应在脑成像研究之后进行腰椎穿刺。

进行系列评估非常重要。在获取了检查结果的基础上，通过追踪意识和认知水平的不断变化，非常有利于临床医生根据病因得出有关结论。

(二)治疗

一旦确定了精神状态改变的原因，应针对它(们)实施具体的治疗。但如果谵妄是重度的或持续的，可能还需要进行其他的治疗。在所有情况下，都应尽力改善不良的感觉环境，如限制环境噪声和探视，或提供收音机或电视机、眼镜和助听器（如果存在听力障碍），来避免感觉过度刺激或剥夺。房间应提供日历、时钟、全家福，以及一些个人物品。应鼓励家属经常探视，可能需要全天床旁陪伴。应启动能促进良好睡眠卫生的治疗方案(见第 44 章)。

只有当患者的情况非常危险，会干扰医疗或导致患者剧烈痛苦时，才推荐采用药物治疗(见第 5 章、第 37 章和第 44 章)。通常用氟哌啶醇和劳拉西泮。开始剂量应尽可能低。如有可能，应尽量避免身体限制，因为这往往会使患者情况恶化。

(三)预后

精神状态改变的结果很大程度上取决于潜在的病因、发现和诊断的及时和适当的治疗。强调内科疾病和精神状态的联系，谵妄患者和较高风险老年患者的医院死亡率介于 25%～33%。治疗方法可逐渐改善内科疾病，但具有一定的缺陷，可持续几天到几周，甚至更长时间。

第37章

重症监护室中谵妄的诊断和治疗

David R. Janz　E. Wesley Ely,著　　王助衡,译　　周建新,校

谵妄为一种急性脑功能障碍,临床表现为一组特征性特征(知识框37-1)。ICU患者的谵妄发生率为50%~80%。虽然尚未完全证明因果关系,但ICU患者的谵妄,在调整了可能混杂因素后,与住院时间、出院时新的认知功能障碍、出院后恢复时间延长以及死亡风险增加有关。

知识框 37-1　ICU 患者诊断为谵妄的临床标准*
标准# 说明
1. 精神状态的急剧变化(或精神状态波动)
2. 注意力不集中
3. 思维杂乱
4. 意识水平变化
* 详细内容见正文
谵妄=标准1+标准2+标准(3或4)
改编自 Ely EW, Inouye SK, Bernard GR, et al: Delirium in mechanically ventilated patients: validity and reliability of the confusion assessment method for the intensive care unit (CAM-ICU). JAMA 286:2703-2710,2001.

尽管有大量资料描述谵妄是ICU患者面临的问题,但我们对谵妄的病理生理机制仍知之甚少。谵妄的病因包括镇静药或镇痛药的使用、睡眠剥夺和思维破裂、脓毒症或全身炎症反应综合征(SIRS)、代谢紊乱、神经递质释放失衡,以及潜在的遗传因素。ICU常用的药物苯二氮䓬类和阿片类药物是导致谵妄发生的危险因素。神经递质失衡如乙酰胆碱、γ-氨基丁酸(GABA)、谷氨酸盐、血清素和去甲肾上腺素都与谵妄的发展有一定的联系。已知ICU患者载脂蛋白E4多态性(ApoE4)的存在与长时间的谵妄有关。

一、诊断

根据诊断和Ⅳ级心理障碍(DSM-Ⅳ)统计手册,谵妄的临床特征有意识障碍和注意力不集中,具有急性发作、动态的特点,且与医疗条件有关。

此前,ICU已通过各种方法对谵妄进行识别,目前应用最广泛的方法是重症监护室混乱评估方法(CAM-ICU)(图37-1)。CAM-ICU包括传统定义谵妄的各个方面,允许对非语言患者进行评估,灵敏度为93%~100%,特异性为98%~100%,评判间信度良好。此外,它可用于临床医生进行一系列床旁监测,大约2min即可完成最短时间的培训。它甚至可用于评估哪些患者需要插管,哪些患者具有痴呆或严重抑郁症的基线水平。CAM-ICU工作表指导医生进行以下步骤,并允许客观记录谵妄的日益变化。

如CAM-ICU工作表(图37-1)所述,首先应评估患者的镇静程度。最好使用Richmond激惹-镇静量表(RASS)(见第5章,表5-1)来完成。通过RASS对镇静水平进行定量,不仅可设定所需镇静药量的明确目标,也为ICU医生提供客观

CAM-ICU工作表

特点1：急性发病或病程波动	评分	如果存在点击这里
患者与其基础精神状态有何不同？ 或者 患者在过去24h内是否出现心理状态波动，由镇静量表（即RASS），GCS，或以前的谵妄评估波动所体现？	任一问题答案都为是→	☐
特点2：注意力不集中		
字母注意力测试（见可选图片培训手册） 说明：告诉患者："我将会连续读10个字母。你一听到字母'A'就握一下我的手。"从以下字母列表中选取字母并用正常声调读，间隔3s。 S A V E A H A A R T 当读字母"A"时患者没有握手或在读其他字母时握手，记下错误次数。	错误数>2 →	☐
特点3：意识水平改变		
如果实际RASS得分除外警觉和冷静（零），则存在	RASS不为零→	☐
特点4：思维杂乱		
是/否问题（见可选问题集锦培训手册） 　　1.石头能浮在水面上吗？ 　　2.海里有鱼吗？ 　　3.1磅没有2磅重？ 　　4.你能用锤子砸钉子吗？ 记下患者回答问题的错误次数。 命令 告诉患者："像这样伸出几只手指"（在患者面前伸出2个手指）。"现在用另一只手做同样的事情"（不要重复手指数目）。如果患者双臂无法动弹，进行命令的第二部分，要求患者"再伸出一只手指。" 如果患者无法完成整个命令，算作一次错误。	错误总数>1 →	☐
总体CAM-ICU 存在特点1加2以及特点3或特点4=CAM-ICU阳性	标准符合 →	☐ CAM-ICU阳性 （存在谵妄）
	标准不符合 →	☐ CAM-ICU阴性 （不存在谵妄）

图37-1　用来评估是否存在谵妄的重症监护病房思维混乱评估方法（CAM-ICU）工作表。RASS. Richmond激惹-镇静量表（见第5章，表5-1）；GCS. 格拉斯哥昏迷量表。（版权© 2002，E. Wesley Ely，MD，MPH and Vanderbilt University，all rights reserved

可靠的尺度，监测患者觉醒水平的波动，即CAM-ICU评估的第一组分。如果先前的评估导致患者RASS评分改变，或精神状态发生急剧变化，则认为存在谵妄的第一特征。

一旦存在精神状态发生偏离基准水平的急剧变化或波动，则可以通过字母注意力测试评估谵妄的第二特征注意力不集中（图37-1）。每当考官大声念出某些字母时，患者需要握紧考官的手。如果患者不能进行该试验，也可以通过CAM-ICU中所述的一组图片来评估注意力不集中。

通过回答一系列问题,患者可评估为谵妄的第三特征思维杂乱,此过程要求患者细心,理清思路。这些问题与简单的命令相结合,进一步评估患者领悟、处理信息和采取适当行动的能力。如果不存在思维杂乱,可以通过确定患者的 RASS 评分来评估谵妄的第四特征意识水平改变。如果患者的 RASS 评分不为 0,则认为存在这一特性。

二、治疗

(一)非药物预防措施

针对某些多种可能原因而采取的非药物预防措施可减少 ICU 患者谵妄的风险。这些措施包括护理人员的频繁定向、早期活动、睡眠方案,包括白天开灯、晚上关灯,安全及时地解除限制和移除导尿管,以及尽量减少不必要的噪声(见第 44 章)。另外,RASS 也可以用来设置镇静的预定目标,以减少给予镇静药或阿片类药物需求量以上剂量来达到理想水平的惯例(见第 5 章)。ICU 可能针对气管插管和机械通气的患者制定出一份镇静-镇痛方案。同样,某些 ICU 也有谵妄相关方案。

(二)非药物疗法和药物疗法

即使采取了预防措施,ICU 患者仍然可能出现谵妄,必须及时进行诊断和治疗。由于谵妄可引起的激越行为,以及可能的长期认知损伤,甚至死亡,我们的目标是降低患者伤害自身或工作人员的风险。

ICU 医生可通过 CAM-ICU 监控谵妄患者的中枢神经系统(CNS)功能。他们可以通过 CAM-ICU 预定镇静水平,客观地追踪干预效果。另外,由于先前描述的非药物治疗预防措施重在预防,所以只可用于谵妄的治疗。

谵妄药物治疗的第一步是对患者的当前用药情况进行彻底检查,并特别注意镇静药,尤其是苯二氮䓬类、阿片类和抗胆碱能药物。患者激惹时,这些药物时常会使谵妄产生矛盾恶化。虽然 ICU 中常用镇静和镇痛,但应采用 RASS 评估目标导向的镇静,以获得准确一致性剂量,有助于避免这些药物的过度使用(见第 5 章)。

截至 2012 年,美国食品和药物管理局(FDA)尚未批准任何药物被用于治疗谵妄,但基于此目的,临床医生已使用了多种神经安定药。危重病急救医学学会(SCCM)推荐使用多巴胺受体拮抗药和氟哌啶醇来治疗 ICU 患者的谵妄。但该建议的支持数据并不可信。奥氮平、利培酮和喹硫平等抗精神病药物也用于治疗此病,但其效果同样未经对照临床试验证实。

ICU 患者谵妄预防和治疗的未来发展方向可能会给我们一些选择镇静药的提示,以及针对机械通气患者如何使用这些药物。经证明,劳拉西泮、咪达唑仑和连续输注镇静药(相对于间歇性快推剂量)都是 ICU 谵妄发展的独立危险因素。这些可通过作用于 CNS 的 GABA 受体诱导谵妄的早期过渡,并导致潜在的谵妄神经递质水平改变,如多巴胺、血清素、乙酰胆碱、去甲肾上腺素和谷氨酸。

作为临床试验需要类型的例子,Jakob 等在 2012 年报道了两个临床试验结果,将两种传统镇静药与 ICU 患者镇静使用的右旋美托咪啶镇静药和 α-2 肾上腺素能受体激动药的效果进行了比较。第一项研究将右旋美托咪啶与咪达唑仑进行比较,发现神经认知障碍包括谵妄的发生与这两个研究组类似;第二项研究发现,右旋美托咪啶引起的神经认知障碍较丙泊酚轻。

见第 5 章及自发觉醒试验(SATS)和自主呼吸试验(SBTS)的相关网上材料。应每日中断患者连续或间断静脉(IV)输注镇静药,以确定他们是否仍需要镇静管理。这种做法又称"镇静停止"或 SATs,联合每日 SBTs,有助于减少谵妄的发生和流行,也可降低 ICU 机械通气患者的总死亡率。

一般可对患者安全地进行 SAT,除非他们:①因为活动性癫痫或者酒精戒断使用镇静药;②因为持续烦躁而增加镇静药的使用剂量;③正在使用肌肉松弛药;④在过去的 24h 内发生了心肌梗死;⑤存在颅内压增高的证据。

此试验本身包括 4h 中断镇静药,ICU 工作人员密切监测患者,失效标准为:①持续的焦虑、激惹或疼痛;②呼吸速率≥35/min,持续 5min 或以上;③急性心脏心律失常;或④两个或两个以上呼吸窘迫迹象,包括心动过速、心动过缓、使用辅助肌呼吸、腹肌矛盾运动、出汗或明显呼吸困难。

如果患者出现以上任一失效标准,可以使用

之前一半的剂量重新开始镇静,并根据需要进行滴定。应继续每天按所述标准对患者进行筛选,以确定其是否合适进行 SAT。因为 ICU 机械通气患者治疗中必须使用呼吸机和镇静药,所以通过 SAT 的患者应继续进行 SBT 评估。

不幸的是,虽然进行 SAT 的好处明显,且有证据表明不中断持续静脉输注镇静药风险较大,但是,世界各地只有不到一半的 ICU 医生在实践中参考了这一信息。

三、结论

目前,与 ICU 中谵妄有关的发病率和死亡率的数据量较大,远远多于描述预防和治疗谵妄可能干预的措施。但不应阻止 ICU 医生为精神错乱患者制定新的治疗方案,以实现预定的镇静效果。有关 ICU 谵妄病理生理和药物治疗的未来研究会产生越来越多的数据,可以结合这些研究结果来修订治疗方案。

第38章

重症监护室患者腹泻的研究进展

Paul Menard-Katcher　Gary R. Lichtenstein，著　林兴盛，译　石松菁，校

腹泻是住院患者一种医院获得性疾病，尤其常见于重症监护室（intensive care unit，ICU）的患者。腹泻可以减少肠道内药物及营养的吸收；引起会阴部及骶部皮肤溃疡并继发感染、造成患者腹部不适及排便急迫感，从而加剧重症患者的衰竭。同时严重的腹泻也可引起血容量不足以及与之相关的电解质代谢紊乱。

ICU患者腹泻的发生是难以预测的，一部分是由于缺乏腹泻的标准定义。四种主要导致腹泻的机制包括：(1) 分泌性腹泻；(2) 渗透性腹泻；(3) 炎症性腹泻；(4) 动力性腹泻。（表38-1）

医务工作者采用各种各样的标准来定义腹泻，然而却未达成共识。尽管如此，ICU患者中腹泻的发生率仍达到14%～30%。腹泻是指每天粪便排出的水分、排便总量以及频率增加。典型的成人腹泻指的是排便的频率超过3～5次/d，排便总量超过250ml/d（或重量＞200g/d），或排出软/稀便。

表38-1　腹泻主要类型、举例以及对禁食的反应

类型	举例	对禁食的反应
分泌性腹泻	药物	无
渗透性腹泻	鼻饲管喂养	1d之内缓解
炎症性腹泻	艰难梭状芽胞杆菌毒素	容量减少
动力性腹泻	小肠细菌的过度生长	容量减少

一、病理生理学

（一）分泌性腹泻

活性氯化物的分泌是引起分泌性腹泻的基本机制。毒素、多肽类、胺类以及花生四烯酸衍生物等均是已知的刺激物，这些物质通过细胞内介质刺激活性氯化物的分泌以发挥效能。活性氯化物促使水分在胃肠道内潴留，从而引起较多的水分随粪便排出。患者即使在禁食状态下仍然可以发生分泌性腹泻，因为分泌过程不依赖于肠道内的摄入与吸收（表38-1）。活性氯化物阴离子的分泌形成了有利于水从血浆和间质被动转运至肠腔内的渗透梯度。分泌性腹泻排泄物的渗透压应接近于血浆的渗透压，这点可以反映在对排泄物渗透梯度的计算上，分泌性腹泻患者应＜50mOsm/kg（图38-2）。

（二）渗透性腹泻

引起腹泻的渗透因子往往具有以下特点：(1) 可溶解于水；(2) 不能被小肠吸收；(3) 在肠道远端能够被细菌分解并转变成为更小分子量的物质。同样以一克为基础，分子量小的渗透因子比分子量大的渗透因子更有效。渗透性腹泻是由于经口服或鼻饲（鼻胃管或鼻肠管）摄入了不可吸收的溶质引起的。因此，这种类型的腹泻会随着渗透性负荷的消除而缓解，也就是说，一旦患者禁食则腹泻即可缓解（表38-1）。由于渗透性腹泻是由非电解质导致的水分滞留，所以测得的粪便渗透压将不高于血

浆渗透压。这点可以反映在对排泄物渗透梯度的计算上,渗透性腹泻通常>125mOsm/kg(图38-2)。

(三)炎症性腹泻

炎症性(膜渗漏)腹泻通常与肠道黏膜的损伤有关。通过损伤的黏膜分泌水分,同时对水分的吸收减少,这是炎症性腹泻的潜在机制。炎症性腹泻有多种临床特点,包括内镜下可发现的黏膜损伤、粪便可见白细胞、禁食不能缓解腹泻、进食往往可加重腹泻(表38-1)。

(四)动力性腹泻

1. 动力减低　胃肠道动力紊乱如进行性系统性硬化症(硬皮病)、糖尿病、慢性特发性假性肠梗阻等疾病,减弱了肠道对细菌的清除能力,使得小肠细菌长期过度生长。尽管厌氧菌与需氧菌均过度生长,但是厌氧菌引起主要的临床问题。细菌酶会导致胆汁、酸盐早期解离,在近端小肠形成游离胆汁酸。胆汁酸不仅对黏膜细胞具有毒性,而且还能促进黏膜细胞的分泌,这两种作用就引起了腹泻。此外,结合胆汁酸盐浓度下降可造成胶束形成受损,从而导致脂肪吸收障碍和脂肪泻。同时,由于黏膜损伤,非结合胆汁酸盐、细菌性感染或脂肪酸亦可引起脂肪的吸收障碍。而且,黏膜功能缺陷使得氨基酸与多肽类物质经肠腔转运减少,加之细菌对蛋白质的分解代谢增加,进一步加剧了蛋白质营养不良。

2. 动力增加　动力紊乱如胃切除术后倾倒综合征,是ICU患者小肠动力增加的一个例子,这种情况是食糜与肠道吸收表面区域的接触时间减少的典型代表。

二、鉴别诊断

见知识框38-1。

知识框38-1　ICU患者常见的腹泻原因
抗生素相关性腹泻
难辨梭状芽胞杆菌毒素相关性腹泻
药物(知识框38-2)
肠内营养相关性腹泻
粪块嵌塞
低白蛋白血症
大便失禁
肠道缺血
肠道假性肠梗阻
乳糖摄取障碍的患者摄入乳糖

(一)抗生素相关性腹泻

抗生素相关性腹泻常见于ICU患者,接受抗生素治疗患者的,腹泻发生率高达25%。患者容易发生两种不同类型的腹泻:一种是由于结肠对糖类残渣重吸收改变引起的渗透性腹泻,另一种是梭状芽胞杆菌(Clostridium)引起的分泌性腹泻。口服或全身性抗生素的使用可减少正常竞争性菌群的数量,损害结肠对糖类的发酵,并且增加了难辨梭状芽胞杆菌菌株繁殖的风险。抗生素相关性腹泻患者如(没有艰难梭状芽胞杆菌毒素)摄入无法在小肠吸收而进入结肠的糖类,这些糖类不能够被正常地代谢可诱发渗透性腹泻。此类患者粪便检查可以是正常,一旦停用致病的抗生素,腹泻将缓解。

然而,患者停用抗生素之后发生的腹泻,应考虑艰难梭状芽胞杆菌相关性腹泻,1/3的艰难梭状芽胞杆菌相关性腹泻发生在停用抗生素之后,腹泻可发生在停用抗生素后数周或更长时间。1/3的抗生素相关性腹泻的病原体是难辨梭状芽胞杆菌。但是,也有许多医院内的腹泻与艰难梭状芽胞杆菌毒素无关。没有症状的患者肠道内的微生物虽然并不增加临床疾病的发展风险,如伪膜性结肠炎或结肠穿孔,但是他们能够通过面对面接触和环境的污染将微生物传播给其他患者。除抗生素的使用外,ICU中的治疗、质子泵抑制药的应用以及肠内营养等均是难辨梭状芽胞杆菌相关性腹泻发生发展的危险因素。

(二)肠道缺血

肠道缺血是ICU患者腹泻的另一个原因。危险因素包括低血压、低氧血症以及脓毒症等。缺血性结肠炎常常表现为突发的下腹部痉挛性疼痛、直肠出血、呕吐和发热,粪便中发现白细胞则提示结肠受累。具有潜在的动脉粥样硬化性疾病的个体是易感人群,指的是那些腹主动脉瘤已经修复的患者(硬化的肠系膜下动脉可能受累)(见第92章)。缺血性肠炎也可由于血管炎、破裂的腹主动脉瘤、胶原血管性疾病(系统性红斑狼疮、类风湿关节炎、结节性多动脉炎,硬皮病)或结直肠癌引起。临床表现多种多样,可以从轻度腹泻到中度腹泻,伴或不伴有很大程度的腹部不适。当缺血累及小肠,也就是说肠系膜缺血时,具有更高的死亡率,此时相比缺血性结肠炎病情更严重。

(三)肠内营养相关性腹泻

由于无法耐受肠内营养液的成分而导致的腹泻称为肠内营养相关性腹泻。其原因包括溶液的渗透压过高(某些渗透压高达690mOsm/kg的制剂),摄入速度过快,营养液被细菌污染,长期禁食后小肠黏膜上皮的绒毛萎缩引起吸收障碍,原有的吸收障碍及快速肠道蠕动所致的动力改变。

(四)药物相关性腹泻

许多药物单独或联合使用可能引起腹泻。含有山梨醇的药物可引起水样腹泻,例如超过1L/d。这种腹泻本质上是渗透性腹泻,所以随着相关药物的停用腹泻可缓解。由于山梨醇是无活性的材料,因此药物商品标签上山梨醇的量并无特殊说明。此外,对乙酰氨基酚、呋塞米与甲氧氯普胺等是常见的含有山梨醇的药物。这种药物相关性腹泻是非炎症性的,粪便中未见白细胞或红细胞,并且该类典型的病例无发热症状。还有一些药物也能够引起住院患者腹泻(知识框38-2)。

知识框38-2　　住院患者中药物相关性腹泻常见药物
降压药(血管紧张素转化酶抑制药)
抗肿瘤药
胆碱能药物(青光眼滴眼剂、膀胱兴奋药)
胆碱酯酶抑制药
秋水仙碱
洋地黄制剂
利尿药(呋塞米,噻嗪类利尿药)
金制剂
乳果糖
通便药物[含酚酞、醌类化合物、番泻叶、芦荟、蓖麻油酸(蓖麻油)、比沙可啶等]
镁制剂[抗酸药、Mg(OH)$_2$、氧化镁乳剂]
美沙拉名[氨基水杨酸衍生物(美沙拉嗪、奥沙拉秦、柳氮磺吡啶、颇得斯安、Lialda、Apriso、Canasa和氨基水杨酸)]
对氨基水杨酸
促动力药(胃复安)
前列腺素类似物(米索前列醇)
奎尼丁,奎宁
含山梨醇的制剂(万灵丹,无糖型口香糖或薄荷糖,或梨汁、桃子汁、西梅汁及橙汁)
茶碱类
甲状腺激素

普通人群中乳糖不耐受者也是常见的,发生率为10%～15%。其他高发人群包括非裔美籍、犹太人、西班牙裔、南欧以及东亚人群,发生率高达60%～70%,而印第安人群发生率甚至可达90%。缺乏乳糖分解酶的人群摄入含乳糖的产品后即可引起腹泻。乳糖作为黏合剂常被应用于制作多种药物(以及食物)。ICU中的患者禁食后可出现暂时性的乳糖分解酶缺陷,而当这些药物被应用于这部分患者时就可引起腹泻。

(五)腹泻的其他原因

粪块嵌塞也是住院患者、医疗收容机构住院的患者以及因其他原因收住ICU的患者腹泻的常见原因。此类型腹泻更常见于痴呆或精神病患者。可以通过肛门指检以及腹部平片来排查。

低血浆白蛋白水平是ICU中腹泻进展的独立危险因素。研究表明当ICU患者血浆白蛋白水平低于2.5g/dl时,若给予足量的胃管内营养就会出现腹泻。相反,若ICU患者血浆白蛋白水平大于或等于2.6g/dl时,给予同样条件的胃管内营养则不出现腹泻。低白蛋白血症使得患者容易出现腹泻进展的机制包括:黏膜下层胶体渗透压的降低以及肠道黏膜的水肿。低白蛋白血症伴有分解代谢率增高使得此类患者更容易出现肠道黏膜的水肿。然而,低白蛋白血症本身并不一定会导致腹泻,例如肾病综合征等其他原因引起的低白蛋白血症并不伴有腹泻症状。

临床上,腹泻可能与大小便失禁难以区分。大小便失禁是指直肠和膀胱内容物无意识的排出。大便失禁也被称为假性腹泻,它与粪便的排泄有关。假性腹泻可以单独出现,也可以同时合并其他腹泻的原因。直肠指检可以评估直肠状况以及患者肛门括约肌的松紧度。假性腹泻的患者每日粪便排出量少于200g。肛瘘、肛裂、分娩时撕裂伤、糖尿病神经病变、外伤、肛交或神经肌肉疾病均可引起大便失禁。

三、诊断

ICU患者中腹泻的诊断,首先需要明确患者是否存在腹泻。关于腹泻的准确描述有利于做出恰当的诊断和治疗。尤其需要明确可疑腹泻的持续时间、粪便总量、颜色、粪便的性状以及与饮食的关系。同时,很重要的是要了解潜在的疾病、旅游史、系统症状以及正在服用的药物。甚至有些医务人员或许不认可腹泻的这些特点,但已有的直观描述仍有助于标准化腹泻的定义。

病史能够协助鉴别小肠源性腹泻与结直肠源性腹泻。一般认为,小肠源性腹泻粪便排泄量多(每日数升),且伴有脐周绞痛。粪便性状往往是多脂的或水样的或含有部分未被消化的食物。而结直肠源性腹泻粪便量较少,常伴有黏液,偶尔伴有血液。患者常有排便紧迫感或里急后重感。若伴有腹痛,则腹痛的部位往往位于下腹部、骨盆或骶区。腹泻伴有血液(或者肉眼血便或者为隐血)常常提示腹泻的原因为炎症性、血管性、肿瘤性或传染性。

对于血容量减少以及怀疑血管炎的患者需要进行体格检查。发现甲状腺肿、腹部血管杂音、关节炎、葡萄膜炎、外周神经病变、直立性低血压、肛周疾病(肛瘘、肛周脓肿、肛周肿物)或粪块嵌塞等有助于腹泻的鉴别诊断。

某些诊断性检查有助于评估ICU患者的腹泻(图38-1),包括全血细胞分类、血电解质、血尿素氮、血肌酐测定。化学检测及尿液分析有助于评估全身性疾病。针对粪便的检查也有助于明确腹泻的病因。

严重的传染性腹泻粪便中往往可以找到白细胞。最典型的致病菌是志贺菌属、弯曲杆菌属以及侵袭性大肠埃希菌属感染所致的腹泻,然而粪便白细胞也可出现在变异的沙门菌、小肠结肠耶尔森菌、副溶血性弧菌、难辨梭状杆菌感染或抗生素相关性腹泻。它们还可以出现在炎症性肠病或缺血性结肠炎。我们还需注意传染性细菌(除难辨梭状杆菌外)引起医院内腹泻往往是异常的。

粪便未检出白细胞意味着肠道非细菌性、非侵袭性的病程。例如病毒感染,贾第鞭毛虫病,以及药物相关性腹泻。然而,粪便未检出白细胞(假阴性结果)并不能排除缺血或其他常规粪便检测可检出白细胞的疾病。

血便或粪便隐血提示严重的黏膜炎症、赘生物、缺血性肠道疾病、放射性肠炎或阿米巴痢疾。我们需要注意高位的胃肠道黏膜疾病,如:消化性溃疡也可能引起粪便隐血阳性(如假阳性)。

粪便渗透压的测定有助于鉴别分泌性腹泻与渗透性腹泻(图38-2)。此外,粪便钠离子浓度高($>$90mmol/L)提示分泌性腹泻(或摄入Na_2SO_4或Na_2PO_4引起的渗透性腹泻),然而粪便中钠离子浓度低($<$60mmol/L)则提示渗透性腹泻。某些情况下,估算粪便渗透压差可能有助于诊断。估算粪便渗透压差的公式是290-2([Na^+]+[K^+]);290是与血浆渗透压平衡的远端小肠的估测渗透压。相关的阴离子的比例为粪便中钠和钾之和乘以2。对于渗透性腹泻,由于粪便渗透压主要由非电解质组成,因此粪便渗透压差通常$>$125mOsm/kg。而分泌性腹泻,由于粪便的渗透压主要由分泌的电解质组成,因此粪便渗透压差往往$<$50mOsm/kg。

细菌病原体(除难辨梭状杆菌外)和寄生虫可以使得患者需入住ICU。然而,这样的感染极少引起住院超过2d以上的腹泻(尤其是在住院前没有症状的患者)。因此,需要将粪便送检涂片是否存在难辨梭状杆菌,而不是送检粪便细菌培养。目前最常用于检测难辨梭状杆菌毒素A或B感染的方法是酶免疫分析法(enzyme immunoassay,EIA)。尽管检测毒素A或B的EIA的敏感性尚不稳定(31%~99%),但其他的诊断检测手段(如用于检测编码毒素形成的基因的聚合酶链反应)的效果却并不确定,尚有待改进。内镜检查法诊断难辨梭状杆菌时,在要求快速诊断或临床非典型病例(如肠梗阻患者)时具有局限性。

纤维乙状结肠镜检查也是一种有效手段,它可以用于没有任何预先灌肠或仅使用生理盐水灌肠的患者。在检查期间,如果需要进一步检测粪便标本可以通过抽吸留取。乙状结肠镜检查对于疑似伪膜性结肠炎(高度提示难辨梭状杆菌感染)的患者的评估尤为有效。

影像学检查可能有效,但如果患者已经接受上述的相关检查,那么影像学检查并非是必要的。腹部平片检查能显示可疑的黏膜疾病(如炎症性肠病或缺血性肠病)征象。腹部计算机断层扫描(computer tomography,CT)能显示同样病变,并且有助于明确缺血性肠病的诊断。

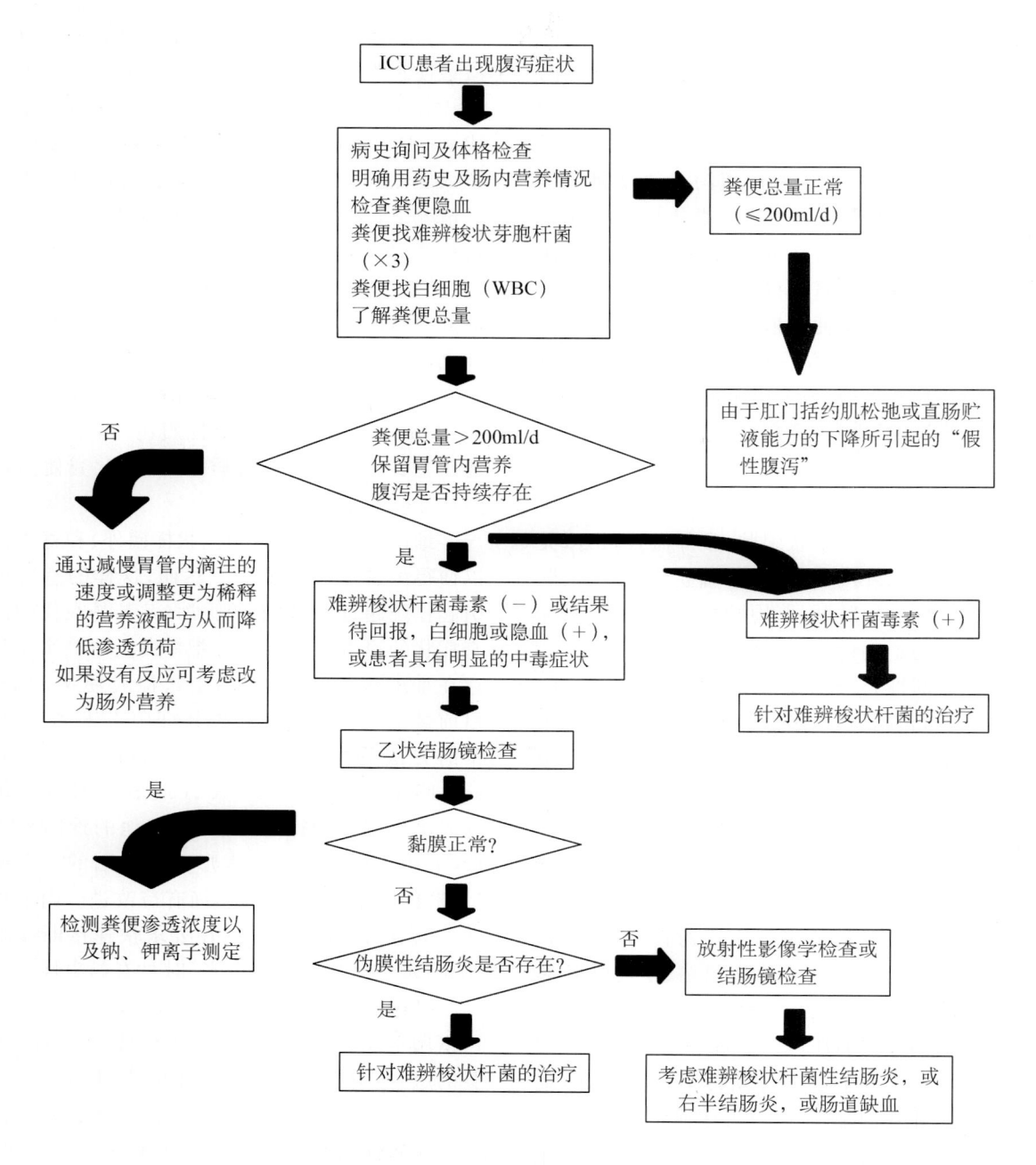

图 38-1　ICU 患者腹泻评估流程

四、管理与治疗

腹泻的治疗取决于其病因(表 38-1,图 38-1)。然而,对所有患者而言,首先第一步需要做的就是仔细了解用药史(特别是抗生素、万灵丹以及含镁的制酸剂)以及可能的病因。其次,需要进行体检,包括直肠指检,以排除大便嵌塞以及明确是否伴有潜血。

当接受肠内营养的 ICU 患者出现腹泻时,若考虑肠内营养是患者腹泻的原因,可以用许多方法可以缓解腹泻,包括降低喂养的速度、稀释肠内营养液,或者在没有禁忌时可停用肠内营养液暂时改为肠外营养。肠内营养引起的渗透性腹泻患者粪便渗透压差往往超过 100mOsm/kg(图 38-2)。

如果疑似难辨梭状杆菌感染,则需按照上述

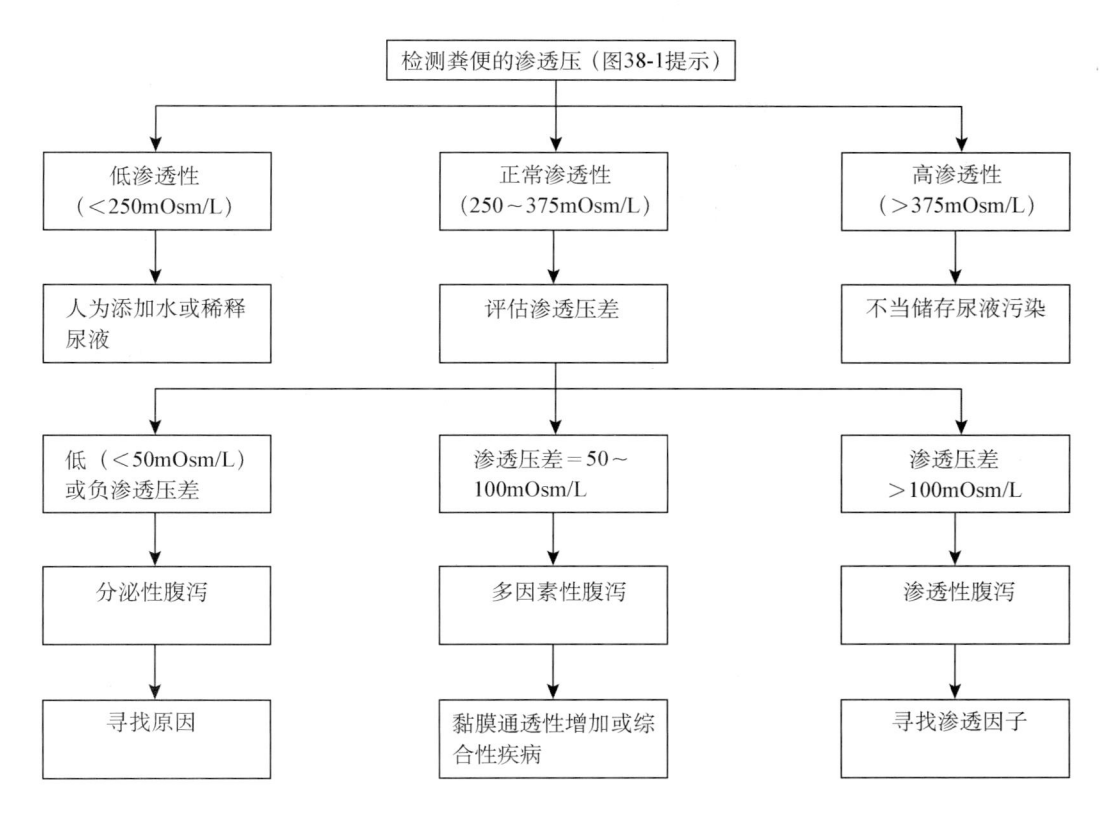

```
                    ┌─────────────────────────┐
                    │ 检测粪便的渗透压(图38-1提示)│
                    └─────────────────────────┘
           ┌────────────────┼──────────────────┐
    ┌──────────────┐ ┌──────────────┐ ┌──────────────┐
    │  低渗透性    │ │  正常渗透性   │ │  高渗透性    │
    │(<250mOsm/L)  │ │(250~375mOsm/L)│ │(>375mOsm/L)  │
    └──────────────┘ └──────────────┘ └──────────────┘
           │                │                  │
    ┌──────────────┐ ┌──────────────┐ ┌──────────────┐
    │人为添加水或稀释│ │  评估渗透压差 │ │不当储存尿液污染│
    │     尿液      │ │              │ │              │
    └──────────────┘ └──────────────┘ └──────────────┘
           │         ┌──────┼──────┐
    ┌──────────────┐ ┌──────────────┐ ┌──────────────┐
    │低(<50mOsm/L) │ │渗透压差=50~  │ │渗透压差      │
    │或负渗透压差   │ │100mOsm/L     │ │>100mOsm/L    │
    └──────────────┘ └──────────────┘ └──────────────┘
           │                │                  │
    ┌──────────────┐ ┌──────────────┐ ┌──────────────┐
    │  分泌性腹泻   │ │  多因素性腹泻 │ │  渗透性腹泻   │
    └──────────────┘ └──────────────┘ └──────────────┘
           │                │                  │
    ┌──────────────┐ ┌──────────────┐ ┌──────────────┐
    │   寻找原因    │ │黏膜通透性增加 │ │  寻找渗透因子 │
    │              │ │或综合性疾病   │ │              │
    └──────────────┘ └──────────────┘ └──────────────┘
```

图 38-2 评估 ICU 患者粪便渗透性的流程

渗透压差＝290－估计的粪便渗透压。估计的粪便渗透压＝2×(粪便[Na]+粪便[K])，其中[Na]为钠离子浓度(mEq/L)，[K]为钾离子浓度(mEq/L)

步骤送检患者的粪便标本检测难辨梭状杆菌毒素。然而，若患者存在中毒症状，则需急诊行乙状结肠镜或结肠镜检查以明确是否为伪膜性肠炎。若发现粪便隐血阳性，还需考虑是否存在肠道缺血。乙状结肠镜、结肠镜或影像学检查可以用来协助发现肠道缺血。如果证实存在肠道缺血，则需维持足够的血液和氧气输送给胃肠道，也就是说，必要时输血以增加心输出量同时减少其代谢需求"休息"肠道(禁食)。对于严重病例或复发性迁延性结肠疾病可考虑手术治疗。小肠缺血的死亡率较高(超过 50%)。

感染性腹泻的治疗分为几类，包括(1)对症治疗(水和电解质补充以及使用止泻药)和(2)特定的抗微生物治疗。所有患者均需要评估血管内容量丢失的程度并给予静脉补液治疗。

尽管针对难辨梭状芽胞杆菌毒素相关性腹泻首选的初始治疗是甲硝唑(500mg 口服，每 8 小时 1 次，7~14d)，然而对 ICU 常见的严重或复杂性感染并不推荐使用甲硝唑。严重感染时伴随的白细胞增多或肾功能不全(血清肌酐＞1.5×基线)，则推荐使用万古霉素治疗(125mg 口服，4/d，10~14d)。复杂的梭状芽胞杆菌感染合并低血压、休克或肠梗阻时，在这种情况下，最初的推荐治疗是万古霉素(500mg，肠内给药，4/d)和甲硝唑(500mg，Q8H，静脉给药)。对于单纯的肠梗阻患者，静脉注射甲硝唑(500mg，Q8H，10~14d)与口服同样有效；并且万古霉素还可以通过直肠给药。甲硝唑应当作为治疗轻度至中度难辨梭状芽胞杆菌感染性腹泻的首选初始药物，这是由于使用万古霉素治疗的成本更高，同时也考虑到过度使用万古霉素可能导致细菌耐药，如肠球菌或葡萄球菌。使用时需注意，万古霉素只有当口服给药或通过鼻胃管给药时才有效，静脉注射万古霉素是无效的。万古霉素治疗完成后 1 到 5 周，有 15%~20%的患者会复发。诊断首选的方法是重新检测梭状芽胞杆菌毒素(或必要时可使用纤维乙状结肠镜或结肠镜检查伪膜性肠炎）。万古霉素治疗的最初 5d 内可根除大约 80% 的患者粪便中的毒素。降低肠道动力的药物，如洛派丁胺，并不适用于由梭状芽胞杆菌毒素引起的腹泻。此类药物可能引起中毒性巨结肠。同样，阿片类药物和抗胆碱能类药物也不推荐在该类患者中使用。对于梭状杆菌相关性腹泻的患者，益生菌的应用并未带来明确的好处。一项小型研究显示益生菌布拉氏酵母菌的应用有益于复发性梭状杆菌相关性腹泻。难治性腹泻病例可考虑粪便移植。

五、临床诊治原则

以下几条可作为腹泻的临床诊治原则。

1. 仔细询问患者所接受的药物，尤其是可能含有山梨醇的药物。
2. 粪便检测难辨梭状杆菌毒素。
3. 直肠指检排除粪块嵌塞。
4. 评估鼻饲管相关性腹泻。
5. 寻找系统性疾病的并发症。
6. 寻找缺血性肠病的证据。
7. 在排除难辨梭状杆菌毒素相关性腹泻之前，避免使用降低肠道动力的药物。
8. 避免经验性抗感染治疗难辨梭状杆菌，除非证实其毒素感染或患者具有中毒症状。

第39章

电解质紊乱

F. Perry Wilson　Jeffrey S. Berns,著　俞兆希,译　石松菁,校

电解质紊乱是重症监护室（intensive care unit,ICU）的常见病。医生对该病的预测及快速识别能力对于重症患者来说至关重要。能否采取适当的处理不仅取决于对该病发生过程中潜在的病理生理机制的认识，同时还取决于能否鉴别常见的复合性、多系统性的电解质紊乱对患者所造成的影响。本章主要讨论关于钾、钙、镁、磷的电解质紊乱。在以后的章节中分别将描述酸碱平衡失常（见第82章和第83章）和水、钠代谢紊乱（见第84章）。

一、钾代谢异常

体内近98%的钾分布在细胞内，Na^+-K^+-ATP酶及多种激素如胰岛素、儿茶酚胺，共同维持着细胞内钾代谢的平衡。钾代谢紊乱的临床表现大多和细胞外钾离子浓度改变所致的细胞膜电位改变有关。细胞外钾离子浓度的正常范围是3.5~4.5mmol/L。由于细胞膜电位取决于细胞内外钾离子的浓度比，且细胞内的钾离子浓度相对稳定在120~150 mmol/L的范围内，因此细胞外钾离子浓度的微小改变都能造成膜电位的明显变化。只有当钾离子浓度低于3.0mmol/L（低钾血症），或者高于5.5 mmol/L（高钾血症）才会引发明显的临床问题。

（一）高钾血症

知识框39-1列出了ICU患者高钾血症常见的急性病因。在确诊高钾血症之前，如何排除假性高钾血症至关重要，即血液标本采集过程中或采集后因细胞内钾离子转移到细胞外而造成的血清钾离子浓度的假性升高。假性高钾血症患者虽然全血及血浆的钾离子浓度正常，但临床报告会提示钾离子浓度升高。其主要病因包括静脉穿刺过程中机械性损伤引起的溶血、严重的血小板增多症（>4000×10^9/L）和白细胞增多症（>1000×10^9/L）、采血过程中反复紧握双拳（肌肉收缩导致钾离子释放入血），以及临床上并不常见的遗传性球形红细胞增多症和家族型假性高钾血症。诊断由于标本中血小板及白细胞中释放钾离子所造成的高钾血症可测量血浆（未凝固的）钾离子浓度，正常人的血浆钾离子浓度较血清钾离子低0.5mmol/L。

多因素自身调节机制无法维持细胞外钾离子浓度正常水平时就会导致各种急、慢性高钾血症。钾摄入明显增加时，体内可以通过平衡机制即维持细胞内外钾离子的平衡（内平衡）与肾脏排钾的调节作用（联合胃肠道对钾代谢的次要调节作用）（外平衡）来共同防止高钾血症的发生。当内外平衡均失调时就会出现显著且持续的高钾血症。常见病因还有肾上腺功能受损或肾上腺激素（尤其是醛固酮）反应性受损，或者肾上腺自身疾病、使用能够抑制醛固酮合成或干扰肾素-血管紧张素-醛固酮系统的药物（知识框39-1）。

知识框 39-1　高钾血症的病因
假性高钾血症
钾摄入过多
饮食摄入
口服或者静脉补钾
细胞内液(intracellular fluid,ICF)钾离子转移至细胞外液(extracellular fluid,ECF)
剧烈运动
高血钾性周期性麻痹
高渗性高钾血症
高血糖症
甘露醇及高渗性盐水的使用
胰岛素分泌不足
代谢性酸中毒
横纹肌溶解症、肌肉的缺血再灌注损伤(见第 81 章)
使用琥珀酰胆碱类药物(见第 6 章)
肿瘤溶解综合征(见第 81 章)
排钾减少
急性肾损伤
慢性肾病
肾上腺激素(盐皮质激素)缺乏或不足
Addison 病
肝素的使用
非甾体类抗炎药物(nonsteroidal anti-inflammatory drugs,NSAIDs)的使用
肾小管对盐皮质激素的低反应性或耐受
慢性肾小管间质性疾病
高钾性远端肾小管性酸中毒(renal tubular acidosis,RTA)(见第 83 章)
低肾素性低醛固酮血症
保钾利尿药,茶碱类
血管紧张素转换酶抑制药(ACE inhibitors,ACEI)、血管紧张素受体拮抗药(angiotensin receptor blockers,ARB)
类药物
钙依赖磷酸酶抑制药(如环孢素和他克莫司)
尿路梗阻

1. 临床表现　钾离子在建立跨膜电位中起重要作用,血清钾离子浓度升高可影响心脏膜电位和神经肌肉的传递,从而表现出心肌和骨骼肌方面的症状。通常钾离子浓度 5.5~6.0mmol/L 时,出现早期症状,心电图表现为(electrocardiogram,ECG)T 波高尖且 Q-T 间期缩短。高钾血症更严重时(如>6mEq/L),心电图的主要表现为 PR 间期延长及 QRS 波增宽。如果钾离子浓度进一步升高,则 P 波完全消失,QRS 波进一步增宽,T 波呈"正弦波",还可出现室颤或室性停搏。但高钾血症中心电图的改变与高血清钾浓度关系不大,高钾血症对心肌活动的作用受酸中毒、低钠血症和低钙血症的影响,同时这三者还增强高血钾对神经和肌肉的影响。因此患者心电图存在微小变化时就要开始密切监测和及时处理高血钾很有必要。

高钾血症最主要的神经肌肉作用影响是肌无力和乏力,只有严重的高钾血症(>8.0mmol/L)时才会出现瘫痪。严重的高钾血症还可能导致呼吸肌功能障碍。

2. 治疗　迅速纠正高钾血症,阻止其对心脏的作用,对于缓解高血钾所诱发的危及生命的心律失常是不可或缺的。所有高钾血症患者必须限制饮食、药物和肠内外营养中钾的摄入,尽可能停止使用损害泌尿系统排钾功能的药物(知识框39-1所示)。在出现上述心电图或其他神经肌肉组织改变时,处理包括以下三个方面:

(1)稳定心肌细胞膜电位:钙盐可以通过某些尚不明确的机制来拮抗细胞外高钾的心肌毒性。静脉注射10ml 10%的葡萄糖酸钙(10ml:1000mg,含有Ca^{2+} 4.65mEq)2~3min后,其突出的作用就是能在数分钟内纠正高钾血症导致的ECG异常改变。如果ECG异常未纠正,可以在5min后再次注射。持续的心电监测至关重要。因氯化钙有致动脉粥样硬化的不良反应,所以应避免静脉使用或通过中心静脉给药。由于高血钙能诱发洋地黄中毒,故洋地黄类药物应慎用。如果必须使用洋地黄类药物,则葡萄糖酸钙应缓慢静脉注射,时间不得少于20min。

(2)钾离子转移到细胞内:细胞外的钾转移到细胞内不仅能降低细胞外钾浓度,还能够争取时间以实行降低体内总钾的明确治疗方案。在促进血清钾转移至细胞内的药物中,胰岛素和β受体激动药是最有效、最可靠的,两者均通过刺激Na^+-K^+-ATP酶来发挥作用。

将普通胰岛素(10U)加入50%GS 50ml中快速静脉注射(防止胰岛素所致低血糖)能够使非高糖血症患者的血钾下降0.5~1.0mmol/L,给药后60min达作用高峰并能够持续数小时。

β受体激动药也可以同时刺激Na^+-K^+-ATP酶和促进细胞内的钾摄取。雾化吸入沙丁胺醇10~20mg大于10min(使用剂量是支气管哮喘治疗量的5倍)可在随后的90min内降低血清钾,虽然反应的持续性低于胰岛素,但两者血钾下降的幅度是相同的(即0.5~1.0mol/L)。皮下应用特布他林(7mg/kg)也具有相同作用。由于β受体激动药对心脏有影响,因此急性缺血性冠状动脉疾病患者禁用。

通过缓冲细胞外H^+浓度和提高血浆pH,静脉注射7.5%碳酸氢钠50ml数分钟后可使细胞外的K^+与细胞内的H^+进行交换。静脉注射碳酸氢钠的降钾效果不如胰岛素或β受体激动药,尤其不存在严重酸中毒时其降钾作用更不理想,此外静脉注射碳酸氢钠还存在容量过负荷及高钠血症的风险。高渗性溶液可使细胞内的钾离子(120mEq/L)转移至细胞外从而进一步增加血钾浓度。综上所述,只有高钾血症患者并发严重酸中毒时才考虑静脉注射碳酸氢钠。

(3)体内总钾的下降:尽管上述治疗能够延缓急性高钾血症相关心脏事件发生,但只有减少体内总钾量才能预防持续的高钾血症。在肾功能正常的情况下,应用氢氯噻嗪和襻利尿药(如果需要的话可以追加静推)可以促进尿钾的排泄,虽然利尿药在促排钾方面所起的作用强度和速度既不一致也不显著,但是它们的作用用于治疗除轻度急性高血钾以外的高钾血症足够。襻利尿药特别适合于预防慢性高血钾的发生。

阳离子交换树脂聚黄苯乙烯交换树脂(sodium polystyrene sulfonate,SPS;Kayexalate)是通过在肠道内结合钾(较弱的钙镁结合能力)后与钠进行交换。每克SPS可以结合约1mmol/L的钾且释放约2mmol/L的钠。SPS可经口或保留灌肠给药。由于口服SPS易引发便秘的发生,常将15~30g的聚苯乙烯置于20%山梨醇中来预防便秘,而同时山梨醇又常导致渗透性腹泻的发生,这也能进一步降低血钾浓度。粉末状的SPS和山梨醇或者其他溶液混合后使用也是可以的。必要时每4~6小时可重复一次。可以口服更大剂量(60g)的SPS,但对于终末期肾功能衰竭和心力衰竭患者必须顾及钠的负荷量。30~60g SPS和自来水(不是山梨醇)混匀后灌肠必须在结肠处至少停留30~60min,最好停留4h,必要时可每2~4小时重复一次。已有报道称,将山梨醇与SPS混合口服或灌肠可出现结肠坏死,且在近期进行腹部手术的患者中坏死风险似乎是最大的,因此禁止在该类患者中使用SPS。

血液透析可以迅速有效地降低血钾,早期保守治疗后仍未能够降低血钾是血液透析治疗的指征。血液透析尤其适用于因组织分解(如横纹肌溶解症和肿瘤溶解综合征)、急性肾损伤(特别是少尿型急性肾损伤)和已接受血液透析治疗的终末期肾脏疾病患者所致的严重高钾血症。血透每小时可以清除约50mmol/L的钾,在开始血透后数小时可以使血钾浓度下降2~3mmol/L或更多。切记血液透析刚结束时的血钾浓度往往明显低于透析治疗结束后数小时的血钾浓度,这是因为细胞内钾转移至细胞外组织间液。因此接受血透治疗后的高钾血症患者在血透后测量的血钾浓度低时不应迅速补钾。相比于血液透析,腹膜透析和持续肾脏替代治疗在清除血钾方面作用较弱,但可应用于轻度的高钾血症。

(二) 低钾血症

即使体内总钾量正常,细胞外钾转移至细胞内时也会导致低钾血症。造成低钾血症常见的病因是体内总钾量不足,通过胃肠道、肾脏丢钾或者两者同时丢钾,丢失量可达数百毫摩尔,而口服摄入不足则进一步加重低血钾。知识框39-2列出了引起ICU患者低钾血症(血钾浓度<3.5mmol/L)的重要病因。原发性肾外失钾的低钾血症患者,其肾脏重吸收钾的能力使得尿钾<20mmol/24h,且尿钾浓度<10mmol/L。当尿钾超出上述值时则提示存在肾性失钾。

知识框39-2 低钾血症的病因

摄入钾不足

钾从细胞外液(extracellular fluid,ECF)转移至细胞内液(intracellular fluid,ICF)

儿茶酚胺、β受体激动药、胰岛素的使用

低钾性周期性麻痹

低体温

呼吸性碱中毒或代谢性碱中毒

排出钾过多

肾脏

  两性霉素B、氨基糖苷类药物

  Bartter综合征、Gitelman综合征

  利尿药(袢利尿药或噻嗪类利尿药)

  Fanconi综合征

  低镁血症

  盐皮质激素过多

  尿重吸收阴离子不足

  近端肾小管性酸中毒(renal tubular acidosis,RTA)、远端RTA

  生理盐水利尿

胃肠道

  腹泻

  泻药滥用

  呕吐、鼻饲管(nasogastric,NG)回抽

过度出汗(少见)

透析

---

1. 临床表现 虽然低钾血症主要表现为对神经肌肉组织及心脏的毒性损害,但即使在轻度的低钾血症或缓慢进展的无临床症状性低钾血症患者中,低血钾还可能影响多器官的功能。

根据低钾血症的严重程度不同,胃肠道症状表现为便秘甚至麻痹性肠梗阻。骨骼肌症状:轻度低钾血症可出现轻度的全身性肌无力、抽筋、感觉异常及轻度低钾性肌痛以至腱反射消失,当血钾浓度<2.0~2.5mmol/L时,可出现深部腱反射消失、横纹肌溶解症和骨骼肌、呼吸肌麻痹。ECG改变包括ST段下移、T波波幅减小以及U波出现。低钾血症所致的心律失常可以表现为窦性心动过缓、阵发性心动过速、房室传导阻滞、房性或室性期前收缩、室性心动过速及室颤。如果伴有洋地黄类药物的使用、心肌缺血情况及低镁血症,则低钾血症相关性心律失常的发生风险明显升高。低钾血症可通过损害肾脏的浓缩功能导致肾性尿崩的发生,从而出现夜尿增多、多尿,同时还使肾脏产氨增多从而诱发或加重肝性脑病。低钾血症还可通过增加肾脏氢离子的排泄从而诱发代谢性碱中毒(见第83章)。如果严重的低钾血症长期存在,则可导致肾脏间质纤维化、肾小管萎缩及肾囊肿形成,这些都和肾小球的滤过率减低以及慢性肾脏病(chronic kidney diease,CKD)的发生有关。

2. 治疗 纠正潜在的造成钾丢失的病因是纠正低钾血症的基本措施。大多数患者在体内总钾丢失量至少达200~400mmol后才会出现明显的低钾血症表现。当血钾浓度<2.0mmol/L时,体内总钾丢失量可能已经超过600~800mmol。

长期存在低钾血症的重症患者在补钾时需谨慎,这是因为机体无法将钾迅速转移到细胞内。静脉补钾过度可引发危急的高钾血症的发生,因此对于轻中度的低钾血症患者而言,40mmol的钾如氯化钾胶囊、片剂或酊剂(柠檬酸钾、碳酸氢钾可用于代谢性酸中毒患者)口服或者肠道给药是安全的。每4~6小时监测血钾水平,必要时可重复上述剂量直至血钾浓度达到且维持在正常范围内。在口服60mEq钾后,血清钾浓度可迅速升高1.5mmol/L总钾量纠正前随后会下降,由于随钾离子转移至细胞内所致。

当存在严重低钾血症或有口服补钾禁忌证

时，可静脉给予浓度为20～60mmol/L的氯化钾溶液。应避免给予超过该浓度的氯化钾，因为静脉给予高浓度的氯化钾可致疼痛、注射静脉的硬化，而且当注射速度过快时有潜在的危险。当患者无法负荷大量液体时，可将浓缩的氯化钾溶液注入中心静脉，但是不能通过末段位于腔静脉远端或右心房的导管输液，以避免将高浓度的氯化钾直接注入心脏从而诱发严重的心律失常。为了预防有致命风险的短暂性的高钾血症，在严重低钾血症或胁患者生命时，补钾速度应也不应超过10～20mmol/h，同时应持续进行心电监护和频繁监测血钾浓度。对于肾功能衰竭患者，医生不能因考虑到可能迅速出现的高钾血症而减少补钾量，建议规律监测血钾的基础上多次小剂量补钾。静脉补钾应配伍盐溶液而非糖溶液，因为血糖升高可引起胰岛素释放，从而导致钾向细胞内转移，进一步降低血钾浓度。当患者并发低钾血症和低磷血症时可以应用磷酸钾（3～6h内给予15～30mmol）来代替氯化钾或者其他钾盐制剂进行补钾。

低钾血症可合并低镁血症，而低镁血症又可促进肾脏丢钾，因此，纠正低镁血症可以帮助提高血钾水平。

二、钙代谢紊乱

正常的钙代谢是通过一系列激素及生理反馈调节来维持平衡的。日晒处皮肤合成及食物中摄取的维生素D_3在肝脏羟基化后形成25-$(OH)D_3$，在肾脏再次羟基化后形成最初的具有活性的1,25-$(OH)_2D_3$，1,25-$(OH)_2D_3$可以提高胃肠道对钙、磷的吸收从而促进骨盐沉积。1,25-$(OH)_2D_3$和甲状旁腺激素（PTH）两者通过作用于胃肠道、骨骼及肾脏从而共同调节血钙水平。

临床报告的血钙水平实为血清总钙（正常范围是9～10.5mg/dl或2.25～2.60mmol/L）。近45%的钙与蛋白质结合，其中主要是白蛋白，循环中约10%的钙通过与碳酸盐、磷酸盐、柠檬酸盐或其他阴离子结合以钙盐的形式存在。剩下一部分才是具有生物活性的游离钙（正常范围是4.5～5.3mg/dl或1.12～1.32mmol/L）。虽然正常人总钙水平和游离钙两者的相关性好，但在ICU患者中，许多因素都可以降低两者的关联性，特别是低白蛋白血症及血pH改变时。因此在ICU中，游离钙是诊断和调节钙代谢紊乱的最佳指标。

血清白蛋白浓度与总钙浓度是平行改变的。最常应用的近似估算法是当白蛋白水平低于4.5g/dl时，每下降1g/dl白蛋白时，总钙量将下降约0.8mg/dl。在存在低白蛋白血症时，该法可以帮助临床医生评估计算出"校正"的血清钙。体内的pH和其他因素（血磷、PTH水平）也可以影响血清游离钙的水平。酸中毒可以降低钙与白蛋白的结合率从而增加总钙中游离钙的水平。相反的，碱中毒通过提高钙与白蛋白的结合率从而降低游离钙的水平。举例来说，急性呼吸性碱中毒时，pH每上升0.1可造成游离钙下降约0.16mg/dl（0.04mmol/L）。大多数的临床实验室都可以进行游离钙的测定，考虑到上述因素都可能影响总钙测定的结果，患者在总钙正常的情况下只要存在高钙血症或低钙血症相关症状时都应检测游离钙水平。

（一）高钙血症

知识框39-3列出了ICU中高钙血症常见的病因。无症状性或症状轻微的高钙血症大多数由甲状旁腺功能亢进引起，尤其是相对慢性的高钙血症。而急性、严重的高钙血症则可能是恶性肿瘤所并发的。

知识框39-3　高钙血症的诱因
甲状腺旁腺素（PTH）升高的影响
原发性甲状旁腺功能亢进
继发性甲状旁腺功能亢进（尤其在慢性肾脏病钙摄取增加的病人）
肉芽肿性疾病[局部产生1,25-$(OH)_2$维生素D]
恶性肿瘤
局部产生破骨细胞因子
甲状旁腺素相关蛋白（PTH-RP）释放肿瘤
产生1,25-$(OH)_2$维生素D的肿瘤
骨转换增加
长期制动（尤其年轻病人）
甲状腺功能亢进症
肾重吸收增加
肾上腺皮质功能不全
噻嗪类利尿药
横纹肌溶解恢复期（机制不明）

恰当的初步诊断应包括饮食和用药史(处方药、非处方药、维生素、钙剂)在内的详细的病史回顾,还有整体的PTH水平测定。随后应根据临床症状进行下一步的诊断性检查,这其中可能包括血磷、25-(OH)D₃、1-25(OH)₂D₃、PTH相关性蛋白、血尿蛋白电泳及恶性肿瘤方面的评估。

1. 临床表现　症状的轻重取决于高钙血症发生的速度及严重程度。轻中度的高钙血症(血钙11~14mg/dl)可能无症状或表现为非特异性的症状如便秘、疲劳、萎靡不振和厌食。在血钙浓度水平更高时,是否存在其他症状则取决于高钙血症持续的时间及严重程度,这些症状包括肾性尿崩所致的多尿和烦渴、泌尿系钠丢失、高血压(除非容量不足)、恶心、呕吐、胰腺炎、消化性溃疡、嗜睡、思维混乱、认知功能减退、精神错乱、昏迷及急性肾损伤,ECG改变则包括Q-T间期缩短及ST段抬高。

2. 治疗　血钙轻度升高的无症状性或症状轻患者(血钙<12mg/dl)不需要进行药物治疗。当高钙血症较重时(血钙>13~14mg/dl)应立即接受治疗,或者无论血钙高低,一旦患者出现精神状态改变或明显的临床症状时应立即开始降钙治疗。高钙血症的治疗原则包括抑制骨吸收、促进尿钙排泄及减少胃肠道钙重吸收。肾功能受损的高钙血症患者需接受血液透析治疗。

急性高钙血症的基础治疗措施是输注生理盐水,因为许多患者因肾脏水钠重吸收功能受损、厌食及呕吐可导致血液浓缩。应用等张的盐水来纠正血液浓缩的初始剂量为200~300ml/h,而后通过调整剂量维持尿量为100~150ml/h,从而促进钙排泄。但上述措施只能纠正很轻微的高钙血症。应用襻利尿药可能会增强肾脏钙的排泄,但必须谨慎使用以避免血液进一步浓缩或诱发其他电解质紊乱。禁止使用噻嗪类利尿药,因其会使血钙排泄减少。双膦酸盐可以抑制骨质吸收,它在恶性肿瘤相关性的高钙血症的基础治疗中效果明显。

双膦酸盐这类药物通常需要应用最大剂量连续数天后才能开始降低血钙水平,因此它们经常联合补液及其他治疗措施。唑来膦酸(4mg IV)和帕米膦酸钠(60~90mg IV,当估算患者肾小球滤过滤[glomerular filtration rate,GFR]<20ml/min时调整剂量为30mg)是最常见的用于治疗高钙血症的双膦酸盐。降钙素也可以减少骨质吸收,剂量通常为每12小时肌内或皮下注射4U/kg,但每6小时8U/kg这个剂量也曾应用过。降钙素的起效较双膦酸盐快,在应用4~6h内就可发挥降钙作用。降钙素的快速耐受性限制了它在应用24~4h后的降钙效果,而双膦酸盐起效慢,因此,降钙素主要是联合补液治疗作为高钙血症的急性治疗措施,直到双膦酸盐开始发挥降钙作用。在处理由维生素D过剩或多发性骨髓瘤所致的高钙血症患者时,可以应用泼尼松或其他糖皮质激素,因为它们可以减少1-25(OH)₂D₃合成。系甲状旁腺癌或严重的原发性甲旁亢所致的高钙血症患者可口服钙受体激动药,甲状旁腺素30~90mg可有助于降低PTH水平,改善高钙血症。必要时可对少数甲状旁腺癌或三发性甲状旁腺功能亢进症患者行紧急的甲状旁腺切除术。

肾功能衰竭终末期患者并发严重高钙血症时,可应用低钙透析液进行血液透析。低钙液的腹膜透析也可能有效,但其降钙作用起效较慢。

(二)低钙血症

ICU患者总血清钙的降低往往要归因于血清白蛋白减少,但ICU中40%患者还伴有游离钙水平的降低。由于慢性低钙血症的发生常和原发性的PTH、维生素D水平异常有关,ICU患者的急性游离钙减低多是因急性疾病、脓毒症、胰腺炎、横纹肌溶解症和低镁血症造成。急性低钙血症的病理生理机制中也包括PTH和维生素D代谢失衡。碱中毒患者即便总钙在正常值下限,医生也需考虑到游离钙减少的可能。急性低钙血症的常见病因见知识框39-4。

1. 临床表现　慢性低钙血症可引起皮肤改变(皮肤干燥、脆甲症、毛发干枯)、牙发育不全、白内障及神经基底节的钙化。急性低钙血症常伴有心脏及神经肌肉方面的症状。神经肌肉组织方面的症状较为多见且伴有潜在的生命危险。轻者表现为肌痛、肌肉痉挛、肌肉僵硬、肢端及口周感觉异常、小抽搐、焦虑、乏力和抑郁,重者可表现为癫痫、喉痉挛、视盘水肿、幻觉和精神错乱。隐匿性的手足搐搦患者中可能出现Trousseau征(当血压计袖带充气至压力超过收缩压后持续3min可引发手足搐搦)和Chvostek征(手指叩击面神

知识框 39-4　低钙血症的病因
甲状旁腺功能减退[甲状旁腺激素(parathyroid hormone,PTH)减少]
原发性甲状旁腺功能减退症
甲状旁腺切除术后("骨饥饿综合征")
钙的螯合作用
急性胰腺炎
高磷血症
横纹肌溶解症(早期)
肿瘤溶解
药物
双膦酸盐
降钙素
膦甲酸(通过螯合作用)
苯妥因钠
低镁血症
白蛋白结合力升高:急性呼吸性碱中毒
维生素 D 缺乏

经处引起同侧面部肌肉抽搐)阳性。低钙血症在心血管方面可表现为低血压、心肌功能受损、心力衰竭和 Q-T 间期延长、心脏传导阻滞及其他心律失常并不常见。

低钙血症时,碱中毒可使游离钙水平降低从而加重手足搐搦。手足搐搦及其他特征性表现都可见于低镁血症和急性低钙血症。

2. 治疗　低钙血症的治疗取决于症状及并发症的轻重。慢性或者无症状性的低钙血症可通过口服钙剂(钙元素 1000～2000mg/24h)及维生素 D(维生素 D_2、维生素 D_3、骨化三醇)纠正。肾功能衰竭终末期的患者应使用无须经过肾脏 1-α 羟化酶羟化的骨化三醇、维生素 D 类似物帕立骨化醇或夏骨化醇。

总钙＞7.5mg/dl 或游离钙＞1.2mmol/L 时不常出现明显的低钙血症症状和体征。有症状的低钙血症患者,如表现出潜在的或明显的手足搐搦,或其他临床表现如 Q-T 间期延长、低血压,应立即缓慢静脉注射 10～20ml 10% 的葡萄糖酸钙(10ml 含 90mg 钙元素,20ml 含 180mg 钙元素),注射时间＞20min。也可应用氯化钙注射液(10ml 含 270mg 钙元素),但氯化钙较葡萄糖酸盐更易造成血管硬化,如静脉注射时漏出血管外,可造成组织坏死。初始参考剂量为钙 0.5～1.5mg/h(例如将 100ml 10%葡萄糖酸钙稀释成 1000ml 后钙浓度为 1mg/ml 或以 1ml/h 速度滴入),随后根据血钙浓度进行剂量调整。

为避免难溶性的盐类沉淀物产生,含钙溶液禁忌与含有碳酸盐溶液或磷酸盐的溶液配伍。为避免柠檬酸抗凝作用逆转造成凝血,因此含钙溶液不能和输血一起进行。在开始静脉补钙后,频繁监测总钙、游离钙及 ECG 持续监测至关重要,特别是在服用洋地黄类药物的患者中,因为高钙血症可增强洋地黄毒性。

低钙血症患者常并发低镁血症,同时低镁血症本身也可通过抑制 PTH 的分泌及 PTH 抵抗作用从而造成低钙血症。因此在上述情况下,纠正低镁血症(后文将探讨)对于急症低血钙症来说是不可或缺的。在并发酸中毒的情况下应优先纠正低钙血症,因为血 pH 的提高促进钙和白蛋白结合,从而导致游离钙水平进一步下降。当低钙血症患者伴有肾功能衰竭终末期、横纹肌溶解症或肿瘤细胞溶解综合征时可能出现严重的高磷血症,此时静脉补钙需谨慎,因补钙有可能有造成难溶性磷酸钙在组织中沉积的风险,在这种情况下,可能需要血液透析来降低血磷水平,同时使血钙水平恢复正常。

三、血镁浓度异常

正常血镁浓度 1.7～2.3 mg/dl(0.71～0.96 mmol/L)。30% 的镁在细胞外液中与蛋白质结合;60%～65% 的镁为游离镁;5%～10% 镁与柠檬酸盐、磷酸盐、草酸盐以及其他阴离子结合。和钙不同的是,镁的内环境稳定和肾脏对镁的吸收并不是由激素来控制的,血清镁的浓度更多取决于肾脏的排泄功能。血浆 pH 的改变以及血清白蛋白浓度的变化并不能很好地反映血清镁浓度的改变。

(一)高镁血症

高镁血症通常是由于镁的摄入过多导致[泻药、抗酸药、Epsom 盐(硫酸镁)、使用镁剂灌肠、静脉使用镁剂、主要见于针对子痫的治疗(见第 72 章)]。持续的高镁血症,导致镁常快速地从尿液中排出,可能导致一定程度的肾小球滤过率(glomerular filtration rate,GFR)降低。

1. 临床表现　轻度的高镁血症(血清浓度＜

3.5mg/dl)通常没有症状。血清浓度升至4.5～4.8mg/dl时,可能出现一些非特异性的症状(恶心、头痛、嗜睡)。随着血清镁浓度的增高,会出现更严重的症状和更多的临床表现,包括腱反射消失、骨骼肌和呼吸肌麻痹、麻痹性肠梗阻、低血压、心动过缓、PR间期延长、QRS波增宽、QT间期延长、心脏传导阻滞,以及心搏骤停。高镁血症也能够抑制PTH分泌以及阻断副交感神经系统从而导致低钙血症;其导致的瞳孔散大固定可能被误认为脑疝。

2. 治疗 对于有轻微症状的高镁血症患者,只要肾功能正常,暂停镁的摄入就可以。对于急性或者慢性肾功能衰竭的患者,则需要通过血液透析滤出多余的镁来降低血清镁离子浓度,这种情况比较少见。腹膜透析和持续的肾脏替代治疗也可以降低血清镁浓度,但相对血液透析来说,它们起效更慢。在急救处理时,用1000～2000mg葡萄糖酸钙(10～20ml)在不少于5～10min内静脉推注,可以拮抗大多数高血镁所导致的危象。

(二) 低镁血症

大约2/3的危重患者都会发生低镁血症,同时伴随其他的电解质紊乱,如低钙血症和低钾血症。低镁血症需要鉴别诊断的疾病很多(知识框39-5),通常低镁血症都是因为肾脏或者胃肠丢失镁所致,而且多数同时有上述两种情况。目前低镁血症的病因并不是很明确,24h尿中排镁>1mmol/24h,尿中镁的比重超过3%,则可认定为镁过度排出。

知识框39-5 低镁血症的诱因
镁的螯合作用
胰腺炎
胃肠道(gastrointestinal,GI)丢失
腹泻
营养不良(基于胃肠丢失)
肾脏丢失
酒精中毒
利尿药(袢利尿药或噻嗪类利尿药)
急性肾小管坏死(acute tubular necrosis,ATN)引起的多尿

1. 临床表现 虽然血浆中的镁并不能准确反映人体内镁的情况,但血浆镁浓度不低于1.2mg/dl时,患者通常没有明显症状。大多数严重低镁血症的临床表现和我们之前所描述的低钙血症的临床表现很相似,包括肌肉的兴奋性增高(震颤、抽搐、痉挛、强直)和肌肉无力、麻痹(包括呼吸肌)。ECG表现包括QRS波增宽,QT间期延长,T波高尖;严重低镁血症可能表现为PR间期延长,QRS波进一步增宽,U波出现,T波低平或者倒置。一些严重的低镁血症还可能出现室上性和室性心律失常,包括尖端扭转型室性心动过速和心室纤颤。低镁血症同样也会增加洋地黄中毒的风险。

镁的消耗促进尿钾的排出,因此低镁血症常常伴随着难以纠正的低钾血症,直至低镁血症被纠正。低镁血症的患者往往并发低钙血症,因为镁会抵抗甲状旁腺素(parathyroid hormone,PTH)对骨骼的作用并减少PTH的分泌。没有纠正低镁血症的话这种低钙血症同样很难纠正。

2. 治疗 对于没有症状的低镁血症患者,只需要进行口服替代治疗。初始剂量30～60mEq/d,分3～4次服用,最好服用缓释剂(氯化镁5.3mEq/片,或者乳酸镁7mEq/片)。氧化镁(400mg/片,每片含20mEq的镁元素)2～3次/d,但是与缓释剂相比它更容易引起腹泻。纠正机体贮备已经消耗的低镁血症通常需要几天的时间。对于使用利尿药、氨基糖苷类抗生素、两性霉素B,以及Gitelman综合征和过度排镁的患者,使用阿米洛利以及保钾利尿药有利于减少肾脏排镁。

对于伴有症状或者比较严重的低镁血症患者,需要静脉给予硫酸镁($MgSO_4$)。由于血清中的镁主要通过尿液排出,即便在低镁血症的情况下,血清中仍有将近1/2的镁会通过尿液丢失。因此,持续口服镁或者静脉缓慢补充镁以维持血镁浓度非常必要。

最初24h可以静脉补充1～1.5mEq/kg镁,然后每天0.5～1mEq/kg维持直到血清镁恢复到正常水平。1g的$MgSO_4$(以$MgSO_4·7H_2O$的形式存在)包括8.1mEq(98.7mg)的镁元素;最初24h可以静脉补充8～12g镁,以后每天再补充4～6g镁直到血镁正常。对于肾功能减退的患者,要减少剂量。在紧急情况下,可以在 5~10min 内,静脉注射配入 1~2g MgSO₄(8.1~16.2mEq)的生理盐水或者 5% 葡萄糖 50ml,静脉注射硫酸镁的时候会引起疼痛以及血管硬化,所以使用前应该稀释。在镁的输注过程中,要注意防止低血压及腱反射减弱。

四、血磷酸盐浓度异常

和钙一样,磷也受激素的调控,维生素 D 能够促进胃肠道吸收以及促进 PTH 分泌,从而促进肾脏排泄磷酸盐。纤维母细胞生长因子-23(FGF-23)以及其他影响磷酸盐的因子也能够有效地抵制磷酸盐在肾脏的重吸收。血清磷酸盐的浓度也受肾脏自身再吸收的调控,低磷酸盐血症可以促进肾脏再吸收以及减少排泄。机体内大多数的磷都存在于骨骼中(>80%),以细胞内磷酸盐的形式存在。在血浆正常 pH 浓度下,临床实验室测得的血清磷酸盐(通常 2.5~4.5 mg/dl)大多是无机磷酸盐浓度,多数以游离的 HPO_4^{-2} 和 $H_2PO_4^-$ 离子的形式存在,浓度比例为 4:1。因为磷酸盐离子的效价随着 pH 不断变化,因此磷酸盐的浓度用 mmol/L 或者 mg/dl(1mmol/L=31 mg/dl)来表达更合适。

(一)低磷酸盐血症

ICU 患者大多都伴有较轻微的低磷酸盐血症;导致低磷酸盐血症的常见原因见知识框 39-6。导致低磷酸盐血症的病理生理过程常常为磷酸盐向细胞内转移,肾脏排泄过多,胃肠道吸收减少,以及磷酸盐的摄入不足;多数的患者都是多种病理生理过程共同作用。尿液中磷酸盐>100mg/dl 或者尿的磷酸盐成分>5% 均意味着肾脏过度排泄磷酸盐。由于磷酸盐可以被大量地由细胞外转移至细胞内,故不论机体内磷酸盐含量是低、正常或者偏高,低磷酸盐血症都可以出现。同样的,血浆中磷酸盐正常甚至偏高的情况下,体内磷酸盐也可能不足。即使血浆中磷酸盐水平原来正常,但机体内的总磷酸盐仍然可能是不足的。慢性酒精中毒、糖尿病酮症酸中毒(diabetic ketoacidosis,DKA)、急性呼吸性碱中毒以及"再喂食综合征"患者,特别容易出现急性低磷酸盐血症。在慢性酒精中毒患者应警惕可能出现严重的低磷酸盐血症。

知识框 39-6　低磷酸盐血症的诱因
慢性酒精中毒
肠道吸收减少
制酸剂
慢性腹泻/吸收障碍
恶性肿瘤
甲状旁腺激素相关蛋白(parathyroid hormone-related protein,PTH-RP)释放性肿瘤
肿瘤引起的软骨病
肾脏的过度排泄
药物(异环磷酰胺、环磷酰胺、顺铂、氨基糖苷类抗生素)
襻利尿药
原发性甲状旁腺功能亢进
糖尿病酮症酸中毒的恢复期
转移至骨骼
烧伤(细胞因子的调节)
饥骨综合征
再喂食综合征(见第 15 章)
呼吸性碱中毒

1. 临床表现　低磷酸盐血症的症状和表现很大程度上和细胞内的三磷腺苷(adenosine triphosphate,ATP)水平相关,因为它能够影响许多重要细胞的功能,从而减少红细胞的 2,3-磷酸甘油酸(2,3-diphosphoglycerate,2,3-DPG)。低水平的 2,3-DPG 会提高血红蛋白与氧的亲和性,从而减少向周边组织输送的氧。大多数低磷酸盐血症患者在浓度低于 1.5~2 mg/dl 时会出现比较典型的临床表现。

慢性低磷酸盐血症和骨的吸收、骨盐沉积减少、尿钙过多、佝偻病、软骨病有关。大多数急性低磷酸盐血症的 ICU 患者多伴随以下症状:横纹肌溶解症(特别容易造成酒精中毒患者的低磷酸盐血症)、心脏输出功能障碍和呼吸衰竭导致的心肌和呼吸肌功能障碍、骨骼肌无力和胃肠道运动功能障碍,以及由于中枢神经系统(central nervous system,CNS)缺血导致的易怒、感觉异常、谵妄、癫痫、昏迷。虽然低磷酸盐血症同样损害红细胞、白细胞及血小板的功能,但却极少出现典型的溶血反应以及血小板的功能异常。目前还没有证据表明急性低磷酸盐血症会增加感染或脓毒症的发病风险。

2. 治疗 低磷酸盐血症的治疗取决于低磷酸盐的严重水平(低于 1mg/dl)、患者的临床症状,以及有无导致体内磷酸盐消耗的病史(如慢性酒精中毒)。由于急性低磷酸盐血症是由于磷在正常机体细胞内重新分布导致,因此针对它的治疗并不是补充磷,而是针对病因的治疗(如急性呼吸性碱中毒)。另一方面,对于再喂食综合征及慢性酒精中毒患者,因为机体大量消耗磷,所以要补充外源性的磷以供细胞再摄取。对于 DKA 患者出现的低磷血症,大多数可通过摄取正常食物自动纠正低磷血症,并不需要额外补充磷。对于维生素 D 缺乏或者维生素 D 平衡受到破坏而导致低磷酸盐血症的患者,则需要适当地补充维生素 D。

想要把磷补充足是很不客观的事,因为血清中的磷水平并不能准确反应机体内磷的储存量,因此任何口服的磷酸盐结合剂都应停止使用。如果可能的话,应该经口或者肠内营养治疗比较好。最简单或安全的载体就是牛奶,1ml 的牛奶包含 0.9~1mg 的磷。对于典型的低磷酸盐血症患者,比较合理的补充方式是每天补充 1000~2000mg(32~64mmol)的磷元素,并补充 7~10d。在适当的条件下,也可以加大剂量,特别是对于经肾脏进行不断排泄磷酸盐的患者。但由于经口或经肠内补充磷往往导致腹泻,所以加大剂量有时候患者可能无法耐受。经口补充的磷酸盐补充物含有不同数量的钠及钾(知识框 39-7),因此低钾或者高钾血症以及需要限制钠的人群要特别注意这一点。

对于无法经口或肠内营养途径补充磷的患者,早期静脉每天补充 1000mg~3000mg(30~90mmol)磷元素,并注意监测血清中磷和钙的含量。一个可推荐的方法是根据磷的不足情况及其并发症情况,每公斤体重补充 0.08~0.16mmol(2.5~5mg)磷元素,并不少于 6h。必须注意的是,低磷酸盐血症导致的横纹肌溶解症可使骨骼肌受损,从而导致磷大量释放,造成高磷酸盐血症(以及低钙血症)。静脉补充磷酸盐的治疗方案可以并发以下问题(知识框 39-7):低钙血症、高钾血症或者高钠血症(取决于补充物中是否含有钾及钠)、软组织钙化。

知识框 39-7　口服和静脉使用磷酸盐补充方案

严重的低磷酸盐血症(<1.0 mg/dl):静脉补充 0.08~0.24mmol/kg,不少于 4~6h
中等程度的低磷酸盐血症(1.0~2.0 mg/dl):如果有症状,静脉补充方案如上述;如无症状,每天口服 1~1.5mmol/kg(多达 100mmol),分 3~4 次服用
轻微的低磷酸盐血症(>2.0 mg/dl):每天口服 1mmol/kg(多达 80mmol),分 3~4 次服用
静脉使用磷酸盐制剂:磷酸钠(每毫升包含 93mg 磷以及 4mEq 钠)或者磷酸钾(每毫升包含 93mg 磷以及 4mEq 钾)
口服治疗:共需要 1000mg 磷(32mmol)
脱脂牛奶:1L
Neutra-Phos:4 粒(28mEq 钠以及 28mEq 钾)
Neutra-Phos-K:4 粒(56mEq 钾)
K-Phos:9 片(33mEq 钾)
K-Phos-Neutral:4 片(48mEq 钠以及 8mEq 钾)

(二)高磷酸盐血症

对于功能完全正常的肾脏来说,排泄大量的磷酸盐是完全没有问题,所以高磷酸盐血症患者的 GFR 往往都有不同程度的下降,也许是因为急性肾损伤或慢性肾脏病,典型的情况下 GFR 小于 25~30ml/min。导致高磷酸盐血症的原因可见知识框 39-8。即使没有肾功能损害的情况下,大

知识框 39-8　高磷酸盐血症的诱因

肾脏排泄减少
急性或慢性肾脏疾病
双膦酸盐类药物
甲状旁腺功能减退症
甲状腺功能亢进症
使用西那卡塞(没有血液透析的住院患者)
外源性的磷酸盐负载
胃肠道(gastrointestinal,GI)准备时使用大量含磷药物
静脉输入磷
由细胞内液(intracellular fluid,ICF)转移至细胞外液(extracellular fluid,ECF)
溶血反应(较严重)
恶性高热
代谢性酸中毒
横纹肌溶解症
肿瘤溶解综合征

量外源性磷或者细胞内磷大量释放进入细胞外液也可能导致高磷酸盐血症（可能导致急性肾功能损害）。大量外源性的磷常见于结肠镜检查前使用磷酸盐作为泻药或者灌肠剂后。用于肠道准备的一种常见药物就是口服磷酸钠，含有21mmol/5ml的磷元素。这种磷酸钠及其类似物可导致严重的高磷酸盐血症、低钙血症、急性肾损伤、CKD、肾钙质沉着症以及死亡。急性呼吸性酸中毒、横纹肌溶解症以及肿瘤溶解综合征是导致机体内磷重新分布的常见原因，后两者也可导致其他电解质紊乱（高钾血症、代谢性酸中毒、低钙血症）和高尿酸血症。

1. 临床表现　高磷酸盐血症的临床表现主要与伴发的低钙血症（手足抽搐、感觉异常等）、迁移性软组织钙化有关，可累及心脏传导系统。高磷酸盐血症相关低钙血症是由于1,25-$(OH)_2$维生素D的抑制、磷酸钙盐沉淀以及胃肠道吸收钙障碍。

2. 治疗　急性或者慢性高磷酸盐血症不伴有症状的低钙血症时，首先要采取低磷的饮食（800~1000mg/d），并且口服磷酸盐的黏合剂。口服磷酸盐黏合剂非常有效，对于无法进食或无法行肠内营养的患者来说影响甚微。含铝的磷酸盐黏合剂尽管非常有效，但由于它对骨骼、肌肉、中枢神经系统等的毒性，目前仅用于严重高磷酸盐血症的短期治疗。服用柠檬酸盐制剂的患者不能服用氢氧化铝，因为柠檬酸盐会促进胃肠道吸收铝从而导致急性铝中毒。如果可能，应避免外源性磷酸盐（例如肠外营养）摄入。对于肾功能衰竭的患者，在不少于2h的时间内给予1~2L的等渗盐水可以促进尿液中磷酸盐的排泄。对于急性肾功能衰竭或者CKD患者，可以通过血液透析来治疗高磷酸盐血症，但血液透析降磷的效果有限。

第40章
肠梗阻

Paul Menard-Katcher　Gary R. Lichtenstein，著　王丽明，译　石松菁，校

肠梗阻是胃肠蠕动受到抑制的一种表现，常常发生于重症监护室（intensive care unit，ICU）的住院患者。肠梗阻可能只是一种生理性反应，例如腹部手术后，也可能是一种病理性反应。肠梗阻可影响患者的胃肠功能进而影响病情。由于它的发病率较高，且可能影响到愈后，因此更需要及时发现并积极地治疗肠梗阻。

肠梗阻（也称为麻痹性肠梗阻）是指任何原因所导致肠道蠕动功能障碍。这与其他结构异常导致胃肠蠕动紊乱的肠梗阻不同，例如小肠梗阻。手术后出现的肠梗阻通常在术后2～3d能够自行缓解。恢复较慢的手术后肠梗阻持续也可能比3d长。突然出现的结肠剧烈扩张被称为急性结肠假性梗阻，也称为Ogilvie综合征。中毒性巨结肠则是因为炎症波及结肠全层进而导致全身中毒症状。

一、病理生理学

肠梗阻的发生往往伴随着大量的病理学改变。炎症（不论是手术后还是其他疾病所导致）易导致肠梗阻。肠道的血流动力学损害（动脉或者静脉）可导致肠梗阻。相反，单纯性肠梗阻并不会导致肠道的血流动力学损害。同样，根据肠梗阻的发生机制来看，肠道的自主神经紊乱也会导致肠梗阻的发生。它可能导致血流瘀滞、细菌过度生长以及肠道吸收障碍。肠梗阻发生的时候，肠管的不断扩张可导致肠道内环境改变。在这种情况下，肠道不断分泌，却无法正常吸收，肠管内的液体越积越多。同时，肠道积气会使腹部更加膨隆，因此肠梗阻患者的腹部平片上可以看到扩张充气的肠襻。在肠梗阻的情况下，这些肠道气体主要是吞入的气体。

肠梗阻发生之前，不论是小肠还是大肠都会发生明显的动力改变。遗憾的是，包括术后肠梗阻在内，导致肠梗阻病理生理学改变的介质仍然没有被发现（一些神经激素多肽已经在研究中）。虽然可以明确肾上腺素在肠梗阻的发生中起了一定的作用，但仍然无法很好地解释为什么术后一定会出现数天的肠梗阻。同样，可以肯定的是，它的机制肯定和脊髓反射没有关系，因为通过硬膜外麻醉阻滞了交感神经的传导并不能有效缩短肠梗阻的时间。虽然通过低氧或者外科手术来阻断胆碱能神经能够解释一部分肠梗阻的发生原因，但更多的研究表明，大多数肠梗阻的发生与肾上腺素及胆碱能神经并无相关性。

二、ICU肠梗阻的病因

引起ICU患者肠梗阻的较常见的腹腔内以及腹腔外因素见于知识框40-1和知识框40-2。导致急性结肠假性梗阻或Ogilvie综合征（一种非梗阻性的、急性的、暂时性的、可逆性的结肠剧烈扩张）的腹腔内以及腹腔外因素见于知识框40-3和知识框40-4。

知识框 40-1　导致肠梗阻的腹腔内因素
感染性疾病
腹膜炎
憩室炎
胆囊炎
阑尾炎
输卵管-卵巢脓肿
炎症性疾病
胰腺炎
消化道穿孔
中毒性巨结肠
腹腔内出血
腹膜炎
辐射
缺血性疾病
局部动脉功能不全
局部静脉功能不全
肠系膜动脉炎
绞窄性梗阻
腹膜后疾病
肾结石
肾盂肾炎
出血

知识框 40-2　导致肠梗阻的腹腔外因素
药物性
抗胆碱能药
阿片类药
化疗药
神经阻滞药
代谢障碍
电解质紊乱
败血症
尿毒症
糖尿病酮症酸中毒
镰状细胞性贫血危象
甲状腺功能减退
反射性抑制
心肌梗死
肺炎
肺栓塞
烧伤
骨盆、肋骨或脊柱骨折

知识框 40-3　导致急性结肠假性梗阻的腹腔内因素
炎症性疾病
急性胰腺炎
急性胆囊炎
炎症性肠病
结肠炎
感染性疾病
单纯性疱疹或带状疱疹感染
原发性腹膜炎
缺血性疾病
肠系膜下动脉功能不全
腹膜后疾病
肿瘤
出血
反射性抑制
创伤
胆囊切除术
泌尿系统手术
剖宫产术

知识框 40-4　导致急性结肠假性梗阻的腹腔外因素
药物性
吩噻嗪类
化疗药
缓泻药
三环类抗抑郁药
代谢障碍
全身感染
慢性阻塞性肺疾病急性加重期
酒精
反射性抑制
骨折
冠状动脉搭桥术
心脏瓣膜手术

三、ICU 患者肠梗阻的诊断性评估

首先包括对电解质紊乱情况的评估(血清钠、钾、氯和碳酸氢盐水平),以及有无炎症性或感染性疾病的评估(例如,白细胞计数有无改变)。缺血性或梗死性肠病患者可能出现其他实验室数据异常,包括血清淀粉酶、碱性磷酸酶(alkaline phosphatase,ALP)、磷酸激酶(creatinine phosphokinase，CPK）、天门冬氨酸转氨酶（aspartate aminotransferase，AST）、丙氨酸转氨酶（alanine aminotransferase，ALT），以及乳酸脱氢酶（lactate dehydrogenase，LDH）和代谢性酸中毒。然而，所有的这些实验室数据都不具有特异性。

对于可疑肠梗阻患者，需要评估梗阻的程度，可以通过腹部平片（腹部卧位片及立位片），来帮助定位和了解腹腔肠管的积气情况。胸片检查也可帮助了解肺部疾病以寻找是否为导致肠梗阻的腹膜外因素。只要肠管有梗阻，所有肠道内就可能有积气和积液。而急性结肠假性梗阻患者，仅有大肠的剧烈扩张，而且盲肠一定会扩张最明显。计算机断层扫描（computed tomography，CT）有助于评价肠壁的厚度（有无缺血），是否存在脓肿、胰腺疾病、静脉血栓形成以及其他类似的疾病。只要X线片无法确诊时就应考虑CT检查。

对于机械性肠梗阻的病因诊断较难，往往需要钡剂灌肠、肠镜或者小肠对比造影。然而钡剂可能会在局部肠壁滞留、积聚、沉积。采用核磁共振（magnetic resonance，MR）成像（MR静脉造影或MR动脉造影）有助于帮助确诊。MRI可用于以下情况：普通腹部X线片无法确诊，怀疑胰腺病变或静脉病变（如肠系膜静脉血栓形成）以及因造影剂过敏或者肾功能不全无法行CT检查。

胃镜、结肠镜或者小肠镜检查有助于直视下观察肠腔黏膜并行活检。然而，在急性消化道穿孔情况下，这些检查无法进行。对于伴有腹水的不明原因的肠梗阻，可以通过腹腔穿刺来寻找一些异常数据，包括炎症指标（白细胞升高、细菌培养阳性）、淀粉酶升高以及发现癌细胞。

四、治疗管理和讨论

腹部手术后，一般出现肠梗阻症状几天后会缓解。初始治疗需要排除有无肠梗阻存在以及是否存在水、电解质及酸碱平衡紊乱。电解质必须按需补足。患者必须禁食。虽然这种患者不要求常规留置胃管，但如果肠管明显扩张，患者就会恶心、呕吐，甚至出现误吸，这时候就需要持续胃肠减压。有一点需要注意的是，使用阿片类药物可能减弱胃肠道蠕动功能（知识框40-2）。

非甾体类抗炎药（nonsteroidal anti-inflammatory drugs，NSAIDs）可以代替阿片类药物用于术后的镇痛。研究人员正在试图寻找一种作用于外周的阿片受体拮抗药来治疗术后肠梗阻，但目前这种药物仍未进入临床试验。尤其一种叫爱维莫潘的药物，可促进腹部手术后胃肠功能的恢复，减少住院时间。有趣的是，咀嚼泡泡糖可以减少腹部手术后麻痹性肠梗阻的持续时间。

急性肠梗阻是外科急腹症之一，当患者出现小肠血供障碍时，则需要手术治疗。和小肠缺血相比，结肠缺血性疾病的死亡率较低，因此，只有当肠梗阻症状一直不能缓解，或者出现可疑血供功能障碍时，才采取外科手术治疗。肠梗阻治疗首先应该解除病因。

对于急性结肠假性梗阻的患者，注意保持水电解质平衡至关重要。因为这种患者往往禁食，仅通过静脉注射给予营养支持（intravenous，IV），并且还合并有间断性低压胃肠减压（nasogastric，NG）。当单纯依靠持续胃肠减压不能解决问题时，就需要放置一根肛管进行结肠减压。避免使用阿片类药物或其他抗胃肠动力的药物以免加重病情，同时需要纠正相关的并发症。有文献报道，如果上述保守治疗仍失败的话，可以给予新斯的明2mg IV有利于缓解病情。如果结肠扩张非常明显（通常直径>12cm），则可能伴发缺血、穿孔以及脓毒症。即使结肠广泛扩张，开始也应该先尝试保守治疗的方法，如放置胃管、肛管，避免使用肠蠕动抑制药，可考虑使用新斯的明。大多数患者通过保守治疗可以缓解，除此之外，也可以采用结肠镜减压或者外科行造口术等有创的方式来治疗。

五、临床诊治原则

以下几点为临床诊治原则
1. 注意药物的使用，暂停使用肠蠕动抑制药（知识框40-2）。
2. 评估梗阻的程度，并行胸片检查。
3. 注意电解质、血常规的变化以及甲状腺功能。
4. 考虑结肠镜或者胃镜检查。
5. 注意全身性的并发症。

6. 警惕可能出现缺血性肠病。

7. 行 CT 检查明确肠梗阻病因。

8. 对于急性结肠假性梗阻患者，根据梗阻的程度，可选用胃管减压、肛管减压，必要时可采用结肠镜甚至外科造口术来解除梗阻（知识框 40-3 和知识框 40-4）。

六、总结

ICU 住院患者比较容易并发肠梗阻。肠梗阻的发生可加重病情，提高病死率。及时有效地找出引起肠梗阻的原因可有效降低病死率，同时也能够尽快地恢复患者肠内营养。

第41章

颅内压增高

Joshua M. Levine　David N. Levine　Diana Goodman，著　　张玮珏，译　　周建新，校

颅内压急剧增高是一种威胁ICU患者生命的综合征，需要给予紧急治疗。成年人的颅内容物受到坚硬颅骨的限制，没有顺应性并且不能随着体积的增大而调整，当颅内压力增高到脑血流量减少或引起脑组织机械压缩时对身体是有害的。临床上，诊断颅内高压通常根据神经系统检查结果，通过生命体征的改变或神经影像结果而发现。颅内压（intracranial pressure，ICP）可通过腰椎穿刺或其他检测设备直接测量。脑部创伤基金会（the brain trauma foundation）针对创伤性脑损伤患者已经制定了监测ICP的适应证（见第99章），但是针对其他疾病监测ICP的适应证仍缺乏。急性颅内压增高的初始治疗通常是经验性治疗，但是应迅速查明病因。本章讲述了颅内压增高的基本生理学、病理生理学、鉴别诊断和脑疝综合征内容，以及诊断和治疗方法。

一、生理学

神经重症患者的复苏目标是为机体提供充足的"燃料"，主要是氧气和葡萄糖，以满足脑细胞代谢的需要。燃料的运送主要取决于脑血流量（cerebral blood flow，CBF），在床旁很难直接测量，因此脑灌注压（cerebral perfusion pressure，CPP）被普遍用于替代CBF，CPP值是平均动脉压（mean arterial pressure，MAP）和ICP的差值。CBF和CPP可以通过泊肃叶定律估计，这种方法中CBF与CPP成正比，与血管半径的四次方成正比，与血液黏度成反比。在血液循环正常的情况下，脑通过自身调节血管直径来保证CPP在一定范围内变动，也能维持CBF的恒定。但是很多疾病比如创伤性脑损伤发生时，血管麻痹和自身调节受损打乱了这种关系（图41-1），CBF与CPP变成了线性关系（CBF变成了"被动压力"），此时需要密切监测和严格控制ICP。

Monro-Kellie学说认为，颅内压是颅内容物即脑组织、脑血容量和脑脊液（cerebrospinal fluid，CSF）所表现出的压力之和。这三者中任意一个表现出来的压力都源于其体积的变化，但是颅内容体积和颅内压之间的关系是非线性的，颅内顺应性曲线（每单位体积变化引起的压力变化）是对数曲线（图41-2）。颅内腔室通过各种代偿机制如低压静脉塌陷和CSF流入腰大池，可在ICP没有明显改变的情况下吸收100～150ml增加的脑脊液。然而，一旦这些代偿机制失效，增加的脑脊液将导致ICP快速增高。正常ICP为6～12mmHg，颅内高压的定义为ICP＞20mmHg。

成人CSF的量约140ml，其中20%在脑室系统，60%在颅内蛛网膜下腔，另外20%在脊髓蛛网膜下腔。CSF是血浆的超滤液，主要由脉络丛产生，脉络丛呈中央凹陷的饼状并且进入到脑室腔内。CSF的产生和再吸收正常情况下处于平衡状态。流出脑室的CSF进入蛛网膜下腔，经蛛网

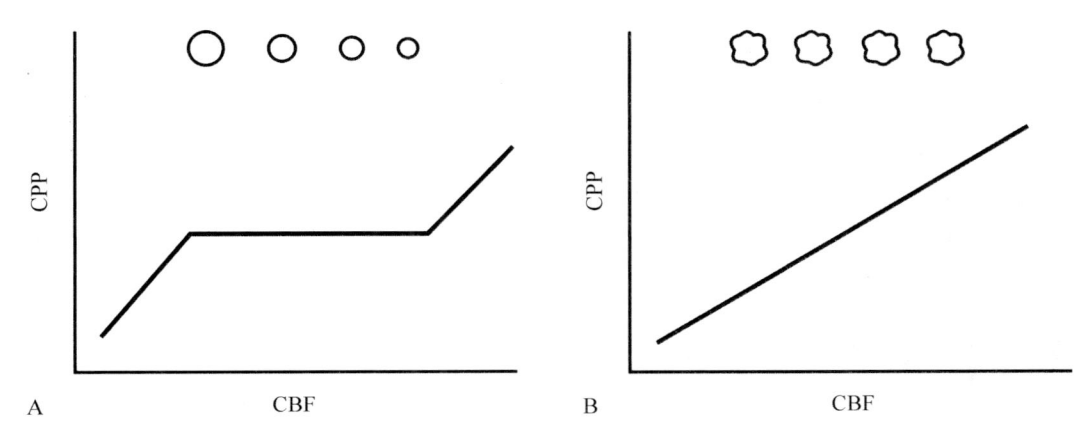

图 41-1 脑血流量(cerebral blood flow, CBF)的自动调节及其受损情况概述图。A. 正常脑血管的自动调节机制可使脑灌注压(cerebral perfusion pressure, CPP)出现较大范围波动时维持 CBF 不变,因为血管直径可调节(随着 CBF 增加,血管直径变小,如图示圆圈变小);B. 自动调节机制受损情况下,由于血管麻痹,CBF 与 CPP 呈线性关系(虽然 CBF 增加,但血管直径保持不变,如图示不规则的圆圈同样大小)

二、病理生理学和鉴别诊断

颅内压增高的原因可以机械地分为 CSF 动力学紊乱、脑积水、脑水肿和巨大病灶。知识框 41-1 提供了不同病因颅内压增高的鉴别诊断。

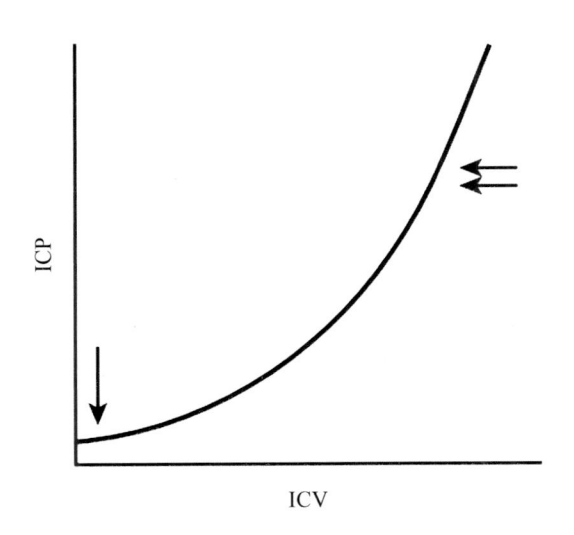

图 41-2 颅内顺应性效应的示意图。颅内容积(intracranial volume, ICV)与颅内压(intracranial pressure, ICP)呈对数关系。正常情况下大脑可以承受 100~150ml 增加的容积而不引起压力实质性变化,因为其具有正常(单箭头,曲线的平坦部分)的顺应性(ICV/ICP 比例的变化,即 ΔICV/ΔICP)。然而当 ICP 增高时,顺应性降低(双箭头,曲线的陡峭部分),容积很小变化就会引起压力改变。通常,当 ICP 正常时,颅脑顺应性高,但当 ICP 增高时,顺应性则降低

知识框 41-1　颅内压增高的鉴别诊断
CSF 动力学异常
CSF 过度分泌:极少见,可能见于脉络从乳头状瘤
CSF 吸收机制受损
颅内假性肿瘤:特发性、维生素 A 过多症、使用异维 A 酸、CSF 蛋白增加
脑室腹腔分流术失效
硬脑膜静脉窦压力增高
颅内静脉窦栓塞
静脉窦受压(如肿瘤、出血)
静脉窦与动静脉畸形(arterio venous malformation, AVM)相通
脑积水
非交通性
脑室内出血、肿瘤
脑室受出血、肿瘤、水肿的外在压迫
交通性
蛛网膜下腔出血
肿瘤性或淋巴瘤性脑膜炎
感染性脑膜炎

膜粒渗透到硬脑膜窦内,然后被吸收进入静脉血管。

续

知识框 41-1　颅内压增高的鉴别诊断
脑水肿 　　渗透性 　　　　急性低钠血症 　　　　快速血液透析 　　血管性 　　　　高血压脑病 　　　　肿瘤相关性水肿 　　细胞毒性 　　　　急性缺血性脑卒中 　　　　暴发性肝衰竭 **占位性病变** 　　肿瘤：原发性或转移性 　　脓肿 　　血肿：脑实质内、蛛网膜下腔、硬膜下、硬膜外

三、CSF 动力学紊乱

CSF 动力学紊乱如产生过量、对吸收高对抗或静脉窦压力增高都可能引起颅内高压。上述每一种情况出现都伴随良性颅内压增高综合征，特点是头痛、视力模糊、视盘水肿以及 CT 或 MRI 扫描中出现小（裂缝样）脑室。如果不给予治疗，视力丧失可能导致视神经的永久性损伤。在临床实践中，由于 CSF 产生过量引起的颅内高压没有被观察过，但是对吸收的高对抗或静脉窦压力增高引起 ICP 升高是相对普遍的。

假性脑瘤能增加 CSF 在蛛网膜粒上吸收的阻力。大多数病例是自发的，并且多为肥胖的年轻女性。已知的原因包括维生素 A 增多症和使用异维 A 酸，一种维生素 A 衍生物。偶尔 CSF 中有较高的蛋白质含量，这种情况可以见于吉兰-巴雷综合征、系统性红斑狼疮或脊髓肿瘤患者，推测可能是由于假性脑瘤阻断了 CSF 在蛛网膜粒上的流出道所致。治疗方法包括减肥、碳酸酐酶抑制药（能减少 CSF 的产生），而对于视力进行性减退的严重病例，可以采取手术（CSF 分流或视神经鞘减压术）。

硬脑膜静脉窦压力增高可以导致颅内压增高，同时能引起上矢状窦内血栓形成，压力来自肿物或手术，偶尔由于动静脉瘘或动静脉畸形所致。脑内静脉窦血栓形成是最常见病因，可以是自发生的，或是由于体内高凝状态、脱水、创伤或感染（乳突炎、脑膜炎）所致。上述情况在晚期妊娠妇女或产后的发生率增加。静脉窦血栓形成典型的症状是头痛。严重病例会发生静脉梗死或出血，局灶性神经缺损也能被观察到。治疗方法包括全身抗凝从而限制血凝块增大，对于难治病例可以采取血管内溶栓。抗生素被用于与感染有关的病例。

四、脑积水

脑积水是指因 CSF 循环障碍引起的脑室进行性扩大。非交通性脑积水的 CSF 循环障碍主要发生在脑室系统中，并且脑室扩张可引起邻近组织的梗阻。交通性脑积水的 CSF 循环障碍主要发生在颅内的蛛网膜下腔，同时引起脑室普遍扩张。脑积水时 ICP 可以正常，也可以升高，这些差异的原因尚不完全清楚。一般来说 ICP 升高大多数伴随的是急性脑积水而不是缓慢发展的脑积水。

脑积水的病因千变万化。急性高压性脑积水可能是交通性或非交通性，并且需要紧急救治。脑室系统可能急剧受压或被肿瘤、出血或脑水肿阻塞，或蛛网膜颗粒梗阻，比如出血（蛛网膜下腔出血）、炎症（脑膜炎）或肿瘤细胞压迫。脑积水的治疗方法是进行 CSF 分流，在急性期主要进行脑室外引流，在后期，如果有必要可以进行内部分流（比如脑室-腹腔分流）。

（一）脑水肿

正常情况下，脑的毛细血管内皮呈紧密连接（血脑屏障），能够限制晶体和蛋白质的转移。而且脑细胞（神经元、星形胶质细胞）依赖离子泵保持细胞内外的离子浓度梯度。脑水肿或脑含水量增多有三种主要原因：(1)渗透性水肿；(2)脑毛细血管通透性改变（血管源性水肿）；(3)细胞膜上离子泵功能丧失或脑细胞内渗透性活性微粒累积（细胞毒性水肿）。脑水肿可以是弥散性也可以是局灶性，如果情况严重，可以导致 ICP 升高。

当脑暴露于低渗环境时，水进入脑细胞引起内外膨胀。临床上这种情况发生于急性低钠血症[比如抗利尿激素分泌不当综合征或水中毒（见第 84 章）]或快速血液透析患者，并且广泛影响脑组织。症状包括头痛、意识混乱和癫痫，严重者出现昏睡和昏迷。治疗的目标是恢复等渗状态(第84章)。

血管源性水肿是由于毛细血管通透性改变导致晶体漏出引起,有或没有蛋白质漏出,最终导致细胞间质(细胞外)扩大。主要发生于健康血管内皮受损伤后,比如高血压脑病,或由于缺乏新的或异常的血管存在所致,比如脑肿瘤、脑脓肿。血管源性水肿可以是局部也可以弥散,主要由其病因决定。如果水肿是局部的,可以看见局灶性的神经症状。CT扫描图像上,血管源性水肿表现为低密度,MRI扫描的T_2像和FLAIR上呈高信号。治疗方法也取决于病因。尽管类固醇激素对大多数类型的水肿无效,但是对于原发或转移性脑瘤引起的血管源性水肿具有特殊的疗效。

细胞毒性水肿导致细胞肿胀(细胞内扩张膨胀)。这可能是由于离子泵失效导致钠和水进入细胞所致,特别是在发生缺血的情况下(见第71章)。也可能是由于渗透性微粒在神经元和星形胶质细胞中累积所致,主要发生于暴发性肝脏衰竭患者(见第59章)。细胞毒性脑水肿能够影响部分脑组织,比如发生急性缺血性脑卒中,也可以影响整个脑组织,比如心脏骤停和肝功能衰竭时。CT扫描图像上,细胞毒性水肿呈现低密度。MRI扫描图像中表现为扩散受限从而可以与血管源性水肿进行鉴别(在弥散加权序列上呈高信号并且在表观扩散系数图中呈低信号)。

(二)占位病变

占位病变是引起ICP升高最常见的原因。占位病变包括颅内肿瘤、血肿(两者可以位于脑内或脑外)以及脑脓肿。对占位病变的容忍能力(以及对ICP的影响)主要取决于病变的发展速度和部位。生长缓慢的占位可以通过CSF更多更快的重吸收代偿,使得受压脑组织细胞内和细胞外的水分和血容量失去,ICP在相当长的一段时间内可保持稳定。但是对于超急性的占位病变,比如活动性出血,在尚未启动代偿的情况下ICP可迅速升高。实体占位逐渐占据并向邻近组织压迫,阻碍CSF循环从而导致脑积水,并进一步增加占位性病变的负担。占位的扩张可使正常组织从颅内一个区域挤压或位移到另一个区域(形成疝),这十分危险,会在下一章介绍。治疗威胁生命的占位病变通常采用外科手术。

五、脑疝综合征

由于成人的颅骨是封闭的,颅内分隔都有固定的体积,很少能够在急剧地扩张中进行调整。半坚硬的硬脑膜反折后将颅骨与脑组织分隔开。小脑幕将颅腔分隔为幕上(容纳大脑半球和间脑)和后颅窝(容纳脑干和小脑)。中脑和脑桥这两个部位位于小脑幕切迹内。大脑镰分隔两个大脑半球。

各分腔间压力的差异可使脑组织从一个分腔位移到另一个分腔(疝)导致特征性临床综合征。颞叶占位病变能够导致横向位移并推移海马沟回(内侧颞叶),挤入小脑幕裂孔,压迫小脑幕切迹内的中脑。在钩回疝综合征中,患者早期即表现为意识恶化、同侧瞳孔扩张和眼睑下垂(第Ⅲ对脑神经麻痹)以及对侧(偶有同侧)偏瘫伴随上运动神经元体征。当中脑进一步受压,症状进一步加重,经常能观察到潮式呼吸、昏迷加重、去脑强直,最后出现对光反射消失。

大的额部或顶部的占位病变将压力向下(垂直的)转移,通过小脑幕切迹引起间脑中脑的中央型脑疝。典型的中央型脑疝综合征呈现出依次进展体征,出现进行性脑功能障碍。早期体征主要是由于间脑受压所致,包括意识朦胧、觉醒程度下降、潮式呼吸、瞳孔缩小、去皮质强直和漫游性眼动。当中脑受压后,瞳孔中等大小并且对光反射消失。一旦脑桥出现功能障碍,呼吸模式呈现过度换气,随后出现长吸式呼吸(深、喘息样吸气伴随吸气末呼吸停止),最后能观察到去脑强直。在中央型脑疝的后期,头眼反射消失、呼吸不协调(不规则不整齐),最后延髓受到压迫,呼吸停止。中央型疝、钩回疝和小脑以上的脑疝都是小脑幕疝的不同表现形式。

额叶的占位病变能够引起内侧额叶(扣带回)在大脑镰下向对侧移位。大脑镰下疝综合征的特点是对侧或同侧下肢无力。这是因为内侧皮质运动区受压导致,严重时对侧或同侧的大脑前动脉受压,导致缺血,最终引起运动皮质中间部分梗死。

小脑的占位病变能够向小脑下(小脑扁桃体)移位,进入枕骨大孔。小脑扁桃体疝使延髓受压可以导致突然的呼吸骤停(中枢性猝死综合征)。

六、临床方法

(一)诊断

病史可为检查者指明病因(创伤、脑膜炎、分流障碍等)。最初医生都应该进行体格检查获取生命体征。高血压和缓脉可能提示存在脑疝引起的髓性压迫。严重的高血压患者,不论其基础血压多少,经常伴随脑出血。必须进行神经系统检查,并且进行疾病严重程度的评估(比如格拉斯哥评分)。在眼底镜检查中,视盘水肿的出现提示颅内高压,然而未出现视盘水肿不代表没有颅内高压。相反,在视网膜内出现自发的静脉搏动提示ICP正常,而该检查的缺乏不能提供任何信息。强迫性向下凝视("日落眼")意味着背侧中脑受压,同时可能伴随脑积水和松果体部位肿物。另一些重要发现在之前的讨论中已经提及(脑疝综合征)。意识水平能特别提示治疗的紧迫性。昏迷患者,特别是有脑疝征象的患者要求立刻(经验性)治疗,在诊断性CT扫描前给予甘露醇。在紧急情况下,由于头部非增强CT较MRI扫描相对快且对颅内出血有较高的灵敏度,通常用于诊断性筛查。CT扫描图像中颅内高压高度可疑的情况包括大的占位病变,特别是急性的、有组织移位证据以及脑膨胀表现(包括基底池消失、脑沟回扁平、灰质和白质之间差异模糊,以及与脑水肿一致的大片低密度影)。

最终诊断颅内高压必须测量ICP,可通过腰椎穿刺(lumbar puncture,LP)或一个ICP监测仪进行。颅内有大的占位病变及意识状态快速下降的脑膜炎均是腰穿的禁忌证。在上述情况下,腰穿加速了脑疝。直接和持续监测ICP的金标准是脑室切开术或脑室外引流,一个有弹性的、充满液体的导管通过脑组织插入脑室,导管内含测压表。光纤脑实质内导管放置在脑组织内,可以持续进行ICP监测。另一些很少使用的导管放置部位包括硬膜外、硬膜下和蛛网膜下。

(二)治疗

颅内高压的初始治疗通常是经验性治疗。对于所有重症患者,初始治疗包括稳定气道、呼吸和循环。如果是一个大的、外科手术可以直接触及的占位病变引起的颅内高压,立即进行手术至关重要。术后以及非紧急颅内高压的治疗传统上遵循以下步骤(图41-3)。

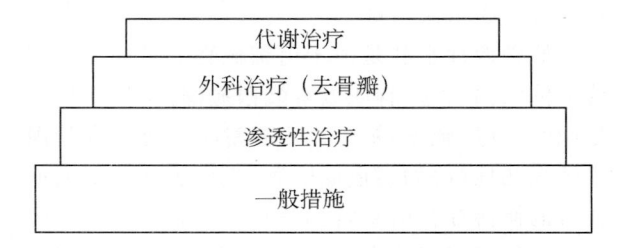

图 41-3 控制颅内高压的阶梯式方案

颅高压的控制通常采用循序渐进的方式,刚开始为基础治疗,而后逐步根据需要升级。一般措施适用于所有患者,而后根据需要进行渗透性治疗、外科治疗和代谢治疗。CSF引流和紧急过度通气可用于治疗的任何阶段。详见本章节所述

对于所有患者,几个基础的步骤(通用措施)在初始治疗中都应该使用。其中包括摆正患者头位且颈部放直。检查气管内插管(或气管切开)结和颈部领口,确保没有压迫颈静脉。减少脑的代谢,包括治疗疼痛、激动、发热和痉挛。如果患者是活动性疝,立即给予过度换气。过度换气可引起脑血管收缩,从而减少脑血流量和降低ICP。但是过度换气在减少脑血流量的同时引起缺血,因此该法仅在更多决定性治疗前作为短暂的急救措施。

如果常规办法无效,可以使用渗透剂治疗。两种常用的渗透剂是甘露醇和高渗盐水。20%或25%的甘露醇溶液按照1g/kg静脉推注,治疗时应通过一个滤器以避免沉淀物质进入静脉。甘露醇的副作用包括血容量消耗和低血压、肾功能衰竭和继发性脑水肿。为避免脱水和低血压,按照尿量的多少等量补充生理盐水(ml-per-ml)。进展为肾功能衰竭和继发性脑水肿的风险很可能与累积在循环中甘露醇的总量有关。渗透压间隙(测量渗透压见第83章公式5)反映血清中甘露醇的累积。如果渗透压间隙过高(比如>20)则不应进一步给予甘露醇。高渗盐水通常使用的浓度有3%、5%、7%或23.4%,可以推注也可以持续静脉输入。有关合适治疗剂量和方法的数据尚缺乏。

如果渗透性治疗失败,应该进行手术,特别应该考虑去骨瓣减压术。可以移除一侧或双侧的颅骨,使脑组织疝入颅骨切除缺损部位而不是疝入

脑干。外科治疗对于明确危及生命的颅内高压是最有效降低 ICP 的治疗方法。但是其对长期预后的影响仍存在争议。尽管大的合并分析支持颅骨切除术可用于治疗因大面积缺血性脑卒中引起的恶性水肿,但是对创伤性脑损伤引起的脑肿胀给予颅骨切除术的研究发现,6 个月内的生存率并没有增高。

对于接受了颅骨切除术或不能进行颅骨切除术的严重颅内高压持续存在的患者,则应该采取代谢治疗。代谢治疗的目的是尽可能地减少脑代谢需求。主要实施药物学昏迷,静脉注射麻醉剂量的巴比妥类药物。理想的药物剂量应该使 ICP <20mmHg,或脑电图(EEG)出现等电位,两者中无论哪一个先出现均可。一旦出现 EEG 等电位,代谢需求被认为受到了最大抑制,并且进一步增加巴比妥类药物易引起并发症。轻度到中毒诱导低温(32℃到 34℃)可以作为辅助或药物性的替代治疗。

在任何治疗中,CSF 分流特别是通过脑室引流都能进行。通常移除小部分的 CSF 能明显降低 ICP(图 41-2)。但是患者可能存在裂隙样脑室,因此很难对脑室引流进行合适的定位。一旦颅内高压确诊,并且已知病因,进一步的治疗应该有神经学专家或神经外科医生参与。

第42章

褥疮预防与管理

Ave Maria Preston,著　陈巧玲,译　于荣国,校

褥疮是美国急救护理机构中凸显的健康问题。在所有住院患者中,ICU患者的褥疮发病率最高为14%~42%。据估计,每年有60 000患者死于褥疮并发症,呈现出不良的预后。

褥疮给患者造成了痛苦,影响其生活质量且治疗费用昂贵。据医疗保险与公共医疗补助服务中心(The Centers for Medicare and Medicaid Services,CMS)报告,在急救护理机构治疗单个的深度褥疮平均每个住院日需花费43 180美元。越来越多的外部监管机构认为所有的褥疮都是可预防的,并且医疗保险与公共医疗补助服务中心(CMS)不再向医院支付治疗院内褥疮的额外费用。

一、定义及病因

美国国家褥疮顾问小组及欧洲褥疮顾问小组定义褥疮为:因压力或压力合并剪切力而导致,发生于骨突出部位的局部皮肤或皮下软组织损害。持续的压力会致组织灌注不足及缺血,甚至导致组织损害及形成褥疮。长时间缺血再灌注可能由于自由基的产生而加重损伤。摩擦力和(或)剪切力的存在,使褥疮的发展较无剪切力情况下要快得多。

虽然压力是褥疮的主要致病因素,但还有其他危险因素可导致褥疮的发生。多种危险因素影响组织的耐受力即皮肤和软组织吸收和承受机械负荷的能力。组织耐受能力受外因(外在因素包括湿度、摩擦力/剪切力)及内因(内在因素包括组织灌注/氧合、营养状态、疾病严重程度、体型、水肿和排便失禁的浸渍)两方面因素的影响。危重症患者组织承受的内在因素的数量及其严重程度的不同,有助于解释褥疮在易感人群中发生的不均衡性。

二、分期

依据组织受累的深度和层次进行褥疮分类,比较有代表性的是美国国家褥疮顾问小组的分类系统(表42-1)。从传统的观点看,分期这个词易被误认为所有的褥疮从浅表组织开始发生(即Ⅰ期)并进而向深层进展为Ⅱ期、Ⅲ期及Ⅳ期。而事实恰恰相反,诊断性超声研究结果揭示褥疮是由骨表面的深层组织向外移行。

最常发生褥疮的部位是骶尾部、足跟、股骨大转子和坐骨结节。医疗器材的使用如颈托、鼻胃管、鼻肠管、气管导管、气囊导尿管和无创通气面罩亦会导致褥疮。

三、危险因素评估及预防

患者发生褥疮受到诸多危险因素的影响,这些危险因素在重症患者中尤为突出。此前Braden危险评估量表被临床广泛接受并推荐,但它却忽略了ICU常见的诱因如使用大剂量的血管收缩药物、血流动力学的不稳定以及机械通气(表42-1)。预防褥疮的推荐意见中首先要求识别患者处于褥疮危险状态并实施预防策略(表42-2)。虽

然临床中褥疮不可避免,但严格执行循证医学指南和集束化策略可以降低褥疮的发病率和流行率。

表 42-1 褥疮的危险因素

Braden 量表危险因素	重症患者危险因素
感官知觉	手术持续时间
制动	排便失禁和(或)腹泻
活动性	低蛋白血症
失禁	感知改变
营养状态	水肿
摩擦力与剪切力	皮肤潮湿
	血液循环障碍
	使用正性肌力药物
	机械通气
	糖尿病
	病情不稳定无法更换体位
	活动力降低
	多种医疗设备(装置)

表 42-2 皮肤护理集束化策略

支撑面
保持体位的更换
失禁护理
营养及水分补充
小心地抬举患者
每天评估皮肤状况及危险因素
降低床头≤30°(除非禁忌证)
抬高足跟
宾夕法尼亚大学皮肤护理协会

四、变换体位

预防褥疮的基本要素是频繁变换体位以缓解局部受压的程度及持续时间。变换体位的频率取决于患者局部皮肤的初始条件、组织耐受能力、肢体的活动和移动能力、一般的健康状况、总体治疗目标以及支撑面(support surfaces)压力再分布的质量。

通过对患者常规皮肤查体中发现的临床征象,可最终用于指导变换体位的频率。早期皮肤改变(即压之不褪色的红斑)是一个重要的警示信号并提示要提高变换体位的频率。在患者入住ICU的最初几个小时内,护理人员就该制定一个翻身计划。为减少重症患者翻身导致的血流动力学不稳定,体位改变前增加机体氧储备、使用右侧卧位可防止左侧卧位引起的血流动力学波动,翻身的动作应尽量平缓,体位改变 5~10min 后,稍待机体重新适应和平衡后,再评估患者对体位的耐受性。如果患者不能耐受所推荐的人工翻身,就应考虑持续转动体位(CLRT)的方法以使其能耐受左右运动。

当患者卧床时,30°侧卧位时皮肤受压面承受的压力最低(交替着右侧、背侧、左侧之间变换),30°半坐卧位以及俯卧位要根据患者的身体状况。俯卧位需要仔细地铺好保护垫及良好地安放体位。因为床头抬高 30°以上显著提高了皮肤受压面承受的压力,而当前预防呼吸机相关肺炎(VAP)的指南推荐采取抬高床头 30°~45°的半卧位,故一方面,医护人员应该采取床头抬高 30°的措施,以进行呼吸机相关肺炎和褥疮这两方面的风险管理。另一方面,护理人员需特别注意减少足跟部的压力和剪切力,例如,使用足跟保护靴或放置一个枕头在患者小腿部来使其足跟部抬离床面。

最后,还有一点是避免患者长时间坐在没有保护垫的椅子上(<2h)。应该给患者使用坐垫以使其皮肤承受的压力可以再分配(但应避免使用传统的环形护垫,因其可增加褥疮的风险)。

五、支撑面

支撑面是可以管理组织负重和局部微环境的压力再分配装置。典型的 ICU 支撑面包括气动床垫、低气体流失床及空气流化床,当前尚缺乏足够证据证明哪一种支撑面比另一种优越。这些专用床铺很昂贵,并且许多医院需要遵循成本-效益原则。对于局部组织及全身氧合及灌注差的患者可以考虑使用这些替代的支撑面,对于那些褥疮发生在两个及以上翻身表面上的患者,无论如何安置其体位都无法远离褥疮,或有继发褥疮高风险因素的患者都应考虑使用这些替代的支撑面。最后,褥疮发生恶化或治疗失败则提示需要更换支撑面,不管使用何种支撑面,仍然必须给患者定期翻身。

持续转动体位(CLRT)的床应用于重症患者,有利于肺部分泌物引流并训练机体能够耐受从一侧向另一侧的转动。持续转动体位会对患者产生摩擦及剪切力,因为持续转动体位不是为了取代对患者的体位变换和翻身。对于侧翻身的患者应该做好保护和支撑措施以减少摩擦及剪切力。有组织损伤迹象时,护理人员应该考虑终止侧翻身。同时,应权衡持续转动体位(CLRT)的利弊,再评估其导致新的褥疮或造成褥疮恶化的风险。

使用低空气流失和空气流化特性的床有利于促进Ⅲ期及Ⅳ期褥疮的愈合。低空气流失疗法为使用一种支撑面，空气经这种支撑面被覆材料上的小气孔流通，从而阻止局部潮湿累积及随后的皮肤浸渍。在低空气流失和空气流化床上应避免使用塑料床上衬垫以防堵塞气孔。任何支撑面都应避免使用亚麻材料，因其会增加皮肤接触面的压力、温度、皮损浸渍以及促进褥疮的恶化。

六、避免潮湿

长时间暴露于尿液、汗液及排泄物所导致的皮肤刺激及浸渍加速皮肤的损害。潮湿使得皮肤对变换体位期间产生的摩擦及剪切力损害更加敏感。因此，最大化地有效治疗排便失禁和适当关注皮肤护理会减少褥疮的产生。皮肤护理原则包括：①在每次排便失禁后立即用温和的中性清洁用品清洗局部皮肤；②滋润干燥皮肤；③应用局部皮肤保湿屏障或不含酒精的液体皮肤保护剂。这些乳霜或保湿屏障的药膏其活性成分包括凡士林、二甲硅油、氧化锌或这些成分的复合物。氧化锌油膏是隔离液状粪便的最有效屏障。

选择最合适的隔离产品可以减少皮肤接触尿液和粪便的机会。尿失禁的患者中并不推荐长期留置导尿管，但却有助于Ⅲ期及Ⅳ期褥疮的愈合。内置式粪便收集装置（fecal management systems，FMSs）如 Flexi-Seal FMS、Convatec、Zassi Fecal Collector、Hollister 对于大量腹泻及排便失禁的患者是一种可短期使用的有效装置，可以减少皮损发生的危险。对于难愈合的骶骨及坐骨部位的Ⅲ期或Ⅳ期褥疮和外科皮瓣缝合术之前，应行结肠造口术。

七、营养

营养摄入不足和营养状况不良与褥疮形成以及伤口愈合延迟密切相关。所有存在褥疮形成风险的患者都要进行营养评估。注册营养师应该密切关注那些已经发生褥疮的患者，或具有褥疮风险且伴有营养不良状态的患者，应考虑添加高蛋白营养补充剂。足够的热量、蛋白质以及液体摄入对于预防及治疗褥疮非常必要。微量营养素包括维生素 C、锌和铜有助于促进褥疮愈合。如果正常的喂养及口服补充不能满足患者的需要，应当通过其他途径例如管饲营养（见第 15 及第 16 章）。

八、伤口床准备

伤口床准备（wound bed preparation）即首字母缩写表达为 TIME，是一种慢性伤口愈合理念，其关注清创、菌群平衡以及渗出液管理（表 42-3）。清除失活组织对于恢复伤口基底的活力至关重要。慢性创面需要不断地清创以使得健康的肉芽组织得以生长。现有五种清创方式：外科手术、机械性、酶解、自溶性以及生物外科清创。关于清创方式的进一步的描述见表 42-4。

表 42-3　伤口床的 TIME 原则

组织-坏死（tissue-nonviable or deficient）
感染/炎症（infection/inflammation）
湿度失衡（moisture imbalance）
伤口边缘无进展或无移行（edges of wound nonadvancing or nonmigrating）

表 42-4　清创的方式

外科手术清创	最快速、可能为最有效的方式 特别适合蜂窝织炎及脓毒症患者
机械性清创	非选择性的方法，会破坏健康肉芽组织，例如用干-湿纱布替换覆盖，因此延缓伤口的愈合
自溶性清创	包括使用半封闭或封闭式保湿敷料（透明薄膜、水胶体、水凝胶等等），为机体自身的酶类创造一个微环境来缓慢分解衰亡的组织
酶解清创	使用蛋白水解酶（即胶原酶）来溶解坏死组织 愈合慢而且费用昂贵
生物外科清创（蛆疗法）	在美国很少用，在坏死的溃疡创面放上无菌幼虫 幼虫产生酶类来溶解坏死组织同时不损伤健康组织

所有的慢性伤口既存在细菌污染又有细菌定植,因此,组织载菌量(bacterial burden)多或感染伤口是不会愈合的。组织载菌量大量增加可造成严重细菌定植,将延迟伤口的愈合。当细菌侵入组织在其中生长并引起宿主的炎症反应时,这样的伤口就被认为感染伤口。严重的细菌定植及全身性感染的临床征象区别见表42-5。如果发现骨头暴露就要高度怀疑骨髓炎的发生。对于那些临床提示感染的患者,应该针对伤口组织内(而不是伤口表面)培养出来的细菌来应用全身性抗生素。

生理盐水可清洁创面,一些防腐和抗菌外用制剂也被普遍使用。然而,具有抑菌作用的某些细胞毒性平衡液(如过氧化氢溶液、聚维酮碘、Dakin溶液)尚存争议。可将含银离子或医用蜂蜜的敷料用于多种微生物混合感染的褥疮伤口,以提供广谱的抗菌覆盖。

在一个持续的湿性环境下伤口愈合得最好。应避免将纱布敷料覆盖在清洁、开放的褥疮上,这是一种费时费工的做法,当揭去干燥敷料时会引起疼痛并使得有生机的组织脱水。使用高级敷料(例如水胶体、水凝胶、亲水性纤维、泡沫敷料、薄膜敷料、藻酸盐以及硅酮敷料)比使用纱布更能为伤口创造一个适宜愈合的环境。要了解如何选择高级敷料,请见表42-6。如果难以获得保湿敷料,持续使用湿纱覆盖伤口(经常更换)比干纱布更好。与传统疗法相比,使用水胶体敷料显著提高褥疮的愈合率,然而高级敷料间未显示褥疮愈合率有显著差别。

表42-5 严重细菌定植状态和全身性感染的征象

严重细菌定植状态的征象	全身性感染的征象
浆液性渗出	发热
脆弱的肉芽组织	疼痛
肉芽组织的颜色变为鲜红色	红疹
疼痛加剧	水肿
气味加重或出现不寻常的气味	温度增高
创面溃烂	脓性渗出

表42-6 根据伤口管理目标来选择进一步的局部治疗方式

减少摩擦力	浸渍银离子敷料
透明薄膜	医用蜂蜜敷料
泡沫敷料	卡地姆碘消毒液
为干燥的创面增加湿润度	温和的黏合剂
水凝胶(无定型和薄片状)	以硅酮为基质的敷料
吸收渗液	清创
水胶体	胶原酶(酶解清创)
藻酸钙(条索状和片状)	医用蜂蜜敷料(自溶性以及机械性清创)
亲水性纤维(条索状和片状)	促进肉芽组织生长
泡沫敷料	伤口负压治疗(NPWT)
减少微生物负荷	

如果创面伤口边缘的上皮细胞停止生长,需要重新评估阻碍伤口愈合的因素是否被完全清除,或是否有必要进一步准备创面伤口床。对坚硬、卷曲的伤口边缘,或者创面边缘存在潜行的深洞进行清创,可刺激上皮细胞爬行修复。其他可以考虑的治疗方案还包括伤口负压治疗(NPWT)、电刺激疗法以及皮肤移植。

九、伤口负压治疗(NPWT)

与传统局部治疗方法相比,伤口负压治疗(NPWT)可使褥疮的深度变浅,因其促进第三间隙水肿以及多余渗出液的吸收、促进肉芽组织生长和血管再生。伤口负压治疗用于治疗深度及全层皮肤的褥疮(Ⅲ期及Ⅳ期),但禁用于未经治疗的骨髓炎、焦痂或暴露的血管和器官。敷料通常一周更换三次,如果更换敷料造成患者疼痛,应考虑使用不会黏附组织接触面的敷料。

十、预防敷料

考虑使用敷料来减少身体与医疗装置接触部

位的压力。预防性使用软硅胶边缘的泡沫敷料可以提供额外的保护以减少摩擦力、剪切力和局部的潮湿,因此将减少存在褥疮高风险患者骶尾部皮肤的损害。

疼痛

褥疮常伴发疼痛。解决褥疮疼痛的措施包括选择可以缓解更换敷料时疼痛的敷料(例如硅酮泡沫敷料),且在更换敷料前给予镇痛药物。

第43章

皮 疹

Misha Rosenbach,著　林名瑞,译　李　玮,校

诊断为原发性皮肤病的患者很少需要进入重症监护室(intensive care unit,ICU),但许多在ICU的患者会因基础疾病或治疗并发症而出现皮肤病。皮肤病变并发于许多ICU患者中并延长患者的ICU住院时间。本章介绍了各种与ICU患者及其医生相关的良性和严重的皮肤问题。

一、常见的良性皮疹(表43-1)

(一)念珠菌感染

念珠菌病最常由白色念珠菌引起,偶尔可由其他类念珠菌所致。白色念珠菌是一种酵母菌,定植于胃肠道、泌尿道和皮肤擦烂区域。温暖和潮湿的擦烂区域可为念珠菌生长提供良好的环境。皮肤pH增高、尿布、皮肤保湿产品、全身使用抗生素所致的菌群失调以及免疫功能低下状态都会促使念珠菌过度生长。白色念珠菌通常感染黏膜和皮肤,但是在免疫功能低下时其可能造成播散性疾病。此时,患者未经治疗的皮肤念珠菌感染可能发展为播散性念珠菌病甚至念珠菌血症。

表43-1 皮疹

良性、偶发、普通的

病名	病因	临床表现	治疗
念珠菌性皮肤感染	念珠菌	红斑-红色丘疹,融合性斑块,在皮肤皱褶处形成浸渍并在病灶周围出现卫星灶	外用抗真菌药物-酮康唑、克霉唑、制霉菌素
单纯疱疹感染	单纯疱疹病毒	红斑基础上出现集簇样小水疱;水疱可能破裂并留下穿透性溃疡,可由别的原因引起重复感染导致糜烂和溃疡灶(如物理性/压力性溃疡)	抗病毒治疗-阿昔洛韦、伐昔洛韦
带状疱疹	水痘-带状疱疹病毒	表现为小水疱及红斑的皮疹,伴有剧烈疼痛	抗病毒治疗-阿昔洛韦、伐昔洛韦
接触性皮炎	外界致敏原或皮肤刺激物	地图状、边界清楚的湿疹斑或薄斑块;可表现为大疱形成,常位于胶带或使用局部皮肤制剂的位置	避免接触过敏原/刺激物;外用激素,根据部位选择不同效力的药物-氢化可的松、去炎松

（续　表）

良性、偶发、普通的			
病名	病因	临床表现	治疗
痱子（粟疹）	受压、受热、出汗	红色丘疹，常有瘙痒，位于背部；通常见于不能活动的发热患者	经常翻身、降低室温；考虑使用外用抗生素-克林霉素溶液
脂溢性皮炎	未知，可能是酵母菌	在面部中央和头皮出现红斑与油脂垢	外用抗真菌药，偶尔可加用低效外用激素-酮康唑、氢化可的松
微血管阻塞综合征	经常由动脉导管或血管活性药引起	紫色网状花斑样斑块（网状青斑）	识别病因并评估受累范围；见正文
发疹性药疹（麻疹样药疹）	药物引起的皮肤不良反应	热烫的红色斑丘疹，主要位于躯干、上肢、受压区域以及重力依赖区	评估严重药疹的症状/体征；考虑停药或更换药物

严重的、可能危及生命的			
病名	病因	临床表现	治疗
伴有嗜酸性粒细胞增多和系统症状的药疹（DRESS）	药物所致的严重皮肤不良反应	广泛分布的麻疹样鲜亮皮疹，通常累及面部，伴有淋巴结肿大、肝炎、全血细胞异常	评估病变涉及范围；请皮肤科会诊，全身应用激素
轻型多形性红斑	通常由单纯疱疹病毒感染引起，较少由药物引起	肢端对称性靶样皮损，常合并轻度黏膜受累；常可检出疱疹病毒感染	检查患者是否有疱疹病毒感染；排除更严重的反应
Stevens-Johnson综合征/中毒性表皮坏死松解症	药物所致的严重皮肤不良反应	发热、黏膜炎，常有结膜炎，皮肤表现不一，可为不褪色的紫斑，也可为广泛分布的靶样皮损，还可出现大面积剥脱、大疱和坏死	见正文
脉管炎	在ICU中常由于感染或药物引起；潜在病因也包括结缔组织病或恶性肿瘤	不褪色的紫斑和可触及的丘疹，常位于远端部位，可因受压而加重	评估患者皮肤外的受累情况，努力识别触发因素；请皮肤科会诊；治疗取决于促发因素和病变程度
坏疽性深脓疱病	感染，常由假单胞菌引起	紫色不褪色的斑片，合并中心坏死和大疱形成	血和皮肤细菌培养，全身广谱抗生素治疗
暴发性紫癜	暴发性感染	广泛分布的不褪色紫色斑点和斑块，常出现远端加重和坏死，伴有昏暗黑色皮肤和大疱形成	鉴别致病微生物并加以治疗；患者常有休克的生理表现并需要多器官支持
坏死性筋膜炎	迅速发展的皮下组织感染，经常但不总是由链球菌感染引起（第66章）	剧烈疼痛、快速进展的硬结性皮损，可表现为昏暗、灰色及坏死性损害，重要表现是与体检所见不成比例的疼痛	立即进行外科诊断和干预，应用抗生素；患者常有休克的生理表现并需要多器官支持

念珠菌性擦疹（擦烂红斑）经常发生并可波及任何皮肤皱褶，尤其是超重的患者。通常皮肤褶皱会出现红斑，这是一种结实的红色斑块，有时伴有边缘浸渍、表面皮肤剥脱。经常在皮损边缘会出现白色小脓疱，并且在主要皮疹外周可能会出现散在红色小"卫星"灶。当出现浸渍时皮损会有疼痛感，并经常会出现瘙痒。

当黏膜出现病变时，通常可在舌、颊黏膜、牙龈和上腭（鹅口疮）见到红斑基底上松散附着的油脂状、边界清楚的腐苔。口咽部感染常进展为具鲜红色边界的口角皮损，造成浸渍和裂隙，即我们所知的口角炎。严重的黏膜念珠菌感染可扩展到食管及咽部；如有食管念珠菌病应调查是否存在机体免疫功能低下的状态，例如，由人类免疫缺陷病毒（human immunodeficiency virus，HIV）感染的艾滋病（AIDS）。口腔念珠菌病的治疗可采用抗念珠菌片（克霉唑），擦烂红斑可使用外用药膏（酮康唑、益康唑）每天两次。由于擦烂红斑经常由多种微生物感染引起，局部可浸泡（醋酸敷布），并用屏障膏（氧化锌、尿布疹护臀膏）保持该区域干燥的同时起到治疗和预防的作用。

（二）接触性皮炎

接触性皮炎源于皮肤与化学物质之间的相互作用。其主要有两种形式：刺激性和过敏性。刺激性接触性皮炎占总病例的80%，是由化合物本身的毒性作用对皮肤造成的损害；这些刺激物可使任何皮肤发生反应，而无须事先存在致敏。在ICU中常见的刺激物有肥皂、粪便和尿液，当这些刺激物与皮肤长时间接触就会直接造成毒性作用。这些反应通常在发生接触数分钟到数小时之内出现，这取决于刺激物的浓度和皮肤的完整性。

过敏性接触性皮炎是一种细胞介导的Ⅳ型迟发型超敏免疫反应（见第32章表32-1），是剩余20%病例的发病原因。它具有抗原特异性，反应需要事先存在致敏。在ICU中，患者可能对各种外用制剂过敏，如碘、外用抗菌药物或用在胶带或电极上的黏合剂。

一般来说，接触性皮炎表现为在外用物质所接触的皮肤上出现呈线性或地图状外观的边界清楚、具有瘙痒感的红斑湿疹。严重的反应可以出现小疱或大疱。致病过敏原的检测可以通过斑贴试验或"应用试验"来加以确定，将可疑物质涂抹于未受影响的皮肤区域，一天数次持续5~7d，以试图激发过敏反应。治疗中应避免接触致病过敏原或刺激物并局部使用中效类固醇药膏，对于轻症病例可使用0.1%曲安西龙软膏，严重反应病例可使用0.05%丙酸氯倍他索软膏或0.05%二丙酸倍他米松等更强效的外用类固醇药膏，用法为每天两次，持续10~14d。少数情况下，对于广泛的重度过敏性接触性皮炎患者需要使用类固醇激素。若对治疗反应欠佳，应及时考虑其他诊断。

（三）单纯疱疹病毒性皮肤感染

单纯疱疹病毒（herpes simplex virus，HSV）是一种由1型或2型HSV引起的常见的获得性感染。临床上，HSV表现为红斑基础上的群集水疱，尤其是在口周或生殖器区域。随着感染的进展，水疱可能会消失，取而代之以众多穿透性溃疡，往往具有鲜明的扇形边界。由于病毒感染神经并呈潜伏状态，这种获得性感染经常在外伤、紫外线照射、疾病或应激后复发。患者形容其为烧灼感、瘙痒或刺痛的感觉，并往往先于临床皮损而出现。

诊断可通过抹片染色检查显示多核巨细胞伴有核成型，或通过直接荧光抗体（direct fluorescent antibody，DFA）、聚合酶链反应（polymerase chain reaction，PCR）或病毒培养。治疗效果不佳的病例应进行病毒培养以评估耐药性并指导治疗。免疫力低下的宿主可能会出现不寻常的形态和不典型的病变。气管插管患者的口腔HSV感染可能会向远端蔓延至食管。HSV可以发生在受压或创伤的部位，例如围绕气管内导管或鼻胃管周围的部位，而这些位置的糜烂可能是由于机械原因，因此对于非典型病例，临床医生应考虑是否有可能出现继发病毒感染。

局部治疗可减少不适感和促进愈合，外用阿昔洛韦、喷昔洛韦和丁卡因的疗效不太稳定。如果在疾病的早期开始口服阿昔洛韦可能会减少病毒脱落、疼痛和结痂，并缩短病程。对于严重的病例，例如ICU中的大多数病例或免疫功能低下的患者可能需静脉输注阿昔洛韦。其他可选的抗病毒药物包括泛昔洛韦和伐昔洛韦。耐药的病例可能需要静脉注射膦甲酸钠或西多福韦。

（四）带状疱疹

带状疱疹是沿皮节分布的水疱样皮疹，是由潜伏在感觉神经元的水痘-带状疱疹病毒（varicella zoster virus，VZV）再激活所引起。这种病毒潜伏在感觉神经元。年龄和免疫抑制是病毒再激活的主要危险因素。带状疱疹疫苗的发展可能最终会减少老年人中的病例数。临床上可见囊泡位于红斑基础上，分布于单侧皮节上，最常见于躯干（见第101章图101-1关于感觉皮节的讨论）。偶尔皮损可变为出血性；皮损经常会演变为结痂糜烂并经2~3周病程后愈合。烧灼感、刺痛、瘙痒或疼痛往往先于皮肤表现而出现。在受累的皮节外可发现高达20个皮损病灶，但如出现更广泛分布的皮损则需调查是否存在播散性水痘感染的征象。

应尽快启动抗病毒治疗,最好是在发病的最初72h内。抗病毒治疗可促进皮损愈合和病情恢复,同时降低带状疱疹后疼痛综合征的发生风险。伐昔洛韦和泛昔洛韦优于阿昔洛韦。由于带状疱疹常见于老年人,有必要依据年龄相关的肾功能来给予合适的剂量。局部使用加热衬垫、加压治疗和支持治疗可额外减轻症状,使用加巴喷丁会降低带状疱疹后疼痛的风险。静脉抗病毒治疗偶尔需用于免疫功能低下的患者,在播散性感染的患者则必须使用。

(五)痱子(粟疹)

痱子(粟疹)是由于汗腺导管在表皮和真皮不同层面发生阻塞所致,结果为汗液潴留在皮肤中。晶状粟疹(白痱)表现为无症状、非炎症、小的、脆性的、表浅的水疱,轻微触碰就会破裂。红色粟疹(红痱)可表现为明显的瘙痒性红色丘疹和丘疱疹。脓疱性粟疹(脓痱)表现为皮肤擦烂区域、表面皱褶部位及背部的表浅非毛囊中心性脓疱。这些皮损可能在反复发热和出汗后大量出现。痱子在ICU卧床患者中相当普遍,因为此类患者同时有温热、潮湿及皮肤汗腺阻塞等因素存在。

汗腺皮肤阻塞的原因还不清楚。数天之内情况就会改善,治疗为对症性的,保持局部区域干燥及未被遮挡。降低室温或提供一个风扇以促进空气流通,再加上频繁翻身和更换衣物可能会有所帮助。亲水性软膏或干燥粉末也可以促进病情缓解。外用抗生素,如红霉素或克林霉素也可以使用,因为它们既可以干燥皮肤又有助于控制潜在的致病微生物。短期使用低-中效外用激素(0.1%曲安西龙软膏)可使严重瘙痒的患者症状得到缓解。

(六)脂溢性皮炎

脂溢性皮炎是一种常见的良性丘疹鳞屑性疾病。它会影响皮脂腺丰富的区域,如头皮、眉毛、鼻唇沟和胸部正中。临床上,脂溢性皮炎表现为红斑和含有油脂的鳞屑性薄片并伴有瘙痒。

脂溢性皮炎的发病原因尚不清楚,但可能涉及卵状糠秕孢子菌这种可在正常皮肤中发现并在脂溢性皮炎时增加的酵母菌。脂溢性皮炎在患病人群中会暴发并与神经系统疾病如帕金森病或脑卒中相关,这些疾病可能会在患侧出现单侧脂溢性皮炎。HIV患者不仅有较高的发病率,而且其临床表现更广泛、更严重并对治疗不敏感。该病是一个慢性过程。治疗可使用外用抗真菌药物,如酮康唑乳膏每天两次,如有需要也可短期使用低效类固醇软膏(1%或2.5%氢化可的松软膏),并可使用含药物洗发精(二硫化硒或酮康唑)。

二、药物反应

ICU的患者通常会接受多种药物治疗,从而增加了发生皮肤型药物不良反应的风险。这些不良反应可以为常见的相对良性的麻疹样皮疹,也可为更严重的甚至危及生命的反应如重型多形性红斑或Stevens-Johnson综合征(Stevens-Johnson syndrome,SJS)、中毒性表皮坏死松解症(toxic epidermal necrolysis,TEN))、伴有嗜酸性粒细胞增多和系统症状的药物反应(drug reaction with eosinophilia and systemic symptoms,DRESS)和药物诱导的血管炎。所有发生严重药品不良反应的病例都应与有经验的皮肤科会诊专家协作治疗。

(一)麻疹样药疹

最常见的药物不良反应是麻疹样疹;这种皮疹形态涵盖了高达90%的皮肤型药物不良反应。患者的典型表现是出现红斑和丘疹。皮损可好发于重力依赖区和受压或受摩擦的部位,如松紧带处、胶粘剂处、皮肤与皮肤的摩擦区域以及骶尾部。应检查黏膜表面是否累及,因这可能预示着更严重的药物反应。

该反应通常在开始使用一个新药物后的4~14d发生,据推测是一个Ⅳ型超敏反应,然而其免疫病理生理学机制还未被完全阐明。全面地询问患者的用药史对于寻找最可能的致敏药物至关重要。由于很难准确地判定过敏药物,所以应暂停任何不必要的药物。对于突发而无特征性(即令人担忧的特征包括累及黏膜表面、皮肤疼痛、起泡、坏死或进展至通常不受累的部位如肢端表面)的局限性皮疹来说,某些这样的病例可以进行保守治疗,如果所涉及的致敏药物对患者的治疗是必不可少的,则可以继续使用该种药物。然而对于绝大多数的病例,最好是停止可疑药物,并在患者的医疗记录上标注相关的过敏记录。医务人员应该每天进行皮肤检查以监测皮疹的进展情况。

最常与麻疹样药疹相关的药物包括别嘌醇、氨基青霉素、头孢菌素类药物、抗癫痫药物以及抗磺胺类药物(见第32章)。

在停用可疑药物后,皮疹可加重数天并持续达2周时间。红斑区域可能会表现为表浅的无痛性脱皮,类似于晒伤的愈合过程。针对瘙痒局部使用中效类固醇激素(0.1%曲安西龙软膏)和润滑剂(例如凡士林,Absorbase)进行对症治疗可能会有帮助。

(二)伴有嗜酸性粒细胞增多和系统症状的药物反应(DRESS)

这一严重的皮疹包含一系列先前已知其他不同名称的疾病,包括抗惊厥药物超敏反应。合并DRESS的患者常常是累及多系统的重症患者,通常需要入住ICU。患者表现为广泛分布的麻疹样皮疹,与前面描述的相似。值得注意的是,合并DRESS的患者通常皮疹会累及面部并伴有水肿;在大约2/3的病例中可见手部水肿。患者常有发热(高达40℃)并出现多项实验室指标异常。全血细胞计数经常显示明显的嗜酸性粒细胞增多,但并非所有DRESS病例都会出现嗜酸性粒细胞计数升高;许多患者反而会在循环中出现提示病毒感染的非典型淋巴细胞。患者具有系统症状,通常包括淋巴结肿大和内脏器官受累。肝脏炎症最常见,具有明显的肝炎症状并且转氨酶升高可达数千。也可能出现肾炎、肺炎和心肌炎。所有的DRESS患者都应密切监测肝功能、血清肌酐,如果存在肺部症状还需行胸片检查。值得注意的是,由于具有心肌受累的风险,患者应进行心电图(electrocardiogram,EKG)检查,并且一些作者还建议所有DRESS的患者无论是否存在症状都应通过超声心动图评估。

DRESS被认为是一个由药物触发的免疫反应,并可能有病毒再激活的因素参与其中;已证实存在多种病毒,特别是人疱疹病毒-6、EB病毒和巨细胞病毒。最常诱发DRESS的药物是磺胺类抗生素、抗癫痫药物和别嘌醇。需要对DRESS患者内脏器官受累情况进行彻底的评估,并应使用糖皮质激素来治疗。延误治疗的后果可能包括心脏损害(可能为暴发性)或自身免疫现象(甲状腺炎和糖尿病)。

(三)多形性红斑/Stevens-Johnson综合征

关于各种类型的严重大疱型药疹的命名和临床差别经常会产生混淆。多形性红斑(erythema multiforme,EM)传统上分为轻型EM和重型EM,轻型EM为一种急性、自限性综合征,合并轻度自限性黏膜损害,重型EM特征为严重的黏膜损害和表皮剥脱,其更为人们熟知的名称为Stevens-Johnson综合征(Stevens-Johnson syndrome,SJS)。轻型EM常与单纯疱疹病毒感染相关,将其称为疱疹相关EM(herpes-associated EM,HAEM)可能更为合适。两种形态的EM都可以表现为典型的靶样皮损;然而,皮疹也可以表现为斑点、丘疹、小疱和大疱。靶样皮损被描述为"靶心",表现为周围红斑和中心出现大疱或微黑的坏死区域。轻型EM一般只影响一处黏膜表面,通常在肢端对称性出现真正的靶样皮损,其最常与单纯疱疹病毒感染相关(偶尔与支原体感染相关)并有复发倾向。重型EM/SJS几乎总是与药物相关,除非患者再次接触该致敏药物,否则很少复发。在SJS中,不到10%的皮肤表面会出现表皮剥脱。超过30%表皮剥脱的病例则定义为中毒性表皮坏死松解症(toxic epidermal necrolysis,TEN)。表皮剥脱面积在10%~30%之间的病例被认为是SJS和TEN两者的重叠病例。SJS相关死亡率约为5%。

由于尚未明确原因,艾滋病患者发生皮肤型药物不良反应的比率更高。SJS很少与感染性病原体相关,但已有发生严重HAEM和支原体相关SJS的报告。

对于HAEM来说,针对基础疱疹病毒感染的治疗是治疗的主要基石,复发性患者可受益于预防性措施。严重患者可能需要泼尼松治疗。对于包括SJS在内的任何药物相关性EM病例,必须立即停用致敏药物。在皮肤开始起疱的最初24h之内停药可以降低发病率和死亡率。这些严重型药物反应是多器官受累的过程,应评估其他系统的受累情况,检查所有的黏膜表面情况(包括评估食管或气管受累情况)以及严密监测肝功能和肾功能。

对于自限性病例,可对症使用抗组胺药来缓解皮肤瘙痒,如有需要可使用中效外用类固醇激素(0.1%曲安西龙软膏)。细致的伤口护理对于预防感染至关重要,应小心护理所有起疱的、剥蚀的、灰暗的或坏死有脱落风险的皮肤。如有可能,应在受累部位以外保留静脉通道,并且避免将胶粘剂直接贴于受累皮肤上。将任何必要的敷料、引线、导管和线路使用包装纱布捆扎到位,而不是将其直接粘贴在发炎皮肤上。使用保湿软膏如白凡士林或凡士林浸渍纱布来覆盖破损糜烂的创面。有报道称生物工程羊膜可能会促进伤口愈合和表皮再生。密切监测皮肤开放伤口的细菌定植和感染情况,有些人提倡每 48 小时对皮损处进行常规细菌采样。广泛起疱性药物反应的患者早期发生葡萄球菌感染的风险很高,后期则容易发生假单胞菌感染。外用药物是否有效还未形成共识,然而,使用磺胺嘧啶银需谨慎,因为这些严重类型的药物反应经常与磺胺类药物相关。对于疼痛性黏膜糜烂,可以对症使用糖皮质激素或黏性利多卡因口腔涂抹。SJS 和 TEN 常会累及眼部黏膜,由于累及眼睛晶状体而导致长期后遗症比率非常高,因此,尽早请眼科专家会诊。

鉴于 SJS 和 TEN 治疗有相同之处,危重患者常用的治疗药物将在下面进一步讨论。包括这些患者的治疗中使用糖皮质激素或静脉注射免疫球蛋白(intravenous immunoglobulin,IVIG)的潜在作用。

(四)中毒性表皮坏死松解症(TEN)

TEN 是一种药物超敏反应,在反应最严重的阶段会导致超过 30% 的表皮剥脱。TEN 相关死亡率为 30%。TEN 评估量表(SCORe of toxic epidermal necrosis,SCORTEN)可以帮助医生预测患者的预后。最常与 TEN 相关的药物类似于 SJS,包括别嘌醇、昔康类非甾体类抗炎药(non-steroidal anti-inflammatory drugs,NSAIDs)、抗惊厥药、咪唑类抗真菌药物、磺胺类和其他抗生素。当患者出现 SJS 或 TEN 时,应在患者医疗记录中记录相关化合物的过敏信息。此外,某些严重的药物反应可能具有遗传倾向,应建议患者的直系亲属避免使用此类致敏药物。

临床上,在发展为表皮脱落前,患者通常会出现发热、结膜炎、咽喉炎和瘙痒症,这可能类似于上呼吸道疾病。通常黏膜最先受累,其后是皮肤。患者可能会注意到皮肤疼痛,局部可以是红斑或暗色,并可能出现典型或非典型的靶样皮损。可能会出现皮肤水肿,而后出现广泛分布的松弛的水疱。暗色的皮肤出现坏死,受累皮肤受压或扭转可能诱发或加重起疱,这称为棘层松解征或尼氏征。皮肤活检行冰冻切片分析可以对临床可疑诊断进行快速确认,并可显示表皮全层坏死。

患者往往会有多系统受累,并可能出现贫血、血细胞减少和转氨酶升高。由于广泛的表皮脱落,TEN 患者的处理类似于烧伤患者。这些患者需要处在恒温环境中并进行无菌消毒处理,局部护理类似于 SJS 患者(限制皮肤使用胶带、破损区域保湿、监控创面感染情况)。表皮的脱落也破坏了皮肤的屏障功能,这些患者通过不显性失水丧失了大量的液体。静脉液体补充量可能为同样面积烧伤患者需求量的 2/3 到 3/4。早期通过鼻胃管补充营养可促进愈合。广泛气道受累的患者常需要气管插管和机械通气。由于存在长期眼部并发症的高风险,建议早期请眼科医生会诊。生殖器黏膜受累可能需要置入导尿管,并进一步请泌尿科医生会诊以降低尿道狭窄形成的风险。常因继发感染和脓毒症使得患者死亡率较高。医生应考虑将患者转移到专门的烧伤病房进行治疗。但患者在烧伤病房中也应继续接受皮肤科会诊并适当考虑使用有指征的全身性药物来治疗。

处理这些患者的治疗方案仍存在争议。传统上作为治疗基石的糖皮质激素目前已不再被推崇。仍缺少随机临床试验,主要是一些病例报告为当前的治疗提供建议,其中许多病例报告未能妥善地设置对照组。从机制上说,支持者们指出,糖皮质激素降低导致超敏炎症反应的免疫反应程度,而反对者则声称糖皮质激素抑制宿主的免疫力并增加脓毒症的风险,同时延缓伤口愈合。

其他的研究表明,IVIG 治疗对严重皮肤型药物不良反应的患者可能有效。理论上 IVIG 含有抗 Fas 抗体,可抑制角化细胞膜上 Fas 和 Fas 配体之间的促凋亡信号。目前有限的数据表明,高剂量的 IVIG 可减少 TEN 患者的预期死亡率。其他报道的治疗方案还包括使用环孢素或血浆置换。

(五)血管炎

血管炎可能是一种药物超敏反应,这些反应往往有较好的预后。继发于药物的血管炎最常表现为下肢可触及的紫癜。确诊可通过皮肤活检或有时对受累组织进行直接免疫荧光检查。对于皮肤血管炎的患者应检查其他器官系统的情况,因这些病例的死亡率和肾脏、胃肠道、肺部、心脏或中枢神经系统的受累明显相关。虽然确切的机制仍未明确,药物诱发的血管炎被认为是免疫介导的。据报道许多药物与血管炎相关,最常见的相关药物是抗生素(尤其是 β-内酰胺类抗生素)、肿瘤坏死因子抑制药、集落刺激因子、米诺环素、肼屈嗪、NSAIDs 和利尿剂。停药通常会使临床症状得到缓解。如果其他器官系统受累,则进行干预治疗是必要的。

(六)微血管闭塞综合征

由于低灌注状态、血管闭塞、系统性凝血病和栓塞形成,可出现好发于肢体远端的花斑样网状紫癜(网状紫斑)。皮肤损伤包括皮肤坏死遵循这一血管变化过程。使用血管收缩药物的患者可以出现网状紫癜,甚至进展为皮肤缺血性坏死。所有在 ICU 的患者,特别是那些接受血管活性药物治疗者,应进行彻底的皮肤检查,特别要注意远端肢体的温度、灌注及皮肤特征。血管内装置如动脉导管的下游区域可能会因为血流改变和容易形成血栓而处于高风险。

三、致命性疾病损害到皮肤

一些致命性疾病可以出现皮肤表现或以皮肤表现作为初始症状。一些原发性皮肤疾病是致命的,如自身免疫性大疱性疾病(天疱疮、大疱性类天疱疮)和由银屑病急性发作及皮肤 T 细胞淋巴瘤等原因引起的暴发性红皮病。此外,许多快速进展的感染会有皮肤受累表现,包括葡萄球菌中毒性休克综合征、葡萄球菌烫伤样皮肤综合征、血管侵袭性真菌感染和脑膜炎球菌败血症。尿毒症钙化防御综合征或急性移植物抗宿主病都可能会出现皮肤症状,并可迅速致命。网状紫癜可能是多种潜在致死性的血管内病变的征象,包括脓毒症/栓塞性感染、灾难性的抗磷脂抗体综合征及广泛的暴发性冷球蛋白血症性血管炎/血管病变。血管内装置置入后引起胆固醇栓塞,造成胆固醇结晶栓塞性肾功能衰竭的患者可出现广泛的网状青斑和青斑样血管病变。虽然对这些疾病进行深入讨论超出了本章的范围,但是,ICU 医生应该认识到少数潜在的致命性疾病以皮肤损害为早期症状。

(一)坏疽性深脓疱病

坏疽性深脓疱病是一种由假单胞菌败血症引起的罕见皮肤病变,常发生于免疫功能低下的患者。皮肤病变最初是无症状的红斑,并可能进展为坚硬紫癜性斑块,随后发展为上覆大疱或焦痂的皮损。在某些病例中会发生病灶周围明显的蜂窝织炎。细针穿刺活检和培养可以明确诊断,但对于任何疑似病例,立即使用抗生素治疗至关重要。

(二)暴发性紫癜

暴发性紫癜是一种罕见的、严重的病变,可引起大片皮肤的出血性梗死和坏死。通常,暴发性紫癜表现为对称性外周性坏疽。病因尚未明确,但大部分病例与感染相关,少数患者可归因于潜在的肿瘤。涉及的微生物包括细菌如脑膜炎球菌、A 组链球菌、葡萄球菌或肺炎球菌,偶尔可为病毒如水痘病毒。弥散性血管内凝血(disseminated intravascular coagulation,DIC)和凝血因子耗竭是常见的相关表现。临床形态学上可能会与脉管炎相混淆,请皮肤科医生会诊在诊断和处理这些患者时至关重要。

患者四肢和受压区域对称性地出现较大的、边界清楚的瘀斑合并出血性大疱。围绕这些区域可出现一圈红斑。暴发性紫癜的轻型或潜伏期病例表现为瘀斑、紫癜、肢端苍白和出血性大疱。受累的患者病情危重,可出现高热、心动过速,有时出现休克的生理改变。实验室检查显示白细胞增多和 DIC 指标的改变。

暴发性紫癜的相关死亡率很高。治疗包括针对感染或基础疾病的治疗,有时需输注凝血因子或血浆。偶尔会使用肝素来预防凝血。其他的治疗选择包括血浆置换、IVIG 和血浆超滤。如有可能,尽量减少升压药的使用,因为这可能会加剧外周坏疽并造成更广泛的截肢。同样地,可延缓截肢直到受累区域界限清楚并且急性病程得到缓解。

(三)坏死性筋膜炎

坏死性筋膜炎是一种快速进展的皮下组织间隙的感染,具有很高的相关死亡率(见第 66 章)。快速诊断和积极治疗对这些患者来说至关重要。患者可表现为触痛、红肿或坚硬的区域出现快速进展的蜂窝织炎。皮肤可能是僵硬的并伴有剧烈疼痛。感染可迅速沿着筋膜平面延伸，最初受累的区域可能会进展为灰蓝色、紫罗兰色或坏死的颜色。大疱也可能发生在这些区域。患者伴有全身症状如高热、寒战、白细胞增多及休克征象。在处理坏死性筋膜炎可疑患者时，临床怀疑、识别和立即影像学确认至关重要。

与坏死性筋膜炎相关的各种病原体包括A组链球菌、金黄色葡萄球菌、大肠埃希菌、拟杆菌和梭菌，需要经验性给予广谱抗生素治疗。许多病例合并多种微生物感染，且最常发生于手术或外伤后的四肢部位。外科清创是必要的，患者可能还需要截肢。IVIG已被用于一些链球菌感染的病例。也可考虑使用高压氧进行辅助治疗。

第44章

ICU 患者的睡眠障碍

Richard J. Schwab, Nirav P. Patel, Aharon E. Sareli, 著　林名瑞, 译　李　玮, 校

ICU 中的多种因素影响睡眠模式，这些因素包括环境和非环境因素。大量文献阐述了睡眠模式紊乱对多种生理和内稳态机制所造成的影响。睡眠异常可以导致免疫功能、激素和代谢途径、神经认知、通气和呼吸力学改变。虽然尚未证实，但很显然睡眠模式紊乱可能直接影响重症患者的发病率和死亡率。此外，ICU 中的患者经常抱怨睡眠紊乱并认为这是造成痛苦的一个重要原因。此时，重要的是要为 ICU 患者争取恢复性睡眠，同时了解实现这个目标所需克服的实际困难。

一、正常睡眠

睡眠是复杂的并以一系列生理、行为和脑电图的变化为特征。睡眠有两个截然不同的时相：非快速动眼（nonrapid eye movement, NREM）睡眠和快速动眼（rapid eye movement, REM）睡眠。睡眠开始于 NREM 睡眠。NREM 睡眠包括三个阶段，占每晚睡眠时间的 75%。NREM 睡眠所包含的睡眠阶段越往后则代表一个更深的睡眠状态，其中 1 期的唤醒阈值最低，而 3 期（δ 睡眠）的唤醒阈值最高。脑电图 δ 波频率为 0.5～2Hz，并且波峰间振幅＞75μV。睡眠结构指的是睡眠阶段的正常序列和周期。睡眠结构随着年龄而变化，在不同主体之间也有差异。一个"典型"的成年人在入睡后通过 1 期和 2 期进入 3 期约需 35min。

梦主要发生在 REM 睡眠期间。这个阶段的睡眠特点是中枢神经系统（central nervous system, CNS）代谢活动增加、骨骼肌肉弛缓、阵发式快速眼球运动和类似于清醒的脑电图模式（低振幅快波）。REM 睡眠时相和 NREM 睡眠时相通常在整晚交替出现。REM 睡眠周期通常每 90～110 分钟出现一次并持续 10～30min。随着正常睡眠周期的持续，REM 睡眠时长逐渐增加。在稳定的条件下，REM 睡眠通常出现 4～6 次。总的来说，REM 睡眠占总睡眠时间的 25%。恢复性睡眠的实现取决于睡眠的持续时间和连续性以及睡眠的结构要素（尤其是要达到 REM 和 δ 波或慢波睡眠）。

睡眠的生理功能仍不明确。然而，证据表明，它可能是正常生长以及身体组织修复所必需的。虽未经证实，但有人怀疑睡眠剥夺会影响治疗和恢复。在大多数组织中，蛋白质合成和细胞分裂的最高值与睡眠保持同步。抑制蛋白质合成的激素，例如皮质醇和儿茶酚胺在夜间大部分时间都维持于较低的水平（当存在正常昼夜节律变化时）。睡眠促进大部分生长激素的正常释放。相反，在觉醒期间，降解代谢更强，长期失眠会加剧分解代谢的状态。睡眠剥夺可能会损害所有的这些生理功能。事实上，动物研究显示，2 到 3 周的完全睡眠剥夺最终导致大鼠死亡。

二、ICU 患者的睡眠模式

多导睡眠图是目前判定 ICU 患者睡眠结构的客观金标准。多导睡眠图（polysomnogram，PSG）联合使用多导联 EEG 描记记录和其他测量参数如氧饱和度、呼吸频率和力度以及口腔和鼻腔的气流速度。然而，多导睡眠图有几个方面的问题使得其难以在 ICU 内实施。比如患者需要额外的监测方式来实施 PSG；患者经常需要转运出 ICU 进行紧急检查或手术；ICU 设备会影响多导睡眠图的记录；镇静或肌松的患者其 EEG 数据难以判读从而难以进行睡眠分期。除外这些明显的局限性，多导睡眠图仍是在 ICU 环境中获取睡眠模式数据的最佳客观方法。

针对内科 ICU 和外科 ICU 患者睡眠模式所进行的研究（使用多导睡眠图）已证实患者存在严重的睡眠剥夺（夜间总睡眠时间下降）和极度睡眠分裂（失去正常的睡眠结构）。这些改变已在很多 ICU 情境下被证实，例如心肌梗死、普通外科手术或开胸手术后。研究发现反复唤醒（觉醒或睡眠状态改变至浅睡眠）多达每 20 分钟出现一次。这些唤醒打乱了正常睡眠周期的连续性并阻止患者达到睡眠的最深阶段（δ 睡眠和 REM 睡眠）。大部分 ICU 患者出现睡眠剥夺和昼夜节律紊乱的风险很高。例如，ICU 患者在夜间只能获得 50%～60% 的睡眠量。为了弥补相对的夜间睡眠不足，这些患者常在白天进行睡眠。因此，当监测 ICU 患者的睡眠模式时，重要的是应进行 24h（不仅是在夜间）的连续睡眠监测。这些信息较难获得，除非 ICU 工作人员随时关注患者的睡眠模式。

三、导致 ICU 患者睡眠剥夺和睡眠分裂的因素

ICU 中许多因素相互作用并干扰睡眠（表 44-1）。虽然其中许多因素是不可改变的，但其他因素如周围光线、噪音、对患者实施操作的时间安排以及某些药物的给药时间都可以加以调整以减少睡眠中断。

表 44-1　对 ICU 患者造成睡眠干扰的因素

患者因素	环境因素
事先存在的原发性睡眠障碍	**环境噪音**
阻塞性或中枢性睡眠暂停（第 80 章）	设备报警声
肥胖低通气综合征（第 80 章）	交谈声
不宁腿综合征和周期性肢体活动	寻呼机
异态睡眠	电视
嗜睡（例如发作性睡病）	监护设备
患者的主观症状	呼吸机报警
疼痛	**环境光线**
焦虑	头顶灯光
躁动	电视
恐惧	监护设备
基础疾病过程和治疗方式	**夜间或患者睡着时对患者实施的操作或干预**
疾病严重程度	措施
疾病相关的代谢紊乱	抽血
治疗方式	洗浴
药物作用	监测生命体征
透析，等等	给药
机械通气和通气模式	在床边或至 ICU 外进行诊断性检查

(一)环境噪音

在医院中,噪声无处不在,尤其是在ICU中。记录显示ICU的噪音水平处于60～84dB的范围内。作为参考,一个典型的忙碌的办公环境中的噪音水平60～70dB。气动管道储物罐到来的提示警报声可能会产生85dB的噪音。基础环境噪音和噪音峰值水平都是很重要的。噪音峰值可唤醒并中断睡眠,而较高的背景噪音可以使患者不易入睡且难以维持睡眠。研究尚未能确定究竟是背景噪音还是峰值噪音更不利于恢复睡眠。有人将ICU内的噪音水平与多导睡眠图的记录结合起来研究,结果显示噪音是17%唤醒事件以及24%觉醒事件的原因。尽管这些数据提示其他因素也会导致ICU患者的睡眠干扰,但降低噪音可使患者有机会获得更稳固的睡眠。与ICU患者相比,噪音水平对健康志愿者的睡眠干扰更大,提示ICU患者可能由于持续暴露而适应了ICU的噪音。让患者使用耳塞是一种低成本、实用的干预措施,并且对于患者来说是易于接受和令人舒适的。ICU工作人员需要认识到噪音对患者睡眠的影响,并应努力减少夜间噪音。提供单间病房并注意将监护仪报警装置设置于患者房间以外是减少噪音的其他有效策略。如果可行的话,噪音较大的床边设备(如雾化器和输液泵)不应放置在患者床头。定期进行ICU噪音水平监控应该成为质量控制计划的一部分。

(二)环境光线

虽然患者认为噪音比光线对睡眠更具破坏性,但光线也会影响ICU患者的睡眠。由于昼夜节律需要与光线和光强度的变化进行同步,因此对其非常敏感,可以合理地认为ICU中的光强度的变化可以影响患者的睡眠模式。然而,目前还没有任何研究将光强度的调节与其对睡眠的影响进行相关性研究(通过多导睡眠图对睡眠进行客观监测)。即使无法获得这些数据,尽力维持患者在ICU内的正常光暗周期和昼夜节律也是明智的。注意房间的设计是有帮助的。例如,调光开关可以方便在夜间创造一个较暗的环境。同样,在白天可以使用窗户来接触自然光。

(三)操作及患者之间的相互作用

对患者的治疗操作是约20%的患者睡眠唤醒事件的原因(使用多导睡眠图监测)。多项干预措施集中并同时执行(例如常规的生命体征检查、影像学检查和清晨抽血检查),常可以减少患者的睡眠中断。并且,如有可能,应将这些措施放在早晨5:00—6:30之间进行,而不应放在3:00—5:00之间。应评估常规护理措施的必要性和实施时间。例如,如果为了避免对睡眠周期的破坏,可以将非紧急的口服给药时间推迟1～2h。同样地,对于ICU中病情稳定的患者可能不需要频繁地评估生命体征。对患者进行远程医疗和远程监控是一种很有前景的新技术,可能也有助于最大限度地减少患者的睡眠紊乱和睡眠中断。知识框44-1列出了旨在促进ICU患者恢复性睡眠的一些非药物治疗的实用建议。

知识框44-1 改善ICU患者睡眠质量的实用措施

光线

将患者置于带窗户的房间并在日间尽量接触自然光

在夜间使用房间里的调光开关来创造一个较暗的环境

噪音

使用噪音监测仪以提高员工对噪音水平的意识

避免在患者床边进行不必要的交谈(例如夜间查房并在床边教学)

将可闻及的设备报警装置移出患者房间

考虑使用远程设备来监测患者的生命体征和报警

操作及患者睡眠中断

如果临床上对时间安排没有要求,则将操作都集中放在一天中的同一时间进行

避免夜间不必要地打断患者的睡眠(例如常规抽血检查)

考虑使用远程设备来监控报警并尽量减少对患者实施的多种体格检查

(四)ICU中的常用药物

在ICU中常用的药物对睡眠结构会造成影响。非甾体类抗炎药(nonsteroidal anti-inflammatory drugs,NSAIDs)、阿片类药物、选择性5-羟色胺再摄取抑制药(selective serotonin reuptake inhibitors,SSRIs)和茶碱降低总睡眠时间。相反,苯二氮䓬类、异丙酚、水合氯醛、利培酮和氟哌啶醇增加总睡眠时间。研究已发现使用苯二氮䓬类、右美托咪定、三环类抗抑郁药、SSRIs、

曲唑酮、β受体激动药、升压药(肾上腺素、去甲肾上腺素和多巴胺)和糖皮质激素等会减少 REM 睡眠时间。使用升压药(肾上腺素、去甲肾上腺素、多巴胺)、苯二氮䓬类药物、阿片类药物和类固醇会减少慢波睡眠了。虽然常用于 ICU 的药物对睡眠会有影响,但往往不能选择替代药品(例如升压药)。

四、睡眠剥夺的后果

(一)免疫功能

有越来越多的文献支持睡眠剥夺可导致宿主防御和免疫系统损害。有趣的是,睡眠剥夺可能在抑制免疫系统某些要素的同时会刺激另外一些要素。健康志愿者一个晚上的中度睡眠剥夺后,可观察到其自然杀伤细胞数量减少、细胞毒性降低并且白细胞介素-2 水平下降。而炎症标志物如肿瘤坏死因子 α(tumor necrosis factor-alpha,TNF-α)、C 反应蛋白(C-reactive protein,CRP)和白细胞介素-6(interleukin-6,IL-6)水平则因睡眠剥夺而升高。此外,已证实遭受睡眠剥夺的成年患者对流感疫苗反应欠佳。虽然有多项研究显示睡眠剥夺会使免疫系统发生改变(包括细胞免疫和白细胞介素水平),但睡眠剥夺和疾病状态之间的因果关系尚未完全阐明。

(二)激素和代谢途径

内分泌系统对睡眠与昼夜节律的变化特别敏感。催乳素和生长激素水平随着睡眠而增加,但在缺乏睡眠的情况下显著降低。睡眠剥夺所致的睡眠债与糖耐量下降、夜间皮质醇水平升高以及促甲状腺激素(thyroid-stimulating hormone,TSH)水平降低密切相关。随着睡眠剥夺的发生,交感神经张力、去甲肾上腺素水平和皮质醇水平都出现增高。在睡眠剥夺和睡眠期间,内分泌系统会发生剧烈的变化。这些变化可能会对临床危重病病程造成影响并可能增加死亡率。然而,需要进一步的数据来更好地阐明内分泌系统的变化与病情预后之间的相关性。

(三)神经认知

谵妄这种 ICU 常见的认知障碍,其与发病率和死亡率增高、高额医疗花费以及住院时间延长密切相关。谵妄是一种急性神智错乱、精神状态波动与认知损害的状态(见第37章)。依据 ICU 类型和住院人群的不同,谵妄的发生率从11%到80%不等。睡眠剥夺可能是促成 ICU 谵妄的一个因素。睡眠剥夺的健康志愿者表现出注意力不集中、反应迟钝、记忆力受损和其他方面的认知功能损害。由于睡眠剥夺与谵妄之间在症状上存在明显的重叠,因此很有可能在谵妄和睡眠剥夺之间存在一定的关联。因此,所有 ICU 患者应避免睡眠剥夺,尤其是那些存在谵妄风险的患者。然而,两者之间的潜在关系还需要进一步地探索研究。

(四)通气和呼吸功能

对于重症患者来说,睡眠剥夺的影响与通气状态尤为相关。在睡眠期间,化学感受器和呼吸反射反馈机制是呼吸的主要控制因素。早期的研究表明,在发生睡眠剥夺后,针对高碳酸血症和低氧血症的通气反应明显降低。然而,更多最近的文献对这一观点提出了挑战。一项对健康非肥胖志愿者进行的研究显示,在经历了 24h 的睡眠剥夺后,其肺活量测定并未发生变化。同样,在另一项研究中,睡眠剥夺 30h 并没有改变肺活量测定值(即 FEV_1 和 FVC),但显示吸气肌耐力降低(通过吸气肌负荷量和持续时间所计算出的值减少)。重要的是这些研究都是在健康志愿者中进行的,因此,其结果并不能直接应用于 ICU 患者。ICU 患者日常所经历的和健康志愿者具有极大的不同,包括急性和慢性累积的睡眠不足、急性疾病过程、慢性疾病以及药物的不良反应。在 ICU 环境下,睡眠剥夺可能损害机械通气患者的撤机进程。

很少有研究去调查机械通气模式对 ICU 患者睡眠模式的影响。由于复杂的变量、较小的研究群体和实际研究设计的局限性,尚未能推荐有利于改善睡眠的特定机械通气模式。

五、ICU 中镇静药的使用

镇静药主要是用来促进睡眠的药物。一个理想的镇静药应具备:①半衰期短(使其镇静效果不会持续至正常的睡眠时间以外);②无药-药相互作用;③对心血管和呼吸系统的影响最小;④不影响正常的睡眠结构;⑤连续给药不会产生耐受性;⑥撤药后不会出现失眠反弹。不幸的是,这样的一种药物目前并不存在。所有的镇静药都有不良反应。危重病医学会建议使用非药物措施和优化环境来促进睡眠，而将使用镇静药作为辅助治疗手段。

ICU患者是一个多样化的群体，需要采用不同的方法来实现睡眠。例如，机械通气患者经常需要抗焦虑和镇痛治疗以促进安全通气和改善患者舒适度。对于这类患者来说，催眠作用只是一个药物的"不良反应"而非用药的主要目的(见第5章)。

目前，没有数据能证实在ICU中使用哪一种镇静药最好。ICU中各种催眠疗法还没有被相互对比研究甚至无专项研究过。需要进行设计良好并针对ICU的试验来比较各种镇静药物对睡眠结构的影响，包括比较其疗效、不良反应和安全性。直到获取了这些数据，才能更好地评估ICU中不同的镇静方法。重要的是应考虑到这样的研究(包括药物剂量研究)是用来实现有效的镇静而非为了获得恢复性睡眠。

(一)苯二氮䓬类药物

苯二氮䓬类药物可能是ICU中最常用的具有催眠作用的药物。这些药物通过减少睡眠潜伏期和增加总的睡眠时间(主要是2期睡眠)来影响睡眠结构。然而，苯二氮䓬类药物也减少了REM睡眠和慢波睡眠时间。常用于ICU的苯二氮䓬类药物有替马西泮(羟基安定)、三唑仑(酣乐欣)、咪达唑仑(力月西)和劳拉西泮(罗拉)。除了它们的催眠特性，苯二氮䓬类药物还具有诱导遗忘、抗焦虑、镇静和肌肉松弛的作用。其不良反应包括呼吸抑制、上气道肌张力降低、次日嗜睡、头痛、恶心、腹泻并可能有低血压。有静脉注射和口服两种剂型可供选择。

(二)非苯二氮䓬类镇静药

唑吡坦(安必恩)、右佐匹克隆(鲁尼斯塔)和扎来普隆(索纳塔)(所谓的Z型药物)与苯二氮䓬类在化学结构上并不相关，但却与$GABA_A$受体[传统的苯二氮䓬类非选择性地与γ-氨基丁酸(gamma-aminobutyric acid, GABA)受体结合]结合而起效。不同于传统的苯二氮䓬类药物，唑吡坦和其他这类药物不改变睡眠进程(保留了3期睡眠和REM睡眠)。据认为，该药物与$GABA_A$受体的特异性结合是较少发生认知功能障碍、记忆力减退和失眠反弹的原因。只有口服制剂可供选用。推荐肝功能损害时进行剂量调整，但对于肾脏疾病则无须调整。不良反应可能包括异态睡眠和异常行为。已有报道使用唑吡坦后出现少见的复杂行为，比如梦游、说梦话，甚至睡梦中驾车。尚未有在重症监护环境中使用唑吡坦的临床数据发表。关于唑吡坦所报道的不良反应包括睡眠中的异常行为，人们担心其具有造成ICU患者谵妄的潜在风险。

(三)抗精神病药物

抗精神病药物如曲唑酮、氟哌啶醇、喹硫平(思瑞康)常常用于治疗ICU中的躁动患者，目前尚缺乏其在ICU中应用的安全性和不良反应的数据。因此，这些药物需要像镇静药一样慎重使用。

曲唑酮降低觉醒程度，缩短睡眠潜伏期及REM睡眠时间同时增加总的睡眠时间。其对慢波睡眠的影响尚不确定。严重的不良反应包括低血压和阴茎异常勃起。

氟哌啶醇缩短睡眠潜伏期并增加2期睡眠，但对慢波睡眠无明显影响。严重的不良反应为心律失常(包括QT间期延长)、低血压、静坐不能、锥体外系不良反应、精神药物恶性综合征和支气管痉挛。

喹硫平治疗的不良反应包括低血压、白细胞减少、降低癫痫发作阈值和神经肌肉无力。

(四)其他用于促进睡眠的药物

水合氯醛是一种速效镇静药，高剂量时会引起中枢神经系统和呼吸系统抑制。随着使用时间的延长，患者常会对其产生耐受。肝肾衰竭的患者不推荐使用。

三环类抗抑郁药和抗组胺药(如苯海拉明)抑制REM睡眠，具有较长的半衰期并有抗胆碱作用。因此，不建议将其当作镇静药使用。雷美替胺是一种褪黑素受体激动药，它的不良反应较小并且没有次日残余效应。然而，不应将其用于严重肝脏疾病的患者。其只有口服制剂可以选用。尚未有关于雷美替胺在ICU内使用的临床研究结果发表。

六、结论

无论对于机械通气还是非机械通气的ICU患者，都应首先尝试使用非药物措施(知识框44-

1)来改善恢复性睡眠。当考虑使用药物手段来促进睡眠时,应将ICU的机械通气患者与非机械通气患者分开进行考虑。机械通气患者接受镇静,患者可获得安全、有效和舒适。虽然很少有研究来比较苯二氮䓬类、丙泊酚和右美托咪定作为镇静药物的异同,或比较三者的不良反应或谵妄的发生率(见第5章和第37章),但似乎苯二氮䓬类、右美托咪定和丙泊酚都适合作为镇静药在ICU内使用。比起药物的选择,更重要的是镇静方案的实施和评估,并以最低有效剂量获得最佳的镇静结果。只是对恢复性睡眠有多大作用尚不得而知。

同样,对非机械通气的ICU患者,尚无临床试验来验证镇静药物的使用会促进恢复性睡眠。一个理想的可用于ICU的镇静药目前还不存在。如果决定使用镇静药物,那么在选择药物的时候应考虑潜在的疾病(特别是呼吸、肾脏和肝脏疾病)以及同时使用的药物的影响。抗组胺药、三环类抗抑郁药、阿片类药物和水合氯醛不推荐作为首选的镇静药。苯二氮䓬类药物如替马西泮可作为非机械通气患者的镇静药物并使用其最低有效剂量。然而,这一建议只是反映了一种共识意见,并没有循证依据。

第45章

血小板减少症

Rebecca Kruse-Jarres, Marc J. Kahn, 著　林名瑞, 译　李玮, 校

　　血小板是来源于骨髓巨核细胞的细胞碎片。血小板通过黏附于受损的血管内表面，形成封堵并为凝血级联反应提供一个作用平面来启动止血过程。血小板计数正常波动于 150 000～450 000/μl。血小板计数显著低于 150 000/μl 称为血小板减少症。血小板减少症的鉴别诊断包括由以下原因引起的疾病：①血小板破坏增加（免疫原因和非免疫原因）；②血小板生成减少；③循环血小板滞留（知识框 45-1）。

　　超过 50% 的 ICU 患者出现血小板计数降低，大多数患者在入住 ICU 的第 4 天左右血小板达最低点。死亡率增加见于中度或重度血小板减少（血小板计数＜50 000/μl）的患者，尤其是血小板减少持续较长时间的患者。

　　在针对 ICU 患者的血小板减少症做出任何治疗或处理决策前，应进行仔细的外周血涂片检查以排除假性血小板减少症，如当血液采集管里使用抗凝剂时血小板会发生聚集。虽然抗凝剂引起的血小板聚集的估计发生率仅为 0.1%，但这是引起血小板计数假性偏低的最常见原因。自动细胞计数仪并未将聚集的血小板计算在内，导致所报告的血小板计数假性偏低。假性血小板减少症最常见于使用乙二胺四乙酸（ethylenediaminetetra acetic acid，EDTA），使用诸如肝素或枸橼酸抗凝的样本中也会发生。真实的血小板计数可直接通过手工计数末梢采血样本加以估计。或者，可尝试使用非 EDTA 抗凝的血液采集管采血来进行自动计数。只有当真正的血小板减少症发生时血小板聚集才具有重要的临床意义。

一、非免疫机制所致的血小板破坏增加的疾病

（一）血栓性血小板减少性紫癜

　　血栓性血小板减少性紫癜（thrombotic thrombocytopenic purpura，TTP）是非免疫性血小板破坏的典型疾病（见第 63 章）。TTP 可由先天性血管性血友病因子（von Willebrand factor，vWF）裂解蛋白酶缺乏或直接针对该蛋白酶的自身抗体所引起。该蛋白酶是由名为 ADAMTS 13 的基因所编码。TTP 患者表现为临床五联征，即发热、肾脏损害、中枢神经系统损害、血小板减少以及微血管病性溶血性贫血（microangiopathic hemolytic anemia，MAHA）。MAHA 的特点是存在红细胞碎片的或裂细胞（图 45-1），这是由红细胞在微血管内破坏所引起的。溶血性尿毒综合征（hemolytic uremic syndrome，HUS）与 TTP 的病理特征相似，但 HUS 的肾功能异常更为明显。HUS 最常继发于产志贺毒素的微生物如大肠埃希菌 O157∶H7 的感染。TTP 的主要治疗方法是血浆置换（亦称为血浆分离）加上糖皮质激素。HUS 的治疗通常采用支持治疗。TTP 患者由于大型 vWF 多聚体的存在导致血小板活化而出现

血小板减少。这会引起血管内血小板聚集并最终导致循环中流通的血小板被清除。在 TTP 时输注血小板会引起致命的后果，可能是由于形成微血栓，因此该病禁忌输注血小板，除非出现危及生命的出血。幸运的是，TTP 患者很少出血。不同于 TTP，由 MAHA 所引起的血小板减少通常对处理原发疾病和清除致病药物的治疗措施反应良好（知识框 45-2；见第 63 章）。再次，对于典型的 TTP，输注血小板应极其慎重，除非出现严重的出血事件。

知识框 45-1　血小板减少症的鉴别诊断

血小板破坏增加的疾病

血栓性血小板减少性紫癜（thrombotic thrombocytopenic purpura，TTP）

非免疫介导性破坏

　　弥散性血管内凝血（disseminated intravascular coagulation，DIC）*

　　药物诱导（环孢霉素、丝裂霉素 C）*

　　感染*

　　脓毒综合征*

　　机械性破坏（例如，体外循环）*

免疫介导性破坏

　　抗磷脂抗体综合征*

　　特发性（免疫性）血小板减少性紫癜（idiopathic thrombocytopenic purpura，ITP）

　　药物诱导（例如，肝素、青霉素）*

　　输血后紫癜（posttransfusion purpura，PTP）*

血小板生成减少的疾病

　　骨髓浸润

　　药物抑制骨髓造血*

　　再生障碍性贫血

　　病毒感染

血小板脾脏滞留引起的疾病

　　脾功能亢进*

　　体温过低

*ICU 患者出现血小板减少症的鉴别诊断

（二）弥散性血管内凝血

弥散性血管内凝血（disseminated intravascular coagulation，DIC）时的血小板减少也是继发于血小板破坏。与 TTP 非常相似的是，DIC 时血小板被激活、聚集并从循环中被清除。与 TTP 不一样的是，ADAMTS13 基因不是血小板活化的原因。相反，凝血酶沉积以及纤维蛋白原转化为纤维蛋白导致了血小板的减少。在一个大型前瞻性多中心研究中，8.5% 的 ICU 患者诊断为 DIC，其 28d 死亡率达 21.9%。

DIC 可由各种原因引起，包括革兰阴性菌和革兰阳性菌感染、创伤、蛇咬伤、脑外伤和烧伤。DIC 时凝血酶的产生并没有伴随其后的中和过程，而这中和过程通常是由凝血途径抑制剂来完成的。由于凝血酶促进纤维蛋白原转化为纤维蛋白，就形成了微血管血栓。这导致组织缺血并伴随凝血成分如血小板、纤维蛋白原和凝血酶原的消耗。DIC 经常由于出现瘀点和瘀斑等皮肤出血表现而在临床上被识别。此外，DIC 也可表现为指端血栓形成，也可能出现休克、器官功能障碍和明显活动性出血。DIC 的其他实验室发现包括凝血酶原时间、部分凝血活酶时间和凝血酶时间的延长，纤维蛋白原水平下降以及纤维蛋白降解产物（fibrin degradation products，FDPs）增加，该产物也被称为纤维蛋白裂解产物（fibrin split products，FSPs）。D-二聚体（D-Dimers）是由于交联

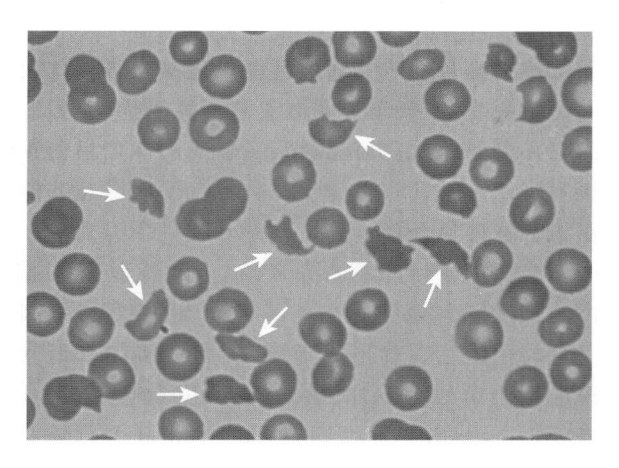

图 45-1 微血管病性溶血性贫血，出现由红细胞在微血管中破坏而产生的裂细胞（箭头）

纤维蛋白被纤维蛋白溶解酶（纤溶酶）降解而产生，在 DIC 时其水平亦会增加。原发性纤维蛋白溶解症是一种罕见的疾病，其原因是纤溶酶在没有 DIC 的情况下生成，其特征为虽然纤维蛋白原水平下降但 D-二聚体水平正常。

知识框 45-2　与血小板减少症相关的常见药物	
诱发免疫介导血小板减少症的药物	
氨力农	苯妥英
阿司匹林	普鲁卡因胺
西咪替丁	奎尼丁
金盐	奎宁*
海洛因	雷尼替丁
肝素	利福平
吲哚美辛	磺胺类
青霉素	万古霉素
诱发非免疫介导血小板减少症的药物	
增加血小板破坏的药物（HUS 样综合征）	
环孢素	
丝裂霉素 C	
使血小板生成减少的药物	
多种化疗药物	
* 亦会产生类似于 HUS（溶血尿毒综合征）的病症	

如何将 DIC 与肝脏疾病引起的凝血病区分开是一个常见的临床问题。在两种情况下，纤维蛋白原都低，凝血时间都延长并且纤维蛋白降解产物增高。检测Ⅷ因子和Ⅸ因子水平有助于将两者区分开来。DIC 患者的所有凝血因子都出现损耗，Ⅷ因子和Ⅸ因子水平都会下降。与此相反，由于Ⅷ因子储存于内皮细胞中，因此肝衰竭患者会出现Ⅸ因子水平降低但可能Ⅷ因子水平仍为正常。虽然 DIC 患者在外周血涂片中可见裂细胞，但这一发现并不稳定。

由于缺乏随机、对照试验的医学文献支持，DIC 的治疗更像是一门艺术而非科学。主要的治疗仍是处理基础疾病。血小板输注应保留用于血小板计数＜50 000/μl 的急性出血患者或预防性用于计划行有创性操作的患者。虽然存在输血制品会加重 DIC 的担心，但尚无临床对照试验的证据来支持输注血液成分会使 DIC"火上浇油"的理论。因此，对于出现活动性出血的 DIC 患者，如其纤维蛋白原水平小于 100mg/dl，应输注 8 单位冷沉淀以补充纤维蛋白原。同样地，新鲜冰冻血浆可以用来纠正延长的凝血酶原时间［例如，国际标准化率（international normalized ratio，INR）＞1.5］。使用肝素能部分减轻 DIC 时的凝血障碍，在一个针对严重脓毒症患者的大型研究中发现，小剂量肝素有助于降低患者的 28d 死亡率。使用组织因子途径抑制药及抗凝血酶Ⅲ并未显示出生存获益。同样，关于活化蛋白 C 在 DIC 和严重脓毒症患者中应用的初期临床试验中，所观察到的生存利益并未在 10 年后针对相同患者群的二期关键临床试验中再次出现，这导致了该产品退出市场。其他治疗方法，如重组Ⅶa 因子，已用于治疗一些有趣的 DIC 病例，但尚无足够的数据推荐其常规应用。

（三）其他原因引起的血小板减少症

一些药物可以引起非免疫性的血小板破坏。两种这样的药物，即环孢素和丝裂霉素 C，会诱发类似于 HUS 的疾病。奎宁依赖抗体因免疫学机制可诱发 HUS 样综合征。药物诱导的血小板减少症的治疗包括停用致病药物。

即使在没有 DIC 的情况下，血小板减少症也可以并发各种感染。细菌感染和脓毒综合征可以合并血小板聚集和破坏。立克次体感染可引起血管炎，导致血小板黏附和破坏。疟疾通常表现为血小板减少。这些感染相关性血小板减少症会随着感染的控制而缓解。

抗磷脂抗体综合征可因免疫学机制而导致血

小板减少症。由血小板机械性破坏而引起的血小板减少症可发生于主动脉瓣功能障碍或体外循环中。治疗措施包括更换失去功能的瓣膜或在体外循环后恢复血小板计数。

二、免疫机制所致的血小板破坏增加的疾病

虽然免疫性(特发性)血小板减少性紫癜[immune(idiopathic)thrombocytopenic purpura,ITP,见第63章]有时可能会导致患者入住ICU,但ITP不是ICU患者新发血小板减少症的常见原因。相反,由药物引起的免疫介导血小板减少症是ICU中最常见的引起血小板减少的原因(知识框45-2)。

(一)药物诱发的血小板减少症

药物诱发的血小板减少症在ICU中很常见(30%～50%),其在重症患者中难以与其他原因引起的血小板减少症相鉴别。然而,在治疗ICU患者的血小板减少症时识别并去除潜在的致病药物是十分重要的。大部分药物引起的血小板减少于用药1周后变得明显。使用肝素与复方磺胺甲噁唑的情况类似。然而,有些药物可在快达用药后1～2d即可出现血小板计数下降,例如血小板糖蛋白Ⅱb/Ⅲa抑制剂替罗非班、依替巴肽和阿昔单抗。有一篇关于药物相关性血小板减少症的详细总结报告可在http://w3.ouhsc.edu/platelets上找到。

(二)肝素诱导性血栓性血小板减少症(HITT)

虽然肝素诱导性血栓性血小板减少症(heparin-induced thrombotic thrombocytopenia,HITT)只出现于不到1%的ICU患者,但它会由于动脉和静脉血栓形成而显著地增高发病率和死亡率。对于一个之前并未接触肝素的患者,在接触肝素最初4d内出现的肝素相关血小板减少通常较轻微、短暂并且与免疫复合物形成无关[通常称为1型肝素诱导性血小板减少症(heparin-induced thrombocytopenia,HIT)]。在这些病例中肝素可以继续使用,血小板计数预期可以自行恢复。相反,对于先前接触过肝素的患者,与免疫复合物形成相关的肝素诱导性血小板减少症(指的是2型HIT)则可威胁生命或危及肢体。2型HIT通常发生于再次接触肝素后5～14d。与使用低分子肝素相比,2型HIT更常见于使用普通肝素的患者,并且更常见于外科患者,尤其是心外科手术后患者。血小板减少在2型HIT中比1型HIT更显著,血小板计数可下降至基础值的50%以下。有一种不常见的情况,在之前接触过肝素的患者中,HIT可能会在再次接触后的数小时内发生。一个常用的评分系统,即"4Ts"系统,已被前瞻性地应用于预测血小板减少患者发生HIT的可能性(表45-1)。

表45-1 肝素诱导性血小板减少症(HIT)的"4Ts"预测系统

分数(0,1,2,评分最高为8分)

	2	1	0
血小板减少	降低>50%	降低30%～50%	降低<30%
血小板开始下降的时间	5～10d	超过10d	小于4d
血栓形成	证实新的血栓形成或皮肤坏死	进行性或复发性血栓形成	无
引起血小板减少的其他原因	无	可能	明确的

预测概率:6～8分为高风险,4～5分为中等风险,小于3分为低风险

改编自 Warkentin TE:Heparin-induced thrombocytopenia:diagnosis and management. Circulation 110:e454-e458,2004.

HIT所致血小板减少症的病理生理涉及免疫复合物的形成。当血小板因子4(platelet factor 4,PF4-血小板α颗粒中所含有的一种蛋白质)与肝素结合时,则形成免疫复合物。针对肝素-PF4复合物形成抗体(IgG),抗原抗体结合可以诱导血小板聚集,从而导致HIT。在发生聚集后,血小板通常被从循环中清除,但在约20%的病例中,它们也会引起静脉或动脉血栓形成。评

估 HIT 可将患者的血液在实验室中使用酶联免疫吸附测定法，测定肝素-PF4 抗体的存在，或者在患者血浆中，观察正常血小板暴露于治疗剂量的肝素时所释放的颗粒含量来确定。

需要高度警惕出现 HIT 和其更具致命性的相关疾病 HITT 发生的可能性。例如，任何发生于接受肝素治疗的 ICU 患者身上的动脉血栓都应怀疑是否为 HITT 引起，后者可出现或不出现明显的血小板下降。这种所谓的白色血栓综合征（反映了在闭塞动脉中的血栓所不常见的大体外观）具有发病率高和死亡率的特点，死亡率高达 28%。当一个接受肝素治疗的患者出现那种与需要使用肝素治疗的血栓截然不同的静脉血栓时，就应怀疑 HITT。此外，血小板计数的降幅>50% 或血小板计数下降至低于 100 000/μl 也提示发生 HITT 的可能性增高。其他发生 HITT 的警示征象包括出现肝素耐药、皮肤坏死（尤其是在之前皮下注射肝素的部位）以及腹部或肢体疼痛。HITT 最常发生动脉血栓的部位为主动脉远端和髂股动脉。其他高风险的血管包括自身冠状动脉、冠状动脉旁路移植血管、脊髓动脉和脑动脉。之前损伤的血管（例如之前置入导管的部位）似乎更容易形成 HITT 血栓。

HIT 和 HITT 的治疗包括立即停用所有来源的肝素并开始使用替代抗凝剂。即使是最小剂量的肝素，如涂抹于一些血管内导管的肝素，都可以诱发和加重 HIT。即使未出现血栓，由于具有血栓形成的高风险，HIT 的血小板减少也应使用替代抗凝剂进行治疗。可选的替代抗凝剂包括肝素类似物（如达那肝素）、直接凝血酶抑制药（如重组水蛭素、阿加曲班、比伐卢定）和 Ⅹa 因子抑制剂（如磺达肝素）。重要的是，应避免使用低分子肝素，因为当使用肝素诱导的抗血小板抗体进行检测时显示其与肝素具有交叉反应性。在血小板计数上升到至少 150 000/μl 以上之前禁忌使用维生素 K 拮抗药（如华法林），因为华法林具有降低蛋白 C 和蛋白 S 的作用从而造成血栓形成的风险。在去除肝素后，大部分患者的血小板计数会在数天内自发恢复。HITT 的患者重复接触肝素可能会导致动脉血栓复发甚至死亡。在 HIT 时也禁忌输注血小板，因为所输注的血小板可能会产生聚集并形成血栓。

(三) 输血后紫癜

血小板减少症的一个罕见原因是输血后紫癜（posttransfusion purpura，PTP）。这种疾病的特点是在输血 7d 后发生严重的血小板减少。PTP 最常发生于约 10% 的患者身上，这部分患者的血小板缺乏 P1^{A1} 抗原这种基因多态性糖蛋白Ⅲa。这些患者产生针对 P1^{A1} 的自身抗体。在接触到输注的含有 P1^{A1} 抗原的血小板时，针对 P1^{A1} 的自身抗体既破坏输注的血小板又破坏自身血小板。PTP 的治疗包括行血浆置换以去除有害抗体、循环抗原或两者一起清除。在 PTP 时应避免输注血小板，因为所输注的血小板可能也是 P1^{A1} 阳性的血小板，这会导致危及生命的输血反应。PTP 患者只能接受来自已知是 P1^{A1} 阴性的个体的血液。所有在输血后 7d 出现严重血小板减少的病例都应考虑是否为 PTP。

三、血小板生成减少的疾病

由血小板生成减少导致的血小板减少症的特点是骨髓中的巨核细胞数目减少，导致骨髓中血小板生成减少的一组主要的获得性疾病是骨髓浸润性疾病，如白血病、骨髓纤维化和转移性肿瘤等。在所有这些病例中，外周血涂片都显示血小板减少合并泪滴形红细胞（泪细胞，dacryocytes）。此外，还可能观察到成白红细胞增多病，其特征表现为有核红细胞和早期髓系形式。对这些疾病进行确诊需要仔细分析骨髓活检和抽吸的结果。

再生障碍性贫血的特点是骨髓所有的细胞系都生成减少。低巨核细胞性血小板减少症是再生障碍性贫血的一个变种，其特征是骨髓中缺乏巨核细胞，但其他细胞系仍存在。血小板减少是以上这两种疾病的一部分表现。

病毒感染常会导致血小板生成减少。流行性腮腺炎、水痘、细小病毒感染、巨细胞病毒（cytomegalovirus，CMV）感染、EB 病毒（Epstein-Barr virus，EBV）感染、艾滋病和其他病毒性疾病都与血小板减少症相关并通常症状轻微。通常这些自限性疾病及其所导致的血小板减少不需要治疗。

血小板生成减少也可见于维生素 B$_{12}$、叶酸和铁的缺乏及酒精中毒。最后，ITP 的一个主要特征是除了免疫破坏以外，还会降低血小板的产生。

生成不足性血小板减少症在患者出现出血或

其血小板计数低至需要行预防性血小板输注时通常给予血小板输注治疗。需要行预防性输注的血小板阈值在所有患者群中都还未能完全确定(见第19章),但通常为小于10 000/μl。包括重组IL-11(奥普瑞白介素)、罗米司亭和艾曲波帕等在内的数种药物可用来增加血小板生成不足患者的血小板产量。

四、血小板脾脏滞留引起的疾病

通常,机体血小板总量的1/3淤滞于脾脏。血小板脾脏滞留可在肝硬化、门静脉高压或脾大的情况下加重。脾大可由以下疾病引起,如肝硬化、心力衰竭、淋巴组织增生性疾病(例如,淋巴瘤)、骨髓增生性疾病(如白血病、真性红细胞增多症、骨髓纤维化)、血红蛋白病(例如,血红蛋白C或血红蛋白SC病、儿童镰状细胞贫血、珠蛋白生成障碍性贫血)、戈谢病及各种感染性疾病(如巨细胞病毒感染、EB病毒感染、肝炎、疟疾、巴贝西虫病)。以上疾病都会出现血小板减少。在这些疾病中,血小板的产生正常,血小板的总量可能也正常,但有较高比例的血小板淤滞于脾脏。由脾滞留引起的血小板减少症通常表现为血小板计数>50 000/μl。由于循环血小板功能正常,并且在需要时血小板可以从脾脏中动员出来,因此血小板脾滞留通常不需要治疗。有报道血小板减少可出现于暂时性低温的患者,可能是由于血小板淤滞于脾脏内。随着复温进程,血小板计数通常会恢复正常。

五、血小板输注治疗

随着20世纪60年代以来塑料管道技术的发展,血小板已可用于输注。血小板输注经常用来治疗与前述血小板生成疾病(见第19章和第24章)相关的血小板减少症。一项发表于1997年的研究观察了接受诱导化疗的急性髓细胞白血病的患者,并得出结论认为血小板计数为10 000/μl(或当体温超过38℃时血小板计数10 000~20 000/μl)与之前所确定的20 000/μl的血小板阈值是同样安全的。

外科文献仍旧认为,对大部分手术来说术前血小板计数至少应为50 000/μl,对神经科或眼科手术来说则至少应达到100 000/μl。将血小板计数阈值定为50 000/μl对于大多数ICU操作也是合理的,这些操作包括置放中心静脉导管、腰椎穿刺术、胸腔穿刺术、腹腔穿刺术和其他小手术,包括切开引流和置放胸管。有一项研究结果确定了在某些骨髓产生不足的疾病中应输注多少量血小板的问题并提示低剂量(1.1×10^{11})和高剂量(4.4×10^{11})的血小板输注在预防出血方面效果是等同的。

六、临床荟萃

1. 避免在TTP、HUS、HIT、HITT或PTP时输注血小板,除非出现危及生命的出血。

2. 在血小板生成障碍时,如果血小板计数低于10 000/μl则予以预防性输注血小板。如果计划行有创性操作,则血小板计数至少应达50 000/μl。

3. 如果ICU患者出现血小板减少,首先应考虑药物因素如肝素。

4. 应记住HIT虽然会出现血小板减少,但也可引起动脉或静脉血栓形成。

5. 对于许多引起血小板减少的疾病来说(表45-2),医生必须处理基础病因而不是简单地输注血小板。

6. 审查外周血涂片可提供有关血小板减少的发病机制方面的线索,并应是处理任何血小板减少症患者的第一个步骤(图45-2)。

表45-2 各种疾病所致的血小板减少的治疗

疾病	治疗
DIC	治疗基础病因;只有当活动性出血时再输注血小板
药物诱发的	去除致病药物
低体温	无须治疗
脾功能亢进	无须治疗

(续表)

疾病	治疗
ITP	糖皮质激素、静脉用免疫球蛋白(IVIG)、抗 D 免疫球蛋白(抗 Rhγ 球蛋白)、利妥昔单抗、脾切除术（见第 63 章）
血小板生成问题	如出现活动性出血或当血小板<10 000/μl 时给予输注血小板(见第 19 章和 24 章关于血小板输注的其他推荐阈值
PTP	血浆置换
TTP	血浆置换、＋/－糖皮质激素、避免输注血小板(见第 63 章)

DIC. 弥散性血管内凝血；ITP. 免疫性血小板减少性紫癜；IVIG. 静脉用免疫球蛋白；TTP. 血栓性血小板减少性紫癜；PTP. 输血后紫癜

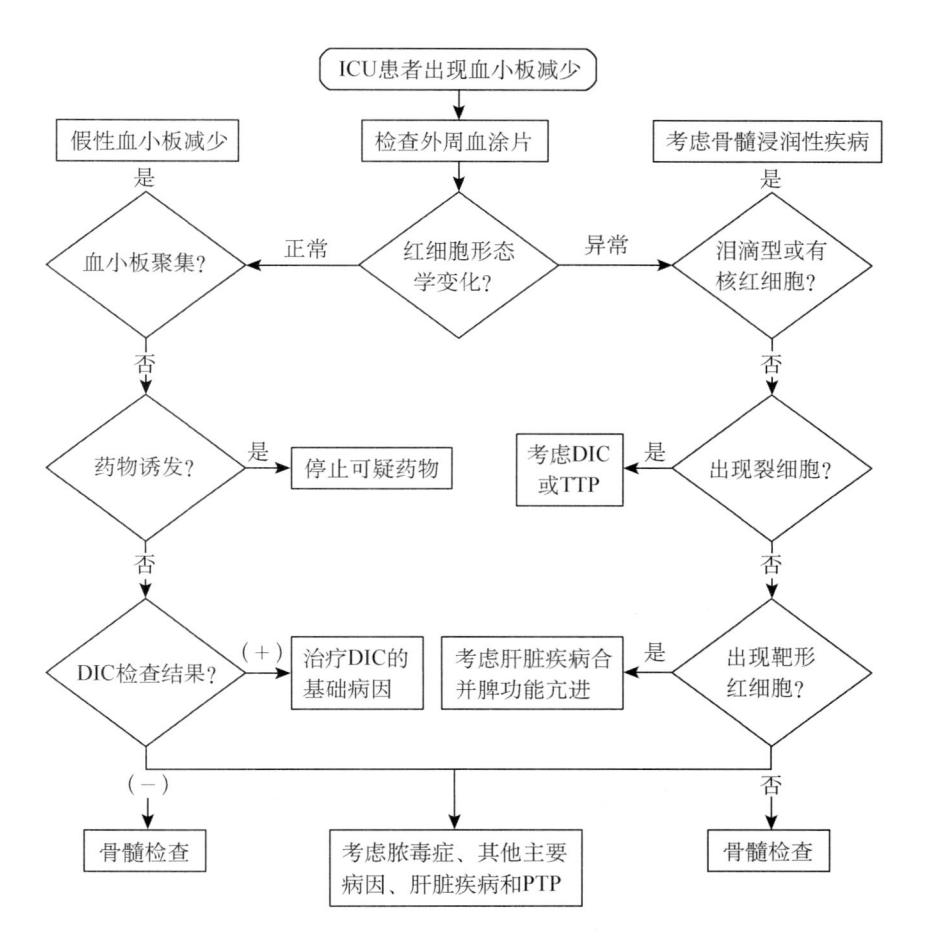

图 45-2 用来概述罹患或出现血小板减少症的 ICU 患者的诊断性评估的流程示意图。DIC 检查包括检测纤维蛋白原、纤维蛋白降解产物、凝血酶原时间和部分凝血活酶时间。DIC. 弥散性血管内凝血；TTP. 血栓性血小板减少性紫癜；PTP. 输血后紫癜

第 46 章

输血反应

Una O'Doherty Siegel　Don L. Siegel,著　林名瑞,译　李 玮,校

输血反应定义为患者在输注血制品期间或其后出现的任何意外的体征或症状。输血反应可能为急性或迟发性、免疫介导性或非免疫介导性、临床表现轻微或具有潜在致命性。轻度反应包括过敏和发热反应,在输血病例中占 1%。潜在致命性反应较罕见,包括输血相关急性肺损伤(transfusion-related acute lung injury,TRALI)、急性溶血性输血反应(acute hemolytic transfusion reactions,AHTRs)、脓毒性反应和全身性过敏反应。

即使正确执行输血程序,轻度和严重的输血反应也难以避免。这些输血反应的发生率具有一定的可预测性(表 46-1)。血库常常需要行进一步的实验室检查来确定疑似输血反应的原因,要考虑到所输注的血液制品的种类。例如,TRALI 可发生于任何含血浆血制品[新鲜冰冻血浆(fresh frozen plasma,FFP)、单位包装的浓缩红细胞(RBCs)和浓缩血小板]的输注中,而 AHTRs 则最常发生于输注红细胞制品。

表 46-1　急性输血反应的发生频率

反应类型	预计发生率(每输注单位)
轻度过敏反应	1/33～1/100
发热性输血反应	1/100～1/200
容量过负荷	1/100～1/10 000

(续　表)

反应类型	预计发生率(每输注单位)
输血相关急性肺损伤(TRALI)	1/5000[‡]
急性溶血性输血反应(症状性)	1/12 000～1/33 000
全身过敏反应	1/20 000～1/50 000
脓毒性反应	1/50 000[*]
非免疫性溶血	未知[†]

[*] 单采血小板已经进行过细菌培养检测

[†] 虽然非免疫性溶血的实际发生率并无明确记载,但其似乎比较罕见

[‡] 更轻的发病形式可能不少但有可能未被识别

本章节只讨论急性输血反应。输血指征在其他章节讨论(见第 19 章)。尤其是涉及大量急性输血反应,包括低钙血症、电解质和代谢紊乱(见第 39 章)以及低体温(见第 55 章)也将在别的章节进行讨论。

一、定义和病理生理机制

(一)输血相关急性肺损伤(TRALI)

TRALI 现在被认为是致命性输血反应的最常见原因。向美国食品和药物管理局(Food and Drug Administration,FDA)报告的输血死亡事件中大约 43% 可归因于 TRALI。TRALI 的确切病理生理机制仍存在争议,其似乎是多因素导致的。据认为经典的 TRALI 发生机制是供血者血浆中

的抗体通过人类白细胞抗原（human leukocyte antigens，HLAs）或粒细胞特异性同种抗原结合到受血者的粒细胞上，而后激活粒细胞引起其在肺血管内的脱颗粒，粒细胞的脱颗粒继而引起的急性肺损伤（acute lung injury，ALI）和急性呼吸窘迫综合征（acute respiratory distress syndrome，ARDS）。然而，根据临床和影像学检查发现有些病例在没有明显抗粒细胞抗体存在的情况下发生了 TRALI。因此，导致 TRALI 的确切机制仍然不明。

（二）急性溶血性输血反应（AHTR）

向 FDA 报告的输血死亡事件中大约 23% 是由于红细胞急性溶血（即 AHTRs）。当针对红细胞抗原的抗体与补体强烈结合时就会发生 AHTR 并产生活跃的血管内溶血。补体的激活触发了凝血级联反应并升高缓激肽水平。活跃的溶血也导致红细胞膜碎片（基质）和组织因子的形成。同时，这些反应会导致低血压、肾功能衰竭、弥散性血管内凝血（disseminated intravascular coagulation，DIC）以及出血。低血压的发生是由于缓激肽与肿瘤坏死因子-α（tumor necrosis factor alpha，TNF-α）水平的增高所致。由于缓激肽释放后出现反应性肾内脏血管收缩以及红细胞基质的毒性所导致的急性肾小管坏死，可能会出现肾功能衰竭。过去认为书写错误后发生的输血以及随后由受血者 IgM 抗糖类抗体所致的 ABO 血型不合引起血液破坏，从而发生 AHTRs。然而，FDA 的数据表明，致命的 AHTRs 也可以由某些补体结合的 IgG 抗体与红细胞表面蛋白抗原（例如那些属于基德血型系统的抗原）形成抗原抗体反应而引起。

（三）发热性输血反应

输注含有白细胞的血制品，如浓缩血小板和少数情况下的浓缩红细胞时，由于凋亡白血细胞（white blood cells，WBCs）释放的细胞因子会使体温出现孤立性的升高。当受血者含有的抗白细胞抗体可交叉结合于所输注的 WBCs（白细胞凝集素）时，可能增强细胞因子的释放。当排除其他原因引起的发热时，这些反应可归为发热性非溶血性输血反应。在输注未经预储存或床边去白细胞过滤的血制品时，发热反应的发生率大约为 1%。由于许多血液采集中心采用了"通用去白细胞处理"程序，发热性非溶血性输血反应发生率已有所减少。

（四）过敏和全身过敏反应

过敏反应的发生率为 1% 到 3%。全身过敏反应发生率为 1/20 000～1/50 000。当输注任何含血浆成分的血液制品时，如受血者存在针对供血者可溶性血浆蛋白的抗体时就会发生此类反应。实际引起输血反应的蛋白抗原通常不易识别，并且这种类型的反应具有个体特异性，只发生在某一对特定的供血者和受血者之间，而两者再次互为供受血者的概率极低。一个明显的例外就是含有 IgA 抗体的血浆作为过敏原输注给 IgA 缺乏的患者。在最严重的病例中，当受血者具有高浓度的针对 IgA 的 IgE 抗体时，就会发生全身过敏反应。幸运的是，大多数 IgA 不足的受血者其 IgA 并非完全缺乏，因此不存在发生全身过敏反应的风险。轻微的反应通常局限于荨麻疹。

（五）脓毒性反应

大约 5% 的致命性输血反应是由于血液制品受到细菌污染。血小板制品最常受污染，因为它们要在室温下保存（红细胞为冷藏保存，FFP 为冷冻保存）。自从执行对单采血小板制品进行细菌培养的措施后，向 FDA 报告的由细菌污染导致的致命性输血反应的发生率已经有所下降。

由于细菌存在于皮肤附属器上或供血者存在一过性的菌血症，故血制品可能会发生细菌污染。在血小板制品中，采集自全血制品（相对于单采收集）的混合浓缩血小板制品发生污染的比例最高，因为其是来自于四到六位捐助者。虽然大部分情况下是革兰阳性菌引起了脓毒性输血反应，但污染了革兰阴性菌的血液制品会引起最严重的反应，这原因部分是由内毒素所致。RBC 制品很少引起脓毒症，但一旦发生则可能是由小肠结肠炎耶尔森菌这种细菌引起，因为其可在冷藏环境中生长良好。

在 2007—2011 年间，寄生的田鼠巴贝虫被确认为是导致死亡的输血传播微生物感染的最常见原因。由于这种寄生虫通常需要 2～10 周的时间来繁殖到显著水平从而引起症状，因此这些感染不会引起急性输血反应。

（六）非免疫性溶血反应

非免疫性溶血占每年向 FDA 报告的致命性输血反应的不到 3%。当 RBCs 与非等张性溶液相混合；暴露在极端温度中，如通过发生故障的血液加温器来输注或输注过快，特别是又通过口径过小的输注针进行输注时，就会发生非免疫性溶血。

（七）容量过负荷反应

容量过负荷这种最常见的非免疫介导性输血反应发生于不到 1% 的输血病例中。在向 FDA 报告的输血相关死亡事件中，容量过负荷占大约 15% 的原因。输注大量的血制品经常导致血容量过多。

二、鉴别诊断

如果在输血期间患者出现生命体征变化或出现诸如荨麻疹或呼吸急促的症状时，应停止输血并对患者进行输血反应的评估。然而，输血反应的症状和体征是非特异性的（表 46-2）。例如，发热可能是无害性发热反应的唯一症状，但也可能预示着急性溶血反应的发生。因此，所有潜在的输血反应都应根据所输血制品的类型进行调查和诊断（表 46-3）。例如，在输注 FFP 期间出现荨麻疹可能是一种过敏反应，但在输注全血来源的混合浓缩血小板制品后出现体温急剧增高达 40℃ 则应高度警惕是否发生脓毒性输血反应。

表 46-2 急性输血反应的症状和体征

反应类型	焦虑	寒战	呼吸困难	侧腰痛	荨麻疹	发热	心动过速	低血压
急性溶血性输血反应*	+++	++	++	+++	−	++	++	+++
发热性输血反应	+	++	−	−	−	++	+	−
轻度过敏反应	−	+	−	−	+++	−	−	−
全身过敏反应	++	−	++	−	+	+	++	+++
脓毒性反应	+	++	+	−	−	+++	++	+++
非免疫性溶血	−	−	−	−	−	−	−	−
容量过负荷	+	−	++	−	−	−	+	−
输血相关急性肺损伤（TRALI）	+	+++	+++	−	−	++	+	+++

* 急性溶血性输血反应可能引起恶心、面红、呼吸困难、少尿和全身出血

评分标准：−. 不存在；+. 轻度症状或体征；++. 中度症状或体征；+++. 重度症状或体征

表 46-3 与各种类型急性输血反应相关的血制品

反应类型	通常涉及的血制品	很少涉及的血制品
急性溶血性输血反应	RBCs	血小板、FFP
发热性输血反应	血小板、RBCs	FFP
轻度过敏反应	RBCs、血小板、FFP	−
全身过敏反应	RBCs、血小板、FFP	−
脓毒性反应	血小板（偶尔为 RBCs）	FFP
非免疫性溶血	RBCs	−
容量过负荷	RBCs、FFP	血小板
输血相关急性肺损伤（TRALI）	RBCs、血小板、FFP	−

RBCs. 红细胞；FFP. 新鲜冰冻血浆

TRALI、AHTR、脓毒症及全身过敏反应这四种最严重的输血反应均伴有低血压。TRALI 的诊断依据是在无充血性心力衰竭（congestive heart failure,CHF）的情况下出现双侧肺部浸润性病变。虽然建议使用脑钠肽（brain natriuretic peptide,BNP）测定来区分心源性（血流动力学

性)肺水肿和TRALI,但由于其测量值在"正常"与增高之间存在重叠而使得BNP的辨别价值不太可靠。

三、诊断评估

输血反应的症状和体征因人而异。例如,大多数脓毒性反应会出现高热。然而,同时使用高剂量皮质类固醇激素来治疗可能会掩盖发热。低血压在脓毒症时也是不断变化的。AHTR的初始症状可能非常轻微,但随后可迅速发展为肾功能衰竭、休克甚至死亡。因此,对每一个输血期间出现的不良反应进行调查是至关重要的(知识框46-1)。

应注意在两种情况下,在怀疑出现输血反应后仍继续输血也是被允许的。第一,如果症状仅限于荨麻疹并且使用抗组胺药(2型组胺受体拮抗剂)如苯海拉明后症状得到缓解,那么通常认为一旦荨麻疹缓解后,重新开始输血是可以接受的。第二种情况是,如果症状仅限于发热,并且医疗团队认为发热与患者的基础疾病有关,只是恰巧和输血同时出现,此时如果该单位的输血政策允许则可以重新开始输血。然而,如果输血管路断开或已超过输血规定完成时间(例如浓缩红细胞为4h),则不应再重新开始输血。

知识框46-1　疑似输血反应的阶梯式临床处理方案

如果怀疑发生输血反应,则采取如下步骤:
1. 停止输血,如有必要应维持静脉通路以利于液体支持治疗。
2. 检查患者腕部手标上的识别码和血制品上的识别码以排除潜在的书写错误(即将正接受输血的患者误当作是预期应输注血制品的患者)。
3. 将事件通知血库(输血中心)(特别严重的是,由于血液样本识别发生混淆,有可能使同一机构内的另一个患者处于危险中)。
4. 将整个输血套装、血制品袋和剩余未输的血制品退回血库,并且根据机构的处理方案要求留取一套输血后血标本送检(例如,留取抗凝试管血或血清试管血或两者都留)。
5. 根据可疑输血反应的性质和所需进行的必要诊断性检查(表46-4)将患者额外的血标本送至合适的化验室。

表46-4　与急性输血反应相关的实验室检查结果

反应类型	直接抗球蛋白实验*	可见溶血*	血红蛋白尿*	血制品革兰氏染色	血制品细菌培养	胆红素,乳酸脱氢酶	脑钠肽(BNP)
急性溶血性输血反应	+	+	+	—	—	升高	—
发热性输血反应	—	—	—	—	—	—	—
轻度过敏反应	—	—	—	—	—	—	—
全身过敏反应	—	—	—	—	—	—	—
脓毒性反应	—	—	—	可能为阳性	+	—	—
非免疫性溶血	—	+	+	—	—	可能升高	—
容量过负荷	—	—	—	—	—	—	+
输血相关急性肺损伤(TRALI)	—	—	—	—	—	—	—

*在输血前假定这些检查是阴性的。除此以外,可能会观察到直接抗球蛋白试验强度增高或溶血或血红蛋白尿的程度加重。传统上这被称为直接Coombs试验,这是用于检测直接针对供血者RBC的免疫球蛋白是否存在

四、管理和治疗的探讨

处理输血反应的最初几个步骤在前已有概述。一般支持治疗是基本的治疗原则(例如,将处于循环休克的患者置于头低脚高卧位并给予静脉液体、吸氧和其他标准的ICU支持治疗措施)。对静脉输液无反应的低血压则需给予升压药(见第10章)。全身过敏反应的处理包括肾上腺素(见第32章),如通过皮下或胃肠外途径给予肾上腺素(1∶1000)0.2~0.5ml皮下(SQ)或肌内(IM)

注射。疑似脓毒症的治疗包括早期给予经验性广谱抗生素以覆盖革兰阴性菌和革兰阳性菌（第19章）。

在出现TRALI时，支持治疗措施包括吸氧，对于严重的病例，在排除其他引起急性呼吸窘迫的原因后可给予无创或有创通气支持。在出现AHTR时，应监测尿量和肾功能，并通过静脉补液来加强利尿。虽然缺乏有力的证据，但有些医生会在不伴血容量减少的成人中使用利尿药（如静脉使用40～80mg呋塞米）。对于非免疫性溶血，也应以类似的方式治疗低血压和肾衰竭。容量过负荷是使用利尿药的指征。轻度荨麻疹通常对抗组胺药（例如，静脉使用25～50mg苯海拉明）反应良好。对于复发性过敏反应，在输血前事先给予50mg静脉用苯海拉明和300mg雷尼替丁口服可能会预防轻度反应并避免造成潜在的血制品浪费。追加50mg泼尼松口服作为预防可以有助于处理更严重的中度过敏反应。对于IgA不足患者所产生的真性IgA过敏，应有指征使用采集自IgA不足供血者的血液制品。这需要与机构当地的血液采集中心进行计划和协调。

输液反应的预防

书写错误既可以是贴错血袋的标签，也可是将血制品误输至不同患者身上，会导致最严重类型的输血反应（即AHTRs）。因此，绝对有必要在床边将所有血液标本贴上标签，并在输注血制品时，严格遵循正确的患者识别程序。

避免其他严重的非溶血性输血反应的方法，通常超出了那些申请及输注血制品的医生所能控制的范围。例如，TRALI可能与供血者体内存在的抗HLA抗体有关；而大部分供血者来源的抗HLA抗体是来自于多产妇。有鉴于此，一些血液采集中心限制血浆制品仅能采集于男性供血者。血液采集中心对单采血小板进行细菌培养的要求，减少了血小板的污染频率达一半以上。如前所述，通过在采集时或在床边进行的血制品去白细胞过滤，使得非溶血性发热反应的发生率显著降低。

五、临床荟萃和误区

1. 当与患者讨论输血风险时，临床医生应该理解患者常常最担心的输血传播传染病的风险。例如，每单位血制品感染艾滋病毒或丙型肝炎病毒的风险估计为1/3 000 000。然而，由于很容易避免的书写错误而导致的急性血管内ABO介导的溶血性输血反应（AHTR），所造成的死亡风险比上述比率高6～15倍（1∶200 000～1∶500 000每输注单位）。记住这些统计数据，通过正确标识血液制品及管道，准确识别患者，来最大限度地减少医疗差错的重要性，再怎么强调也不过分（见第107章）。

2. ICU医生应调查所有的输血反应，并严格遵循该机构针对可疑输血反应的检查方案。在针对某一输血反应所进行的实验室检查期间，该机构通常应暂缓所有的常规血制品的发放。这种暂缓行为可以保证有足够的时间来确认患者的血型，并确保供血者的血液制品在被另外输注之前，完成所有必要血样本的回收。如患者在暂缓供血期间需要用血，ICU医生应直接与血液中心的医疗主管联系，以确保可能为救命所需的血制品不会因未发放而对患者造成潜在损害。每一个输血服务中心都要求配备一名血库医生，以便于对输血反应的调查和处理进行讨论。

第 47 章

呼吸机报警问题

Michael J. Frazer, Paul N. Lanken, 著　　林名瑞, 译　　李　玮, 校

当代智能呼吸机提供了广泛的通气模式选择, 为每个患者提供定制化的辅助和自主通气(第2章)。这些技术先进的呼吸机也包含一系列报警功能, 用以在出现各种潜在危险情况时提醒重症监护室(intensive care unit, ICU)的医生。呼吸机报警设计为通知(但并非指令)采取必要的行动来纠正潜在的危险。因此, 至关重要的是 ICU 医生应熟悉这一系列报警的功能, 并知晓如何评估呼吸机报警的情形, 以及如何成功地处理这些情况(图 47-1)。

一、呼吸机报警的类型

依据所使用的呼吸机模式的不同, 在呼吸机上的功能性报警的类别及数量也各不相同。此外, 在不同的模式下, 相同的报警可能具有不同的含义和响应时间。报警可提示不同程度的临床紧迫性(表 47-1)。

表 47-1　呼吸机报警的紧迫程度

程度[*]	优先度	事件类型	范例
1	最高	立即危及生命	电源故障 失去气源 呼气阀故障
2	高	如果问题持续, 最终会危及生命	气道压高 吸气潮气量高 分钟呼气量低 呼气量低 吸呼比(I∶E)倒置
3	低	不危及生命, 或为单发事件	短时间内的呼吸频率增快 单次出现的高气道压

[*] 紧迫程度可以通过报警音的音调、音高和音量来体现, 或通过呼吸机的视觉显示的信息, 或两者一同体现

面对复杂的情形, 具备将呼吸机报警进行分类的能力是至关重要的。依据报警是否提示呼吸机故障、患者-呼吸机交互问题或患者相关事件, 所有的报警可以分为三种类型。

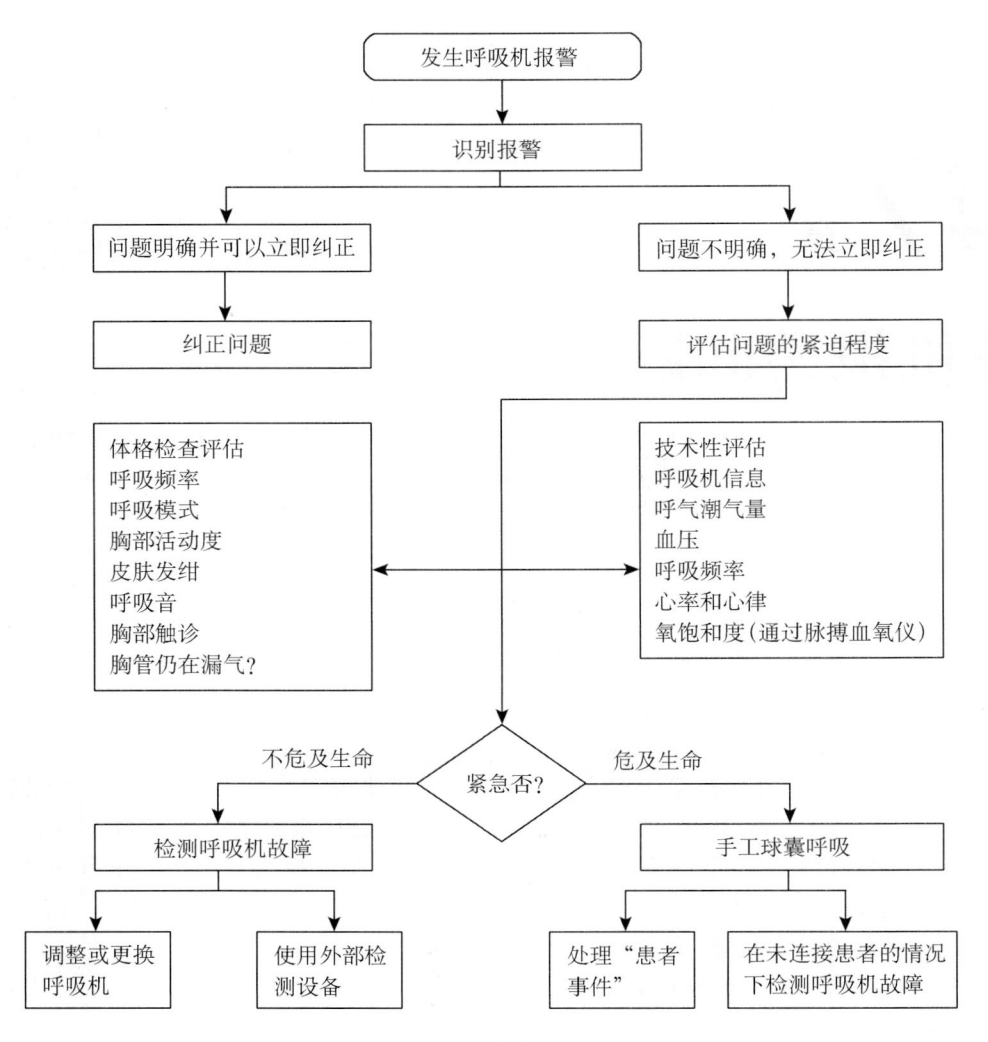

图 47-1 处理呼吸机报警的流程图

由于大多数现代呼吸机是通过基于微处理器的机电系统与气动系统相结合来起作用，因此呼吸机故障可由电动或气动系统的故障而引发。呼吸机制造商会在呼吸机内包含预置报警以确保这些系统的安全。在出现真正的呼吸机故障而非人为失误的情况下，例如电源线被断开，此时别无选择，只能快速识别问题并在必要时更换呼吸机。

人机交互问题指的是机械通气的患者与呼吸机的相互作用。这一方面问题的报警阈值通常由呼吸治疗师来设置并与呼吸机的监测功能密切相关。具有重要意义的是，这些报警也许会提醒 ICU 医生去关注通气支持是如何提供给患者的这个问题。这些报警可提示一系列的情形，例如，从患者与呼吸机断开连接到吸气峰流速未能满足患者的吸气需要等。专门设计用来协助减少人机交互问题的"医生设置"，包括吸气峰流速、吸气时间（"I time"）或吸气上升时间和呼气触发灵敏度等项目。

患者相关事件报警是"监测报警"的代名词。这是设计用来检测患者潜在的生理条件所出现的变化。当出现一个单纯的生理监测报警时（例如心电图监测），报警的原因是由于患者相关事件而非监测设备本身的功能出现问题。相比之下，带有报警功能的呼吸机不仅作为生理监测仪，也可作为治疗干预设备，并可对自身功能进行持续自我监控。ICU 医生经常难以识别问题是来自患者还是呼吸机，并且不易将人机交互问题与单纯患者问题（患者相关事件）区分开来。

每一个常用的呼吸机报警都是设计用来检测某一紧急出现的异常情况,正如其名字所提示的。然而,许多报警设置所探测到的基本情况和目标预防的临床结果存在着相同之处(表47-2)。例如,如果患者与呼吸机断开连接,则多个报警被启动。早期反应报警可监测低吸气压力、低呼气潮气量以及低呼气末正压(positive end-expiratory pressure,PEEP)(如果在断开连接之前有使用PEEP)。后期报警包括低分钟通气量和呼吸暂停报警。呼吸机相关报警不仅形成了安全网,而且和非呼吸机报警如脉搏血氧仪或心电监测互补。表47-3到表47-7列举了常见的呼吸机报警问题、这些问题的鉴别诊断、根据问题的出现部位所进行的分类以及与之相应的纠正措施。

表47-2 常见呼吸机报警

报警名称	监测项目	旨在防止的临床后果
高吸气压限制	气道峰压的急性增高	气压伤
吸气压低	大量气体泄漏	潮气量不足的送气
	患者与呼吸机回路断开	通气不足、低氧血症
	呼吸机对患者的吸气需求反应不足	患者不适
		患者呼吸做功过度
PEEP或CPAP压力低	系统少量漏气	失去呼气末压力
		PaO_2降低
呼气末压力高	呼气阻力	呼气回路部分或完全阻塞
呼气潮气量低	漏气	通气支持不足
吸气潮气量低	自主潮气量下降	低通气
呼气潮气量高	肺顺应性改善	容积伤、气压伤、肺泡损伤
吸气潮气量高	吸气需求增加	过度充气和呼吸机相关肺损伤(VALI)
呼吸频率低	过度镇静	
分钟呼气通气量低	呼吸驱动力降低	患者/呼吸机不同步
	机械或自主通气量降低	窒息、高碳酸血症、通气支持不足
	肺顺应性降低*	低通气
	出现呼吸肌疲劳*	呼吸功能损害
分钟呼气通气量高	肺顺应性增加*	高通气
	过度通气	动态肺过度充气†
		急性呼吸性碱中毒
呼吸频率高	呼吸窘迫,包括焦虑、疼痛	呼吸功能损害、动态肺过度充气†
	自动触发呼吸机	患者不适
	出现呼吸肌疲劳	高通气、急性呼吸性碱中毒
吸-呼比(I:E)倒置	自动触发呼吸机	高通气
	呼气时间不足	动态肺过度充气†
	无意间吸气暂停	
窒息	呼吸骤停	低通气合并高碳酸血症
		低氧血症
氧气-空气接入压低	氧气或压缩空气气源断开	低氧血症
	氧气或空气压力降至最低值以下	压力不足以驱动呼吸机的气动系统
电源断开	电源故障	呼吸机所有需要电力驱动的组件都发生故障
	呼吸机由于疏忽未插入插头	

(续表)

报警名称	监测项目	旨在防止的临床后果
氧浓度低或高	设置的氧浓度和所检测的氧浓度不一致	低氧血症、氧中毒 基于不正确的氧浓度而误导医生的临床决策
呼吸机不工作	呼吸机的故障严重到对患者造成危险	呼吸机可对患者造成所有潜在的有害效应 通气支持不足

* 适合压力控制和压力支持通气模式
† 动态肺过度充气导致气体陷闭和内源性 PEEP
PEEP. 呼气末正压;CPAP. 持续气道正压

二、呼吸机报警:识别问题发生的位置

某些报警可归类为人机交互报警和患者事件报警。气道压力报警、呼吸频率报警和呼气量报警在不同情况时意义不同,因此,现举例详细分析。

(一)气道高压和气道低压报警

气道峰压也被称为肺充气峰压或吸气峰压(peak inspiratory pressure,PIP),是用来将一定的潮气量输送至患者的最大气道压力。当呼吸回路或气道的阻力增加、肺顺应性降低或两者同时发生时就会产生高 PIPs。因此,在肺顺应性没有降低的情况下出现 PIP 增高,则为气道阻力增加。高峰压报警通常由患者的气道问题引起,如气管导管因咬管、扭结、分泌物增多而导致部分梗阻,或发生了支气管痉挛(表 47-3 和表 47-4)。

气道低压报警(表 47-5)经常与呼吸机呼吸回路的空气泄漏相关(例如,在气管导管的气囊周围)或当患者在吸气周期中持续存在吸气努力(由增强的呼吸努力造成)时也会出现。在后一种情况下,患者在吸气时产生的负压将气道峰压降低至低于所设定的气道低压报警限。

表 47-3 呼吸机报警事件:由气道阻力增高所致的高气道峰压

问题	发生位置	纠正措施
咳嗽	患者	吸痰;加深镇静
由痰栓引起的气道阻塞	患者	吸痰;纤支镜;气道内给予 N-乙酰半胱氨酸
气管导管被咬	患者	通过吸痰证实梗阻位于口腔水平;置入牙垫
支气管痉挛	患者	处理支气管痉挛
人机不同步	患者-呼吸机交互层面	调整设置以更好地适应患者的需要;安慰焦虑患者
呼吸机回路被冷凝水阻塞	呼吸机	从回路中引流积水

表 47-4 呼吸机报警事件:由呼吸系统顺应性低引起的高气道峰压

问题	发生位置	纠正措施
张力性气胸	患者	使用穿刺针紧急减压,置入胸管(第 35 章)
急性肺水肿	患者	处理心脏问题(如心肌缺血)
气管导管尖端误入右主支气管	患者-呼吸机交互层面	通过听诊确认,重新调整 ETT 位置并妥善固定
I∶E 比倒置	患者-呼吸机交互层面	缩短吸气相;延长呼气相
呛咳(对抗正压呼吸)	患者-呼吸机交互层面	镇静;改为更适合患者的模式;安慰患者
送气潮气量过大	患者-呼吸机交互层面	降低送气潮气量

I∶E. 吸-呼比;ETT. 气管导管

表 47-5　呼吸机报警事件：吸气压低、持续气道正压低或呼气末正压低

问题	发生位置	纠正措施
系统漏气	患者-呼吸机交互层面	寻找并纠正漏气
系统漏气	呼吸机	送去检修
呼气阀故障	呼吸机	修理故障
患者与呼吸机断开	患者	评估并重新连接患者
峰流速不足	患者-呼吸机交互层面	增加流速以满足患者的吸气需求
呼吸机未能正确感知患者的吸气努力	患者-呼吸机交互层面	调整呼吸机设置以与患者的吸气努力相同步
人机不同步	患者-呼吸机交互层面	调整吸气流速及灵敏度

（二）高呼吸频率和低呼吸频率报警

呼吸频率增加是最早提示患者出现呼吸困难的征象之一。如果呼吸机未能提供充分的支持，例如由于呼吸回路漏气或机械故障，患者的呼吸频率增加以代偿通气支持的不足。启动高呼吸频率报警的患者相关因素包括焦虑、疼痛、急性神经系统事件（导致中枢神经性过度通气）、低氧血症、高碳酸血症、代谢性酸中毒、呼吸窘迫以及呼吸肌疲劳或虚弱（表 47-6）。

当患者出现窒息或由于镇静导致患者的呼吸驱动出现急性抑制（或由中枢神经系统抑制所致的其他原因），就会启动低呼吸频率报警。

表 47-6　呼吸机报警事件：呼吸频率高

问题	发生位置	纠正措施
低氧	患者-呼吸机交互层面	提高氧浓度
焦虑	患者	加强镇静
疼痛	患者	加强镇痛
呼吸肌疲劳	患者-呼吸机交互层面	提高呼吸支持力度
呼吸困难	患者-呼吸机交互层面	提高呼吸支持力度，使用阿片类药物改善症状
呼吸机灵敏度阈值降低	患者-呼吸机交互层面	调整灵敏度
心脏搏动	患者-呼吸机交互层面	调整灵敏度
中枢神经性过度通气	患者-呼吸机交互层面	给予阿片类药物；使患者肌松可作为最后的手段

（三）低呼气量报警

呼吸机的呼吸回路和气管导管为呼吸机将一定体积的气体输送到患者肺部提供了途径。这应是一个封闭的系统以确保患者实际接受到由呼吸机产生的气体量，这一点至关重要。如果系统内出现漏气，患者接受到的潮气量小于预设的潮气量，这反过来会引起低呼气量报警。除非患者是在自主呼吸（如前述低气道峰值报警的讨论），否则大多数呼气量报警都可以归因于呼吸回路漏气或气管导管（或气管切开导管）的气囊漏气，见表 47-7（见第 22 章和第 30 章中有关气管导管及其气囊的更多信息）。通常来说，呼吸机应足够精确以使输送至患者的潮气量等同于预设的潮气量（包括自动将在吸气过程中由呼吸回路的膨胀所引起的潮气量"损失"考虑在内）。

一系列的患者相关事件可以触发低呼气量报警。这通常发生于患者的自主潮气量下降时，并经常合并患者的呼吸频率增加，即所谓的"浅快呼吸"。这通常提示呼吸肌疲劳的开始。当采用压力控制或压力支持通气模式时，呼气潮气量所出现的降低（或升高）的变化（不伴机械系统的漏气）可以很好地反映呼吸系统顺应性的变化。对此，ICU 医生应调整呼吸机参数以防止通气不足、过度通气或肺部过度膨胀。应记住如果患者有一根或一根以上胸管存在漏气，由于这些漏气因素，所测出的呼气量将总是小于送气潮气量。

表 47-7 呼吸机报警事件：低呼气潮气量

问题	发生位置	纠正措施
浅快呼吸	患者或患者-呼吸机交互层面	调整呼吸机设置
呼吸回路漏气	患者-呼吸机交互层面	纠正漏气
患者与呼吸机断开	患者-呼吸机交互层面	将患者重新接上呼吸机
胸管漏气	患者	调整报警设置
患者自主潮气量下降	患者	调整呼吸支持力度
肺顺应性下降（PS 模式时）	患者	评估患者
报警设置不正确	患者-呼吸机交互层面	调整报警设置
气囊周围漏气	患者-呼吸机交互层面	使用气囊测压计来对气管内导管的气囊进行评估、调整位置和再充气。如果封闭漏气的气囊压力超过 25mmHg，则考虑更换导管（见第 22 章）

PS. 压力支持通气模式

（四）高吸气和呼气潮气量报警

高潮气量通气会导致并发症的发生，诸如过度充气、不均匀通气、容积伤、气压伤和对肺组织的进一步损伤。

大部分 ICU 医生认为，患者安全机械通气过程中，"低牵拉"小潮气量通气至关重要，尤其是对那些出现急性呼吸窘迫综合征（acute respiratory distress syndrome，ARDS）或急性肺损伤（acute lung injury，ALI）以及与之相似的有发展为 ALI 或 ARDS 风险的患者（见第 2 章和第 73 章）。据认为潮气量大于 8ml/kg/理想（瘦体）体重（predicted body weight，PBW）与 ARDS 和 ALI 患者肺部炎症和肺损伤的增加相关，并导致发病率/死亡率的增加。

高呼气潮气量报警从声音和视觉上提醒医务人员，潮气量已超过出了理想的范围。此报警在自主通气和控制通气下的容量及压力模式下都会被激活。

高吸气潮气量限制报警也将在声音和视觉上提醒医务人员，更重要的是，呼吸机将在到达报警设置限时，停止送气以确保患者不会接受到更多的送气量。此报警在自主压力通气或控制压力通气模式下可被激活（见表 47-2）。

在机械通气期间，医务人员应密切监测患者，以确保潮气量不会超出理想的范围。产生高潮气量的原因不一。在容量触发的通气模式中（第 2 章和第 73 章），潮气量由医生来设置。在某些 ICU 中，将潮气量设置为大于 8ml/kg/PBW 可能是个问题。出于这种考虑，大多数现代呼吸机允许医生按 ml/kg/PBW 的形式查看潮气量。在进行压力触发通气模式期间，患者的吸气努力增加并且患者的肺、胸壁（或两者皆有）顺应性改善（即增加）时即会出现更高的潮气量。

三、对呼吸机报警进行设置和反应

（一）ICU 呼吸治疗师的角色

尽管在 ICU 内工作的所有的医务人员都应熟悉呼吸机报警，但呼吸治疗师对呼吸机管理和所有报警的设置负有主要责任。这些人通常为注册呼吸治疗师（registered respiratory therapists，RRTS）或认证呼吸治疗师（certified respiratory therapists，CRTs），经过专门的培训来处理呼吸机、呼吸机质量控制以及呼吸机相关的问题。他们可作为处理 ICU 呼吸机报警的专业人力资源。如果呼吸机报警设置不当会导致误报，也就是说，报警可能在没有实际呼吸机故障或患者事件的情况下启动。这些错误报警，通常称为滋扰报警，如果它们导致 ICU 工作人员未能对真实事件产生及时反应，则可能会危及患者的安全。

（二）报警模块

智能呼吸机报警可以为视觉报警、声音报警或两者皆有。它们通常也采用信息提醒的方式来指导医生解决问题。比如某一时刻出现了声音报警，但当医务人员到达床边的时候，情况可能已经自行纠正了。大多数的呼吸机都具有记忆显示功能,可以用来确定之前出现报警的原因。智能呼吸机上的报警模块也使用优先度分级来提示医生报警的紧急程度,从而决定针对报警所需要的反应速度(表47-1)。

(三)呼吸机内置的安全装置

所有呼吸机都内置有一定的安全装置以确保患者安全。非智能呼吸机只有压力监测能力。智能呼吸机可以不断进行自检。虽然制造商在各自产品上都有自己独特的安全特性,但有些特性在大部分常用品牌上都是通用的。这些通用安全装置是设计用来保护患者免受由呼吸机故障造成的任何伤害。

后备窒息通气指的是一个内置的安全装置,主要有两方面的功能:第一,在微处理器觉察出呼吸机故障时它可提供紧急通气模式;第二,如果机械通气患者呼吸暂停时间长于设置参数所允许的范围时,就会启动该模式。对于某些呼吸机,临床医生可以自行设置这些参数。而对于其他呼吸机,则由制造商来设置这些参数。

呼吸机和回路是一个封闭系统,即它们是与大气压相隔绝的。所有的通气和气源都通过呼吸机的气动系统来提供。然而,如果呼吸机不工作并且患者仍有自主呼吸的能力,那么现代呼吸机配备有的安全阀,可以将呼吸机回路与环境空气相通,从而允许患者可以在无须呼吸机辅助的情况下呼吸。

大部分智能呼吸机在用于患者之前需要进行"使用前自检"。这可以事先确保呼吸机正确地校准和发挥功能。这个自检还对呼吸机回路进行检查,以确保所有的接口都正确密封并防止不需要的气体泄漏出现。它甚至可检测回路的顺应性,这可以使呼吸机增加送气潮气量来补偿吸气过程中因管路膨胀而抵消掉的那部分气体。

(四)应对呼吸机报警

呼吸机报警时,医护人员的第一反应是必须确保患者安全。如果怀疑患者的通气支持力度不足,应使用人工呼吸器来对患者进行手工通气。同样,如果潜在的危险状况不能立即纠正,患者应迅速由呼吸机通气转向手工通气。在患者的安全得到保障后,应采取通用的阶梯式方法来应对呼吸机报警(图47-1)。

第48章

ICU 患者获得性肌无力

Shawn J. Bird,著 林名瑞,译 李 玮,校

重症监护室(intensive care unit,ICU)全身性肌无力的患者可由多种原因造成。肌无力可能由中枢神经系统(central nervous system,CNS)功能障碍、周围神经系统功能障碍或两者兼而有之的原因引起。本章讨论重症患者肌无力的原因。发生在 ICU 内的肌无力通常与造成严重肌无力而需收住 ICU 的疾病不同,例如重症肌无力或格林-巴利综合征(见第 67 章)。存在神经肌肉疾病的患者,如肌萎缩性侧索硬化症,也可能因其他疾病(如感染)造成的急性肌无力而收住 ICU。

病史和神经学检查的线索有助于对急性全身性肌无力进行鉴别诊断(表 48-1 和表 48-2)。患者入住 ICU 之前未知是否存在肌无力,那么鉴别诊断也应包括那些可能产生肌无力而需 ICU 监护治疗的疾病(表 67-2)。

如果患者出现一侧肌无力(偏瘫),常见于急性结构性病变如卒中或颅内出血。癫痫发作,特别是持续时间较长的发作,也可能会产生持久的单侧肌无力(托德麻痹)。考虑脊髓压迫也是很重要的,因为脊髓一侧受压也可能引起明显的单侧肌无力。

表 48-1 发生在 ICU 患者中的急性单侧性肌无力

病因定位	临床特征	诊断性检查
脑卒中-缺血或出血	面部和手臂常较腿部更无力 具有危险因素,例如房颤、MI、心内膜炎或出血素质/抗凝(ICH)	MRI(颅脑)[*]
癫痫发作-在较长时间发作后(托德麻痹)或合并非惊厥性癫痫持续状态	之前存在癫痫的病史或目击到癫痫发作 常可见潜在的结构性病变	EEG[†] 和 MRI(颅脑)
脊髓-硬膜外脓肿、肿瘤或出血引起的一侧压迫	背痛或颈部痛 未累及面部 具有感觉平面(图 102-1) 在胸部或腰部病变时手臂可能未累及	MRI(颈段、胸段或腰段脊髓)

[*] 其他检查通常包括头部和颈部 CTA 或 MRA、超声心动图、远程监测和颈动脉超声检查
[†] 常需持续 EEG 监测
MI. 心肌梗死;ICH. 颅内出血;MRI. 磁共振成像;EEG. 脑电图描记

表 48-2　ICU 患者急性全身性肌无力[*]

病因定位	临床特征	诊断性检查
脑部[†]	反应迟钝合并四肢瘫	
脑病（脓毒症、镇静药物、肾衰竭或肝衰竭）	严重感染	血培养；感染的影像学检查
	已知肾脏或肝脏疾病	肾或肝功能的血液检查
双侧结构性病变（脑卒中、SAH、继发于颅内压增高的脑疝）	开始于单侧肌无力	CT 扫描（脑部）、MRI（脑部）
	瞳孔不对称增大	
非惊厥性癫痫持续状态	癫痫病史；患者反应状态出现快速波动	延时 EEG 监测
脑干	常见眼球运动异常	
脑干卒中	可能为反应迟钝或清醒	MRI（脑部）
脑桥中央髓鞘溶解症	严重低钠血症的快速纠正	MRI（脑部）
脊髓	具有感觉平面；早期尿潴留；头部肌肉未累及	
急性硬膜外压迫（脓肿、出血、肿瘤）	感染、肿瘤或出血病史	MRI（颈段、胸段或腰段脊髓）
	背部或颈部疼痛	
	肌无力可能局限于下肢（在胸髓病变时）	
其他原因（脊髓出血）	出血高危因素	MRI（颈段或胸段脊髓）
外周神经	肌无力，合并感觉及反射消失	
危重病多发性神经病[‡]	在严重疾病后发生	EMG；NCS
神经-肌接头	肌无力不伴感觉或反射消失	成串刺激仪
持久的药物性神经肌肉阻滞	使用神经肌肉阻滞药的病史并且有肾或肝功能不全	检查的 EMG 和 RNS
高镁血症	肾衰竭病史	血清镁浓度
肌肉	肌无力不伴感觉或反射消失	EMG
危重病肌病[‡]	在严重疾病后发生；常有使用皮质激素或 NMBA 的病史	血清钾浓度
严重低钾血症	具有低钾血症、使用利尿药或肾小管性酸中毒的病史	

[*] 这是在 ICU 内才出现的肌无力；完整的肌无力鉴别诊断请参考表 67-2
[†] 在这些疾病中反应迟钝的程度应严重到产生四肢瘫的水平（见正文）
[‡] 危重病（即严重脓毒症）是这些疾病的可能原因
SAH. 蛛网膜下腔出血；CT. 计算机断层扫描；MRI. 磁共振成像；EEG. 脑电图；EMG. 肌电图；NCS. 神经传导检查；RNS. 重复神经电刺激；NMBA. 神经肌肉阻滞药

如果肌无力是全身性的，重要的一点是应考虑患者的意识水平。严重脓毒症或药物性脑病的患者也会出现肢体无力，并与其反应迟钝的程度成正比。严重的双侧结构性脑病（例如，双侧脑卒中或脑疝综合征）或脑炎也会出现类似情况。对于一个反应良好的患者，脑部病变不太可能是明显四肢瘫痪的原因。在这种情况下，应怀疑脊髓或外周神经系统（例如，运动神经元、神经、神经-肌接头或肌肉）受累。识别脊髓受压尤为重要，因为如能早期发现是可以医治的。

一、ICU 患者急性神经性肌无力

严重的获得性神经肌肉无力在 ICU 内很常见。危重病多发性神经病（critical illness polyneuropathy, CIP）和危重病肌病（critical illness myopathy, CIM）这两种综合征占这些获得性肌无力病例的绝大多数。这些疾病显著延长了呼吸机依赖时间。与那些没有 CIP 或 CIM 的患者相比，罹患这些疾病中的一种可使 ICU 患者平均增加约 12 个机械通气日。

必须认识到，明显的肢体无力或无法让患者脱离机械通气的原因是由于 ICU 获得性神经肌肉疾病。它可以防止不必要的诊断性检查，如大量的颅脑或脊髓影像学检查。脱离呼吸机的步骤明显放缓，并且拔管时间可能延迟，直到患者呼吸肌力和咳嗽力量足够时为止。识别 CIP 和 CIM 而非脑损伤是肌无力的原因，这可以避免对此类患者的预后错误地做出悲观的判断。

电刺激诊断检查[肌电图（elctromyographic，EMG）和神经传导检查]是确定 CIM 或 CIP 是否存在并量化疾病严重程度的最有效的方法。神经和肌肉活检是侵入性的检查，一般不在 ICU 中实施，除非怀疑是另一种疾病并且鉴定该疾病的最好方法是病理学诊断（例如，血管炎或肌炎）时才予以考虑。

发生 CIP 和 CIM 的危险因素是互相重叠的，因此很多患者经常会合并两种疾病。在重症患者中 CIP 和 CIM 的发生率很高（例如，在 ICU 内住院超过一周的严重脓毒症患者的发生率约为 50% 或更高）。在这些患者中，CIP 和 CIM 各占 10%，两者兼有占 80%。发生 CIP 和 CIM 的主要危险因素是存在全身炎症反应综合征（systemic inflammatory response syndrome，SIRS）（见第 10 章）。对疾病严重程度所进行的评估（使用 APACHE Ⅱ 或 Ⅲ 评分、SIRS 的存在，或使用器官功能衰竭评分）与 CIP 和 CIM 的发生是有关联的。疾病的严重程度强烈地影响 CIP、CIM 或者两者一起发生的可能性。除脓毒症外，接受大剂量糖皮质激素和非去极化神经肌肉阻断药（nondepolarizing neuromuscular blocking agents，NMBAS）也与 CIM 的发生有关。

二、危重病多发性神经病

CIP 是一种感觉运动性轴突神经障碍，可能发生于 SIRS 或者脓毒症的情况下，通常是在疾病的严重阶段（例如，脓毒症合并多器官衰竭）出现。CIP 的临床特点是四肢无力，常主要分布于肢体远端，并且无法脱离机械通气，而这可能是首先被识别的临床表现（表 48-3）。下肢可出现反射减少或消失。患者可以出现感觉丧失，但这通常难以可靠地鉴别，因为其同时合并的脑病或镇静使得患者无法配合体格检查。颅神经在 CIP 时很少受累，如有出现则提示可能存在其他神经系统疾病。

CIP 的电生理学检查是针对轴突性感觉运动神经病变所进行的。神经传导检查（nerve conduction studies，NCSs）的特点为感觉和运动反应振幅降低，这反映了潜在的轴突损伤。没有提示脱髓鞘病变的特征，如在吉兰-巴雷综合征（Guillain-Barre syndrome，GBS）（见第 67 章）中所见的那样。在那些严重的 CIP 病例中，膈神经传导往往缺失并且膈肌针刺肌电图检查提示去神经支配。

CIP 的发病机制还处于推测阶段，因为在该病患者中并没有确定特异性的毒素、感染因素或营养缺陷与之相关。一种观点认为与 SIRS 相关的细胞因子和自由基对周围神经微循环造成了不利的影响。这转而产生神经内膜缺氧或缺血或缺血缺氧并造成远端轴突变性。

三、危重病肌病

与 CIP 相似，CIM 的临床表现为急性起病的肢体和呼吸肌无力，但由于同时存在脑病、镇静或两者兼而有之，因而常常难以早期识别。肌无力的程度可从轻度直到完全的四肢瘫痪。肌无力并不是呈现长度相关模式，即远端肌肉最严重，而这是 CIP 和大多数的神经病变的典型特点（表 48-3）。在 CIM 患者中，通常近端肢体的肌无力与远端肢体是一样的。呼吸肌也经常受累，这常使脱机延迟。无法脱离呼吸机可能是其首先被识别的临床表现。可能会存在颈屈肌或面肌无力，但如出现眼肌麻痹则应考虑存在另一种疾病。感觉功能不受影响，但临床上在脑病、镇静和气管插管的患者中这常常无法评估。像其他肌病一样，深肌腱反射随着肌力的下降而出现降低。

血清肌酸激酶（creatine kinase，CK）在不到一半的报道病例中出现增高，但通常只是轻微增高。与 CIP 一样，电生理学检查是确诊 CIM 的关键。对于 CIM 患者的运动神经传导检查常常不同于大多数肌病所见。记录自远端肢体肌肉的运动反应振幅可见降低甚至消失。许多患者的运动反应持续时间出现异常延长。患者保留有感觉神经动作电位的振幅，除非同时存在 CIP 或事先存在神经病变。

表 48-3 危重病多发神经病(CIP)和危重病肌病(CIM)

	危重病多发神经病	危重病肌病
危险因素	脓毒症或 SIRS	脓毒症或使用 NMBAs 和糖皮质激素
临床表现	感觉和运动缺陷	仅有运动缺陷
血清学检查	CPK 正常	CPK 正常到轻度↑
活检组织病理学检查*	神经-轴突缺失	神经-正常
	肌肉-去神经支配	肌肉-肌球蛋白斑片状缺失；轻度坏死
电生理检查		
神经传导检查	感觉和运动电位振幅↓	感觉电位正常
		运动电位振幅↓↓
针刺肌电图		
自主活动	存在，常较突出	无或少量存在
MUP 表现	正常至时限长-振幅高	振幅↓并且时限↓
MUP 募集	下降(神经源性)	早期完全募集(肌病性)
肌肉兴奋性检查†	正常	缺失或↓↓
预后	严重轴突缺失的患者恢复缓慢	常在数周至 3 个月内快速恢复

* 在临床实践中不常使用(见正文)
† 在大部分单位无法实施
SIRS. 全身炎症反应综合征；NMBAs. 神经肌肉阻滞药；CPK. 肌酸磷酸激酶；MUP. 运动单位电位

肌肉活检是有创性检查，并不常规用于 CIM 的确诊。然而，CIM 的病理学检查显示出普遍存在的特征性的肌球蛋白粗丝的斑片状缺失。这是 CIM 最具特征性的病理表现。

CIM 产生肌无力所牵涉的机制是多方面的。脓毒症、非去极化神经肌肉阻滞药和大剂量糖皮质激素可能会通过多种细胞学机制，导致肌球蛋白的丢失和其他结构蛋白的变化。在急性期，肌肉细胞膜的兴奋性受损可能对肌无力的产生起着更重要的作用。肌膜兴奋性的丧失可能是由于钠通道的异常失活。

四、神经肌肉阻滞药物的持续药理作用

在个别患者中，神经肌肉阻断药(neuromuscular blocking agents, NMBAs)(见第 6 章)的效应会持续存在，导致意料外的肌无力以及无法脱离机械通气。代谢紊乱，特别是肾功能衰竭，可以减缓某些神经肌肉阻滞药及其活性代谢产物的清除，从而产生长时间的瘫痪。如果怀疑是由 NMBA 导致的持续四肢瘫痪，这种效应可以简单地通过重复神经电刺激及神经传导试验检测出来。长时间的阻滞效应可能持续几天，对于任何中断使用 NMBAs 后仍然存在肌无力的患者都应考虑这个问题。然而，在停止用药后肌无力不应持续超过 2 周，通常仅持续几天。

五、CIP 和 CIM 的治疗和预后

CIP 或 CIM 没有特别的药物治疗手段。尽管如此，首先我们要识别疾病的各种临床症状，帮助临床鉴别诊断与处理。尽量避免增加额外的危险因素，如大剂量糖皮质激素和 NMBAs，妥善处理重症患者，那么 CIP 和 CIM 是可以预防的。

CIM 预后良好。大多数 CIM 患者在 1~3 个月内可恢复到接近或完全达到功能独立的状态。总体来说，尽管 CIP 预后尚可，但 CIP 的神经功能恢复变数更多，如格林-巴利综合征，CIP 的恢复取决于轴突变性的程度，在有大量轴突缺失的严重 CIP 病例中，其恢复时间更长，并且远端运动和感觉缺陷可能会无限期地持续存在。

第五篇

ICU 疾病分类

心脏和血管

第49章

加强心脏生命支持和治疗性低温

David A. Fried Marion Leary Benjamin S. Abella,著 陈　晗,译 于荣国,校

突发心搏骤停(sudden cardiac arrest,SCA)定义为突发的心脏机械功能停止和伴随的全身血流停止。SCA在美国是造成死亡的主要原因,每年约有300 000人死于SCA。加强心脏生命支持(advanced cardiac life support,ACLS)是一组具有高度时间敏感性的治疗手段,用于循环的支持,并最终重建自主循环(图49-1概述了SCA的生存时间曲线)。ACLS包括心肺复苏(CPR)、气管内插管、电除颤以及使用特定的药物干预手段。ACLS治疗流程(见附件D的ACLS流程)被广泛应用于院内(由经训练的医生和护士实施)和院外的SCA(由急救车工作人员实施),大量的医务人员应当取得ACLS的资格证书。

美国一项自2008年实施的评估心搏骤停生存预后的多中心研究显示,院外心搏骤停的出院生存率波动于3%~16%之间,总体生存率约为8%。院内心搏骤停的出院生存率稍高,大宗的病案研究显示约为18%。用于应对院内即将发生的心搏骤停事件的快速反应团队(RRTs,或称为紧急医疗团队,medical emergency teams,METs,见第110章)模式的采用和发展使得院内心跳骤停的人群特征发生了变化,越来越少的SCA发生在普通病房,但其更多地发生于ICU中。然而,关于RRTs对SCA生存率的影响,仍存在争议,相关的研究也仍在进行之中。

一旦患者恢复脉搏,通常认为ACLS所需的一系列步骤已完成,但作为一种强有力的复苏后治疗的选择,治疗性低温(therapeutic hypothermia,TH)的引入,则拓展了复苏治疗的适用范围。TH即在复苏开始的同时,人为地降低患者的中心体温,已显示能够改善SCA后的生存率和神经系统转归。本章将对心搏骤停的复苏治疗和包括TH在内的复苏后治疗的重要方面进行综述。有关的参考文献将被写入美国心脏学

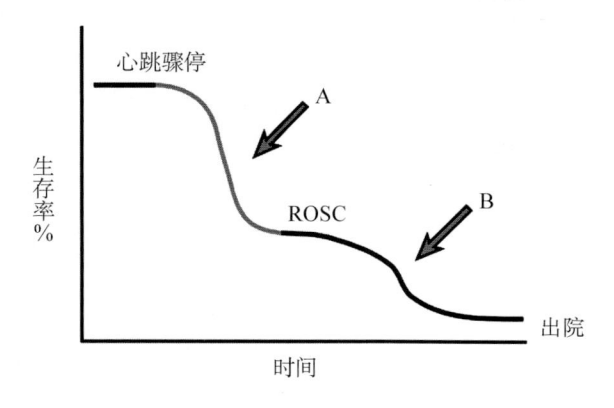

图49-1　突发心搏骤停后的生存曲线图解
请注意两个发生死亡的时间段:A. 复苏过程中,使用ACLS期间;B. 自主循环恢复(return of spontaneous circulation,ROSC)之后,此时给予治疗性低温将改善预后

会（American Heart Association，AHA）编写的 ACLS 方案和指南，本章中不再列举。临床医生应参考 ACLS 手册和 AHA 的参考资料以获得特定的操作细节（见附件 D 的 2010 年版 ACLS 流程）。

一、心肺复苏

重新建立循环关键的第一步就是立即实施心肺复苏（cardiopulmonary resuscitation，CPR），该技术从 20 世纪 60 年代开始形成现有的模式。快速实施正确、有效的 CPR，能增加 2～3 倍的生存机会。AHA 颁布的心肺复苏指南推荐的胸外按压频率为 100/min，并且通气频率，不论是口对口或是球囊面罩通气，均采用 8～10/min 的频率。AHA 推荐"有力且快速"的按压，成人的按压深度为 3.81～5.08 cm，确保胸廓充分的回弹并尽可能减少按压的中断（表 49-1 中正确 CPR 操作的关键环节）。对于基础生命支持（basic life support，BLS）的推荐意见在 2005 年发生了变化，成人的按压-通气比从 15:2 改为目前推荐的 30:2，目的在于尽可能多地输送氧合血液至重要器官。据估计 CPR 仅能提供正常心输出量的 20%～30%，因此血流量很大程度上取决于按压的质量。在心搏骤停后无按压的时间每增加 1min，生存的概率将下降 10%～15%。

表 49-1 心肺复苏的质量指标

参数	指南
通气频率（插管患者）	8～10/min
按压-通气比例（未插管患者）	30:2
按压频率	100/min
按压深度	3.81～5.08cm
放松/回弹	按压后充分放松
中断	尽可能减少任何中断

（一）CPR 的质量监测

虽然 CPR 看似很容易实施，但研究表明无论在院内或院外的实践中，错误或次优（suboptimal）地实施 CPR 是很常见的，这可能影响患者的生存。一项研究发现，施救者的按压频率在 28% 的时间中小于 90/min，有 61% 的按压深度是过浅的，并且通气频率常常过高。有许多研究表明，除颤的效能和脉搏的成功恢复与按压频率和深度密切相关。此外，一项针对院外患者的研究提示，CPR 期间过度通气将显著地降低生存率。为了解决 CPR 实施过程中的这些巨大差异，一系列旨在提高 CPR 质量的设备被开发出来，其可为施救者的 CPR 操作提供实时的听觉或视觉反馈。这些设备可以是独立的，也可以被整合到标准除颤器中。设备中含有平板或圆盘，其内配备有加速度仪和力量感受器，施救者通过这些感受元件来实施 CPR，操作时将其放置在患者前胸部施救者正常行 CPR 时手按压的位置。另一种用于提高 CPR 质量的设备可以是简单的节拍器，例如目前使用的一种通气辅助设备能够按照 10/min 的频率闪烁，以促使施救者实施恰当的通气频率。

一种更加吸引人的 CPR 质量改进方式是将抢救过程自动化，通过环绕胸廓的胸带或是置于胸骨上的活塞，CPR 设备以电能或压缩空气能来驱动其进行胸外心脏按压。初步试验发现，使用带反馈功能的抢救设备和自动 CPR 设备，能够改进抢救质量并可能提高心搏骤停的生存率，但仍需要进一步的验证。CPR 反馈方式的另一个好处是可以记录下 CPR 的操作过程以用于将来的质量评价和教学目的。已经有报告表明这样可以提高 CPR 质量和最初的复苏成功率。

1. 30:2，15:2 还是只做徒手 CPR 2005 年 AHA 指南的重要改动是将基础生命支持中的按压-通气比例从 15:2 提高到了 30:2。这种改变强调了最新公认的减少"无血流时间"（no flow time）和减少对于无脉搏者中断按压的重要性。频繁地中断 CPR 将减少除颤的成功率，同时在动物实验中也证明会减少心脏停搏后复跳的可能性。对于已经插管的患者（接着 CPR 由受过训练的医务人员实施），AHA 推荐进行 100/min 的按压，同时给予 8～10/min 的通气。而对于非专业人员实施的 CPR，基于多个院外关于 SCA 队列研究的结果，AHA 赞同可以实施不含通气的 BLS 变通方案，即所谓的"徒手 CPR"，因为口对口通气既难实施，又常常是施救者不愿意实施 CPR 的原因。虽然这个省略通气的理念当然不能在院内 CPR 人群中实施，但有越来越多的证据表明，至少在复苏的开始阶段，充分、有效的胸外按压应优先于通气，因此，应更强调按压的质量。

2. 电除颤　电除颤是指对于心肌实施治疗性的电击，它是可用于室颤（ventricular fibrillation，VF）和无脉性室速（ventricular tachycardia，VT）的主要治疗方式，而这两种心律失常是院外心搏骤停最常见的原因。一次成功的电除颤能使绝大多数有功能的心肌同时去极化，从而使心脏传导发生瞬间的停顿，理论上能够使窦房结重新控制心脏，恢复正常传导的节律。在实践中，除颤所使用的桨状或板状电极可以置于暴露的心肌表面（内置桨状电极）或经胸壁放置（外置板状或桨状电极）。除颤的时机可以是手动除极（由施救者识别心律并决定何时除颤），也可以是自动除极（由仪器自动检测心律并给予除颤，无须施救者操作）。

自动体外除颤设备（automatic external defibrillators，AEDs）常被设置于机场等公共场所，并被证明能显著地改善院外心搏骤停的生存率。虽然及时、正确地实施电除颤往往能取得成功，但随着除颤的延迟，除颤成功率很快下降。其原因是可电击的心律在几分钟之内会衰变为不可电击的室颤或心脏停搏。延迟除颤发生于院内及院外的心跳骤停复苏，并与 SCA 的不良预后相关。

3. 双向波和单向波除颤　直到 21 世纪初，绝大多数的除颤器都使用了单向波除颤，即电流在两个电极之间单向传导。而新近的研究结果支持使用双向波除颤，即电流的极性在电击过程中发生了反转。双向波除颤比单向波除颤在终止 VF/VT 方面具有更高的首次成功率，并且只需要更小的能量就能除颤成功（推荐双向波除颤使用 200J，而单向波除颤需要 360J 的能量）。此外，双向波除颤能减少电击引起的心肌功能不全，从而在一定程度上有助于接下来的心输出量的恢复。

目前的 ACLS 指南指出，如有可能重症医师应采用双向波除颤，并使用制造商推荐的能量设置（一般是 150J 或 200J）。如果不知道设备的具体参数，医师应选择 200J 作为首次除颤的能量，并在此后的除颤中也选择相同的能量。如果使用单向波除颤，360J 是通常可接受的最大能量。目前尚不知道最有效的除颤能量是多少，也不知道在多次除颤时是否应使用固定的或递增的能量水平。

4. CPR 与除颤的配合　研究发现，除非在发生 VT/VF 的 4～5min 之内就能够立即进行除颤，否则在进行除颤的尝试之前应进行 CPR，这能够增加患者的生存机会。此外，CPR 的质量也会影响除颤的成功率，亦即中断 CPR 和胸外按压深度不足降低了除颤的成功率（图 49-2）。这说明，心肌组织无灌注的时间越长，通过除颤成功地恢复正常窦性心律的可能性就越低。因此 CPR 作为复苏的最基本要素，能够在除颤前恢复心肌的部分灌注。2005 年 AHA 的 CPR 指南推荐在除颤进行准备及实施时应持续进行高质量的胸外按压，这能够安全、有效地减少除颤前的停顿。

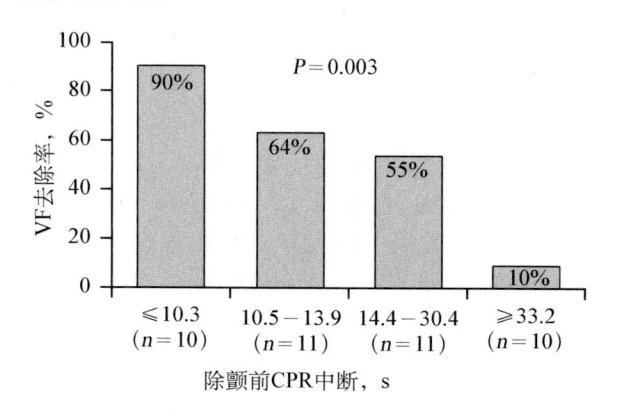

图 49-2　除颤前 CPR 中断对除颤成功率的影响
VF. 心室纤颤（改编自 Edelson DP，Abella BS，Kramer-Johansen J，et al：Effects of compression depth and pre-shock pauses predict defibrillation failure during cardiac arrest. Resuscitation 71：137-145，2006.）

自从引入除颤技术以来，通常认为在除颤期间，应当避免与患者的物理接触，以防止迷走电流损伤施救者。虽然存在施救者在电除颤期间因与患者接触而发生不慎电击伤的风险，但这种可能性仍是非常小的，甚至新的证据表明此种风险是可以忽略的。有专家认为理论上在电除颤的同时，施救者可以在穿戴手套的情况下持续进行 CPR 而不中断，从而最大限度地增加除颤成功的机会。目前的指南仍推荐在除颤时施救者应避免接触患者，而除颤时继续 CPR 操作的安全性仍有待验证。

5. 除颤器电极板位置 除颤时需要在患者胸壁上放置2个电极，并使两个电极间的电流在流经心肌时达到最大化。电极通常被制作成桨状或免提可粘贴式电极板，电极可置于前-尖位（一个电极板放置在上胸骨右缘旁，另一电极板放置在左侧腋中线）或前-后位（一个电极板放置左侧胸壁上心脏体表投影位置，另一电极板放置在左侧背部）。可粘贴式电极从可操作性的角度来说在心肺复苏期间放置于前-尖位是首选的方案。使用可粘贴式电极能够允许免提操作，减少CPR停顿时间，总体来说更易实施，并且更有效率。

（二）药物

除了CPR和电除颤之外，不同的心搏骤停节律需要特定的药物治疗。某些药物，如肾上腺素，已经成为ACLS的治疗核心达数十年。然而，需要强调的是，大部分针对SCA的治疗药物并没有充足的支持证据，极少有ACLS药物具备随机对照实验证据。对于心搏骤停时药物治疗的详细综述不在本章讨论范围，可参考Nolan等的综述（见本章参考文献）。常用药物及其用法归纳见表49-2。

表49-2 加强心脏生命支持的治疗药物

药物及种类	用法（适应证及剂量）
肾上腺素：缩血管药，正性肌力药	适应证：任何SCA 剂量：1mg静脉推注，每3～5分钟
阿托品：抗胆碱能药	适应证：心脏停搏、心动过缓的PEA 剂量：0.5～1.0mg静脉推注，每3分钟
血管加压素：缩血管药，抗利尿药	适应证：任何SCA 剂量：复苏开始时给予一剂40U
胺碘酮：Ⅲ类抗心律失常药	适应证：顽固性VF 剂量：300mg静脉推注
利多卡因：Ⅰb类抗心律失常药	适应证：顽固性VF 剂量：1mg/kg静脉推注

SCA. 心搏骤停；PEA. 无脉性电活动；VF. 心室纤颤

1. 肾上腺素 肾上腺素是由肾上腺生成的内源性小分子物质，其通过细胞表面的肾上腺素能受体起作用，具有广泛的效应，可应用于各种节律引起的心跳骤停的复苏治疗中。肾上腺素可作用于α-肾上腺素能受体，增加心肌收缩力和冠状动脉灌注压（coronary perfusion pressure，CPP），从而增加复苏成功的可能性。虽然肾上腺素能增加CPP，但实际上其β受体作用可能在心跳骤停时有害，因为其能增加氧消耗并减少心内膜下灌注。据认为肾上腺素激动α-β受体的综合作用可能最终增加心肌的缺血性损伤。事实上，在旧的心肺复苏流程中，采用"剂量递增"的肾上腺素治疗，导致用于SCA的肾上腺素剂量过高，结果显示出对复苏后生理状态和生存结局的不良影响。此外，一项院外SCA的随机研究显示，是否使用肾上腺素对改善生存率没有统计学意义上的影响。但不管怎样，目前的ACLS指南（2010版，附件D）仍推荐在实际心肺复苏时每3～5分钟给予1mg肾上腺素静脉注射。

2. 阿托品 阿托品是抗胆碱能药物和毒蕈碱受体激动药，能够增加窦房结的变时作用，抑制迷走神经对房室结（即所谓的迷走神经阻滞作用）的影响。因此，其能够增加心率，并可能在心动过缓或停搏性心搏骤停中起作用。阿托品不推荐用于无脉电活动（pulseless electrical activity，PEA）性心搏骤停的复苏治疗，除非骤停节律变为心动过缓。通常将其按照每3分钟0.5～1mg静脉注射给药，最大剂量0.04mg/kg。

3. 血管加压素 血管加压素是由垂体后叶产生的内源性肽类激素，也称为抗利尿激素（an-

tidiuretic hormone，ADH）。在生理性应激状态下，抗利尿激素能增加外周血管阻力，从而提高流向心脏、脑和肾脏的血流。这种增加的血流量在复苏过程中可能是有用的。Wenzel等进行的大型多中心研究发现，虽然在复苏期间随机使用肾上腺素或垂体后叶素对SCA患者的生存率未产生差异，但在停搏性心搏骤停的患者中，使用血管加压素者出院生存率显著高于使用肾上腺素者（分别为4.7%与1.5%）。然而随后的研究又对血管加压素的益处提出了质疑。目前认为血管加压素可以用于替代首剂肾上腺素，但此方法应用并不广泛。血管加压素在复苏过程中的推荐剂量为在复苏开始时给予一剂40U。

4. 抗心律失常药 血管收缩药如肾上腺素或血管加压素能够增加CPR过程中的血流，而抗心律失常药则能够抑制或纠正VF/VT。对于自主循环存在的患者，众多的抗心律失常药已被证明具有特定的疗效，然而对于SCA的患者则缺乏相关的研究。对顽固性室颤的定义为：在3次或3次以上的除颤尝试后室颤仍持续存在者。对于此类情况，抗心律失常药如利多卡因或胺碘酮可能是有效的。

5. 胺碘酮 胺碘酮为Ⅲ类抗心律失常药物，其可阻断钾通道并增加动作电位的持续时间，它是目前顽固性室颤的首选药物。它还具有其他三类抗心律失常药物的特性。有研究显示胺碘酮增加院外VF/VT患者的住院生存率，但极少有数据表明胺碘酮能改善出院生存率。另有研究表明，由于其被广泛接受，在院内复苏中胺碘酮的使用正在增加，但目前没有观察到该药物对生存的益处。指南推荐在对VF/VT患者行第三次除颤尝试后给予胺碘酮300mg静脉推注，但也有一些专家建议在第一次或第二次除颤失败后就可使用。

6. 利多卡因 利多卡因是局麻药和Ⅰb类心律失常药，并且作为钠通道阻滞药可缩短动作电位时程。作为抗心律失常药物可将其用于抑制室性心律失常。对于急性心肌梗死患者，预防性给予利多卡因能够防止室颤的发生。从20世纪90年代开始，AHA指南就推荐将其用于顽固性室颤的治疗。当没有胺碘酮可选用时，可以选用利多卡因1mg/kg作为替代。

二、治疗性低温

自CPR和电除颤问世之后，心搏骤停的生存率一直难有很大的突破。而在心搏骤停后早期给予治疗性低温（therapeutic hypothermia，TH）已被证明能够改善总体生存率和神经系统转归。一般认为，TH能够对心搏骤停后的再灌注损伤起作用。再灌注损伤是因缺血组织突然恢复血流灌注而出现的复杂病理生理过程，实验模型显示其与活性氧生成、线粒体功能障碍和广泛的炎症失控有关。TH可能在不同程度上缓解这些机制。

TH的实施包括三个阶段：诱导、维持和复温。诱导开始时患者被降温到32.0～34.0℃，这一过程通常需要几个h。然后从达到目标温度开始计算，这个降低的核心温度将保持12～24h。复温过程需要另外12～24h来缓慢完成。除了心脏和神经保护效果，TH还能显著减少院外心搏骤停患者的ICU住院时间。无论是在动物模型和还是临床研究中，TH都是重症医学研究的热门话题。

2002年，两个具有里程碑意义的随机对照临床试验评估了使用TH和维持正常体温对院外心搏骤停、初始心率为VF/VT的成年人的影响[欧洲多中心的心跳骤停后低体温试验（Hypothermia after Cardiac Arrest，HACA）研究和Bernard等的另一个多中心研究]。在两个研究中，患者都被降温到32.0～34.0℃并维持12～24h。两个研究都提示随机分配到TH组的患者出院生存率和神经系统转归有了显著提高（表49-3）。HACA研究者还研究了6个月后的神经学转归，发现该获益具有可持续性。基于这些证据，AHA建议使用TH作为VF/VT致心搏骤停后的干预措施（Ⅱa级推荐），对于其他节律所致的心搏骤停患者，在成功恢复自主循环后如仍持续昏迷也推荐行TH治疗（Ⅱb类推荐）。

表 49-3 治疗性低温临床研究汇总

研究	低温治疗人数 生存数/总人数	常温治疗人数 生存数/总人数	相对危险度 OR值（95% CI*）	P 值
生存至出院并具有良好神经学转归				
HACA,2002	72/136(53%)	50/137(36%)	1.51(1.14～1.89)	0.006
Bernard et al,2002	21/43(49%)	9/34(26%)	1.75(0.99～2.43)	0.052
Hachimi-Idrissi,2001	3/16(19%)	0/17(0%)	7.41(0.83～∞)	0.15
合并统计			1.68(1.29～2.07)	
生存至6个月并具有良好神经学转归				
HACA,2002	71/136(52%)	50/137(36%)	1.44(1.11～1.76)	0.009

* CI. 可信区间；HACA. 心搏骤停后低体温试验

改编自：Holzer M, Bernard SA, Hachimi-Idrissi S, et al: Hypothermia for neuroprotection after cardiac arrest: systematic review and individual patient data meta-analysis. Critical Care Med 33:414-418,2005.

（一）低温治疗的患者选择

虽然还缺乏统一的 TH 疗法纳入排除标准，但目前关于如何选择患者实施这项重症干预措施已逐渐形成共识。TH 的治疗目的是减轻再灌注损伤所造成的脑损伤，因此，对于那些在 SCA 后很快苏醒的患者（例如那些停跳后很快接受除颤，并在复苏后数分钟内清醒的患者）通常认为预后良好而不需要 TH 治疗。因为凝血异常是 TH 的一个潜在不良反应，很多医院的 TH 治疗方案将手术后即刻的患者以及有明显临床出血症状的患者排除在外。有医师认为，对于那些在 SCA 前就存在不良神经系统状态（如昏迷、无法言语或痴呆等）患者不宜接受 TH 治疗。虽然还没有针对儿童使用 TH 的随机对照研究数据，但已有众多中心将儿科患者纳入停跳后 TH 的治疗范畴。

（二）低温治疗：不良反应

将患者降温至 32.0～34.0℃ 的不良反应多种多样，但已发现在 TH 过程中会对其产生适度的影响。TH 的最常见的心脏的不良反应为心动过缓，但一般很少影响血流动力学。寒战在 TH 诱导期也很常见，但可以通过常规应用肌松药，或给予充分镇静和应用类似哌替啶等药物来加以控制。血小板功能障碍和凝血功能障碍在低温时也会发生，应特别注意观察 TH 治疗过程中出血的临床征象。电解质紊乱在 TH 期间也可见到，最显著的是低钾血症和低镁血症，这可能与"寒冷利尿"现象有关。大多数医院 TH 治疗方案常规要求在治疗期间每 6～8 小时监测电解质以解决这一问题。最后，温度的降低可能削弱免疫功能，因此 TH 患者发生感染并发症的风险可能增加，但目前还不明确其增加的幅度。TH 的潜在不利影响总结见表 49-4。

表 49-4 治疗性低温的潜在不良反应

心动过缓
凝血异常/血小板功能异常
寒战
低钾血症
低镁血症
寒冷利尿/血管内容量耗竭
感染风险增加

本表列出了最常见的不良反应，其他现象例如更严重的心律失常等可在患者被过度降温（<32℃）时被观察到

（三）治疗性低温应用中的实际问题

TH 应在恢复自主循环后的 4～6h 开始（理想情况下越快越好），并迅速达到目标温度。通常，使用目前所用的常规降温手段或辅以输注冷却的静脉液体可在数小时内达到目标体温。超声心动图研究已证实，在心跳骤停后的人群中予以快速输注 1～2L 的冷盐水是安全的，并能加速 TH 的进程。查询相关的 TH 治疗方案请访问非营利性网站：www.med.upenn.edu/resuscitation/hypothermia（2012 年 8 月 13 日页面）。

一旦达到目标温度，该温度可以通过使用市

售的恒温控制的冷却设备或小心使用外用冰袋/冰来维持,但不推荐使用后者,因为可能存在过度降温的风险。在整个 TH 过程中应连续监测核心温度,优先推荐使用膀胱探头或肺动脉导管进行监测。食管或直肠温度监测也是可以接受的,而鼓膜温度可能受降温期间外周血管收缩的影响而变得不可靠。如果降温过程中患者体温降至 30.0℃ 以下,即过度降温,则会明显增加危及生命的心律失常的风险,故应小心避免。一般来说 TH 患者在复苏后需要肌松及镇静治疗,并按标准方法实施机械通气。

过去对心搏骤停后患者预后的评价一直遵循由 Levy 及其合作者发表于 1985 年的那个具有里程碑意义的研究,该研究中报告了一系列神经系统检查对心搏骤停后缺血缺氧性昏迷患者预后的判断价值。然而由于 TH 的使用,不仅影响了神经系统检查的实施(在 TH 过程中),并且改变了神经学康复的结果,因此,继续在接受 TH 患者中使用传统的系列神经系统检查方法来评估预后是不合时宜的。

无论是否使用 TH,在重症医师的处置下根据现有的工具都很难对心搏骤停后患者进行准确的预后评估,因为患者的临床特征,如咽反射或瞳孔对光反射据认为在复苏后的最初几天是非常不可靠的。事实上,2006 年美国神经病学学会制定了评估心搏骤停后患者的共识声明,指出在复苏后最初的 72h 内的临床检查不能提供预后信息。众多的研究评估了包括血清学标志物、脑 CT、脑电双频指数监测及其他技术,但尚未出现具有临床指导意义的可预测生存或神经系统转归的指标(见第 69 章)。

第50章

胸痛和心肌缺血

Mitul B. Kadakia Daniel M. Kolansky,著　戴双波,译　齐　娟,校

评估胸痛和识别心肌缺血是ICU医生管理重症监护室患者的基本技能。心肌缺血和梗死显著增加ICU患者的发病率和死亡率。目前已经有许多治疗心肌缺血和梗死的有效干预措施。如何及时和适当地提供心肌缺血和梗死的治疗在管理ICU患者过程中是至关重要的。本章描述的是ICU患者胸痛的诊断和鉴别诊断,急性冠状动脉综合征的最佳治疗,以及ICU应特别注意的其他事项。

一、心肌缺血的病理生理和急性冠状动脉综合征

心肌供氧量不足以满足心肌需氧量即可出现心肌缺血和梗死。心肌供氧依赖于氧饱和度、血液携带氧气的能力、灌注压力和冠状动脉血流阻力。冠状动脉血流阻力在很大程度上取决于冠状动脉的开放程度。心外膜血管上任何固定狭窄(≥70%的管腔)都可能会限制心肌血流量的增加,破坏正常的氧供需平衡,诱发缺血。此外,低氧血症或贫血都可能使血液携氧能力下降,两者都可能使心肌氧供下降。心肌需氧量取决于心率、心肌收缩性和室壁张力。ICU患者的发热、疼痛、内源性或外源性儿茶酚胺都可以导致心动过速、心肌收缩性增加和收缩期室壁张力上升,这些都会增加心肌需氧量。

术后患者由于术中失血或医源性低血压也会出现氧供减少。一些危重患者,如重大创伤或手术后的恢复期,全身分钟耗氧量会增加对心肌做功的需求(见第8章)。另外,氧供需平衡也可能受药物干预,例如,缩血管或正性变力药物可能引起心动过速,增强心肌收缩,从而增加心肌需氧量。

由于供需不匹配导致心肌缺血的病理生理学不同于急性冠状动脉综合征(acute coronary syndrome,ACS)。ACS的解剖基础的大多数情况下是心外膜冠状动脉粥样硬化斑块的急性裂隙和破裂,引起继发血栓形成。斑块破裂往往有一个薄纤维外套,中央是泡沫细胞、脂质和坏死碎片。易损斑块的破裂一般发生在与正常内皮的交界处附近,这导致胶原蛋白和动脉粥样硬化斑块基质暴露,进而导致血栓形成。

急性斑块破裂的触发机制不完全清楚。最有可能的是急性血流动力学应力,但急性和慢性血管内皮炎症也可能起了一定的作用。所有急性心血管事件的发生都有昼夜节律变化过程,包括心肌梗死、猝死和卒中,高峰期在觉醒后的第一个2h。患者突然直立会有各种各样的急性循环改变,包括儿茶酚胺的释放,从而导致心血管张力和血流动力学应力增加。此外,在这段时间内还存在血液黏稠度和血小板聚集的增加。β受体阻滞剂治疗可以预防清晨急性心血管事件发生率较高的状况,这表明儿茶酚胺释放和血流动力学应力是急性心血管事件的重要诱发因素。

血栓性反应的程度决定了心肌缺血的临床过程和后续的临床综合征。斑块破裂和叠加继发血栓的形成可为一过性,很快通过人体自身的抗血栓形成机制缓解而不形成永久性心肌损伤。血管内皮细胞释放的各种血管活性介质,可以引起血管痉挛和短暂的完全闭塞,这将导致不稳定型心绞痛(unstable angina,UA)综合征。如果心肌损伤持续存在,并引起血管局部阻塞,这种情况定义为非 ST 段抬高型心肌梗死(non-ST-elevation myocardial infarction,NSTEMI)。如果心肌损伤严重并累及全层,血栓形成可能导致冠状动脉完全闭塞,称为 ST 段抬高型心肌梗死(ST-elevation myocardial infarction,STEMI)。急性冠状动脉综合征的处理是基于患者存在的是 UA/NSTEMI 还是 STEMI。

二、胸痛的原因

ICU 患者胸痛的鉴别诊断很广泛,包括多种心血管和非心血管因素(表 50-1)。食管疼痛与典型的心绞痛具有某些相同的特征,但心绞痛通常是胸骨后疼痛,常可用硝酸甘油缓解。反流性疼痛通常是烧灼痛,平卧后加剧,与饮食有关。运动或触诊使疼痛加剧可能是由于肌肉或骨骼引起的。胸痛性质的描述是最有助于区分其他心肺疾病原因的。例如,心包炎通常呈尖锐、胸膜炎样的胸痛,身体前倾可以减轻。主动脉夹层的胸痛是典型的"撕裂"样疼痛,瞬间达到最大强度,放射至背部或肩部。肺栓塞的胸痛,往往是突然出现的,并伴有呼吸困难、低氧血症和咯血,而没有其他左心衰竭的征象。气胸疼痛通常是锐利、突发的,伴呼吸困难。通常许多患者被收住院,诊断为"心肌梗死待排",在心肌酶检测为阴性,负荷试验为正常后出院。这些患者胸部不适的实际原因有很大的不确定性,在他们出院后进行进一步评估和干预是至关重要的。

表 50-1 ICU 中胸痛的原因

心血管	心绞痛
	急性冠状动脉综合征/心肌梗死
	主动脉夹层
	充血性心力衰竭
	心包炎
肺	肺动脉栓塞伴或不伴肺梗死
	气胸
	肺炎
	肺动脉高压
	胸膜炎
	气管支气管炎
	胸腔置管
胃肠道	食管反流
	食管痉挛
	消化性溃疡
	胆囊疾病
	胰腺炎
	肝囊状扩张
	膈下脓肿
肌肉骨骼	肋软骨炎
	关节炎
	心肺复苏后损伤
	术后切口及其相关疼痛
	颈椎疾病
感染性疾病	带状疱疹
心理性	焦虑
	恐慌症

三、心绞痛和胸痛的临床表现

(一)症状

在 ICU 识别和治疗冠状动脉缺血是很重要的。缺血可能是自发的,或者更多的时候会出现在诸如贫血、发热或术后应激之后。典型的心绞痛的程度可能从轻微不适到严重疼痛。胸部不适通常被描述为压榨性的、紧缩感和消化不良感。如果存在"疼痛",经常被描述为碾压感、压榨感和烧灼痛。典型心绞痛位于胸骨下段,并辐射到左臂、颈部和下颌。轻度不适由心肌缺血引起的可能性不大。此外,心肌缺血的胸部不适很少一开始就突然加强至最大强度,而是逐渐变强。

公认的有三种不同的心绞痛综合征。劳力型心绞痛是由于心肌供给和需求平衡的短暂失衡,通常存在一个稳定、可导致低灌注的动脉粥样硬化斑块。不稳定心绞痛解剖学上不同于偶发性心绞痛。它通常是由于之前稳定的斑块破裂和继发血栓形成所致。很大一部分不稳定性心绞痛患者可能进展为急性心肌梗死,反映冠状动脉的完全闭塞。变异型心绞痛是由于冠状动脉血管痉挛,既不是劳力型也不是由于斑块破裂,一般发生在休息时。

虽然胸部不适仍然是心脏缺血患者最常见的主诉,某些伴随症状通常可以支持诊断。如间质性肺水肿进展的患者经常出现呼吸困难,自主神经功能不稳定患者经常发汗。胃扩张引起的恶心和呕吐可能是心脏感觉神经受体受刺激的后果。头晕或晕厥可能伴随脑缺血或梗死,这可能是由于血管迷走神经介导,或由快速性或缓慢型心律失常引起。

由于合并其他疾病和镇静药物的使用,危重患者缺血或心肌梗死的症状可能很难辨别。即使患者具有良好的沟通能力仍有将近20%的急性心肌缺血或梗死患者不会出现胸部不适。在这种情况下,缺血是"沉默"的——也就是说,它只体现在客观征象,患者没有主观不适。因此在ICU识别的缺血需要仔细审视血流动力学,有针对性的体检,并仔细审查心电图(ECG)与基线对照的不同改变。

(二)体格检查

危重患者心肌缺血通常没有特异性的体征。生命体征异常可以提示心脏功能异常。心动过速伴随着纤细的脉搏,应考虑是否有心输出量下降。一旦出现心动过缓,可能是由于迷走神经过度兴奋或窦房结、房室结缺血;如果伴有末梢循环灌注差,这种情况提示右心室缺血或梗死。高血压可能伴随缺血,继发于儿茶酚胺过度释放,而心输出量受损时也可能出现相对低血压。

评估生命体征后,体格检查应包括全面心血管、肺和四肢的检查。检查心脏时新出现的第三和第四心音,提示急性收缩或舒张功能不全。心前区检查可能会发现由于节段性无活动的心肌膨出而出现的异位搏动。乳头状肌缺血导致二尖瓣反流可引起心脏杂音。颈静脉压升高提示右心室衰竭。当心肌缺血伴有左心室衰竭,听诊肺部可能听到湿啰音,是因为含水肺泡开放引起的声音;或者听到哮鸣音,是由于反射性支气管收缩引起的。周边血管缺血征包括发冷汗、皮肤湿冷、由于周围血管收缩引起的皮肤苍白或发绀、毛细血管充盈缓慢,以及由于心输出量下降导致的皮肤网状青斑。

四、诊断性检查

(一)心电图

心电图是评价胸痛一个重要的数据来源。它应该在患者出现胸部不适后尽快获得。此外,ICU患者应该常规检查心电图,特别是有不明原因的生命征或体征变化时,如呼吸急促、低血压和心动过速。短暂的缺血或心肌梗死都可以由心电图发现。心肌缺血或梗死在心电图表现为复极化异常、心律失常或传导阻滞。

1. **复极化异常** 大多数情况下,心肌缺血表现为标准12导心电图上T波或ST段的变化。包括短暂T波倒置或ST段压低。右冠状动脉缺血表现在Ⅱ、Ⅲ和aVF导联;回旋支动脉缺血在Ⅰ、aVL、V_5及V_6导联;左前降支动脉缺血表现在V_1到V_4导联。V_1和V_2导联也反映后壁缺血或梗死,正好与前壁缺血的电向量相反。这取决于缺血是发生在右冠状动脉还是冠状动脉左回旋支(哪个占主导地位)。

心肌缺血的典型心电图表现是ST段压低(图50-1)。ST段低平和弓背向下压低通常比弓背向上压低更具特异性。虽然特异性不显著,ST段低平伴ST-T夹角增加的ST段改变也表明缺血。缺血改善后,ST段通常回到基线。当ST段仍然压低,应该怀疑心内膜下心肌梗死。ST段抬高是急性透壁性心肌梗死的表现,继而出现T波倒置和病理性Q波(图50-2A)。新发的左束支传导阻滞应视同于STEMI,因为它可能提示间隔支水平以上的左前降支完全梗死,间隔支是灌注左束支的冠状动脉分支。比较少见的情况下,ST段抬高反映由于血管痉挛导致的短暂心肌缺血(Prinzmetal心绞痛/变异型心绞痛)。弥漫性的、广泛导联ST段抬高可能是心包炎引起的。

若没有伴随ST段变化,由于缺乏特异性,单纯的T波变化解释起来比较困难。多个导联出现深而对称的T波倒置强烈提示心肌缺血;不对称的,缓慢下降快速抬高的T波倒置则不太具特异性。这种T波形态在心室肥大或束支传导阻滞时是典型的复极化异常。某些患者的基础心电图显示T波倒置,缺血时可能导致T波在直立位置,出现假性正常化。

在ICU,环境的改变、过度通气、神经学事件(如蛛网膜下腔出血)或焦虑等均可以产生T波改变,与缺血改变相类似。一些ICU常用的药物也可能产生T波变化,包括洋地黄、抗心律失常药物、拟交感和阻滞交感神经的药物、三环类抗抑郁药、巴比妥酸盐、锂和胰岛素等。许多在ICU可逆转的心脏外疾病也常出现T波改变,包括过

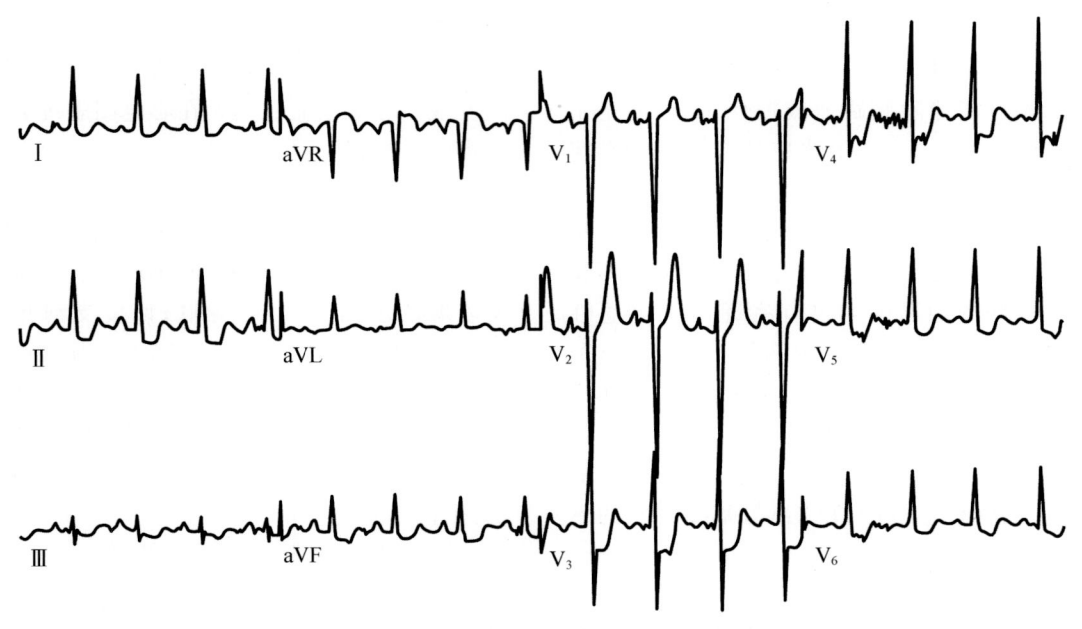

图50-1 来自一位76岁糖尿病、高血压男性患者的12导联心电图

其运动试验耐受良好,在全髋关节置换术后第一天出现了无症状性的心电图改变。诊断为心肌梗死,并发生了心力衰竭。心导管检查发现左主干及三支病变。请注意Ⅰ、Ⅱ、Ⅲ、aVF及V_3到V_6导联的ST段压低改变,以及aVR导联ST段抬高

敏反应、出血、病毒感染、甲状腺功能减退或甲状腺功能亢进、肾上腺功能不全、低血钾、卒中、肺栓塞和腹腔内疾病,如急性胰腺炎或急性胆囊炎。

2. 心律失常(见第33章和第34章) 虽然心律失常也可能继发于结构性心脏疾病(如高血压、左心房异常等等),它是心肌缺血或梗死可能出现的另一种心电图表现。包括房性心律失常(房性心动过速、心房颤动、心房扑动)、窦性心动过速和室性心动过速/颤动。传导阻滞从一度房室传导阻滞到完全性传导阻滞都可以出现。

(二)胸片

在心肌缺血时,胸片经常出现肺间质或肺泡水肿的征象。当出现肺间质水肿时,水肿表现为肺纹理模糊,这是由于肺部静脉充血,即支气管袖套征。伴有小叶间隔增厚,淋巴管水肿,称为Kerley B线,表现为短、水平、线性密度增浓影,分布在肺外围。如果肺间质液体迅速积累,肺泡水肿,导致片状阴影,通常在肺门周围或呈"蝙蝠翼"状分布。急性缺血性心力衰竭时也可出现单侧或双侧胸胸腔积液。

(三)心肌酶学

心肌损伤导致各种细胞内生化标记物的释放。这些标志物最常见的包括肌酸激酶(creatine kinase,CK)、它的二聚体CK-MB(由肌肉型和脑型亚单位构成的肌酸激酶同工酶)和肌钙蛋白I和T(表50-2)。通常情况下,CK和CK-MB在心梗后4~6h内出现,在18~24h内达到峰值,并维持至心梗后48~72h。但是,由于清除更快,CK-MB比CK更早回到基线。CK及其同工酶的测量是非常敏感的,但在其他一些组织也含有微量CK-MB,因此必须注意手术或创伤后CK-MB也会上升。

心脏肌钙蛋白是心肌的结构性蛋白,调节钙质与肌动蛋白和肌球蛋白的交互作用。在细胞损伤时,肌钙蛋白T和I都会从受损的细胞释放。肌钙蛋白T和I都会在症状出现后2~6h升高,15~20h达到峰值,心梗后5~7d内持续升高。与CK不同,在没有心肌损伤时通常检测不到血清肌钙蛋白T和I。因为肌钙蛋白I免疫测定的快速性及其特异性,已成为围手术期和ICU患者测量的首选。在不稳定性心绞痛和急性心肌梗死,心肌酶也是很重要预后指标,也可以预测进一步的心脏事件的风险程度。

表 50-2　ICU 胸痛患者的评估和治疗

病史	胸痛的性质、时间和放射情况
	伴随症状
	心脏危险因素
体格检查	生命体征
	重点的心肺查体
	充血性心力衰竭的体征
诊断性检查	心电图（新发的 ST 段改变，提示缺血/梗死、Q 波、心律失常）
	心脏标记物（肌钙蛋白、CK、CK-MB）
风险分层	TIMI 风险评分
	超声心动图
诱因	考虑除急性冠状动脉综合征之外的诱因
	脓毒症
	低容量
	创伤
	贫血
	术后应激
非手术治疗	抗缺血治疗
	氧疗
	镇痛
	β 受体阻滞药
	硝酸酯类
	抗血小板治疗
	阿司匹林
	噻吩并吡啶类（如氯吡格雷）
	糖蛋白Ⅱb/Ⅲa 抑制药
	抗凝治疗
	肝素、低分子肝素
	他汀类
	ACEI
侵入性治疗	STEMI
	快速血管成形/PCI
	若无法行 PCI，溶栓治疗
	NSTEMI/UA
	在 24～48h 考虑侵入性治疗

ACEI. 血管紧张素转化酶抑制药；CK. 肌酸激酶；CK-MB. 肌酸激酶同工酶；NSTEMI/UA. 非 ST 段抬高型心肌梗死/不稳定心绞痛；PCI. 经皮冠状动脉内治疗；STEMI. ST 段抬高型心肌梗死；TIMI 风险评分：心肌梗死溶栓风险评分，详见正文

值得注意的是，虽然心肌酶是心肌组织特异性标志物，心肌酶升高是心肌损伤而非急性冠状动脉综合征的结果。心肌损伤的原因包括充血性心力衰竭、心包炎、创伤、脓毒症、肺栓塞以及急性失血性贫血。此外，心肌酶通过肾清除，肾功能衰竭可导致血清肌钙蛋白水平升高。有时这些轻度而持久的血清肌钙蛋白水平升高可能需要评估，但通常不需要额外的检查或干预。

（四）风险分层

在 ICU，许多检查被用来评估心肌缺血的严重程度和预测不良心脏结果的风险。

心肌梗死溶栓风险评分　心肌梗死溶栓（Thrombolysis in Myocardial Infarction，TIMI）风险评分是一个有效的评分系统，用于预测 UA/

NSTEM 患者死亡、心肌梗死和紧急再血管化治疗的风险。它由七个独立的危险因素组成：①年龄≥65 岁；②3 个或更多的冠状动脉疾病的危险因素；③已知的冠状动脉疾病史（狭窄＞50%）；④在前一周内服用阿司匹林；⑤在前 24h 内两次或两次以上的心绞痛的发作；⑥ST 段偏移大于 0.5mm；⑦心脏生物标记物检测阳性。0 个或 1 个危险因素有 4.7%的风险，而七个危险因素者有 40.9%的风险。TIMI 风险评分也有助于决定患者应该接受保守还是积极策略。中（TIMI 得分 3~4）或高（TIMI 得分 5~7）得分者采取有创治疗措施可以改善预后。有时这种评分可用来评估 ICU 中不稳定心绞痛的患者。

（五）超声心动图

左心室收缩功能障碍在缺血性心脏病是一个重要的预后指标。超声心动图，由于其可以评估整体和局部心室功能，已经成为一个有用的床边工具，用于冠状动脉疾病患者的评估。左室局部功能分析包括评估左心室室壁增厚和运动功能。左室节段性室壁增厚或运动异常与收缩功能正常的心肌区域同时存在通常提示存在缺血性心脏病。室壁变薄和心肌运动减弱提示心肌损伤或长期存在低灌注。超声心动图还可以发现可能是由于缺血引起的新的瓣膜疾病，如二尖瓣反流。结合运动负荷试验或多巴酚丁胺试验，超声心动图检测冠状动脉疾病的预测价值接近传统的单光子发射计算机断层扫描（SPECT）灌注成像。

（六）核素显像

铊-201 或锝-99m SPECT 心肌灌注成像诊断冠状动脉疾病非常敏感。当铊-201 或锝-99m 经静脉注射，可以在灌注良好的心肌积累。SPECT 可以结合运动负荷试验或双嘧达莫、腺苷或多巴酚丁胺试验来识别灌注不良的局部心肌，这些心肌由于冠状动脉狭窄动脉血流增加是有限的。在冠状动脉狭窄低灌注的局部心肌，平面或断层图像提示局部放射性示踪剂吸收减少。缺血显示为静息时可逆性局部图像缺损，而持久性的无灌注提示为瘢痕。在 ICU，怀疑缺血时通过注入放射性示踪剂可以识别缺血的位置和疾病的严重程度，从而提供独特的预后信息。

（七）磁共振成像

心脏磁共振成像（magnetic resonance imaging，MRI）正成为评估心肌功能和评估心肌活力的重要工具。延迟增强成像提示瘢痕和不能存活的心肌，这可能有助于决定是否行冠状血管再血管化治疗。此外，MRI 负荷试验方案已经建立，但还没有广泛使用。

（八）冠状动脉 CT

冠状动脉 CT 血管造影是一种非侵入性的方式，可以识别心外膜冠状动脉狭窄。这种检查方式在检测明显冠状动脉狭窄（＞70%）时有很高的敏感性和特异性。然而，它并不能评估这种损伤是否会导致局部缺血。此外，该检查也不能在 CT 血管造影显示有明显狭窄的血管时进行干预。其在 ICU 的应用有限，但特定情况下它可以帮助排除冠状动脉疾病的存在。

五、缺血和梗死的治疗

对疑似心肌缺血的治疗目标是：①抗缺血治疗，以期恢复氧供需平衡；②预防粥样斑块破裂和血栓形成；③阻塞血管的再通。

（一）抗缺血治疗

1. 氧疗　必须给所有血氧饱和度＜90%或有呼吸窘迫的患者吸氧。这可以帮助增加心肌供氧，减少缺血。而对血氧饱和度正常的患者吸氧可能是有害的，故不推荐吸氧。

2. 卧床休息　患者应该在一个平静、安静的环境中，限制活动，以减少心肌需氧量。运动、紧张、焦虑等会引起交感神经兴奋，进而增加心肌需氧量。

3. 镇痛　有效的镇痛是减少心肌需氧量的一个重要组成部分。疼痛可以导致交感兴奋和心动过速，两者都增加氧气需求。阿片类药物，如硫酸吗啡、芬太尼、哌替啶等镇痛药尤为有用。除了镇痛作用，吗啡有舒张血管作用，可能改善血流动力学，减少前负荷。除非药物过敏，吗啡静脉注射（20~50mg/10~30min，按需）或芬太尼（25~50mg/5~30min，按需）已作为一线治疗措施。在亚缺血患者，哌替啶的抗迷走作用可能是特别有用的。阿片类药物反复使用，必须注意避免呼吸抑制，这可能导致低氧血症和加重缺血。

（二）硝酸盐

疑似缺血的初始治疗应包括硝酸盐制剂（见表 50-2）。除了通过血管扩张降低前负荷和舒张

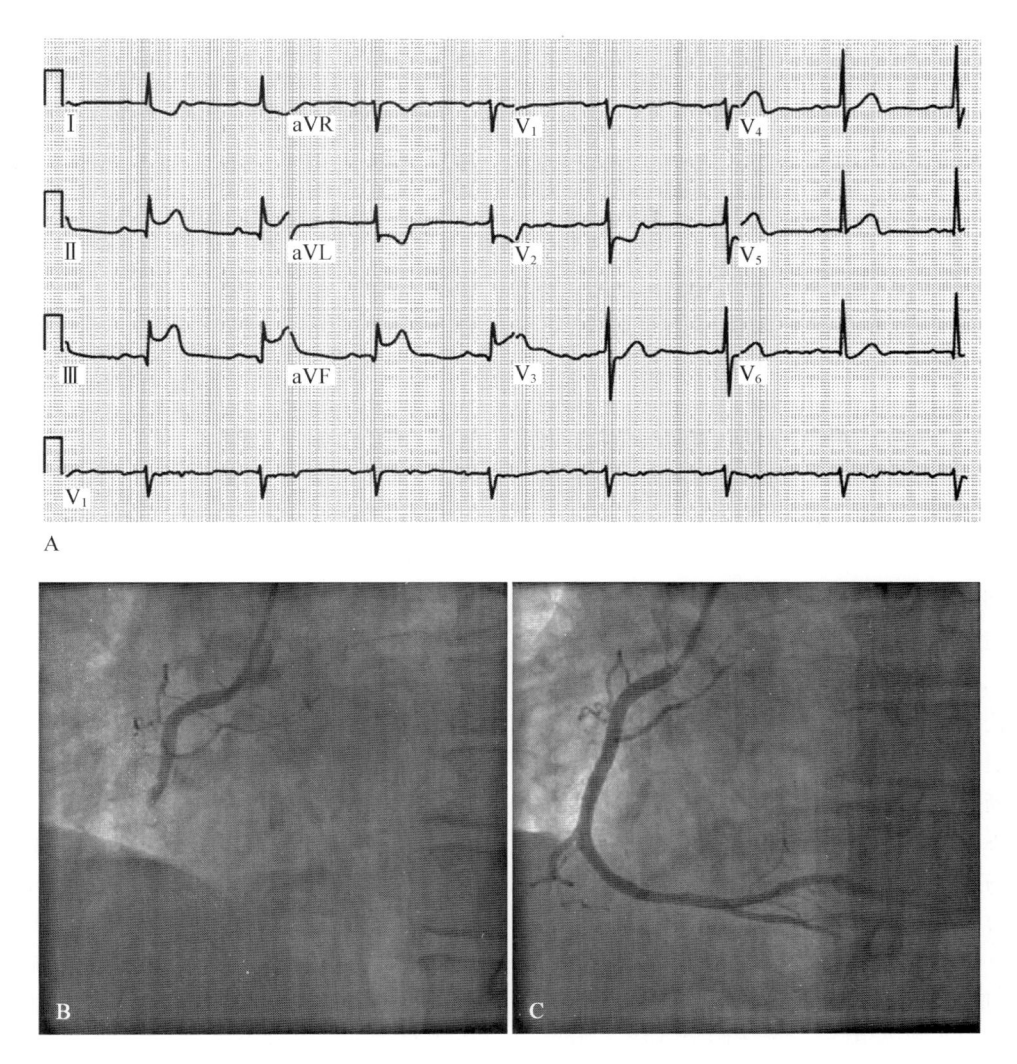

图 50-2　A. 一名 51 岁男性患者的 12 导联心电图。既往有高血压和高脂血症病史。2h 前出现胸痛，心电图提示 ST 段抬高型心肌梗死，行急诊心导管检查。请注意 Ⅱ、Ⅲ 和 aVF 导联 ST 段抬高，Ⅰ 和 aVL 导联 ST 段压低。V_1 和 V_2 导联出现 R 波及 ST 段压低。提示后下壁心肌梗死。B. 心导管检查提示右冠状动脉的完全堵塞。经皮冠状动脉内治疗（PCI）成功，患者预后良好。C. PCI 术后梗死范围内灌注恢复，患者症状消失

末期压力，硝酸盐还可导致小动脉的扩张，从而减少全身动脉压力和心室后负荷。硝酸盐还可以逆转冠状动脉痉挛，早期增加心肌血流量。因为硝酸盐降低前负荷，对充血性心力衰竭导致左心压力升高的患者具有特殊的治疗价值（第 52 章）。硝酸甘油的最常见的不良反应是低血压，可加重心肌缺血。因此，硝酸盐制剂在血流动力学不稳定或有严重主动脉瓣狭窄时应避免使用。硝酸盐在右心室梗死患者也应避免使用，这时前负荷骤降可能导致严重低血压。

舌下含服硝酸甘油应密切监测血流动力学变化。如果心绞痛或心电图异常持续，5min 后可以给予额外剂量的硝酸甘油舌下含服，前提是血流动力学没有恶化。更精确的控制可以静脉连续泵注硝酸甘油，调整剂量直到症状缓解或直到平均动脉压下降至少 10%（血压正常的患者）或至少 25%（高血压患者）。硝酸盐耐受可由长期静脉输液导致，可引起症状复发或相对高血压。硝酸盐长期治疗可以口服吲哚美辛、单硝酸盐或硝酸甘油膏或片剂，每天应有空白期，以避免药物耐受。

硝酸盐制剂引起头痛是常见的不良反应,但通常较轻微,并可应用止痛药处理,头痛1周内可以消退。

(三) β受体阻滞药

β受体阻滞药是急性心肌缺血治疗的基石(表50-2)。除了抗缺血性能外,还能有效减少急性心肌梗死的死亡率。通过降低心率、血压和收缩性,β受体阻滞药有效降低心肌需氧量。此外,β受体阻滞药的负性变时作用可以延长舒张期,增加冠状动脉血流灌注和心肌供氧。所有心肌缺血患者,尤其是存在反射性心动过速或并存高血压的患者,均应考虑应用β受体阻滞药。如果患者口服β受体阻滞药后仍有持续存在胸痛或缺血,可以考虑静脉输注β受体阻滞药。

β受体阻滞药重要禁忌证包括严重主动脉瓣狭窄、心动过缓、房室传导阻滞和气道反应性疾病。使用$β_1$受体阻滞药药物,如阿替洛尔、艾司洛尔或美托洛尔可以使支气管痉挛的可能性最小化。在高剂量时,这些药物的选择性会变小,并可能通过阻断气道$β_1$受体而减少呼气气流。心力衰竭和左心室功能障碍患者应该避免静脉应用β受体阻滞药;然而这类患者长期口服β受体阻滞药可能改善死亡率(第52章)。

一些β受体阻滞药,如普萘洛尔、美托洛尔、拉贝洛尔,具有膜稳定作用或类奎尼丁作用。这种Ⅰ型抗心律失常作用与β受体阻滞无关。其整体效应是延长动作电位时程,从而延长有效不应期,这对存在缺血引起的室性快速性心律失常患者是有益的。美托洛尔是一个合适的首选β受体阻滞药,因为它有心脏选择性作用和膜稳定作用。

(四) 钙通道阻滞药

钙通道阻滞药能有效地减轻心绞痛,在ICU作为心肌缺血治疗的二线药物。由于β受体阻滞药可以降低死亡率,钙通道阻滞药只用于对β受体阻滞药有禁忌或β受体阻滞药已用至最大剂量的患者。有许多钙通道阻滞药可供选择,不同药物对心脏收缩或房室传导的影响各不相同(第34章,表34-3)。最常使用的钙通道阻滞药是维拉帕米和地尔硫䓬。地尔硫䓬已被证明对左心室功能障碍患者是有害的,对这类患者应该避免使用。硝苯地平不影响心率,已被证明治疗心肌梗死时如不给予β受体阻滞药会导致更差的预后。

当口服药物时,钙通道阻滞药治疗应该从低剂量开始,并逐渐增加至可耐受的剂量。钙通道阻滞药的相对禁忌证包括严重主动脉瓣狭窄、房室传导阻滞、充血性心力衰竭和低血压。ICU使用的其他药物可能与钙通道阻滞药存在交互作用,如胺碘酮(增加房室传导阻滞)、西咪替丁(增加钙通道阻滞药生物利用度)、神经肌肉阻滞药(钙通道阻滞药可增强其作用)、环孢素和地高辛(增加血药浓度)、奎尼丁(降低血药浓度)及苯巴比妥和利福平(减少肝酶诱导)。

(五) 抗血小板药物

1. **阿司匹林** 阿司匹林通过抑制环氧化酶和过氧化氢酶发挥作用,从而抑制了血栓素A_2的产生,血栓素A_2是强效的血管收缩剂和促血小板聚集剂。通过该机制可降低血栓形成部位的血小板聚集。阿司匹林本身可降低死亡率和心肌梗死的风险达50%。如果没有明显的禁忌证,患者应立即给162~325mg阿司匹林(咀嚼并吞下或咀嚼后舌下含服)。在负荷剂量后,可以长期使用75~81mg的维持剂量。服用阿司匹林的禁忌证包括过敏反应,出血或血小板疾病的病史。

2. **噻吩并吡啶类药物** 氯吡格雷是最常用的噻吩并吡啶类药物。它能抑制二磷酸腺苷(adenosine diphosphate,ADP)与血小板ADP受体上P2Y12复合物的结合。这减少了ADP引起的血小板聚集。氯吡格雷也减少由其他介质介导的血小板聚集和激活。在阿司匹林基础上增加氯吡格雷可以减少UA/NSTEMI患者死亡、心肌梗死和卒中的风险达20%~30%,对接受PCI治疗的患者或内科非手术治疗的患者都是如此。

应口服初始负荷剂量氯吡格雷300~600mg,维持剂量为75mg/d。因600mg剂量达到血小板抑制的稳态血药浓度的时间比300mg短(分别为2h和4~6h),即时或急诊PCI的患者首选600mg剂量。氯吡格雷的禁忌证包括对药物过敏、出血和血小板疾病史,如血栓性血小板减少性紫癜(见第63章)。

许多患者已被确认为对氯吡格雷"无反应"和"低反应"。氯吡格雷是一种前体药物,通过肠道激活后,必须由肝CYP2C19酶转化为活性形式。由于基因多态性,一些患者可能出现CYP2C19酶功能下降,导致血浆活性代谢物水平的不同,进而导致血小板抑制的效果不同。此外,相当多的药物也可能影响氯吡格雷的代谢。目前已有筛查分析基因多态性和临床评估血小板抑制程度的检测手段,通过这些检测指导抗血小板药物的应用也在研究中。

与氯吡格雷相比,普拉格雷是一种新型噻吩并吡啶类药物,也是一个在对氯吡格雷无反应时有效的代替药物。这种药不需要 CYP2C19 转换,已经证明对接受支架植入的急性冠状动脉综合征患者是有效的。然而,普拉格雷增加出血风险,必须避免应用于有卒中史的患者。另一种备选药物是替格瑞洛,属于非噻吩并吡啶类 ADP 抑制药,已证明对急性冠状动脉综合征患者是有效的。

3. 糖蛋白(glycoprotein,GP) Ⅱb/Ⅲa 抑制药　GP Ⅱb/Ⅲa 抑制药作用于血小板聚集的最后共同通路,抑制纤维蛋白原对 GP Ⅱb/Ⅲa 受体的作用,抑制血小板交联。常用的 GP Ⅱb/Ⅲa 抑制药包括埃替非巴肽(eptifibatide)和阿昔单抗(abciximab)。对于高危患者(TIMI 风险评分 5~7,肌钙蛋白浓度明显升高,在最大力度的药物治疗后的仍有复发性胸部不适,血流动力学不稳定,或有明显的心电图变化)应考虑使用此类药物作为辅助抗血小板治疗。这些治疗既适用于准备手术的患者,也适用于采用保守治疗的患者。必须注意这些药物增加出血的风险。

(六)抗凝治疗

1. 普通肝素　普通肝素通过激活抗凝血酶Ⅲ,灭活凝血酶和凝血因子Ⅹa,发挥其抗血栓形成的作用,从而阻断了凝血因子的激活瀑布。相较于单纯使用阿司匹林,联合使用阿司匹林和肝素已被证明可降低死亡或心肌梗死的风险。因此,肝素是 ACS 治疗的一个关键组成部分。静脉注射肝素最好按体重给药,单次静脉负荷量为 60U/kg,此后以 12U/kg/h 的速度持续静脉输注。肝素的需求是个体化的,最佳的治疗应使出血并发症最小化,最好维持 APTT 在 1.5 到 2 倍。普通肝素的风险包括出血和肝素相关性血小板减少(第 45 章)。

2. 低分子量肝素　低分子量肝素是普通肝素在 ACS 治疗中的替代选择。其通过抑制因子Ⅱa 和因子Ⅹa 起作用。低分子量的优点是可以一日两次给药而不需要监测部分凝血活酶时间,可提供更可靠和稳定的抗凝水平。临床试验显示在 ACS 患者使用低分子量肝素可能优于普通的肝素。肾功能障碍的患者使用低分子量肝素应特别小心。即使在肾功能正常的患者,由于低分子肝素作用时间长,且其作用不易拮抗(普通肝素可以通过给鱼精蛋白拮抗),因此对于需要有创性治疗措施,或在血管通路或血管鞘拔除时需要快速逆转抗凝作用的患者,低分子肝素并非理想的选择。

3. 凝血酶抑制药　凝血酶抑制药通过抑制因子Ⅱa(凝血酶)发挥它们有益的作用。比伐卢定(bivalirudin)是此类药物中研究和使用最广泛的。数据显示在 PCI 过程中,比伐卢定可能与肝素和低分子量肝素同样有效,而出血风险更小。有肝素相关性血小板减少病史的患者 PCI 期间它也可以作为替代抗凝药。

(七)他汀类药物

冠心病患者长期使用他汀类药物治疗可以降低死亡率,这些药物已广泛使用。而在 ACS 急性治疗中他汀类药物也占了一席之地。除了它们的降脂效果,他汀类药物被断定有多向性的抗炎作用,并对 ACS 治疗有效。临床试验证明,早期强化他汀治疗能减少死亡、心肌梗死和卒中的风险。阿托伐他汀 80mg 可应用于所有没有明显禁忌的 ACS 患者,并持续至少 30d,再根据患者血脂水平调整剂量。他汀类药物治疗可能会导致肌炎和横纹肌溶解,对肝病患者也应该谨慎使用。

(八)肾素-血管紧张素-醛固酮系统抑制药

心室重构包括了急性心肌梗死后左心室发生的大小、形状和功能的所有变化。典型的变化是随着心肌梗死的面积扩大,可能导致进行性的左室扩大,对左室功能和预后都产生不利影响。严重、长时间缺血可能会导致心肌顿抑和左室收缩功能降低。在急性梗死早期减少左室壁应力可以改善左室功能,减少左室大小。

心肌梗死后射血分数降低的患者,血管紧张素转换酶抑制药(ACEI)通过对心室重构的影响降低相关死亡率。尽管还没在临床试验中证明,射血分数正常的患者也可能从中受益。建议所有 ACS 患者在出院前都应使用 ACEI。

(九)再灌注治疗

除了药物治疗,对于合适的病例,冠状动脉再灌注治疗是 ACS 患者心肌梗死治疗的基石。通常这些患者诊断为 STEMI 或 NSTEMI。STEMI(或新发左束支传导阻滞的急性胸痛患者)迅速采取 PCI 治疗(或溶栓疗法)实现再灌注是至关重要的。当条件允许时这些患者应接受心导管手术和冠状动脉支架术。这些病例 PCI 比溶栓治疗预后更好。与 PCI 比较,溶栓治疗还增加卒中的风险。当没有条件采用 PCI 时,还可采用其他医疗措施,溶栓治疗也可以使用。

除了明显的 STEMI 患者或新发左束支传导阻滞的急性胸痛患者,那些严格药物治疗后仍持续胸部不适,或血流动力学不稳定的患者也应该考虑心导管介入手术。

在 UA/NSTEMI 患者经最初治疗后病情稳定者,住院期间若有以下高风险因素时应考虑心导管术,比如肌钙蛋白升高或有心电图阳性变化。理想情况下,应该在有阳性发现后 24～48h 实施介入手术。然而,ICU 患者常存在多个亟待解决的医学问题,介入手术常要在其他医疗问题解决后再谨慎考虑采用。溶栓治疗已证明对 NSTEMI 患者没有益处,因此在 UA/NSTEMI 患者不推荐使用。

(十)预防心脏性猝死

如前所述,ACS 患者是室性心律失常的高危人群。对于射血分数＜35%或再灌注后室性快速性心律失常的患者应考虑植入心律转复除颤器(implantable cardioverter-defibrillator,ICD)。当前推荐意见是这些患者 6 周后应再次评估射血分数。在射血分数依然＜35%时,就应植入 ICD。只要没有其他显著减少预期寿命的并发症,ICD 应一直维持植入。

六、心肌梗死的并发症

(一)心源性休克

相比于没有溶栓治疗时代 20%的发生率,虽然急性心肌梗死心源性休克的发生率已下降到 7%,但死亡率仍高达 50%至 60%(表 50-2)。休克通常源于心肌体积的广泛减少和收缩功能下降,但也可能源于其他梗死后机械性并发症。临床和血流动力学评估对休克的风险分层和确定患者休克的治疗方法都很有价值(表 50-2 和第 8 章)。休克可由相对或绝对的低容量所导致,特别是在患者迷走神经张力增加和外围血管扩张时。

血流动力学监测有助于优化容量状态、心输出量和外周氧输送,并且也是 ICU 患者管理的一个重要方面。肺动脉置管(Swan-Ganz 导管)有助于快速测量中心静脉压、右心室压、肺动脉压和肺动脉楔压。后者接近左心室舒张末期压力或左心房压力,在心肌缺血时通常会升高。还有其他一些的信息有助于患者病情的判断,如肺动脉楔压波形存在大 V 波提示存在二尖瓣反流,可能是缺血性乳头肌功能障碍或乳头肌破裂的结果。测量肺动脉楔压和心输出量有助于指导药物干预。右心导管术在心肌梗死时有助于识别右心室梗死和室间隔破裂。

一些侵入性方法和支持设备也可以在 ICU 治疗心源性休克时发挥作用。主动脉内球囊反搏(intra-aortic balloon pumps,IABPs)在舒张期可以提高舒张期冠状动脉灌注,在收缩期可以增加每搏输出量以降低收缩期后负荷,从而改善血流动力学。IABPs 对持续性、难治性胸痛和心肌缺血也特别有用。相反的,血管活性药可以提高心输出量,但是以同时增加心肌耗氧量和可能增加心肌梗死面积为代价的。在休克后几小时内通过冠状动脉血管成形术直接恢复血流,可以减少死亡率,应该在每个广泛梗死和心源性休克患者中考虑应用(见第 8 章)。左心辅助装置(LV-assist devices,LVADs)的发展为难治性休克患者提供了一个额外的治疗方法。经皮装置如 Tandem-Heart 和 Impella 可以在导管室放置,但这些都是暂时性的设备。更持久的 LVADs 也已开发出来(第 88 章)。这些设备目前主要用作心脏移植前的过渡,但也可以作为永久性治疗方法。

(二)心律失常和传导阻滞

1. **心律失常** 由于疼痛、焦虑或心力衰竭造成窦性心动过速是心肌缺血患者最常见的室上性心律失常。窦性心动过缓常见于下壁心肌缺血患者,这是由于在下后壁和窦房结处迷走神经的传出神经集中分布于此。少见的室上性心律失常包括房性心动过速、心房扑动和心房颤动。这些心律失常的根本原因是心房缺血和泵衰竭所致的左心房压力增加、心包炎或儿茶酚胺分泌过多。

若发生上述心律失常，则应重新评估心室功能和整体治疗方案。心动过速增加心肌耗氧量并可能增加梗死面积。房性心律失常的治疗取决于患者的血流动力学变化和收缩功能障碍的程度。如果患者心房颤动或扑动导致心肌缺血，血流动力学不稳定，或者两者兼有，应立即实施同步电复律。如果血流动力学稳定，这些患者可能首先采用房室节阻断药治疗，如静脉β受体阻滞药，以减慢心室率。

对于心肌缺血患者的室性心律失常需引起更多的关注。最常见的心室心律失常是多形性室性心动过速（polymorphic ventricular tachycardia, PMVT）和心室颤动（ventricular fibrillation, VF）。单一形态的室性心动过速较少见，这种心律失常通常由于瘢痕而非缺血区域引起。孤立的室性期前收缩（premature ventricular contractions, PVCs）也很常见，不需要治疗。虽然通常都是小问题，它们可能会发展成更严重的室性心律失常，如PMVT和VF。室性心律失常的治疗也是基于患者是否稳定。患者不稳定的VT、PMVT或VF应立即电复律。患者持续存在VT，如果没有活动的缺血，或血流动力学稳定，可以先静脉注射利多卡因或胺碘酮（见第34章）。这种严重室性心律失常的持续存在是预后不良的预兆，需要额外的评估和治疗。

加速性室性自主心律也较常见，尤其是在下壁心梗中，其心率通常在60～100/min。一般来说，这种节律是良性的、自限的，耐受性良好，通常不需要治疗。

2. 传导阻滞 传导阻滞可能是心肌梗死在ICU的另一种表现。房室传导阻滞通常见于下壁缺血或梗死，由于过度的迷走神经张力或房室结血管分支低灌注所致。可发生一度、二度（Mobitz Ⅰ型）或三度房室传导阻滞（见第33章）。下壁缺血引起的传导阻滞通常是自限性的，并不预示着预后不良。如果患者血流动力学不稳定、有症状或存在依赖心动过缓的室性心律失常且有下壁缺血，则需要经静脉起搏。心肌成功再灌注后房室传导常恢复正常，很少需要安装永久起搏器。右束支传导阻滞或左后分支传导阻滞也可能出现，因为后降支动脉分支灌注右侧近端1/3和左后分支。

在前壁缺血或梗死的患者，传导阻滞预后差。左前降支动脉供应右束支远端，左束支和左前分支。相对于下壁缺血，左前降支动脉灌注不足产生的传导阻滞通常为结下性，常表现为Mobitz二度Ⅱ型，左或右束支传导阻滞或三度房室传导阻滞。在这些情况下经静脉起搏通常是必要的。如前所述，新发的左束支传导阻滞通常提示急性左前降支近端完全闭塞，立即实现血流再灌注是十分必要的。

（三）右心室梗死

右心室梗死是一种常见的但是经常难以识别的并发症，会导致右室舒张功能和收缩功能降低。临床三联征包括颈静脉压力升高、低血压和存在急性下壁心电图改变而肺野清楚，强烈提示右心室梗死。其他右心室梗死的证据包括Kussmaul征、三尖瓣反流、右心第三心音奔马律、明显的奇脉和V_1及右心导联ST段抬高。右心室梗死大大增加了死亡和其他并发症的风险，包括房室传导阻滞、心源性休克和心室颤动。主要治疗措施包括补充血容量提高左心室充盈压并恢复左心室每搏输出量。大多数患者在急性心肌梗死后2～3d右心室功能改善。

（四）乳头状肌功能障碍和断裂

严重缺血或梗死会导致乳头状肌功能障碍或断裂和严重程度不同的二尖瓣反流。与下壁梗死相关的后乳头状肌断裂是最常见的，因为它由单一血管分支进行血液供应。因为有双重血液供应，前内侧乳头肌较少受累。断裂的高峰出现在急性心肌梗死后2～4d，临床严重程度取决于乳头肌和腱索损伤的程度。最常见的临床表现是出现新发的收缩期杂音和急性肺水肿。乳头状肌断裂和功能障碍可由超声心动图证实，表现为二尖瓣的瓣叶活动异常和严重的二尖瓣反流。扩血管和IABP置入可能有助于早期稳定病情，虽然整体手术死亡率约为25%，立即手术仍常是最佳的治疗选择。

（五）室间隔缺损和心脏破裂

室间隔缺损和心脏游离壁破裂多见于老年人和全身性高血压患者。室间隔缺损可能发生于前壁和下壁梗死，更有可能发生于广泛心肌梗死的患者。它通常发生在心肌梗死3～7d后。室间隔缺损的大小和左向右分流的量决定其临床表现。

室间隔破裂患者通常由于休克和出现新的收缩期杂音而诊断。同样,床边超声心动图可以发现破裂的位置、大小和分流量。早期手术可能会有最好生存机会。

急性心脏破裂发生前可能没有先兆,表现为突发严重低血压和相对无变化的心电图。它通常发生心梗后5~14d。游离壁破裂通常带来灾难性的后果,只有紧急手术才能防止死亡。偶尔室壁破裂为亚急性症状如心包疼痛、恶心和持续的呕吐或急性躁动。

(六)附壁血栓和全身血栓

附壁血栓形成和早期全身性动脉栓塞的发生与梗死的位置和大小相关。附壁血栓的总体发生率是20%,全身性动脉栓塞的发生率为2%,但如果累及左室心尖部则发生的风险更高。例如,广泛前壁心肌梗死的患者附壁血栓的发病率为60%,全身性栓塞的发生率为6%。因为抗凝治疗后血栓发生的风险大幅减少,前壁和心尖部梗死患者住院期间应接受肝素治疗,并在出院后维持华法林治疗至少3个月。再灌注治疗导致动脉开放,附壁血栓的发生也减少。

(七)急性心包炎

急性心肌梗死是急性心包炎最常见的原因,急性心肌梗死患者发生急性心包炎为10%~20%。这通常发生在心肌梗死后1~4d。临床征象从无症状的心包摩擦音,到严重不适、发热和相关的房性和室性心律失常。心包性疼痛通常不同于心梗所致的疼痛,其性质更尖锐,呈胸膜炎性,强度可以随运动发生变化,有吞咽或咳嗽痛。典型的疼痛坐位时缓解,可以辐射到左肩。体格检查可闻及含三个组成部分的心包摩擦音,心电图显示PR段压低,多导联ST段弓背向下抬高。(见第54章,图54-2)。阿司匹林(650mg 每4~6小时1次)可以有效地缓解症状。应该避免使用其他非甾体类抗炎药和糖皮质激素,因为它们可能会干扰心肌梗死的愈合。

患者也可以表现为迟发性心包炎,也称为Dressler综合征,在心梗后1~8周出现。这是继发于免疫介导的损伤,也用阿司匹林治疗。如果是心肌梗死后>4周的患者,也可以使用非甾体类抗炎药和糖皮质激素治疗。

心包炎还可以由其他原因引起,如胸科和心脏手术后的心包刺激。应识别并与心梗后心包炎区分。这种心包炎通常采用非甾体类抗炎药治疗。

(八)应激性心肌病(Takotsubo心肌病)

应激性心肌病,也称为Takotsubo心肌病,是重要的临床综合征,可以有类似于ACS的表现。通常认为是因为极度情绪应激引起儿茶酚胺突然激增。患者可以有胸痛、心脏生物标记物阳性,心电图的变化常提示前壁心肌梗死。超声心动图显示特征性的心尖部气球样变,而基底部功能正常。这种综合征会导致充血性心力衰竭和室性心律失常。

作为类似于急性心肌梗死的综合征,它必须按急性心肌梗死治疗直到明确诊断。这些患者通常会紧急行心导管术,造影显示冠状动脉是正常的。此后应给予支持治疗,低射血分数和室壁运动异常很快会缓解。

七、接受非心脏手术患者的关注点

有不少在ICU的患者需要进行非心脏手术。心脏风险分层是很重要的,因为近期或目前有缺血的患者围术期心脏并发症和相关死亡率很高。疑似缺血患者心脏风险分层应结合临床症状和体征,以及非侵入性的方法,如负荷测试(见第86章)。这些评估可以明确非心脏手术前是否需要冠状动脉造影,PCI再血管化治疗或冠状动脉旁路移植。另外,如果ICU患者需要紧急手术干预,预防心脏事件措施包括围手术期使用β受体阻滞药和硝酸盐,以及考虑采用更多有创性血流动力学监测。术后应行连续描记心电图和检测心肌酶。从手术的角度来看一旦出血风险降低,抗血小板治疗应尽快恢复。

第51章

胸主动脉瘤和夹层

Fenton McCarthy　Benjamin A. Kohl　Bonnie L. Milas，著　戴双波，译　齐　娟，校

一、主动脉瘤

动脉瘤是指主动脉腔的直径增大到正常人群平均值的150%以上。与其他动脉相似，主动脉壁是由三个不同的层次组成，从内向外分为内膜、中层和外膜。真性动脉瘤累及主动脉壁三层，而假性动脉瘤只累及一或两层。后者通常源于动脉破裂被周围结构如胸膜、血栓或脓肿壁所包裹。梭形动脉瘤是指整个圆周的主动脉壁扩张，而囊状动脉瘤是指由一个主动脉壁内的薄弱点发展的局部瘤变。

在胸腔内，约60%的动脉瘤累及升主动脉（伴或不伴弓部或降部主动脉受累），约30%局限于降主动脉，只有10%累及主动脉弓，绝大多数为囊状动脉瘤。胸腹的动脉瘤涉及胸（膈上）和腹主动脉（膈下）的不同节段部分。

二、主动脉夹层

主动脉夹层是血液通过主动脉内膜的破口从主动脉腔内破出，并在中层流动的一种状态。动脉外膜成为防止血管完全破裂的唯一的结构。新产生的假腔可以向远端或近端（逆行）继续撕裂，直至达到一个血管段强度足以抵消这种撕裂力量的区域。在这个血管位点上假腔血流通过内膜破口重新进入真腔（返回点），或者假腔可因为血流缓慢而形成血栓。内膜的破口在计算机断层扫描(CT)、磁共振成像（MRI），或超声心动图上通常容易识别。

（一）并发症

主动脉夹层的并发症可能是灾难性的。主动脉夹层血管的任何部分都可能发生破裂破入纵隔。如果近端升主动脉破裂，会出现心包积血，并可能发生急性心脏压塞。其他严重并发症包括由假腔扩大引起的狭窄、梗阻，或累及分支血管，影响心脏、脑、肠系膜、肝、肾、脊髓或四肢的血液灌注。最后，当夹层累及升主动脉，主动脉瓣瓣叶可能受增大的假腔影响导致脱垂，进而引起主动脉瓣关闭不全。

（二）分类

DeBakey第一个对主动脉夹层进行分类，分类根据的是内膜的破口位置和主动脉内假腔的撕裂程度。Stanford分类法是一种更简单和与临床相关的分类方法，分类基于夹层所累及的部分（表51-1）。A型夹层包括所有累及升主动脉的夹层。病变可局限于升主动脉，也可延伸到主动脉弓和降主动脉。B型夹层只累及降主动脉（定义为左锁骨下动脉远端的主动脉）。A型夹层经常与慢性高血压或不同程度主动脉扩张或胶原-血管缺陷，如马方综合征相关。重要的是，大多数A型夹层不与动脉粥样硬化性疾病相关。相比之下，B型夹层通常以前就存在动脉粥样硬化性疾病或不稳定性高血压。这些患者通常为老年人，经常

表 51-1　胸主动脉夹层 Stanford 分类法

分型	描述
A 型	夹层累及升主动脉（还可能同时累及降主动脉）
B 型	夹层只累及胸降主动脉（左锁骨下动脉远端）

有严重的与全身动脉粥样硬化相关的并发症。

（三）治疗

Stanford 团队证实手术治疗 A 型主动脉夹层患者会有更好的院内生存率，而药物治疗 B 型主动脉夹层患者会有更好的存活率。因此，紧急手术修复是治疗 A 型主动脉夹层患者的首选，而非手术治疗是 B 型主动脉夹层患者的首选，而手术的作用有限。

A 型主动脉夹层患者手术治疗的目标与跟这种疾病有关的威胁生命的并发症直接相关。具体来说，早期手术的目的是为了避免升主动脉破裂（破到胸腔或心包），预防或纠正冠状动脉或头臂动脉灌注不良，通过主动脉瓣成形或置换治疗主动脉瓣关闭不全。因为替换整段撕裂的主动脉（经常从主动脉瓣近端到髂动脉分叉远端）是不可行的，局部主动脉夹层的处理将根据症状不同而不同，例如，低灌注综合征通常通过建立旁路解决。

在一些医学中心，采用胸主动脉腔内修复术（thoracic endovascular repairs，TEVAR）使得为降主动脉尤其是有灌注不良的区域放置支架变成可能。能否行血管内支架手术，取决于以下两点，患者的髂血管必须能够容纳设备进入，主动脉夹层两侧必须有相对正常的主动脉内径（所谓的锚定区）供支架附着。血管内支架手术的特异性并发症主要是放置支架后存在造影证实的在动脉瘤内持续有血流的证据，即残漏。残漏的位置和严重程度决定后续的治疗。

当低血压持续存在，同时不适合 TEVAR 手术，或当出现急性主动脉破裂时，B 型夹层动脉瘤应采取手术治疗。

三、创伤性主动脉损伤

穿透伤累及升主动脉通常是致命的。主动脉钝性伤也会引起升主动脉破裂，严重时也通常是致命的。降主动脉减速性损伤通常发生于左锁骨下动脉分叉点远端的主动脉峡部。损伤好发于主动脉峡部是因为此处主动脉通过肋间动脉固定于后胸壁，向前由肺动脉韧带（胚胎期动脉导管的残余）固定于肺动脉。胸部的突然减速使应力作用于这些固定点。如果主动脉完全断裂，通常立即导致大量失血及死亡。然而，如果破裂被部分包裹（通常由壁层胸膜），病人可能能存活足够长的时间到达医院（包裹性主动脉破裂）。最终，患者的生存取决于及时的诊断和治疗（见第 98 章和第 101 章）。

四、诊断和临床注意事项

大多数动脉瘤患者直到病程的晚期都没有症状。因此，他们通常是在体检时被偶然发现。若出现症状，通常与瘤体快速增长或周围组织受压有关（知识框 51-1）

急性主动脉夹层的标志症状为尖锐的或"撕裂"样的疼痛，剧烈疼痛位于胸骨后或肩胛中部位置（知识框 51-2）。当夹层继续扩大，疼痛通常由患者的背部向下放射，也可能伴有晕厥、出汗或低血压。

外伤性主动脉破裂可能难以发现。严重创伤患者常常有多系统损伤，并因为多处受伤而无法明确报告胸骨后或肩胛中部的疼痛。因此，基于体检发现或受伤机制，需保持对动脉动脉损伤的怀疑。包裹性主动脉破裂的征象见知识框 51-3。

（一）诊断

主动脉病变的诊断通常可经胸部计算机断层扫描（computed tomography，CT）、磁共振成像（magnetic resonance imaging，MRI）、磁共振血管造影（magnetic resonance angiography，MRA）或经食管超声心动图（transesophageal echocardiography，TEE）明确。

知识框 51-1　主动脉瘤诊断注意事项
无症状（在大多数情况下）
主动脉瓣关闭不全
胸痛（如果冠状动脉受累，可发生心绞痛）
吞咽困难
呼吸困难（气管受压造成）
咯血
声音沙哑（由左喉返神经受压引起）
喘鸣（气管受压所致）

知识框51-2　急性主动脉夹层的诊断注意事项
A 型或 B 型夹层
出汗
低血压
放射至背部或腹部的疼痛
严重的胸骨后的或肩胛中部疼痛
晕厥
A 型夹层
主动脉瓣关闭不全的杂音
缺血性心电图改变
心脏压塞的迹象
心音遥远
交替电活动
颈静脉或中央静脉压力升高
低血压
交替脉
偏瘫或视觉变化
上肢脉搏消失或双侧血压差别较大
B 型夹层*
腹痛、代谢性酸中毒或黑粪（肠系膜缺血所致）
下肢脉搏消失
孤立的一个肢体运动或感觉障碍
少尿、无尿、尿素氮和肌酐水平上升（肾缺血所致）
截瘫（脊髓缺血所致）

* 对于累及左锁骨下动脉远处的 A 型夹层也可如下表现

知识框51-3　可疑外伤性主动脉破裂的征象
减速性损伤后
前胸壁损伤的证据
低血压
胸管引流量突然增加
脉搏消失或在四肢血压存在差异
胸片示纵隔影增大

（二）医疗处置

急性胸主动脉夹层患者最大的风险是由于主动脉渗血或破裂导致的急剧的血流动力学失代偿或大量失血。知识框 51-4 列出了必须立即采取的术前措施。

知识框51-4　胸主动脉疾病的医疗措施和术前管理
置入两个大直径的静脉导管
血型配型，备红细胞 6 单位
在血压最高的肢体留置动脉导管
监测终末器官灌注（知识框 51-5）
监测肢体脉搏
连续静脉输注血管舒张药治疗，保持收缩压在 105～115mmHg（如硝普钠或尼卡地平）*
同时应用 β-受体阻滞药治疗心率，保持在 60～80 次/min，心脏指数在 2～2.5L/(min·m^2)（如静脉输注艾司洛尔）*
术前使用阿片类药物控制疼痛，但应避免感觉迟钝以允许神经学检查
容量复苏
胸片

* 详见文本和第 53 章

有两个关键药物治疗目标：(1) 精准控制血压的目标为收缩压 105～115mmHg；(2) 同时减少心肌射血速度以使主动脉剪切力下降。对于前者，应通过持续静脉注射血管舒张药控制血压，如硝普钠或尼卡地平来实现。为减少心肌射血速度，应该给予起效迅速且易于滴定剂量的 β 受体阻滞药，如持续静脉输注艾司洛尔。拉贝洛尔是一个特别有效的药物，因为它能同时实现这两个目标，它同时具有 α 受体和 β 受体阻滞作用。如果有 β 受体阻滞药治疗的强烈禁忌证，可以使用维拉帕米实现相同的目标。

单独使用血管舒张药的风险是，由于急性降低后负荷，从而降低左心室射血阻力，心肌射血速度将会增加。必须在应用 β 受体阻滞药的基础上同时应用血管舒张药，以减少夹层继续撕裂或动脉瘤破裂的风险。最后，在应用 β 受体阻滞药和血管舒张药的同时，另一个重要治疗是使用阿片类药物控制疼痛。

终末器官的灌注和功能评估，包括精神状态、尿量以及是否存在腹部或肢体疼痛，应该经常评估直到确切的手术修复或症状控制之后（知识框 51-5）。

> **知识框 51-5　终末器官的灌注监测**
>
> **心脏**
> 12 导联心电图
> 是否存在心绞痛及疼痛程度
> 主动脉瓣关闭不全和充血性心力衰竭的迹象
> 心脏压塞的迹象
> **神经系统**
> 意识水平
> 运动或感觉障碍
> 胃肠检查
> 腹部体检
> 肝脏功能的评估
> 凝血功能
> **肾**
> 尿素氮和肌酐水平
> 每小时尿量

(三) 术后管理

1. 控制血压和出血　首先,必须继续严格控制血压,避免主动脉缝合线断裂造成新的破口,并降低局部主动脉夹层破裂的风险。术后大出血的患者应该首先保温,纠正凝血功能紊乱。如果在术后第 1 小时内胸管引流量超过 400ml,第 2～3 小时超过 300ml/h,或 4h 后大于 200ml/h,应该考虑再次手术探查止血。

2. 终末器官的评估　手术修复后,必须密切监测终末器官功能,以确保整个微血管树灌注充足。术后应该再次检查术前的各项临床和实验室指标,以确定终末器官是否充分灌注(知识框 51-6)。

应特别关注胸主动脉和近端腹主动脉手术的患者是否存在脊髓缺血。通过侧支血管灌注脊髓需确保维持平均动脉压大于 80mmHg,或通过腰椎穿刺引流脑脊液以减少周围鞘内的压力,这些做法都可以改善脊髓的灌注。

患者在 ICU 一旦清醒,就应该进行神经系统检查,因为脑和脊髓血流存在中断或动脉粥样硬化碎片或空气栓塞风险。如果放置了脑脊液引流导管,脑脊液压力升高则是需进行脑脊液引流的指征。患者血流动力学和神经功能稳定 12～24h 后,腰脑脊液引流装置仍应继续留置但不引流 12～24h。这段时间后,如果患者没有表现出脊髓缺血的迹象,脑脊液引流装置可以考虑拔除。拔除后患者应该保持仰卧位 4～6h。但是,如果在仍保留有引流管的期间患者出现无力的症状,应该行脑脊液引流来维持颅内压<10cmH$_2$O,增加平均动脉压,使其>100mmHg(如果可以的话),请神经科医生急会诊也是十分必要的。

> **知识框 51-6　胸主动脉手术患者的术后管理**
>
> 与术前相同的干预措施(表 50-5),除了以下提到的
> 术中潜在脊髓缺血的患者(远端胸降主动脉手术),维持平均动脉压>80mmHg
> 评估出血及凝血障碍
> 监测终末器官灌注(表 50-6),以下提到的除外
> 患者有反应,进行完整的神经系统查体
> 如果患者没有反应,通过抽搐的监测检查神经肌肉阻滞剂残余
> 如果存在神经肌肉阻滞药残余作用,拮抗神经肌肉阻滞药
> 如果仍然没有响应,药物拮抗苯二氮䓬类与阿片类药物
> 如果仍然没有响应,请神经科医生会诊,非增强头部 CT 扫描,脑部增强 MRI 检查
> 如果患者有局灶性神经功能缺损,请神经科医生会诊,非增强头部 CT 扫描,脑部增强 MRI 检查
> 如果患者有脊髓损伤迹象,行脊髓 MRI 检查和体感觉诱发电位测试
> 硬膜外麻醉是开胸手术后患者疼痛管理首选
> 术后当颅内压升高,行脑脊液引流以降低颅内压

主动脉手术后 6～12h 患者仍反应迟钝,需要进一步评估。确认不存在神经肌肉阻断药残余,以及神经反应迟钝不是由于麻醉药或苯二氮䓬类药物引起后,应该立即请神经科医生会诊,并立即进行头部 CT 非增强扫描(避免造影剂导致肾损伤)或脑 MRI 检查。虽然微小梗死通常要在术后 2～3d 才能被 CT 扫描检测到,但术后立即 CT 扫描可以发现颅内出血。降主动脉手术后应考虑行脊髓 MRI 检查以评估脊髓损伤。

(四) 疼痛管理

椎管内镇痛是一种有效的镇痛模式,但应该确保在血流动力学稳定、出血已经减少并已经确认没有神经损伤后给予。硬膜外镇痛必须非常小心,因为药物阻滞交感神经可能导致严重低血压和甚至导致脊髓缺血。

第52章

急性心力衰竭综合征

Lee R. Goldberg　Esther Vorovich，著　陈　晗，译　于荣国，校

从20世纪80年代开始，慢性心力衰竭的发病率快速升高，在美国据估计有1%～2%的人口受累，主要是65岁以上的患者。这可归因于由人口老龄化伴随而来的心力衰竭危险因素增加（如高血压和糖尿病），以及心肌梗死后生存率的改善（第50章）和对心源性猝死预防的进步。结果造成更多的患者能够在心功能不全的状态下生存，而非死于心功能不全。

随着心功能不全患者的增加，可以预见到因急性心力衰竭综合征（acute heart failure syndromes，AHFS）而住院的例数将随之增加。每年美国有超过一百万的患者主要因心力衰竭而住院，这比过去数十年增长了3倍。本章主要介绍AHFS的病理生理、诊断和处理。

一、定义与分级

AHFS是一组由不同原因导致的疾病但却有着相似的临床表现，而这些临床表现可大致表现为进行性发展的心力衰竭的症状和体征并需要住院进行急诊处置。大部分住院病例发生在已知具有慢性心功能不全的患者中（80%）。虽然以往认为AHFS最主要发生于收缩功能不全的患者，但美国和欧洲大量的数据表明，约半数收住的AHFS患者实际上表现为射血分数正常性心力衰竭（heart failure with preserved ejection fraction，HFpEF）。

心力衰竭的临床表现变异很大，约75%的患者表现为血压正常或升高，仅有少数患者表现为心源性休克或心源性肺水肿。已有许多分类方案试图从病因、临床表现、病程或病情可逆性等方面来对这一多变的患者群体进行分类。本章将采用美国心脏病学会/美国心脏协会（ACC/AHA）提出的分级系统，重点关注临床用于评估心肌功能的这两个指标：容量状态和组织灌注。

二、预后

AHFS的预后可以区分为三个截然不同的类别：医院内（住院）死亡率、出院后发病率和死亡率，以及长期发病率和死亡率。在排除心源性休克亚组（见第8章）后，AHFS患者的住院死亡率在3%～7%。来自美国的大量注册试验数据已确定数个关键因子可作为住院死亡率的预测指标。ADHERE（Acute Decompensated Heart Failure National Registry）确定了三个与院内死亡率相关的入院时指标：血尿素氮（blood urea nitrogen，BUN）＞43mg/dl、低收缩压（＜115mmHg）和血肌酐升高（＞2.75mg/dl）。另一个注册试验OPTIMIZE-HF（Organized Program to Initiate Lifesaving Treatment in Hospitalized Patients with Heart Failure）也确定了血清肌酐水平和低收缩压（systolic blood pressure，SBP）对住院死亡率的预测价值。此外，还确定了另外几个相关的变量（年龄、心率、血钠和左室功能不

全)。随后的分析还表明脑利钠肽(brain natriuretic peptide,BNP)水平升高、肌钙蛋白水平升高,以及正性肌力药的需求也与住院死亡率相关。即使在住院期间症状能得到充分缓解,患者出院后的再入院率和死亡率仍然很高(分别为10%～20%和20%～30%)。与短期再入院和死亡相关的多个变量已经确定,其中包括收缩压、入院肌酐和血红蛋白水平、心动过速、QRS时程延长、住院期间新发的心律失常、住院后出现肾功能恶化、出院时低钠血症、出院使用具有循证医学证据的药物治疗[包括ACEI(angiotensin-converting enzyme inhibitor)、ARB(angiotensin receptor blocker)和β受体阻滞药]等。关于长期死亡率的数据尚不够有说服力,但显示每一次因急性心力衰竭(acute heart failure,AHF)而导致的住院都对预后产生负面的影响,呈现叠加效应。毫不意外的,对慢性心力衰竭的长期预后有影响的因素,如BNP升高、QRS时程延长、肾功能不全等对AHF发作后的长期预后也存在影响。

三、病理生理

(一)心输出量和平均动脉压

心输出量(cardiac output,CO):心指数(cardiac index,CI)是通过体表面积对CO进行标准化,指的是每分钟心脏的射血量,由每搏输出量和心率来决定(见第8章表8-1及本章公式1)。心率取决于患者的基础心电节律和交感副交感冲动间的平衡,而后者反过来常取决于患者的临床状态。每搏输出量由三个主要因素决定:前负荷、心肌收缩力和后负荷(见第8章图8-2和图8-3)。

平均动脉压(mean arterial blood pressure,MAP)是调节组织灌注的主要驱动力,由体循环血管阻力(systemic vascular resistance,SVR)和心输出量(cardiac output,CO)之间的关系所决定:

平均动脉压=(心输出量×体循环血管阻力)+中心静脉压　　　　　　　　(公式52-1)

平均动脉压可以依据以下两个公式从床旁血压监测结果计算得到(两者在数学上是等同的):

平均动脉压=1/3 收缩压+2/3 舒张压
　　　　　　　　　　　　　　　(公式52-2A)

或　平均动脉压=舒张压+1/3(收缩压-舒张压)
　　　　　　　　　　　　　　　(公式52-2B)

在AHF患者中,虽然MAP指导治疗方案的选择,但SVR才是降低后负荷药物治疗的真正靶点。SVR是通过有创血流动力学监测获得的计算值,对于难治性失代偿性心力衰竭,它是以血流动力学为导向的治疗方案的基石。通过这些公式应加以明确,MAP和SVR并非相同的概念,而是反映了心输出量与血管张力之间的一种相互作用。SVR(通常表示为 $dyn \cdot s \cdot cm^{-5}$)可以通过下列公式计算:

体循环血管阻力=[(平均动脉压-中心静脉压)/心输出量]×80　　　(公式52-3)

收缩性心力衰竭过程中,各种始动因素(如心肌梗死、心肌炎、高血压危象等)均可以导致心功能不全。心功能不全会激活多种代偿机制以维持CO和组织灌注。首先被激活的机制之一是交感系统活性的增加,同时伴有副交感系统的抑制,从而使去甲肾上腺素水平升高,并在短时间内通过增加心肌收缩力和心率以提高CO,并且通过增加CO和引起外周血管收缩来维持血压。交感系统的激活加上其他刺激因子同时激活了肾素-血管紧张素系统(renin-angiotensin system,RAS)。RAS的激活引起肾脏重吸收钠、外周血管收缩和醛固酮分泌,同时通过正反馈进一步提高交感系统的活性,所有这些功能得以在短时间内维持CO。这导致了水钠潴留和前负荷增加。拮抗机制,如脑和心房利钠肽(brain natriuretic peptides,BNP),也被激活以抵消RAS活化的影响。然而,这些机制似乎在心力衰竭患者中效果有限。

从长远来看,交感系统和RAS的激活导致对心脏有害的多种影响,如心肌细胞肥大、纤维化和坏死,并增加心律失常的风险,最终导致心功能进一步降低。作为对初始损伤以及继发的神经内分泌活动的反应,左心室发生有害的重构,伴有心肌细胞生物学及心肌结构变化和心腔几何形状的改变。在大体上左心室发生扩张和球状变形(而非椭圆形),导致乳头肌"拉伸"从而引起功能性的二尖瓣关闭不全以及室壁应力增加。这反过来导致氧消耗增加同时也降低心输出量,从而造成神经内分泌代偿系统的进一步激活。

HFpEF虽然心脏的收缩功能可能很正常,但由于心室壁增厚和心腔缩小会引起心输出量下降。左心室变得僵硬,舒张期舒张变缓,从而导致舒张末压力增高。此压力逆向传导至肺静脉及肺毛细血管,导致劳力性呼吸困难,并最终导致右心压力升高和水肿的发生。压力的升高和心输出量的减少激活与收缩性心力衰竭相似的神经内分泌途径,包括交感系统和RAS。

(二)急性心力衰竭的病理生理学

已确认有多种因素参与了AHFS发生。这些因素要么导致容量增多和心脏充血,要么使得心肌收缩或舒张功能降低。一旦出现始动因素,将使得神经内分泌系统激活,导致心肌氧需求增多[或由于氧供需失衡(见第50章)导致缺血的可能]、外周血管收缩以及水钠潴留并形成正反馈循环。如果未能纠正,这些变化将导致心肌功能进一步降低、器官低灌注并最终导致心源性休克(见第8章)。虽然所有AHFS患者中都会发生上述的恶性循环,但存在冠状动脉阻塞性疾病的患者尤其容易发生缺血,其原因在于心肌细胞氧需求增加同时伴发冠状动脉灌注压降低(由低血压或是左心室舒张压力增高所致)的情况下导致了氧供需失衡。

四、临床表现和初始评估

对于任何已知或疑似存在心功能不全的患者进行评估应包括仔细的病史采集和体格检查,并重点关注三个关键点:评估容量状态;评估组织灌注和估计诱发因素和并发症。

典型的初始评估流程如图52-1所示。其中

<u>充血的证据</u>
端坐呼吸
颈静脉压增高
出现第三心音
P2亢进
水肿
腹水
啰音
肝颈静脉回流征阳性
Valsalva方波

<u>低灌注的证据</u>
脉压减小
交替脉
脉搏减弱
低血压
ACEI类药物引起的低血压
前臂/下肢冰凉
意识状态改变
嗜睡
血钠降低
肾功能恶化

静息状态下低灌注?	静息状态下出现充血?	
	否	是
否	温暖干燥 A组	温暖潮湿 B组
是	冰冷干燥 L组	冰冷潮湿 C组

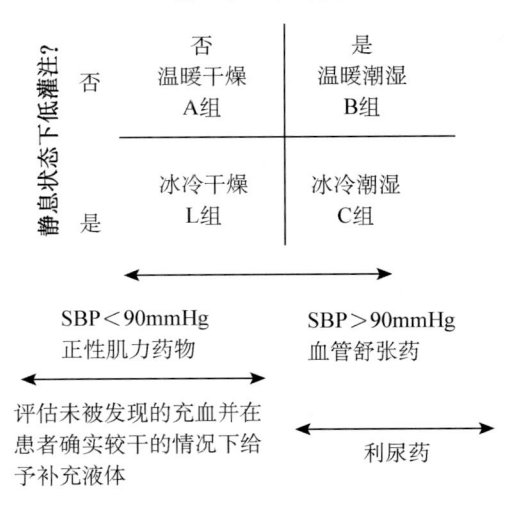

SBP<90mmHg 正性肌力药物   SBP>90mmHg 血管舒张药

评估未被发现的充血并在患者确实较干的情况下给予补充液体   利尿药

图52-1 AHF患者的血流动力学评估

A组患者没有低灌注或充血的表现,应当考虑其他造成其症状的病因。B组患者存在充血的证据,但灌注良好。这类患者应该接受利尿药治疗并继续家庭用药,除非其血压状态可以允许上调血管舒张药。C组患者存在充血和低灌注证据,这些患者应使用血管舒张药或正性肌力药物(根据其血压)进行"热身",然后使用利尿药治疗。L组患者存在低灌注证据但没有充血。这些患者只占AHF患者的一小部分,对其应评估未被发现的充血,如果患者确实较干可给予静脉补充液体。可以考虑给予正性肌力药物但对长远来讲并不是个好的选择

患者分为4个血流动力学组,A组患者是等容量状态、灌注良好且代偿良好的门诊患者,此类患者的处理不在本章讨论范围。根据美国和欧洲的数据,绝大多数因AHF入院的患者表现充血症状,尤其是B组和C组患者所表现出的呼吸困难。由于慢性心力衰竭患者针对慢性升高的充盈压会产生多种适应性反应,因而在对其体检时充血的程度常常被低估。通常与充血有关的啰音、水肿或是异常胸片等发现对于慢性心力衰竭患者充血状态的检测只有不到30%的敏感性。与此相反,在不伴肺动脉高压或右心衰竭所反映的高左心充盈压的情况下,颈静脉压(jugular venous pressure,JVP)升高或肝颈静脉回流征阳性用于发现肺毛细血管楔压大于18mmHg的敏感性为80%。

图52-1所示的C组和L组代表的是那些伴或不伴充血的低灌注患者。低心排性心衰,尤其是心源性休克的患者只占住院AHF患者的一小部分。与那些具有典型症状的充血性心衰患者相反,低灌注或低心排性心衰的患者通常表现出更多非特异性的症状,如疲乏和嗜睡。这些不明确的症候群,尤其是在合并了较少被考虑为心衰原因的症状如腹痛或腹胀时,常常会导致对低心排状态的误诊或延迟诊断。诊断低灌注的其他病史或实验室检查线索包括门诊患者新发的利尿药抵抗、低钠血症、肌酐升高或如后所述的肝功能异常。此外,血压和心率是低灌注的重要线索。在没有其他诱因(如疼痛、肺水肿、低血容量等)的情况下出现窦性心动过速常常是不良的征兆,提示心功能严重抑制,心脏无法增加每搏输出量因而需要依赖心率的增快来维持心输出量。

低血压在AHFS的状态下提示低灌注,并可能是心源性休克。但是,血压正常也可见于低灌注或是正常灌注状态,这取决于心功能不全的严重程度和相伴随的SVR增高情况。这进一步凸显了仔细、全面的体格检查的重要性,尤其要关注低灌注的征象如脉压缩小、末梢冰凉和触诊脉搏减弱。正确识别低灌注的患者对于准确的分诊和治疗这类患者至关重要,这些患者通常需要经静脉药物治疗和ICU水平的监护。此外,这类患者也是从有创血流动力学监测当中获益最多的群体。

作为初始评估的一部分,医生应当努力确定可能的诱发因素。最常见的AHFS诱发因素是对药物或饮食治疗的不依从性。此外,使用诸如非甾体类抗炎药(nonsteroidal anti-inflammatory drugs,NSAIDs)、某些钙通道阻滞药以及其他可能导致容量潴留的药物是失代偿性心力衰竭的常见原因。一些诱因,如缺血、心律失常和心脏压塞(第54章)等需要紧急处理,否则AHFS将只会进行性加重。诱发因素并非总能识别,但如果存在并能加以确认,它不但对于患者住院期间治疗方案的指导,而且对于患者出院后接受正确的医疗咨询和药物调整都是至关重要的。

五、实验室和无创检查

所有AHFS患者均应接受基本的实验室检查,包括血电解质、肝肾功能以及全血细胞计数(血常规)。对于任何AHFS患者来说,评估肾功能非常重要。肾功能不全既可以是AHFS的诱因,也可以是其结果,其发生预示着不良预后,并有助于指导治疗方案的制定。血清肌酐水平的升高通常提示肾小球滤过率(glomerular filtration rate,GFR)的降低,而BUN的升高不仅仅反映GFR降低,还提示神经内分泌系统的激活,从而引起钠和尿素在近端小管的重吸收。因此,常常能见到在AHFS患者中,BUN水平比肌酐水平相对升高更明显,不出预料的是,数据也表明BUN是住院死亡率的重要预测因素。

除了肌酐和BUN,其他相关的实验室检查结果还包括血清钠和钾。低钠血症也常常反映了神经内分泌系统的激活,其发生于25%的AHFS住院患者并预示着不良预后。多种常用的治疗慢性心力衰竭的药物如ACEI、ARB、醛固酮拮抗药及利尿药都会影响血钾水平,而高钾或低钾血症都应该迅速纠正。右心的充血常造成肝酶的轻度升高,但明显升高则提示低灌注或原发性肝损伤以及药物毒性。还应该常规进行血常规检查以排除贫血,并辅助判断感染的可能性,因为感染可成为诱发AHFS的因素。

对于任何可疑缺血或梗死的患者,都应进行肌钙蛋白检测。AHFS患者中肌钙蛋白升高很常见,并预示着不良预后。然而,肌钙蛋白的升高通常是由AHF过程导致的心肌损伤所引起,而不是诱发失代偿的心肌梗死的表现。尿钠肽由心肌细胞分泌,是对应力(压力或容量过负荷)的反应,其分泌与所受压力存在剂量相关性,并显示对AHFS的诊断和预后具有分辨能力。不幸的是,众多因素会影响尿钠肽的水平,因此解读结果时结合临床情况很重要。

所有AHFS患者都应接受心电图检查,以评估缺血/梗死和心律失常,这些都是已知的心衰加重的诱因。虽然房颤很常见(20%～30%),但最常见的心律失常还是窦性心动过速。大多数住院AHFS患者是从急诊科收住入院,且主诉为呼吸困难,因此他们大多需要进行胸片检查。如前所述,慢性心衰患者对慢性升高的充盈压会产生多种适应性反应,例如增加胸腔淋巴清除能力以移除液体。阴性的胸片检查并不能排除充盈压升高或AHF,但有助于评估非心源性的呼吸困难。

AHF影像学诊断的基石仍然是超声心动图,其有助于判断诱发因素(例如心脏压塞、新发的室壁运动异常),评价当前的心脏收缩和舒张功能、瓣膜功能以及提供无创的手段来估测血流动力学参数[充盈压、肺血管阻力(pulmonary vascular resistance,PVR)等]。对于已知既往有慢性心衰的病史,之前6个月内曾接受过超声心动图检查并且有明确诱因的患者,不需要常规复查超声心动图。其他心脏影像学检查,包括心脏MRI、核素显影和负荷超声心动图不应常规进行,但可用在一些选择性的病例中以评估缺血、心肌活力、心肌浸润或炎症,或任何有关心肌功能或解剖方面存在的问题。

六、心导管

AHF患者出现急性冠状动脉综合征(acute coronary syndrome,ACS),若无禁忌证则应紧急行冠状动脉造影。虽然不推荐常规使用肺动脉导管(pulmonary artery catheters,PACs)或Swan-Ganz导管对心衰患者进行诊断和初始治疗,但对特殊的复杂病例肺动脉导管能起到关键作用(详见后述)。

七、急性心力衰竭再发(或稳定期慢性心力衰竭急性加重)

对于既往史不明确的新发急性失代偿性心力衰竭患者,或者已知慢性心力衰竭的患者新出现临床状态的显著变化,则需要扩大初始评估和检查的范围。对于出现再发心力衰竭和胸痛的患者,需要进行冠状动脉造影以排除冠状动脉阻塞性疾病(obstructive coronary artery disease,CAD)。对于新发心力衰竭而没有心绞痛者,可以根据其预测概率和临床表现考虑行冠状动脉CTA或负荷试验。除了评估CAD的可能性,还需要评价甲状腺病变(甲亢或甲减)、贫血、瓣膜性心脏病、心律失常、HIV的可能,并且,如果临床有怀疑,血色素沉着病和自身免疫性疾病也应加以考虑。对于既往代偿良好的缺血性或非缺血性心肌病患者,当其健康状况发生急剧恶化的时候,应该重复评估新发CAD、贫血或甲状腺功能异常的可能性。

八、处理

慢性心力衰竭的治疗目标是降低神经内分泌系统的激活、避免充血、促进有益的心室重构以及延缓心力衰竭的进展和死亡。相反的,AHF的治疗目标:①通过降低充盈压、改善心输出量来改善患者的血流动力学状态,从而稳定器官功能和缓解症状;②确定和治疗任何可能导致急性失代偿的原因,并避免将来发生失代偿;③保证给予具有循证医学证据的治疗;④进行健康教育。

对于AHFS患者的处理可以分为3个阶段:早期阶段、住院期间和出院前阶段。

(一)早期阶段

早期阶段的治疗目标包括稳定生命体征、恢复器官灌注并快速缓解症状。对血流动力学状态(图52-1)的评估决定了初始治疗的选择。B组,即"温暖、潮湿"的患者,应予以积极的利尿。C组,即"冰冷、潮湿"患者,需要在利尿之前给予"热身":若血压许可,则给予血管舒张药;若血压低或处于临界状态,则给予正性肌力药或血管收缩药。由于血压的特点,需要强调的是并不存在公认的正常血压界值。虽然通常认为小于90mmHg的收缩压是低血压,但对于慢性心力衰竭的患者,尤其是正接受有循证医学证据的药物治疗如ACEI、β受体阻滞药等,可具有较低的血压,常常低于90mmHg。因此,对于这样的患者,治疗方案应当个体化,应使用血压值结合症状和体格检查所见来评估是否存在低灌注。L组,即"冰冷、干燥"患者,应评估是低血容量或是未被发现的容量过负荷状态。此外,休克晚期或脓毒性"冷休克"具有类似的表现,应注意排除。实际上,如果考虑该组患者的临床表现是心脏原因导致,则此类患者通常需要正性肌力药或血管收缩药来稳定病情。

(二)无创通气

在急诊室中,中到重度呼吸困难的患者通常会接受吗啡注射和氧疗。如果低氧血症或呼吸窘迫持续,则需要使用更积极的通气和给氧方式,以缓解症状并保证充分的气体交换。已经有众多针对急性心源性肺水肿患者应用无创辅助通气(non-invasive ventilation,NIV)进行治疗的研究,包括持续气道正压(continuous positive airway pressure,CPAP)或间断无创正压通气(见第3章)。早期研究提示NIV能够改善症状,降低机械通气的比例,但对于死亡率的影响各研究间存在矛盾结果。对这些研究的Meta分析提示无论采用何种方式的NIV都能明显改善症状,降低气管插管的比例,并且发现单纯用CPAP就能降低死亡率。但3CPO这个最大的NIV的随机研究显示,无论哪种方式都没有显示出NIV对死亡率、插管率的益处,但该研究总体的插管率相当低。不过该研究确实肯定了NIV在改善症状和某些替代指标如心率和pH值方面虽然较小但具有统计学意义的益处。因此,无论哪种形式NIV都推荐用于缓解急性心源性肺水肿的症状。总体来说,那些较年轻、病情较轻,只具有中度通气和氧合障碍的患者对NIV的反应较好。NIV的禁忌证包括面部创伤、高误吸风险、需要紧急插管、意识状态明显抑制及血流动力学不稳定(即心源性休克)。

(三)家庭用药

当慢性心力衰竭患者发生AHFS时,常存在如何管理其家庭用药的问题,尤其是β受体阻滞药、ACEI/ARB及醛固酮拮抗药。大规模的回顾性研究及随机对照研究提示,在发生AHFS时停用或减量β受体阻滞药与出院后死亡率的增加有关。对绝大多数患者来说,延续门诊β受体阻滞药治疗是能够耐受的。因此,对于存在充血并且灌注正常(图52-1的B组)的患者,应当继续给予原门诊剂量的β受体阻滞药。对于低灌注并需要血管舒张药治疗的患者,或者考虑失代偿与β受体阻滞药的使用(调整)有关的,应当减少β受体阻滞药的剂量。对于有低血压或低灌注需要正性肌力药的患者,应暂时停用β受体阻滞药。在患者稳定或恢复血容量之前,不应上调β受体阻滞药的剂量。很多因AHFS住院的患者都存在急性肾功能不全的证据,但不应该常规暂停ACEI和ARB,除非患者发生严重肾损伤或高钾血症。除了具有阻断神经内分泌的作用,ACEI和ARB还有显著的舒张血管的效应,在急性期有助于减轻心脏负担和改善血流动力学状态。突然停药会导致后负荷的增加和心功能的恶化。最后,任何存在高钾血症或急性肾损伤的患者应暂停醛固酮拮抗药。

(四)利尿治疗

利尿治疗仍然是针对AHFS充血的治疗基石并应在急诊科就开始治疗。袢利尿药(呋塞米、布美他尼、托拉塞米和依他尼酸)为一线药物(表52-1)。在AHF的情况下,应当给予静脉制剂,而非口服药物,因为口服给药可能由于小肠水肿或低灌注而吸收不良。不幸的是,目前没有切实可靠的资料来指导初始利尿药的剂量。通常来说,对于长期接受袢利尿药治疗的门诊患者,初始剂量应当为原口服剂量的2倍。对未使用利尿药的患者,可以从呋塞米20~40mg静推开始(等同于布美他尼0.5~1mg静推或托拉塞米5~10mg静推)。对于肾功能不全的患者,通常需要增加剂量,因为这种情况下患者对利尿药的反应明显降低。在开始静脉利尿治疗之后,需要密切监测血压、电解质和尿量以及每日测量体重,并据此相应地调整剂量。

表 52-1　襻利尿药剂量

药物	起始剂量	备注
呋塞米	20～80mg IV	可重复静推给药,最大至 3/d,或持续输注(5～40mg/h),高剂量(>240mg)时增加耳毒性
布美他尼	0.5～2mg IV	持续输注 0.1～0.5mg/h
托拉塞米	10～40mg po	持续输注 5～20mg/h

IV. 静脉用;po. 口服(经口)

改编自 Braunwald E,Bonow R,Mann D,et al:Braunwald's Heart Disease:A Textbook of Cardiovascular Medicine. Philadelphia:Elsevier Saunders,2008.

虽然必须用其缓解症状和改善充血,但已知襻利尿药也具有许多不良反应,包括电解质紊乱、血容量的转移引起的一过性血管内容量耗竭,以及神经内分泌系统和交感神经系统的激活并可能导致一过性血流动力学的恶化。此外,过度或过量使用快速利尿药也会造成低血压和肾功能恶化,故应加以避免。因此,并不奇怪的是,多个非随机研究提示襻利尿药,尤其是大剂量的襻利尿药与死亡率升高和肾功能恶化有关。为了使肾功能恶化的风险最小化,推荐临床医师使用能够引起利尿效果的最小剂量,并每日一次甚至两次监测 BUN/肌酐,避免同时使用肾毒性药物以及在颈静脉压正常或 BUN/肌酐升高超过 25% 时停止利尿治疗。

(五)利尿药抵抗

在上调利尿药剂量后仍不能达到满意的利尿效果时,可采取几种方法。评估"利尿药抵抗"的第一步仍是应保证足够的血压和灌注(心输出量),否则利尿药将不能起效。如果怀疑利尿药抵抗,需要更换利尿药或加用另一类利尿药。有假说认为持续静脉泵入利尿药优于间断给药,其可通过减少神经内分泌系统的激活以及避免短效襻利尿药作用过后钠的大量重吸收,从而改善利尿作用。然而,虽然纳入了多个小样本量研究的 meta 分析提示持续泵入利尿药是有益的,但一项具有里程碑意义的随机对照研究对比了持续给药和间断给药,发现两个治疗组之间不存在统计学差异。替代的方法是加用噻嗪类利尿药,该类药物(美托拉宗、氯噻酮、氯噻嗪)作用于远曲小管,利钠作用弱于襻利尿药。但对于长期接受襻利尿药治疗的患者,远曲小管发生肥大引起远端钠重吸收的增加。因此,同时给予噻嗪类利尿药和襻利尿药具有"协同作用",能促进钠的排泄。在加强襻利尿药利钠作用的同时,噻嗪类利尿药也会加重低钾血症、低镁血症、低钠血症和利尿药相关肾功能不全,因此需要对联合用药进行密切的监测。对于有低钾血症或对联合用药(襻利尿药+噻嗪类)无效的患者,应加用其他保钾利尿药(螺内酯、氨苯蝶啶等)。新型药物如精氨酸加压素(arginine vasopressin,AVP)受体拮抗药显示出轻度缓解症状和利尿的作用,但对死亡率没有明显影响,其在 AHFS 治疗中的最终地位还有待观察研究。

(六)超滤

超滤(Ultrafiltration,UF)是 AHF 患者清除液体的另一种方式,理论上具有一些优于利尿治疗的生理学益处。利尿治疗可造成低张性利尿,而 UF 则能移除等张、等钠浓度的液体。这样在移除每升液体时能够清除更多的钠,而由于等张性地移除液体,不会发生在利尿治疗中常见的电解质紊乱。此外,利尿治疗会激活神经内分泌系统和交感神经系统,而这些不良反应在使用 UF 的患者不会发生。最后,理论上 UF 具有清除那些对心脏不利的细胞因子和炎症介质的益处。从临床实践的角度看,UF 有利有弊。UF 的主要优势在于能够快速地清除液体(最多达 500ml/h),而弊端在于需要静脉通路(现在能够在外周静脉实施而不需要中心静脉),从而存在静脉损伤、感染和增加花费的问题。

多项针对各种心力衰竭患者的小规模研究提示,UF 能有效地清除容量负荷,减轻患者症状且不会对肾脏造成不良反应。这些研究中最大规模者——UNLOAD 研究(Ultrafiltration versus Intravenous Diuretics for Patients Hospitalized for

Acute Decompensated Heart Failure trial）肯定了这些结论。该研究表明，在没有血流动力学损害的 AHF 患者中，UF 相对于利尿治疗清除了更多的液体并降低了再入院率，而对肾功能未见不利的影响。目前，欧洲、美国和加拿大的官方心脏病协会均表示，UF 可以作为传统治疗（包括利尿和血管扩张药）无效时的二线治疗来清除液体。建议请肾脏病或心力衰竭方面的专家参与会诊。

（七）血管舒张药

现有三种主要的静脉用血管舒张药可用于 AHFS：硝普钠、硝酸甘油和奈西立肽（表 52-2）。这些血管舒张药对动脉和静脉的作用有差别，但都是通过相同的机制来起作用，即通过激活平滑肌细胞中的可溶性鸟苷酸环化酶，使得细胞内的 cGMP 浓度增加，从而引起血管舒张。使用血管舒张药被认为能够通过降低充盈压、减少后负荷（见第 8 章图 8-4）、减少二尖瓣反流同时降低神经内分泌系统的激活，从而改善心功能。血管舒张药被推荐用于以下三种情况：（1）C 组患者，（图 52-1 中存在低灌注和高充盈压证据的患者），这些患者具有足够高的血压以满足器官的灌注，并可过渡到口服抗心衰治疗；（2）高血压性 AHF 患者，特别是急性心源性肺水肿患者；（3）存在持续的心绞痛正等待进一步干预的患者。

表 52-2　静脉用血管舒张药

药物	初始剂量	有效剂量范围	备注
硝普钠	5～10μg/min	5～300μg/min	可以快速滴定（每 5 分钟调节 1 次）至产生满意的效果；不推荐剂量＞400μg/min；避免用于心肌缺血患者；可引起低血压；推荐使用 PAC 监测；不良反应：氰化物和硫氰酸盐中毒
硝酸甘油	10μg/min	10～400μg/min	可以快速滴定（每 5 分钟调节 1 次）至产生满意的效果；24h 之内就可发生快速耐药；不良反应：低血压，头痛
奈西立肽	0.01～0.03μg/(kg·min)*	0.01μg/(kg·min)†	每次增加剂量 0.005μg/(kg·min)，调整间隔不应少于 3h；不良反应：低血压，头痛

* FDA 推荐在开始持续输注前给予 2μg/kg 的负荷剂量静推；但很多中心因为低血压而放弃使用负荷剂量。
† 最大剂量为 0.03μg/(kg·min)；但针对剂量＞0.01μg/(kg·min)的资料有限

改编自：Braunwald E, Bonow R, Mann D, et al：Braunwald's Heart Disease：A Textbook of Cardiovascular Medicine. Philadelphia：Elsevier Saunders，2008.

然而，还有另外两种临床情况能够从血管舒张药治疗中获益，但通常需要使用肺动脉导管（pulmonary artery catheter，PAC）进行有创性监测以协助诊断和治疗。第一种是具有临界血压值的 C 组患者（见图 52-1），PAC 提示 SVR 升高和 CI 降低。这组患者通常对血管舒张药有反应，可同时增加 CI 并保持 MAP 稳定。然而，如果没有 PAC 数据来证实 SVR 升高，开始血管舒张药治疗可能导致低血压并加重心源性休克。第二种情况是一些归为 B 组的患者（即图 52-1 中具有高充盈压且灌注良好的患者），虽经标准的利尿和口服药治疗后充血仍未能完全解除。这些被归为"利尿药抵抗"的患者也能够从右心导管监测中获益，PAC 监测能够保证他们得到充分的血管舒张治疗，同时不会再将这些事实上属于 C 组的患者误归为是 B 组患者。

1. 硝普钠　硝普钠（sodium nitroprusside，SNP）是一种短效的血管舒张药，具有动脉和静脉的扩张效应，因此能同时降低前负荷和后负荷。由于其作用迅速（半衰期 2min），当需要紧急血流动力学干预时是一种理想的药物，例如急性主动脉瓣关闭不全、急性二尖瓣关闭不全、主动脉夹层（在开始静脉 β 受体阻断药治疗后）和高血压危象。在 AHFS 中，其也可用于左室功能抑制伴有严重充血、SVR 升高或严重二尖瓣关闭不全的情况。通常，由于降低的后负荷（SVR、充盈压）和升高的 CO 之间相互平衡（公式 1），从而使 MAP 能够维持不变。

然而，输注硝普钠虽然有效，但也能造成多种不良反应，因此需要在 ICU 条件下进行密切的监护。输注硝普钠的主要顾虑是低血压(由于其对前、后负荷皆产生作用)。有创血压监测是必需的,并推荐使用 PAC 监测以观察治疗反应,同时其有助于快速启动口服治疗以利于逐渐停用硝普钠。此外,硝普钠在血中代谢为氰化物,并随之在肝脏内转化为硫氰酸盐并由肾脏排泄。为避免氰化物中毒,在存在肝肾功能不全的患者中应避免长时间使用(>72h)。而且,根据研究数据,对于 AHF 并发急性心肌梗死的患者,在最初的 9h 内也不应输注硝普钠。其他的不良反应包括在慢性阻塞性肺疾病(chronic obstructive pulmonary disease,COPD)患者导致低氧血症和在冠状动脉病变患者中出现冠状动脉盗血综合征(见第 50 章)。

2. 硝酸甘油 静脉输注硝酸甘油的半衰期相当短(3~5min),在低剂量时主要表现为静脉扩张作用,而在高剂量($>250\mu g/min$)时会表现出动脉扩张作用。硝酸甘油可以经静脉、经皮或舌下给药,但对于心衰患者不推荐经皮给药,因为其吸收不稳定。对于症状严重的患者可以先舌下给药作为静脉给药的过渡。硝酸甘油通常用于具有冠状动脉缺血、二尖瓣关闭不全或心力衰竭(尤其是急性肺水肿)并发急性高血压,伴或不伴左室功能障碍的患者。由于充盈压的下降,其快速降低前负荷的作用能够立即减轻肺充血,同时不增加心肌耗氧量。而且,其高剂量时的动脉扩张作用可延伸至冠状动脉,因此理论上能够增加冠状动脉灌注。由于硝酸甘油的主要作用是扩张静脉,在需要依赖前负荷的情况下应该避免使用,例如严重主动脉瓣狭窄、动态左室流出道梗阻或右心衰竭。对于主要治疗目标是降低外周循环阻力的患者也不应该将硝酸甘油作为首选。

硝酸甘油的治疗应用具有几个明显的缺点。其主要缺点仍是快速耐药,大约发生于 20% 的患者并可在开始用药后 24h 内发生。此外,在和硝普钠同时输注时,低血压是一个十分令人担心的问题,尤其在同时使用了磷酸二酯酶-5(phosphodiesterase-5,PDE 5)抑制药时是禁用硝酸甘油的。其他不良反应还包括头痛和罕见的高铁血红蛋白血症。

3. 奈西立肽 奈西立肽即重组人脑钠肽(recombinant BNP),表现出对静脉、动脉和冠状动脉循环的血管舒张作用。虽然小规模的研究发现其对血流动力学的诸多益处(包括降低左室充盈压、降低 SVR 和增加心输出量),并且不增加心率和心肌耗氧量,但随后的 meta 分析提示其具有使肾功能恶化和死亡率增加的趋势,但不具有统计学意义。2011 年,ASCEND HF(Acute Study of Clinical Effectiveness of Nesiritide in Decompensated Heart Failure trial)试验——一项纳入 7000 多名患者的随机研究发现,虽然奈西立肽对死亡率和肾功能没有影响,但其应用也只具有轻度缓解症状的作用。而且不出意料的是,在治疗组内出现了更多具有统计学意义的低血压事件。此外,由于奈西立肽具有比硝酸甘油和硝普钠更长的半衰期(18min),其低血压作用能够维持数小时。因此,目前奈西立肽仍然是 AHF 的治疗选择之一,但其作用已变得越来越局限。不推荐常规使用奈西立肽来治疗 AHF,但在血压正常(>90mmHg)且静息时存在呼吸困难的患者中可将其与利尿药联合使用。为尽量减少低血压的风险,不再推荐使用负荷剂量,持续输注的速度应小于 $0.1\mu g/(kg \cdot min)$,并需要仔细监测血压、尿量和肾功能情况。

(八)正性肌力治疗药物

正性肌力治疗,也称作强心-扩血管治疗,能够通过增加心输出量、降低充盈压和降低 SVR 来改善血流动力学参数。但血流动力学的改善并没有转化为临床结果的改善。多项回顾性分析表明,使用正性肌力药的患者发生低血压、心律失常、甚至死亡的概率增加。虽然所有的正性肌力药都会引起低血压和心律失常,但短程使用正性肌力药导致远期死亡的机制尚不明确。一种假设是,增加正性肌力药会增加心肌氧需求,并在合并低血压时会造成冠状动脉低灌注和心肌损伤。这已经在动物实验中得到证实,并且也得到后续分析结果的支持。因此,不应该常规给 AHF 患者使用正性肌力药,相反,应将其用于存在收缩功能不全并表现为低血压和伴发低灌注的患者(合并或不合并充血,图 52-1 中的 L 组和 C 组患者),这些患者血压太低,无法接受血管舒张药治疗或是对该项治疗没有反应。这种情况下,给予正性肌力药的目的在于改善心血管功能,恢复器官灌注。虽然有创血流动力学监测不是必需的,但还是推荐使用,尤其是在治疗过程中存在低血压或肾功能恶化的患者。在一小部分严重低血压的心源性休克患者中,如果正性肌力药物的血管扩张的效应不能被增加的心输出量所抵消,则使用该类药物可能会加重低血压。对于此类患者,需要使用血管收缩药而后再加用正性肌力药。表52-3介绍了用于AHF治疗的正性肌力药和血管收缩药。

表52-3 用于AHF治疗的强心扩血管药* 和血管收缩药

药物	初始剂量	有效剂量范围	备注
强心扩血管药			
多巴酚丁胺	1~2μg/(kg·min)	2~20μg/(kg·min)	快速耐药 不良反应:心律失常、低血压、心动过速
米力农	0.125~0.250μg/(kg·min)†	0.125~0.750μg/(kg·min)	注意肾功能不全 不良反应:心律失常、低血压
左西孟旦	6~24μg/kg 静推而后输注	0.05~0.2μg/(kg·min)	目前在美国未被批准使用 不良反应:心律失常、低血压
血管收缩药			
多巴胺	1~5μg/(kg·min)	2~20μg/(kg·min)	高剂量时[>4μg/(kg·min)]增加血管收缩作用 不良反应:心律失常、心动过速
肾上腺素	1~2μg/min	1~20μg/min	高剂量时强烈收缩血管 不良反应:心律失常、心动过速、高血压、终末器官低灌注
去甲肾上腺素	2μg/min	2~60μg/min	不良反应:心律失常、心动过速、高血压、终末器官低灌注

* 同时具有正性肌力和舒血管作用的药物
† FDA推荐在开始持续输注前给予50μg/kg的负荷剂量;但很多中心因为低血压而放弃使用负荷剂量

1. 多巴酚丁胺　多巴酚丁胺是美国和欧洲最常使用的正性肌力药。它属于非选择性β受体激动药,在低剂量时主要作用于$β_1$和$β_2$受体,产生正性肌力、正性变时并降低SVR的作用。在高剂量时则起到激动$α_1$受体的作用,造成血管收缩。多巴酚丁胺具有相对较短的半衰期(2min)和快速起效(1~10min)的特点,从而能够进行剂量的快速滴定。当需要停用多巴酚丁胺时,推荐按2μg/(kg·min)速度逐渐递减而非快速停药。其不良反应包括低血压、心动过速、心律失常(房性及室性),并且加快房室传导从而造成房性心律失常更快地向下传导。相对于米力农,多巴酚丁胺造成低血压的风险较小,但可能使心肌耗氧量增加的更明显。此外,虽然β受体阻滞药可以继续与米力农一起使用,从而能降低不良反应和左心室功能恶化的风险,但对于正使用多巴酚丁胺的患者却必须停用,否则会进一步增加心律失常的风险。最后,虽然多巴酚丁胺经常是短程使用,但也有发生快速耐药的顾虑存在,因此不推荐长时间给药。

2. 米力农　米力农的作用机制是抑制磷酸二酯酶-3,从而增加环磷腺苷和细胞内钙的浓度。其结果是造成心肌收缩力增加和外周及肺部的血管扩张。米力农是唯一一个进行了大规模随机对照研究的治疗AHF的正性肌力药。OPTIME-CHF研究(Outcomes of a Prospective Trial of Intravenous Milrinone for Exacerbations of Chronic Heart Failure trial)将951名被认为不需要正性肌力药治疗的AHF患者随机分配入安慰剂组与高剂量米力农输注组。该研究发现针对

AHF 患者常规使用米力农输注对死亡率和住院率没有益处,却明确增加了低血压和心律失常的发生率。此外,回顾性研究发现米力农在缺血性患者亚组则增加了发病率和死亡率。这进一步支持了正性肌力药不应常规用于 AHF,而应该用于那些需要维持器官灌注的患者这一理念。由于低血压和心律失常的不良反应,许多中心不使用负荷剂量,起始剂量也应该从最小有效剂量开始,有些中心从 0.125μg/(kg·min) 开始,这比 OPTIME-CHF 研究剂量要小得多。

相对于多巴酚丁胺,米力农具有更长的半衰期(2.5h),也需要更长时间才能起效或失效。此外,还没有米力农快速耐药的报道。在强心扩血管药中米力农的肺血管扩张作用是独一无二的,而外周血管扩张作用则表现得更明显。然而,如上所述,血管扩张效果的增强伴随着低血压风险的增加。最后,不同于作用在肾上腺素能受体的多巴酚丁胺,米力农的作用靶点位于受体下游,因此能够与β受体阻滞药同时使用而不降低米力农的正性肌力作用。理论上联合使用能够部分减轻药物所致的心律失常以及米力农造成的远期心肌损害。

3. 左西孟旦 左西孟旦是一种强心扩血管药,目前被欧洲数个国家批准使用,但在美国未获批准。左西孟旦通过增加心肌细胞的钙敏感性来增加心肌收缩力,并通过激活血管平滑肌上的钾通道来介导外周血管扩张。左西孟旦能够增加心输出量,降低充盈压,并且能降低 SVR 而不导致心肌氧需求的增加和交感系统的激活。左西孟旦还能改善冠状动脉血流,据推测其还能够防止肌细胞凋亡从而具有心肌保护作用。早期的小规模临床研究发现相对于安慰剂或多巴酚丁胺,左西孟旦能改善血流动力学参数和死亡率。但是大规模研究发现,相对于安慰剂其死亡率有增加的趋势,而相对于多巴酚丁胺,其并没有产生实质性的益处或害处。相对于多巴酚丁胺,左西孟旦使得心房纤颤、低钾血症、头痛和躁动不安的发生率增加,但心力衰竭事件的发生率降低。欧洲心脏病学会指南推荐对于伴有低灌注和收缩压大于 100mmHg 的 AHF 患者,可以予以左西孟旦负荷剂量,随后持续输注。然而,为防止低血压,负荷剂量经常被省略掉(表 52-3)。

4. 血管收缩药 在出现 AHF 的患者中,有少部分患者表现为心源性休克并需要正性肌力药,甚至有更少一部分患者表现为严重心源性或混合型休克而需要血管收缩药。当心功能不全进展或同时有非心脏疾病(如脓毒症)进展时,会继发低血压并妨碍了正性肌力药的应用。当这种情况发生并且出现严重低血压时,应予以血管收缩药治疗。与正性肌力药治疗的主要目标为增加心输出量(同时还包括舒张血管的目标)不同的是,血管收缩药物治疗的主要目标在于增加或维持患者的 MAP。虽然这些药物作用的主要靶点不尽相同,但大体上存在重叠,并且绝大多数血管收缩药也伴有正性肌力的作用。表 52-3 描述了三种治疗 AHF 的血管收缩药:去甲肾上腺素、多巴胺和肾上腺素。这些药物具有不同的作用受体和药动学特点,但都共同具有 $β_1$ 受体激动的作用,从而导致正性变力、正性变时作用和心输出量增加,并且在外周具有收缩血管的作用。还没有充足的资料表明在心源性休克时使用某一种血管收缩药优于其他血管收缩药。另外两种可用的血管收缩药——去氧肾上腺素和血管加压素(未包括在表 52-3 中)为纯粹的外周血管收缩药而没有正性肌力作用。因此,应该避免将其用于心脏收缩功能障碍和 AHF 的患者。对于心脏病患者,它们的应用只限于射血分数正常或轻度降低同时存在低血压并有有 $β_1$ 受体激动药使用禁忌(如室上性或室性心动过速)的患者。

九、有创血流动力学监测的地位

关于使用 PAC 进行有创监测的地位存在广泛的争议。虽然有数个研究提示常规在每位 AHF 患者中使用 PAC 监测并不能获益,但临床上确实有很多情况下需要 PAC 来进行诊断和指导治疗。这反映在 2009 年 ACC/AHA 指南中,其推荐在以下情况下使用有创血流动力学监测:(1)虽然初始治疗有反应,但却不能撤离正性肌力药;(2)顽固性心源性休克对血管收缩药反应差,可能需要机械辅助(见后述)或心脏移植;(3)对治疗无反应的患者,无法准确判断其充盈压或灌注是否充足;(4)虽然给予充分的治疗仍有顽固症状者。这四种情况背后体现的根本指导原则是,PAC 的应用应该限定于那些血流动力学状态不确定、对当前治疗无效以及心功能障碍极其严重需要机械辅助或心脏移植的患者。

除了上述指南所提到的情况,在特定的需要评估肺动脉压力和肺循环阻力的情况时,也可以考虑置入PAC。这些情况包括在列入心脏移植名单前评估肺动脉阻力、诊断肺动脉高压以及评估肺血管舒张药的治疗效果。最后,血流动力学监测也可考虑用于区分心源性休克和其他类型休克,但并不常规推荐使用,除非临床的不确定性将会影响治疗。通常这种区分是基于病史、体格检查、实验室诊断和影像学检查的结果。不论如何,经常于临床情况不明朗或多种休克类型并存时,可能需要进行更多的有创血流动力学监测。

第53章

高血压危象及高血压治疗

Melissa B. Bleicher　Raymond R. Townsend,著　陈　晗,译　于荣国,校

目前因高血压危象收住ICU的比率已经有所下降,部分原因是出现了疗效更加持久、耐受性更好的降压药物治疗方案。下列这些患者容易发生高血压危象:高血压患者突然停用降压药,近期应用拟交感神经药(处方药、非处方药或者违禁药),或合并某种形式的继发性高血压(比如肾动脉狭窄或嗜铬细胞瘤)而使得血压无法控制等。本章讲述了如何评估严重高血压的危险性及如何选择和应用初始降压药物。

一、定义

国家联合委员会(Joint National Committee,JNC)对高血压的分类进行定期审查,其中包括对高血压的发现、评估和治疗。2003年的报告中将高血压分为四级:正常、高血压前期、高血压Ⅰ级、高血压Ⅱ级(表53-1)。这个报告将收缩压(systolic blood pressure,SBP)＞180mmHg或舒张压(diastolic blood pressure,DBP)＞110mmHg的患者定义为"高血压危象"。高血压危象可进一步细分为高血压急症(hypertensive urgency)和高血压危症(hypertensive emergency)。高血压急症是指血压＞180/110mmHg不伴有进行性靶器官功能不全;高血压危症指血压＞180/110mmHg伴有进行性靶器官功能不全,此处靶器官包括心、脑、视网膜和肾。高血压危症通常发生在血压＞200/140mmHg时,但出现症状的临界点在一定程度上取决于个人的基础血压水平。妊娠期高血压危象的诊断标准是不同的,关于妊娠期高血压危象的诊断和治疗将在第72章中详细介绍。区分出真正的高血压危症非常重要,它需要快速地降低血压,而高血压急症可使用更缓和的方式处理,并且单独应用口服降压药物即可。高血压危症的诊断不仅仅依赖于血压情况,还需要依据所伴随的潜在器官损害情况来判断。有很多出现严重高血压的临床情况应被归入"高血压危症"(知识框53-1)。

表53-1　JNC高血压分级

分级	收缩压(mmHg)	舒张压(mmHg)
正常	＜120	＜80
高血压前期	120～139	80～89
高血压Ⅰ级	140～159	90～99
高血压Ⅱ级	≥160	≥100
高血压危象	＞180	＞110

JNC.国家联合委员会关于发现、评估和治疗高血压的标准

引自国家联合委员会关于预防、发现、评估和治疗高血压标准第七版,可见于www.nhlbi.nih.gov/guidelines/hypertension/juc7full.htm(2013年4月12日页面)

二、病理生理和临床特征

血压急性升高可能发生于正常个体,或者并

发于原先存在原发性高血压或继发性高血压的患者。导致血压严重急性升高的因素包括：体液调节物质如儿茶酚胺急剧和过度地释放以及肾素-血管紧张素-醛固酮系统的激活，引起强烈地血管收缩。血压增高对血管壁造成的机械压力引起内皮损伤，又激活凝血级联反应，导致管腔内血小板和纤维蛋白沉积并使血管通透性增加。更为严重和持久的血压增高可导致小动脉纤维素样坏死，血管床自动调节能力从而丧失。

知识框 53-1 高血压危象*
心血管系统表现
主动脉夹层
左心衰竭
心肌梗死
行血管手术或冠状动脉旁路移植手术术后
不稳定性心绞痛
神经系统表现
高血压脑病
颅内出血
蛛网膜下腔出血
血栓性卒中
其他方面表现
妊娠先兆子痫或子痫
肾血管性高血压
严重的儿茶酚胺过量分泌状态
—停用可乐定
—使用违禁药物（LSD、可卡因、甲基苯丙胺、苯环己哌啶）
—使用苯丙醇胺
—嗜铬细胞瘤
—酪胺-MAO抑制药间的药物相互作用
*高血压危象是指严重高血压合并表中所列的一种或一种以上临床情况
LSD. 麦角酸二乙基酰胺；MAO. 单胺氧化酶

（一）自动调节

血压反映了心输出量和外周血管阻力之间的平衡。高血压危象通常是由于血管阻力显著增高。除了可对影响血流灌注的神经体液因素产生反应以外，器官系统还拥有一种内在的控制血流灌注的能力称为自动调节。自动调节能够在一个较广的血压范围内维持血流灌注。这种现象临床上在大脑血液循环中表现最为明显（图53-1）。长期血压控制不佳使自动调节曲线的最高点和最低点均向右移动，因此尽管高血压患者能耐受较高的血压，但是大脑循环系统不能适应突然的血压下降，而这在正常人中是可以轻易耐受的。因此，当高血压危象出现神经系统症状时，很重要的一点是仅能将现有的血压降低20%～25%，以避免造成进一步的神经功能恶化。

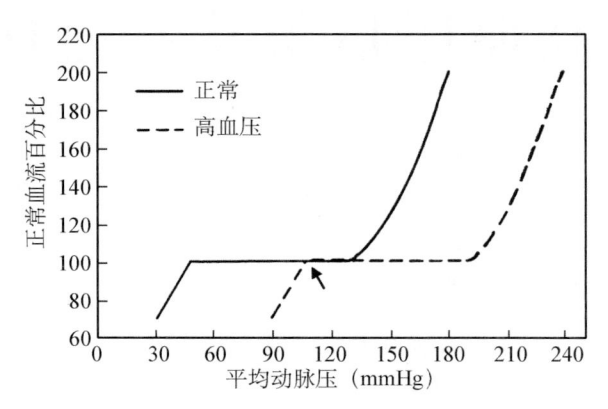

图53-1 正常人（实线）和慢性高血压患者（虚线）的脑循环自动调节示意图

每条曲线的水平段显示自动调节功能，此时当平均动脉压在一定范围内上升时脑血流保持恒定。注意在慢性高血压的患者中血压自动调节的范围向右移动，在这些患者中，如果平均动脉压低于压力-灌注曲线下降支的拐点（箭头处），脑血流灌注可能会降低。（改编自：Strandgaard S, Oleson J, Skinhoj E, et al: Autoregulation of brain circulation in severe arterial hypertension. Br Med J 1:507-510,1973）

（二）血管痉挛

针对压力的升高血管会发生自发性收缩，即表现为血管痉挛。但是，在高血压危象时，血管痉挛可能被血管阻力骤降而缓解，导致血管迅速扩张（如图53-1自我调节曲线的右端）并使血管出现痉挛和舒张交替的腊肠样表现。血管痉挛导致血流量降低，从而诱发器官功能不全的发生，出现血管舒张相关性水肿、血栓和纤维素样坏死。临床上，因血管损伤而发生视网膜出血、棉絮样斑点和渗出。

（三）容量耗竭

高血压危象的患者常由于压力相关性的尿钠排泄而出现容量耗竭。这种相对性低血容量会激活肾素-血管紧张素系统和交感神经系统,两者均使血压更高,从而形成恶性循环。因此,高血压危症患者在紧急应用利尿药之前,应认真评估容量状态。

(四)心电图变化

在血压迅速下降的过程中,即使没有已知的冠状动脉疾病,也应注意心电图新的变化。这些变化包括 T 波低平或倒置,并且其发生与抗高血压药物的使用无关。虽然这些变化可能与心肌缺血有关,但其通常是由快速血压下降引起的心室腔缩小所致。

三、诊断评估

(一)病史和体格检查

对于存在潜在高血压危象的患者,应进行快速评估,以便迅速给予相应的治疗方案。病史和体格检查中的某些特征,有助于将那些需要立即处理的高血压患者和那些血压升高但暂无终末器官损害风险的患者鉴别开来(知识框 53-2 和 53-3)。

知识框 53-2　严重高血压采集病史时重点应该询问的问题

降压治疗最近有中断吗?
是否有存在神经系统症状?
症状是突然出现(从数分钟到数小时)抑或是逐渐发生(数天)的?
是否有
　—严重头痛?
　—视力障碍?
　—恶心或呕吐?
是否存在严重呼吸困难?
患者是否怀孕?
患者是否出现心绞痛恶化?
近期是否有做过血管手术(包括 CABG)?
患者是否有服用过拟交感神经药物,包括感冒药、MAO抑制药、其他抗抑郁药、可卡因、安非他明或 PCP?

CABG. 冠状动脉旁路移植术;MAO. 单胺氧化酶;PCP. 苯环哌啶

在知识框 53-2 中列出的病史资料有助于鉴别高血压脑病(会在几天内加重)和急性颅内出血或血栓形成(通常更快出现神经系统局灶性症状)。此外,病史也可以提示该患者出现高血压危症的原因,比如突然停药、嗜铬细胞瘤所具有的发作性头痛、出汗和心动过速三联征,或者近期使用致幻药物(例如使用可卡因、甲基苯丙胺)等。体格检查可以识别器官损害的客观体征,为快速降压提供更多的依据。

知识框 53-3　严重高血压体格检查时重点应该关注的问题

双侧手臂测量的血压是否相同?
股动脉搏动是否存在?
是否存在Ⅲ级或Ⅳ级视网膜病变?
患者是否能分辨人物、地点和时间?
双侧瞳孔是否等大?
是否有颈项强直?
是否存在肺部啰音或第三心音?
是否存在腹部血管杂音?
是否有局灶性神经功能缺损?

(二)实验室检查

入院后应考虑的进一步检查包括肾功能评估(血清肌酐、血尿素氮、电解质和尿液镜检)、胸部 X 线检查、心电图,必要时测定心肌同工酶(肌酸磷酸激酶、肌钙蛋白 I)以及血及尿儿茶酚胺测定(当高度怀疑嗜铬细胞瘤时)。应进行全血细胞计数和外周血涂片检查来观察红细胞的微血管病性改变,这提示循环中存在的纤维素样坏死(见第 45 章图 45-1 中的裂细胞)。然而,不应该等到取得这些检查的结果后才开始治疗。

四、一般治疗方法

(一)应尽快将血压降低

在有监护的条件下(心电图、连续的或频繁的间断血压监测)做出评估后,降血压药物的初始步骤取决于出现最严重损害表现的器官系统。治疗可以从急诊室就开始。对于某个个体来说血压降低的最安全范围很少能够确定,但经验性地将血压降低 20%~25% 通常耐受良好。

当连续静脉注射硝普钠时应该放置动脉导管监测血压。需要频繁进行血气分析或由于血压不稳定而使降压治疗比较困难等也是动脉置管的指征。重要的一点是，之前存在心绞痛、冠状动脉疾病病史、短暂脑缺血发作病史或体检发现颈动脉杂音的患者，可能会在其血压下降，尤其是在快速降压时出现与其基础病相关的症状。

降低血压的速度应依据患者的临床表现而定（知识框53-1）。对于具有神经系统表现的高血压危象而言，推荐在一个小时或更长一点的时间内逐渐降低血压。而对于具有心血管系统表现者，血压应在几分钟内降下来。

(二) 神经系统表现

对于以神经系统表现为主的患者（知识框53-1），重要的是应该避免使用可能影响神志状态的降压药物（可乐定、甲基多巴和利血平）。使用短效药物（知识框53-4）并逐渐减少静脉药物剂量，如果患者因血压降低出现神经系统病情恶化，可允许血压适当回升。应暂缓（但不要忘记）查找其他原因引起的继发性高血压（尤其是肾血管疾病），直到患者临床状况足够稳定并且肾功能维持或回到基线水平。对于颅内出血或者新发卒中的患者，是否降压以及降低多少血压仍然存在争议。

然而，这样的患者即使给予干预治疗其预后也不佳。请参考第71章关于急性卒中患者溶栓治疗的指南。

偶尔，当这些患者到达医疗机构时血压出现了自发下降。因此，推荐使用知识框53-4中的阶梯式治疗指南。

知识框 53-4　高血压危象合并神经系统病变的阶梯式治疗指南
1. 若舒张压（BP）＞140mmHg则立即使用硝普钠治疗（表53-2）
2. 等待20min使收缩压＞230mmHg或舒张压在121～140mmHg范围内，而后静脉给予拉贝洛尔（微量团注；见表53-2和53-3）
3. 等待至少1h后开始口服降压治疗，使收缩压处于180～230mmHg或舒张压处于105～120mmHg范围内
4. 在血压＜180/105mmHg后停止治疗

表53-2　高血压危象的起始药物选择

疾病	首选	次选	避免使用
主动脉夹层	硝普钠+β受体阻滞药	咪噻芬+β受体阻滞药	二氮嗪、肼屈嗪
儿茶酚胺过量分泌	拉贝洛尔	酚妥拉明（针对疑似嗜铬细胞瘤）	选择性β受体阻滞药
高血压脑病	硝普钠	拉贝洛尔	甲基多巴、利血平、可乐定
颅内出血合并舒张压			
＞140mmHg	硝普钠	拉贝洛尔、二氮嗪	
121～140mmHg	拉贝洛尔	硝酸甘油	
左心衰竭	硝普钠	硝酸甘油	拉贝洛尔
血管手术后	尼卡地平	氯维地平、硝普钠、硝酸甘油	
先兆子痫或子痫	拉贝洛尔	尼卡地平、肼屈嗪	硝普钠、咪噻芬
不稳定型心绞痛伴或不伴心肌梗死	硝酸甘油	拉贝洛尔	二氮嗪、肼屈嗪

(三) 心血管系统表现

对于高血压合并左心衰的患者，静脉注射硝酸甘油和硝普钠都是有效的治疗（表53-2和表53-3），但是硝普钠能更快地降低全身血压并使其得到更好的控制。对于严重高血压伴有不稳定心绞痛（伴或不伴心肌梗死）的患者，静脉注射硝酸甘油可作为首选的药物，因为其可以扩张冠状动脉。在这种临床情况下，使用硝普钠可出现"窃血现象"（对药物正常反应的阻力血管扩张使得血液从缺血区域向其分流，从而加剧缺血）。可以加用β受体阻滞药艾司洛尔或拉贝洛尔（表53-2和53-3）来控制心率和进一步降血压。

表 53-3 选择性降压药物的剂量

药物	起始剂量	最大剂量	起效时间	持续时间
氯维地平	1~2mg/h	16mg/h	2~4 min	5~15 min
	1~2mg 应能降低 SBP 2~4 mmHg			
二氮嗪	1mg/kg 团注持续 5min	600mg	<2min	6~12h
依那普利	每 6 小时给予 1.25mg	每 6 小时给予 5mg	15min	6h
艾司洛尔	0.2~0.5mg/kg 静推持续 1min	0.2mg/(kg·min)	1~2min	10min
非诺多泮	0.1μg/(kg·min)	1.6μg/(kg·min)	15min	1h
肼屈嗪	10mg	每 6 小时给予 60mg	<5min	3~8h
拉贝洛尔团注	20mg 持续 2min	总剂量 300mg	<5min	1~4h 但可变化
持续给药	0.5~2mg/min	300mg	—	—
尼卡地平	5mg/h	15mg/h	<60min	<1h
硝酸甘油	5μg/min	100μg/min	<5min	<5min
硝普钠	0.3μg/(kg·min)	10μg/(kg·min)	<1min	<2min

SBP. 收缩压

五、具体药物（表 53-2 和表 53-3）

（一）二氮嗪

二氮嗪在化学结构上与噻嗪类磺酰胺衍生利尿药相近。在最初引进该药时，二氮嗪是按 300mg 的剂量团注，其常常能产生较长时间的持续降压作用。然而，一些患者出现严重低血压而需要升压治疗，而其他患者会出现心绞痛恶化或急性心肌梗死。应用二氮嗪的其他不良反应包括高血糖、液体潴留（需要利尿药）和心动过速（常需使用 β 受体阻滞药）。目前，二氮嗪的用法是：1mg/kg 团注或者 50~150mg 静脉团注，按血压控制情况可重复应用。此外，由于二氮嗪增加了剪切力[脉搏波上压力变化和时间变化的比值（dP/dT）]，因此不应将其用于主动脉夹层。最后，由于二氮嗪增加心率并加重心绞痛，应避免用于不稳定性心绞痛伴或不伴心肌梗死的患者。

（二）依那普利

虽然依那普利在降低严重高血压上是有效的，但静脉使用依那普利相对于其他有效药物来说效果较差。它主要应用于高血压危症合并左心衰的患者。

（三）肼屈嗪

在高血压危症患者中静脉注射肼屈嗪可快速、有效地降压。肼屈嗪的缺点包括加重冠状动脉缺血，这通常是因为其可显著增加心率。因此，在不稳定性心绞痛、心肌梗死或主动脉夹层的患者中最好能避免使用。在静脉注射肼屈嗪后经过 5~15min 的潜伏期，之后会出现血压的急剧下降。最佳疗效通常在注射后 10~80min 内出现，降压疗效可维持 10~12h。在过去，肼屈嗪被认为是妊娠期的首选药物。然而，应用肼屈嗪后血压下降急骤且难以预料，这可能对子宫胎盘的灌注和胎儿预后造成明显有害的影响，而且会对先兆子痫和子痫患者造成不良反应，这些缺点限制了目前它在妊娠患者中的应用，并使妊娠患者更多地倾向于使用拉贝洛尔或尼卡地平。

（四）拉贝洛尔

静脉用拉贝洛尔已经以重复小剂量团注和持续静脉输注的方式应用于高血压危象。拉贝洛尔同时具有 α、β 肾上腺素受体阻断的作用。与大多数应用于高血压危象的药物不同，拉贝洛尔通常是减慢而非加快心率。拉贝洛尔禁用于那些阻断 β 肾上腺素能受体会使基础疾病恶化的患者（表 53-2）；静脉注射拉贝洛尔可以在没有动脉置管血压监测的情况下安全地使用。

（五）艾司洛尔

艾司洛尔是一种非常短效的 β 受体阻滞药，可以团注或者持续静脉注射。艾司洛尔的清除半衰期是 9min，其由红细胞（red blood cell，RBC）酯酶代谢，从而避免了在肝或肾功能衰竭患者中进行剂量调整，但是在贫血患者中药效时间会延长。

其作用机制是降低心率和心肌收缩力,从而减少心输出量。然而,与拉贝洛尔不同,艾司洛尔没有直接舒张血管的作用。艾司洛尔禁用于那些在阻断β肾上腺素能受体后会使基础疾病恶化的患者(表53-2)。在使用艾司洛尔治疗高血压危症时通常不需要动脉置管血压监测。

(六)尼卡地平

尼卡地平是目前应用于高血压治疗的几个静脉用二氢吡啶类钙通道拮抗药之一。尼卡地平比其他同类药物如硝苯地平的水溶性更强,这有利于静脉输注。尼卡地平通常不会引起血压骤然下降。如果经外周静脉给药,尼卡地平的注射部位至少应每天更换一次,因为其在输注24h后经常(约40%的患者)会出现静脉炎。如果仅监测其降压效应,同拉贝洛尔一样,尼卡地平通常也不需要动脉置管监测血压。

(七)氯维地平

氯维地平是一种第三代二氢吡啶类钙通道阻滞药,其可应用于需要密切调控血压的临床情况下。它是一种超短效的小动脉舒张药,半衰期约2min。同艾司洛尔一样,氯维地平由RBC酯酶代谢,对于肝或肾功能衰竭患者无须调整剂量,但在贫血患者中其作用时间延长。氯维地平抑制钙离子通过L型通道的内流,从而松弛小动脉血管的平滑肌并降低外周血管阻力。由于它的降压效应仅针对小动脉,氯维地平在降低后负荷的同时不会影响心脏充盈压或引起反射性心动过速。现在大多数研究聚焦于氯维地平在心血管手术中及术后高血压的控制上,此时该药可以在不良反应发生率相似的情况下较其他药物更快地使患者达到并维持目标血压。氯维地平在高血压危症患者的应用目前还没有研究。

知识框53-5 硝普钠代谢的主要步骤
1. 红细胞或内皮细胞的巯基将氰离子(CN^-)从硝普钠中释放出来
2. 氰离子在肝脏中被硫氰酸酶和含硫辅助因子如硫代硫酸盐快速代谢为硫氰酸离子(SCN^-)
3. 硫氰酸离子进入血液循环并由肾脏排泄
4. 肝脏疾病、缺乏巯基或肾脏疾病会影响硝普钠的代谢

(八)硝酸甘油

静脉输注硝酸甘油越来越普遍地应用于不稳定型心绞痛、心肌梗死、左心衰竭和冠状动脉旁路移植术后高血压的患者所出现的高血压危症的治疗中。小剂量的静脉用硝酸甘油主要是扩张静脉,而在增大剂量时则动脉和静脉同时扩张。

输注硝酸甘油的不良反应部分是与其使用丙二醇或乙醇作为溶剂有关。这些溶剂可引起乙醇中毒、痛风、酸中毒、高渗状态和昏迷;有肾损害的患者发生丙二醇中毒的风险最大。硝酸甘油一般很少产生亚硝酸盐(NO_2^-),后者可以连续氧化血红蛋白产生高铁血红蛋白,最终减少氧的运输。

(九)硝普钠

1929年发现硝普钠具有降压的作用。然而,最初人们担心这种复合物在光照下会分解并从其自身的化学结构上释放氰化物分子,从而影响其治疗性应用的发展,直到1974年美国食品和药品管理局(Food and Drug Administration,FDA)批准其上市。硝普钠在数种高血压危症的患者中很奏效(表53-2)。

1. 硝普钠代谢和氰化物中毒 硝普钠代谢的主要步骤见知识框53-5。

氰化物中毒并不常见,但在以下情况应怀疑氰化物中毒:降压效力消失(快速耐药)、代谢性酸中毒、库氏呼吸、意识混乱、头痛、眼花或动脉血气分析提示氧分压正常但是血氧饱和度降低。在硝普钠注射速度<2μg/(kg·min)时通常不会出现氰化物中毒。治疗氰化物中毒的方法是注射亚硝酸钠(亚硝酸钠能引起高铁血红蛋白血症并和氰化物结合),之后给予硫代硫酸钠(能促进氰化物代谢为硫氰酸盐)。礼来制药公司上市了一套氰化物解毒剂,它有助于硝普钠相关氰化物中毒的治疗。

2. 硫氰酸盐中毒 硫氰酸盐中毒也会发生,大多出现在有肾功能损伤而又未行透析的患者或硝普钠输注速度过快的患者。硫氰酸盐中毒的临床表现有耳鸣、视物模糊、谵妄、厌食和癫痫发作。接受硝普钠治疗24h以上的患者应谨慎监测其血液中硫氰酸盐的水平,硫氰酸盐小于10mg/dl(1.7mmol/L)通常耐受良好。硫氰酸盐可以通过血液透析来清除。

3. 其他注意事项

(1) 避免同时使用可乐定或甲基多巴，因为当这些药物和硝普钠同时使用时可能会发生突发的致命性的低血压和心肌梗死。

(2) 如果静脉通路变色（蓝色、绿色或深红色）时应停止注射。

(3) 老年人对于药物更敏感，在应用硝普钠时要更加谨慎。

(4) 由于硫氰酸盐会阻止碘的摄取和结合，应意识到使用硝普钠可能会造成甲状腺功能减退加重。

4. 剂量 因为按前述剂量给予会发生氰化物中毒，故美国FDA推荐起始剂量为 0.3μg/(kg·min)。每100mg 硝普钠添加 10ml 的 10% 硫代硫酸钠（溶解于硝普钠溶液中）能降低硫氰酸盐中毒的风险（预计需要长时间使用硝普钠者），却不会降低抗高血压效果。

(十) 非诺多泮

非诺多泮已被批准用于严重高血压的短期治疗（可达48h）。它似乎是一种多巴胺受体激动药（作用于 D_1 受体）并表现为血管扩张作用。非诺多泮起效迅速，当滴定给药时可在15min内达到新的平衡。在未给予负荷剂量并且起始剂量在 0.03～0.1μg/(kg·min) 之间时，非诺多泮似乎较少引起心动过速（众所周知的最常见的不良反应）。如果剂量减少或者停药时不会出现血压反跳。然而，理论上非诺多泮和β受体阻滞药会发生负向交互作用，如果输注非诺多泮引起的心率加快被阻断则有可能发生过低的血压。不论对肾功能正常还是肾功能损害的高血压患者，非诺多泮均可以增加肌酐清除率、增加尿钠排泄和尿流率，但临床研究未能证明其可降低处于急性肾损伤风险的患者对肾脏替代治疗的需求。非诺多泮能够引起剂量依赖性的眼压升高，因此应避免在眼内压或颅内压升高的患者中使用。此外，因溶液中含有焦亚硫酸钠，因而限制了它在亚硫酸盐过敏患者中的应用。

六、初始治疗

每一个高血压危症的患者都需要进行个体化评估（表 53-2、表 53-3 和表 53-4）。初始治疗药物的选择应该依据在具体患者中一种药物相对于另一种药物的优点以及重症医师对每种药物的熟悉程度而制定。

高血压脑病和其他急性神经系统情况对硝普钠反应良好且可靠，而拉贝洛尔和尼卡地平的疗效也不错。同样的，单纯左心衰竭对硝普钠反应良好且可靠。但是，不稳定性心绞痛伴或不伴心肌梗死的患者则更适合使用硝酸甘油，因为在这种情况下硝普钠可能对冠状动脉循环造成不良影响。夹层动脉瘤通常使用硝普钠和静脉β受体阻滞药（通常是艾司洛尔）来降低大动脉的剪切力。拉贝洛尔在先兆子痫患者中得到成功应用，而肼屈嗪和甲基多巴也仍在使用。对于术后患者，硝酸甘油、硝普钠或氯维地平对接受冠状动脉旁路移植手术的患者都是有效的，而尼卡地平对于接受其他血管外科手术的患者是有效的。

一旦患者病情稳定并且任何恶心、呕吐或其他胃肠道并发症（比如术后肠梗阻）消失，应该开始进行口服药物治疗并逐渐下调静脉药物。

表 53-4 特定降压药物的不良反应、费用和禁忌证

药物	主要不良反应	其他不良反应	相对费用*	禁忌证
氯维地平	低血压	N/V、房颤、头痛	$$$$	大豆和鸡蛋过敏脂代谢缺陷
二氮嗪	严重低血压	↑心率、↑血糖、N/V、脸红、钠潴留	$$	噻嗪类过敏
依那普利	低血压	血管性水肿、在双侧肾动脉狭窄的患者中会↑血肌酐	$$$	血管性水肿
艾司洛尔	↓心率、低血压	心动过缓、N/V、喘息、头痛	$$$	二度和三度房室传导阻滞、窦性心动过缓、心源性休克

(续 表)

药物	主要不良反应	其他不良反应	相对费用*	禁忌证
非诺多泮	↑心率	头痛、脸红、N/V、低血压	$ $	严重容量不足、亚硫酸盐过敏、颅内压或眼内压增高
肼屈嗪	↑心率	头痛、脸红、N/V	$	心绞痛、急性心肌梗死、二尖瓣狭窄
拉贝洛尔(团注或持续)	恶心	疲倦、头晕、头皮刺痛	$ $	哮喘、COPD、明显心力衰竭、超过一度的传导阻滞、严重心动过缓
尼卡地平	头痛	↑心率、静脉炎	$ $ $ $	严重主动脉瓣狭窄
硝酸甘油	头痛	↑或↓心率、脸红、N/V、高铁血红蛋白血症	$	缩窄性心包疾病
硝普钠	氰化物或硫氰酸盐中毒	↑心率、N/V	$	不稳定型心绞痛

* 使用最大剂量24h所需成本(近似范围:硝普钠$10/d 对尼卡地平>$200/d)

N/V. 恶心/呕吐;COPD. 慢性阻塞性肺病;↑. 增高;↓. 降低

第54章

心脏压塞

Scott M. Lilly　Steven A. Malosky　Victor A. Ferrari,著　陈 晗,译　于荣国,校

心脏压塞,即心包填塞,是指心包内液体积聚导致心包内压力增高,当增加至一定水平使得心脏舒张期充盈受到损害的现象。这种损害造成静脉压力增高和心动过速,而后者是初期维持一定水平的心输出量的机制。然而,随着积液增多和心包内压力的持续增高,心输出量与收缩压最终会出现下降,如救治不及时将出现休克及死亡。关于心脏压塞综合征的描述,很难超越17世纪康沃尔郡的生理学家Richard Lower所作的影响深远的描写,他写道:就如心脏受累于内在疾病的影响一样,同样的情况也会发生于心脏受到其外来的包膜病变的压迫。当心脏的包膜腔被渗出液充满时,心壁的各个方向都受到渗出液的压迫,以至于心脏不能舒张以接受回流的血液;直到最后当心脏受到更多液体压迫时,脉搏逐渐变细,很快就出现晕厥甚至死亡。

一、心包的解剖结构

心包包裹并固定着心脏和大血管,其由浆膜和纤维囊两层结构构成。浆膜层包裹于心脏及近端大血管之外(脏层心包或心外膜),并且位于纤维囊内侧(壁层心包)。脏层心包及壁层心包之间的潜在腔隙称为心包腔。心包囊前方附着于胸骨,背倚脊柱,其下方为横膈。心包腔的引流通过广泛的淋巴系统来完成,该系统通过右侧胸膜腔的淋巴管和胸导管将组织间液、心包液及淋巴液由心包腔输送至静脉系统。

心包腔正常含有20~60ml无色透明的液体,蛋白含量为1.7~3.5g/dl,电解质浓度与血浆相近。心包腔压力受到心脏内及胸膜腔内压力的双重影响,在正常呼吸周期内,其压力波动于-5~$+5cmH_2O$。

二、心包的功能

人类对心包的功能仍知之甚少,先天性的心包缺如对人类生存及劳动能力并无不良影响。关于心包功能有多种提法,包括防止心脏的过度膨胀、防止心脏与周围胸腔结构的粘连以及维持心脏位于胸腔内的正常位置。虽然动物实验中心包确实能够阻止人为输注液体负荷造成的心脏膨胀,但在人类尚无依据。有人提出的另一个可能功能是用以维持不同血流动力学状态下稳定的左右心室舒张偶联。

三、心包积液的原因

除外极少数例外的情况如大量胸腔积液、张力性气胸或心包积气,心包腔积液是造成心脏压塞的先决条件。由于固有心包通常比较僵硬且顺应性差,当液体急性增加哪怕只有100~200 ml也会造成心脏压塞。在慢性病程时,由于纤维囊的缓慢扩张,即使心包积液量达到2L也不会导致心脏压塞。心包积液可由心包的感染或炎症反

应（浆膜炎、心包炎）或是肿瘤性疾病而引起。医源性因素包括中心静脉置管穿孔、心脏起搏器电极线造成右心房或右心室穿孔及之前所行的心内膜心肌活检等所导致的心包积血。化脓性心包炎由心包细菌感染所导致，其特征为发热、胸痛和心包炎的特征性心电图改变等一系列症候群。创伤或者胸科手术后心包腔的积血或血块也会导致心脏压塞（表54-1）。

表 54-1 心包积液的鉴别诊断

感染性	肿瘤性	结缔组织病
病毒性	转移性播散	系统性红斑狼疮
柯萨奇病毒	邻近播散	类风湿关节炎
流感病毒	心包肿瘤	干燥综合征
埃可病毒		硬皮病
HIV 相关		惠普尔病
细菌性		赖特综合征
结核		强直性脊柱炎
真菌性		
其他	心脏损伤	其他系统性疾病
上腔静脉、右心房或右心室医源性穿孔	心肌梗死后综合征	尿毒症、慢性肾功能衰竭
	创伤	淀粉样变性病
主动脉夹层	心肌破裂	血色沉着病
药物诱发	胸心外科术后	黏液性水肿
普鲁卡因酰胺		
肼屈嗪		
米诺地尔		
奎尼丁		

HIV. 人类免疫缺陷病毒

四、诊断

对于任何出现无法解释的低血压的患者，都应怀疑是否为心脏压塞。神志状态变化或出现少尿可能是全身低灌注的早期表现。X 线胸片显示心影扩大或者与心包炎相一致的心电图改变可能为心脏压塞的早期线索，虽无特异性，但提示临床医师需立即排除心脏压塞的因素。

（一）症状

心脏压塞主要是血流动力学诊断，症状可能比较轻微，尤其是刚发病时。胸部不适是一个值得注意的主诉并可能与心包炎有关——其性质呈锐痛并持续较长时间。这种情况下，胸痛可能可以通过变换体位而缓解，典型者在前倾时缓解而仰卧时加重。在大量慢性积液时，对食管、喉返神经或膈神经所造成的心外机械压迫可能会导致吞咽困难、声嘶、咳嗽或呃逆（打嗝）。一旦心脏压塞造成心输出量减少及低血压，呼吸困难便成为最常见的症状，并且也会出现脑灌注不足的临床表现（焦虑、精神错乱、嗜睡）。

（二）体格检查

心包内压力升高的早期征象包括心动过速及轻度的呼吸频率增快，但无低血压的表现（表54-2）。奇脉随之发生，即当吸气时收缩压下降超过15mmHg。因为在心脏压塞时心脏容积固定，因此吸气驱使静脉回流到右心室的血量增多使得室间隔左偏，并与心包积液一起压迫左心室导致左心室输出量减少。虽然敏感性很高，但奇脉并非心脏压塞的特异性表现，ICU 中其他常见的情况如晚期气道阻塞性疾病或正压通气都会出现奇脉。

颈静脉怒张在几乎所有心脏压塞时都会出现，但在 ICU 常见的其他疾病中也可见到。虽然变化很细微，但仍应尝试去识别颈静脉脉搏轮廓，因为 y 降支的减弱（或消失）是舒张期充盈受损的早期征象（图54-1）。心音可能低沉但通常仍能闻及，心包摩擦的声音可闻及或触及。

表 54-2　心包积液进展至心脏压塞的典型过程

分期	心包腔压力		血流动力学参数		
	绝对值	相对值	心率	心输出量	外周血压
Ⅰ. 早期征象	4～8mmHg	＜RAP	↑	正常	正常
Ⅱ. 压塞前期	8～15mmHg	=RAP(↑)	↑	轻度↓	正常伴奇脉
		=RVEDP(↑)但＜PAWP 且＜LVEDP			
Ⅲ. 明显压塞	15～30mmHg	=RAP(↑↑)	↑↑	↓↓	↓↓
		=RVEDP(↑↑)			
		=PAEDP(↑↑)			
		=PAWP=LVEDP(↑↑)			

RAP. 右心房压；RVEDP. 右心室舒张末期压力；PAEDP. 肺动脉舒张末期压力；PAWP. 肺动脉楔压；LVEDP. 左心室舒张末期压力；↑. 增高；↑↑. 明显增高；↓. 下降；↓↓. 明显下降；=. 等于；＜. 小于。注意：本表为有利于说明列出典型参数和进程，但其会受年龄、对积液的敏感度及并发症的影响而有所不同

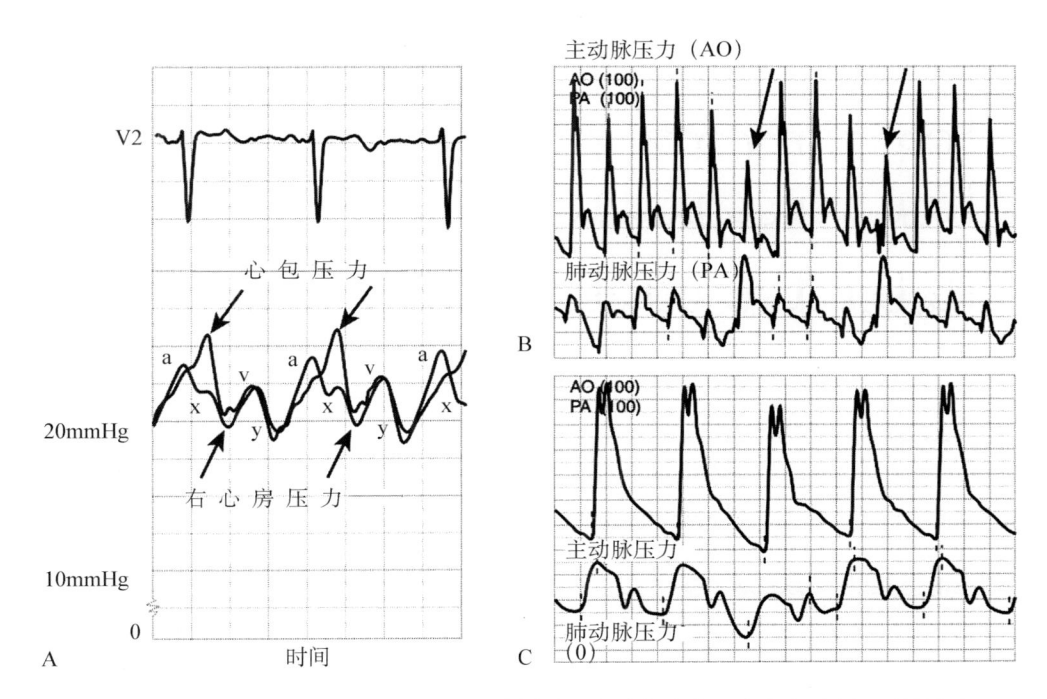

图 54-1　心脏压塞患者心房压力和心包穿刺引流术对主动脉及肺动脉压力波形的影响

A. 同步描记的心脏压塞患者的右心房压力、心包压力（箭头）和心电图 V₂ 导联。提示：①右房压力增高；②右房压力与心包压力相等[除了相对于右房压力"a"波而延迟出现的心包压力"a"波（箭头）]；③右房压力波形的 x 降支存在但 y 降支减弱。B. 同一位患者在心包穿刺引流前同步描记的主动脉（上）和肺动脉（下）压力波形。提示：①心动过速；②吸气使得主动脉压峰压下降，同时肺动脉压峰压上升（箭头处）；③主动脉和肺动脉脉压变化幅度随呼吸时相变化不一致（箭头）。C. 同一患者在心包穿刺引流术后，心动过速消失，主动脉（上）和肺动脉（下）压力波形与呼吸时相变化相一致

(三)心电图

大量心包积液可能会造成心电图低电压,其定义为肢体导联（Ⅰ、Ⅱ、Ⅲ、aVF、aVL 和 aVR）上 QRS 波绝对电压低于 5mV 或者胸导联（V_1～V_6;图 54-2B)上 QRS 波低于 10mV。然而,对于单个患者而言,将当前心电图波幅与之前描记的心电图进行比较通常更有意义。

如果存在心包炎,可能会出现明显的特征性心电图改变(图 54-2A)。PR 段在Ⅱ、aVF、V_3～V_6 导联明显压低,与此相反,aVR 导联的 PR 段抬高。对于没有经验的人来说,广泛性 ST 段抬高可能类似于心肌梗死的心电图,但其弥漫性分布以及凹面向上的特征有助于鉴别。aVR 的 ST 段则通常可见对应性的压低。可能会出现 T 波倒置。在心包积液时一个较为少见的现象为"心电交替",表现为 QRS 波群的波幅发生每搏交替变化或者周期性变化。这反映了心脏位置发生节律性的摆动以及由此导致的 QRS 轴的改变,而这最常发生于大量心包积液时(图 54-2B)。

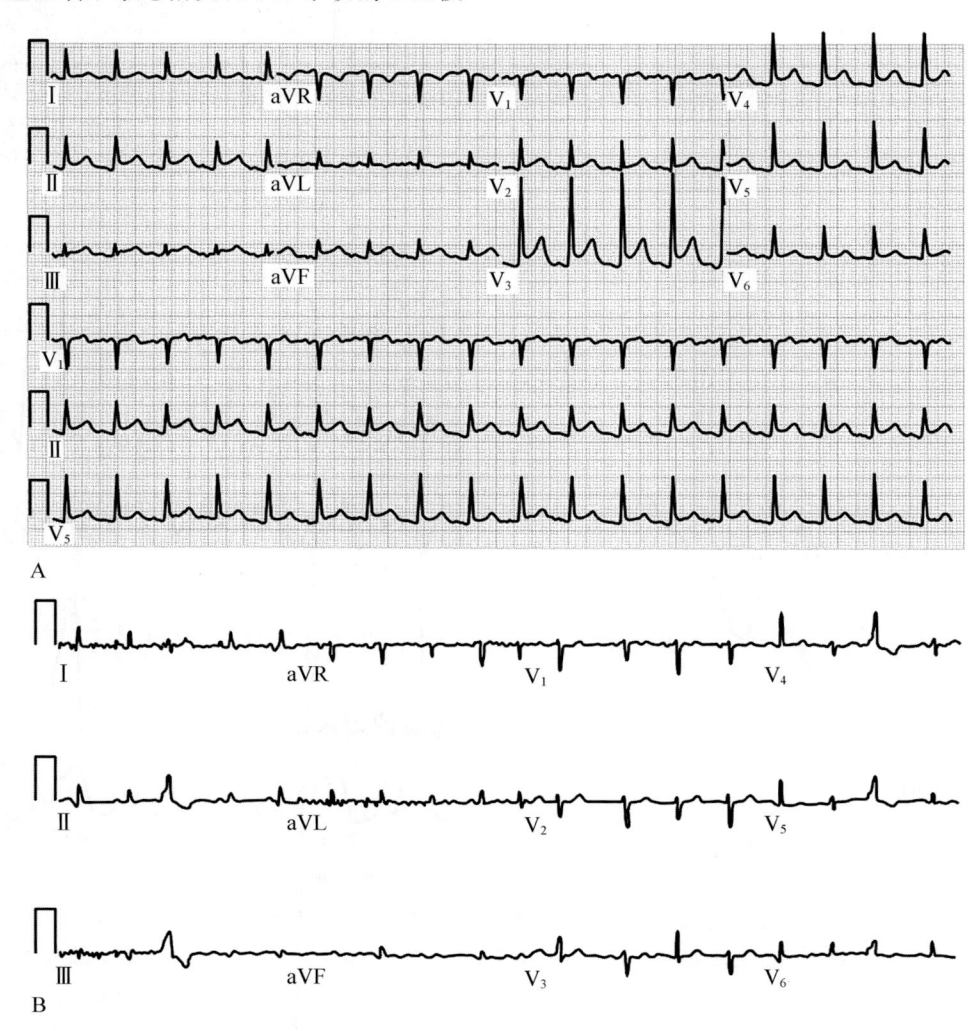

图 54-2 急性心包炎和心包积液的心电图表现

A. 急性心包炎的心电图表现。注意广泛性 ST 段凹面向上性抬高和 PR 段压低(除 aVR 导联外,其表现为相反的改变)。高尖 T 波表明为心包炎的急性时相。B. 大量心包积液的心电图表现,也需注意肢导联 QRS 波群低电压以及 QRS 电轴在大量积液时的特征性变化

(四)胸片

虽然大量心包积液时通常伴有心影增大,但没有心影增大也不能除外心脏压塞的诊断。这是因为在胸外科术后或心包积液(或血块)迅速增加时,造成压塞的积液(或血块)体积可能会很小。同时,应该警惕大量胸腔积液也可造成心脏外在压迫,而引起心脏压塞的生理改变。纵隔增宽可能提示主动脉夹层,其可破裂出血进入心包从而引发心脏压塞。如发现肺部结节,或者因手术而出现的乳腺缺如,则提示可能为转移性肿瘤引起的积液。同样,严重的肺炎也可以是感染性心包积液的来源。同样重要的是,应注意中心静脉导管或经静脉的起搏器导线的位置,因为它们如发生意外移位进入上腔静脉、右心房或右心室可能会引起心包积血。

(五)超声心动图

超声心动图是评估心脏压塞过程中最重要的一个手段,如诊断有疑问,应迅速行超声心动图检查。此检查通常能相对快速地实施,用以在低血压时证实或排除心脏压塞,且对确定能否安全地实施(或引导)心包穿刺术的可行性非常有价值。超声心动图上最直观的表现就是心包积液的增多,虽然积液量无须特别大量或完全包裹心脏(图54-3)。同样的,仅有大量的积液并不能确定心脏压塞,还必须存在足以确诊的表现。实际造成的心脏压塞与单纯心包积液之间的鉴别存在三要素:(1)心房或者右心室舒张期塌陷;(2)下腔静脉失去正常随吸气而缩小的表现;(3)心脏多普勒提示跨房室瓣处的血流速度随呼吸时相的变异过大(图54-3)。

临床实践中许多情况可能会掩盖超声心动图中常见的一些心脏压塞的征象(心腔右侧壁在舒张期出现塌陷),包括急性或慢性的肺动脉高压、右心衰竭或梗死[合并右心室舒张末期压力(right ventricular end diastolic pressure, RV-EDP)增高]及心脏外科术后(由于心脏右侧向前固定于胸骨)。在右心房(right atrial, RA)和右心室压力增高时,临床经验丰富的操作者会敏锐地发现左心房或左心室的舒张期塌陷。

(六)肺动脉漂浮导管(Swan-Ganz)置入术

许多重症患者留置有肺动脉(pulmonary artery, PA)导管,这对于明确心脏压塞的诊断很

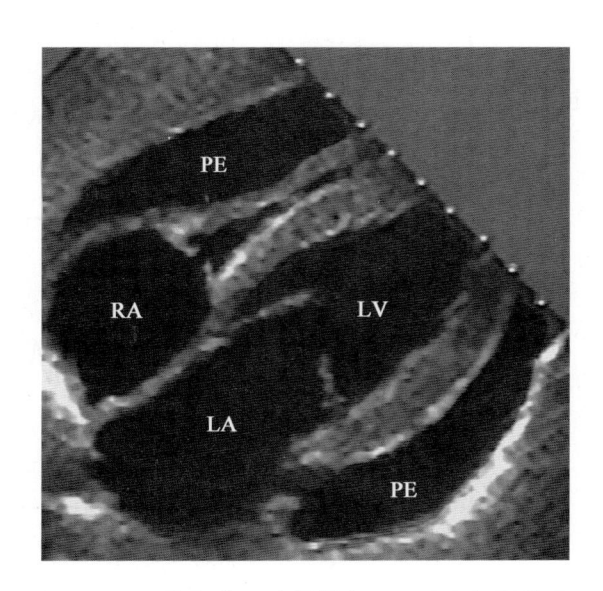

图54-3 二维超声心动图剑突下四腔心切面显示的右心房(RA)、左心房(LA)、左心室(LV)以及心外周大量心包积液(PE)位于右心房前方和左房左室后方。请注意二尖瓣瓣叶处于开放状态(即舒张期)以及紧邻右心房处于塌陷状态的右心室,提示心包腔内压力高于右心室的舒张期的压力

有帮助(图54-4)。在实际应用中,临床医生应通过重新校准换能器的0点,而后仔细检查波形描记,以免出现过度衰减或平直的波形,从而确保从PA导管得到的压力波形的准确性。应该固定在呼气末测定压力,对于正压通气的患者应仔细识别这一时相的压力波形[例如可以通过双通道的记录器或打印机,来同步记录肺动脉压力波形与转换后的气道压力波形(见第7章与第11章)]。

心脏压塞的标志是全心舒张期充盈压力的增高,并且这些压力与心包腔内的压力相等。由于左心室舒张末压(left ventricular end diastolic pressure, LVEDP)不能通过肺动脉漂浮导管直接测量,因此在没有二尖瓣狭窄时,采用肺动脉楔压可较精确地反映LVEDP。漂浮导管也可反映呼吸对心内及心外血流动力学的影响,因为虽然在整个呼吸周期中各个心腔的舒张压仍维持相近,但右心室与左心室输出量之间已存在不一致,表现为奇脉(可以用血压计或者有创动脉血压监测加以确认)(图54-1)。除这些特征之外,更多右心房压力波形的细微改变也可支持心脏压塞的诊

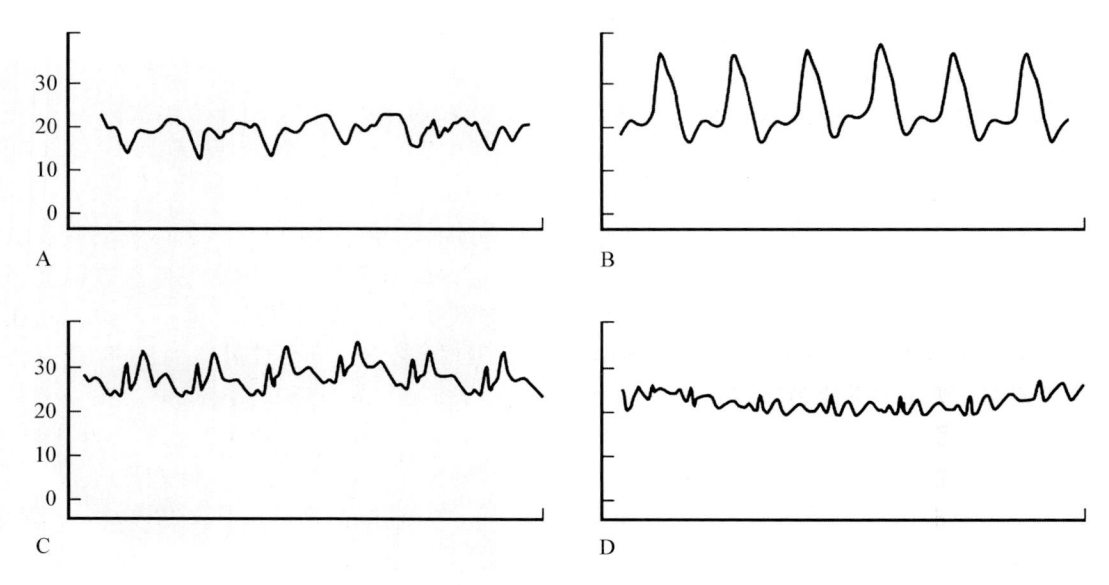

图 54-4　心脏压塞患者使用 Swan-Ganz 导管获得的典型的血流动力学波形

A. 右心房(RA)压力；B. 右心室(RV)压力；C. 肺动脉(PA)压力；D. 肺动脉楔压(PAWP)；请注意图中平均右心房压、右心室压、肺动脉舒张末压和平均肺动脉楔压均相等

断,即右心房压力波形中突出的 α 波与变钝的 y 降支,共同反映右心室舒张期被动充盈的减少,以及右心室充盈对心房收缩的依赖性。心输出量减少通常为心脏压塞的晚期表现,但当出现心动过速,或由于存在并发症,或药物干预而使心肌收缩力受到抑制时,心输出量可能更早出现下降。

(七)其他影像学检查

如果怀疑转移瘤造成的积液时,胸肺 CT 或者 MRI 检查可能有助于评价肺部占位、骨病灶或发现纵隔淋巴病变。有时候肿瘤可能会侵犯心包或心腔,这些影像学检查可以确认其存在及病变程度。

(八)心脏压塞的鉴别诊断

ICU 中有数种常见疾病与心脏压塞相似,包括右心室梗死(见第 8 章和第 50 章)、大面积肺栓塞(见第 77 章)、张力性气胸(见第 35 章)、严重内源性 PEEP(auto-PEEP,第 2 章)以及原发或转移性肿瘤。这类疾病都可能表现为呼吸困难、心动过速、颈静脉怒张、低血压及休克(表 54-3)。

表 54-3　引起类心脏压塞症状的病因

病因	低血压、心动过速	低血氧	颈静脉压	心电图	超声心动图
心脏压塞	显著	不明显	增高	低电压、偶尔 ST 改变(见图 54-2)	心包积液、矛盾的心室充盈模式(图 54-3)
RV 心肌梗死	显著	不明显	增高	RV 梗死表现*	RV 扩张及运动功能减退
大面积肺栓塞	显著	显著	增高	偶有 RV 张力增加的心电图表现†	RV 扩张及运动功能减退
张力性气胸	显著	可能显著	增高	低电压	心脏和纵隔摆动
严重的 auto-PEEP(机械通气患者)	显著	可能显著	增高	低电压	常常难以检查,LA 及 LV 充盈不足

* 通常发生于下壁心肌梗死(Ⅱ、Ⅲ、aVF 导联 ST 段抬高);右胸导联(V_3R 或 V_4R)ST 段抬高表明 RV 受累

† Ⅰ导联明显的 S 波,Ⅲ导联出现 Q 波和倒置的 T 波

RV. 右心室；LA. 左心房；LV. 左心室；PEEP. 呼气末正压

五、治疗

心脏压塞一旦确诊,应迅速清除心包内积液。单纯内科治疗无效,静脉输液虽然重要但也只是权宜之计。可选择的积液清除手段,包括经皮心包穿刺引流或心包开窗开放引流(由心胸外科或胸外科医生实施)。如何选择引流手段,常常依据可行性及技术水平,而非临床对照研究的结果。经皮心包穿刺引流术后复发,或者积液持续存在,则通常需外科解决方案以获得持续缓解。

经皮心包穿刺引流术

如果不在严格控制的条件下进行,心包穿刺引流术是一个风险相当高的操作。如果时间与条件允许,心包穿刺引流术应在导管室进行,并且只有当心包前缘的游离液体深度大于1cm时实施才最安全。操作时患者取半卧位,心包穿刺针(18号针头,5~7cm长)于剑突下1横指进针,与胸壁成30°~45°并指向左侧锁骨中线。心包穿刺并发症发生率为4%~10%,根据情况不同而有所差异,包括右心房、右心室或冠状动脉的裂伤;室性心律失常;胃、肺或肝撕裂;气胸、迷走反射亢进甚至死亡。心脏后方的心包积液、存在分隔的、高纤维蛋白性,或者由血栓导致的心包积液都不能经皮充分引流。近期进行过心包穿刺后又复发的心包积液,通常应采用外科手段引流。

当心包积液原因未明时,应对积液进行细胞学检查、革兰染色、常规细菌培养、真菌培养、抗酸杆菌涂片及培养,并测定总蛋白及乳酸脱氢酶水平。此外,下列实验室检查可能对难以解释的积液的判断有帮助,如血BUN、肌酐、甲功、血培养(必要时)、抗核抗体、类风湿因子、纯蛋白衍生物(purified protein derivative,PPD)皮肤实验、anergy panel、痰抗酸杆菌涂片及培养和HIV血清学检测等。并且,如高度怀疑特殊病毒感染,也应行柯萨奇病毒、埃可病毒和支原体的血清学检查。

六、结论

对心脏压塞的准确判断需要临床医师的智慧及系统的诊断方法。随着床旁超声心动图和安全心包穿刺术所需设备的普及,心脏压塞这一危及生命的疾病,可以得到及时诊断并成功救治,从而获得良好的短期预后。心脏压塞的后续处理则可能旷日持久,因为引起积液的病因,常常对患者的后续病程造成更大的影响。

环 境

第55章
低体温和高体温

C. Crawford Mechem,著　刘邱阿雪　贺簧裕　屠国伟,译　罗　哲,校

低体温和高体温都是可能致死的急症,其诱发因素包括环境暴露、潜在疾病或药物作用。虽然对于这类患者,相应的院前或急诊处理措施多已实施,但患者若出现因低体温和高体温累及多个器官,在到达医院后有必要进入ICU进一步治疗。

一、低体温

低体温的定义为中心体温低于35℃。可以根据具体体温分为以下三类:轻度低体温(中心体温在32~35℃之间)、中度低体温(中心温度在28~32℃之间)、重度低体温(中心温度低于28℃)。

(一)病理生理

体温反映了机体产热和热量散失之间的平衡。机体热量散失包括四种机制:蒸发、对流、辐射、传导。液体的暴露可以将热量的传导率提高20~30倍。面对冷刺激,下丘脑通过寒战、增加肾上腺、儿茶酚胺类、甲状腺素分泌等途径促进机体产热。除此以外,在低体温状态下同时存在血管收缩也能减少热量的散失。

(二)临床表现

当机体失代偿时,温度依赖的生理变化就会发生。轻度低体温的患者表现为呼吸加快、心率加快、共济失调、构音障碍、判断能力减弱、寒战、多尿。中度低体温患者主要表现为脉搏减弱、心输出量降低、通气量降低、中枢神经系统抑制、反射减退、肾血流量降低,但多无寒战;房颤及其他心律失常亦时有发生,心电图可见Osborn或J波(这种跟随S波的继发波常见于aVL、aVF、V_1~V_6导联中,图55-1)。重度低体温患者可表现为昏

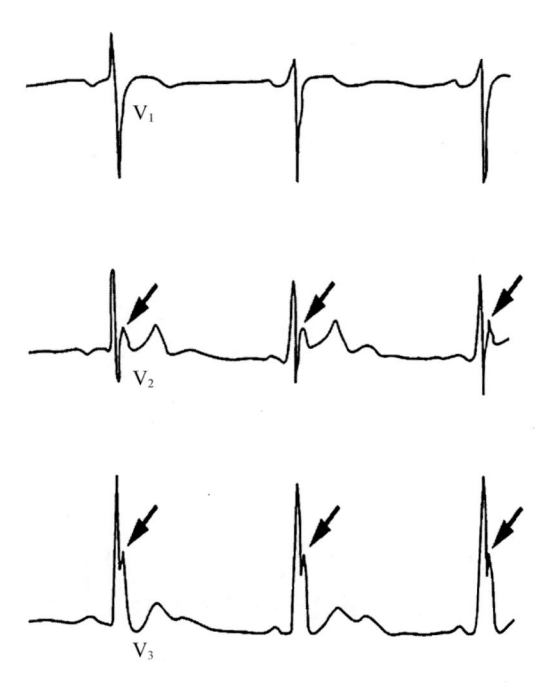

图55-1　在低体温患者的心前区心电导联可见的Osborn或J波(如箭头所示)

迷、低血压、肺水肿、少尿、反射消失、心动过缓、室性心律失常甚至停搏。由于低体温降低了心室纤颤的发生阈值，所以室颤是低体温患者最常见的可致死的心律失常。低体温的鉴别诊断和诱发因素见知识框55-1。

知识框 55-1	低体温的鉴别诊断
中枢神经系统病变	垂体功能减退
头部外伤	下丘脑疾病
中风	甲状腺功能减退
韦尼克脑病	营养不良
药物	出血后大量补液
乙醇	**内科或外科急性疾病**
吩噻嗪类	胰腺炎
镇静催眠类	脓毒症
环境暴露（院前、手术室）	卒中
	尿毒症
内分泌及代谢紊乱	医源性（在治疗中暑患者时输入过量的低温液体）
肾上腺功能减退	
低血糖	弥漫性全身剥脱性皮炎

通过用可测量低温度的电子体温计测得中心体温可明确低体温的诊断。考虑到所测得的患者体温可能低于所用体温计的最低可测温度，所以了解所用体温计的最低可测温度非常重要。建立诊断后，应采取适当的实验室检查以评估和发现潜在的并发症。具有特征性的检查及其结果见表55-1。

（三）治疗

低体温的处理应以稳定气道、呼吸和循环为首要目标。起始阶段的处理同样应该包括防止热量的进一步散失、启动复温并治疗并发症（图55-2）。早期的气管插管可有助于意识障碍或咽反射降低的患者清除低温导致的气管分泌物。可以通过补充晶体来维持血压。对扩容反应差的病人可以考虑使用多巴胺。治疗过程中需密切监测中心体温以预防医源性低体温恶化或出现高体温。

复温技术可以分为被动外源性复温、主动外源性复温和主动内源性复温。被动外源性复温主要用于轻度低体温状态。在移除患者身上的湿衣服后，将毯子或其他类型的覆盖物覆盖在患者身上以促进患者自身的内源性产热已达到被动复温的目的。这个过程中机体的寒战以及代谢率的增加都需要足够的生理储备。

表55-1　低体温状态的实验室、心电图及影像学结果

检查	结果
动脉血气分析*	代谢性酸中毒、呼吸性碱中毒，或并存
淀粉酶	由于低体温介导的胰腺炎
胸片	吸入性肺炎、血管淤血、肺水肿
心电图	PR间期、QRS综合波、QT间期延长；ST段抬高；T波倒置；Osborn J波；房颤或窦性心动过速
电解质	未见有持续性异常
血糖	升高、降低或不变
血红蛋白、红细胞压积	升高，由于血液浓缩导致
凝血酶原时间、部分凝血活酶	升高，由于凝血级联反应被阻断
血小板计数	降低，由于脾隔离症
白细胞计数	未见持续性异常

*动脉血气检验设备常规上对加热至37℃的样本进行分析，给出的分析结果亦默认患者体温为37℃（无论患者实际体温是多少）

药物在低体温治疗中的应用仍存在争议,因为低体温状态下的室性心律失常和心脏停搏通常表现非常顽固,除非中心体温上升到 30℃ 以上。低体温患者若有心搏骤停应予除颤,并根据情况给予相应药物的首剂负荷剂量。但如果没有成功转律,心肺复苏和加强体温复苏的措施需要立即启动。当中心体温低于 30℃ 时,临床处理需要更为积极,直到中心体温回升到 32～35℃。

二、高体温

高体温是指由于体温调节功能丧失导致体温上升超出正常日间体温范围(正常范围是 36～37.5℃)。ICU 患者出现重度高体温状态(体温超过 40℃)的常见原因有热射病、神经阻滞药恶性综合征。恶性高热也可导致高体温状态,但较罕见。

热射病是指在环境热负荷过度的情况下,体温高于 40.5℃ 同时伴有中枢神经系统功能障碍的情况。热射病可以分为两类:劳力性热射病和经典性热射病。劳力性热射病多发病于平素体健的年轻人,患者在温度和湿度过高的环境中从事重体力劳动时发病。经典性热射病的患者通常有潜在的慢性疾病,该慢性疾病可能导致患者体温调节功能障碍或无法自主从过热的环境中离开从而导致疾病的发生。

神经阻滞药恶性综合征是一种特发的药物不良反应,服用典型和非典型抗精神病类药物均可导致。典型的临床表现为高体温、意识障碍、自主神经功能紊乱、肌肉强直。神经阻滞恶性综合征的表现可类似于脓毒症,症状包括低血压和阴离子间隙增高型代谢性酸中毒。

恶性高热是一种罕见的常染色体显性遗传病,由于暴露于麻醉类药物而诱发,常见的麻醉类药物包括琥珀酰胆碱和吸入麻醉药物比如氟烷。恶性高热表现为高代谢状态,如心率过快、代谢性或呼吸性酸中毒、高热以及肌肉强直。

病理生理

机体代谢所产生的热量和机体从外界吸收的热量共同组成了机体的热负荷。当外界环境温度升高时,下丘脑前部会刺激自主神经系统的传出神经引发机体发汗和皮肤血管扩张。汗液蒸发是机体在高温环境中热量散发的主要机制,但当环境相对湿度大于 75% 时该机制失效。热量的对

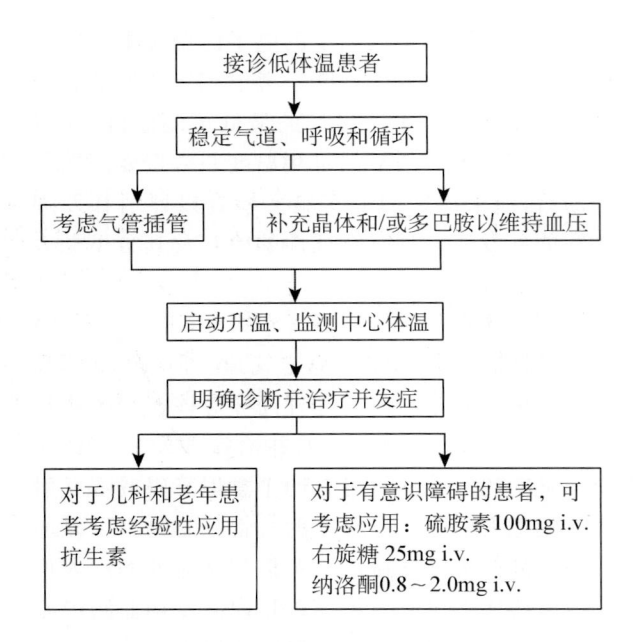

图 55-2　低体温患者处理流程图

主动外源性复温是指通过直接向患者提供热量以达到复温的方法。具体包括暖毯、加热垫、热辐射、直接热水浴。这些方法适用于中重度低体温患者或生理储备不足、病情不稳定、对被动外源性复温无反应的患者。主动外源性复温的常见并发症是反射性中心体温降低。多发生在肢体和躯干同时升温的患者中。当肢体温度回暖时,肢体收缩血管中蓄积的低温、酸化的血液回流至中心循环,导致中心体温下降。这种现象可以通过在恢复肢体温度之前通过主动内源性复温恢复躯体温度来预防。

主动内源性复温是最有效的治疗方式,可以单独应用于中重度低体温患者的复温,也可与主动性外源性复温相结合用于治疗中重度低体温。有效方式包括胸膜腔或腹膜腔中灌注温盐水、持续动静脉式或常规血透、使用血管内加热装置、心肺旁路。相关处理措施还包括吸入气体湿化、给予温热的静脉补液、用温热的生理盐水冲洗膀胱及胃肠道。

低温状态下心脏对移动很敏感,粗暴的搬运有可能会引起心律失常,这一点在重度低体温患者(尤其是体温低于 30℃ 的患者)中更为明显。尽管房颤或房扑多在体温复苏后可自动恢复,室性心律失常的处理仍较为棘手。高级生命支持类

流、传导、辐射在热量散发中重要性较小。

热射病发生时，机体无法及时排散超出机体可耐受热量负荷的多余热量，从而导致了中心体温的升高。当体温超过42℃时，氧化磷酸化开始脱耦联并且相应的酶亦开始失效。肝细胞、血管内皮细胞和神经组织对上述机制最为敏感，上述机制对全身脏器系统均会产生不良影响。

神经阻滞药恶性综合征被认为是由于中枢神经系统内的多巴胺能介质急性减少所导致，病因可分为多巴胺受体被阻断或多巴胺能激动药撤除。神经阻滞药恶性综合征的发病频率与抗精神病类药物抗多巴胺的效应强度直接相关。尽管氟哌啶醇是最常见的引发神经阻滞药恶性综合征的药物，所有的抗精神病类药物的摄入（即使仅用来治疗恶心）都会引发该不良反应。高体温是由于该综合征导致的肌肉活动增加及下丘脑温度调节功能失调所引发。

恶性高热是由鱼尼丁受体或其他钙通道受体突变导致钙离子从肌浆网大量释放至细胞质引起肌肉的兴奋性增加所致。

高体温状态的病因诊断的疾病涉及面广泛，包括感染、内分泌疾病、中枢神经系统疾病以及毒性反应（表55-2）。热射病、神经阻滞药恶性综合征、恶性高热的诊断需要建立在详细的病史询问以及体格检查的基础之上。症状的发生过程常可提示高体温的原因。所有患者都需要测量直肠或中心体温。重度高体温状态患者可表现为窦性心动过速、呼吸急促、低血压或脉压增加的正常血压。

表55-2 高体温的鉴别诊断

环境暴露	下丘脑卒中
脓毒症	癫痫持续状态
脑炎	脑出血
脑脓肿	神经阻滞药恶性综合征
脑膜炎	酒精或镇静催眠类药物停药效应
破伤风	水杨酸盐、锂中毒
伤寒	拟交感神经毒性
甲状腺危象	抗乙酰胆碱类药物中毒
紧张症	失张力反应
嗜铬细胞瘤	血清素综合征
帕金森-高体温综合征	恶性高热

热射病的体检包括皮肤血管扩张、非心源性肺水肿所引发的啰音、弥散性血管内凝血导致的大量出血以及中枢神经系统受损的表现如意识障碍和癫痫。皮肤可因基础疾病、水化状态以及病情发展速度的差异而表现为潮湿或干燥。

神经阻滞药恶性综合征可表现为大汗、自主神经功能紊乱、肌肉强直、反复出现的意识障碍、手足徐动、震颤。恶性高热以中心体温高达45℃和出现肌肉强直为特征。恶性高热通常发生在全麻后1h内但出现在术后者较罕见。

没有任何实验室检查的结果具有特异性。然而，这些检查可以被用来排除其他诊断以及筛选可能的并发症。基本的实验室检查应该包括全血常规、凝血酶原时间和部分凝血活酶时间（排除弥散性血管内凝血），同样还应包括电解质、血尿素氮、肌酐、尿液分析；并检测肌酸激酶水平以排除横纹肌溶解。热辐射患者还需要检查肝功能。当怀疑高体温时药物的不良反应所导致时应予毒物筛查。胸片可用来排查肺水肿，而心电图可以帮助发现高热相关的心肌损伤。当需要评估中枢神经系统病因是可采用头颅CT和腰穿。

热射病、神经阻滞药恶性综合征和恶性高热的处理需要快速降温同时保持稳定的呼吸和循环并治疗并发症（图55-3）。通过直肠或食管体温监测探头进行持续的中心体温监测是必要的，而一旦体温降至39～39.5℃时降温措施需要被停止以减少医源性低体温的发生率。对怀疑神经阻滞

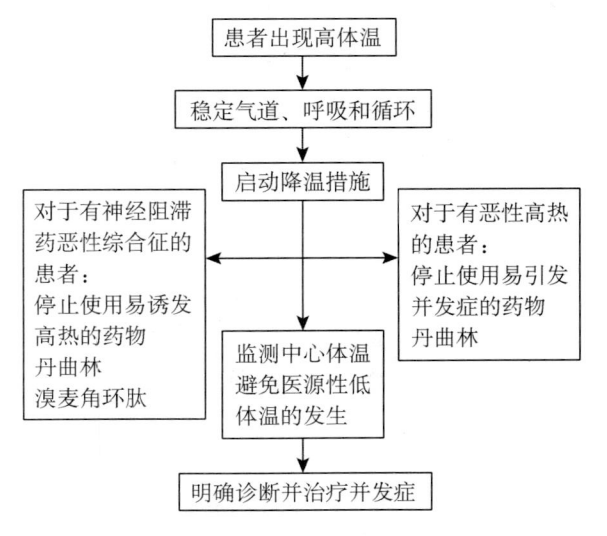

图55-3 高体温状态患者(伴或不伴有神经阻滞药恶性综合征)处理流程图

药恶性综合征或恶性高热的患者,需要立即终止潜在的致病因素。

降温措施有数种,而这些降温措施均在热射病患者的处理中最为有效。冷水浸泡法被认为是金标准,但这种方法对于极重的需要侵袭性治疗手段和持续监测的患者并不适用。蒸发降温因其高效性、非侵入性、易操作性成为首选的物理疗法。在除去患者所有衣物后予温水喷雾并用大风扇保持空气循环。继发的寒战可以通过静脉应用苯二氮䓬类药物或氯丙嗪(25～50mg 静脉应用,但当怀疑神经阻滞药恶性综合征时不可用)。在腋下、颈部和腹股沟区放置冰袋虽有效但难以为清醒患者所耐受。冷水腹腔灌洗起效迅速但不能应用于孕妇或有腹部手术史的患者。低温湿化的氧气、低温胃肠道灌洗、降温毯以及低温输液均是可以采用的辅助措施。由于热射病患者可有或无低容量,在大量液体复苏前需仔细评估患者的容量状态。

在神经阻滞药恶性综合征者中,降温措施需要有药物治疗的支持。这些药物治疗包括苯二氮䓬类;多巴胺激动药,溴麦角环肽,2.5～7.5mg 每 8 小时口服;以及丹曲林,0.8～3mg/kg 每 6 小时静脉注射[最大剂量 10mg/(kg·24h)]。丹曲林是一种通过阻止肌浆网钙离子释放来达到作用的非特异性骨骼肌肉松弛药。尽管这些药物的有效性未得到对照试验的证明,数个病例报道的结果提示了这些药物应用的好处。用于治疗神经阻滞药恶性综合征所导致的高血压的硝普钠被证实可通过扩张皮肤血管加速降温。

对于恶性高热患者,处理的关键是丹曲林的应用,每 8 小时 2.5mg/kg。在初始反应出现后,丹曲林应改为 1.2mg/kg 口服,每天 4 次,持续 3d。积极的降温措施和并发症的处理同步进行。

三、临床经验拾遗

1. 低体温和高体温容易被遗漏除非能够获得中心体温的确切数据。

2. 对症治疗须优先开始,即使病因未明。

3. 如果有潜在脓毒症可能,应早期静脉注射应用抗生素。

4. 在重度高体温患者中,可以通过温水喷雾蒸发法迅速降温。当温度降至 39.5℃时应中止降温。

5. 热射病患者不应被理所当然地判断为低血容量。

6. 给予低体温所致的心搏骤停的患者高级心脏生命支持药物仍存在争议。

7. 低体温患者若出现心搏骤停,则抢救措施应维持到中心体温升至 32℃以上。

第56章

烟雾吸入和一氧化碳中毒

Kevin C. Wilson　Arthur C. Theodore，著　彭　博　居旻杰，译　罗　哲，校

在美国，每年因火灾导致近2500人死亡。其中，大多数人因为烟雾吸入致死而并非烧伤。烟雾吸入致死的机制有多种，其中最常见的是一氧化碳（CO）中毒。

火灾并非是产生CO的唯一原因，其他可能的原因包括运转不良的加热系统、排放不当的燃料燃烧装置（例如熔炉、火炉、汽油发电机），以及在通风不畅的场地发动的汽车（如停车库）。CO中毒也可以是蓄意造成的。据统计，美国每年由意外及蓄意CO中毒导致的死亡数在5000～6000例。

一、病理生理学

由于吸入毒素和缺氧，或由CO、氰化氢或其他全身性毒素导致的中毒，烟雾吸入会导致热损伤与支气管肺损伤，以上每种都能够引起快速的全身性组织缺氧甚至死亡。

（一）气道热灼伤

热灼伤出现在火及烟雾的热量损伤气道黏膜时，导致红斑、水肿和溃疡。24h内出现明显的水肿，持续3～5d，严重者可影响到通气。

热灼伤最常见的部位是声门上气道。尽管热损伤较少发生在下呼吸道，但是一旦发生，可能更加严重并且常与吸入蒸汽相关。

（二）毒素介导的肺损伤

烟雾中的液滴和碳可以吸收有毒的燃烧产物，比如丙烯醛、甲醛、光气、氯气、氟异丁烯、二氧化硫、二氧化氮和一氧化氮（表56-1）。吸入这些毒素可直接损伤呼吸道以及肺泡黏膜。这种损伤即使在没有热损伤时也可以发生。

表56-1　燃烧的有毒产物

化学物	来源	损伤
醛类	家具中的塑料	上呼吸道损伤，中枢神经系统抑制
丙烯醛	窗户、木材涂装或墙面涂料中的丙烯	弥漫的气道和肺泡损伤
氨	酚醛塑料和尼龙	上呼吸道损伤
酸酐类	化学制品、油漆、塑料	呼吸道损伤，哮喘，大剂量可至肺出血
二氧化碳	封闭空间的火灾（二氧化碳浓度可至10%）	呼吸性酸中毒，中枢神经系统抑制
氰化物	地毯、家具装饰、尼龙、异氰酸酯的聚氨酯产品	酸中毒、休克、哮喘、气道损伤、过敏性肺炎
氯化氢	纤维纺织品、聚氯乙烯	黏膜灼伤和水肿、心律失常、休克

(续 表)

化学物	来源	损伤
氟化氢	管道或厨房用具中的聚四氟乙烯（铁氟龙）	上呼吸道损伤
二氧化氮	硝化纤维	肺泡损伤

改编自 Sheppard D：Noxious gases：pathogenetic mechanism. In Baum G，Wolinsky E (eds)：Textbook of Pulmonary Diseases，4th ed. Boston：Little，Brown，1989，pp 840-841.

气道的化学损伤会导致局部腐蚀，嗜中性粒细胞性气道炎症，以及破坏黏膜纤毛的运输功能。黏膜屏障的损伤可增加呼吸道感染的可能。肺泡的损伤通常导致急性呼吸窘迫综合征（ARDS），出现肺泡及毛细血管渗透性增加、间质和肺泡的水肿、淋巴回流障碍、炎症细胞积聚、透明膜形成以及更严重的通气-血流比失调（见第73章）。这些患者即便存活，也可能出现纤维化。

损伤严重的程度及位置取决于暴露持续的时间、病人的分钟通气量、颗粒的尺寸以及毒素的水溶性。长时间的暴露或高的分钟通气量更可能出现严重的支气管肺损伤。小颗粒（直径小于 $0.1\mu m$）主要分布于肺实质内，而大颗粒（$2\sim5\mu m$）分布在整个呼吸道。

(三) 缺氧

由于火焰燃烧消耗周围环境中的氧气，导致空气变为低氧状态。吸入低氧的空气会降低肺泡中氧气浓度，导致可与血红蛋白结合或溶解在血液中的氧降低。其后果是氧输送下降及全身性组织缺氧。

二、全身性毒素

火灾中会吸入多种全身性毒素，其中很多能够通过多种机制引起全身性组织缺氧，比如CO及氰化氢中毒。CO可形成碳氧血红蛋白（COHb），影响氧气输送至组织，而氰化氢可与线粒体细胞色素复合体结合，干扰组织的氧气利用。全身性毒素的效果常常是相互协同的。

(一) 一氧化碳

CO是一种无色、无嗅、无味道、无刺激性的气体，一般在周围环境中的浓度不超过0.001%。肺中CO浓度与周围环境中的CO浓度上升、CO暴露时间及分钟通气量有关。在这些情况下，CO从肺泡中快速弥散至血液，并与血红蛋白结合，形成COHb。因为CO与血红蛋白结合的亲和力是氧气的230倍，从而竞争性抑制了氧合血红蛋白的形成，导致输送至组织的氧气减少，产生全身组织缺氧。

除此以外，CO中毒和伴随出现的呼吸性碱中毒会导致氧离曲线左移，影响组织中氧释放（附录A，图A-1B）。氧合血红蛋白解离曲线的左移是由于CO引起的血红蛋白构象改变，使之与氧气结合力更强。

由于CO对胎儿血红蛋白的结合力远高于血红蛋白A，因此胎儿对于CO中毒的毒性尤其敏感。即使孕妇因CO中毒成功获救，其胎儿也常常会死亡。

接近10%~15%的CO从肺泡中弥散出来后与血管外蛋白结合（比如肌红蛋白、细胞色素C氧化酶、鸟苷酸环化酶、一氧化氮合酶）而非血红蛋白。随后，这些CO会缓慢地从血管外蛋白中释放，产生以持续性有氧代谢紊乱及心肌和骨骼肌功能障碍为特征的迟发型CO中毒。而神经系统后遗症是由于氧自由基对血管周围神经的损伤造成的。

在延迟期，由于CO从血红蛋白中解离，COHb水平常常是正常的。在海平面水平，吸氧浓度21%的情况下，COHb的半衰期接近320min。如果吸氧浓度为100%，COHb的半衰期将减少至60min；如果患者在2.5~3个大气压下吸100%纯氧（即高压氧，HBO），其半衰期将减少至23min。除了减少COHb的半衰期外，HBO还可以增加溶解在血浆中的氧含量，以满足组织基本的氧需求，即便在缺少有功能的血红蛋白的情况下。加速CO的排出及增强氧气的运输是CO急性中毒时高压氧疗法的基本原则。而且，HBO疗法可能也会阻止引起大脑脂质过氧化的氧类物质的生成，因此限制了迟发型神经后遗症程度和发生频率。

(二) 氰化氢

氰化物可以紧密地与细胞色素C氧化酶a3（线粒体细胞色素复合物中最后的酶）以及其他枸橼酸循环（Krebs循环）中酶的铁离子结合，阻止电子的转运以及氢离子转移至三磷腺苷（ATP）的过程。有氧代谢的终止强迫细胞转为无氧代谢以产生生存必需的 ATP。即使组织中有充足氧气，但是利用氧气能力的丧失对于心血管及中枢神经系统是极具危害的。

氰化物中毒可通过其他多种机制加重中枢神经系统的损伤。首先，抑制抗氧化剂的合成（如过氧化氢酶、谷胱甘肽还原酶、过氧化物歧化酶），导致氧自由基的聚集。其次，释放谷氨酸盐引起有害的 N-甲基-d-天冬氨酸（NMDA）受体的激活。最后，抑制谷氨酸脱羧酶活性降低了癫痫发作阈值。

三、临床表现

急性烟雾吸入的大多数早期就有显著的临床症状，当然也有一些迟发型的症状。与急性烟雾吸入相比，慢性烟雾吸入常常表现各异。

（一）早期临床表现

急性烟雾吸入的症状和体征主要表现为气道损伤和/或全身性组织缺氧。上呼吸道损伤的典型表现为声音嘶哑或喘鸣，伴随颈部或口咽部烧伤，或者烧焦的面部毛发。相反，下呼吸道损伤更可能引起碳质痰、湿啰音、干啰音或者喘息。这些表现可能在烟雾吸入后超过 24h 才表现出来。

全身性组织缺氧可能引起反应迟钝或坐立不安、乳酸酸中毒、横纹肌溶解或终末器官损伤。常见的终末器官损伤包括急性肾损伤（如急性肾小管坏死）、心肌缺血和肝功能衰竭。全身性组织缺氧的患者通常因为呼吸急促、潮式呼吸而提高的分钟通气量，这是代谢性酸中毒后呼吸系统的代偿反应。当出现严重的反应迟钝时，可能不会出现这种代偿反应，导致低通气量及高碳酸血症性呼吸衰竭。

除了上述全身性缺氧的表现外，一些与中毒相关的临床表现也可能加速全身性组织缺氧。轻度的 CO 水平升高在健康人中可能没有症状，或使原先存在的心肺疾病加重（如冠心病、慢性阻塞性肺病）。轻度 CO 中毒（COHb 一般小于 25%）以头痛、呼吸困难、恶心、嗜睡和神经运动异常为特征。中度 CO 中毒（COHb 一般在 25%～40%）的患者可出现呕吐、轻度肌无力和晕厥。心肌缺血和室性心律失常也可能发生。重度 CO 中毒（COHb 一般大于 40%）会出现意识丧失、癫痫发作和重度肌无力。昏迷可能与严重脑水肿相关，常处于濒死状态。发绀不会出现，因为 COHb 是樱桃红色。皮肤可为粉色，嘴唇可为红色。

暴露于氰化氢中常常最先导致眼部刺激症状。即使吸入很少量的氰化氢也可能引起头痛、焦虑、恶心，以及口腔金属味。即使浓度低至 2～10ppm，氰化物特征性的苦杏仁会可以被察觉到。通常 60%～80% 的人天生就能闻及氰化物的味道，但这在严重暴露时并不是十分可靠的指标。

表 56-2　碳氧血红蛋白浓度与临床表现

COHb 浓度	严重程度	预期症状
<25%	轻度	精神运动受损，头痛，呼吸困难，恶心，嗜睡，轻度肌无力
25%～40%	中度	呕吐，晕厥，重度肌无力
>40%	重度	意识丧失，癫痫发作，心律失常
60%	濒临致死	昏迷
70%	致死	死亡

（二）迟发型临床表现

烟雾中的数种成分与反应性气道功能障碍综合征（RADS）的发生相关。RADS 是支气管在吸入性损伤后，所产生的哮喘样的气道高反应性状态，以咳嗽、咳痰、气喘为特征性表现。患者通常在暴露 24h 内前来就医。以上症状可能持续至少 3 个月，也可能持续数年或终生存在。

如果未经过恰当治疗，多达 40% 的急性 CO 中毒患者会出现神经后遗症。这些后遗症常常出现在从急性中毒期明显恢复后的 3～40d。临床症状包括不同程度的失语症、失用症、淡漠、定向障碍、幻觉、动作迟缓、齿轮样强直、步态障碍、大小便失禁、人格和情绪改变。这些异常可能变为永久性的。神经影像学研究（如 CT，MRI）可能发现 CO 中毒的特征性异常,包括双侧苍白球、大脑皮质、海马和黑质坏死。

氰化氢吸入也会引发其他神经后遗症,以帕金森症最为常见。

(三)慢性中毒

烟雾吸入会导致急性 CO 及氰化氢中毒,而其他来源的毒素会引发慢性中毒。慢性 CO 中毒的患者可能会产生非特异性的、较低程度的症状,如心神不安、疲倦。使其诊断较为困难。超过三分之一的病例从未得到过明确诊断。慢性氰化氢中毒的患者同样表现出不特异的症状,包括头痛、味觉异常、腹痛和焦虑。

四、治疗

烟雾吸入是一种急性的危及生命的状况。在初始治疗前,通常没有足够的时间来明确诊断。因此,诊断评估与治疗干预必须同时开展。

(一)初始评估

当有人从火灾现场被救出来时,患者的初始评估与处理应当按照高级创伤生命支持(Advanced Trauma Life Support,ATLS,第 95 章)的流程进行。出现提示气道阻塞的症状与体征时,例如喘鸣、声嘶、面部或颈部全层烧伤、黏膜烧伤、严重中枢神经系统抑制、喉镜证实的喉头水肿等,应当及时气管插管(必要时进行紧急气管切开,见第 30 章)。不管是否插管,都应吸 100% 氧。

所有患者都应当通过一氧化碳血红蛋白测量技术(co-oximetry)检测 COHb 水平以评估 CO 中毒,因为普通的脉搏血氧饱和仪不能区分 COHb 与血红蛋白。通过一氧化碳血红蛋白测量技术得到的 COHb 水平是否被认为异常,还取决于患者是否吸烟。对于不吸烟者,COHb>3% 被认为异常,而对于目前仍吸烟的患者,COHb>10% 被认为异常。即使存在严重的 CO 中毒,动脉血氧分压及血氧饱和度仍可以保持正常。

除了 COHb 水平,初始的实验室检查应当包括全血细胞计数、血清生化检查、毒物筛查、乳酸浓度、肌酸激酶浓度、肌钙蛋白浓度和乳酸脱氢酶浓度。出现乳酸、肌酸激酶、肌钙蛋白或乳酸脱氢酶升高,提示缺氧导致的组织损伤。氰化物浓度一般不需要测量,因为是否对氰化氢中毒进行治疗应当在检查结果出来前决定。

另外还需要进行心电图(ECG)检查。心电图异常(如 ST 段和 T 波改变)提示低氧引发的心肌缺血。即使存在严重的低氧血症,胸片的改变通常不显著。广泛的模糊影提示间质水肿或早期 ARDS。

(二)一氧化碳中毒

一般情况下不需要对 COHb 比例低于 10% 的无症状患者和无相关的神经系统或血流动力学异常的 CO 中毒患者进行治疗。其余 CO 中毒患者必须通过紧密贴合的面罩或气管插管呼吸纯氧。室性心律失常是 CO 中毒的主要早期死亡原因之一,故所有 CO 中毒患者都必须接受心电监护。临床上需要做的最重要的决策在于单纯吸纯氧是否足够,还是具有高压氧治疗的指征。

高压氧治疗现在因还缺乏高质量或一致性的临床证据而饱受争议。根据现有的临床证据,合理的治疗路径如下所述(图 56-1)。

轻度 CO 中毒患者(表 56-2)可以单纯使用吸纯氧治疗(使用 100% 非重吸入面罩),直到 COHb 含量低于 5% 及相关的心血管系统、神经系统及其他中毒症状完全缓解为止。

中度 CO 中毒患者(表 56-2)选择性开展个性化高压氧治疗。现有临床证据提示高压氧治疗并不能减少 CO 中毒患者的死亡率;但及时的高压氧治疗(在 CO 中毒 6h 内接受 2 次治疗)可减少 CO 迟发性神经后遗症的发生率。某些中心因担心会增加高压氧治疗相关疾病的发生率与死亡率而限制其在中度 CO 中毒患者中的展开(知识框 56-1)。

知识框 56-1　根据患者 CO 中毒严重程度选择高压氧治疗的相关指征

轻度 CO 中毒:无

中度 CO 中毒:有以下情况的患者
　既往心血管疾病史
　年龄>60 岁
　孕妇
　长时间 CO 暴露
　在暴露初始或过程中意识丧失
　持续性终末器官缺氧(如严重代谢性酸中毒 pH<7.1,心肌缺血)
　神经系统缺损或精神改变

重度 CO 中毒:所有患者

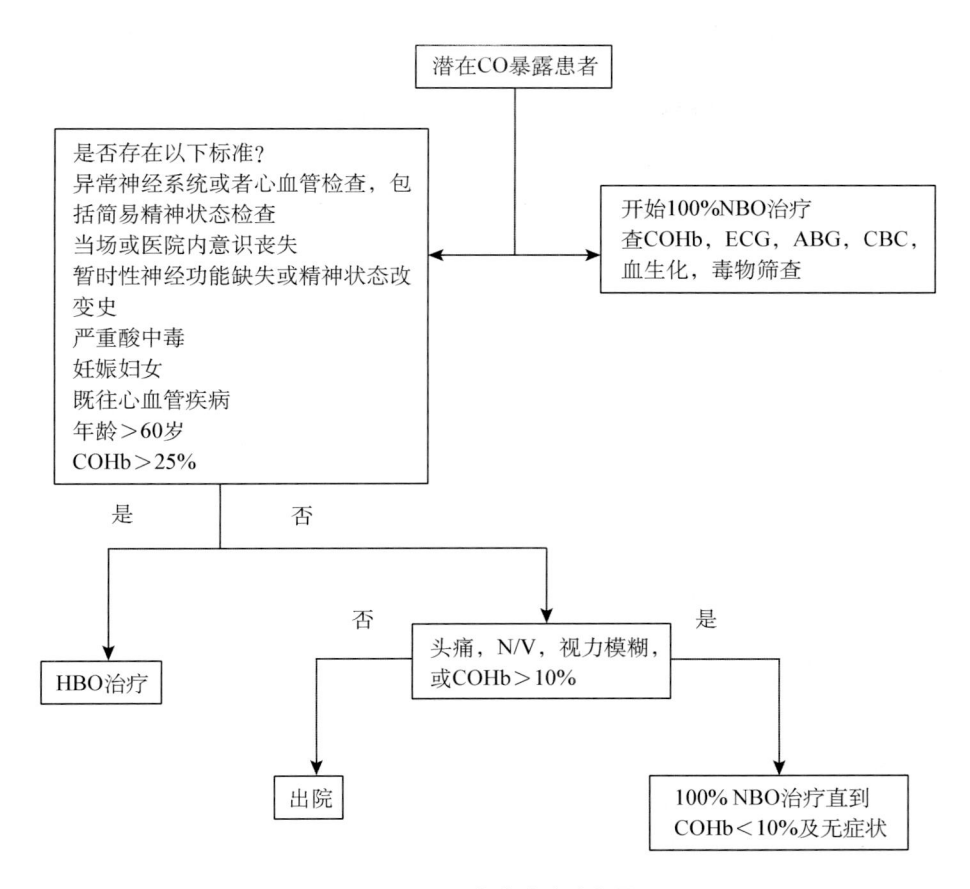

图 56-1 CO 中毒治疗流程图

ABG. 动脉血气分析；ECG. 心电图；CBC. 全血计数；COHb. 碳氧血红蛋白；HBO. 高压氧疗；NBO. 常压氧气；N/V. 恶心呕吐

（改编自 Modified from Thom SR：Smoke inhalation. EmergMed Clin North Am 7：371-387，1989.）

重度 CO 中毒患者（表 56-2）必须尽早转院到最近的可以提供高压氧治疗的医疗场所进行治疗。对于这样的患者，高压氧治疗可以迅速缓解中毒症状并降低发生迟发型及永久性神经后遗症的风险。

（三）氢氰酸中毒

在处置重度 CO 中毒患者、长期酸中毒患者或动静脉氧分压差减少的患者时都要考虑对氢氰酸中毒的治疗。对于火灾现场有地毯等家装饰品、尼龙或聚氨酯等异氰酸盐衍生物的患者也都需要氢氰酸中毒对症治疗（表 56-1）。常规治疗方案包括亚硝酸戊酯、亚硝酸钠、硫代硫酸钠。

亚硝酸戊酯珠常常可以在第一时间使用。可以将其放于纱布内碾碎，放在安布呼气阀上或用口罩边缘压在患者鼻下吸入。患者每分钟吸入 30s 的亚硝酸戊酯珠，并且每 3 分钟替换 1 颗亚硝酸戊酯珠直到亚硝酸钠溶液制备完毕。

除非患者在亚硝酸戊酯治疗后症状有明显改善，否则亚硝酸钠必须尽早静脉注射。常规常人剂量大约为 3% 亚硝酸钠 10ml 静脉推注，推注时间不短于 5min。儿童的常规剂量是 0.12～0.33ml/kg，最多 10ml，浓度同样为 3%，推注时间不短于 5min。静脉推注亚硝酸钠期间密切注意血压变化，若血压过高则降低注射速度。

对于亚硝酸戊酯和亚硝酸钠治疗不敏感症状无明显改善的患者，应静脉推注硫代硫酸钠。成人常规剂量为 25% 浓度硫代硫酸钠 50ml（12.5g）静脉推注，推注时间控制在 10～20min。常规儿童剂量为 25% 浓度硫代硫酸铵按每千克体重 1.65ml 静脉推注。若亚硝酸钠和硫代硫酸钠首次推注后有明显不适症状的,30min后可减至一半剂量再推注1次。在选择以上药物前,应先检测高铁血红蛋白水平。对于高铁血红蛋白比例超过20%的患者,优先选择硫代硫酸钠治疗。因为亚硝酸钠和亚硝酸戊酯可能将血红蛋白氧化成高铁血红蛋白。

五、后续治疗

除了对CO中毒以及氢氰酸中毒的对症治疗外,其他对于烟雾吸入患者的治疗都属于辅助治疗。雾化吸入可以缓解气道黏膜的干裂和不适感并减少气道分泌物的堆积。吸入β-肾上腺素受体激动药可缓解因气道损伤导致的气管痉挛,但是注意避免使用抗胆碱能药物以免引起的气道干燥。肾上腺皮质激素往往用于反复发作的气道痉挛;但长期常规使用肾上腺皮质激素有可能增加患者的死亡率。因为预防性使用抗生素可能加剧耐药性感染的发生,所以即使烧伤的表皮和吸入损伤的气道表面都极易发生感染,也不推荐预防性使用抗生素。

所有患者都有必要通过纤维支气管镜检查气道,主要目的是检查声门以下气道的损伤情况。通过纤支镜观察可发现因热损伤或中毒造成的早期症状,包括黏膜水肿,红斑,水疱,出血,溃疡,烟灰沉着或气道狭窄。治疗后期通过纤支镜观察可发现气道结痂,分泌物栓塞以及因气道外黏膜坏死结痂所导致的气道铸型。气道损伤常常发生在受伤后第一个24h,并持续3~5d。故通过纤支镜检查获得的信息,可以帮助临床医生判断是否有气管插管或气管切开的指征,或是否能够安全拔除气管插管。

对血液中乳酸、肌酸激酶及乳酸脱氢酶的连续监测有助于评估缺氧损伤的改善或恶化程度。推荐常规持续心电监测,尤其是早期即有心电图异常的患者(如ST段改变),以随访因缺氧而导致的心肌损伤过程。

六、结果

美国每年因火灾有约2500人丧生,其中大部分死亡原因都是烟雾吸入。对于每一个体而言,火灾烟雾吸入的结局决定于受伤前的健康情况以及在火灾现场的暴露程度。对于有火灾烟雾吸入且存在急性CO中毒的患者,总的死亡率预计高达31%,而这类患者占总数的40%左右。

第57章

药物过量与毒物摄入

Pia Chatterjee Jeanmarie Perrone,著　隋宜伦　贺蠏裕,译　罗　哲,校

成功处理致命性的药物过量患者依赖于多方面因素,包括医疗急救系统(EMS)和急诊科(ED)人员对患者的气道管理、维持心血管系统的稳定、获取详细的病史和对暴露因素进行针对性的特殊处理。急诊科和重症监护病室(intensive care unit,ICU)之间良好的沟通对保障ICU中成功复苏至关重要。

并非所有的"药物过量"都是蓄意的。毒物中毒可能是意外发生或由于不恰当储存毒物引起,例如苏打水瓶中储存了碱液。医源性的剂量错误和患者自己超剂量使用毒性范围比较窄的药物(如水杨酸、锂剂、地高辛)也可能导致药物过量。另外,药物的相互作用或药物代谢的改变可以导致长期服药患者的急性中毒的发生。中毒患者根据其摄入量需要紧急处理,然而,不管是否为蓄意药物中毒的患者收住ICU后,均需要密切观察治疗。

收入ICU的患者处于深度镇静或昏迷状态可能是由于药物摄入引起的,病史不明的患者需要认真评估可能引起精神状态改变的其他因素,头颅CT可以排除颅内病变,对于发热患者需进行腰穿。

区级毒物中心是管理疑似毒物的另一重要场所,包括新型兴奋性药物的严重不良反应(如"浴盐")或合成大麻("K2/Spice")和新疗法如脂质疗法对于血液动力学明显有害的。

一、损伤机制

(一)直接药物效应

几乎所有药物摄入过量都会产生有害作用。全身毒性作用是由于毒物的选择效应或特殊部位的代谢物引起的,如与特定的受体结合(治疗药物)、干扰代谢通路(氰化物、水杨酸盐、铁)、细胞产生的毒性代谢产物(如肝中的对乙酰氨基酚、视网膜中的甲醇,肾中的乙二醇)和抑制酶活性(如地高辛抑制Na^+/K^+-ATP酶、有机磷抑制抗胆碱酯酶)。有些毒物可通过多种机制产生毒性效应,例如异烟肼既可以通过抑制细胞色素P-450代谢通路引起肝毒性、又可以通过抑制5'-磷酸吡多醛引起神经毒性。细胞毒性化学反应在暴露位置发生病理效应(如腐蚀性的酸碱摄入)。

(二)并发症

误吸是中毒患者呕吐、洗胃、气管内插管或气道反射迟钝的并发症。早期评估和严格的气道管理对减少误吸至关重要。严重的药物中毒导致的急性肺损伤恢复非常困难。烦躁或癫痫发作引起的运动增加、药物直接作用于下丘脑(拟交感神经药)、误吸或肺炎均会导致高热。横纹肌溶解(见第81章)常见于因思维迟钝、长时间兴奋、抽搐和使用了可卡因或安非他明而长期不活动的患者。在这些情况下,积极补液和维持尿量十分重要。急性肾衰竭可能直接发生,例如乙二醇对肾脏的

直接毒性作用或继发于药物性低血压引起肾损伤。急性肝衰竭(见第59章)通常由于对乙酰氨基酚中毒引起,但也可能由于汞或铁等全身性毒物所致的多器官损伤。

二、治疗

(一)诊断方法

对气道、呼吸、循环状态(ABC原则)的初步评估和反复评估对于动态监测毒物十分重要。询问家属其家中的空药瓶或家中的药物对于确定诊断是有帮助的。体格检查需要筛查常见的中毒症状(toxidromes),例如抗胆碱能药物、阿片类药物或水杨酸类毒物。心电图可用于筛查三环类抗抑郁药、钙通道阻滞药、β受体阻滞药或地高辛等引起的传导阻滞。Q-R和Q-T间期延长预示可能发生心肌毒性并需要医生连续监测。在可以短时间内得到临床相关检测结果的情况下应进行毒理学筛查。所有蓄意中毒的患者均需进行对乙酰氨基酚水平的检测从而排除无临床表现的、可能被忽略但可治疗的对乙酰氨基酚摄入。

(二)治疗方法

在上述ABC原则将中毒患者初步稳定后,需对其进行针对性的治疗。怀疑低血糖者需静脉使用高浓度葡萄糖(50ml 50%葡萄糖)。具有三联征(呼吸抑制、针尖样瞳孔和昏迷)表现的患者可能发生了阿片类中毒并需要阿片类拮抗药纳洛酮进行解毒。静脉补液对于许多患者因药物过量引发呕吐所导致的容量丢失非常重要。躁动和不配合的患者有必要使用镇静药预防横纹肌溶解、体温升高、对自身及医护人员的伤害和降低癫痫发作的风险。

肠道祛污已不作为药物过量患者的常规处理方法,但对于某些收入ICU的严重中毒患者可能起到一定效果。通过大口径管(Ewald管)经口洗胃对于摄入大量不能被活性炭吸附的药物非常重要,如铁和锂等,也可用于抢救过量的钙通道阻滞药,从而减少药物吸收,降低其毒性作用。只有存在潜在危及生命的药物摄入后,并同时出现严重中毒症状时才考虑实施洗胃,操作前确认患者气道得以保护,常需要气管插管。

口服活性炭可以降低许多药物的吸收,并可以通过胃肠道渗透作用增加药物排泄(高浓度的药物可弥散进入肠腔并被活性炭吸附后排泄)或干扰活性代谢产物的肝肠循环。缓释剂(如钙通道阻滞药)及不能被活性炭吸附的药物(如锂、铁等)可通过全肠道灌洗而被清除。成人通过鼻胃管使用聚乙烯乙二醇电解液(如GoLYTELY,CoLYTE)行肠道灌洗,速度为1~2L/h。

由于常见的毒物有特殊的治疗方法和解毒剂,还需咨询社区毒物控制中心以获得常规的处理和毒物特异性的治疗方案(表57-1)。

表57-1 特殊毒物治疗的解毒剂及辅助治疗

毒物	解毒剂	成人剂量及说明
对乙酰氨基酚	N-乙酰半胱氨酸(NAC)	口服140mg/kg×1,之后以每4小时70mg/kg×17次剂量维持;静注:150mg/kg静注60min以上,之后以12.5mg/(kg·h)维持4h,并最终以6.25mg/(kg·h)维持大于16h
抗胆碱能剂	毒扁豆碱	1~2mg静注大于5min,严重谵妄时使用需注意(可能引起癫痫发作、支气管痉挛、心脏停搏、胆碱能危象)
β受体阻滞药	胰高血糖素	2~5mg静注,重复剂量滴定,可以2~10mg/h速度输注
钙通道阻滞药	葡萄糖酸钙	1g(10%浓度10ml)静注5min以上,监测心电图,必要时重复,第三次剂量后检测血清钙
	胰岛素	静推0.1U/kg后改为静滴0.5U/(kg·h),在使用葡萄糖维持正常血糖时胰岛素用量可达1U/(kg·h)
三环类抗抑郁药	碳酸氢钠	1~2mEq/kg静滴;滴定动脉血pH至7.5或监测心电图改变
地高辛	地高辛抗体	用量(数量,支)=地高辛浓度(ng/ml)*体重(kg)/100;或当出现危及生命的心律失常时使用10~20支
甲醇,乙二醇	甲吡唑	起始剂量使用15mg/kg静注,持续30min以上,其后每12小时加用1次,每次为10mg/kg,再用4次;根据各解毒中心经验追加剂量
阿片类	纳洛酮	0.05~0.4mg静滴,必要时重复,维持:每小时再用2/3逆转剂量直至有效

三、常见毒物摄入

（一）对乙酰氨基酚

对乙酰氨基酚是最常用的药物之一。由于早期诊断和解毒药 N-乙酰半胱氨酸（N-acetycysteine, NAC）的应用，严重对乙酰氨基酚中毒罕有发生。然而，在某些症状迟发或者临床医生未意识到该药物与其他药物共同使用时，对乙酰氨基酚会引起致命的肝毒性。

对于有对乙酰氨基酚应用史的患者应进行至少 4h 的摄入后药物浓度观察，并用 Rumack-Matthew 图进行评估（图 57-1）。恶心、呕吐及有上腹痛与中毒性肝炎有关，多发生于摄入后 1～2d。对于有黄疸、凝血功能障碍或 1～3d 前有大剂量对乙酰氨基酚应用史的患者，应考虑肝损害的发生并需要立即启动治疗。若用药后超过 24h 临床表现仍未出现，即使对乙酰氨基酚的血药浓度为 0，转氨酶和凝血酶原时间仍可能显著升高，这也提示严重的对乙酰氨基酚中毒。

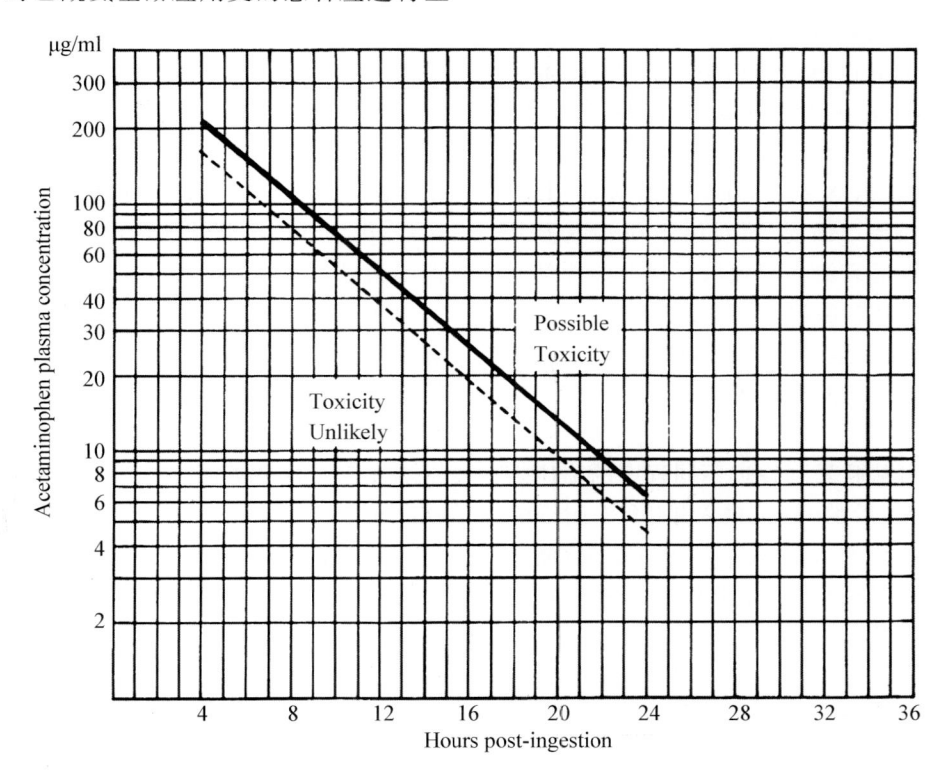

Figure 57.1 The Rumack-Matthew nomogram (solid line) estimates the likelihood of hepatotoxicity in acute acetaminophen overdose. N-acetylcysteine (NAC) therapy is recommended if the acetaminophen plasma level at 4 hours (or later) after ingestion plots above the broken line. For example, patients with levels greater than or equal to approximately 150 μg/mL at 4 hours greater than or equal to approximately 35 μg/mL at 12 hours after ingestion should be treated with NAC (see text). The broken line allows a 25% variability below the solid line to take into account inaccuracies in estimated time of ingestion or measurement of plasma level. (Adapted from Rumack BH, Matthew H: Acetaminophen poisoning and toxicity. Pediatncs 44: 871-876, 1975.)

图 57-1 中文译者注：卢麦克马修列线图（实线）评估了急性对乙酰氨基酚中毒肝毒性的可能性。若对乙酰氨基酚摄入 4h（及以后）血浆药物水平高于虚线则推荐使用 N-乙酰半胱氨酸治疗。例如，患者在摄入药物后 4h 后血药水平不低于 150μg/ml 或 12h 后血药水平不低于 35μg/ml 时需使用 NAC 治疗。考虑到摄入时间和血药水平检测的不准确性，虚线表示允许有 25% 的变异。图中纵坐标为"对乙酰氨基酚血清浓度（μg/ml）"，横坐标为"摄入后时间（h）"，图中右上部为"中毒"，左下部为"非中毒"

治疗剂量的对乙酰氨基酚在肝脏代谢时发生葡萄糖醛化（60%）、硫酸盐化（30%），或通过细胞色素 P450 氧化系统代谢（4%）。其最终通路会生成毒性介质 2-乙酰基苯并噻吩（N-acetyl-p-benzoquinoneamine, NAPQI）。NAPQI 通常由谷胱甘肽降解。当药物剂量增加或过量时，对乙酰氨基酚会耗竭谷胱甘肽并经由 P450 系统代谢。因此，NAPQI 会在肝中蓄积并导致肝小叶中心坏死，解毒剂 NAC 可补充谷胱甘肽并预防肝脏坏死的发生（第 59 章）。

救治对乙酰氨基酚中毒患者的 NAC 起始剂量为 140mg/kg，并以每 4 小时 70 mg/kg 的剂量维持 72h。NAC 也可以 150mg/kg 静脉给药 1h、持续静脉输注 20h 后经静脉给药（表 57-1）。尽管在药物中毒后 8h 内 NAC 治疗最为有效，但其解毒效果可以持续到 24h，甚至对由于对乙酰氨基酚继发的暴发性肝衰竭亦有效果。目前推荐剂量和给药途径（经口或经静脉）可通过当地毒物中心获得。NAC 需要用至对乙酰氨基酚完全清除、肝功能指标呈下降趋势时方可停止。

（二）酒精

乙醇中毒可从眩晕到昏迷不同程度的临床表现，并与酒精摄入后的时间、摄入量、个人耐受性和摄入的其他物质有关。尽管存在争议，检测酒精浓度是必要的，既可以确定高酒精水平与精神状态改变的临床相关性，也可以确定精神状态改变患者是否因酒精摄入引起的。对于任何急性酒精中毒患者的初始评估都需要明确是否共同摄入了其他可能加重病情的物质，主要包括苯二氮䓬类或镇静药等其他可能导致呼吸抑制的中枢神经系统抑制药，也包括有毒性的酒精如乙醇替代物。

有毒性的酒精包括甲醇、乙二醇和异丙醇。甲醇见于固体酒精、挡风玻璃洗涤液和工业溶剂。乙二醇是大多数防冻装备的主要成分，也可应用于除冰剂。异丙醇是多被作为外用酒精使用，并且是家用产品的溶剂。这些产品可能被酗酒者或有自杀企图的患者摄入。对于疑有乙醇中毒的患者，若出现阴离子间隙性酸中毒则需要考虑是否有同时摄入了甲醇或乙二醇。渗透压间隙或阴离子间隙的出现对于诊断成立有所帮助，但必须注意摄入时间及代谢量的变化。在摄入后，乙醇和有毒性的酒精都会导致渗透压间隙增高，因为所有酒精都具有渗透活性。经过数个小时后，渗透压间隙将会消失，但若摄入了甲醇或乙二醇则阴离子间隙性酸中毒则会不断发展。这些毒性醇类将被代谢为有机酸（甲醇被代谢为甲酸、乙二醇被代谢为羟基乙酸和二乙酸）。在排除了其他代谢性酸中毒（如乳酸、水杨酸盐摄入）的情况下，这类酸中毒可以协助证实毒性酒精摄入，并可确定其摄入量。

其他毒性酒精摄入的临床症状多具有特征性。甲醇中毒以暴露 12~24h 后出现视觉症状为主。患者主诉有"雪花状"视野，这是由于甲酸介导的视网膜毒性所导致。乙二醇因会导致草酸钙沉淀于肾脏而在摄入后 12~48h 引起急性小管坏死和急性肾衰。异丙醇中毒主要表现为中枢神经系统抑制、昏睡、昏迷以及不伴有代谢性酸中毒的酮症，因为异丙醇将代谢为丙酮并导致渗透间隙，但不会导致阴离子间隙性酸中毒。

实验室检查应包括指尖血糖、电解质、血浆乙醇及其他酒精水平和血清渗透压。在摄入后不久伍氏灯尿荧光检查可发现防冻剂（及可能的乙二醇），但也并非总能得到阳性结果。心电图可能显示继发于草酸钙沉积于肾脏引起的低钙血症的 QT 间期延长。

和乙醇相似，甲吡唑可通过竞争性地抑制乙醇脱氢酶而阻止毒性酒精的代谢，故被推荐用于可疑的乙二醇和甲醇中毒。当可以得到甲吡唑时，其价值优于乙醇输注，因为使用前者不必随访血清乙醇水平，并可以增加安全性而不增加呼吸抑制。血液透析在毒性酒精摄入中有一定作用，应与肾病科医生讨论其应用。传统血液透析指征包括严重酸中毒、肾衰、无法获得甲吡唑或乙醇疗法。若发现乙二醇或甲醇水平增高，则使用甲吡唑，但若尚未出现酸中毒则可先期待使用甲吡唑而不必透析。

（三）钙通道阻滞药和 β 肾上腺素能阻滞药

意外或蓄意摄入钙通道阻滞药或 β 肾上腺素能阻滞药将导致严重后果甚至死亡。患者出现心动过缓和低血压。在 β 肾上腺素能阻滞药中毒后精神状态可能正常、反应迟钝、癫痫发作甚至出现昏迷，钙通道阻滞药中毒后尽管出现严重低血压但精神可能保持正常。对于所有具有不明原因心动过缓的年轻人都需考虑此类药物中毒，在老年患者中可能被误诊为心梗或传导阻滞。缓释制剂可能引起毒性症状延迟出现和稳定状态后出现严重的失代偿反应。

由于 β-肾上腺素能阻滞药会降低细胞内的环单磷酸腺苷（cyclic adenosine monophosphate，c-AMP），这可能对胰高糖素有治疗作用。胰高血糖素可通过非 β-肾上腺素能受体介导的机制增加心肌 c-AMP 含量。在进行阿托品试验后，需应用胰高糖素（3~10 mg 静注后 2~5 mg/h 静滴）。

钙通道阻滞药关闭了血管平滑肌和心肌细胞的慢性钙离子内流通道，引起传导障碍、负性肌力、负性变时作用和外周血管扩张作用。静脉使用钙离子竞争性地抑制这一效应并可协同阿托品和儿茶酚胺类升压药的作用。去甲肾上腺素可同时激动 α 和 β 受体，可以拮抗负性肌力作用和外周血管扩张作用这些加重低血压的因素。高胰岛素优化血糖疗法在救治致命的钙通道阻滞药中毒患者已被证明是有效的。

在紧急处理和病情稳定后，需进行胃肠清除来解决缓释药潜在的和长期的毒性。正确的处理包括洗胃、活性炭的使用和全肠灌洗。对于心动过缓的治疗需先使用阿托品（0.5~1mg 静注），再给予 10% 氯化钙或葡萄糖酸钙。若临床上有反应，钙剂治疗可以重复至其总剂量达数克。有研究认为，高剂量胰岛素的使用是治疗钙通道中毒的新疗法。胰岛素的效应机制在于其具有提高血浆钙离子水平、增加心肌糖利用和正性肌力等作用。胰岛素疗法可以 0.1 U/kg 静推后以 0.5 U/(kg·h) 维持。在用葡萄糖溶液维持血糖正常的情况下，胰岛素静滴速率可增至 1 U/(kg·h)。在个别大剂量中毒但对药物治疗反应差的患者中，安置起搏器、主动脉内球囊和体外膜肺氧合（extracorporeal membrane oxygenation，ECMO）可获得治疗成功。

（四）可卡因

可卡因是强效拟交感神经药物，通常吸食盐酸可卡因和强效纯可卡因。可卡因易通过血脑屏障，起效极快。急性可卡因中毒患者通常主诉有胸痛、并可能伴有高血压、心动过速、高体温、易激惹。癫痫发作并不少见。可卡因的肺毒性可引起支气管痉挛、气胸、纵隔积气及弥漫性肺泡出血。"可卡因肺"是弥漫性肺泡浸润、嗜酸性粒细胞增多和发热的症候群。上呼吸道损伤可继发于悬雍垂炎和会厌炎等引起的热效应。可卡因还可能像ⅠA 和ⅠC 抗心律失常药导致钠离子通道阻滞引起 QRS 和 QT 间期延长一样，引起宽大复杂性心律失常。有病例报道提示碳酸氢钠可成功治疗可卡因中毒。横纹肌溶解也很常见，故需检测和随访肌酸磷酸激酶水平。对于急性可卡因中毒的治疗包括支持疗法、高热降温和对于癫痫和躁动患者使用苯二氮䓬类镇静治疗。

对于人体藏毒者需给予特殊考虑。body stuffers 是指会由于害怕被逮捕而突然吞服毒品；body packers 通常会为转运毒品而用身体隐藏大量包装的毒品，在包装破裂时会面临更大的潜在毒性作用。精神状况改变、抽搐或高血压等的出现预示着高纯度可卡因的迅速吸收，这时需要急诊外科进行肠道清理。无症状的人体藏毒者可通过腹部平片或腹部 CT 鉴别，对于他们可给予高剂量的活性炭以降低可能的可卡因吸收并对其进行肠道灌洗直到全部毒品包裹排净，之后可进行检查对比并确认患者的肠道已经完全清除残余的小包裹。

（五）阿片类：海洛因、芬太尼和美沙酮

海洛因过量需阿片类拮抗药纳洛酮来逆转危及生命的呼吸抑制，这是急救电话和急诊科就诊的常见原因。当面对呼吸抑制、针尖样瞳孔和昏睡或昏迷三联征时，应用小剂量的纳洛酮（0.05~0.4 mg）可逆转呼吸抑制，若反应良好（清醒、呼吸频率增加）则可增加剂量。但对于海洛因吸食和慢性疼痛患者，有阿片药物耐受的患者可能在急性逆转时出现戒断症状（呕吐、烦躁等），如果同时应用了中枢神经系统抑制药（如酒精、苯二氮䓬类药物），患者可能不会出现精神症状。此时，患者在镇静状态时可能出现呕吐而引起误吸。

长效阿片类药物如美沙酮、缓释吗啡或氧可酮可能导致反复发作的阿片类毒性反应。在这些患者中，应给予纳洛酮持续输注，因为单次使用纳洛酮并不能起到持续逆转作用。这些患者需收入 ICU 并在纳洛酮输注停止后持续监测判断其毒性是否复发。对于阿片类药物过量后出现过无意识反应和发绀的患者，在使用纳洛酮复苏后，应注意有急性肺损伤的风险。呼吸困难可能在数分钟至数小时内发生，胸片可以显示肺水肿。此时应吸

氧,给予无创性通气(见第3章)或者气管插管。

(六)地高辛

尽管地高辛特异性抗体片段(地高辛抗体Fab片段)的应用使得地高辛中毒的死亡率显著下降,但急性和慢性地高辛中毒却在不断发生。急性地高辛中毒的患者可出现呕吐、快速或缓慢心律失常。慢性地高辛中毒通常发生于肾功能不全而导致肾脏对地高辛清除降低的患者。消化道症状通常并不严重,但可能会出现轻微的精神状态改变、视觉异常和心动过缓。

在地高辛中毒经过紧急处理稳定后,需给予患者口服活性炭。同时开始检测患者血钾和地高辛浓度以及监测心电图。地高辛中毒患者可能出现心动过缓、传导障碍、室性期前收缩、双向性室性心动过速、房性心动过速或房颤等。任何种类心律失常的出现都是地高辛抗体治疗的指征。若地高辛抗体不能立即应用,则可用阿托品治疗心动过缓。血钾增高>5mEq/L说明有显著毒性并反映了地高辛引起的Na^+/K^+-ATP泵抑制。这可作为替代的毒性标志物,也可被视为使用地高辛抗体的指征。当患者有心动过缓但不知其中毒物是钙通道阻滞药、β受体阻滞药还是地高辛时,需在使用钙剂之前先应用地高辛抗体,因为钙会显著增加地高辛的毒性作用,甚至致命。

(七)有机磷

有机磷是常用的杀虫剂,包括二嗪农、马拉息昂、柏拉息昂和毒死蜱。可因农业中的职业暴露或军队中的化学战争中暴露于该药物。有机磷不可逆地结合与乙酰胆碱酯酶,故会增加神经突触处的乙酰胆碱量并过度刺激M和N受体。临床表现与暴露的具体药物、剂量及暴露途径有关。中毒患者可表现为乏力、谵妄、昏迷和抽搐等不同程度的神经症状。经典的胆碱能中毒综合征包括流涎、流泪、出汗、尿失禁、呕吐和心动过缓。中间综合征可在暴露1~4d后出现,表现为肌肉乏力而无胆碱能症状。

有机磷中毒的诊断依赖于临床症状和病史。通常,在临床实践中,血清检查并非马上可以实施。治疗包括气道管理、支持疗法和净化治疗。这些患者有大量的气道分泌物和支气管痉挛,可能需要进行气管插管。使用非去极化神经肌肉阻滞药如罗库溴铵来预防肌松时间延长。阿托品是乙酰胆碱的竞争性抑制药,可被用于逆转胆碱能神经过度兴奋状态。阿托品需要应用到使气管分泌物干燥的剂量,故可能需要大剂量药物。阿托品不能逆转肌肉乏力。在严重有机磷中毒中,阿托品治疗后需考虑使用解磷定辅助治疗。

(八)精神科药物

1. 三环类抗抑郁药 三环类抗抑郁药过量会持续产生严重的毒性反应。我们需对所有药物过量的患者进行心电图检查来筛查可能的三环类抗抑郁药中毒,严重中毒导致QRS间期延长(>100 ms)。在早先的研究中,有1/3伴有QRS间期延长>100 ms的患者发生了癫痫,1/2伴有QRS间期延长>100 ms的患者发生了心律失常。aVR导联中的R波和Ⅰ、aVL导联中S波正置也是反映三环类抗抑郁药存在的证据。

有三环类抗抑郁药物摄入的患者可能表现有昏睡和抗胆碱能症状,例如心动过快、口干、瞳孔放大、肠鸣音降低、尿潴留等。癫痫发作和(或)心律失常显示有三环类抗抑郁药摄入。刚摄入药物(30~90min内)的患者起初可能并无症状,但会在入急诊科的一个小时内迅速恶化,尽早开始洗胃和口服活性炭。嗜睡患者通常需要进行气管内插管。若QRS>100ms则需给予碳酸氢钠(先静推后静滴)以碱化血液pH至7.45~7.55。碱化可降低药物与心肌的结合、补充血浆容量、并克服三环类抗抑郁药与钠通道结合的ⅠA型心肌毒性。我们应使用苯二氮䓬类药物治疗癫痫发作以防止乳酸酸中毒造成的心肌毒性增加。若碳酸氢钠和其他液体治疗后仍持续存在低血压,直接血管收缩剂例如去甲肾上腺素将比间接作用的血管收缩剂更为有效。

2. 锂剂 锂剂与其他抗精神病药物的毒性不同。急性锂剂摄入会引起严重的呕吐和腹泻。随着脱水的发生,肾脏排锂不断降低,这是由于锂作为一种阳离子可在近端小管与钠同时重吸收。我们需监测患者的血锂水平、电解质和肾功能。由于锂剂不能被活性炭吸附,对于摄入不久的患者需考虑进行洗胃和全肠道灌洗以降低消化道对其的吸收。用生理盐水进行积极扩容可增加锂排泄。尽管有研究认为降钾树脂,即聚磺苯乙烯(SPS)可与锂结合,但考虑到其可能引起低钾血症而在临床使用受限。使用慢性锂剂治疗的患者可能由于合用药物（尤其是利尿药）、消化道疾病引起或肾脏锂清除能力改变而引起血锂水平增高。

急、慢性锂剂的主要毒性在于神经系统毒性。急性中毒者可能先出现消化道症状，接着发生反射亢进、肌束震颤、手足徐动、眼球震颤、阵挛抽筋等神经肌肉表现，并随着毒性进展而出现从嗜睡到昏迷等不同神经症状。急性摄入表现为血锂水平增高，这反映了吸收迅速，但其在细胞内和中枢神经系统内的分布速度缓慢。

因此，起初患者可能血锂较高但并无临床症状。在这段时间内进行透析可去除大部分的锂。任何血锂水平＞4mEq/L 的患者都需进行血液透析，因为肾脏对锂的清除不足以预防锂剂严重的神经系统蓄积。所有严重神经系统症状的患者（精神状态改变、癫痫或昏迷）都需进行血液透析。在透析结束时和结束后 6h 均需检测血锂水平，因为有些患者可能因锂从细胞间隙中重分布于血清而需要再次治疗。然而即使进行了血液透析，也并非所有具有血锂水平增高同时伴有神经症状患者都可以完全恢复。

3. 水杨酸酯　水杨酸酯常见于许多非处方止痛药和感冒药中。其他制剂如水杨酸甲酯（冬青油）、涂抹剂等物品均含有水杨酸酯。

急性水杨酸酯中毒通常表现为呕吐和听觉障碍（耳鸣、听力丧失）。过度通气或呼吸急促可能会加重混合型酸碱平衡失调状态（代谢性酸中毒和呼吸性碱中毒）（见第 83 章）。患者也可能出现严重的高热或大汗淋漓。中毒后可能出现躁动或意识模糊并随着血清水杨酸酯水平的增高而进展为癫痫发作。因此我们需早期检测血清水杨酸酯水平并定期随访以确定水杨酸酯摄入后的病程进展。

水杨酸酯中毒患者的消化道清除可以包括洗胃，但大多数患者可通过大剂量活性炭得到有效治疗。所有有症状患者均需进行碱化尿液直到血浆水杨酸酯水平低于 30～40mg/dl。碱化尿液可有效地限制水杨酸离子进入中枢神经系统并保持肾脏对其排泄，具体方法是：将 3 支碳酸氢钠（44mEq/支）加入 1L 的 5% 葡萄糖水中，以 200～300ml/h 的速度静滴。碱化过程中通常伴有低钾血症，故需要在碱化开始前进行纠正。由于水杨酸酯中毒通常伴有体液丢失（呕吐，出汗，呼吸急促等），患者通常可以耐受大量补液。然而，碱化治疗过程中也可能出现脑水肿和水杨酸酯引起的急性肺损伤，尤其是在老年患者中。

总之，水杨酸酯水平＞100mg/dl 则需要血液透析。血药水平快速上升、严重的酸碱失衡、神经系统并发症或容量负荷高无法进行碱化治疗时也可能需要进行血透。我们建议在所有典型水杨酸酯中毒时均早期请肾病科医生会诊。

(九) 镇静药

1. 苯二氮䓬类　苯二氮䓬类是十分安全的镇静药，主要引起剂量依赖的中枢神经系统抑制。与巴比妥类药物不同，第一代苯二氮䓬类药物（地西泮、氯氮䓬）很少引起严重的呼吸和心血管系统抑制。然而，当与大量酒精或其他镇静催眠类药物合用时，所有的苯二氮䓬类药物都可能引起致命的中枢神经系统和呼吸抑制。与巴比妥类药物类似，苯二氮䓬类药物的依赖性也很常见，戒断时可能表现为严重的震颤性谵妄样症状。

实验室检查通常用定量免疫分析法进行。许多快速筛查使用奥沙西泮作为抗原，这使得一些不能被代谢为奥沙西泮的新型苯二氮䓬类药物无法检测出。苯二氮䓬类药物中毒的治疗主要是支持疗法，但已有研究并未证明其可以增加药物清除。在苯二氮䓬类药物过量治疗当中特异性拮抗药氟马西尼的作用尚有争议。氟马西尼作用时间短暂（1～2h），它还会在苯二氮䓬类药物依赖或伴用可卡因、三环类抗抑郁药物的患者中可能引起癫痫发作，因此在收入 ICU 的中毒患者中应避免使用氟马西尼。

2. γ-羟基丁酸（γ-Hydroxybutyrate，GHB）　GHB 被用作麻醉、治疗发作性睡病和治疗乙醇或阿片的戒断症状，然而它也可在舞会或夜店中作为兴奋药物而被滥用。在摄入后，GHB 可被迅速吸收并作用于中枢神经系统的 GABA 和阿片受体。中毒的特征是深度镇静，之后可能会偶尔出现快速的精神状态恢复正常。严重呼吸抑制时可能需要通气支持，临床上常见有轻度心动过缓。有时可见患者有面部肌肉和肢体挛动。逆转剂如纳洛酮和氟马西尼对此药物中毒均无效果。治疗方法主要是支持疗法，患者通常在数小时后恢复而不会留下后遗症。

(十) 羟色胺类制剂

羟色胺类制剂是新型、安全的抗抑郁药,可增加中枢神经系统中的 5-羟色胺含量,而羟色胺综合征(serotonin syndrome,SS)是羟色胺类制剂使用的并发症。尽管 SS 可能在此类药物使用过量后发生,该综合征更常见于羟色胺类起始剂量的增加或加用了其他药物的情况下。羟色胺类制剂种类繁多,包括选择性羟色胺再摄取抑制药(如氟西汀)、三环类抗抑郁药、单胺氧化酶抑制药、安非他明(如迷魂药 MDMA)以及阿片类药物(如哌替啶、曲马多、右美沙芬)。

羟色胺综合征诊断困难,因为其并无明确的实验室检查,且症状体征多样、严重程度不同。常见的临床表现有:(1)精神状态改变,从乏力到激惹不等,也可能出现无反应状态;(2)自主神经系统功能失调,例如发热、心动过速、发汗、高血压或低血压等;(3)神经肌肉功能失调,如肌阵挛、肌强直和反射亢进(尤其是下肢)。SS 可能导致乳酸酸中毒、横纹肌溶解、肝肾功能异常或 ARDS 等,但通常预后较好。其治疗仍为支持治疗,并需要积极降温和使用苯二氮䓬类药物镇静。同时要停止应用所有羟色胺类药物。

消化系统

第58章

急性胰腺炎

Douglas O. Faigel　Laura Wolfe　Faten N. Aberra，著　叶　勇，译　于荣国，校

急性胰腺炎（即胰腺急性炎症）可由多种原因引起，临床表现可以轻微，也可以威胁生命，造成多脏器功能衰竭和脓毒症，甚至死亡。急性胰腺炎的典型表现为腹痛以及与之相关的血清胰酶水平升高。它可以是初次发作或复发。发病机制可能为实质内活化和酶原颗粒释放成为蛋白水解酶从而造成的胰腺自身消化。由此产生的胰腺坏死和炎症造成一系列局部并发症，并借此产生了以临床为基础的分类和术语体系（表58-1）。

表58-1　急性胰腺炎的分类体系

术语	定义	描述
重症急性胰腺炎	急性胰腺炎伴器官衰竭、某些局部并发症（坏死、脓肿、假性囊肿）或两者皆有。这通常提示胰腺坏死的进展	重症的早期预兆Ranson评分3分以上（表58-4）或APACHE Ⅱ评分8分以上*
急性液体积聚	胰腺内或胰周聚集的局部液体，发生在急性胰腺炎早期，通常无明显包膜	很常见，发生在30%～50%的重症胰腺炎患者身上，大多数自行吸收。持续存在提示可能发展为急性假性囊肿和胰腺脓肿
胰腺坏死	弥散性或局限性胰腺组织坏死，常合并胰周脂肪坏死。胰腺坏死可为无菌性或继发感染（后者死亡率增高3倍）	动态的增强CT显示边界清楚的无强化区
急性假性囊肿	胰腺液体积聚，由纤维组织或肉芽组织形成的包膜所包裹，由急性胰腺炎引起，囊内通常富含胰酶且一般无菌	有时可以触及，但更多是依靠影像学检查发现，可见边界清楚的囊壁。发生在急性胰腺炎发病4周或4周以后
胰腺脓肿	胰腺内或胰周腹腔内局限的脓液积聚，但很少或没有胰腺坏死。本术语不能用来描述感染性胰腺坏死（后者死亡风险较胰腺脓肿高1倍）	发生在急性胰腺炎发病4周或4周以后，可能是局限性坏死液化并感染的结果
胰性腹水	腹腔内存在的含有胰酶的游离液体	胰性腹水可以是无菌的，也可能合并感染

(续　表)

术语	定义	描述
感染性假性囊肿	多用来指感染性胰腺坏死或胰腺脓肿	避免使用这个模糊的术语
出血性胰腺炎	指的是直视下的腺体内出血	错误的作为胰腺坏死的同义词使用,后者可以没有出血
胰腺蜂窝织炎	最初指可触及的团块样无菌水肿组织,但是后来用于描述胰腺坏死并感染	避免使用这个模糊的术语

* Knaus WA, Draper EA, Wagner DP, et al: APACHE Ⅱ: severity of disease classification system. Crit Care Med 12:818-829,1985.

改编自 Bradley EL Ⅲ: A clinically based classification system for acute pancreatitis. Arch Surg 128:586-590,1993.

一、病因学

90%以上的急性胰腺炎病例是由酗酒、胆石症或特发性原因引起。一系列其他因素,包括药物和毒素占余下的10%的原因(知识框58-1和表58-2)。胆道微结石(即胆汁中所含的胆固醇一水合物、胆红素钙或碳酸钙小晶体)也被认为是急性和复发性胰腺炎的一个原因,占既往认为是特发性胰腺炎的30%的原因。

```
知识框 58-1   急性胰腺炎的可能病因
主要病因(约占 90% 病例)
  酗酒
  胆结石,包括胆道微结石
  特发性
其他病因(约占 10% 病例)
  药物和毒物(表 58-2)
  代谢因素
    高脂血症
    高钙血症
    终末期肾功能衰竭
    低体温
  感染
    病毒(腮腺炎病毒、柯萨奇病毒、甲型或乙型肝
      炎病毒、埃可病毒、腺病毒、巨细胞病毒、水痘
      病毒、EB 病毒、艾滋病病毒)
    细菌(肺炎支原体、沙门菌、空肠弯曲菌、分枝杆
      菌、军团菌、钩端螺旋体)
    胆道寄生虫(蛔虫、华支睾吸虫)
  创伤
    钝挫伤
    术后(特别是开腹术后或心肺转流术后)
    内镜逆行性胰胆管造影(ERCP)
```

表 58-2　急性胰腺炎相关的药物和毒物

种类	确定相关	可能相关
抗高血压药物		血管紧张素转化酶抑制药 甲基多巴
抗炎药和止痛药		对乙酰氨基酚 糖皮质激素 美沙拉嗪 非甾体抗炎药 水杨酸盐
抗感染药	去羟肌苷(ddI) 喷他脒 磺胺类药 四环素	红霉素 甲硝唑 呋喃妥因
化疗药物	6-巯基嘌呤、硫唑嘌呤 左旋天冬酰胺酶	
利尿药	呋塞米 氢氯噻嗪	氯噻酮 依地尼酸
毒物	酒精 甲醇	
其他	雌激素(通过高脂血症引起) 静脉使用脂肪乳剂 丙戊酸钠	

二、临床表现

急性胰腺炎的特点是腹痛合并与之相关的血胰酶水平升高。腹痛通常突然发生并在数小时内达到高峰。疼痛为典型的固定中上腹痛并放射至背部。患者喜欢静卧在床并可能采取弓腰体位以

试图减轻腹膜后张力,如增加腰部前凸会加剧疼痛。超过80%的患者存在恶心、呕吐。腹壁两侧瘀斑(Grey Turner征)或脐周瘀斑(Cullen征)很少见,在起病时不会出现,但在发病数天之后,由于胰周出血渗入皮下组织有可能会出现。如果存在麻痹性肠梗阻,肠鸣音可减弱或消失。腹部平片可见前哨肠襻,即与炎症胰腺毗邻的麻痹、充气的近端小肠肠段。除非用细致柔和的手法行深部触诊,否则腹部一般是软的。腹膜炎体征可在复杂病例出现。可能会出现皮下脂肪坏死,类似于结节性红斑或腹膜炎。精神状态的改变可能是由于休克或慢性酒精中毒的并发症[如酒精戒断综合征(AWS;第31章)、震颤性谵妄和韦尼克-科尔萨科夫综合征]。

急性胰腺炎时血清淀粉酶水平在症状出现后2～12h内升高并持续3～5d。水平持续升高提示有局部并发症的存在。脂肪酶升高的持续时间长于淀粉酶。上述两种酶同时升高超过正常值上限10倍对诊断急性胰腺炎有高度特异性,但是敏感性只有80%～90%。升高低于正常值上限3倍则没有特异性。

三、鉴别诊断

除了急性胰腺炎外还有多种原因可以引起胰酶水平升高(知识框58-2)。其中几种值得特别讨论。消化性溃疡穿孔由于消化液漏至腹腔可出现腹痛及胰酶水平升高。突发疼痛、腹膜炎体征、X线摄片提示游离气体等表现可与胰腺炎相鉴别。急性胆囊炎有时可出现轻度的血淀粉酶升高,但是胆囊炎的疼痛通常在右侧,并且超声和CT有助于诊断。胆管结石(胆总管结石)可引起胆管炎,出现胆绞痛、肝酶升高以及黄疸,可伴或不伴胆源性胰腺炎。肠系膜血管闭塞、肠扭转及腹内疝导致的肠缺血和肠梗死,由于需要急诊手术必须重点排除。输卵管炎与宫外孕破裂可引起腹痛和淀粉酶升高,有时容易与急性胰腺炎混淆。

四、诊断评价

急性胰腺炎的诊断依据为血清淀粉酶或脂肪酶水平的升高(≥正常上限3倍)和腹痛。推荐在重症胰腺炎患者入院后72h行胰腺增强CT以评估并发症。增强CT见胰腺内未增强区域考虑与坏死相关,胰周积液和炎症的征象清晰可见。入院不足72h查增强CT可能会低估疾病的严重程度,但是可以确诊临床不确定的急性胰腺炎。增强CT多期扫描既可以帮助诊断(通过显示炎症和排除其他疾病)也有助于判断预后(通过评估炎症坏死的程度)。

知识框58-2　非胰腺炎引起高淀粉酶血症的可能原因
急腹症
消化道穿孔(胃、十二指肠、空肠)
肠系膜血管梗死
胆道梗阻
急性胆囊炎
宫外孕破裂
输卵管炎
唾液腺炎
肾清除率降低
肾功能不全
巨淀粉酶血症
其他
代谢因素、糖尿病酮症酸中毒
急性和慢性肝病

作为评价急性胰腺炎的风险因素的一部分,也应取得实验室测量的血清钙、肝脏生化和三酰甘油等数值。推荐行腹部超声检查以发现潜在的胆石症和胆总管结石,从而有助于胰腺炎的病因诊断。推荐对40岁以上患者行增强CT扫描或超声内镜检查,这不是为了评估胰腺炎,而是为了排除恶性肿瘤。

五、预后

疾病的严重程度和预后也可以通过临床评分系统来进行评估。Ranson及其同事们在1974年第一次推出了这样的评分系统,常被称为Ranson评分标准(表58-3),该评分标准基于入院当时和入院48h的检查结果。事实证明这个评分系统对评估重症急性胰腺炎(见表58-1)及其死亡风险是十分有用的。多器官功能衰竭患者(如低氧、肾功能衰竭、低血压)预后不良。

表 58-3 用于判断急性胰腺炎严重度和预后*的 Ranson 评分标准

入院时评分标准	入院 48h 评分标准
年龄＞55 岁	血细胞比容减少＞10%（绝对值）
白细胞＞16 000/μl	BUN 增加＞5mg/dl（1.79mmol/L）
血糖＞200mg/dl（11.1mmol/L）	血清钙＜8mg/dl（2mmol/L）
LDH＞350U/L	血氧分压＜60mmHg
AST＞250U/L	碱缺失＞4mEq/L（4mmol/L）
	丢失在第三间隙的液体＞6L

*非胆源性胰腺炎患者死亡率预测：＜3 分，无死亡；3～5 分，死亡率 10%～20%；6 分或 6 分以上，死亡率＞50%
AST. 谷草转氨酶；BUN. 血尿素氮；LDH. 乳酸脱氢酶
改编自：Ranson JHC，Rifkind KM，Roses DF，et al：Prognostic signs and the role of operative management in acute pancreatitis. Surg Gynecol Obstet 129：69-81，1974.

本病在 CT 上的严重程度和临床进程及预后高度相关。CT 表现仅为胰腺水肿的患者往往临床表现轻微，局部和全身并发症发生率低且预后良好。反之，有胰腺坏死的患者往往容易出现局部和全身并发症（表 58-4），死亡率高达 25%。

表 58-4 急性胰腺炎的局部和全身并发症

系统	并发症
心血管系统	低血压和循环休克
	假性动脉瘤破裂
	脾破裂或血肿
中枢神经系统	精神错乱
胃肠道	肠梗阻（机械性及麻痹性）
	胃肠道出血
	溃疡
	胃底静脉曲张
血液系统	凝血障碍（弥散性血管内凝血）
代谢性	高血糖
	低血钙
肾脏	急性肾功能衰竭
	右侧肾盂积水
呼吸系统	急性呼吸窘迫综合征
视觉系统	视网膜病变

六、治疗

重症急性胰腺炎患者需要入住重症监护病房（ICU），由包括重症科医生、消化科医生和外科医生组成的多学科团队共同治疗。确定哪些胰腺炎病人会发展成为重症急性胰腺炎是困难的，用来预测死亡率的评分系统，如 Ranson 评分、APACHE（急性生理和慢性健康评估）及格拉斯哥昏迷评分需要至少观察 48h 才可靠。因此，亚特兰大研讨会已确定使用临床因素来定性急性胰腺炎的严重程度，主要根据器官衰竭和并发症的证据。重症的高危因素包括年龄＞55 岁、肥胖[身体质量指数（BMI）＞30]、入院时器官衰竭、胸腔积液或肺部渗出。

初始治疗要求采取支持性措施如积极静脉补液以调整血细胞比容至正常水平、努力预防胰腺坏死，同时仔细监测器官衰竭和其他全身并发症。应绘制入院时及入院后 12h、24h 的血细胞比容变化曲线。应停止服用潜在有害的药物并且避免再次使用（表 58-2），因其可导致暴发性胰腺炎。发病初期患者不应经口进任何东西。对于持续呕吐、肠梗阻或阻塞时应予以胃肠减压，胃肠减压并不改变预后。当明确患者不能经口进食超过 7d 时应开始营养支持。肠外营养和鼻空肠营养比较的观察性研究表明肠内营养相较肠外营养并不会加重胰腺炎，且能减少炎性反应、导管相关血流感染并发症以及高血糖症的发生。推荐使用要素或半要素肠内膳食（见第 15 章）。需使用恰当的阿片类药物镇痛。并没有哪一种阿片类镇痛药显示出特别的益处（见第 87 章），但要避免使用大剂量哌替啶（以前认为是可选择的药物），因为这可能会导致癫痫发作，尤其是在患者合并有肾功能衰竭时。

除胆源性胰腺炎外，主要的预防性内科和外科治疗措施大多不成功。期望通过胃肠减压、H_2 受体阻滞药、阿托品、胰高糖素、生长抑素和氟尿嘧啶的应用来抑制胰腺分泌，从而达到让胰腺休息的目的，但是，这并不会改变疾病进程。研究表明预防性应用抗生素是无益的。怀疑胰腺坏死组织感染时，推荐行 CT 引导下细针穿刺检查来指导合适的抗生素治疗。早期手术治疗如腹腔灌洗和胰腺坏死组织切除是无益的。胆源性胰腺炎行外科治疗无益，如果在急性期进行手术死亡率高达 48%。有胆道结石梗阻（如黄疸进行性升高）或急性胆管炎的证据，推荐行内镜逆行性胰胆管造影（ERCP）及括约肌切开取石术。但是对那些不存在胆道梗阻或胆管炎的胆源性胰腺炎病人来说，ERCP 和括约肌切开取石术是无益的。

支持治疗解决了可能发生的全身和局部的并发症（表 58-3）。休克往往是混合型的，包括由于大量液体积聚在第三间隙导致的低血容量性休克（血液浓缩）和严重的全身炎性反应综合征（SIRS）导致的分布性休克。重症胰腺炎患者早期可因心血管衰竭而死亡，这需要积极扩容和使用升压药。大多数患者在发病的最初两天发生低氧血症，通常没有明显症状且胸片正常，并随着胰腺炎改善而好转。然而，高达 20% 的重症胰腺炎患者发展成急性呼吸窘迫综合征（ARDS；见第 73 章）并需要机械通气，预计死亡率超过 50%。胸腔积液通常在左侧，且为渗出性伴淀粉酶高，当胰腺炎好转时可消失。持续大量的胸腔积液可能提示胰腺胸膜瘘。凝血功能障碍常常是由于弥散性血管内凝血（DIC）所致，且没有特别的治疗手段，但是当出现活动性出血或计划行侵袭性操作时需行凝血因子输注。急性肾功能衰竭的原因常常是由于肾灌注不足致急性肾小管坏死，如需要行血液透析则预示着死亡率在 50% 以上。约 50% 的患者发生短暂性高血糖，严重者需要行胰岛素治疗。低钙血症的原因是多方面的，如脂肪坏死区域钙盐皂化、低蛋白血症、低镁血症，以及胰高血糖素、降钙素、甲状旁腺素分泌或反应异常，应根据离子钙的水平行低钙血症的治疗。突发性失明罕见但可能为永久性，是由 Purtscher 血管病性视网膜病（带有棉絮状斑点的离散火焰状出血）所引起。特发性胰性脑病伴精神错乱、谵妄、昏迷等可能是由于脑灌注不足和代谢异常所致，它必须与其他原因引起的精神状态改变相鉴别，包括酒精中毒后遗症。

最常见的胃肠道并发症是麻痹性肠梗阻，治疗主要是胃肠减压和密切观察。有时可因炎症累及肠管而发生机械性肠梗阻。机械性肠梗阻也可保守治疗，但是如果持续没有缓解则需要外科手术切除受累肠襻。胃肠道出血可能由于应激性溃疡、胃底静脉曲张出血或假性动脉瘤破裂所致。应激性溃疡可以用内镜处理及使用质子泵抑制药治疗。胃底静脉曲张是脾静脉血栓形成的结果，可使得急性或慢性胰腺炎病情复杂化，治疗可选用内镜下注射氰基丙烯酸酯胶或脾切除术。胰周大动脉受腐蚀常常和胰腺假性囊肿有关，可导致假性动脉瘤形成。假性动脉瘤破裂出血可通过胰管或直接通过破入肠腔的假性囊肿进入胃肠道。腹腔和腹膜后出血也可发生，治疗这个少见病症主要是行血管造影栓塞术或外科手术。胰腺炎症的扩散可能导致脾破裂或右侧肾积水。

胰腺局部并发症主要见于坏死性胰腺炎患者，包括进展性积液、假性囊肿和局部感染（表 58-1）。无菌性积液可以继续观察，因为大多数能自行消散。10%~15% 的患者会发展为假性囊肿，其中 2/3 的患者通常在 6 周内会自行吸收。假性囊肿的并发症包括疼痛、出血、感染、肠梗阻和破裂。有症状的成熟的假性囊肿（至少 4 周后）可行经内镜、经皮穿刺引流或外科手术治疗。胰腺脓肿和胰腺坏死组织感染的传统治疗方法是手术引流及全身应用抗生素，现已被内镜下经胃引流和/或经皮引流所取代。对于通过支持治疗病情好转的急性胰腺炎患者无须进一步的治疗。但是如果临床情况既没有改善也没有进一步恶化，要考虑严重的无菌性或感染性坏死，但缺乏明显的局部或全身并发症。不论是无菌性坏死或是感染性坏死都可出现发热和白细胞增多（>20 000/μl）。虽然对于严重的无菌性坏死是否行外科手术没有一致的意见，但对于感染性坏死大多数专家推荐行大范围的清创术。然而，鉴别无菌性坏死与感染性坏死仍是困难的。CT 片上见胰腺内气体提示局部存在产气微生物感染，需行手术治疗。CT 引导下细针抽吸行革兰染色和培养对诊断坏死组织感染具有高度的敏感性和特异性，单纯革兰染色的敏感性可达 98%。

第59章

急性肝衰竭

Karen L. Krok，著　叶　勇，译　于荣国，校

急性肝衰竭（ALF）是指在既往健康的人肝功能出现迅速恶化。根据定义，在黄疸发病26周内无事先存在肝硬化的患者，具有凝血功能异常（国际标准化比值，INR≥1.5）和精神状态改变（脑病）的证据。ALF被细分为超急性（病程＜7d）、急性（病程在7～21d）和亚急性（病程在21d至26周），但与肝衰竭的病因分类明显不同的是，这些细分对于预后没有显示出任何意义。

ALF发病急骤，并常在数天之内因脑水肿和多器官功能衰竭而导致昏迷和死亡。在美国，ALF大约每年递增2000例。是比较少见的肝移植适应证，只占所有肝脏移植病例的6%。肝移植后1年存活率为82%，低于所有接受其他移植手术患者的88%的1年存活率，这可能与接受移植时的病情更严重有关。一旦进入等待肝脏移植的名单，患者平均等待3.5d，约22%的患者在等待移植手术的过程中死亡。如只在重症监护病房（ICU）中接受治疗，有25%～43%的患者将不需要移植，病情得以治愈。因此，如果担心出现ALF，应立即转送患者到移植中心并开始进行移植前的评估。

一、急性肝衰竭的病因

ALF的预后取决于其病因，所以应努力寻找肝损伤的潜在原因（表59-1）。然而，高达20%的病例未能找到明确原因。对乙酰氨基酚中毒是美国ALF最常见的原因，近些年约占所有ALF病例的39%～50%。特殊的药物反应占ALF病例的13%。病毒性肝炎（包括急性甲型肝炎和急性乙型肝炎）在美国已经成为一个较少见的ALF病

表59-1　急性肝衰竭的病因

分类	实例
药物	对乙酰氨基酚，氟烷，苯妥英
混杂因素	妊娠急性脂肪肝，Reye综合征，Wilson病，恶性浸润，自身免疫性肝炎
中毒	鹅膏蕈，四氯化碳
血管原因	Budd-Chiari综合征，可卡因，中暑，缺血（"休克肝"），静脉闭塞综合征
病毒性肝炎	甲肝，乙肝，丁肝，戊肝，丙肝，* 庚肝，* CMV，HSV，EBV，水痘

* 急性肝衰竭的不确定病因

CMV. 巨细胞病毒；HSV. 单纯性疱疹病毒；EBV. Epstein-Barr病毒

因,只占总病例的12%。急性丙型肝炎似乎不会导致ALF。在地方性流行的国家(俄罗斯、巴基斯坦、墨西哥和印度),戊型肝炎是肝衰竭的一个重要原因,对于有上述疫区旅行史的任何患者,都应当考虑戊肝的可能性,而且由于怀孕期间戊肝病情会更加严重,对于孕妇也应考虑戊肝。

Wilson病和自身免疫性肝炎分别占所有ALF病例的3%和4%,这两种病的独特之处在于,患者即使存在慢性肝病但先前未被诊断出来,该患者仍然被视为ALF。蘑菇中毒(通常为鹅膏蕈)可引起ALF,因此发病史应包括近期蘑菇食用史。妊娠期急性脂肪肝和溶血、肝酶升高、血小板减少(HELLP)综合征(见第72章)通常发生在孕晚期(后3个月),促进胎儿娩出对于良好预后的取得至关重要。

二、诊断和初始评估

所有具有中度至重度急性肝炎的临床或实验室证据的患者都应检测凝血酶原时间并评估精神状态的细微变化。INR≥1.5且存在脑病证据的患者应住院治疗,最好收住ICU以应对可能迅速恶化的病情。

病史采集应该包括仔细审查可能发生的药物过量(特别是对乙酰氨基酚和含有对乙酰氨基酚的药品)、最近6个月内新使用的药物、中毒(尤其是鹅膏蕈菇)、草药补充剂以及暴露于急性病毒性肝炎的危险因素。体检应重点检查是否存在慢性肝病的皮肤红斑;相对于单纯ALF的患者而言,慢性肝损伤急性发作患者的预后已有改善。注意经常观察患者肝性脑病的进展情况,一旦出现Ⅰ级或Ⅱ级脑病,应立即转送患者到移植中心,因为他们的病情可能会迅速恶化(表59-2)。

初始实验室检查必须覆盖广泛,包括评估ALF的严重程度和病因的检查(表59-3)。血氨检测(静脉或动脉)虽然在慢性肝病患者中并不那么有用,但在ALF的患者可以帮助确定是否存在脑疝形成的风险。尽管血氨水平尚未有明确的阈值,但动脉血氨水平≥200μg/dl的患者发展为严重肝性脑病的风险极高(接近100%),出现颅内压增高的风险也达55%。肝活检的作用有限,因为它通常不能改变治疗策略;由于患者存在凝血障碍,如果有行活检的指征,通常是通过经颈静脉的路径进行活检。

表59-2 肝性脑病分级量表

分级	症状	体征	脑电图结果
Ⅰ	精神状态轻微变化,计算困难,情绪不稳	无扑翼样震颤	正常或对称放缓,三相波
Ⅱ	嗜睡,明确丧失计算能力,记忆力丧失	扑翼样震颤	异常对称放缓,三相波
Ⅲ	昏睡但可唤醒,只能回答简单的问题	扑翼样震颤(如果能够配合)	异常对称放缓,三相波
Ⅳa	昏迷,对指令没有反应,对疼痛有反应	不能配合扑翼样震颤检查,巴宾斯基征存在	异常慢的δ波(2~3次/分钟)
Ⅳb	昏迷,对指令和疼痛都没有反应	同Ⅳa	同Ⅳa

表59-3 初始实验室检查

血对乙酰氨基酚水平	HIV
血氨水平	妊娠试验(女性)
动脉血气	凝血酶原时间/INR
自体免疫标记:ANA,ASMA,免疫球蛋白水平	毒理学筛查
CBC	血型鉴定和抗体筛选
血浆铜蓝蛋白水平	病毒性肝炎血清学:抗HAV IgM抗体、HepBsAg、抗HepBcore IgM抗体、HCV抗体
生化全套	

ANA. 抗核抗体;抗HepBcore. 抗乙型肝炎病毒核心抗体;ASMA. 抗平滑肌抗体;CBC. 全血细胞计数;HAV. 甲型肝炎病毒;HCV抗体. 丙型肝炎病毒抗体;HepBsAg. 乙型肝炎病毒表面抗原;HIV. 人类免疫缺陷病毒;IgM. 免疫球蛋白M

肝横断面成像或多普勒超声对于 ALF 的诊断具有重要意义。它不仅可以检查肝实质,并提供一些慢性肝病(结节性肝病、静脉曲张、脾肿大)存在的信息,而且可以检查肝静脉通畅的情况以排除 Budd-Chiari 综合征。

Wilson 病需要特别引起注意,因为低血浆铜蓝蛋白水平这个本病的特征在大多数不同病因的 ALF 患者中也会存在,从而导致本病诊断的困难。K-F 环不会出现在所有的病人中并且血清铜含量需要数天才能获得。在这种情况下,极低的碱性磷酸酶水平以及严重溶血性贫血所导致的显著升高的胆红素血症,对于诊断 Wilson 病具有相对特异性。碱性磷酸酶与总胆红素水平的比值小于 4,这与 Wilson 病的特点相一致并有助于诊断。快速诊断是至关重要的;这些患者将需要肝脏移植,因为自愈的可能性为零。

三、预测急性肝衰竭的预后

准确判定预后是 ALF 的一个重要目标。传统的国王学院医院标准是应用最广泛、也是被重复验证的 ALF 预后标准(表 59-4)。一些研究显示,用国王学院医院标准预测患者死亡率,阳性预测值为 70%～100%,阴性预测值为 25%～94%。急性生理和慢性健康评分(APACHE)Ⅱ在入院时大于 15 分,其预测患者死亡率的特异性为 92%,敏感性为 81%。

也有人提出其他预后标准,包括甲胎蛋白(前 3d 水平增高是一个存活的预测指标)和血清磷酸盐水平(高磷血症见于死亡患者)。现在被广泛用于预测慢性肝病患者死亡率的终末期肝病(MELD)评分的模型也已被研究用于预测 ALF 患者死亡率。作为预测 ALF 死亡率的指标,MELD 评分并没有提供比国王学院医院标准更多的信息。总之,目前所有的评分系统在预测 ALF 死亡率方面都不够精确。通常,在特定的患者身上出现肝性脑病被认为是最有意义的信息——昏迷程度越深,结局越差。

表 59-4 预测肝移植需求的预后标准

对乙酰氨基酚中毒

pH 值＜7.3(不考虑脑病的等级)或Ⅲ级或Ⅳ级肝性脑病的患者凝血酶原时间＞100s 且血肌酐水平＞3.4 mg/dl(300μmol/L)

所有的其他原因

凝血酶原时间＞50s(不考虑脑病)或以下任何 3 项标准(不考虑脑病的等级):
—年龄＞40 岁
—因药物特异体质或既往称为 NANB 的特发性肝炎所引起的肝衰竭
—发生脑病前黄疸持续时间＞7d
—凝血酶原时间＞25s
—血清胆红素＞17.5 mg/dl(300μmol/L)

NANB. 非甲非乙型肝炎

ALF 的病因是预测疾病结局最有意义的指标。由对乙酰氨基酚、甲型肝炎、休克肝或妊娠相关疾病导致的 ALF 患者具有大于 50% 的无移植生存率,而所有其他原因引起的 ALF 患者,其无移植生存率小于 25%。肾衰竭和酸中毒(特别是对乙酰氨基酚引起的 ALF)是特别不好的预兆。

四、急性肝衰竭患者的治疗

所有 ALF 患者应在病程早期即转送到肝移植中心的 ICU。早期转送对于任何程度的肝性脑病患者来说都是至关重要的。

(一)特异性治疗

摄入对乙酰氨基酚引起 ALF 的患者需要接受全疗程 N-乙酰半胱氨酸(NAC)治疗。即使是摄入对乙酰氨基酚 24～36h 后,也应该进行 NAC 治疗(见第 57 章)。NAC 可以静脉注射或口服给药。静脉注射用法为负荷剂量 150 mg/kg 溶于 5% 葡萄糖静脉注射 15min 以上,随后予 50 mg/

kg 维持剂量静脉输注 4h 以上,继而以 100 mg/kg 剂量静脉输注 16h 以上。口服剂量为 140mg/kg 经口或经鼻胃管给药,随后每 4 小时经口予 70mg/kg,共给药 17 次。此外,一些研究表明,除了对乙酰氨基酚引起的 ALF,其他原因引起的 ALF 也可能从 NAC 中获益。

青霉素和水飞蓟宾(水飞蓟宾或奶蓟草)是受认可的鹅膏蕈中毒的解毒剂,虽然目前还没有对照试验来确证其效用。水飞蓟宾的平均剂量为 30～40 mg/(kg·d)(静脉注射或口服),平均疗程为 3～4d。

妊娠相关 ALF 可通过促进胎儿娩出来加以治疗。

(二)低血糖

ALF 经常伴有低血糖,特别是由对乙酰氨基酚或一种脂肪微小泡沉积症(妊娠急性脂肪肝)造成的 ALF。应至少每 2 小时检查患者血糖水平。出现低血糖的患者,推荐给予静脉输注葡萄糖[1.5～2g/(kg·d)]。

(三)凝血病

不要仅仅为了纠正延长的凝血酶原时间而输注新鲜冰冻血浆。未纠正的凝血酶原时间是一个监测肝脏合成功能恢复或恶化情况的有用指标;结合患者的精神状态,凝血酶原时间是最有意义的指标。在放置中心静脉导管或颅内压(ICP)监测探头等侵入性操作前或当存在严重出血证据时,应给予输注新鲜冰冻血浆以纠正凝血异常。

应用乳果糖治疗所有肝性脑病的患者。当患者每 24 小时排 3～4 次软便时,其疗效达到最佳。像乳果糖一样,不吸收的抗生素(甲硝唑、新霉素、利福昔明)从未被证明有益于 ALF,但现在却被广泛用于脑病的辅助治疗。因存在肾损伤的风险,应避免使用新霉素。

ALF 是一个高分解代谢状态。尚无令人信服的临床对照试验支持完全限制蛋白质摄入或者经口服或肠外给予特殊配方的氨基酸进行喂养。

(四)感染预防和监控

感染是 ALF 患者死亡的主要原因之一。最常见的感染部位是肺,其次是尿路和血流感染。最常分离出的微生物是革兰阳性球菌和肠道革兰阴性杆菌,但真菌感染见于高达 30% 的 ALF 患者。预防性使用抗生素并未显示出可以改善 ALF 患者的结局或存活率。对于 IV 期脑病、存在全身炎症反应综合征、持续性低血压或等待肝移植的患者,可以考虑给予经验性抗生素治疗。抗生素的选择一直都是个难题,但广谱抗生素如第三代头孢菌素会是一个合理的选择。耐甲氧西林金黄色葡萄球菌定植或有留置导管的患者应加用万古霉素。存在感染征象但在应用抗细菌药物后未能迅速改善的患者,应启动抗真菌治疗。

(五)镇静

躁动和疼痛都可以增加颅内压,应加以避免。没有足够的临床数据可以推荐一个标准药物来用于 ALF 患者的镇静。然而,丙泊酚比常用的苯二氮䓬类半衰期更短并可以降低脑血流(因此降低了颅内压,见第 41 章),所以是推荐药物之一。因芬太尼半衰期短,是可选择的治疗疼痛的药物。

(六)低血压

像所有患者一样,出现低血压和 ALF 的患者应首先尝试进行容量复苏。当平均动脉压低于 65mmHg 时推荐使用升压药,以维持脑灌注压在 50～80mmHg。优先选择去甲肾上腺素,因为其已被证实可增加外伤性脑损伤患者的脑灌注。肾上腺素被证实可减少肠系膜血流,因此可能影响 ALF 患者的肝脏血流。不推荐使用血管加压素,因为其直接导致脑血管扩张并可能加剧颅高压。

(七)肾衰竭

急性肾衰竭是 ALF 患者一种常见的并发症,尤其是对乙酰氨基酚过量的患者,因为该药对肾脏具有直接毒性作用。氨基糖苷类抗生素、放射造影剂和其他具有潜在肾毒性的药物都应谨慎使用。如果需要透析治疗,应选择持续性肾替代治疗而不是间歇性治疗;在随机试验中,与间歇性血液透析相比,持续性静-静脉血液透析已被证实可以提高心血管稳定性和改善颅内指标。

(八)脑水肿和颅内压增高

脑水肿是 ALF 最危险的早期并发症。患者脑灌注压(CPP)可能出现快速而且急剧的变化,特别是受体位改变和运动诱发时。在极端严重的时候,急性升高的颅内压(ICP)可能表现出癫痫发作、瞳孔反射改变和去脑或去皮质状态。

因为 ICP 常有快速变化的倾向,可使用 ICP 监测来管理重症 ALF 患者。监测 ICP 有两个目的:第一,每当 ICP 上升时,ICP 监测有助于及时实施降低 ICP 和恢复 CPP 的措施；第二，ICP 监测可帮助医护人员动态观察持续升高的 ICP 和下降的 CPP，而这在患者接受肝移植之前，可能导致其发生不可逆的脑损伤。但是，目前尚无法绝对无误地预测不可逆脑损伤的特定阈值。在没有 ICP 监测的情况下，需经常评估颅内压增高的征象，以早期发现颞叶钩回疝。

在 ALF 患者中使用 ICP 监测，是管理这些患者时最具争议的问题之一。没有临床试验能够证明 ICP 监测可改善该病患者的临床转归（即证明 ICP 监测的益处大于其风险）。患者在被转送到肝移植中心之前，不建议进行 ICP 监测。大多数急性肝衰竭研究小组成员建议，Ⅲ/Ⅳ期脑病拟行肝移植的患者和不需肝移植但经 ICU 治疗可获得较大恢复可能的患者（即对乙酰氨基酚引起的 ALF 患者），可放置 ICP 监测。放置 ICP 监测前应纠正出血倾向。ICP 应维持低于 20～25mmHg，而 CPP 应维持在 50～60mmHg 之上。

一般情况下，颅高压患者应置于一个安静环境内，并减少刺激包括气管内吸痰。过度通气所致的低碳酸血症引起脑血管收缩。ALF 患者的自发性过度通气一般不作处理，反之，也不推荐行过度通气，除非患者有脑疝的证据需进行紧急抢救治疗。应维持二氧化碳分压在 25～35mmHg 的合理水平。地塞米松或其他糖皮质激素对于治疗 ICP 增高是没有作用的。建议维持适中的体温。

对于 ICP 升高的 ALF 患者，已经证明静脉注射甘露醇有效。当 ICP 大于 25mmHg 超过 10min 时给予输注甘露醇，剂量为 0.5～1g/kg。每 6 小时评估血清渗透压，若 ICP 仍然大于 25mmHg 且血清渗透压小于 320 mOsm/L，重复给予甘露醇快速注射。

第 60 章

下消化道出血和结肠炎

Stephen Kim　Nuzhat A. Ahmad,著　蒲 萄　宣丽珍,译　罗 哲,校

一、下消化道出血(LGIB)

下消化道出血为常见的临床问题,占急诊入院的 1%,其中大多数患者都需要入 ICU 治疗。对所有消化道出血,包括上消化道出血和下消化道出血,都需要尽可能稳定病人病情,查明出血病因及决定治疗方案。本章介绍下消化道出血常见原因的诊断和治疗。

下消化道出血指屈氏韧带以下来源的肠道出血。描述下消化道出血的术语包括便血,直肠出血,直肠鲜血。但这些术语都不能说明出血的急性和严重性,定位出血点,排除屈氏韧带以上来源的肠道出血。例如,所有潜在的急性下消化道出血中,有 10%~15% 为上消化道来源。

约 80% 的急性下消化道出血能自行止血,但其中有 15% 的患者会再次出血。复发或持续性出血的患者中总死亡率增加了 10%~15%。至少 8%~12% 的可疑下消化道出血不能明确出血来源。

(一)病史及病因

所有消化道出血的患者的最初处理都应该监测心率血压等生命体征(图 60-1)。复苏的同时应进行下消化道出血相关的病史采集和重点体格检查。

急性下消化道出血的多种病因(表 60-1)可以大致上分为解剖性、血管性、炎症性、肿瘤性出血。

表 60-1　下消化道出血的来源

大量上消化道出血	-结肠静脉曲张(原发性或门静脉高压引起)
屈氏韧带以下小肠来源	-憩室
-动静脉畸形	-子宫内膜异位症
-憩室	-痔疮
-炎症性肠病	-炎症性肠病
-梅克尔憩室	-肠套叠黏膜损害
-肿瘤	-缺血
-肠内血管瘘(术后)	-肿瘤
大肠来源	-孤立性直肠溃疡
-动静脉畸形	-血管炎
-结肠炎(感染性或放射性)	

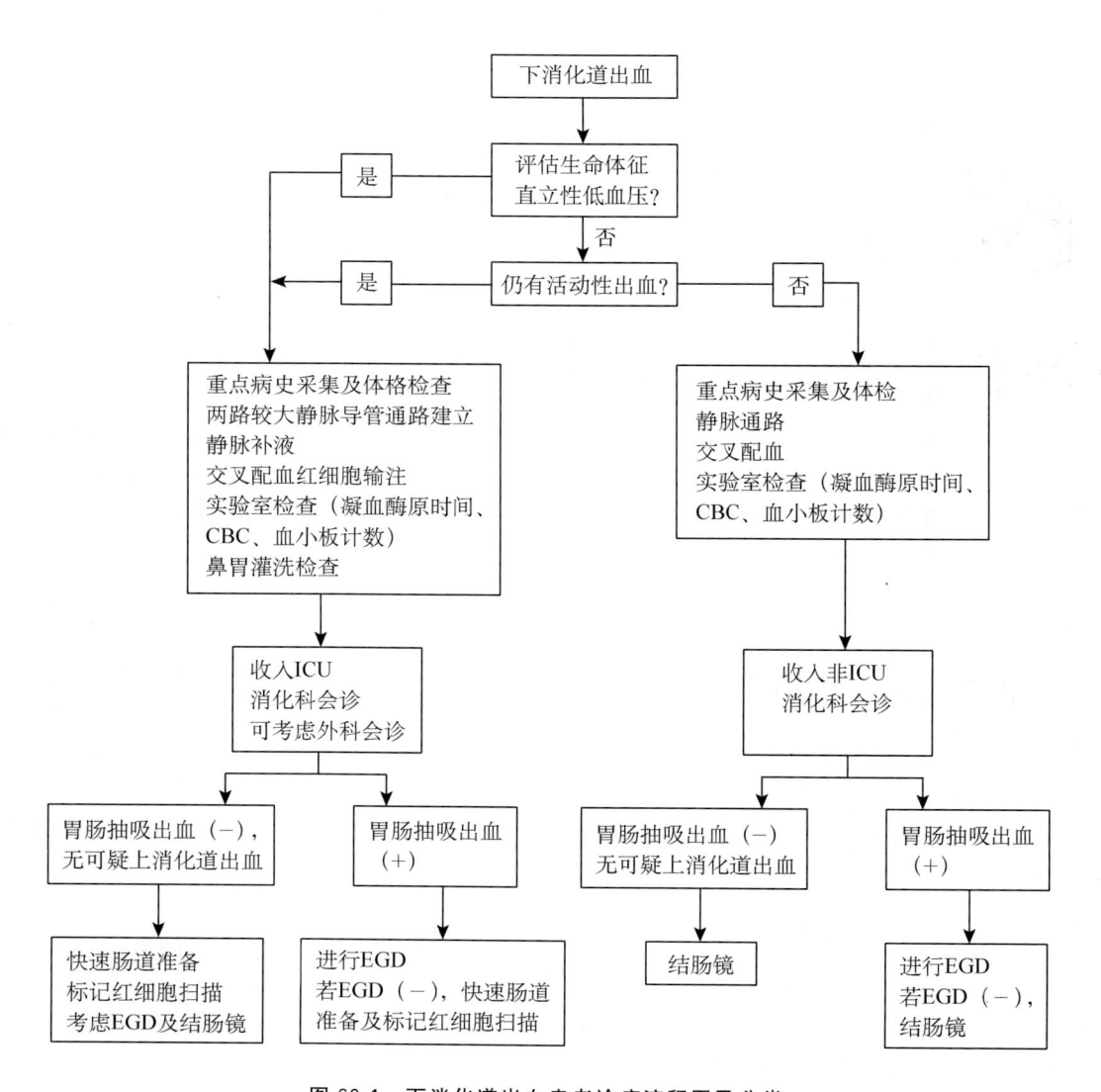

图 60-1 下消化道出血患者诊疗流程图及分类
EGD. 食管胃肠内镜；CBC. 全血细胞计数；ICU. 重症监护室

在小于 50 岁的患者中，痔疮为最常见的病因，而在大于 50 岁的患者中，憩室和血管发育异常（动静脉畸形）最常见。直肠疼痛提示可能为肛裂或痔疮。腹部疼痛提示可能为炎症性肠病，小肠大肠缺血，感染性结肠炎。无痛性下消化道出血，尤其在老年患者中，则应该提高对憩室炎或血管发育异常的怀疑。和进食相关的疼痛提示慢性肠系膜缺血，和排便相关的疼痛提示肛裂。

急性下消化道出血患者粪便的颜色和特性也能提示出血部位。左半结肠的出血为典型的鲜红色，而右半结肠的出血为暗红色并混有粪便。成形粪便表面有血提示肛管或直肠乙状结肠的病变例如痔疮或肛裂。大便习惯或形状改变提示为肿瘤原因。若患者为便血，则考虑炎症性肠病或感染性结肠炎。尽管鲜血便或便血提示为下消化道出血，大量上消化道出血患者由于大量出血快速通过结肠也能出现便血。血便伴随血流动力学不稳则提示上消化道出血的可能增大。类似的，小肠远端或近端结肠来源的下消化道出血也可表现为上消化道出血的黑粪、柏油样便，因此对于出血部位和原因的诊断不能仅依靠大便性状和颜色。

(二) 体格检查

体格检查有助于诊断下消化道出血的病因。

疼痛和体征不成正比提示小肠或（和）结肠的缺血。既往有房颤、近期心梗、使用升压药、全身性低血压、不成比例的腹部疼痛则提示肠系膜上动脉灌注不足。慢性肝病体征则可能提示存在消化道任何地方的静脉曲张，包括小肠、结肠、直肠等。直肠检查则可发现明显的肿块或肛裂。

（三）治疗

下消化道出血的患者若满足严重或并发疾病的临床标准（表60-2）则应收治入ICU。初始应该给予适当的复苏治疗，包括置入大孔径静脉导管，等张静脉补液，红细胞输入。目标血红蛋白水平根据病人年龄及并发症决定，如冠状动脉疾病、肺气肿、慢性肾脏疾病。对于有严重并发症的老年患者，血红蛋白水平应维持在10g/dl。若病人存在凝血问题（INR>1.5）或血小板减少症（血小板<50 000/μl），则应该尽快分别输注新鲜冰冻血浆或血小板。对服用华法林的急性消化道出血患者应给予维生素K。在这些患者的早期处理中，应床旁进行鼻胃灌洗检查是否存在上消化道出血。对于不能通过鼻胃灌洗或其他临床信息确诊的上消化道出血应该进行上消化道内镜检查。这对于便血或血流动力学不稳定的患者尤其重要。若患者有大量出血（需要大于6单位的血）或进行性加重的外科急腹症则应该给予外科及介入科处理。

表60-2 急性下消化道出血收入ICU指征

具有以下情况的患者应收入ICU：
直立性低血压*或低血压
存在活动性出血证据
血红蛋白<10g/dl或较基础下降≥3g/dl
既往消化道出血病史
既往以下器官功能障碍
-心脏
-肺
-肝脏
-肾脏

*直立性低血压指从平卧位到站立位出现2个或2个以上下列体征：
(1)脉搏增加20次/分；(2)收缩压下降≥20mmHg；(3)舒张压下降≥10mmHg
ICU. 重症监护室

（四）诊断

1. 结肠镜 在可疑下消化道出血的评估中，结肠镜由于其兼具诊断及内镜治疗的优势通常是最初进行的检查。尽管肠道准备对于全面的黏膜的检查是必要的，但在出血时，血液就像泻药，故仍可进行未行肠道准备的结肠镜检查。在充分的肠道准备后，急诊结肠镜检查的诊断准确率很高（70%~92%）。

肠道准备需要每15分钟口服或经鼻胃管给予240ml的平衡电解质溶液。4~6h后能到达相当满意的肠道清洁。一旦直肠排泄物变干净没有粪便和血液后，就能进行结肠镜检查。没有证据表明快速的肠道准备会使活动性下消化道出血再激活或增加出血速度。急诊结肠镜检查的禁忌证只有血流动力学不稳定或可疑的脏器穿孔。

2. 放射性核素显像 对于持续出血但血流动力学稳定的患者，利用放射性核素扫描能定位出血部位。放射性核素扫描能检测出低至0.05~0.1ml/min的出血。目前能利用以下两种放射性核素扫描识别消化道出血：锝(^{99m}Tc)硫胶体扫描和^{99m}Tc高锝酸盐标记的自体红细胞扫描。硫胶体半衰期较短在循环中迅速清除，因此诊断扫描时需要有活动性出血。而在高锝酸盐标记的自体红细胞扫描的患者中，在造影剂注射后的半小时内及24h内的每几小时分别采集影像，因此更能发现间歇性的出血。

放射性核素扫描的主要缺点是出血部位的错误定位，其发生率可达25%。此外，放射性核素扫描只能单纯进行诊断而不能进行治疗干预。放射性核素显像主要用于评估出血是否达到了血管造影能够定位的程度。

3. 血管造影 血管造影既是诊断方法也是治疗干预措施。血管造影的优势是不需要进行肠道准备并能精确定位出血部位，因此能进行止血或选择性的外科切除。血管造影可以进行动脉内注射血管加压素或动脉栓塞以止血。血管加压素滴注应作为外科切除前的临时处理和衔接，因为在血管加压素止血的患者中有50%的患者会发生再次出血。选择性肠系膜动脉栓塞能明确控制出血，但成功率44%~91%。

血管造影的主要缺点是出血量达到0.5~1ml/min才能定位出血部位。同时血管造影有

10%的可能会发生相关并发症：动脉血栓及栓塞、造影剂引起的肾功能衰竭及尝试血管栓塞时的肠梗死风险。近年来"超选择"导管技术的使用能降低肠梗死的风险。当患者放射性核素扫描提示有出血、诊断性结肠镜检查提示存在持续性或复发出血以及严重出血不能进行结肠镜检查时，血管造影能达到治疗目的。

4. CT血管造影 由于其更短的扫描时间和更清晰的分辨率，CT血管造影在急性消化道出血的初始评估中应用愈加频繁。断层CT扫描能定位出血来源。先进行CT平扫能提供基础的影像用于之后的对比。在静脉注射造影剂后，CT血管成像能通过看到肠腔内的高信号来识别消化道出血。尽管早期的研究表明多探头的CT血管造影作为一线的诊断措施在急性上消化道出血中有更高敏感性和准确度，其在下消化道出血中的应用仍处于发展阶段。

5. 小肠探查 小肠探查适用于在结肠或上消化道均未找到出血部位的患者中。利用推进式小肠镜能局限性地检查部分小肠。如果条件允许，无线的视频胶囊内镜应该作为隐匿性消化道出血的一线诊疗手段，其诊断精度可达60%，并且，作为无创检查其并发症发生率更低。但其缺点在于不能准确定位出血点且不能进行治疗。能够探查整个消化道的双球囊内镜则可作为小肠出血的诊断和治疗选择。但整个检查过程是有创的并且耗时较长(3h)。小肠探查的金标准为术中内镜，但仅在其他诊断手段都无效的情况下使用。而在青少年等梅克尔憩室的高危人群中，尚可以利用特殊的放射性核素扫描进行出血诊断。

6. 外科干预 对于不能控制的下消化道出血患者应进行外科干预。首先应对此类患者进行急诊内镜以排除上消化道出血。对于不能定位出血点的患者常进行结肠次全切除术。对于结肠镜及血管造影止血后再次出血的患者，及患有弥漫性肠病的患者(包括弥漫性血管发育不良、慢性缺血或憩室病)也应进行外科手术。

二、结肠炎

本节只讨论ICU可能出现的结肠炎类型。炎症性肠病的患者很少需要紧急收入ICU，因此这类患者的管理不在本节讨论。

(一)艰难梭菌结肠炎

艰难梭菌为革兰阳性产孢子厌氧菌。其能产生两种毒素，即内毒素和细胞毒素，从而导致结肠炎和腹泻。艰难梭菌为住院患者常见的病原菌，由于其能在物体的表面存活数月，因此能导致院内的传播及暴发。正常人的结肠由于自身正常的内源细菌能抵抗艰难梭菌的定植。其他引起艰难梭菌定植的高危因素包括高龄、严重疾病和胃酸抑制。

典型的艰难梭菌感染临床表现包括伴或不伴低烧的水样便及下腹痉挛性疼痛。上述症状可能在使用抗生素期间或使用抗生素5～10d后出现。实验室检查提示白细胞升高，腹泻液体丢失导致的电解质异常，粪便中见白细胞。无肠道准备的软性乙状结肠镜检查可能发现假膜，但乙状结肠镜未发现假膜不能排除诊断。对于有典型临床症状及粪便检查毒素阳性的患者可不进行内镜检查。

艰难梭菌感染通过直接检测其毒素的酶联免疫(EIA)进行诊断。细胞毒性分析(又称组织培养分析)是诊断艰难梭菌的金标准，但由于费用较高及48h的检测时间故不常在临床使用。

腹痛加重及腹胀、发热、腹泻、低容量以及显著的白细胞升高提示可能为严重的或暴发性的艰难梭菌感染。腹泻通常在肠道排空及张力降低后缓解。影像学提示结肠最大直径大于6cm时可诊断为中毒性巨结肠。这种情况下需进行连续的腹部检查及放射检查。伴有腹膜炎体征的严重的局部腹痛提示可能存在穿孔。当发生肠穿孔或严重的脓毒血症时常需要进行结肠次全切及空肠切除术。

甲硝唑或万古霉素用于治疗艰难梭菌感染(详见第38章)，如果可能，应停止其他抗生素及避免使用止泻药。大多数病例口服甲硝唑或万古霉素10～14d有效。对于重症患者，在经鼻胃管给予万古霉素的同时应静脉给予甲硝唑。95%的患者在给药后的72h内腹泻即可得到缓解，但10%～20%的患者在治疗结束后会复发。在ICU及重症感染患者中，应积极观察患者是否有艰难梭菌感染的可能，因其可能需要接受急诊结肠切除术。

(二)盲肠炎

盲肠炎为主要发生在化疗等免疫受损患者中的致命性肠道感染。目前对其病因学及病原学尚不确定,尚未发现单一的致病菌。革兰阳性杆菌及球菌,革兰阴性杆菌及肠球菌,以及念珠菌属均在肠壁中有发现。盲肠往往受累,同时随着疾病进展升结肠及回肠末端也常受累。

严重的中性粒细胞降低(中性粒细胞绝对数<500/μl)并伴有发热及右下腹痛的患者应考虑盲肠炎。其他症状包括腹胀,恶心,呕吐及水样便或血样便。患者腹部可以是软的,并在右下腹可触及一团像烂泥一样的盲肠。腹部 X 线可及右侧软组织密度或回肠完全或不全梗阻。尽管钡剂灌肠可提示结节状黏膜,但由于存在穿孔风险不作为检查手段。相较之下临床倾向于选择腹部 CT 扫描,其能发现增厚肿胀积液的盲肠,右下腹软组织影,或盲肠积气。盲肠炎与急性阑尾炎两者表现相似,鉴于其不同的诊疗策略应对其进行鉴别诊断。

盲肠炎的初始支持治疗包括完全的肠道休息,静脉补液,使用广谱抗生素,对 72h 内无改善的患者还应考虑加用抗真菌药。同时应及时进行腹部体检以监测腹膜征的改变。如果出现腹膜征加重或积极的药物治疗患者病情依然恶化应考虑外科干预。任何决策都应考虑患者有潜在肿瘤性疾病的预后,同时有研究表明外科干预可能并不能改善患者预后。外科干预则常选择右半结肠切除术及所有坏死组织切除。

盲肠炎死亡率较高,其总生存率仅有 50%。早期诊断及积极治疗仅可能部分改善其发病率及病死率。

(三)缺血性结肠炎

缺血性结肠炎由肠道血流减少引起,包括梗阻性及非梗阻性因素(表 60-3)。尽管肠缺血对小肠和大肠均有影响,但缺血性结肠炎是最常见的。大多数患者为老年人,表现为一过性自限性缺血,能自行恢复而不留后遗症。其作为一个突发疾病很少能被确诊。缺血性结肠炎唯一严重的并发症为坏疽,一旦漏诊后果严重。

表 60-3 缺血性结肠炎的病因

梗阻性病因	非梗阻性病因
腹主动脉瘤	心功能不全
腹部手术	麦角胺使用史
栓塞	低血容量
血栓形成	静脉注射升压药
肿瘤压迫	局部血流动力学紊乱
血管炎	全身性低血压
	血管加压素输注

急性结肠缺血的患者常表现为中度腹痛。在发病 24h 内患者还可有直肠出血或血便。其出血量通常不多并不需要输血治疗。体检可及受累肠段部位中度触痛。相反,小肠系膜缺血的患者则表现更为严重,腹痛但与腹部体征不符。

大多数缺血性结肠炎的患者通过非手术治疗症状能得到缓解,并无并发症及远期的后遗症。但有 10%~20% 的患者疾病会进展,包括逐渐加重的腹胀和压痛,恶化的肠梗阻,肠段坏死,最终发展为感染性休克需要急诊外科干预。

对有以下并发症的下腹痛或直肠出血老年患者应该怀疑缺血性结肠炎,包括糖尿病,血透维持的终末期肾病及周围血管病。鉴别诊断包括感染性结肠炎,炎性肠病,憩室及恶性肿瘤。虽然无特异性的实验室指标,但白细胞增多(>20 000/μl)及阴离子间隙增大的酸中毒多高度提示存在肠缺血及肠梗死。腹部影像学及 CT 扫描可发现受累肠段的非特异性增厚。对缺血性结肠炎的明确诊断则依靠乙状结肠镜或结肠镜;并且内镜检查不能因肠道准备而拖延。当小肠缺血不能排除时则需要进行血管造影。

缺血性结肠炎的治疗为严格的肠道休息及维持循环的静脉补液等支持治疗。对中到重症患者应经验性给予广谱抗生素。同时应监测患者是否存在进展性缺血的症状,包括腹痛、腹胀加重,发热,白细胞升高,代谢性酸中毒。结肠梗死患者则应接受急诊手术。

第 61 章

上消化道出血

Junsuke Maki　Faten N. Aberra,著　郑毅隽　贺嫈裕,译　罗　哲,校

上消化道出血(upper gastrointestinal bleeding, UGIB),是指出血位置在 Treitz 韧带以上的消化道出血(表 61-1),可有黑粪,呕血,咖啡样呕吐物或鼻胃管引流出血液。严重的上消化道出血引起休克,直立性低血压,血红蛋白(Hgb)浓度下降 3~4g/dl,或需要至少两个单位悬浮红细胞(pRBCs)的输注。严重上消化道出血通常需收入 ICU 治疗(知识框 61-1,知识框 61-2)。尽管上消化道出血多发于男性,但死亡率无性别差异,均为 5%~10%。

表 61-1　上消化道出血的原因以及频率

原因	频率
糜烂性胃炎	29.6%
十二指肠溃疡	22.8%
胃溃疡	21.9%
静脉曲张（食管/胃）	15.4%
食管炎	12.8%
糜烂性十二指肠炎	9.1%
Mallory-Weiss 综合征	8.0%
肿瘤	3.7%
食管溃疡	2.2%
Osler-Weber-Rendu 综合征	0.5%
其他	7.3%

引自 Silverstein FE, Gilbert DA, Tedesco JF, et al: The national ASGE survey on upper gastrointestinal bleeding. I. Study design and baseline data. Gastrointest Endosc 27:73-79, 1981.

知识框 61-1　上消化道出血收治 ICU 的指征

活动性出血
血流动力学不稳
已知的或可疑的门静脉高压
严重的并发症
凝血功能障碍(例如,凝血酶原时间延长且 INR>2)
可能出现前哨性出血(腹主动脉植入物史)

INR. 国际标准化比值

知识框 61-2　ICU 内上消化道出血患者的初始管理

确保两条大管腔的静脉通路(最好为两个 16G 外周静脉通路或者一个 16/18G 外周静脉或一个中心静脉导管)
容量补充,以晶体液开始
当患者存在心肾疾病或休克时,监测中心静脉压
抽血送检:血红蛋白、红细胞容积、血小板计数、PT、PTT。密切随访血红蛋白变化
定血型并交叉配血,预备至少 6 个单位的悬浮红细胞
对于出血性休克患者,可紧急输注未定型的 O Rh⁻ 血液(或血库拥有的其他血制品 详见第 19 章),通路可选择 7~8F 的导管(也叫 trauma lines)快速输注,辅以血液加热装置及大口径输液皮条
留置导尿管,监测尿量
摄腹部平片
早期请消化科、介入科和普外科医师会诊

PT. 凝血酶原时间;PTT. 部分凝血酶原时间

一、评估

当一个患者出现消化道出血症状时，无论是上或下消化道，最初的处理应关注以下两点：①容量复苏，适当的静脉补液或输注血液制品；②确定出血源，以选择相应的方案。初始的快速评估应当包括确定生命体征以及直立性低血压、主要的病史和体检及洗胃。

(一)主要病史

除患者的症状之外，需要明确的病史包括既往消化道出血史、消化性溃疡、出血倾向或长期抗凝史、肝肾疾病、酒精滥用或非甾体抗炎药物应用史。由于静脉曲张出血与其他原因造成出血的对策不同，因此，评估是否可能合并肝硬化或者其他引起门静脉高压的病因很重要。病史可能提示出血原因。继发于恶心、呕吐之后出现的上消化道出血提示 Mallory-Weiss 综合征。既往有腹主动脉瘤修复史提示主动脉肠瘘。近期行胰腺、肝、胆道的操作应考虑胆道或胰腺出血。慢性鼻出血和皮肤毛细血管扩张提示可能的遗传性出血性毛细血管扩张症(hereditary hemorrhagic telangiectasia，HHT 或称 Osler-Weber-Rendu syndrome)。

如果有明确的呕吐鲜血或咖啡色胃内容物(血液在胃部停留时间足够长而在胃酸作用下酸化变为咖啡色)的病史，则可以直接得出上消化道出血的结论。有时，咽后部和肺部出血会和上消化道出血相混淆。黑粪，来自于细菌对血红素的降解，也是非特异性的。黑粪通常由上消化道急性出血，也可以由屈氏韧带以下小肠出血，或右半结肠缓慢出血产生。

(二)重点体格检查和实验室检查

体格检查从评估患者的生命体征开始。除了指导之后的复苏治疗，初始生命体征对提示预后极为重要：50%的休克患者将发生再出血；直立位脉搏增加超过 20 次，提示急性失血至少 500ml；如果同时舒张压下降超过 10mmHg，则提示失血量至少 1000ml。

初始体格检查应当寻找慢性肝病的证据，例如蜘蛛痣、男性乳房发育、肝掌、腹水和脾大或者提示恶性肿瘤的证据。同时，应当观察与消化道出血相关疾病的皮肤表现，例如 HHT 患者的口周瘀斑。

初始实验室评估应包括：包括血小板计数在内的全血细胞计数(complete blood count，CBC)，凝血功能[凝血酶原时间(prothrombin time，PT)]及部分凝血活酶时间(partial thromboplastin time，PTT)，血电解质、肌酐、尿素氮(blood urea nitrogen，BUN)，胆红素和肝酶。血标本送检定血型及交叉配血。

血液在肠道内代谢而引起 BUN 的升高，所以当 BUN/肌酐比值＞20(皆以 mg/dl 为单位)支持上消化道出血的诊断。但低血容量时也能有这样非特异性表现。

(三)洗胃

即使有明确的上消化道出血史，洗胃也是有指征的，以使胃排空，给内镜治疗做准备。洗胃有利于降低患者误吸的风险，并能改善内镜下的视野。有时，我们需要不易被血凝块堵住的大直径的胃管(如 Ewald 管)。冰生理盐水，相对于常温的自来水或生理盐水而言，并不会带来治疗的好处。如果初期胃部吸引物没有近期出血的证据(鲜血或咖啡色内容物)，可以拔除鼻胃管。

当胃肠减压和粪便同时为血性时，死亡率达 30%。然而，有 16%的急性上消化道出血患者的胃管引流是澄清的，由于是间断性出血或幽门以下出血未反流进入胃。在胃管引流中发现胆汁不能作为排除上消化道出血的证据。

二、治疗

(一)一般治疗

根据患者的血流动力学、出血速度及并发症，进行个性化的初始治疗。一般建议 ICU 患者首先建立充分的静脉通路。对于失血性休克患者，在外周使用 7～8F 的导管(通常称为快速输液导管或 trauma line)(或在颈内静脉或股静脉留置更长的大直径导管)，并匹配大口径输液通路、三通以及血液加热装置。也可以选择性地使用 8F 导管鞘(常规用于肺动脉导管的置入)(再一次强调，不要用小口径三通)。首先给予生理盐水或者林格液，尽可能维持心率＜100/min，收缩压高于 100mmHg 或平均动脉压＞60～65mmHg。最好能够以少浆血补充丢失的血容量。输血对肝硬化患者至关重要，因为这类患者，输注晶体液容易向血管外间隙再分布，而造成水肿。输血的时机和阈值取决于患者的血流动力稳定性、伴发状况、并发症及再出血的风险。一般原则是尽早请消化科医师及介入科和普外科医师会诊。

在出血最初的几个小时里，血浆容量和红细胞成比例地减少，所以即便是严重的出血，血红蛋白往往保持在正常范围。之后，随着血浆容量在晶体治疗下稀释增加，血红蛋白可能会低估红细胞量。输血的目标可以被概括为：①浓缩红细胞改善携氧能力，并为可能的下一次出血提供缓冲；②新鲜冰冻血浆纠正凝血功能障碍；③输注血小板治疗血小板减少或血小板功能不全。维持血红蛋白在10g/dl是上消化道出血患者治疗的传统目标，但是2013年的Villanueva等发表的大型临床试验指出，以7g/dl为阈值优于9g/dl。此外，在已知有门静脉高压和胃食管静脉曲张出血的患者，7~8g/dl的血红蛋白目标，足够复苏血容量，同时并不增加门静脉高压和再出血的风险。

标准ICU监测应包括持续心电血压，后者可通过有创动脉导管或者高频率的自动气袖测压。充血性心力衰竭或者其他严重心脏疾病的患者，应考虑置入中心静脉导管甚至肺动脉压监测。呼吸功能不全或意识出现改变，误吸风险增高的患者，应进行气管插管。同样，活动性出血的患者应该维持左外侧卧位以降低误吸风险，也可考虑气管插管以保护气道。值得强调的是，在ICU内对患者情况需要进行反复的临床评估。

（二）内镜和血管造影干预

一旦患者情况稳定（或者罕见情况下，失血性休克的不稳定患者）可以考虑急诊内镜治疗。已行液体复苏的患者，行急诊内镜治疗的指征有：活动性出血，需要输血，持续低血容量，已知或怀疑的门静脉高压，可疑的主动脉肠瘘。在最初稳定后再次出血的患者也应该进行急诊内镜治疗。如果患者的出血是自限性的且血流动力学稳定，内镜治疗可推迟24h。食管胃十二指肠镜（esophagogastroduodenoscopy，EGD）能够准确定位大部分的出血位置，并能在治疗的同时提供宝贵的预后信息。定位的准确性在入院的最初12~18h是最高的（约90%），而入院24h后将下降30%，甚至更多。内镜下明确出血位置可预测再出血的风险（表61-2）。由于经口对比剂造影不提供任何的治疗上的好处，且对比剂可能会干扰后续的内镜治疗，因而在上消化道出血的最初评估中不主张使用。

上消化道内镜治疗的准备，包括标准ICU监测和持续脉搏、血氧饱和度、呼吸监测。气管插管的器械应准备就位。经训练的内镜护士或ICU护士必须在内镜治疗过程中监测患者的生命的体征和临床状况，并提供口咽吸引。以阿片类或苯二氮䓬类进行清醒镇静，通常补充供氧。阿片类药物的拮抗药纳洛酮应准备就位。对于有活动性出血的患者，一些内镜医师推荐在开始治疗前静注红霉素（250mg），推进胃内残留的血液的清空，改善视野。

表61-2　内镜下有关消化性溃疡的发现和再出血的风险

动脉性（搏动性）出血	85%
可见的血管，未出血	40%~50%
黏附的血凝块	20%~30%
渗血，无可见的血管	20%
溃疡的底部见平坦的出血区	10%
溃疡底部干净	5%

引自 Silverstein FE, Gilbert DA, Tedesco JF, et al: The national ASGE survey on upper gastrointestinal bleeding. I. Study design and baseline data. Gastrointest Endosc 27:73-79, 1981.

EGD内镜下治疗可减少急性上消化道出血的死亡率。一篇对25项回顾性研究的meta分析，比较了消化性溃疡出血的内镜治疗和标准治疗，显示内镜治疗使再出血率降低了69%，急诊手术减少62%，有统计学意义。当内镜诊断或治疗因为视野不清晰或持续性的出血而失败时，在急诊手术之外还有一个选择，即血管造影。血管造影可在活动性出血中有效定位出血源，当出血速度在0.5~1ml/min或更多时，血管造影可以发现。血管造影下血管栓塞是内镜治疗失败的患者或者不适宜手术的患者的有效方案。

三、不同类别的上消化道出血的评估和处理

（一）胃和十二指肠消化性溃疡

5%~10%的人群患有溃疡，其中约15%出现出血。两大溃疡原因是NSAIDs的使用和幽门螺杆菌感染。一旦发现胃和十二指肠消化性溃疡，溃疡的特征可提示是否最近的或活动性出血，

并可预测再出血的风险(见表61-2)。胃溃疡较十二指肠溃疡有更高的再出血率。内镜治疗只有在出现高危特征时(动脉出血或一条可见的血管)时才可能带来获益。检查时,轻柔地冲洗溃疡上依附的血凝块,若能轻易冲走则提示活动性出血,当内镜下发现血管则须进行干预。由于80%的上消化道溃疡出血会自限,因而只有再出血风险较高的溃疡才需要内镜治疗。

急性上消化道出血的治疗当中,制酸对于降低再出血率和手术率至关重要。保持胃部pH在中性范围,对于血小板活化和出血血管上方血凝块的形成很重要。过去,以组胺受体抑制药(histamine type 2-receptor antagonists, H2RA)联合内镜治疗抑制胃酸分泌。然而,生理学上H2RA只竞争性抑制组胺受体活性,并不能广泛抑制神经或激素的信号传导。质子泵抑制药(proton pump inhibitors, PPIs),可完全抑制H^+/K^+ ATP酶,被证明比H2RA更有效,因此,成为急性上消化道出血患者的一线治疗。典型的静脉PPI剂量,是先给一个冲击剂量,之后至少24h内持续给药。一项评估内镜治疗前给予静脉奥美拉唑治疗的回顾性研究提示,相对于安慰剂而言,奥美拉唑可显著降低住院时间,内镜下活动性出血的溃疡数量,以及后续内镜治疗的需要。出血性溃疡一开始得到成功止血的患者,静脉应用埃索美拉唑72h,可有效减少长达30d之内的复发出血。在对底部干净溃疡和有可见血管的溃疡进行内镜治疗后,如果患者的血红蛋白在24~72h保持稳定,静脉PPI可改为口服。然而,血红蛋白不稳定的患者,尽管已行内镜治疗,在72h后可继续静脉PPI治疗。

已被证实的对消化性溃疡有益的内镜干预措施有:热凝、肾上腺素注射、血管夹、氩凝。对强制接合血管壁的热凝治疗的回顾性研究显示其能减少再出血,缩短住院时间,减少输血需要,降低住院开支。研究也表明,热凝结合肾上腺素注射的综合治疗方案,相对于单一注射肾上腺素或是单一热凝而言,再出血率更低。最终,治疗方法的选择取决于溃疡的自身特性、可以获得的设备以及内镜医师的经验。

通常,这些处理对部分患者安全有效。然而,各种内镜治疗的并发症都可能发生,包括溃疡、出血加重(20%)及穿孔(0%~2%)。出血在电凝之后更容易发生,多达5%,但这些出血都往往可以在内镜下控制。在初始治疗的24~48h反复热凝止血与高达4%的穿孔率相关。

内镜治疗后再出血的患者,往往会在初始治疗的48h之内发生再出血。低血容量性休克,预示更高的再出血风险。绝大多数再出血的患者应尝试再一次内镜治疗,即使不能止血,也可以明确出血位置,以备进一步介入血管造影或手术。血管造影或手术的时机是个性化的,受到输血需要、血流动力学稳定性、患者年龄以及并发症的影响。介入血管造影是难治性上消化道出血的一个治疗选择,特别是当患者手术治疗的危险很高时,它有大约65%的临床成功率。由消化性溃疡引起的难治性出血的手术指征包括:反复出血伴低血容量性休克、两次内镜干预仍无法控制的出血及需要每天多次输血的持续出血。再出血并不意味着手术。然而,十二指肠后壁的大溃疡再次出血更可能需要手术治疗,因为它有较高的穿孔至胃十二指肠动脉的概率。消化性溃疡出血的急诊手术有10%~20%的死亡率。

在长期随访的研究中,消化性溃疡愈合后,如果未经长期制酸治疗,再出血率在最初1~2年为33%,10年后为40%~50%。抗幽门螺杆菌(H. Pylori)治疗和避免NSAIDs使用,可使再出血率降低。所有因消化性溃疡而导致UGIB的患者都应进行幽门螺杆菌感染的评估,最典型的方法进行筛查试验,也可在进行EGD时取胃部或十二指肠黏膜活检作为补充评估。

(二)应激性溃疡和胃炎

因应激性溃疡或严重胃炎导致的出血,在因其他疾病而收住ICU的重症患者当中很常见。出血可能是多因素的,原因包括胃酸高分泌、黏膜保护力的改变和药物损伤。典型的应激性溃疡发生在胃底或胃体,也可见于远端胃部和十二指肠。大多是来自毛细血管床的浅表出血。然而,更深的溃疡也可能发生,造成严重出血或穿孔。上消化道出血在ICU患者当中发生率在1.5%~8.5%,但是没有进行预防的患者当中,发生率可以高达15%。

一些特定的情况与应激性溃疡和出血的风险增加有关。所有应激性溃疡的高危ICU患者都应进行预防治疗(知识框61-3)。尽管很多临床试验关注了制酸治疗在减少ICU上消化道出血中的效果,方法学上的缺陷和试验的不足限制了证据的质量。2013年,一项由Alhazzani等进行的大型meta分析报告指出,PPI预防显性的上消化道出血,比H2RA有更好的效果。

接受抑酸治疗也有潜在的不良反应。一些研究表明这些患者有更高的院内肺炎的风险,可能是因为细菌从十二指肠向胃部移位,继而经食管反流进入支气管,而造成细菌定植和肺炎。然而,这一风险并没有超过预防上消化道出血带来的好处。最后,尽管有预防措施,出血性胃炎和应激性溃疡仍然可能发生。当患者在ICU出现上消化道出血时,处理与患者再次出血相同。

知识框61-3　ICU患者应激性溃疡的预防指征

以下任何之一:
　　机械通气≥48h
　　凝血功能障碍:
　　　—血小板计数<50 000
　　　—INR>1.5
　　　—PTT>2倍正常值
　　最近1年内有消化道溃疡或出血史

或以下任何之二:
　　脓毒血症
　　住ICU超过1周
　　隐性消化道出血≥6天
　　糖皮质激素治疗(>氢化可的松250mg或等效剂量)

引自 ASHP therapeutic guidelines on stress ulcer prophylaxis. ASHP Commission on Therapeutics and approved by the ASHP Board of Directors on November 14, 1998. Am J Health Syst Pharm 56:347, 1999.

(三)食管胃静脉曲张

门静脉高压通常由肝病引起,造成门体静脉分流增加,从而导致食管静脉曲张,或者较少见的情况下也会引起胃部的静脉曲张。静脉曲张在胃肠道远端极少发生。胃底静脉曲张也可能因脾静脉栓塞造成(急性胰腺炎一种罕见的并发症)。胃食管静脉曲张存在于50%的肝硬化患者当中,并且和肝病的严重程度相关。任何曲张的静脉都可能自发破裂,造成大出血。虽然静脉曲张出血只占上消化道出血的15%,但却占重度上消化道出血的30%。高达40%的食管静脉曲张出血可自行好转,但是在6周之内这些患者的死亡率在20%以上。与上消化道出血的其他原因相比,静脉曲张性出血与更高的再出血率、更大的输血需要、更长的住院时间和更高的死亡率相关。如果没有降低门静脉压力的措施,第一次出血后存活的患者,再次出血的可能性高达70%。

食管静脉曲张的治疗手段很多,包括内镜治疗、机械压迫、药物、介入和手术。内镜下发现,既往有门静脉高压的患者发生上消化道出血,有50%并不是由静脉曲张引起的。所以,内镜对于确认出血原因和指导治疗方案至关重要。一旦确认活跃的或近期的食管静脉曲张出血即可立即进行内镜治疗(后详述)。尽管90%的病例第一次止血尝试即获得了成功,内镜治疗后再出血率,依治疗技术和后续方案的不同,可达3%~66%。

常见的食管静脉曲张止血的内镜技术有两种:静脉曲张结扎和硬化技术。结扎技术(endoscopic variceal ligation,EVL)下,橡胶带直接扎在曲张的静脉上,最终被结扎的曲张静脉脱落。硬化技术下,组织硬化剂被直接注入曲张静脉来止血。一项由10个RCT研究组成的meta分析发现,EVL相对于硬化剂而言,似乎疗效更好。如今EVL(除非存在禁忌证)已经成为首选治疗。

内镜治疗失败的患者在等待介入或手术治疗时需要稳定其状况,推荐暂时使用压迫导管(例如Sengstaken-Blakemore管或Minnesota管)。这两种压迫导管都有胃部和食管球囊,以压迫食管与胃连接部,如果必要,还可以直接压迫曲张的食管静脉。尽管它们能止住80%的患者出血,但是它们有10%~30%的可能发生下列并发症:误吸、食管坏死和穿孔、气管压迫。然而,这个临时措施可以帮助患者在得到更加确实的治疗前取得短期的稳定。

正确使用压迫导管的经验对于减少并发症至关重要。在尝试插入之前,患者必须气管插管以进行气道保护。一旦放置到位(理想情况下经摄片确认),一边牵引一边将胃部球囊充气。如此压迫胃食管连接部,通常能够控制上消化道出血。如果曲张静脉仍然在出血,可将食管球囊充气。充气球囊一次放置时间不超过24h,以防止压力下食管黏膜与胃黏膜的坏死。只有minnesota管有一个食管吸引端,以监测食管静脉曲张的持续性出血。如果使用 Sengstaken-Blakemore 管,在置管之前可先在食管球囊的近端接上鼻胃管。

药物治疗在静脉曲张出血治疗中也起重要的辅助作用。生长抑素及其合成类似物奥曲肽,间接引起内脏神经性血管收缩,减少门静脉血流量,在不改变全身血压引起心脏缺血的前提下,可降低门静脉压力。奥曲肽能够显著减少输血需要,降低再出血率,当与内镜治疗联用时,可能降低早期死亡率。此外,奥曲肽单用也可能和硬化治疗单用在控制活动性出血上一样有效。奥曲肽初始剂量为 50μg,继而 50 μg/h 静脉给药,持续 5d。

血管加压素也可减少门静脉血流及压力,控制静脉曲张出血患者的出血。但是,由于其不良反应,包括心脏、外周血管和内脏缺血,血管加压素已经被奥曲肽所取代。人工合成的血管加压素类似物——特利加压素,拥有半衰期长,无须持续(可以间断)给药的优点。研究表明,与安慰剂相比,特利加压素能够显著降低静脉曲张出血的全因死亡率。特利加压素已在欧洲上市,但在美国尚未获批。

非选择性 β 受体阻滞药可以有效预防静脉曲张出血,但是在急性干预中没有作用。一旦静脉曲张出血停止,血红蛋白稳定时,应开始使用 β 受体阻滞药。

静脉曲张出血的肝硬化患者可能出现多种并发症,其中 50% 的患者出现感染。因此,预防性使用抗生素,对预防肝硬化相关并发症(如自发性细菌性腹膜炎)尤为重要。典型方案,使用奎诺酮类或三代头孢菌素 7d。

10%～20% 的静脉曲张出血患者在药物及内镜治疗无效时,可考虑行门体分流术。经颈静脉肝内门体分流术(transjugular intrahepatic portosystemic shunt,TIPS)与外科门体分流手术的效果相当。TIPS 可迅速降低门静脉压力,从而立即控制出血,在特定患者群体中,成功的门静脉高压控制率超过 90%。

药物与内镜治疗无效的难治性静脉曲张出血是 TIPS 的一个适应证。但是,TIPS 在总胆红素或肌酐升高或者难以治疗的肝性脑病患者是禁忌的。

TIPS 治疗静脉曲张出血 1 年生存率在 48%～90%,操作相关并发症发生率 3%～4%,相关死亡率 1%～2%。此外,30% 的患者可能导致肝性脑病发生或加重。约 75% 的 TIPS 支架在 6～12 个月会发生狭窄,需要介入医生更换。TIPS 经常被用于接受肝移植之前的过渡治疗。

如果无法进行 TIPS,难治性静脉曲张出血的患者可考虑分流手术治疗。远端脾肾分流的方案较受青睐,但是最终分流的方式取决于肝病的严重度、有无腹水、肝性脑病程度和手术医师的经验。替代的手术治疗方案,经有经验的手术医生进行食管横切,可能拯救急性失血性休克患者的生命。

胃、小肠和大肠的静脉曲张偶尔也可能出血,难以治疗,经常发生再出血。之前提到的食管静脉曲张标准治疗通常对这样的出血不甚有效。此外,胃静脉曲张的硬化治疗与更高的并发症率相关。尽管组织黏合剂,例如硬化剂、纤维蛋白胶、基丙烯酸盐黏合剂等,已经在美国之外的其他地区有一些成功应用,这些替代疗法还没有被 FDA 批准。胃部静脉曲张严重出血,应早期考虑减压分流治疗。

(四)上消化道出血的其他原因

下述是上消化道出血的其他原因(表 61-1)。

糜烂性胃炎和十二指肠炎:并不累及大血管,但仍可能引起大出血。常见原因为 NSAIDs 使用、酒精、生理应激。治疗包括避免致病因素、制酸(推荐奥美拉唑)以及一般支持治疗。

Mallory-Weiss 病变:胃食管连接处黏膜的线性撕裂,常因干呕引起。超过 90% 的出血能够自发停止,持续出血可以行内镜治疗。

血管畸形:可以在消化道的任何地方发生。血管发育不良、动静脉畸形、Dieulafoy 病变、胃窦血管扩张,都可引起上消化道出血。上述病变都可行内镜治疗。

主动脉肠瘘:发生于十二指肠水平部,在腹主动脉瘤修复术后发生率为 0.5%～2.4%。治疗需行手术,但是内镜可用于排除其他出血原因。

胆道出血:40% 的患者表现为黄疸、上消化道出血、右上腹痛三联征。最常见的原因为医源性,如肝活检或经皮经肝胆管造影术后。内镜(可见血液从十二指肠乳头流出)或介入可做出诊断。建议行介入或手术治疗。

血 液

第62章

溶血性贫血

Alexander Washington Jr. Marc J. Kahn,著　杨　婷,译　于荣国,校

"溶血"这个词最早是在1901年William Hunter所著的《恶性贫血》一书中被提出,当时他发现部分贫血患者的病因不是失血,而是红细胞被破坏,因此,提出了溶血这一概念,并被沿用至今。本章着重讲述溶血性贫血的病因及治疗。

一、诊断溶血性贫血的临床思路

溶血性贫血的确诊在于明确是否有红细胞被破坏。简而言之,溶血可以定义为红细胞破坏所致的非失血性贫血。一般情况下红细胞破坏过多后,骨髓会代偿性增生,并表现为网织红细胞计数的升高。实验室检查还可以发现间接胆红素升高、乳酸脱氢酶升高、血浆血红蛋白升高、血清结合珠蛋白降低以及尿中检出血红蛋白,但由于检测方法的敏感性和特异性都较低,这些指标无法作为确诊依据。另外,根据外周血中红细胞的形态特点可以对不同的溶血病因进行鉴别(图62-1)。

按照病因,可将溶血性贫血分为遗传性及获得性两大类(知识框62-1)。

(一)遗传性溶血性贫血

遗传性溶血性贫血的患者常常是因为并发症发作而并非疾病本身入住重症监护病房(ICU)。病因有红细胞膜、红细胞酶、珠蛋白肽链的或结构的先天性异常。

知识框62-1　溶血性贫血的鉴别诊断

遗传性溶血性贫血
膜缺陷(球形红细胞症、椭圆形红细胞增多症、热变性异形红细胞增多症、口形红细胞增多症)
酶缺陷(糖酵解途径缺陷、磷酸己糖旁路途径缺陷、核苷酸酶缺陷)
珠蛋白生产障碍性贫血(地中海贫血)
异常血红蛋白病
获得性溶血性贫血
免疫性溶血
■ 自身免疫性
　■ 阵发性冷性血红蛋白尿症
　■ 温抗体型溶血性贫血
　■ 冷凝集素综合征
■ 同种免疫(异体)
■ 药物性
微血管性溶血性贫血(MAHA)
感染相关性溶血
棘状细胞性贫血

---

1. 红细胞膜缺陷　目前普遍认为,红细胞膜缺陷造成红细胞寿命的缩短和红细胞在脾中被过多破坏。遗传性红细胞膜缺陷性贫血包括遗传性球形红细胞症、遗传性椭圆形红细胞增多症、遗传性热变性异形红细胞增多症和遗传性口形红细胞增多症,分别是膜支架系统中锚蛋白、膜收缩蛋白或蛋白区带4-1等异常引起的溶血性贫血。临床

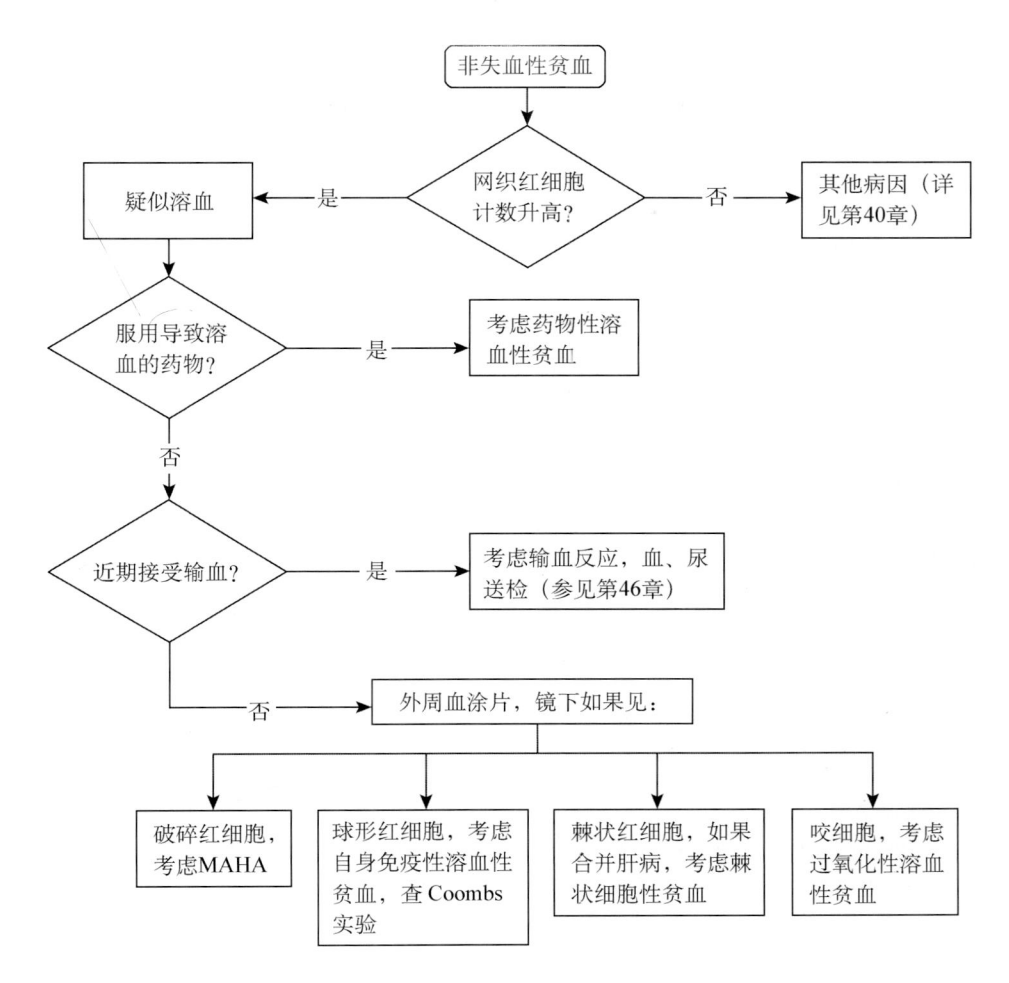

图 62-1 获得性溶血性贫血的诊断流程
MAHA. 微血管病性溶血性贫血

表现为不同程度的贫血,有些患者伴有脾功能异常,容易感染荚膜菌如肺炎球菌、嗜血杆菌、脑膜炎球菌等。

2. 红细胞酶缺陷　正常红细胞内的糖代谢以无氧酵解为主,有少量的糖代谢通过磷酸戊糖旁路。红细胞酶的缺陷有无氧糖酵解途径酶的缺乏,如丙酮酸激酶缺乏症(亦称非球形红细胞溶血性贫血),表现为儿童时期的不明原因贫血。在ICU中常见的酶缺陷疾病是葡萄糖-6-磷酸脱氢酶(G6PD)缺乏症。G6PD 酶是磷酸戊糖旁路途径的第一个限速酶,它能催化 6-磷酸葡萄糖生成 6-磷酸葡萄糖酸,同时生成还原型尼酰胺腺嘌呤二核苷酸(NADPH),NADPH 作为供氢体,参与体内的多种代谢反应,其中之一是维持谷胱甘肽的还原状态,还原型谷胱甘肽可以将机体在生物氧化过程中产生的 H_2O_2 还原为 H_2O,避免组织、细胞的氧化性损伤。

G6PD 缺乏症在库尔德系的犹太人中最常见,患病率约为 60%。在疟疾流行的地区如非洲也较多见。由于 G6PD 基因位于 X 染色体上,男性患病率明显高于女性。多数患者,特别是女性杂合子,平素不发病,无自觉症状,常因食用蚕豆、服用或接触某些药物、感染等诱发急性溶血反应。因此,G6PD 缺乏症患者应避免服用氧化性药物,如奎宁、非那吡啶或氨苯砜等,详见知识框 62-2。

外周血出现海因茨小体具有重要的临床诊断价值,提示血红蛋白的氧化变性。直接测定 G6PD 的活性为确诊的标准,但在急性溶血发作时测定 G6PD 的活性可能出现假阳性结果,必须在溶血发作停止后数周进行检测。本病重在预防,患者确诊后应禁食蚕豆和相关药物。当发生急性严重溶血时,治疗以输血及肾上腺皮质激素为主。有重度血红蛋白尿者要注意防止酸中毒和肾衰竭。

3. 珠蛋白肽链合成和结构异常 珠蛋白肽链合成和结构异常包括珠蛋白生产障碍性贫血(地中海贫血)和异常血红蛋白病(如血红蛋白S病、血红蛋白C病等)。这些异常可导致血红蛋白不稳定,红细胞寿命缩短。其中镰状细胞性贫血患者可能突发急性胸部综合征,表现为气促、胸痛、低氧血症、发热及X线胸片上新出现的肺部浸润影,病情危重时需要机械通气和ICU监护。大多数患者的急性胸部症状发作因感染、脂肪栓塞或肺梗死所致。治疗需要通过输血或血浆置换进行红细胞替换,治疗目标是维持血红蛋白在10g/dl,血红蛋白S浓度占总血红蛋白的30%或30%以下,换血疗法可显著改善预后。

知识框 62-2	葡萄糖-6-磷酸脱氢酶(G6PD)缺乏症患者应避免服用的药物	
乙酰苯胺	呋喃妥因	磺胺甲噁唑
氨苯砜	非那吡啶	氨苯磺胺
亚甲蓝	伯安奎	磺胺吡啶
萘啶酸	磺胺醋酰	甲苯胺蓝
尼立达唑	奎宁	

(二)获得性溶血性贫血

获得性溶血性贫血患者的病情可以进展到非常严重,需要ICU监测与治疗(表62-1)。

自身免疫性溶血性贫血(AHAs)是由于人体免疫反应发生变异而产生自身抗体和(或)补体,并结合于红细胞表面,导致红细胞破坏加速而发生的贫血。可分为三种类型:阵发性冷性血红蛋白尿症,温抗体型自身免疫性溶血性贫血和冷凝集素综合征。

(1)阵发性冷性血红蛋白尿症:阵发性冷性血红蛋白尿症十分罕见,是一种受寒后出现血红蛋白尿的自身免疫性溶血性贫血,体内会产生一种抗红细胞抗体(即Donath-Landsteiner抗体),此抗体在低温下与红细胞结合并固定补体,当温度升高至37℃时,结合在红细胞上的补体被激活,导致红细胞破坏。

阵发性冷性血红蛋白尿症有原发性与继发性之分:过去认为此病仅继发于梅毒,近年来发现还可能继发与病毒感染性疾病,多发生于儿童。临床表现为患者暴露于寒冷环境后出现血红蛋白尿,并伴寒战、高热、腰背及腿部酸痛、腹痛,发作后出现身体虚弱、皮肤苍白、黄疸和轻度肝大、脾大。疾病多在发作后的数天至数周后自发停止,尚无有效治疗药物,保暖及支持治疗为主,继发于梅毒等病时需要针对原发病进行治疗。

表62-1 获得性溶血性贫血的治疗

疾病	治疗
阵发性冷性血红蛋白尿症	多为自限性;治疗原发病
温抗体型溶血性贫血	泼尼松;必要时达那唑、静脉丙种球蛋白或脾切除术;上述治疗无效时可考虑利妥昔单抗
冷凝集素综合征	保暖;泼尼松治疗无效
药物性溶血性贫血	停用相关药物
急性溶血性输血反应	立即停止输血;维持血压、控制出血、保持尿量
微血管性溶血性贫血	治疗基础病;避免输注血小板
感染性溶血性贫血	治疗感染性疾病
棘状细胞性贫血	支持治疗
阵发性睡眠性血红蛋白尿症	支持治疗(输血、抗血栓),人源化抗C5单克隆抗体 eculizumab

(2)温抗体型自身免疫性溶血性贫血:根据抗体作用于红细胞膜所需的最适温度,AHAs可分为温抗体型(37℃时作用最活跃,不凝集红细胞,为IgG型不完全抗体)和冷抗体型(20℃以下作用活跃,低温下可直接凝集红细胞,为完全抗体,绝大多数为IgM)。冷抗体型又被称为冷凝集素综合征。

温抗体型AHAs靶向的血型抗原为Rh抗

原，主要病因是脾巨噬细胞对红细胞破坏。温抗体 IgG 致敏的红细胞可以被脾索的巨噬细胞上的 Fc 受体（FcR）识别、结合，并进一步被吞噬；有些致敏红细胞在被吞噬时发生膜损伤或部分细胞膜丢失，使红细胞变为球形，变形能力降低，渗透性增加，最终在肝中被破坏；抗体依赖的细胞毒作用（ADCC）也可引起红细胞破坏，但较为少见。此外，包被有补体 C3b 的红细胞在肝内可被 Kupffer 细胞吞噬。

温抗体型 AHAs 可分为原发性和继发性，继发性常见的病因有：①结缔组织病如系统性红斑狼疮（SLE）等；②淋巴增殖病如淋巴瘤、慢性淋巴细胞白血病（CLL）等；③感染如病毒感染等；④肿瘤如卵巢癌等；⑤其他：慢性炎症性疾病（如溃疡性结肠炎）及药物摄入（如甲基多巴）等。

温抗体型 AHAs 以贫血为主要临床表现，如活动耐量下降、气促或绞痛，有些病人表现为黄疸、发热或肝大、脾大。

外周血涂片检查对于温抗体型 AHAs 的诊断是必不可少的，涂片中多量球形红细胞是温抗体型 AHAs 的标志性改变。外周血涂片还可见到红细胞的多色性染色及网织红细胞增多。主要的诊断依据为抗人球蛋白（Coombs）直接试验阳性，直接试验检测的是吸附在红细胞膜上的不完全抗体和（或）补体；间接试验可为阳性或阴性，间接试验检测的是血清中游离的 IgG 或 C3。

温抗体型 AHAs 患者应尽可能避免输血（包括成分输血）。输血前应严格交叉配伍试验，由于温抗体所针对的血型抗原是红细胞 Rh 抗原系统，而且自身抗体的存在干扰了血型的准确鉴定，可能造成交叉配血困难；此外，红细胞表面的自身抗体可以破坏输注的供者红细胞，发生严重输血反应，可能加重溶血。因此，输血仅适用于暴发型 AHAs、溶血危象，以及极重度贫血短期内可能危及生命者。输血时应当选择"最小不相容性"，即交叉配血反应最弱的血液缓慢输注，并密切关注红细胞比容/血红蛋白的比值。

温抗体型 AHA 的治疗主要在于阻止巨噬细胞识别并破坏抗体包被的红细胞。糖皮质激素是治疗本病的经典药物，它既可以阻止巨噬细胞识别抗体包被的红细胞，还可以减少自身抗体的生成。用药首选泼尼松，开始剂量 1~2mg/(kg·d)，或者是静脉应用等剂量的甲强龙。治疗有效者在用药 10~14d 后应逐渐减量。约 80% 以上的患者糖皮质激素治疗有效，20% 的病人可获得完全缓解。

如果激素治疗无效，免疫抑制药利妥昔单抗（最初应用于治疗 B 细胞性非霍奇金淋巴瘤的 CD20 单克隆抗体）是一种安全有效的选择，它可以通过摧毁 B 细胞以减少自身抗体生成。此外，还可以选择静脉丙种球蛋白冲击治疗或者脾切除术，但是，脾虽然是红细胞破坏的主要场所，脾切除术的疗效仅约 2/3。其他免疫抑制药如环磷酰胺、硫唑嘌呤、达那唑、嘌呤类似物等，疗效不一。温抗体型 AHAs 的预后个体差异大，反复发作。

(3) 冷凝集素综合征：冷凝集素综合征是由于自身反应性红细胞凝集及冷诱导因素导致慢性溶血性贫血和微循环栓塞为特征的一组疾病。冷凝集素主要为 IgM 抗体，这种冷抗体在 31℃ 以下温度时能作用于自身的红细胞抗原而发生可逆性的红细胞凝集。当体表皮肤温度较低时，凝集的红细胞阻塞微循环而发生发绀，并伴有轻微的溶血反应。冷凝集素综合征的靶抗原是红细胞膜上的 I/i 抗原，即 ABH 和 Lewis 血型抗原的前体。低温下本病的 IgM 抗体能使红细胞发生凝集，并促使补体与红细胞结合，温度升高后，抗体与红细胞脱离，补体却仍留在红细胞表面，在补体包被的红细胞可能直接溶解破坏或被肝、脾巨噬细胞吞噬。补体的活力可以在 C3b（未激活补体）阶段停止而不发生溶血。

冷凝集素综合征有特发性和继发性，继发性的原发病为淋巴组织系统的恶性肿瘤、支原体肺炎或传染性单核细胞增多症等病毒感染。临床常表现为慢性溶血性贫血伴或不伴黄疸。外周血涂片中球形红细胞不如温抗体型 AHAs 明显。外周血涂片可见典型的自身反应性红细胞凝集现象。确诊需要可通过 Coombs 直接试验明确红细胞表面是否存在 C3b 补体。由于 IgM 抗体较易与红细胞分离，所以通常在细胞表面不易检测到 IgM 抗体。

冷凝集素综合征治疗以支持治疗为主。病人需注意保暖，尤其四肢。糖皮质激素、达那唑、静脉丙种球蛋白及脾切除术的疗效均欠佳，利妥昔单抗治疗部分病例显效。严重贫血者，可以输注红细胞,但血制品在输注前需适当加温。静脉输液也务必加温以避免抗体黏附于红细胞膜表面。病程多呈慢性经过,继发于感染者病程多为自限性。

二、阵发性睡眠性血红蛋白尿症

阵发性睡眠性血红蛋白尿症(PNH)较为罕见,是获得性红细胞膜缺陷引起的一种慢性血管内溶血,与补体系统异常相关。PNH患者除溶血之外,还表现为多部位的血栓形成,如肠系膜、肝及门静脉等。联合支持治疗(输血、抗血栓)、人源化抗C5单克隆抗体eculizumab和华法林抗凝治疗,可以改善预后。

三、药物诱导性溶血性贫血

自1949年报道了第一例催眠药司眠脲引起的药物性溶血性贫血以来,已逐步明确可能诱发溶血性贫血的药物种类。不同药物引起自身免疫性溶血性贫血的机制不同,按照免疫原理可以分为3类即半抗原型、免疫复合物型和自身抗体型。①半抗原型:代表性药物是青霉素,药物作为半抗原与红细胞膜结合形成全抗原,随后产生针对此复合体的抗体,抗体与红细胞表面的药物半抗原结合,导致红细胞被脾吞噬细胞破坏;②免疫复合物型:代表性药物是奎尼丁,药物首次与机体接触时与血清蛋白结合形成抗原,刺激机体产生抗体,当重复应用该药后,导致药物-抗体(免疫)复合物吸附在红细胞膜上并激活补体,破坏红细胞,产生血管内溶血,此过程又被称为无辜旁观者反应;③自身抗体型:代表性药物是甲基多巴,其作用机制可能是药物改变了红细胞膜Rh抗原的蛋白,形成能与Rh蛋白起交叉反应的抗体,通常为IgG抗体。本病的临床表现与自身免疫性溶血性贫血相似。溶血多较为轻微,多数情况下只需停用相关药物。

四、急性溶血性输血反应

急性溶血性输血反应大多数由ABO血型不合引起,死亡率高,人为差错是主要原因(详见第46章)。临床表现为发热、腰背部疼痛、胸痛、低血压、恶心及呕吐,可迅速出现休克及多器官功能衰竭。血红蛋白尿加重了急性肾功能不全。约有1/3的患者并发消耗性凝血功能障碍。

输血反应的溶血可发生于血管内(红细胞循环的血管)或者血管外,血管外溶血与脾和肝巨噬细胞破坏和吞噬受损的红细胞有关。实验室检查提示血红蛋白血症及血红蛋白尿。复查交叉配血试验,如果受血者血清与供血者红细胞混合后出现凝聚现象可以证实输血反应。发生急性溶血性输血反应时应立即停止输注血制品,并送检输注的血制品和患者的血、尿标本。由于凝血因子的大量消耗,急性溶血性输血反应常常并发出血,有些专家建议应用大剂量肝素维持,同时输注冷沉淀维持纤维蛋白原水平高于100 mg/dl。为了避免急性肾衰竭,应积极补液和输注血制品维持收缩压高于100mmHg,必要时应用血管升压药;同时应用襻利尿药(如呋塞米)、甘露醇或静脉补液,维持输血反应发生后24h内尿量>100 ml/h,但是甘露醇的应用还有争议。

五、微血管病性溶血性贫血

微血管溶血性贫血(MAHA)发生时,受损微小血管因纤维蛋白沉积,血栓形成或其他因素而使管径狭窄,红细胞流经时在血循环的压力作用下强行通过或阻挂在纤维蛋白丝上而被压碎、割裂,遂发生红细胞破碎,同时由于血小板聚焦消耗性减少,MAHA的病人多表现为血小板减少。因此,MAHA被认为是血栓性血小板减少性紫癜(TTP)和溶血性尿毒症(HUS)的主要发病机制。

TTP和HUS的典型病例除了有MAHA表现外,常伴随发热和微血栓形成造成的器官损害(如肾、中枢神经系统等)(详见第63章)。TTP患者常因缺乏vWF裂解酶ADAMTS13而致病,该蛋白酶是属于金属蛋白酶家族成员。由于AD-AMTS13缺陷,活性下降,形成过多超大的vWF多聚体,可触发病理性血小板聚集,形成微血栓,最终导致红细胞破碎和血小板减少。

临床上表现为MAHA的疾病还有恶性高血压、子痫、移植排斥反应、恶性肿瘤、胶原血管疾病、先天性动静脉畸形及药物(包括环孢素A、丝裂霉素C、噻氯吡啶、氯吡格雷等)。其中氯吡格雷和噻氯吡啶相比引起TTP的风险较低,现在已经替代后者在临床上广泛应用中风和导管后血栓形成的预防。

MAHA的临床表现与基础病相关,常伴有贫血、血小板减少、肾功能不全、发热及中枢神经系统异常。外周血涂片发现破碎红细胞、有核红细胞和血小板减少有助于诊断(详见第63章,表63-1),动态检测血清乳酸脱氢酶水平变化可以监测病情和评估预后。

MAHA的治疗首先应治疗基础病,80%的TTP或HUS患者在血浆置换后病情改善。因此,一旦确诊应立即进行血浆置换,输注洗涤红细胞纠正贫血,但应尽量避免输注血小板,以免导致重要器官微血栓引发猝死。

六、其他溶血性疾病

病原体感染通过以下两种发病机制诱发溶血。如疟疾、焦虫病和巴尔通体病等疾病的病原微生物可以直接破坏红细胞,而梭状芽胞杆菌和产气荚膜杆菌感染时病原微生物则通过释放溶血毒素参与溶血。

少数酒精中毒性肝硬化、胆汁性肝硬化患者在肝功能急剧恶化至死亡前数月可突然发生棘状红细胞溶血性贫血,以外周血涂片见棘细胞为特征,多伴有黄疸、脾大。疾病进展迅速,患者常于发病后数周至数月内死亡。

第63章

特发性血小板减少性紫癜和血栓性血小板减少性紫癜

Marcelo Blaya Marc J. Kahn,著 杨 婷,译 于荣国,校

中重度血小板减少是入住ICU的主要疾病特征之一,如特发性血小板减少性紫癜(idiopathic thrombocytopenia purpura,ITP)及血栓性血小板减少性紫癜(thrombotic thrombocytopenic purpura,TTP)。早期准确诊断和及时恰当治疗是治疗成功的关键所在,其中鉴别诊断十分重要。诊断流程包括询问病史、体格检查和外周血涂片检查(图63-1)。如无出血征象,在未确诊之前尽量不输血,而且应明确外周血中是否存在红细胞碎片以排除TTP;同时还应做好防护措施,避免因血小板计数过低导致医源性出血并发症(知识框63-1)。

知识框63-1 伴血小板减少的ICU患者的保护措施
禁用抗血小板药物(阿司匹林,NSAIDs,大剂量青霉素或者半合成青霉素)
禁止肌内注射药物
抽血部位直接压迫或加压包扎止血
拔除中心静脉置管或者动脉管路后直接压迫至少10min,然后加压包扎止血
生理盐水冲洗静脉管路,尽量避免使用肝素
避免留置各类导管如膀胱导尿管、肛管、鼻支气管及鼻胃管等
评价凝血功能,必要时血液科会诊
NSAIDs. 非甾体抗炎药

一、特发性血小板减少性紫癜

(一)发病机制及诊断

ITP是一组因自身反应性抗体与血小板结合引起血小板寿命缩短的临床综合征。主要的发病机制是由于自身抗体识别血小板膜表面的糖蛋白Ⅰb/Ⅸ或Ⅱb/Ⅲa并与之结合,血小板结合自身抗体后易被脾巨噬细胞的Fc受体所识别并破坏。另外,血小板生成减少也可能是致病因素之一。临床表现常有黏膜出血和严重贫血或单纯间断性出血,并发颅内出血者极少。

ITP的实验室检查显示血小板计数减少,偶见巨大血小板,红细胞及白细胞大多正常。骨髓检查巨核细胞数目代偿性增加,由于血小板抗体检测方法的敏感性和特异性较低,此项目不用于确诊依据。

ITP的诊断是一个排除性诊断,需要排除可引起血小板减少的其他疾病。知识框63-2中列出非微血管病变的血小板减少症的鉴别诊断。如Evans综合征也是自身抗体介导红细胞、血小板减少。骨穿结果有助于鉴别诊断。

20%以上的ITP患者为继发性,常见的继发原因有胶原血管疾病、淋巴增殖性疾病、感染或其他自身免疫性疾病。获得性免疫缺陷病毒(HIV)

第 63 章 特发性血小板减少性紫癜和血栓性血小板减少性紫癜

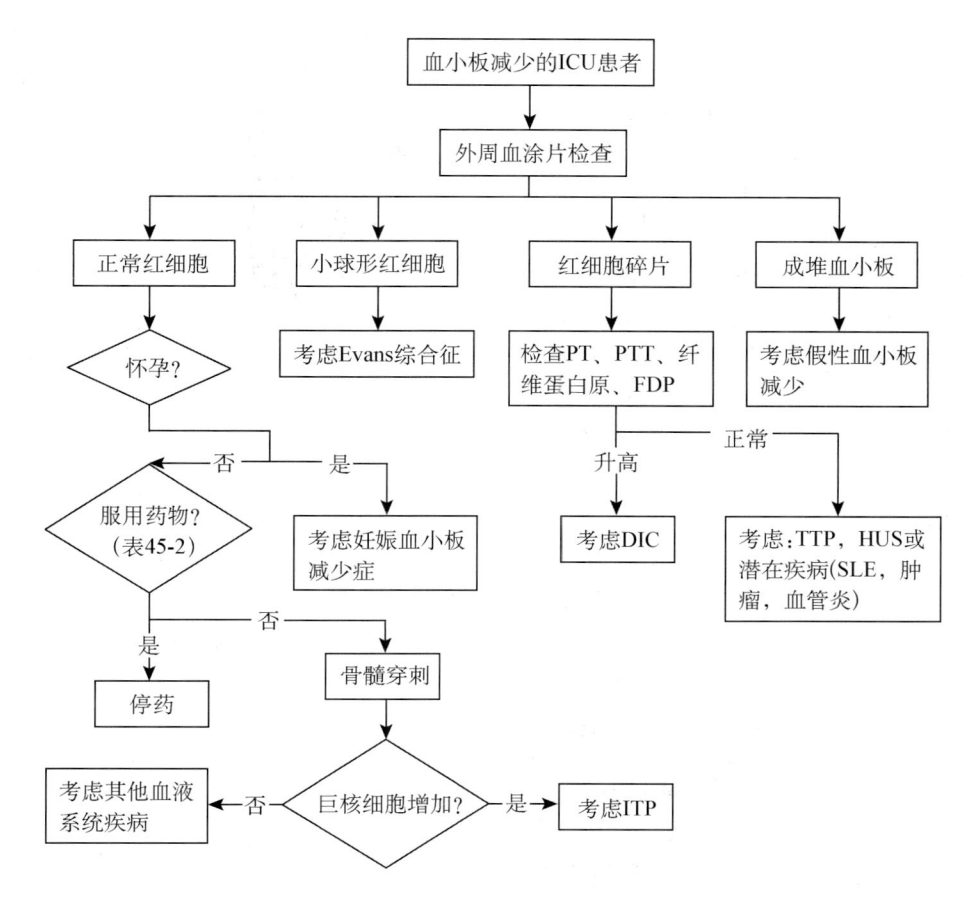

图 63-1 血小板减少的 ICU 患者鉴别诊断流程

PT. 凝血酶原时间；PTT. 部分凝血活酶时间；FDP. 纤维蛋白降解产物；DIC. 弥漫性血管内凝血；TTP. 血栓性血小板减少性紫癜；HUS. 溶血尿毒综合征；SLE. 系统性红斑狼疮；ITP. 特发性血小板减少性紫癜

知识框 63-2　非微血管病*性血小板减少症的鉴别诊断
ITP
Evans 综合征
偶发妊娠期血小板减少症
骨髓衰竭
酒精
药物诱导性血小板减少症
系统性红斑狼疮
* 微血管病表示外周涂片存在红细胞碎片；ITP. 特发性血小板减少性紫癜

感染者常表现为血小板减少，与免疫介导的血小板破坏增多相关，临床表现与特发性 ITP 相似。血友病患者感染 HIV 时应特别注意有严重致命性出血的风险。

(二)治疗

关于 ITP 治疗的前瞻性临床对照研究相对还较少，目前国际共识是 ITP 患者是否接受药物治疗取决于血小板数值和临床出血征象。血小板数＞50 000/μl 时可以满足部分外科手术需求，很少发生自发性出血，偶见血小板数高于 30 000/μl 甚至 50 000/μl 时仍发生自发出血的报道。血小板数＞30 000/μl 且无活动性出血时建议观察随访。约有 5% 的成人和 40% 的儿童患者的疾病可自行缓解。

ITP 的治疗指征是血小板数＜30 000/μl 和(或)有出血征象，肾上腺糖皮质激素是初诊患者的一线用药。常用泼尼松口服[1mg/(kg·d)]，约 2/3 的病例有效，价格低廉。不少患者在减量或停药后复发，需要追加治疗。糖皮质激素依赖、无效或不耐受者可选用利妥昔单抗（抗 CD20 单抗），给药方式是 375 mg/m² 每周静脉滴注 1 次，共 4 次。抗 Rh(D)免疫球蛋白治疗 Rh 阳性的非切脾患者有一定疗效。脾切除术可以去除破坏血小板的场所，但是，2/3 以上的脾切除术患者术后血小板数值持续增加；而且术后自身免疫力减低，容易合并严重感染，术前 2 周应予注射肺炎球菌、脑膜炎球菌及嗜血杆菌疫苗；还有部分 ITP 患者于脾切除术后数月至数年复发，可能因残留副脾而导致治疗失败。放射性同位素显像证实 20% 左右的患者存在副脾，副脾切除后多数患者 ITP 可治愈。因此，脾切除术中要仔细探查副脾并将副脾一起切除方有效。

ITP 患者伴发紧急大量出血时应立即处理。由于血小板的寿命很短，血小板输注后仅能短时间提升血小板数值，部分患者输注血小板无效。静脉丙种球蛋白冲击治疗[0.4～1.0 g/(kg·d)]能使多数患者的血小板在短期内升到理想水平，但费用较昂贵。抗纤溶药如 6-氨基己酸可减轻出血，但可能增加血栓形成的风险。

目前尚无统一标准用于诊断难治性 ITP。一般认为，经糖皮质激素、脾切除、静脉注射免疫球蛋白、免疫抑制药等多方面治疗无效或仅短期有效的病例均为难治性 ITP。可尝试用硫唑嘌呤、环磷酰胺及长春新碱等免疫抑制药，或雄性激素类似物如达那唑。文献中有小宗病例报道联合化疗和大剂量地塞米松治疗慢性难治性 ITP 显效。另有报道在脾切除术前或术后应用利妥昔单抗治疗难治性 ITP，但结果显示无论是安全性还是疗效维持方面都不比脾切除术更具优势，可能因研究的随访时间较短相关，有待进一步观察随访。

二、HIV 患者或妊娠期并发血小板减少

HIV 感染者和孕妇是与 ITP 患者中的两类特殊人群。

HIV 感染者发生血小板减少时，其临床表现与一般 ITP 相似，应用抗艾滋病药物齐夫多定治疗后，血小板计数可以在短时间内急剧升高，提示血小板减少的发病机制与 HIV 相关。

妊娠期血小板减少的原因有：妊娠性血小板减少症、原发性免疫性血小板减少症、子痫前期及先兆子痫（见第 72 章）等。妊娠合并 ITP 的治疗与非孕期治疗相似，除了孕中期的难治病例或糖皮质激素及静丙无效的活动性出血患者，一般不建议行脾切除术。当血小板计数＜10 000/μl 或有出血倾向者应给予药物治疗，并结合患者的具体情况选择适当的分娩方式。ITP 产妇所生婴儿中约 50% 发生血小板减少性紫癜，怀孕期间 ITP 发作患者所生的新生儿的发病率更高，因此，有些产科医生建议 ITP 患者在分娩前口服泼尼松数周预防，分娩后立即行头皮静脉采血动态监测血小板数值。由于 ITP 孕产妇行剖腹术的风险较高，多建议经阴道分娩。

三、血栓性血小板减少性紫癜和相关疾病

(一)发病机制和诊断

TTP 与溶血尿毒综合征（HUS）、HELLP 综合征（微血管病性溶血，肝功能指标升高，血小板计数减低）(见第 72 章)是一组具有相似临床-病理表现的综合征。

TTP 多见于血浆非金属蛋白酶 ADAMTS13 缺乏的患者，ADAMTS13 可分解 von Willebrand 多聚体，由于 ADAMTS13 的缺乏，TTP 患者易出现超大分子量的 vWF 多聚体（ULvWF），在高剪切力情况下，堆积的 ULvWF 与血小板结合能力增强，从而形成广泛的微血栓，血栓形成使微血管的剪切力异常增加，导致红细胞破裂发生溶血。知识框 63-3 列举了微血管病性血小板减少症的鉴别诊断。

知识框 63-3　微血管病性血小板减少症的鉴别诊断
TTP（血栓性血小板减少性紫癜）
HUS（溶血性尿毒综合征）
DIC（弥漫性血管内凝血）
HELLP 综合征（微血管性溶血，肝功能损害，血小板减少）
恶性高血压
子痫前期；子痫
感染性流产
全身性血管炎
肿瘤
器官排斥
丝裂霉素 C，顺铂，环孢素
脂肪栓塞综合征

TTP的典型临床表现为Moschcowitz五联征即微血管病性溶血性贫血、血小板减少、神经系统症状及体征、肾损害、发热。并非所有TTP患者都表现为典型的五联征，当患者有微血管病性溶血性贫血时，应高度警惕该病诊断（见第45章，图45-1）。

HUS与TTP临床表现有相似之处，但HUS肾损害较重，往往表现为急性肾衰竭，TTP则有明显的中枢神经系统受累的表现。HUS常继发于大肠埃希菌O157：H7感染，志贺毒素(st)是导致大肠埃希菌O157：H7相关HUS血管内皮损伤的主要原因。大多数HUS患者ADAMTS13的活性正常，血清中也不存在ADAMTS13抑制性抗体。HELLP综合征多发生于妊娠后期或者分娩期，是子痫前期的严重并发症（详见第72章）。这三种疾病均为紧急病症，需积极救治。

确诊主要依靠实验室检查，特别是外周血涂片。TTP、HUS和HELLP综合征均存在微血管病性溶血性贫血，表现为外周血涂片可见破碎红细胞（见图45-1）、有核红细胞和血小板减少；网织红细胞正常或轻度升高；由于红细胞被破坏表现为乳酸脱氢酶（LDH）升高，因此，临床连续监测LDH水平是判断疾病活动的有意义的标志之一。

目前，ADAMTS13的检测手段还存在一定的局限性，很难在临床上普及推广。由基因缺陷引起的ADAMTS13水平降低或功能不良是先天性TTP病因，但也有学者发现有ADAMTS13活性正常的病例，此外，其他一些生理或病理状态下，也可能存在ADAMTS13的活性不良。因此，ADAMTS13的活性水平检测对于TTP的诊断有重要参考价值。

（二）治疗

血小板输注在TTP患者中被视为禁忌，血小板输注可能加重血小板聚集并进一步诱发靶器官的微栓塞，加重神经系统症状和肾功能损害，甚至猝死。

急性TTP的主要治疗手段是进行每日的血浆置换。由于该方法的使用，死亡率从超过90%下降至现今的10%～30%。最初的3天给予1～2个容积的血浆置换，接着则给予1.0容积的血浆置换。置换液选择新鲜冰冻血浆，而非白蛋白，如其在吉兰-巴雷综合征（GBS）中的治疗应用（详见第67章），以避免移除凝血因子引发的凝血功能障碍。

血浆置换治疗TTP的机制可能包括：①去除了异常的ADAMTS13或ADAMTS13的抑制物。②补充有活性ADAMTS13。也适用于ADAMTS13活性正常的TTP患者。血浆置换的疗效是毋庸置疑的，但血浆置换疗法的最佳用量和持续时间值得探讨。目前推荐每天一次血浆置换，直至患者取得完全缓解，即神经症状正常、血小板和LDH正常、血色素上升后逐渐减停，总体有效约80%。

血浆置换存在一定的治疗风险，一项206例患者的队列研究中，20%置换过程中会发生不良反应，2%的死亡率与此相关。

尽管类固醇激素对TTP的疗效不明确，但仍然被广泛使用，用量选择相当于1mg/(kg·d)的泼尼松，单药的治疗有效率约为10%。类固醇激素联合血浆置换可能提高疗效，但是目前还缺乏循证医学的证据。抗血小板药物，如阿司匹林、双嘧达莫、磺吡酮，可能增加出血风险，尽量避免使用。

在血浆置换技术建立之前，脾切除术联合糖皮质激素的治疗有效率约50%，复发率低。一项研究表明，早期行脾切除术的疗效略优于晚期，可能与病例选择相关。由于血小板计数减少，脾切除术存在一定的手术风险。

其他免疫抑制药，如长春新碱（2mg，每周1次）、硫唑嘌呤、环磷酰胺及IVIG等治疗TTP治疗取得一定的疗效，死亡率约20%，复发率较高。

新型免疫抑制药——利妥昔单抗是一种人鼠嵌合性CD20的单克隆抗体，主要应用于治疗B细胞克隆性疾病，近年来也被尝试用于治疗难治或复发TTP，现有研究报道多为个案报道，疗效还有待观察。

四、其他疾病

HUS多见于儿童，产志贺毒素的细菌如大肠埃希菌O157：H7或痢疾志贺菌1型等是引发HUS的主要病因，临床可出现无症状感染和血性腹泻和出血性结肠炎，也可能出现神经系统症状。

多数病人通过维持电解质平衡和控制血压可明显改善病情。

TTP是一组异质性的疾病组合,可能与恶性肿瘤、化疗药物(如丝裂霉素C、顺铂和吉西他滨等)以及其他药物(如环孢素、FK506、奎宁、可卡因、氯吡格雷、噻氯吡啶等)相关。治疗方案包括基础疾病的治疗、停用相关药物和血浆置换。

五、总结

详细的病史采集、体格检查及外周血涂片检查可以明确ITP或TTP的诊断。但ICU病房收治的血小板减少病例有部分可能继发于其他病因,如败血症、肝硬化并脾功能亢进、肝素或其他药物相关以及弥散性血管内凝血(详见第45章)等,必要时可请血液科医师会诊。

感染

第64章

急性中枢神经系统感染

Stephen J. Gluckman,著 陈 晗,译 于荣国,校

急性中枢神经系统(central nervous system,CNS)感染通常可分为脑膜炎和脑炎。虽然在有些患者这两类感染很难区分,但是对两者的诊断思路和治疗方式加以区分却是很重要的。脑炎主要是脑实质的感染,其特点是会出现脑功能障碍的临床表现,如迟钝、意识混乱、局灶性异常或者是这些表现同时存在。脑炎最常见由病毒感染引起。脑膜炎的初始临床表现通常为发热、头痛和脑膜刺激征等。如果脑膜炎确实出现了脑功能障碍,其可能是继发于脑水肿、颅内压增高、脑血流改变或上述因素的共同作用。虽然大部分脑膜炎病例是由于细菌或病毒感染,但也可以是非感染性因素所致。脑膜炎中有一种亚型为无菌性脑膜炎,也就是不能找到常规病原菌的一类脑膜炎。虽然大部分无菌性脑膜炎的患者其病情并不需入住ICU,但偶尔也会出现中枢神经系统疾病原因不明或者患者病情较重的情况。本章主要讲述在起病后几小时到几天之内的急性脑膜炎和脑炎综合征。

一、流行病学和病原学

(一)中枢神经系统病毒感染

多数引起CNS感染的病毒病原体与脑膜炎综合征或脑炎综合征密切相关,该综合征对评估和治疗产生影响。肠道病毒是引起脑膜炎的最常见原因,而虫媒病毒则主要引起脑炎,然而临床上也会有一些重叠。在过去,可疑CNS病毒感染的具体病原学常常无法确定。然而,新近出现的诊断技术,特别是聚合酶链反应(polymerase chain reaction,PCR)技术的应用可以使高达55%~70%的病例确定病原学。

(二)中枢神经系统细菌感染

在美国,成人非复杂性细菌性脑膜炎主要是由肺炎链球菌和脑膜炎奈瑟菌引起的。然而,有很多因素会影响患者感染其他微生物的可能性(表64-1)。脾切除术后、免疫球蛋白缺乏、肺炎球菌性肺炎、酗酒、慢性肝或肾病、糖尿病以及脑脊液漏等因素都使患者易于感染肺炎链球菌。神经外科术后或者颅脑创伤后引起脑膜炎的病原体包括葡萄球菌和革兰阴性杆菌。细胞免疫缺乏患者[如实体器官移植术后、人类免疫缺陷病毒(human immunodeficiency virus,HIV)感染、长期使用糖皮质激素、霍奇金病等]、酗酒者、高龄患者、铁过剩的患者、慢性肝或肾疾病以及糖尿病患者应考虑单核细胞增多性李斯特菌感染。

表64-1 对特定细菌性脑膜炎病原体的易感因素

易感因素	病原体
年龄	
青年人	脑膜炎奈瑟菌
成年人(任何年龄)	肺炎链球菌
老年人	单核细胞增多性李斯特菌
宿主防御系统受损	
粒细胞减少	需氧革兰阴性杆菌、金黄色葡萄球菌
—细胞免疫缺陷	单核细胞增多性李斯特菌
—终端补体缺陷	脑膜炎奈瑟菌
脾切除术后	肺炎链球菌
开放性颅脑创伤、神经外科术后	需氧革兰阴性杆菌、金黄色葡萄球菌、表皮葡萄球菌
脑脊液分流	表皮葡萄球菌
颅底骨折	肺炎链球菌

二、发病机制

急性脑膜炎和脑炎主要是由具有特殊能力来侵入脑脊液(cerebrospinal fluid, CSF)的少数病原菌引起。一般认为,病毒性和细菌性CNS感染的病原菌通过血行途径进入脑脊液。然而,部分病毒也可能会沿着神经逆行播散,并且部分细菌有时会在创伤或神经外科手术期间或其后,通过邻近病灶或直接种植的方式侵入到CNS。

细菌性脑膜炎时一旦病原体进入到脑脊液中,患者的防御机制很少能够抑制细菌的繁殖。脑脊液内缺乏吞噬细胞或由免疫球蛋白及补体所产生的有效体液免疫。病原体引起的炎症反应是由脑脊液中的一些细胞因子(特别是白介素1、白介素6和肿瘤坏死因子)介导的。这些细胞因子诱导吞噬细胞黏附于内皮细胞并进入脑脊液。结果造成炎症和微血管损伤并导致脑水肿、颅内压增高、脑组织灌注减少以及直接的组织损伤。对发病机制的进一步了解,使医生可以选择药物调节炎性反应。

病毒性脑炎可以是原发性也可以继发于感染后。原发性感染的特征表现为病毒直接侵入CNS,这可以通过光镜或者电镜加以证实。病毒常可以从脑组织中培养出来或者通过免疫荧光染色予以证实。继发感染后脑炎无法在脑组织中检测出病毒或通过培养进行确定。尽管未累及神经元细胞,但是血管周围炎症及脱髓鞘改变比较突出。

三、临床表现和并发症

大部分急性病毒性脑膜炎的患者会出现发热、头痛和颈强直的表现。头痛症状通常较为剧烈,可为前额部或弥漫性头痛。畏光的表现也比较常见。假性脑膜炎时头部屈曲会受限但不影响头部的旋转。而颈关节炎、帕金森病、神经阻滞药恶性综合征的患者会同时出现头部屈曲及旋转受限。其他症状还包括恶心、呕吐、腹泻和肌肉痛。病毒性脑膜炎患者虽然常有不适感,但未表现出中毒症状。尽管多数患者呈现非特异性表现,但是可出现能够提示病因的相关临床线索,包括肠道病毒皮疹、腮腺炎或生殖器疱疹等。病毒性脑膜炎的病程通常少于1周,并且一般不会存在后遗症。

急性细菌性脑膜炎也会出现发热、头痛以及脑膜刺激征等临床表现。此外,可迅速出现感觉异常,但不伴有神经系统定位体征。意识状态紊乱程度可以从轻度的意识混乱到完全无反应。如果发生上述症状,则会出现神经定位体征,包括颅神经麻痹、偏瘫和失语。它们常与硬膜下积脓、皮质静脉血栓、矢状窦或海绵窦血栓或脑积水等并发症相关。也可能发生局部或全身性癫痫发作。由于视盘水肿不属于非复杂性脑膜炎的特征,一旦出现这个症状则意味着出现并发症或者存在其他诊断。

某些类型的脑膜炎患者其临床表现可能并不

典型，老年性脑膜炎患者可能只有轻微的意识状态的改变。迟发型脑损伤的患者，其相关脑膜炎的临床表现可能与创伤有关。中性粒细胞减少的患者其脑脊液的炎症反应可能会减轻。因为上述原因，任何出现意识状态改变的患者，特别是合并发热时都必须考虑细菌性脑膜炎的可能。

全面的体格检查有时可以为细菌性脑膜炎的病因查找提供线索。可能会发现肺炎或鼻窦炎等局灶性感染灶。脑膜炎球菌菌血症的特征性皮肤表现，如瘀斑或紫癜可提示该菌感染，但是这些表现也可能见于其他病原菌感染。其他可能的线索包括：存在脑脊液分流、鼻窦炎或脑脊液鼻漏等情况。

细菌性脑膜炎与病毒性脑膜炎最初的主要区别是基于脑脊液分析。临床上病毒性脑膜炎与病毒性脑炎的鉴别则是依据脑功能的状态。病毒性脑膜炎的患者会感觉不适、昏睡或由于头痛而心烦意乱，但其脑功能仍是正常的。而病毒性脑炎的患者则预计会出现脑功能异常，包括意识状态改变、运动或感觉异常、语言或动作不协调等。癫痫发作或发作后状态也可以单独出现在脑膜炎的患者中，其不应作为诊断脑炎的确切依据。1型单纯疱疹病毒（herpes simplex virus type 1，HSV-1）性脑炎特别好发于内侧颞叶和额叶下部，因而行为怪异、言语障碍、出现幻味、幻嗅等症状是该病原体感染的特征性临床表现。合并有口唇疱疹的病例见于不到10%的患者。此外，皮肤出现疱疹性皮损是许多发热性疾病的非特异性表现。因此，是否存在皮肤黏膜疱疹感染对于评估HSV-1脑炎的患者并不具有诊断意义。

四、常用诊断方法

通过腰椎穿刺采集脑脊液进行检查是评估患者CNS感染的一项关键的初始检查方法。脑脊液应常规送检细胞计数及分类、糖和蛋白测定、革兰染色和细菌培养。这些脑脊液的检查结果可以明确或者排除CNS炎症的存在。尽管特定的脑脊液检查结果也将帮助临床医师鉴别细菌性感染与非细菌性感染，但病毒性脑膜炎、其他原因导致的无菌性脑膜炎以及病毒性脑炎患者的常规脑脊液检查结果常无法进行区分。

对于大部分患者来说，其急性脑膜炎的临床表现足以与CNS占位性病变相区别，在腰椎穿刺前进行影像学检查是不必要的，并且还可能会耽误治疗（图64-1）。有些病史和体格检查结果提示存在CNS占位性病变的可能性，应该尽快在腰椎穿刺前行影像学检查（CT或磁共振），这些情况包括年龄>60岁、免疫抑制状态、近期癫痫发作、意识状态改变、视盘水肿、神经系统定位体征或具有颅脑创伤的证据等。如果考虑脑膜炎，而又存在上述任意一种提示CNS局灶性病变的情形，应在腰椎穿刺前及时开始抗生素治疗同时进行影像学检查。除了前面提到的最初检测项目外，应该将数毫升脑脊液保存于冰箱中直到这些检测项目得出结果，以备进一步检查之需。通常最初的检查结果能够提示是否存在细菌感染（图64-2）。如果未能诊断细菌性脑膜炎，那么保存下来的脑脊液可以进行其他病原体的检测。

病毒性与细菌性CNS感染时的脑脊液检查结果见表64-2。尽管早期以粒细胞（中性白细胞）为主，但病毒性脑膜炎或者脑炎的脑脊液中最主要的细胞还是淋巴细胞。如果检测结果不确定，8h后重复脑脊液检测，大多数病例将会呈现粒细胞向淋巴细胞转变的趋势。脑脊液糖含量通常是正常的，但是在单纯疱疹病毒、腮腺炎病毒、某些肠道病毒和淋巴细胞性脉络丛脑膜炎病毒感染时会有轻微下降。而在适当情况下红细胞的出现则提示HSV-1脑炎。

细菌性脑膜炎的白细胞计数预计>1000/μl，但是偶尔也低于此值。脑脊液白细胞<10/μl对细菌性脑膜炎的阴性预测值为99%（中性粒细胞减少症的患者除外）。大部分细菌性脑膜炎患者的中性粒细胞比例>90%。当细胞总数偏低时淋巴细胞比例可能会占优势，这最可能是由单核细胞增多性李斯特菌感染所致。细菌性脑膜炎时脑脊液糖的水平预计会下降，但这并不具有特异性。癌性脑膜炎、结核性脑膜炎、部分病毒性脑膜炎或血糖浓度低时也可见脑脊液糖水平下降。细菌性脑膜炎时脑脊液糖含量降低的原因是糖无氧酵解或者糖主动转运减少。脑脊液糖含量<10mg/dl对于细菌性脑膜炎具有高度特异性但并不常见。60%的细菌性脑膜炎患者脑脊液糖含量<40mg/dl，而在70%的患者中脑脊液糖和血糖之比<0.3。由于白细胞计数、粒细胞比例以及糖含量的

改变在无菌性脑膜炎时也会发生改变,因此,重要的一点是在评估脑脊液结果时应加以全面考虑。然而,脑脊液糖含量＜34mg/dl、脑脊液糖与血糖之比＜0.3、脑脊液蛋白含量＞220mg/dl、脑脊液白细胞计数＞2000/μl 以及脑脊液粒细胞计数＞1180/μl 是确定细菌性脑膜炎,而非病毒性脑膜炎的独立预测因素,其特异性可达 99%。由于脑脊液细菌抗原检测并不比脑脊液革兰染色更敏感,因而通常不推荐在成人中进行常规检测。然而,这项检查对于行腰椎穿刺之前就应用过抗生素的患者可能是有用的。

五、可疑非细菌性中枢神经系统感染的处理流程

非细菌性 CNS 感染的常规处理流程见图 64-1。除了 HSV-1、HIV 可能还有水痘病毒感染以外,其他 CNS 病毒感染没有特异性的药物治疗方式。由于治疗意义有限,对具有病毒性脑膜炎或脑炎的临床和脑脊液改变的患者进行处理限于以下几个方面。

1. 如果有脑炎的证据,应经验性应用阿昔洛韦治疗 HSV-1。早期治疗预后较好。肾功能正常的患者予以 10mg/kg 静脉给药,每 8 小时 1 次,疗程为 10～14d。

2. 谨慎考虑其他可能存在的可治疗性病因(比如非甾体抗炎药相关性无菌性脑膜炎、硬脑膜静脉窦血栓形成、CNS 血管炎、梅毒脑膜炎、莱姆脑膜炎、边缘叶脑炎等)。

3. 寻找特殊病毒感染的线索。局灶性脑炎,尤其是通过脑电图、CT 或 MRI 等影像学检查定位到颞叶常提示为 HSV-1 感染。在家中出现的其他肠道病毒性疾病(具有胸膜炎、胰腺炎、腮腺炎或发热性皮疹等表现的疾病)可以提示为肠道病毒性脑膜炎。腮腺炎提示腮腺炎病毒或者肠道病毒的感染。麻疹和水痘具有典型的皮疹。近期存在高危暴露史提示可能是急性 HIV 感染。周身虚弱(偶尔会很严重)是西尼罗河病毒所致 CNS 感染的常见表现。

4. 除了 HSV 之外,寻找其他致病病毒应该按照下文提示的临床信息进行个体化考虑。虽然对于大多数病毒感染没有特效的治疗方法,但是我们应该将相关疾病与脑膜炎和脑炎一样的严重

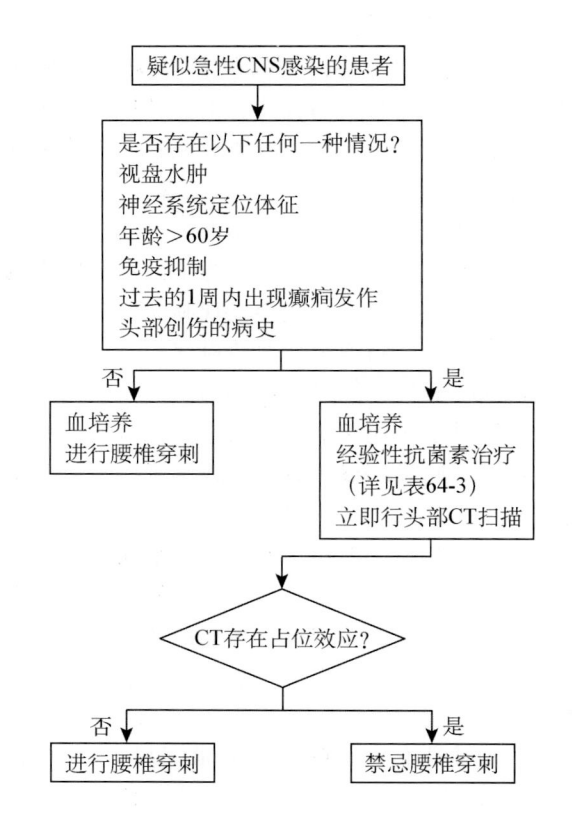

图 64-1 描述疑似急性 CNS 感染患者的初始评估步骤的流程(详见正文)
CT. 计算机断层扫描

性,向患者及其家属做出详细的解释。

(1)当怀疑 HSV-1 感染时,需要对脑脊液进行针对 HSV 的聚合酶链反应(PCR)检测。这是现有的最快速且特异的检查并已取代其他检查手段。脑组织活检可以明确诊断,但是偶尔也会有假阴性结果。脑脊液培养的敏感性低,血清 HSV 抗体检测对诊断没有帮助。

(2)对脑脊液、血和粪便进行肠道病毒 PCR 检测已经代替了病毒培养。HSV-2 感染也可以通过 PCR 检测加以诊断。

(3)尽管血清学结果在出现急性 HIV 感染表现时经常是阴性的,但仍应常规进行 HIV 感染的血清学检测。血清学转变经常在痊愈后几周出现。相比之下,在感染急性期进行 HIV 的 PCR 检测可以出现很高的滴度。

(4)虫媒病毒(包括西尼罗病毒)急性期血清学的检测可以和 2～3 周之后恢复期血清学的检测进行配对比较。也应该检测脑脊液和血清的

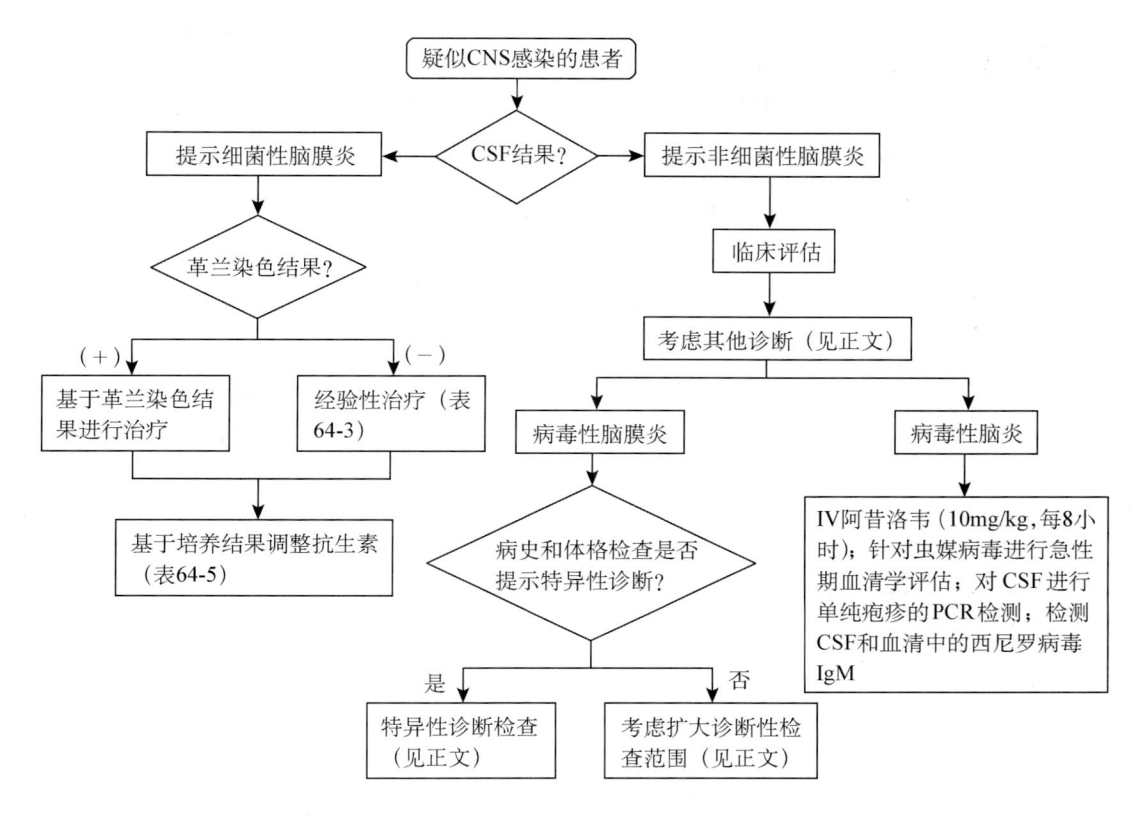

```
                    疑似CNS感染的患者
                           │
              ┌────────────┴────────────┐
       提示细菌性脑膜炎  ← CSF结果? →  提示非细菌性脑膜炎
              │                              │
              ▼                           临床评估
        革兰染色结果?                         │
         /        \                          ▼
       (+)        (-)                考虑其他诊断（见正文）
        │          │                         │
  基于革兰染色   经验性治疗           ┌───────┴───────┐
  结果进行治疗   （表64-3）        病毒性脑膜炎    病毒性脑炎
        │          │                    │             │
        └────┬─────┘                    ▼             ▼
             ▼                   病史和体格检查是否   IV阿昔洛韦（10mg/kg,每8小
      基于培养结果调整抗生素       提示特异性诊断？    时）；针对虫媒病毒进行急性
          （表64-5）                                  期血清学评估；对CSF进行
                                     /      \        单纯疱疹的PCR检测；检测
                                    是        否      CSF和血清中的西尼罗病毒
                                    ▼         ▼      IgM
                              特异性诊断检查  考虑扩大诊断性检
                                （见正文）    查范围（见正文）
```

图 64-2 用以阐述疑似急性中枢神经系统(CNS)感染患者基于最初脑脊液(CSF)分析结果（表 64-2 和正文）所进行的评估步骤的流程图

IV. 静脉使用；PCR. 聚合酶链反应；IgM. 免疫球蛋白 M

表 64-2 病毒性和细菌性脑膜炎的典型脑脊液检查结果

	病毒性	细菌性
白细胞(/μl)	<1000	>1000
粒细胞百分数	<50*	>90
葡萄糖	正常†	下降
蛋白	增高	增高
革兰染色	阴性	80%～90%的病例呈阳性

* 病毒性脑膜炎早期粒细胞可能占优势
† 见正文中关于正常和下降数值的讨论

西尼罗病毒特异性的 IgM 抗体。除了脑脊液 PCR 和脑脊液或唾液的病毒培养之外，流行性腮腺炎病毒也可以通过检测特异性的 IgM 抗体进行诊断。

六、可疑细菌性中枢神经系统感染的处理流程

当脑脊液检查提示细菌性感染时，需要进行经验性抗生素治疗，直到获知脑脊液的细菌培养结果。应根据脑脊液涂片革兰染色的结果以及任何可能改变细菌谱的特异性临床特征来进行初始抗生素的选择（表 64-3 和表 64-4，也请参考表 64-1）。

表 64-3 疑似细菌性脑膜炎的初始经验性治疗

临床特征	抗生素
成年人＜50 岁且无诱发因素	头孢曲松或头孢噻肟联合万古霉素
成年人＞50 岁	上述药物联合氨苄西林
细胞免疫功能下降*	上述药物联合氨苄西林
头部创伤或神经外科术后	头孢他啶联合万古霉素
粒细胞减少	头孢他啶联合万古霉素
脑脊液分流术后感染	头孢曲松或头孢噻肟联合万古霉素

* 病例包括接受长期类固醇治疗、淋巴瘤、艾滋病或接受实体器官移植的患者

表64-4 肝肾功能正常的成人细菌性脑膜炎患者的抗生素推荐剂量（对肾功能和其他器官衰竭的剂量调整见第17章）

抗生素	剂量（每日总量）	给药间隔（h）
阿米卡星	15mg/kg	8
氨苄西林	12g	4
头孢噻肟	12g	4
头孢他啶	6g	8
头孢曲松	4g	12
氯霉素	4~6g	6
环丙沙星	800mg	12
庆大霉素	5mg/kg	8[†]
萘夫西林	12g	4
青霉素	200万~240万U	4
利福平	600mg	24
复方磺胺甲噁唑	20mg/kg[*]	12
万古霉素	2g	12[†]

[*] 依据甲氧苄嘧啶组分进行剂量计算
[†] 依据血清浓度校正剂量（见第17章）

一旦培养出特定的脑膜炎致病菌后，抗菌治疗方案就可予以调整（表64-5）。铜绿假单胞菌应使用头孢他啶（或者抗假单胞菌青霉素）联合一种氨基糖苷类抗生素进行治疗。如果全身给药无效时应该考虑鞘内或者脑室内注射氨基糖苷类抗生素。很多临床医师在治疗确诊的李斯特菌脑膜炎时会在处方中加用一种氨基糖苷类抗生素，因为其在体外具有协同作用（尽管体内的协同作用尚未被证实）。表皮葡萄球菌是脑脊液分流术后感染的主要致病菌，其应予以万古霉素治疗，如果患者病情没有改善，可加用利福平治疗。虽然通过向引流管内直接注入万古霉素，可以治愈一部分持续脑脊液引流管感染的患者，但总的来说在这种情况下必须拔除引流管。

表64-5 细菌性脑膜炎的特定抗菌治疗方案

微生物	标准治疗方案	备选治疗方案
肺炎链球菌		
对青霉素敏感（平均抑菌浓度[MIC]<0.1μg/ml）	青霉素	三代头孢菌素[*]、氯霉素、头孢呋辛
肺炎链球菌		
对青霉素耐药（MIC=0.1~1μg/ml）	三代头孢菌素	万古霉素
（MIC>2μg/ml）	万古霉素	
脑膜炎奈瑟氏菌	青霉素	三代头孢菌素、头孢呋辛、氯霉素
流感嗜血杆菌		
β-内酰胺酶（-）	氨苄西林	三代头孢菌素、氯霉素、头孢呋辛
β-内酰胺酶（+）	三代头孢菌素	氯霉素、氟喹诺酮类[†]
肠杆菌科	三代头孢菌素	哌拉西林、氯霉素、复方新诺明
单核细胞增多性李斯特菌	氨苄西林[‡]	复方新诺明
铜绿假单胞菌	头孢他啶[‡]	哌拉西林[‡]、氟喹诺酮类[†]、亚胺培南[‡]
金黄色葡萄球菌		
甲氧西林敏感	萘夫西林或苯唑西林	万古霉素
甲氧西林耐药	万古霉素	复方新诺明
表皮葡萄球菌	万古霉素[§]	

[*] 头孢曲松、头孢噻肟、头孢他啶
[†] 左氧氟沙星、氧氟沙星、环丙沙星和其他药物
[‡] 应考虑加用一种氨基糖苷类药物（见正文）
[§] 应考虑加用利福平（见正文）

对于严重青霉素过敏的患者应使用氯霉素替代,但是也有治疗失败的病例。如果对于氯霉素治疗没有反应,应尝试对患者进行青霉素或头孢菌素的脱敏治疗(详见第 32 章)。

尽管细菌性脑膜炎的抗生素治疗持续时间还未有明确的规定,但是对于肺炎球菌、脑膜炎球菌和流感嗜血杆菌所引起脑膜炎,其标准治疗时间为 10~14d。而对于革兰阴性菌脑膜炎和单核细胞增多性李斯特菌脑膜炎,则通常治疗时间为 3 周。

七、辅助治疗

1. 如果出现颅内压(intracranial pressure,ICP)增高的征象,应该及时采取措施降低颅压,对于严重病例应考虑有创颅内压监测(详见第 41 章)。

2. 发热会增加大脑代谢活动,这反过来又会增加脑血流量,而这可能会增高颅内压从而产生不利影响。应使用退热药物使体温低于 38℃。

3. 颅内感染通常会并发抗利尿激素的异常分泌。应该根据血清电解质的情况,仔细调节液体治疗策略,以避免发生低钠血症(详见第 84 章),因为低钠血症会加重脑水肿。

4. 反复发作的癫痫会导致神经元损害,应该加以控制。但不推荐进行预防性抗癫痫治疗。

5. 应考虑添加类固醇辅助治疗。许多具有快速杀菌活性的抗生素会导致细菌溶解,这会导致促炎症介质的释放。因为这些炎症介质可能会增加炎症反应和脑损伤,因此降低炎症反应程度是合理的治疗方式。

对于添加地塞米松辅助治疗成人细菌性脑膜炎的临床研究,在发达国家和发展中国家出现矛盾的结果。在发达国家患者中使用类固醇治疗肺炎链球菌脑膜炎似乎具有确切的益处,但在发展中国家却未能获益。这可能是由于在发展中国家合并 HIV 感染的发生率更高,或是由于其不尽完善的支持治疗水平。如果类固醇药物有益,那么必须在抗生素治疗之前或者开始治疗时加用类固醇。由于在开始抗生素治疗时很少能够确定病原菌,对于 HIV 阴性的患者给予地塞米松 0.15mg/kg 静脉给药,每 6 小时一次并持续 4d 是合理的治疗方案。在治疗过程中如果发现病原菌不是肺炎球菌,有些临床医师会停用类固醇,而其他医生则不会。

第65章

社区获得性肺炎

David A. Oxman Marissa B. Wilck,著 陈 晗,译 于荣国,校

肺炎是由病原体所造成的肺组织炎症和实变性病变。肺炎是导致死亡的最常见的感染性疾病,在美国处于第八位死亡原因,并且每年因肺炎而死亡的人数超过60 000人。虽然有更新的抗菌药物被开发出来用以治疗社区获得性肺炎(community-acquired pneumonia,CAP),但是由耐药菌引起的肺炎的发生率却在持续增加。最终,随着高危患者的增加,特别是那些存在获得性免疫缺陷疾病或者接受免疫抑制治疗者,由条件致病菌所导致的CAP的比重也正在增加。

一般来说,CAPs是指入院时或者入院后48h内发生的肺炎,而后者是指入院时病情尚处于潜伏期。与此相反,根据美国胸科学会(American thoracic Society,ATS)的指南,医疗机构获得性肺炎(health care associated pneumonias,HCAPs)是指收住到医疗机构48h或其后发生的肺炎,入院时未处于疾病潜伏期。然而,在入院时或入院后短时间内发生的,来自护理院或其他长期护理机构的行动不便患者的肺炎也应被认定为HCAPs,并按照相关原则进行处理(详见第14章)。

一、临床诊断和病因

尽管大部分CAP的患者会出现典型的症状与体征,如发热、咳嗽、咳痰等,但是这些症状与体征既不具有敏感性也不具有特异性。比如老年CAP患者常常未显示出这些典型的感染征象,反而是呼吸频率增快是该组人群中一个最可靠的肺炎表现。

(一)典型与非典型肺炎

传统上,一些临床医生根据临床表现来区分典型与非典型的CAP。据认为由非典型病原体(如肺炎支原体、肺炎衣原体、军团菌和病毒)引起的CAP其特征表现为病毒感染样的前驱症状(肌痛、关节痛和咽喉痛)、亚急性病程、干咳、无胸膜炎和寒战、低热以及听诊时没有典型病原体(肺炎链球菌、流感嗜血杆菌、金黄色葡萄球菌和革兰阴性菌)所引起的CAP的实变体征。然而系统评价的结果提示,这些特征在非典型肺炎中并不比典型肺炎更常见。此外,实验室检查及胸部X线片改变也不能鉴别典型与非典型肺炎。虽然临床统计学可能对病因有所提示,但是确切的诊断仍需要实验室及微生物检测以确定特定的病原菌。

(二)病原学

很多病原体都可引起CAP。虽然目前分离率有所下降,但肺炎链球菌(肺炎球菌)仍然是最常被确认引起CAP的病因。虽然目前诊断技术不断更新,仍有高达45%的CAP病因不明。最常鉴定出的病原菌(按检出率从高到低)依次是:肺炎链球菌、流感嗜血杆菌、肺炎衣原体、肺炎支原体、呼吸道病毒和军团菌。ICU住院CAP患者的最常见病原菌与所有其他CAP患者的病原菌不同。例如一篇包含了9项研究的综述(纳入了

从1999—2001年的890名收住ICU的CAP患者)指出,ICU患者中最常见的病原菌(按检出率从高到低)依次是肺炎链球菌、军团菌属、流感嗜血杆菌、肠杆菌属、金黄色葡萄球菌、假单胞菌属。大约20%收住ICU治疗的CAP患者是由非典型病原体引起,其中最常见的是军团菌属。

由于CAP的起始治疗常是经验性的,因此了解最常见的病原菌显得十分重要。可以根据患者存在的危险因素或者合并的疾病考虑可疑的病原体(表65-1)。而肺炎链球菌仍然是所有人群,包括人免疫缺陷病毒(human immunodeficiency,virus, HIV)感染者的最常见病原菌。由肺炎链球菌或者流感嗜血杆菌引起的严重复发性肺炎常提示患者存在潜在免疫缺陷状态,如HIV感染或多发性骨髓瘤等。非嗜肺型的军团菌感染也可能更常见于免疫抑制患者,提示需要评估患者的免疫状态。高达30%的CAP可由病毒引起。虽然最常见的呼吸道病毒是流感病毒,其他病毒如腺病毒、呼吸道合胞病毒(respiratory syncytial virus,RSV)和副流感病毒也很常见。

表65-1 不同情况或危险因素下发生社区获得性肺炎的常见病原体

临床情况或危险因素	常见病原体
酗酒	肺炎链球菌、口腔厌氧菌、肺炎克雷伯菌、不动杆菌属、结核分枝杆菌
误吸	革兰阴性肠杆菌、口腔厌氧菌
COPD或吸烟	流感嗜血杆菌、铜绿假单胞菌、军团菌属、肺炎链球菌、卡他莫拉菌、肺炎衣原体
咳嗽长达12周合并喘息或咳嗽后呕吐	百日咳博代杆菌
支气管阻塞	厌氧菌、肺炎链球菌、流感嗜血杆菌、金黄色葡萄球菌
接触蝙蝠或鸟类粪便	组织胞浆菌
接触鸟类	鹦鹉热嗜性衣原体(如果是家禽则为禽流感病毒)
接触家畜或临产的猫	贝纳特立克次体(Q热病)
接触兔子	土拉弗朗西斯菌
HIV感染(早期)	肺炎链球菌、流感嗜血杆菌、结核分枝杆菌
HIV感染(晚期)	早期感染所列出的病原菌加上耶氏肺孢子虫、隐球菌、组织胞浆菌、曲霉菌、非典型分枝杆菌(特别是堪萨斯分枝杆菌)、铜绿假单胞菌、流感嗜血杆菌
过去两周住宿宾馆或游轮上	军团菌属
暴露于生物恐怖袭击	炭疽杆菌(炭疽病)、鼠疫耶尔森菌(瘟疫)、土拉弗朗西斯菌(野兔病)
社区流感流行	流感病毒、肺炎链球菌、金黄色葡萄球菌、流感嗜血杆菌
使用静脉注射吸毒	金黄色葡萄球菌、厌氧菌、结核分枝杆菌、肺炎链球菌
肺脓肿	CA-MRSA、口腔厌氧菌、地方性真菌性肺炎、结核分枝杆菌、非典型分枝杆菌
中性粒细胞减少症	肺炎链球菌、革兰阴性菌(特别是铜绿假单胞菌)
护理院常驻者*	肺炎链球菌、革兰阴性杆菌(特别是肺炎克雷伯菌)、甲型或乙型流感病毒、金黄色葡萄球菌、口腔厌氧菌、结核分枝杆菌
接受实体器官移植3个月以后	肺炎链球菌、流感嗜血杆菌、军团菌属、耶氏肺孢子虫、巨细胞病毒
结构性肺病(如支气管扩张症)	铜绿假单胞菌、洋葱伯克霍尔德菌、金黄色葡萄球菌
到东南亚和东亚旅游或定居	类鼻疽伯克氏菌、禽流感病毒、SARS
到美国西南部旅游或定居	球孢子菌属、汉坦病毒
青壮年(<30岁)	肺炎链球菌、肺炎支原体、肺炎衣原体

* 发生于护理院和其他长期护理机构的行动不便患者身上的肺炎应考虑为医疗机构获得性肺炎(HCAP),见第14章所述

CA-MRSA. 社区获得性耐甲氧西林金黄色葡萄球菌;COPD. 慢性阻塞性肺疾病;SARS. 严重急性呼吸道综合征

改编自 Mandell LA, Wunderink RG, Anzueto A, et al: Infectious Diseases Society of America/American Thoracic Society consensus guideline on the management of community-acquired pneumonia in adults. Clin Infect Dis 44:S27-S72, 2007.

二、诊断评估

(一) 胸部 X 线片

当 CAP 出现典型的临床表现时,胸片上出现浸润影就可以明确诊断。但是如在细菌性肺炎的头 24h 摄片或者存在严重中性粒细胞减少时,患者胸片表现可能是正常的。同样的,30%～40% 的耶氏肺孢子虫(原名卡氏肺孢子虫)肺炎的患者胸片可正常。

(二) 痰的革兰染色及细菌培养

尽管其临床价值广受争议,对患者咳出的痰进行革兰染色涂片及细菌培养对于寻找 CAP 的病因及指导初始治疗仍具有意义。虽然入院时只有 60%～70% 的 CAP 患者有痰,但这些痰液检查是非侵入性的并且费用相对比较便宜。在最终确诊为肺炎链球菌肺炎的患者中,62%～89% 的病例在最初的革兰染色涂片中会显示柳叶刀状革兰染色阳性的双球菌。此外,革兰染色涂片上发现多形核中性粒细胞但未发现微生物,这常提示为肺炎支原体、肺炎衣原体或军团菌感染。

痰培养的结果必须依据相应痰涂片的结果进行解读,如微生物培养得到的优势菌与革兰染色一致则具有较大的临床意义。分离出的优势菌不是呼吸道正常菌群时对抗生素的调整是有指导意义的。同样,如果革兰染色或细菌培养未能分离出金黄色葡萄球菌或革兰阴性杆菌,则说明确实没有这些细菌的感染。由于分离困难,故不常规进行支原体、衣原体、军团菌及呼吸道病毒的培养。

痰革兰染色涂片及培养的临床价值主要依赖于痰标本的质量。每个低倍镜视野找到 >25 个多形核中性粒细胞,及 <10 个鳞状上皮细胞,可用于判断是否是一份采自下呼吸道的合格标本。之前应用过抗生素会降低痰培养的价值,哪怕只用过一到两剂也会使痰中分离出微生物的机会降低 50% 以上。支气管镜或者支气管肺泡灌洗常可提高痰涂片与痰培养的阳性率,但通常用于对初始经验性抗生素治疗无反应者、重症患者或可能存在耐药菌及非常见致病菌的患者。

(三) 血培养和胸膜腔穿刺检查

虽然阳性的血培养结果对于明确 CAP 的病因具有决定意义(即具有高度特异性),但是只有 10% 的住院 CAP 患者血培养呈阳性(即敏感性低),这其中 60%～70% 培养菌株为肺炎链球菌。血培养阳性率低的部分原因是在培养前使用了抗生素。

10%～50% 的 CAP 的患者可发生胸腔积液。如果存在大量的胸腔积液(直立侧位胸片上的高度 >5cm)、临床表现与众不同或者对初始治疗无反应时,应行诊断性胸膜腔穿刺术。如果胸膜腔积液的 pH>7.3、葡萄糖水平 >60 mg/dl、乳酸脱氢酶 <1000 IU/dl,通常仅需抗生素治疗即可。如果积液呈脓性、pH<7.20、葡萄糖水平 <60 mg/dl 或者涂片革兰染色可见微生物,则患者应该进行胸腔置管引流。需要注意的是,不能对浓稠的脓液标本进行 pH 检查,因为这会阻塞血气分析机,并且 pH 检测也非必要,因为通过肉眼观察即可判断为脓胸。

(四) 其他诊断性检查

对各种非典型呼吸道病原体进行急性期和恢复期的血清滴度测定对于 CAP 的处理并无实际意义,因为其结果不能指导治疗,因而不应常规对 CAP 患者进行上述检查。

军团菌尿抗原是一个确诊嗜肺军团菌感染(血清型 1)的高度敏感指标,70%～90% 的军团菌肺炎都是由它引起的。然而,军团菌尿抗原的出现并不能除外由其他血清型的嗜肺军团菌,或其他军团菌属所造成的感染(10%～30% 的军团菌 CAP 由此引起)。其他用于诊断军团菌 CAP 的检查手段,如痰或气管抽吸物的培养、直接荧光抗体检测、急性期抗军团菌血清滴度测定等,其敏感性都无法与尿抗原检查相比。细菌培养的敏感性在应用抗军团菌药物后也会下降。

同样的,由食品药品管理局(Food and Drug Administration, FDA)批准的针对肺炎链球菌的尿抗原检测对于诊断 CAP 也可能有效,尤其是在培养前就已经使用过抗生素的患者中,该项检查的敏感性为 50%～80%,并且具有很高(>90%)的特异性(在 3 个月内未发生 CAP 的成年患者中)。

快速呼吸道病毒筛查(或其他检测流感的手段,如分子探针)可以通过鼻咽冲洗、拭子,或者支气管肺泡灌洗(由于稀释而相对不佳)来实施。这种具有高度敏感性的方法可以在24h内甚至更快地证实病毒感染并具有高度特异性。细菌感染的生物标志物,如降钙素原可有助于将细菌性CAP同病毒性CAP或与非感染性因素导致的呼吸困难或者胸片异常(例如充血性心力衰竭)相鉴别。此外,对于起初不确定是否存在细菌感染者,如降钙素原的水平未升高可有助于缩短抗生素的使用时间。

三、死亡及发生并发症的危险因素

识别存在严重感染或存在高CAP并发症风险的患者,从而确定相应的监护水平是很重要的。在依照高危因素(反映了疾病的严重程度和宿主因素,见后述)的数量对CAP患者进行分层后,CAP所造成的死亡率可以从<1%至高达60%不等。在住院治疗的CAP患者中,约有10%收住到ICU。尽管不同医疗机构的ICU收治标准有很大不同,有一项研究报道,近半数(45%)在ICU治疗的CAP患者最初是收治到普通病房的。

可以使用肺炎严重性指数(pneumonia severity index,PSI)(pda.ahrq.gov/psicalc.asp)和英国胸科学会CURB-65(包含神志混乱、尿素、呼吸频率和血压,用于>65岁人群,网址:www.mdcalc.com/curb-65-severity-score-community-acquired-pneumonia)等预测标准来鉴别需要住院治疗的中到重度CAP患者。虽然缺乏前瞻性的研究证实,但是美国感染病学会-美国胸科学会(Infectious disease Society of America-American Thoracic Society,ISDA-ATS)CAP指南提出了收住ICU或者高水平监护病房的标准:即符合表65-2中三项或三项以上的次要标准或者任何一项主要标准。

一项包含41项研究的meta分析列出了CAP常见并发症的发生频率(表65-3)。

表65-2 ISDA-ATS关于严重社区获得性肺炎的判定标准

次要标准[*](如患者具有三项或三项以上次要标准则建议收住ICU)

呼吸频率≥30/min
PaO_2/FiO_2[†]≤250
多肺叶的渗出性改变
神志混乱/定向力障碍[‡]
尿毒症[BUN水平≥20mg/dl(>7.1mmol/L)]
白细胞减少症[§](WBC计数<4000/mm³)
血小板减少症(血小板计数≤100 000/mm³)
低体温(中心温度<36℃)
低血压需要积极液体复苏

主要标准(收住ICU的绝对指征)

有创机械通气
感染性休克需使用升压药

ISDA.美国感染病学会;ATS.美国胸科学会;BUN.血尿素氮;PaO_2/FiO_2.动脉氧分压/吸入氧浓度;WBC.白细胞

[*] 其他应考虑的标准包括低血糖(非糖尿病患者)、急性酒精中毒/酒精戒断、低钠血症、无法解释的代谢性酸中毒或乳酸水平增高、肝硬化以及无脾症

[†] 无创机械通气需求可代替呼吸频率≥30/min或PaO_2/FiO_2≤250这两项标准

[‡] 新出现的对人物、地点或时间的定向力障碍

[§] 单纯由感染引起

改编自 Mandell LA, Wunderink RG, Anzueto A, et al: Infectious Diseases Society of America/American Thoracic Society consensus guideline on the management of community-acquired pneumonia in adults. Clin Infect Dis 44:S27-S72, 2007.

表65-3 社区获得性肺炎的并发症发生率

肝功能异常[*]	12.3%
胸腔积液	10.6%
肾衰竭	10.4%
充血性心力衰竭	8.6%
呼吸衰竭	7.8%
休克	7.7%
肺脓肿	6.3%
气胸	5.7%
脓胸	5.2%

[*] 黄疸、肝功能检查异常或肝衰竭

改编自 Fine MJ, Smith MA, Carson CA, et al: Prognosis and outcomes of patients with community-acquired pneumonia. JAMA 275:134-141, 1996.

四、治疗

(一)抗生素选择

对于刚收住院的患者,常常无法判断CAP的病因是什么,因此初始治疗必须是经验性的(表65-4)。如果在治疗的过程中确定致病菌后,应将治疗方案转为最适合的(窄谱)抗生素。需要注意的是,在美国总体来说大约有20%的肺炎链球菌菌株对青霉素高度耐药,部分地区的比例甚至更高,而世界上其他地区的耐药性可达50%以上。此外,这些耐药菌株对其他常用抗生素(如大环内酯类)也经常出现耐药。幸运的是,目前对于三代和四代头孢菌素以及呼吸氟喹诺酮类抗生素耐药的情况尚罕见。在进行经验性抗生素治疗时必须始终考虑当地目前的细菌耐药情况。

表65-4 ISDA-ATS 2007年指南:ICU患者社区获得性肺炎的抗生素推荐意见

一种β-内酰胺类抗生素(头孢噻肟、头孢曲松或氨苄西林-舒巴坦)联合阿奇霉素(500mg/d静脉输注)或呼吸氟喹诺酮[莫西沙星、吉米沙星或左氧氟沙星(750mg/d静脉输注)](对于青霉素过敏的患者,推荐使用呼吸氟喹诺酮和氨曲南)

注意事项

如果考虑假单胞菌感染:

——一种抗肺炎球菌和抗假单胞菌β-内酰胺类(哌拉西林-他唑巴坦、头孢吡肟、亚胺培南或美罗培南)联合环丙沙星或左氧氟沙星(750mg)

或

——上述β-内酰胺类联合一种氨基糖苷类和阿奇霉素

或

——上述β-内酰胺类联合一种氨基糖苷类和一种抗肺炎球菌氟喹诺酮类(对于青霉素过敏的患者,使用氨曲南替代上述的β-内酰胺类)

如果考虑CA-MRSA感染:

——加用万古霉素或利奈唑胺

如果已知或怀疑患者感染人免疫缺陷病毒:

——加用复方新诺明(除非有禁忌证)来治疗耶氏肺孢子虫(见第23章)

CA-MRSA. 社区获得性耐甲氧西林金黄色葡萄球菌;ICU. 重症监护病房

* 改编自 Mandell LA, Wunderink RG, Anzueto A, et al: Infectious Diseases Society of America/American Thoracic Society consensus guideline on the management of community-acquired pneumonia in adults. Clin Infect Dis 44:S27-S72,2007.

(二)疗程

虽然对于治疗该持续多长时间仍有些主观臆断,但通常推荐针对普通的细菌性肺炎治疗时间为10d,肺炎支原体以及肺炎衣原体CAP的治疗时间为10~14d,而对于军团菌引起的CAP治疗时间则为14~21d(尽管缺少对于军团菌肺炎不同疗程之间的对比研究)。一般来说,当患者临床症状改善、血流动力学稳定并且能够吸收口服药物时,就应将静脉治疗改为口服治疗。

五、临床病程

(一)病情缓解

在开始CAP治疗后,体温通常在2~4d后恢复正常(肺炎链球菌感染者体温下降更快),大约4d后白细胞计数恢复正常。然而,20%~40%的支原体和衣原体肺炎患者的临床症状可能会持续7d以上,甚至有时咳嗽会持续3~4周。胸片的改善通常会落后于临床症状的改善,仅有60%、年龄<50岁的患者在4周左右影像学完全吸收。当存在高龄、菌血症、慢性阻塞性肺病、酗酒或其他慢性疾病等情况时,仅有25%的患者在4周内影像学完全吸收,其他患者可能需要12周甚至更长时间才能完全吸收。

(二)病情不缓解或CAP复发

6%~15%的住院CAP患者病情未能缓解,这可能与以下因素相关:感染病原菌的类型、经验性治疗方案的选择、影响感染清除的解剖因素或与CAP表现相似的非感染性疾病(表65-5)。

胸部CT可以提供更多有用的信息,例如,可更清楚地确定肺部渗出的性质、评估包裹性脓胸、间质疾病、空洞或淋巴结肿大的存在。支气管镜检查可能有助于鉴别CAP肺部渗出的非感染性原因,或有助于诊断免疫缺陷患者由非典型病原体所引起的感染。极少情况下需要开胸肺活检来明确诊断。

复发性肺炎是指患者发生2次或者2次以上的肺炎,期间间隔至少1个月的影像学和临床缓解过程。这最常与支气管扩张、慢性阻塞性肺病及充血性心力衰竭相关,但也必须要考虑支气管阻塞和慢性误吸的可能性。

表 65-5　经验性抗生素方案失效的特殊原因

解剖因素	支气管阻塞
抗生素相关因素	药物代谢改变
	抗生素引起的持续发热（药物热）
	剂量不足
	抗菌谱不够
	吸收差或药物穿透性差
感染因素	脓胸或肺脓肿
	耐药菌感染
	其他部位的未知感染
	非常见微生物*
非感染因素	急性呼吸窘迫综合征
	充血性心力衰竭
	恶性肿瘤
	肺出血
	反复误吸

* 耶氏肺孢子虫、结核分枝杆菌、真菌、病毒

六、临床荟萃

1. 在美国，肺炎是引起死亡的主要感染性疾病。

2. 老年肺炎患者经常缺乏典型的症状。

3. 鉴别典型 CAP 与非典型 CAP，仅依靠临床表现或者临床症状是不可靠的。

4. 肺炎链球菌（肺炎球菌）仍是引起 CAP 的最主要的致病菌。

5. 高达 40% 的耶氏肺孢子虫（卡氏肺孢子虫）肺炎患者的影像学检查正常。

6. 非嗜肺型的军团菌属感染更常见于免疫抑制的患者。

7. 经验性治疗决策的制定始终要依据目前当地的细菌耐药情况。

第66章

坏死性筋膜炎和相关软组织感染

Eugene F. Reilly　Vicente H. Gracias，著　陈　晗，译　于荣国，校

1871年，南方同盟军外科医生约瑟夫·琼斯回顾分析了2600多例"医院坏疽"患者，其病死率为46%，这是首次对坏死性软组织感染（necrotizing soft tissue infection, NSTI）所进行的公开描述。虽然对这些感染的病理生理学机制已有更深的认识，现代抗生素的治疗，以及医生对该病认识的提高，使得这些深部组织感染的预后有所改善，但是NSTI仍然因其所具有的极高的发病率和死亡率而给诊断与治疗带来了挑战。

该疾病的不良预后与众多因素有关，其中最重要的预测因素可能是确诊所用的时间。覆盖在NSTI之上的轻微的、相对良性的皮肤改变常常掩盖了其深部的严重破坏性病变。由于许多NSTI的病情具有隐蔽性，需要对其充分认识并高度警惕。导致NSTI延误诊断的原因是其十分罕见。在美国，NSTI每年大约发生1000例。因此，大多数ICU医生在其职业生涯中仅能看到少量病例，从而使得对NSTI的识别更加困难。

一、软组织感染

（一）软组织的层次

"软组织"是由四个不同层次的组织组成：皮肤、皮下组织或浅筋膜、深筋膜和肌肉。将软组织划分为这四个解剖层次有助于病变的描述和治疗。影响最表浅两层的感染过程通常具有自限性，可以通过非手术方法有效地治疗，即局部消毒及应用抗生素。而深筋膜和肌肉的感染蔓延迅速，可以产生大范围的组织破坏，直至发生多器官功能障碍，因此几乎都需要外科手术治疗。

皮肤是由表皮和真皮组成的双层膜状结构，这些层次紧密附着于皮下组织之上。当皮肤完好无损时，它是微生物几乎难以逾越的屏障。然而，当皮肤受到创伤或疾病的损害时，则不能提供有效的防御。供应皮肤的血管在真皮和皮下组织交界处水平走行（图66-1），对维护皮肤的完整性至关重要。

位于真皮和深筋膜之间的皮下组织或浅筋膜是由脂肪和疏松结缔组织组成的，大多数软组织感染发生在这一层，通常称为蜂窝织炎或脂膜炎。皮下组织只是松散地附着于深筋膜上。连接浅筋膜和深筋膜之间的是一个潜在的腔隙，称为筋膜间隙。感染可以在这一水平迅速蔓延，只在浅筋膜附着于骨骼处会受到阻碍。

深筋膜是一层致密结缔组织，覆于肌肉之上并分隔主要肌群。在有深筋膜的地方，其能有效阻止感染从浅筋膜向肌肉的传播。当感染延伸到这一层筋膜并在筋膜间隙内传播时，通常称其为筋膜炎。在面部和头皮等缺少深筋膜的部位，浅表的感染可以迅速蔓延到更深层的组织。

骨骼肌是最深的一层软组织，是由被肌纤维膜包裹的细长多核的细胞构成的。众多细胞由纤维性肌外膜聚拢在一起，有血管和神经穿行其间。

骨骼肌血液供应丰富,每条肌纤维都由数个毛细血管床供血。丰富的血液供应在一定程度上使肌肉具有较强的抗感染能力。当感染发生于这一层面时,可称为肌炎或肌坏死。

(二)发病机制

尽管软组织感染可由全身防御机制受损引起,但其更多的是由于表皮角质层的局部损伤,从而使微生物得以入侵。此外,NSTI 有时是由皮肤下方的内脏穿孔所致,尤其是结肠、直肠或肛门等部位的穿孔。轻微的外伤,哪怕是揭胶带、拔毛或者由于敷料不透气引起局部皮肤潮湿浸渍,都足以引起 NSTI 的表皮损伤。

正常的软组织像表皮一样具有抗感染的能力。其他影响 NSTI 病变发展的因素还包括细菌接种量的大小、宿主的局部抵抗力、组织灌注以及邻近组织创伤等。

影响 NSTI 严重程度的另一个因素是某些致病微生物外毒素的参与。例如,梭菌属细菌可产生 α-毒素,这可导致组织破坏和血流动力学不稳定。金黄色葡萄球菌和链球菌属感染会产生大量的毒素。M-表面蛋白能增强细菌的组织黏附能力和逃避宿主防御的能力。外毒素 A 和 B 可导致毛细血管渗漏并损害血流灌注。链球菌溶血素 O 和超级抗原可引起机体的高免疫应答反应,导致严重脓毒症或感染性休克,这常是不可恢复的。

NSTI 的标志性特征为受累区域的深部血管血栓形成。然而,该部位皮肤可以通过周边皮肤大量接受来自真皮深部水平血管丛的血供(图 66-1)而无须从下方组织获得,从而使 NSTI 的外在临床表现常被忽略。

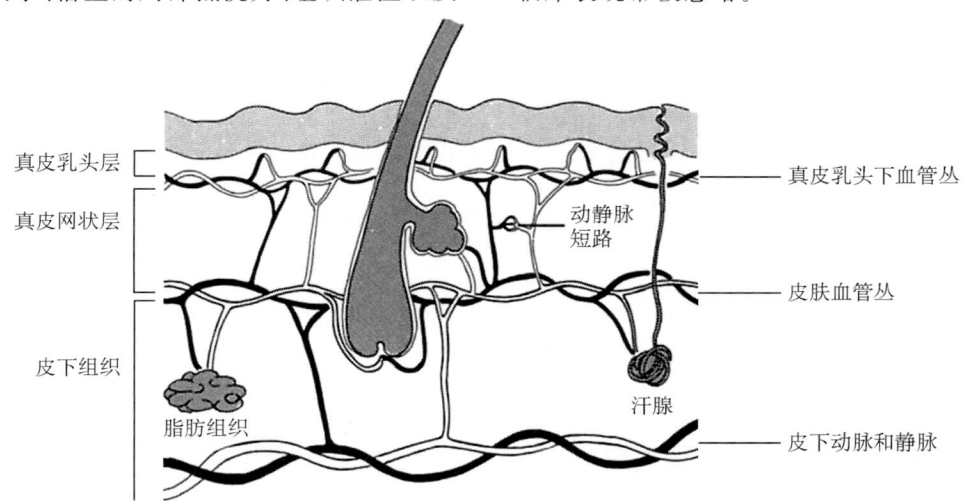

图 66-1 皮肤脉管系统由浅表和深层血管丛组成,并由大量交通血管相互连接。即使皮下组织的血管出现了感染所致的血栓,这种丰富的血供还是可以确保皮肤不受影响,直到晚期坏死性筋膜炎的出现(引自 Cormack DH, Ham AW, Ham's Histology, 9th ed. Philadelphia: J. B. Lippincott, 1987, p 467.)

(三)微生物学

NSTI 可由多种微生物引起,也可以是多种细菌的混合感染。历史上,梭状芽胞杆菌常被认为是坏死性筋膜炎的致病菌(例如在堑壕战中所描述的"气性坏疽")。尽管今天梭菌属所致的软组织感染仍然存在,但已不常见。通常根据引起感染的微生物将 NSTI 分为两种亚型,也有作者会加上第三种类型。

Ⅰ 型感染由多种微生物引起,是最常见的类型,通常见于躯干和会阴部。从此类伤口处平均会培养出 4 种不同的细菌,通常包含有革兰阳性球菌、革兰阴性杆菌和产芽胞厌氧菌等,而拟杆菌属和梭菌属细菌也可能存在。腐败梭菌罕见,但一旦出现则高度提示结肠癌穿孔的可能性。Ⅰ 型感染往往发生于免疫功能低下的患者。

Ⅱ 型感染由单一微生物引起,通常为化脓性链球菌(即 A 组链球菌),偶尔伴有金黄色葡萄球菌,其常见于四肢感染,但可造成全身中毒休克综合征。此外,社区获得性耐甲氧西林金黄色葡萄球菌(methicillin-resistant staphylococcus aureus, MRSA)已变得越来越常见,尤其是在静脉药瘾者中。目前 40% 的坏死伤口可分离出 MR-

SA。此型感染倾向于发生在其他方面健康的年轻患者身上。

Ⅲ型感染包括由创伤弧菌引起一小部分NSTI。当开放性伤口暴露在温暖的海水时可见到该细菌感染,但由此机制所导致的NSTI并不常见。Ⅲ型NSTI的显著特征为病程的发展可迅速导致多器官功能衰竭,并于24h内死亡。

二、临床表现和鉴别诊断

(一) 皮肤感染

大部分局限于皮肤的感染是由链球菌和葡萄球菌引起的。此类型的感染统称为脓皮病,包括脓疱疮、臁疮和丹毒(表66-1)。

脓疱疮包括两种形式:一种是由金黄色葡萄球菌引起的大疱性脓疱疮;另一种则是由A组化脓性链球菌引起的传染性脓疱疮。脓疱疮初起为红色小丘疹,后发展为水疱并最终破裂,留下特征性的结黄色脓痂的溃疡。若未经治疗,溃疡可能持续数月,但很少导致蜂窝织炎和淋巴管炎。肾小球肾炎是链球菌变种所产生的一种风险极高的并发症,在脓疱疮暴发之后会出现流行性肾炎。及时应用青霉素治疗会减少发生肾炎的风险。

臁疮实质上是一种更深层的脓疱疮。臁疮初起表现也为水疱,后发展为大的"穿凿样"溃疡伴有紫罗兰色边界并覆盖有厚焦痂。虽然在免疫功能低下患者中出现的浅表假单胞菌脓皮病会表现出类似脓疱疮和臁疮的皮损,但臁疮引起的皮损通常可通过其蓝绿色渗出物和水果气味而加以鉴别。全身性铜绿假单胞菌和金黄色葡萄球菌感染的患者,出现的血栓性脓疱皮损也可表现为类似脓疱疮的溃疡。然而这种溃疡通常可通过其更加明显的化脓表现,以及疾病本身的临床症状来与脓疱疮进行鉴别。

丹毒是一种界限清楚、伴有明显疼痛及硬结的皮损,通常伴发热和白细胞增多。这种类型的感染多局限于皮肤,但如治疗不及时,可进展为蜂窝织炎甚至发展为坏死性筋膜炎。丹毒的致病菌几乎总是化脓性链球菌。

表66-1 软组织的分层及其感染

受累层次	感染	致病菌及注释
皮肤	脓疱疮	葡萄球菌(大疱型)、A组化脓性链球菌(传染型)
皮肤	臁疮	脓疱疮的深层类型
皮肤	丹毒	化脓性链球菌;具有明显的紫罗兰色边界
皮肤	脓皮病	铜绿假单胞菌;通常见于免疫抑制患者;"坏疽性脓皮病"表现为围绕坏死基底的蓝红色溃疡
皮肤	栓塞性溃疡	铜绿假单胞菌和金黄色葡萄球菌
浅筋膜(皮下组织)	蜂窝织炎	化脓性链球菌,之前通常没有创伤;由肠穿孔或动物/人咬伤(见正文)所引起的蜂窝织炎多为革兰阴性杆菌和厌氧菌感染
筋膜间隙和深筋膜	坏死性筋膜炎	梭菌属;需氧-厌氧菌混合感染;弧菌属、化脓性链球菌
肌肉	肌坏死	梭菌属和其他需氧-厌氧菌混合感染可产生皮下气体;A组β溶血性化脓性链球菌(所谓的噬肉菌)引起坏死性筋膜炎合并肌坏死
	脓肿	金黄色葡萄球菌;疼痛或全身毒性症状较轻微;通常发生于创伤后

(二) 浅筋膜感染

不伴坏死或化脓的浅筋膜感染通常被称为蜂窝织炎。临床表现为局部触痛、发热、发红、肿胀,通常伴全身症状如乏力、发热、寒战等,可能无明显的皮肤外伤征象。蜂窝织炎与浅表的类丹毒样感染,可通过有无明显硬化边界加以鉴别。但在临床上,这种区别意义不大,因为两者均需要静脉抗生素治疗。感染最常见的致病微生物是化脓性链球菌,多继发于轻微的皮肤外伤。

混合性革兰阴性菌蜂窝组织炎特征性地见于肠道黏膜破坏或咬伤后感染。当肠道为感染来源时,致病微生物包括大肠埃希菌、克雷伯菌属、肠杆菌属、沙雷氏菌属、拟杆菌属等。人咬伤经常合并侵蚀艾肯菌感染,而狗和猫咬伤则可能并发出血败血性巴斯德菌感染,这两种革兰阴性杆菌均对青霉素敏感。

(三）筋膜间隙和深筋膜感染

一旦感染累及皮下组织和深筋膜之间的潜在间隙，即筋膜间隙时，细菌可沿这一潜在间隙自由地水平传播，如此，就会出现快速进展并且极具破坏性的感染过程。这种可怕的病变通常被称为坏死性筋膜炎。一旦这一间隙发生感染，该病可表现为以下两种形式中的一种。

第一种情况：坏死性筋膜炎可表现为快速进展的暴发性感染，伴皮肤大水疱，水疱内含有充满细菌的黑色液体。若未经治疗，这些病损将进展为全层烧伤样焦痂，并导致进行性休克乃至死亡。尽管起病突然并呈暴发性进程，此种类型的NSTI常常通过体格检查发现而较容易早期诊断并进行处理。

第二种情况更为常见，NSTI表现更加轻微，表面上几乎没有显示出进行性深部组织破坏的征象，唯一的临床症状可能是在感染前出现模糊的线性红斑，病变区域分泌"洗碗水样"的稀薄液体。疼痛程度可能与病变体征不成比例，或者可能由于皮下神经破坏而引起感觉异常。

在以上两种类型中，底层的肌肉通常未累及，但由于脓毒症诱发的血管内血栓快速进展，而使得自深筋膜以上的大部分皮下组织失活。由于气体的产生，捻发音可广泛扩展至明显感染部位以外的区域。气体的产生通常是由于梭菌感染；然而，其他由需氧菌和厌氧菌所致的混合感染也可能产生气体，虽然程度会轻一些。

弗尼尔病于1883年首次报道，这是一种阴囊、会阴周围、阴茎和腹壁等部位的坏死性筋膜炎。最常见的原因是局部创伤、尿道周围的感染性尿外渗或直肠周围脓肿。由于皮下组织稀疏，阴囊皮肤直接覆盖筋膜，因此该部位的筋膜炎往往蔓延迅速并在病变早期即累及皮肤。临床医生可快速诊断该病，从而使该部位的坏死性筋膜炎较其他部位预后要好一些。

（四）肌肉感染

由于常常被表面正常的皮肤和皮下脂肪所掩盖，深层肌肉感染往往难以早期诊断。感染的严重程度可从相对良性的葡萄球菌脓肿，直至危及生命的梭菌性或化脓性链球菌性肌坏死。葡萄球菌和梭菌属感染通常由外伤引起。梭菌感染潜伏期短（<24h），在起病时更具有暴发性，其通常表现为难以忍受的疼痛、大量的气体产生、甜腻而又难闻的气味以及进展迅速的全身中毒反应。葡萄球菌脓肿则发病较迟缓（潜伏期3～4d），疼痛和产气不明显，气味往往更为辛辣而非甜腻，并且全身中毒反应较梭菌感染要轻得多。化脓性链球菌性肌坏死几乎总是伴随着坏死性筋膜炎和严重的全身中毒反应。

三、诊断和治疗

（一）诊断方法

NSTI患者典型表现为疼痛、焦虑以及急性发作的大量出汗。尽管皮肤破损是感染的常见病因，但只有10%～40%的患者具有相关病史。

软组织感染的深度可能与疾病严重程度成正比，但常常与其外在表现成反比。尽管许多作者在描述NSTI时强调休克、发热和全身症状，但大多数患者感染的唯一征象为局部红斑、压痛和水肿。皮下气肿引起的捻发音只出现于10%～31%的患者。在一小部分暴发性进展的患者中，心血管系统衰竭甚至可发生于严重的皮肤或软组织变化之前。

感染深度和体检发现成反比，但如果治疗不当或不及时，即使是单纯的浅表感染——表现为绛红色病损、发热、疼痛——也可进展为更深层、更致命的感染，这类感染需要迅速进行外科手术清创。

回顾性研究表明，如果延迟手术超过24h，死亡率将显著增加（6%对25%）。过于相信阴性的诊断性检查结果（细针穿刺抽吸、平片阴性结果）、体格检查结果模棱两可以及接受非手术治疗等因素，均是造成诊断和治疗延误的原因。

细针穿刺活检及X线片检查具有一定特异性，但是两者对排除深部坏死性感染并不敏感。超声检查可能有助于探测液体积聚或脓肿，但通常对其他方面帮助不大，不推荐将其用于诊断NSTI。计算机断层扫描（computed tomography, CT）对NSTI诊断总体敏感性约80%，同时对皮下气肿的敏感性远高于X线片，但并非所有的坏死性感染均会产生气体。增强扫描的意义尚不明确。磁共振成像（magnetic resonance imaging, MRI）对筋膜平面的成像具有较大的诊断优势，敏感性可达90%～100%，但其特异性不高（50%～85%），耗时且并非总能随时进行检查。

诊断的金标准是手术探查。典型发现包括恶臭或灰色的脓液流出、明显坏死、相关的静脉血栓形成,以及钝性分离时发现组织完整性丧失等。通常不需要做深部组织细菌培养,而过于浅表的组织细菌培养可能会产生误导。若进行组织活检,由经验丰富的病理学家审查包含健康组织边缘的标本将十分有意义。

(二)治疗

及时清创仍是NSTI最重要的诊断和治疗手段。抗生素是阻止感染局部扩散和全身性脓毒症进展的一种重要辅助手段,然而,严重感染组织的局部缺血限制了其作为主要治疗手段的有效性。

手术范围应该向各个方向延伸至健康、易出血的组织为止,而不要考虑手术造成的组织缺损的大小。为达到这一目标,通常需要间隔12~24h进行多次手术,切除范围也常须远远超出术前预期。如果坏死区域包括关节或感染向躯干快速进展,则必须考虑对感染肢体进行截肢。多达20%的NSTI患者需要截肢,尤其是静脉药成瘾者。会阴部弗尼尔病患者可能需通过临时结肠造瘘术来进行排泄物分流,从而控制感染来源并使局部区域得以愈合。即便如此,也很少需要行去势手术。尚不明确是否存在某种优于其他种类的术后敷料,而在感染得到控制以后,许多大面积的皮肤缺损需要植皮或肌皮瓣移植来进行合适的创面覆盖。

一旦怀疑NSTI时,应立即开始应用静脉抗生素治疗,并且在进行检查期间也不应暂停使用(图66-2)。若临床症状在12h内没有改善或症状加重,则有外科手术探查的指征。应静脉使用对

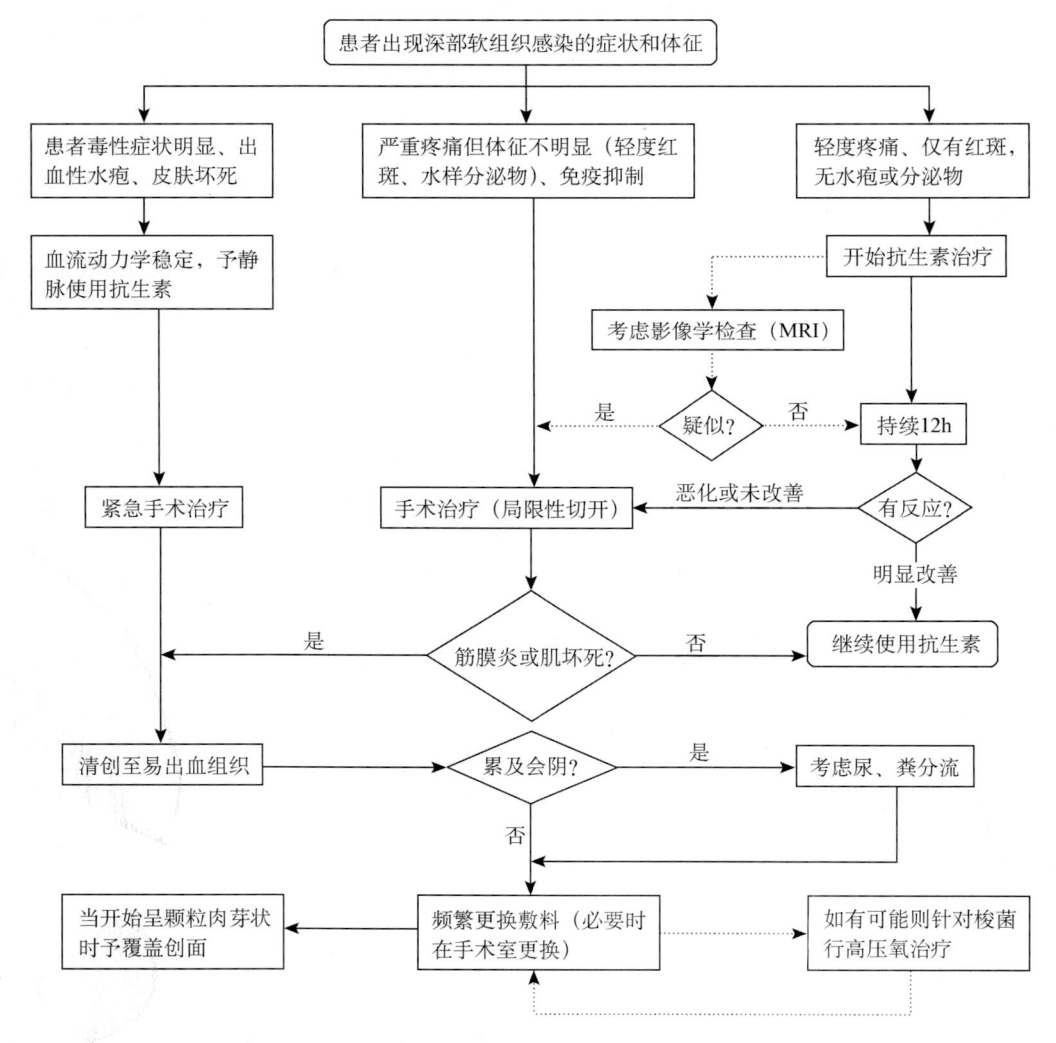

图66-2 处理深部软组织感染的诊断和治疗流程

已知或可疑致病菌敏感的抗生素（表 66-1）。例如，治疗弗尼尔病时，应选用抗菌谱能较好地覆盖葡萄球菌、链球菌、肠球菌、厌氧菌和革兰阴性需氧杆菌等致病菌的敏感抗生素。此外，一些临床医生主张联合使用青霉素（作用于生长期的细菌）和克林霉素（作用于静止期的细菌）来治疗化脓性链球菌引起的坏死性筋膜炎。如有可能，抗生素的选用应基于当地可能的致病菌的药敏情况。

静脉用免疫球蛋白（intravenous immune golbulin，IVIG）也许对链球菌和葡萄球菌感染有效，因其可结合毒素并由此限制炎症反应。这种治疗方法已得到一些研究中心的青睐，但尚未获得食品和药品监督管理局（Food and Drug Administration，FDA）的批准，且研究尚不充分，价格昂贵并且没有标准的给药方案。

高压氧（hyperbaric oxygen，HBO）治疗可作为常规治疗的辅助手段。给予 100% 氧浓度的条件下，当舱内的压力从一个大气压（相当于海平面的室内空气水平）提高到多数高压氧治疗方案所需的 2~3 个大气压水平时，软组织的氧分压可从 75mmHg 增加至 300mmHg。理论上，这种超常的组织氧分压可抑制厌氧菌感染并增强白细胞的氧化杀伤作用。但在实践中，研究尚未确切证实高压氧治疗可使发病率或死亡率下降。如果高压氧治疗能够获益，最大可能是对厌氧菌引起的感染有效，但疗效一般。HBO 只应作为一种辅助治疗，而且同 IVIG 一样，不应该被当作替代及时彻底清创和静脉广谱抗生素的治疗手段。

第67章

急性神经肌肉无力

Neil M. Masangkay　Shawn J. Bird，著　石广志，译　于荣国，校

发生急性神经肌肉无力是患者收入ICU较常见的神经系统综合征之一。由于累及呼吸肌，高碳酸血症型呼吸衰竭是常见并发症。此外，延髓性麻痹可导致吞咽困难及咳嗽无力，增加误吸风险。

一、急性神经肌肉无力的一般诊疗

(一)监测呼吸并发症

神经肌肉疾病患者管理的首位应是监测呼吸功能。呼吸衰竭的管理方法适用于所有神经肌肉类疾病。虽然我们需要密切监测这部分患者的氧合，但不能将脉搏血氧仪和动脉血气作为急性呼吸肌无力严重程度的衡量标准。因为异常结果通常滞后于呼吸肌疲劳或无力，而后者很快会进展为呼吸衰竭。对于此类患者，肺活量(vital capacity，VC)和最大吸气压(maximal inspiratory pressure，MIP)是更为实用的指标。VC反映呼吸肌的收缩力，易于床旁检测。MIP也可提供相似信息，可在床旁频繁检测。对于急性神经肌肉无力患者，应多次检测VC和(或)MIP。检测的频繁程度取决于疾病本身以及肌肉无力进展速度；比如，对于迅速恶化为肌无力危象的患者，甚至需要每2小时检测一次。

一些患者由于面肌无力(面罩密闭性差)或者意识障碍，很难准确测定VC或MIP。因此，这些检测方法可能会有假性降低。VC和MIP的临床意义应结合呼吸肌无力的症状(比如呼吸频率增快、心动过速、辅助呼吸肌参与，以及膈肌的矛盾运动)及其变化趋势进行解读。

(二)呼吸支持的指征

当呼吸肌无力加重或对患者的气道保护能力有顾虑，应积极行择期气管插管。对密切监护下的患者，应该在出现急性呼吸系统失代偿(如对并发症无法产生反应)前行择期气管插管。一旦患者不再需要人工气道来清理分泌物或者预防呼吸道梗阻，即可用无创正压通气暂时辅助通气，尤其是可以很快逆转的呼吸肌无力(见第3章)，但需警惕误吸。

以下参数提示即将出现呼吸骤停，通常是气管插管的指征(知识框67-1)：VC小于20ml/kg理想体重(predicted body weight，PBW)(PBW计算公式见知识框67-1)；VC下降至接近20ml/kg理想体重，并且临床有呼吸肌疲劳的表现，比如呼吸频率增快、心动过速、辅助呼吸肌参与、膈肌矛盾运动(矛盾呼吸)；MIP不到 $-30cmH_2O$ (即负值减小)；或者最大呼气压 $<40cmH_2O$。这项原则被称为"20-30-40原则"。吞咽困难及不能清理分泌物，有误吸风险，或出现气道梗阻，也都需要紧急插管。

知识框 67-1　急性神经肌肉无力患者的辅助通气指征
通气能力（VC 和 MIP]）[*][†]   VC< 20ml/kg 预计体重（PBW[‡]），或   VC 下降近于 20ml/kg PBW 伴呼吸窘迫或矛盾呼吸，或   MIP 恶化，不到－30cmH$_2$O（即负值减小）   **气道完整性**   不能自行清除口咽分泌物，或反复误吸，或某种体位时出现气道梗阻   **氧合**   与其他疾病相同
[*] 对于不需要人工气道来清理分泌物的患者，可以考虑无创通气。请注意，负向吸气力量（negative inspiratory force，NIF）是 MIP 的别称   [†] 通过反应绝对值和变化趋势等一系列测定来达到最佳评估   [‡] 预计体重（PBW）；对于男性，PBW＝50 + 2.3［身高（英寸）－60］；对于女性，PBW＝45.5 + 2.3［身高（英寸）－60］

（三）鉴别诊断

在神经肌肉无力急性加重的评估中，明确患者既往是否有神经肌肉病史十分重要，比如重症肌无力或肌萎缩性侧索硬化。呼吸衰竭可能是神经肌肉无力自然病程的一部分，也可能是潜在感染诱发的一过性肌无力加重，比如尿路感染或肺部感染。一旦发现感染或存在代谢紊乱，则需彻底明确并治疗。

通常，重症肌无力或吉兰-巴雷综合征等疾病所引起的需要 ICU 监护的神经肌肉无力，不同于 ICU 获得性肌无力（后者详见第 48 章）。

有时候，需 ICU 监护的神经肌肉无力患者病因并不明确。由于药物及其他干预措施因病因不同而有所差异，故需诊断性检查。病史和查体获得一些线索可以协助明确病因，有助于急性神经肌肉无力的鉴别诊断（表 67-1）。

而全面研究病因通常需要电生理检查［神经传导检查和针极肌电图，统称为肌电图（electromyography，EMG）］。尤其对于精神状态异常（ICU 中很常见）不能配合运动和感觉功能检查的患者，结果也真实可靠。EMG 可全面检查是否存在受累的外周运动和感觉神经，并明确性质。可鉴别神经、肌肉与神经肌肉接头处的病变。通过将神经或肌肉的损伤程度量化，也可提供预后信息。

作为有创检查，神经和肌肉活检通常不在 ICU 应用，除非怀疑存在只能依靠病理诊断的病变。在仅有的几个指征当中，疑似血管炎是神经活检最常见的指征。同样，肌肉活检也仅用于只能通过活检方可确诊特殊病因的患者，比如炎症性肌病（肌炎）。

表 67-1　需要 ICU 监护的急性神经肌肉无力的鉴别诊断[§]

病因定位	临床特征的提示	重要的诊断性检查
脊髓	感觉平面；早期出现尿道症状；Babinski 征（早期仅 50% 患者出现）；颅肌未受累；胸髓损伤时肌无力局限于下肢	
急性硬膜外压迫（椎间盘突出、脓肿、肿瘤或出血）	颈部局部疼痛及神经根痛；感染、创伤或肿瘤病史	脊髓 MRI（偶需脊髓造影）
其他原因（横贯性脊髓炎，脊髓出血或梗死）	创伤病史或出血风险（出血）	脊髓 MRI；LP
前角细胞（运动神经元）	肌无力，无感觉障碍或反射消失	
脊髓灰质炎综合征（如西尼罗病毒）	之前由病毒引起的全身感染症状（尤其是发热或头痛）	LP
麻痹性狂犬病	动物咬伤史	FAT 及唾液、血清和 CSF 培养
多发性神经根病		
癌性或淋巴瘤脑膜炎	癌症或淋巴瘤病史[*]	LP 并行细胞学检查

(续 表)

病因定位	临床特征的提示	重要的诊断性检查
周围神经系统疾病	肌无力,伴感觉障碍及反射消失	
吉兰-巴雷综合征†	早期出现反射消失;面肌无力(见正文)	LP;EMG
急性间歇性卟啉病‡	相关的胃肠道或精神症状;可被某些药物诱发	尿卟啉试验
血管炎性多发性神经病‡	多发性单神经病;累及其他器官;结缔组织病史	血清学检查;神经、肌肉活检
急性中毒(砷,铊或二甘醇)‡	在神经症状出现前2~3周有恶心、呕吐,低血压表现	血清砷或铊的检测
神经肌肉接头	肌无力,感觉和反射正常	
重症肌无力	吞咽困难,构音障碍,眼睑下垂,复视(见正文)	EMG和RNS;AChR和MuSK抗体
肉毒杆菌中毒	进食罐头或变质食物,或有静脉注射伤口;瞳孔无反应;肢体瘫痪呈下行性发展	EMG和RNS
高镁血症	肾衰竭病史或曾补充镁剂	血清镁
有机磷中毒	农药暴露史;昏迷伴毒蕈碱症状(流泪、心动过缓、支气管痉挛)	EMG和RNS
蜱麻痹	特异性的蜱暴露史;	患者身上发现蜱虫
肌病	肌无力,感觉和反射正常	
低钾性肌病	低钾病史,应用利尿药,RTA	血钾
重度横纹肌溶解	肌痛,肌红蛋白尿	血清CK

* 通常表现为神经系统疾病的特征;† 脱髓鞘性神经病;‡ 轴突性神经病;§ 这些是既往神经系统正常的患者出现急性神经肌肉无力的原因。许多慢性神经肌肉无力的病因未列出(ALS或肌营养不良),可因其他疾病(如感染)导致一过性的加重;LP. 腰椎穿刺术;FAT. 荧光抗体试验;EMG. 神经传导检查和针极肌电图;RNS. 重复神经电刺激;RTA. 肾小管酸中毒;MRI. 磁共振成像;CSF. 脑脊液;AChR. 乙酰胆碱受体;MuSK. 特异性肌肉激酶;CK. 肌酸激酶

二、吉兰-巴雷综合征

在美国,吉兰-巴雷综合征(Guillain-Barré syndrome,GBS)是引起急性四肢迟缓性瘫痪最常见的原因。该疾病是一种急性炎性脱髓鞘性多神经根病变,主要特征为进行性四肢无力及反射消失。2/3的患者,发病前2~4周有呼吸道或胃肠道类似病毒感染的病史。其次,部分患者有某种特异性的前驱感染,包括支原体、空肠弯曲杆菌以及病毒(巨细胞病毒,EB病毒,单纯疱疹病毒和艾滋病病毒)。罕见情况下GBS可发生于手术或某些免疫接种后。由于早期发现呼吸衰竭可以减少并发症,并且早期治疗可减轻神经损害及最终残疾程度,故对此病的识别非常重要。

GBS的发病机制包括对外周及颅神经髓鞘的自身免疫攻击,导致急性节段性脱髓鞘。脱髓鞘导致外周神经纤维上的跳跃式传导(动作电位由一个郎飞结传导到相邻郎飞结)减少,引起外周神经症状,而轴索功能基本保留。然而,自身免疫攻击也会一定程度累及轴索,这种"旁观者"效应的严重程度是影响潜在临床恢复最重要的因素。

(一)临床表现和对症治疗

GBS临床表现通常为远端肢体麻木和感觉异常,随后出现进行性上升性肢体无力。进展速度有很大差异,进展迅速者24~48h出现完全四肢轻瘫并需气管插管,缓慢者可在3~4周逐渐进展。此外,呼吸减弱与肢体无力程度可能不相平行,必须密切监测。

尽管感觉障碍如麻痹和疼痛很常见,但通常查体时运动症状比感觉症状更明显。半数以上

GBS患者存在面肌无力。吞咽困难也很常见,但眼外肌运动障碍仅见于15%的患者。约10%的患者肌无力始于上肢,并向下进展至下肢,或早期出现呼吸和延髓受累。深部腱反射减弱或者消失,尤其是无力肢体更加明显。如果无力肢体的反射可轻易引出,应该怀疑是不是并非GBS。呼吸无力可导致15%～30%的患者出现呼吸衰竭。

自主神经功能障碍是GBS的常见并发症,多达70%的患者可出现。窦性心动过速和高血压最常见,通常无须处理。血压波动较大时,高血压的处理需要非常谨慎,因为此类高血压多是阵发性,治疗可能会导致严重的低血压过程。通常直立性低血压对扩容有反应。心电图可能有ST-T改变及T波异常,偶尔有患者出现心脏传导阻滞,需要置入起搏器。少数患者出现麻痹性肠梗阻和尿潴留。虽然大多数异常都是暂时的,但仍需要密切监测血压、容量及心脏节律。

神经性疼痛在GBS病程早期很常见。通常为深部疼痛,累及躯干肌群,并向四肢进展,可能是神经根炎症病变的表现。疼痛可以很严重,有时是主要症状。疼痛缓解常需数天至数周,因此,应该积极治疗。麻醉药治疗有效,但对于自主神经功能紊乱及可能呼吸受累的患者,需要密切观察不良反应。在病程后期可能出现与潜在神经损伤相关的另一种神经性疼痛。这种疼痛通常为烧灼痛、钝痛,类似糖尿病神经病变,加巴喷丁、三环类抗抑郁药等药物治疗有效。

(二)疑似GBS的诊断方法

GBS主要是临床诊断,存在急性、进行性四肢轻瘫伴感觉症状及反射减弱,即可诊断。实验室检查,尤其是神经电生理(肌电图)和脑脊液检查可以确诊。然而,这些特征性的异常(稍后讨论)常在发病1周后出现。因此,不应因等待电生理和脑脊液检查结果确诊,而延误对疑似GBS的治疗以及寻找其他诊断。

脑脊液和神经电生理检查有助于诊断GBS。脑脊液检查中,蛋白-细胞分离是GBS的典型特征,即脑脊液蛋白水平升高,但白细胞计数很少。GBS患者的脑脊液蛋白水平升高很少出现在发病48h内,多出现在发病7～10d后。通常脑脊液细胞计数很低。如果细胞计数增多(尤其>50WBC/μl),需考虑HIV相关GBS,其次是癌性脑膜炎或者莱姆病。所有GBS患者,尤其是脑脊液细胞计数增多或有HIV感染高危因素,都需要进行HIV抗体和病毒载量检测,因为HIV相关GBS可能出现在发生HIV感染时。神经传导检查主要用于鉴别以脱髓鞘为主要特征的GBS。然而与脑脊液检查相同,多数患者在起病1周后出现GBS的特异性表现,而在起病初期不常见。

还需要考虑与GBS临床表现相同的疾病。其中最重要的是急性颈髓压迫。反射及肌张力减弱作为脊髓损伤综合征的一部分(详见第101章),见于近半数急性脊髓型颈椎病患者。痉挛和反射亢进将在后期出现。而肿瘤、脓肿或血肿所致硬膜外脊髓压迫可通过急诊减压术缓解,因此识别很重要,在临床中必须警惕其存在。重要的诊断线索包括:四肢无力不伴面神经无力,躯干的感觉缺失平面(图101-1),以及突发的尿失禁。当怀疑此病时,需行脊髓影像学检查。其他导致急性严重神经病变的原因不常见(表67-1)。如果怀疑血管炎继发急性轴突病变,需行神经、肌肉活检。否则,GBS活检意义不大。

(三)吉兰-巴雷综合征的治疗

GBS的治疗包括对呼吸衰竭(详见第1,2,3章)、自主神经功能障碍及神经性疼痛(见上述对症治疗)的综合管理,以及特异性的免疫治疗。后者主要为血浆置换(plasma exchange,PE或称血浆去除术)和免疫球蛋白静脉注射(intravenous immune globulin,IVIG)(表67-2)。目前大多数GBS患者都会行PE或IVIG。根据患者的临床表现,治疗方案的可行性,以及不良反应等特殊临床原因,选择治疗方法。

已有大规模随机对照试验证实PE和IVIG治疗GBS有效,两种方法在治疗效果上无显著差异。联合治疗(血浆置换后应用免疫球蛋白)并未显著优于单用PE或IVIG治疗。其他免疫抑制药,包括皮质类固醇激素,尚未证实有效,不推荐应用。

倘若患者出现无辅助不能行走或者呼吸受累,应尽早开始PE或IVIG治疗,因为延迟治疗可能会出现不可逆性神经损伤。约10%的GBS患者在接受PE或IVIG治疗后有早期复发,集中出现在初次治疗后的1个月内。再次行IVIG或PE治疗后,症状可得到进一步改善。

表 67-2 血浆置换和免疫球蛋白静脉注射治疗吉兰-巴雷综合征和重症肌无力

	血浆置换	免疫球蛋白静脉注射
主要局限性	需频繁建立中心静脉通路 治疗 MG 疗效短暂 可用性*	IVIG 周期性供应不足 治疗 MG 疗效短暂
禁忌证	血流动力学不稳定的患者；凝血功能障碍	重度 IgA 缺乏；有 IVIG 过敏史；肾衰竭；严重 CHF
不良反应	常见：低血压、一过性凝血障碍（由于丢失凝血因子） 少见：心律不齐 严重：导管相关（脓毒症，置管时并发气胸）	常见：头痛、寒战、流感样症状、液体过负荷 少见：皮疹、无菌性脑膜炎 严重：急性肾小管坏死（通常可逆）、血栓事件（DVT、PE、MI、卒中）
标准治疗	总血浆量 250ml/kg，8~10d 内行 4~6 次置换	IVIG 400mg/(kg·d)应用 5d

*所有三级医院可提供；MG. 重症肌无力；CHF. 充血性心力衰竭；IVIG. 免疫球蛋白静脉注射；DVT. 深静脉血栓形成；PE. 肺栓塞；MI. 心肌梗死

三、重症肌无力

重症肌无力（myasthenia gravis，MG）是一种慢性自身免疫性疾病，抗体攻击骨骼肌上的乙酰胆碱受体，影响神经肌肉接头的传递功能，出现肌无力。典型表现为呈波动过程的肌无力，累及四肢、颈部、面部、构音及吞咽（延髓）、呼吸及眼部运动，无感觉障碍。肌无力可以表现为各种形式，眼肌及延髓受累最常见。也可表现为易疲劳，肌无力于下午或傍晚加重。

（一）重症肌无力危象

重症肌无力危象是指患者出现需要气管插管的严重肌无力急性发作。如前所述，呼吸肌无力可导致呼吸衰竭。严重口咽肌肉（延髓）无力可作为肌无力危象的一部分，一些患者以此为主要症状。出现呼吸肌无力失代偿或者延髓性麻痹导致气道不通畅时，则需气管插管和机械通气。

肌无力危象可以是重症肌无力自然病程的一部分。也可由其他因素诱发，最常见是并发感染。其他诱发因素包括免疫抑制药（如泼尼松）减量、手术，或是可能导致重症肌无力恶化的某些用药。多种药物都有引起重症肌无力恶化的可能（表 67-3）。尤其应关注一些抗生素（氨基糖苷类，红霉素，阿奇霉素），心脏用药（β-受体阻断药，普鲁卡因胺和奎尼丁），以及镁剂。

表 67-3 重症肌无力患者避免应用的药物

抗生素	精神药物
氨基糖苷类	锂
林可霉素	氯丙嗪
克林霉素	**风湿性疾病药物**
多黏菌素 B	D-青霉胺
多肽类/多黏菌素 E 甲磺酸盐	氯喹
杆菌肽	**其他**
抗疟药	乳酸钠
氯喹	硫酸镁
奎宁	神经肌肉阻滞药
心血管药物	眼科用 β 受体阻滞药
奎尼丁	**不能大剂量应用**
普鲁卡因胺	阿片类
溴苄胺	肌肉松弛药
维拉帕米	呼吸抑制药
β 受体阻断药	CNS 抑制药
利多卡因	皮质类固醇

CNS. 中枢神经系统

（二）重症肌无力的诊断

实验室检查可用于临床疑似重症肌无力的确诊（表 67-4）。高达 90% 的患者通过血清学分析可以检测到乙酰胆碱受体或神经肌肉接头处肌肉特异性激酶的抗体。约 10% 的肌无力患者检测不到任何一种抗体，被称为血清学阴性的重症肌无力。

对于血清学阴性的患者，或者预计拿到血清学结果需要很长时间，可以用电生理检查确诊重症肌无力。重复神经电刺激（repetitive nerve stimulation，RNS）作为电生理检查的一部分，在ICU中随时可以进行。85%的中度和重度全身性重症肌无力患者行RNS检查可见特异性表现。单纤维肌电图是一项更加敏感的实验室确诊方法，但由于易受其他电噪声的干扰，通常不能在ICU中进行。

多达10%的重症肌无力患者有潜在胸腺瘤。推荐新诊断的重症肌无力患者行胸部影像学检查（如CT或MRI）。

依酚氯铵（腾喜龙）试验可用于有明显眼部症状如眼肌麻痹或眼睑下垂的门诊患者，但作为ICU床旁检查不适合。依酚氯铵是一种短效的乙酰胆碱酯酶抑制药，静脉注射给药。对于有眼部症状的患者，可以迅速改善斜视或眼睑下垂。敏感性在眼部症状为主的患者为80%~90%，但也有许多假阴性及假阳性结果。

表 67-4　ICU中疑似肌无力危象的实验室检查

诊断试验	其他辅助检查
AChR和MuSK抗体滴度（90%）* EMG和RNS（80%）*	胸部CT检查胸腺瘤 甲状腺功能检查 自身免疫筛查（如果临床怀疑） 诱发危象的急性感染的评估 筛查可使激素治疗复杂化的疾病†

* 提示全身性重症肌无力的敏感性
† 例如肺结核、糖尿病、消化道溃疡、高血压及肾病
AChR. 乙酰胆碱受体；MuSK. 肌肉特异性激酶；EMG. 神经传导检查和针极肌电图；RNS. 重复神经电刺激

（三）治疗

肌无力加重及出现呼吸衰竭，是需要快速治疗的指征。MG的快速治疗包括PE和IVIG（表67-2）。PE和IVIG在数天内便可起效，但仅维持几周时间。比较PE与IVIG治疗肌无力危象效果的数据有限，但迄今为止，尚无令人信服的数据证明PE与IVIG对肌无力危象的治疗效果存在差异。然而，有证据表明对于严重肌无力患者PE比IVIG起效更快；因此，许多神经和肌肉疾病专家倾向将PE作为一线治疗。支持IVIG者认为，或许发病初期应用IVIG与PE的效果相近，但IVIG给药更加方便。对于大多数患者，需要同时应用大剂量的皮质类固醇激素，当2~3周后PE或IVIG失效时，激素开始起效。然而，大剂量激素确实会在治疗最初的5~10d引起矛盾性肌无力症状加重，除非患者同时正在接受PE或IVIG的治疗。因此，在没有开始应用PE或IVIG的情况下，不应给予大剂量激素。

一般说来，在ICU患者可以拔除气管插管及有明确改善之前，不应给予抗胆碱酯酶药物。可以避免引起气道不通畅或机械通气患者的气道分泌物增多。抗胆碱酯酶药物过量可以引起患者肌无力加重，类似MG病情恶化。这种矛盾性的加重称为胆碱能危象。然而，当用药剂量在常规范围内，溴吡斯的明＜120mg/3h，不会出现胆碱能危象。胆碱能危象非常罕见，因此除非超剂量用药已明确，否则不应将其考虑为肌无力加重的原因。而在常规用药剂量之内，即便存在胆碱能不良反应，也应考虑患者的潜在MG病情加重，并开始恰当的治疗。

第68章

脑死亡与潜在器官捐献者的管理

Joshua M. Levine Patrick K. Kim，著 石广志，译 于荣国，校

各种原因导致的脑损伤患者都可能存在不可逆的中枢神经系统损害。当损伤严重到破坏了皮质和脑干的正常应答及自我平衡机制时，患者可能符合"脑死亡标准"（即中枢神经系统死亡标准）。美国所有地区都通过了脑死亡立法，大多数地区效仿美联邦的《统一死亡判定法案》。内容如下。

具备以下任何一条即可以诊断脑死亡：①循环或呼吸功能不可逆终止；②全脑包括脑干功能的不可逆终止。脑死亡的判定必须与现有医疗标准相一致。本章将对这些已被接受的标准及具体实施方法进行讨论。

及时准确诊断脑死亡是重症医生的必备技能。包括：①关心家属的需求；②公平、合理分配有限的 ICU 资源；③为器官捐献提供机会。通常脑死亡的判定需要了解患者的病史、两次神经科查体，有时需要确认试验（图 68-1）。

尽管目前脑死亡还没有国家标准，通常医院会将这些内容融入医疗政策及脑死亡判定的相关方案中。然而，在具体实施过程中，不同机构之间仍存在差异。因此，需要 ICU 医生熟悉所在机构的政策。

一、脑死亡的判定

（一）病史

潜在脑死亡患者初步评估的重点是病史（图 68-1）。需要有明确且合理解释患者目前状态的原因。然后，临床医生需要除外引起昏迷的可逆因素，比如中毒或代谢性因素。必须在进一步评估前纠正这些混杂因素。包括全身性生理紊乱，比如低体温、低氧血症、低血压或者休克；代谢性紊乱，比如酸中毒、低血糖或高血糖、肾性脑病或肝性脑病；以及严重电解质紊乱，比如低钠或高钠血症及低钙或高钙血症。

ICU 中昏迷及其他有脑死亡表现的患者，需除外药物过量或中毒。在大多数情况下，如果患者应用过镇静药或麻醉药，在评估脑死亡前必须给予充足的药物清除时间（通常为 4 倍的药物代谢半衰期，还需要考虑到肝肾功能不全的影响）。

尤其需要注意应用过神经肌肉阻滞药的患者，需要有足够的药物清除时间（详见第 5 章）。所有应用过神经肌肉阻滞药的患者，在评估脑死亡时必须应用外周神经刺激器。

（二）查体

脑死亡作为一种临床诊断，主要表现为：①昏迷；②脑干反射消失；③呼吸停止。考虑到查体的重要性，许多医院规定，对于非神经内科或神经外科收治的患者，必须有神经病学专科医生的会诊。

1. 昏迷 在脑死亡的判定中，昏迷是指机体对有害刺激无反应，脊髓反射除外。表现为疼痛刺激下，四肢及头部无大脑支配的活动。需要足够强度的刺激，比如挤压甲床和眼眶。出现痛苦

```
┌─────────────────────────────┐
│   诊断成人脑死亡的四个步骤    │
└──────────────┬──────────────┘
               ↓
┌─────────────────────────────┐
│ 第一步：确认有相应的病史      │
│ 确认有合理的损伤机制（创伤、  │
│ 卒中、长时间的缺血           │
│ 缺氧事件）                  │
└──────────────┬──────────────┘
               ↓
┌─────────────────────────────┐
│ 第二步：除外合并情况          │
│ 除外低体温（核心温度必须高于32℃）│
│ 除外休克                    │
│ 除外神经肌肉阻滞药的影响（如果患│
│ 者曾应用此类药）             │
│ 除外其他导致昏迷的原因（如药物 │
│ 中毒、代谢原因或             │
│ 闭锁综合征                  │
└──────────────┬──────────────┘
               ↓
┌─────────────────────────────┐
│ 第三步：行二次神经科检查表明无脑功能│
│ 疼痛刺激无反应               │
│ 除脊髓反射无其他活动          │
│ 瞳孔反射消失                │
│ 角膜反射消失                │
│ 头眼反射消失                │
│ 眼前庭反射消失              │
│ 咽反射消失                  │
│ 高碳酸血症时无呼吸（知识框68-1，│
│ 呼吸暂停试验）              │
└──────────────┬──────────────┘
               ↓
┌─────────────────────────────┐
│ 第四步：确认试验             │
│ 脑电图描记为等电位           │
│ 四条脑血管造影显示无血流      │
│ 放射性核素脑灌注扫描显示无血流 │
└─────────────────────────────┘
```

图68-1 脑死亡推荐诊断步骤。缺血缺氧性脑损伤患者的两次神经科查体至少间隔24h，其他脑损伤需至少间隔12h。如果四条脑血管造影或放射性核素脑灌注扫描显示无血流，可省略第二次神经科查体。所有脑死亡判定都需行确认试验，通常为脑电图，这与多数医院的规定一致

表情、呻吟或者非刻板运动都不符合脑死亡。

2. 脑干反射消失　瞳孔反射需要在较暗的房间进行，检查前患者眼睛处于闭合状态。拨开眼睑，用亮光依次照射每侧瞳孔。每只瞳孔需观察30秒。正常情况下瞳孔快速缩小。脑死亡患者的瞳孔无反应（固定）且为中等大小。瞳孔过度扩大或缩小需怀疑药物中毒。

角膜反射的评估，可以用消毒棉签或纱布轻触角膜。正常反应为眨眼。脑死亡患者不会出现任何反应。

头眼反射（玩偶眼反射）是评估前庭及本体感受器的反射。完整的反射为：当患者的头部转向另一侧，眼睛反方向转动。而脑死亡患者在头部转动时眼睛保持固定不动。但对于有潜在不稳定颈椎骨折的患者，不宜行此项检查。

前庭眼反射（冷热水反射）可评估前庭及中脑功能，但通常需要比头眼反射更强的刺激。首先检查外耳道，以保证鼓膜完整且外耳道无堵塞。头处于中立位并抬高30°，以保证水平半规管受到最大刺激。将软导管插入外耳道，缓慢注入（20秒以上）至少50ml冰水。观察眼睛约1min。如果反射存在，为快相转向对侧的两眼震颤。脑死亡患者的眼球不会有任何活动。出现任何其他反应都不符合脑死亡。

咳嗽及咽反射可检查延髓及低位颅神经（IX、X）的完整性。咳嗽反射可将吸痰管插入气管套管内刺激隆突引出。正常情况下，此项操作会引起剧烈咳嗽。而脑死亡患者没有反应。咽反射可以通过轻轻牵拉气管导管来检测。多数正常人会出现呕吐；而脑死亡患者不会有任何反应。

窒息试验，临床上仅在满足上述条件且其他脑干反射都消失的情况下进行。因为需要完好的膈神经及有功能的膈肌，如果患者有高危颈椎骨折或者神经肌肉疾病已经有膈肌功能损害，不应该行此项检查。检查过程中需维持充分的氧合，并达到正常状态下可以兴奋呼吸中枢的高$PaCO_2$水平，是呼吸暂停试验成功的关键（知识框68-1）。

(三) 脑死亡确认试验

目前将脑电活动或脑血流的评估检查作为脑死亡的确认试验。通常成人脑死亡是临床诊断，无须确认试验。但不同机构政策也不同，一些医院规定必须进行确认试验。当存在临床评估干扰因素时，如严重面部创伤、已经存在的瞳孔异常，以及某些药物的不良反应，确认试验最有意义。一些方案允许获得确认试验结果后可快速诊断脑死亡（缩短检查间隔），这对于潜在的器官捐献者可能有用。

脑死亡表现为等电位脑电图，脑电活动消失。等电位脑电图也见于中枢神经系统抑制药中毒的患者。故强调在确诊脑死亡前排除潜在混杂因素的重要性（见图68-1）。脑电图记录必须符合规范，需在熟悉诊断流程的神经科医师的监督下操作。

知识框 68-1　呼吸暂停试验操作步骤

1. 给予患者至少 15min 100％氧气作为预氧合
2. 试验开始时确认动脉血 pH≤7.44，$PaCO_2$ 35～45mmHg
3. 断开呼吸机，供氧保持 SaO_2 在 98％（可以用 T 管；或将 14Fr 吸痰管插入气管套管内，封闭近端负压口，放置到套管尖端上 1～2cm 处，供氧 2～6L/min）
4. 观察 10min 内患者有无自主呼吸努力
5. 10min 后采动脉血气，然后连接呼吸机（预计无通气状态下 $PaCO_2$ 以 2～4mmHg/min 的速度上升）
6. 观察结束时 $PaCO_2$ 至少达 60mmHg。否则需重复试验，并延长观察时间
7. 对高 $PaCO_2$ 无反应的患者（有高碳酸血症基础的慢性阻塞性肺病或肥胖低通气综合征），应根据医院规定实施或者直接进行确认试验而不尝试呼吸暂停试验

注：呼吸暂停试验仅在两次神经科查体都证实其他脑干反射消失后才可进行，因为可能会加重血流动力学不稳定

脑诱发电位，包括短声刺激下记录的脑干听觉诱发电位和刺激正中神经所记录的体感诱发电位，评估特定的脑干通路是否完整。这些检查可提示缺血缺氧脑损伤后昏迷患者的不良预后（详见第 70 章），但作为脑死亡患者的确认试验有待验证。

脑血流缺失与临床脑死亡及脑细胞坏死的病理学依据密切相关，这毫不奇怪。脑血流评估有多种影像学方法，包括传统的脑血管造影、核素脑血流测定、经颅多普勒超声（transcranial Doppler ultrasonography，TCD）。

注射造影剂后颅内血管无显影，是确诊脑死亡的金标准。不幸的是，检查费用、到放射科的转运风险，以及造影剂潜在肾毒性限制了常规应用。以锝（^{99m}Tc）或碘（^{123}I）为基础的放射性核素成像安全、准确，可在危重患者床旁应用。但因其分辨率低于传统造影剂，仅用于评估大脑皮质是否有血流而不能评估脑干血流。然而在大多数情况下，临床检查结果（见图 68-1）结合脑内无同位素摄取即可诊断脑死亡。TCD 检查可见符合脑死亡的不同波形，包括收缩期钉子波和舒张期反向血流。也有研究将 CT 血管造影术作为确认试验。与传统血管造影术相同，脑内无血流理论上支持脑死亡的诊断。CT 血管造影作为有前景的检查手段，成为被广泛接受的确认试验前仍需进一步的研究。

最后，因为死亡既是医疗事件也是法律事件，如前所述，必须清楚当地法律对诊断脑死亡的规定。尽管不常见，但仍可能有地方性法规与本章所述内容相冲突，因为不同国家或地区对脑死亡的诊断尚无统一标准。

二、与家属沟通

尽管美国绝大多数 ICU 已经有明确的脑死亡诊断流程，仍存在两个主要问题。一是成功应对脑死亡患者医疗处置带来的挑战，此部分内容将在本章的后面进行阐述。另一问题是，作为 ICU 医生必须处理好与缺乏脑死亡知识家属的沟通。

如何与家属交流脑死亡的概念以及器官移植的指征，仍有很大改进空间。比如，一项对脑死亡患者家属的调查发现，52％非器官捐献家庭（拒绝捐献器官）仍然相信脑死亡患者可以恢复。事实上，39％的捐献家庭和 47％的非捐献家庭说他们从未得到医生或其他卫生保健专业人士对于脑死亡的讲解。家属因为不知道脑死亡等同于人躯体死亡而拒绝捐献患者的器官，也就不难理解了。

三、潜在器官捐献者的管理

(一) 积极管理的目标

积极管理的目标是，在等待移植批准过程中维持脑死亡患者的器官处于适宜移植状态，直到交给手术间的移植团队。

尽管在 ICU 患者撤离生命支持后，以停跳心脏作为供体的移植手术已引起越来越多人的兴趣，但器官移植的最佳供体仍是保留循环的脑死亡者。经验表明，对潜在器官捐献者在脑死亡确认期间或之后的积极医疗管理可以增加成功捐献

者总数以及每位捐献者可供移植的器官数。但也不能过分强调这项努力的重要性,因为等待移植的患者与可供移植的器官之间的差距仍在持续扩大。

研究表明,如果没有积极的支持治疗,20%的潜在器官捐献者在确认脑死亡6h内出现心搏骤停,50%的潜在器官捐献者在脑死亡24h内出现心搏骤停。尽管完整的器官获取程序不在本章讨论范围内,但所有重症医生有必要知晓脑死亡者预期出现的生理紊乱以及相应的治疗方案(表68-1)。

在许多ICU,当地器官获取组织的临床人员可协助ICU团队对脑死亡患者的医疗管理,比如提供指导治疗的书面方案。

(二)机体平衡机制的丧失

如前所述,脑死亡的标志是丧失自我平衡机制。因此,低体温在脑死亡患者中很普遍,必须积极复温。复温方法包括应用外部加温装置、温生理盐水洗胃以及将呼吸机气体加温至40~41℃(见第56章)。

表68-1 脑死亡的生理并发症

紊乱的系统	临床表现
中枢内环境	低体温
心肺	伴随高血压,心动过速的交感风暴
	随后因血管张力消失所致低血压
	心动过速或心动过缓
	肺水肿
内分泌	中枢性尿崩症
	甲状腺功能低下
	肾上腺皮质功能减退
血液	弥漫性血管内凝血

(三)心血管系统的改变

脑死亡患者的心血管系统改变包括初始与交感风暴相关的高血压、心动过速和随后出现需要加强干预的低血压。在颅内压增高导致脑干功能停止前,先出现延髓缺血,从而导致不受制约的交感活性,引起显著高血压及心动过速。通常很短暂,无须降压药的干预。

脑死亡后很快出现低血压有几种原因。低血容量的原因有创伤液体丢失、第三间隙丢失、尿崩症,或因脑水肿应用利尿药。神经源性休克的特征为血管张力丧失,而中枢缩血管作用的消失也可导致静脉血液瘀滞。初始治疗应该用等张晶体液补充容量。如果血红蛋白低于10g/dl,或合并凝血功能异常可以用血液制品。对容量负荷无反应的患者,可加用血管活性药物。对存在肺水肿、心功能不全、持续低血压,或者高水平PEEP依赖的患者,应考虑置入肺动脉导管指导治疗。

(四)内分泌及水电解质的改变

由于中枢性的垂体分泌减少,脑死亡后常见中枢性尿崩症。定义为高钠血症,血浆渗透压增高及低渗性多尿[>4 ml/(kg·h)]。如果不治疗,中枢性尿崩症可导致低血容量以及严重的电解质异常以致患者的器官不可用于移植。

尿崩症的治疗包括,补充丢失的水分及应用精氨酸加压素(arginine vasopressin, AVP)。补水量应该根据自由水缺失量计算(详见第85章),但根据上一小时尿量控制初始的自由水补充速度也是很好的办法。如果应用含糖的溶液,需注意避免高血糖。如果尿量大于200ml/h,可给予AVP。静脉输注AVP水溶液的过程中,需逐渐增加剂量直到尿量减少至100~200ml/h。通常剂量为0.5~1.0U/h。需要长期治疗的患者可以用去氨加压素,它是一种合成的加压素类似物,升压作用较弱。

需要监测电解质水平,一旦出现异常便需治疗。虽然脑死亡后循环中甲状腺激素和皮质醇水平会下降,但通常不推荐常规替代治疗,一些器官获取组织制定的诊疗方案中可能包含此项干预措施。然而,顽固性低血压患者应加用糖皮质激素替代治疗。

四、关于地区器官获取组织

许多州法律规定,和家属签订移植知情同意,筛选潜在器官捐献者,决定捐献器官的分配是器官获取组织(regional organ procurement organization)代表人的职责。此外,称职的器官获取组织应可以发现所有处于脑死亡确认过程中的潜在器官捐献者,以便能够及时协调并完成相关团体间的合作。

第69章

心肺复苏后的神经功能评估和预后

Ting Zhou　Joshua M. Levine,著　陈文劲,译　于荣国,校

心肺复苏术(CPR)、急救医疗系统和重症监护水平的进步,提高了心搏骤停后的自主循环恢复率(ROSC),但幸存者的神经功能预后仍然很差。约80%的幸存者起初都处于昏迷状态。在出院后仍存活的病人中,神经功能恢复良好的仅占10%~30%,仅有不到10%的病人能恢复到发病前的生活状态。心搏骤停幸存者预后的主要决定因素是神经功能恢复程度,其神经功能可以从脑死亡到完全恢复不等。熟悉心搏骤停自然病史和神经功能恢复的预后影响因素对ICU医生来说至关重要,由此才能对病人家属提出基于病人利益考虑的进一步治疗的建议。

本章节详细讲述了心搏骤停的自然病史、临床神经功能评估和昏迷幸存者的预后。预后影响因素具有原发病特异性;心搏骤停病人的预后影响因素不能适用于其他病因,如创伤、卒中、中毒或代谢障碍等引起的昏迷。

一、心搏骤停后的意识状态

中枢神经系统对缺血和循环骤停极其敏感。继发于全脑缺血或循环骤停的脑损伤称为缺血缺氧性脑病。心搏骤停后认知、运动、感觉功能异常的发生发展和恢复在发生率和程度上有很大的个体差异。一般来说,当神经功能开始恢复时,脑干功能恢复按照头侧-尾侧的顺序进行。最先恢复的是自主呼吸和其他颅神经反射,之后是伸肌(去脑强直)、屈肌(去皮质强直)和间断性皮质电活动。防御性运动或语言反应和意识水平的提高则较晚出现。ICU通常用意识水平评估病人恢复程度。

意识状态从昏迷到清醒按程度不同可分为几种。昏迷病人除反射行为外对外部刺激没有反应。病人闭眼,无睡眠-觉醒周期。昏迷时间通常可持续数小时到几天,但很少永久性昏迷,因这些病人最后要么死亡要么发展为更高水平的意识状态。在美国,脑死亡(神经功能标准的死亡)是指全脑活动的不可逆停止,在法律上等同于传统的心脏停搏的死亡。脑死亡的临床指标包括昏迷、呼吸停止和所有脑干反射消失(详见第68章)。从昏迷中逐渐恢复的病人会经历植物状态,这与昏迷不同,因前者存在阵发性的睁眼和睡眠-觉醒周期。植物状态的病人可能会随着听觉或触觉刺激转头,也可能发出莫名其妙的声音;但他们不会遵照指令动作或进行目的性的活动,如将肢体从疼痛性刺激处移开。植物状态1个月以上称为持续性植物状态,1年以上称为永久性植物状态。再进一步恢复的病人会进入最低程度的意识状态,表现为对环境的有限的意识和反应。处于此阶段的病人可能会不时用眼睛追踪视觉刺激,遵从简单的指令,伸手够东西,有时会表现出目的性行为,如哭泣或微笑。尽管意识水平的分类有一些主观色彩,但对于评估脑损伤的严重程度和判

定神经功能恢复的进程还是有帮助的。

二、神经系统检查

心搏骤停后的神经系统检查有助于评估损伤的部位和严重程度、恢复的速度和预后，也可用于判断可能混淆预后的情况，如中毒或代谢障碍。神经系统检查应定期、有系统地进行并记录，因为病人的恢复过程是动态的。通常，神经系统检查主要对以下4种神经系统功能进行评估：①意识水平；②脑干功能；③运动功能和异常反射；④呼吸模式。

三、心搏骤停后神经系统功能预后的判定

很难预测心搏骤停后神经功能的预后。预后好的唯一可靠的一个预测因子是复苏后快速清醒（如数分钟或几小时内）。目前的研究主要集中于影响预后的因素。必须注意的是，有少数研究纳入了亚低温治疗的病人，而亚低温目前认为是心搏骤停后治疗的标准疗法之一。本节主要阐述评估预后的传统方法和目前针对接受亚低温治疗的心搏骤停病人的预后评估。

目前已有不少针对CPR后昏迷病人的预后因子的研究。大部分是回顾性分析，终点事件通常是病人全体的生存率和神经功能恢复程度。不同的研究所用的神经功能水平和恢复程度的标准基本类似（表69-1）。已研究过的预后因子包括：神经系统信号、心搏骤停时的不同情况、电生理研究、脑影像学和生化标记物。

表69-1 神经功能恢复水平

水平	描述
没有恢复	昏迷直至死亡
植物状态	睁眼，但无认知
严重残疾	清醒，但日常活动（ADL）需依赖他人
轻度残疾	清醒，但不能恢复到发病前水平（日常生活可自理）
恢复良好	恢复到发病前功能

ADL. 日常活动（如从床上挪到椅子上，行走，换衣服，进食，洗澡，上厕所等）

引自 Levy DE, Caronna JJ, Singer BH, et al: Predicting outcome from hypoxic-ischemic coma. JAMA 253: 1420-1426, 1985.

（一）LEVY标准

在治疗性亚低温出现以前，Levy标准（由Levy发表于1985年）一直用于预测神经功能预后。这是一个具有划时代意义的前瞻性队列研究，纳入了200多名非创伤性昏迷病人（71%的病人是心搏骤停后昏迷），Levy及同事发明了一个基于不同时间点（昏迷6~12h第一次评估，以及1d、3d、7d、14d的评估）的神经系统评估的预后量表。根据病人的查体结果进行分层，并预测1年内神经功能恢复良好的可能性。

由于试验设计的缺陷和1985年以来临床和科学研究的进步，Levy标准作为预后预测工具已逐渐失去舞台。试验设计缺陷包括：①由于样本量小、单中心研究，该研究的推广受限；②对意识水平的定义和分类不一致；③病人的治疗手段有限；④未能在其他大样本研究中得到验证。另外，该标准所采用的神经系统检查结果均不能排除镇静药、神经肌肉阻滞药的使用和代谢紊乱等情况。因此，该研究发表之后，随着复苏、急诊和ICU治疗相关的前瞻性研究和临床的进步，越来越多研究者认为Levy标准的使用范围有限，并且已经过时了。

目前有两个权威的、基于循证医学的指标来指导心搏骤停后患者的预后评估。美国神经病学会（AAN）和美国心脏病学会（AHA）分别在2006年和2010年发表了指南。2个指南均检验了一系列的潜在预后指标，确保其有足够低的假阳性率（接近0），从而作为预后不良的可靠指标。上述预后指标包括：CPR相关指标、体温升高、肌阵挛性癫痫持续状态、神经系统检查结果、EEG、体感诱发电位（SSEP）、血清学指标、脑的生理参数（颅内压、脑组织氧）以及神经影像学表现。两个指南都不推荐在心脏停搏后24h内进行预后评估，并强调排除混淆因素（如镇静药、肌松药和低血压）。两个指南都认为神经系统检查和SSEP可提供预后信息，但不能完全依赖神经影像学结果（CT和MRI）进行预后判断。

尽管这两个指南大体上观点一致，但仍有很多不同之处。AAN指南认为若存在下列任何情况则预后不良，如1d后出现肌阵挛性癫痫持续状态、1~3d的SSEP上没有双侧N20波（皮质）、1~3d的血清神经元特异性烯醇化酶（NSE）水平

>33μg/L、第 3 天瞳孔对光反射、角膜反射、伸肌或屈肌运动消失等。图 69-1 和表 69-2 对 AAN 的预测公式进行了总结。

而 AHA 指南认为以下情况预后不良,如心脏停搏后 72h 双侧角膜反射和瞳孔对光反射仍消失,或 SSEP 显示 N20 缺失。24h 后可出现某些 EEG 波形,如全面抑制、暴发抑制(常提示全脑的癫痫状态)或弥散的周期性复合波,也提示预后不良。预后良好常见于皮质功能和 EEG 背景活动度早期恢复的病人。由于不同医院的化验和所采用的参考值存在差异,某个指标在某个实验室的阈值没有假阳性率,用到其他医院就有可能产生误导。因此,AHA 指南不推荐采用生物标记物,尤其是神经元特异性烯醇化酶(NSE)作为预测工具。

表 69-2 AAN 指南中的预后评估参数

预后预测因子	结果	重要的诊断性检查推荐
心搏骤停相关事件(缺血时间,CPR 持续时间,心搏骤停的原因,是否有心律失常)	与预后不良相关,但由于 FPR 太高,所以不能用于精确区别预后不良和预后良好的病人	不能基于 CPR 相关事件进行预后评估(B 级推荐)
高热(鼓膜温度计测得温度>37℃)	体温升高和预后不良之间存在正相关的关系,但不能单独用体温升高来判断是否预后不良	不能基于单纯体温升高进行预测预后(C 级推荐)
GCS 评分	运动评分比 GCS 总分更精确,GCS 总分<2,错误判断;72h 后 GCS 运动评分<2 可以准确判断	3d 后运动反应消失或者刺激后背伸,准确预测预后不良(B 级推荐)
脑干反射(瞳孔对光反射、咳嗽反射、头眼反射)	以下情况表示预后不良:发病后第 1~3 天没有瞳孔对光反射,第 3 天没有角膜反射或眼球运动	对预后不良评估因子的准确的体格检查:发病后第 1~3 天没有瞳孔对光反射,第 3 天没有角膜反射或眼球运动(B 级推荐)
肌阵挛性癫痫持续状态	与住院期间死亡和预后不良有关,甚至可见于脑干反射和其他运动反应完整的病人	发病 24h 内即出现肌阵挛性癫痫持续状态的病人预后不良(B 级推荐)
EEG	EEG 易被多种情况混淆,如不同的分类系统、不同的记录时间等;但电活动全面抑制到≤20μV、爆发抑制伴全脑的癫痫样活动或脑电活动平直的背景上的全脑阵发性复合波,常预示病人预后不会好与永久性植物状态	暴发抑制或全脑癫痫样放电与预后不良有关,但预测准确性不够(C 级推荐)
SSEP	刺激正中神经时出现 SSEP 上双侧 N20 消失可以很好地预测预后不良,但 SSEP 检查的时机不明确	心搏骤停后 1~3d 出现刺激正中神经时 SSEP 上双侧 N20 消失可以预测预后不良(B 级推荐)
血清 NSE	在一项一级证据(临床试验分级)研究中,所有发病第 3 天出现 NSE>33μg/L 的病人均预后不良。但在所有 NSE 研究的 meta 分析中,PFR 为 0 的 NSE 阈值并不精确,阈值范围为 20~65μg/L	发病 1~3d 时 NSE>33μg/L 提示预后不良(B 级推荐)
其他生化指标:S100,脑肌酸激酶同工酶(CKBB)	作为预后评估因子,两者的 FPR 分别可达 2%~15%	没有证据支持或否定其他生化指标的预后评估作用(U 级推荐)

(续　表)

预后预测因子	结果	重要的诊断性检查推荐
ICP监测和脑氧合指数	一些小样本研究认为心搏骤停后昏迷病人的ICP>20mmHg提示预后不良,而氧葡萄糖指数和脑氧合指数没有预后评估价值	没有足够的证据支持或否定ICP的预后评估作用(U级推荐)
神经影像学(CT,MRI)	CT上的脑水肿是否有预后评估价值没有结论;DWI和FLAIR像上弥漫性皮质信号改变提示预后不良,但证据不足	没有足够的证据支持或否定神经影像学的预后评估作用(U级推荐)

数据来自 Wijdicks EFM, Hijdra A, Young GB, et al: Practice parameter: prediction of outcome in comatose survivors after cardiopulmonary resuscitation (an evidence-based review). Neurology 67:203, 2006.

(二)治疗性亚低温后的预后预测

2002年,心搏骤停后亚低温治疗研究组和Bernard等人发表了几个随机对照研究,发现以治疗为目的的中度低温(TIMH)可以改善心搏骤停病人出院后的存活率和神经功能恢复。但预后预测因子的作用在TIMH后是否会改变尚不清楚。AAN和AHA指南中所研究的预测因子并未纳入接受亚低温治疗的病人。目前有一些小样本的病例总结,认为很多预测因子在TIMH病人中准确性降低。这很可能与亚低温治疗时,ICU所用的改变神经系统功能药物(如镇静药、神经肌肉阻滞药等)的使用时间较长,从而直接或间接影响神经功能恢复有关。目前尚无大规模研究来系统地重新评价TIMH治疗的病人的预后预测因子。AAN和AHA指南均不建议将指南中的结果常规用于亚低温治疗的病人。

有一些小样本试验做了一些尝试,将神经系统检查结果作为预测因子应用于接受亚低温治疗的心搏骤停后病人,认为亚低温引起运动功能恢复的延迟可达6d。因此,治疗后3d检查发现的反射或伸肌张力不存在并不能作为预后不良的指标。而脑干功能的恢复可延迟到72h以后,该现象常因镇静药或肌松药等利于降温的药物的使用而混淆。

心搏骤停后病人进行TIMH治疗时尽快进行EEG检查是有帮助的。一项纳入34名心搏骤停病人接受TIMH治疗的研究发现,EEG背景无反应的病人预后不好,假阳性率为0。另一个建议尽早进行EEG检查的依据是可以用于指导癫痫的迅速处理。TIMH之前出现肌阵挛性癫痫持续状态(MSE)基本可以预测病人预后不良,TIMH之后则不一定。2009年Rossetti等人报告了一项纳入181名心搏骤停、接受TIMH治疗的病人,其中6个病人出现缺氧后癫痫持续状态(PSE)(其中2个病人为MSE),但病人预后良好,仅有极少到轻微程度的残疾,可生活自理。这些病人的癫痫持续状态都得到了积极的救治,其脑干反射完好,EEG背景活跃,且SSEP完好。但是,在预后比植物状态好的合并PSE的病人中,MSE仍伴随神经系统功能障碍。尽管该研究样本量太小,得不出有显著意义的结论,但其结果对MSE作为TIMH治疗的病人预后不良的独立预测因子提出了质疑。

SSEP上双侧N20均消失对TIMH治疗的病人来说仍然是预后不良的指征。有证据显示尽管TIMH治疗的病人的波形潜伏期延长,双侧N20均消失却仅发现于不能从昏迷中醒来的病人。

尽管对神经元特异性烯醇化酶(NSE)作为未经亚低温治疗的心搏骤停病人的预后预测因子的作用存在争议,但TIMH却可影响NSE水平。目前尚无研究验证TIMH治疗的心搏骤停病人预后好和不好之间的NSE水平阈值。因此,现阶段不能用NSE作为亚低温治疗的病人的预后评估的决定性指标。

总之,亚低温治疗使心搏骤停病人的预后评估更加困难。没有足够的证据支持单一的检查手段或一系列检查手段可以作为评估预后的可靠方法。临床医生必须明白亚低温治疗会显著延长药物的清除率进而混淆神经系统评估结果。

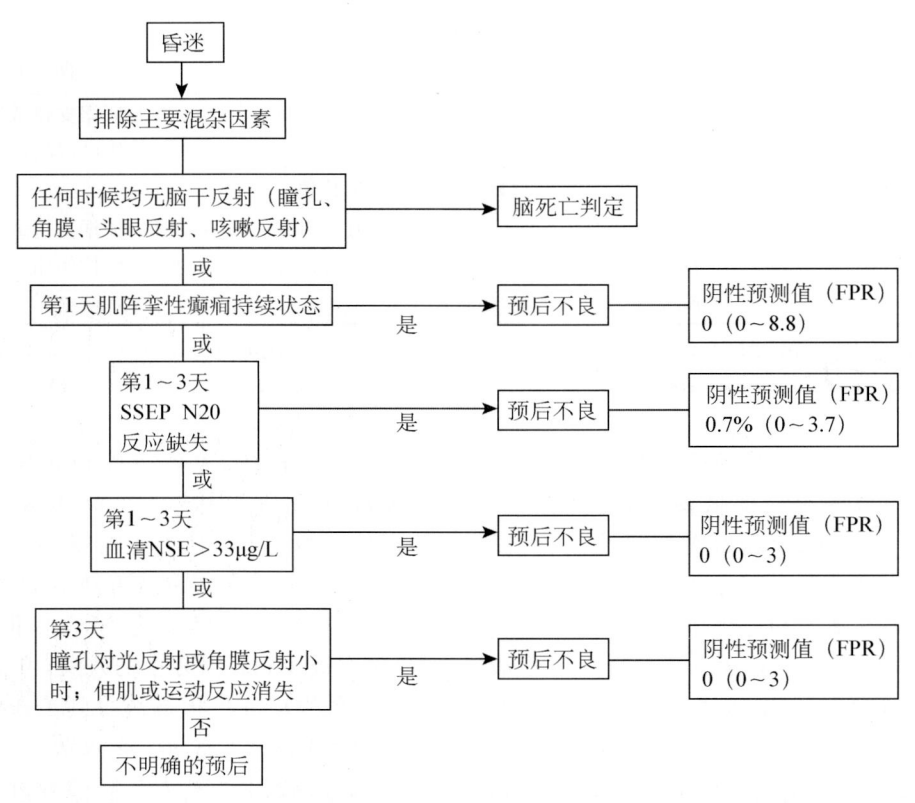

```
                        ┌──────┐
                        │ 昏迷 │
                        └──┬───┘
                           │
                  ┌────────▼────────┐
                  │ 排除主要混杂因素 │
                  └────────┬────────┘
                           │
            ┌──────────────▼──────────────┐
            │ 任何时候均无脑干反射(瞳孔、  │──→ ┌──────────┐
            │ 角膜、头眼反射、咳嗽反射)    │  是 │ 脑死亡判定│
            └──────────────┬──────────────┘     └──────────┘
                          或
            ┌──────────────▼──────────────┐     ┌──────────┐    ┌────────────────┐
            │ 第1天肌阵挛性癫痫持续状态   │──→ │ 预后不良 │──→ │阴性预测值(FPR)│
            └──────────────┬──────────────┘  是 └──────────┘    │ 0 (0~8.8)     │
                          或                                      └────────────────┘
            ┌──────────────▼──────────────┐     ┌──────────┐    ┌────────────────┐
            │ 第1~3天 SSEP N20 反应缺失   │──→ │ 预后不良 │──→ │阴性预测值(FPR)│
            └──────────────┬──────────────┘  是 └──────────┘    │ 0.7% (0~3.7)  │
                          或                                      └────────────────┘
            ┌──────────────▼──────────────┐     ┌──────────┐    ┌────────────────┐
            │ 第1~3天 血清NSE>33μg/L      │──→ │ 预后不良 │──→ │阴性预测值(FPR)│
            └──────────────┬──────────────┘  是 └──────────┘    │ 0 (0~3)       │
                          或                                      └────────────────┘
            ┌──────────────▼──────────────┐     ┌──────────┐    ┌────────────────┐
            │ 第3天 瞳孔对光反射或角膜反射│──→ │ 预后不良 │──→ │阴性预测值(FPR)│
            │ 小时;伸肌或运动反应消失     │  是 └──────────┘    │ 0 (0~3)       │
            └──────────────┬──────────────┘                      └────────────────┘
                          否
                  ┌────────▼────────┐
                  │  不明确的预后   │
                  └─────────────────┘
```

图 69-1 AAN 预后评估参数:心搏骤停后昏迷病人的预后评估的决策树。主要的混杂因素包括神经肌肉阻滞药和镇静药的使用、诱导性亚低温、器官衰竭或休克。FPR 指假阳性率。括号内数字为 95% 可信区间(数据来自 Wijdicks EFM, Hijdra A, Young GB, et al: Practice parameter: prediction of outcome in comatose survivors after cardiopulmonary resuscitation [an evidence-based review]. Neurology 67: 203, 2006.)

表 69-3　CPR 后用治疗性亚低温治疗的昏迷病人的神经功能恢复的预后评估推荐

1. 尽早进行 EEG 检查来评估和积极治疗癫痫
2. 复温后的病人的预后评估至少推迟到复温后 72h 以后,并尽可能推迟预后评估的时间以降低低温治疗的影响
3. 复温后 48h 考虑进行 SSEP 检查
4. 及时、清楚、诚实地跟家属交代对病人的整体考虑、治疗中的不确定因素和医学水平的局限性等

EEG.脑电图;SSEP.体感诱发电位

(三)预后评估时的注意事项

对心搏骤停后的昏迷病人用预后评估量表或研究结果来进行预后评估时必须小心谨慎。没有一种方法是完美的,也没有一种方法能准确评估所有病人的预后。任何一种预后评估方法都会由于待评估的病人和研究群体之间的差异而受限。所有的研究都受统计学事实影响,不可能去除所有误差。

前文所提及的预后评估公式和试验已有一定的普及,但其是否适用于年轻病人尚不可知,因为上述研究并未对纳入的病人年龄分层,仅纳入 18 岁及以上的病人。因此,所有这些预测方法用于 18 岁以下病人时都不可靠。

必须记住,昏迷仅仅是全身缺血缺氧后遗症中的一种。合并的急性肾衰竭、肝衰竭和休克可能不仅影响神经系统功能恢复,更涉及病人能否存活的问题。发病前即存在的神经系统功能障碍和药物的影响(如肌松药、镇静药和抗胆碱能药物)也可以混淆预测结果。上述对昏迷病人的研究并未指出这些混杂因素的作用。最后,预后不良的预测因子的缺乏并不意味着预后良好的预测因子就存在。

第70章

癫痫持续状态

Michael L. McGarvey　Danielle A. Becker，著　陈文劲，译　于荣国，校

癫痫持续状态（status epilepticus，SE）是一种临床急症，具有极高的发病率和死亡率。如果持续时间超过几个小时，就会导致神经细胞死亡、神经胶质增生和网络重塑，进而引起神经元损伤。

国际抗癫痫联盟和国际癫痫局定义癫痫为大脑神经元异常、过度同步放电，引起的短暂临床症状和体征。癫痫持续状态是指单一一次癫痫发作或多次癫痫发作，病人丧失意识持续时间＞5分钟。该定义的依据来自于两方面的观察结果，一方面5min的观察时间是典型癫痫发作时间（约1min）的5倍，另一方面持续5min的癫痫发作大多数不可以自行缓解。

虽然SE有一个标准定义，但其本身有很大的异质性。SE的分类取决于临床特点、脑电图（EEG）结果和临床病史三个方面。最重要的区别在于病人是痉挛性癫痫持续状态（convulsive status epilepticus，CSE）还是非痉挛性癫痫持续状态（non-convulsive status epilepticus，NCSE）（即病人是否表现为节律性肢体抽搐或者说手臂或腿保持某种特有的姿势）。

本章探讨了成人癫痫持续状态的分类、流行病学、病理生理学、护理、治疗和预后几个方面，重点是在重症监护病房（ICU）发生时该如何处理。

一、流行病学

在欧洲和美国，SE的发生率为每年10～41/100 000。局灶性发作的SE（通常继发性泛化）是最常见的SE。引起成人SE的主要原因是中风、缺氧、代谢紊乱、酒精中毒和药物戒断。而癫痫患者再出现癫痫的最可能原因是对抗癫痫药物（anti-epilepsy drugs，AED）治疗的依从性差。男性较女性多发。在美国因SE入院的患者每年的医疗费用估计高达40亿美元。

CSE最常见的原因是AED治疗戒断或依从性差以及脑血管疾病，而酒精戒断、癌症、代谢障碍、缺氧、中毒、中枢神经系统（central nervous system，CNS）感染与创伤性脑损伤（traumatic brain injury，TBI）也是诱发因素。NCSE占SE的比例在25%～50%，但在某些病例报道中高达81%。在ICU SE患者中，75%～92%是NCSE而非CSE。在一项研究中，570例意识改变的ICU患者接受连续脑电图（continuous electroencephalography，CEEG）监测检查，其中19%被诊断为NCSE。CEEG可用性和利用率的逐步提高无疑增加了临床团队对NCSE的识别能力。年龄超过60岁的患者CSE和NCSE的发生率较高。

12%～43%的SE患者对一线和二线治疗的效果不明显。难治性癫痫（RSE）是指对苯二氮䓬

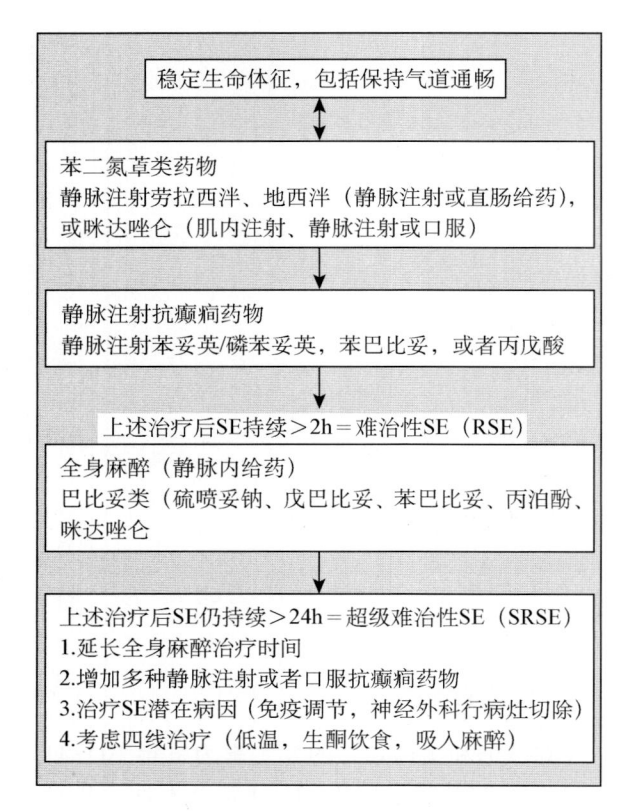

```
┌─────────────────────────────────┐
│   稳定生命体征,包括保持气道通畅      │
└─────────────────────────────────┘
              ↕
┌─────────────────────────────────┐
│ 苯二氮䓬类药物                    │
│ 静脉注射劳拉西泮、地西泮(静脉注射或直肠给药),│
│ 或咪达唑仑(肌内注射、静脉注射或口服)  │
└─────────────────────────────────┘
              ↓
┌─────────────────────────────────┐
│ 静脉注射抗癫痫药物                 │
│ 静脉注射苯妥英/磷苯妥英,苯巴比妥,或者丙戊酸 │
└─────────────────────────────────┘
              ↓
┌─────────────────────────────────┐
│ 上述治疗后SE持续>2h=难治性SE(RSE) │
└─────────────────────────────────┘
┌─────────────────────────────────┐
│ 全身麻醉(静脉内给药)              │
│ 巴比妥类(硫喷妥钠、戊巴比妥、苯巴比妥、丙泊酚、│
│ 咪达唑仑)                        │
└─────────────────────────────────┘
              ↓
┌─────────────────────────────────┐
│ 上述治疗后SE仍持续>24h=超级难治性SE(SRSE)│
│ 1.延长全身麻醉治疗时间             │
│ 2.增加多种静脉注射或者口服抗癫痫药物  │
│ 3.治疗SE潜在病因(免疫调节,神经外科行病灶切除)│
│ 4.考虑四线治疗(低温,生酮饮食,吸入麻醉)│
└─────────────────────────────────┘
```

图 70-1　癫痫持续状态治疗流程
SE. 癫痫持续状态

类和至少一种抗癫痫药物的初始剂量无效的 SE（图 70-1）。有一半的 RSE 患者有癫痫病史,但也有其他的多种原因,包括缺氧缺血性损伤、免疫介导性疾病、感染、中毒代谢综合征、创伤、退行性疾病、肿瘤和内分泌紊乱。

超难治性癫痫(super refractory status epilepticus, SRSE)包括两个方面,一种是使用全身麻醉药物后癫痫症状仍持续(图 70-1),另一种是指抗癫痫药物减量或者停止后症状复发。SRSE 可能占 SE 的 15% 以上。SRSE 的最常见的原因是急性重型颅脑损伤,其他原因包括免疫、线粒体、感染、中毒和遗传相关疾病。

二、病理生理学

癫痫是大脑皮层神经元异常放电的结果,中枢神经系统(CNS)任何水平的异常,从离子通道、受体、细胞、神经网络到整个大脑,都可以引起癫痫的发生。鉴于绝大多数癫痫可以自发终止,因此,可以推测癫痫自发终止的内源性机制一定存在于中枢神经系统中,否则所有癫痫发作会持续存在。所以理论上,SE 归因于中枢神经系统终止孤立性癫痫的先天能力的丧失。这种能力的丧失可能存在两种机制:过度兴奋的持续和正常抑制功能的丧失。所涉及的机制可能包括海马的持续激活,GABA 能中间神经元对海马中具有内在起搏器能力的神经元的抑制作用丧失,谷氨酸能兴奋性突触传递的增加。所有这些机制在癫痫发病中发挥核心作用,导致大量神经元的异常同步放电。遗传因素也可能参与了 SE 的发生,同卵双胞胎比异卵双胞胎有更高的 SE 发生率可以说明这一点。

SE 发生几个小时后,兴奋性毒性驱动的谷氨酸能受体的过度激活导致钙离子内流,随后细胞坏死、凋亡、功能障碍,从而引起神经元损伤。这是 SE 后神经元损伤的经典病理生理过程。细胞内环境的改变,包括缺氧、酸中毒、细胞外钾水平升高以及血脑屏障破坏也会导致神经元死亡。

由于 SE 对运动和电活动的作用,在 SE 早期和晚期(>60min)都可以导致广泛的全身性影响。许多这些全身性影响是来源于 SE 过程中激增的儿茶酚胺。最初心率和血压会上升,之后会演变为低血压。虽然在 SE 最初阶段脑血流量会增加,但后期会下降,而对代谢的持续需求会导致缺氧。发热是由于强直性肌肉收缩及中枢调节机制失效。全身性白细胞增多和脑脊液细胞增多,有时难以判断是否为感染所致。患者可有呼吸性酸中毒和乳酸性酸中毒,一旦发作终止这些表现就会消失。电解质紊乱,包括高血糖、低血糖、高钾血症、高磷血症,可能发生。横纹肌溶解症可能引起吸入性肺炎和肾衰竭。

三、管理与治疗

癫痫持续状态(SE)的治疗旨在终止癫痫发作,以避免全身和神经系统损伤。早期治疗 SE 的即刻目标是稳定生命体征,包括气道通畅、识别 SE 的原因以及同时进行早期药物治疗。血糖检查是有必要的,如出现低血糖,给予 100mg 维生素 B_1,随后给予适当剂量 50% 葡萄糖。

SE 的一线治疗是苯二氮䓬类药物,即 $GABA_A$ 受体激动药(图 70-1)。这种治疗可以在紧急医疗服务（EMS）人员到达并且家人在现场时启动，或者到达医疗中心急诊科时启动。苯二氮䓬类药物治疗包括静脉注射劳拉西泮，地西泮（静脉或直肠给药），或咪达唑仑（静脉注射、肌内注射或口腔给药）（视情况而定）（图70-1）。治疗延迟可能导致结果恶化。

劳拉西泮，通常给予高达2次（如果需要）4毫克静脉注射，由于在医院环境下其作用持续时间长，已被证明优于其他苯二氮䓬类药物。由受过培训的医务人员在院外进行苯二氮䓬类药物治疗是安全的，可以降低心肺并发症。这种早期治疗已被证明在高达55%~73%CSE和15%NCSE病例中能有效阻止癫痫发作。一项纳入893例患者的随机、意向性治疗、非劣性研究中，在门诊由经过培训的EMS人员给予肌内注射咪达唑仑或者静脉注射劳拉西泮治疗SE，结果提示肌内注射咪达唑仑的效果不劣于静脉注射劳拉西泮。两组间安全性无显著差异。该试验表明，肌内注射咪达唑仑治疗可以作为入院前超急性期减少静脉通路建立问题的一个合理选择。

超急性期治疗之后，应进行病史及体格检查（包括神经系统）。根据已有的设备和患者稳定性，可用于诊断目的的有计算机断层扫描（CT）或磁共振成像（MRI）脑成像和脑电图。脑电图和连续EEG（cEEG）对明确合并精神状态改变的NCSE患者可能是重要的。脑成像后腰椎穿刺也可用于排除感染性病因，尤其是在那些处于免疫抑制状态、发热、老年人或意识持续改变的患者。感染性病因被排除之前，应进行适当的抗生素和抗病毒药物治疗。抗癫痫药物浓度、电解质、毒理学、血细胞计数应送实验室检查。在极少数情况下，有针对特殊原因导致SE的解毒药（如吡哆醇治疗异烟肼中毒引起的SE）。

如此时（最初的苯二氮䓬类药物治疗后）SE仍然存在，二线静脉注射抗癫痫药物应开始启动，包括静脉注射用苯妥英或磷苯妥英、苯巴比妥或丙戊酸。如果患者有癫痫，并且在基线期运用这些药物之一治疗，那么后者应是首选。

苯妥英和磷苯妥英通过减慢电压门控钠离子通道的恢复而起作用。苯妥英静脉注射负荷剂量是18~20 mg/kg，输注速率<50 mg/min（存在心脏并发症风险的患者<25 mg/min），并且用5 mg/(kg·d)分三次剂量进行滴定维持。静脉注射苯妥英的主要缺点有两方面，一是与输注速度相关的心血管不良反应包括低血压和心律失常，二是由于药物的高碱性解离常数和药物相关的溶剂（丙二醇）导致的静脉注射部位软组织坏死。心律失常和经历心脏手术的患者应避免使用高碱性药物。与苯妥英相比，这些并发症在水溶性磷苯妥英中要少见，且水溶性磷苯妥英能够以更快的速度输注（18~20 mg/kg，150 mg/min）。

丙戊酸通过调节钠、钙和$GABA_A$通道来控制癫痫。丙戊酸静脉注射时负荷剂量为20~40 mg/kg，输注时间需长于10min，首剂所达到的某一特定的血药浓度，可滴定维持（每6小时1000 mg）。丙戊酸的心血管不良反应比苯妥英少，但可能出现高血氨症、血小板减少和肝肾功能不全。有肝、肾、胰腺和线粒体疾病的患者应避免使用。一些小规模的临床试验表明在某些方面丙戊酸对持续时间长的SE的疗效优于苯妥英。

苯巴比妥在过去一直用于持续时间长的SE的治疗，但由于它的心血管不良反应、长期输注率和长半衰期，现在很少使用。当其他药物有使用禁忌时，苯巴比妥可以使用。苯巴比妥静脉注射负荷剂量是20mg/kg，输液速度<60mg/min，用1~3mg/(kg·d)分三次剂量进行滴定维持并且滴定到目标血药浓度。总的来说，增加一种前面讨论过的二线静脉注射抗癫痫药物，只能解决SE中另外10%的癫痫发作。

如果在二线用药启动后癫痫仍发作持续>2个小时，则患者已经进入难治性SE（RSE）状态。此时通常需使用全身麻醉药，其目标是使病人进入一个爆发抑制状态（脑电图显示10s的爆发间隔），达到所有癫痫发作活动被控制的水平，并通过抑制所有脑电图活动以防止兴奋性毒性以及避免神经元损伤。这些患者需要ICU监护。使用静脉注射全身麻醉药需要进行辅助通气和使用血管加压药，全身静脉麻醉相关的心肺功能抑制需要进行心血管监测。连续静脉注射麻醉治疗的初始药物包括巴比妥类（硫喷妥钠，戊巴比妥，苯巴比妥）、丙泊酚、咪达唑仑。由于这些药物都有调节$GABA_A$受体的能力，因此，都是有效且内在的抗癫痫药。用巴比妥类药物进行麻醉很有效,但其主要缺点包括长半衰期导致的长恢复期(即使是使用输注时间短暂)、肝代谢导致药物相互作用和自我诱导,以及几乎必然发生的心肺功能抑制。戊巴比妥的负荷量为 5mg/kg 静脉推注,推注速率可高达 50 mg/min,直至发作被控制,然后以 1~5 mg/h 维持。类似地,硫喷妥钠以 2mg/kg 静脉推注,并以 3~5 mg/(kg·h)维持。

咪达唑仑是一种短效苯二氮䓬类药物,其主要优点是不积聚在脂肪组织中,因此,理论上半衰期更短。但如果咪达唑仑长时间给药,其药动学会与其他长效苯二氮䓬类类似,如劳拉西泮,停用后清除时间长。咪达唑仑只有中度的心肺功能抑制作用,基本能耐受。长时间使用咪达唑仑后癫痫再发作也很常见。使用时咪达唑仑以 0.2 mg/kg 静脉注射达负荷量,然后以 0.1~0.6 mg/(kg·h)维持。

与咪达唑仑或巴比妥类药物相比较,丙泊酚兼有快速起效,长时间使用清除时间快,心肺功能抑制少的优势。其主要不良反应是丙泊酚输注综合征,虽然少见,但该综合征结合了代谢性酸中毒、乳酸性酸中毒、横纹肌溶解症、心脏不稳定性、肾衰竭、高血脂和高钾血症,可能有致命影响。使用时丙泊酚以 2mg/kg 静脉注射达负荷量,然后以 2~10 mg/(kg·h)维持。

在上述三种药物治疗 RSE 的 meta 分析中,没有发现任一项治疗有显著益处。应该进行关于持续使用 24~48h 的全身麻醉且药物减停超过 24h 的试验。如果 SE 复发,可以考虑延长药物减停时间使静脉麻醉的时间延长。

如果全身静脉麻醉 24h 后 SE 仍持续或复发,则患者处于 SRSE 状态,包括治疗减量或停止时的癫痫复发。此时,由于兴奋性毒性神经元损伤有可能已经开始,因此,附加治疗的目的是神经保护和预防长时间麻醉引起的全身性并发症。同时需加用更多标准治疗 RSE 的静脉注射或口服抗癫痫药物,希望通过药物的不同作用机制而对 SE 产生影响。因为缺乏对照数据目前还不清楚这种治疗有何益处,但病例报道有过成功的案例。该列表包括每一个已被批准用于治疗癫痫的 AED。最有前景的附加或备用的 AED 包括左乙拉西坦、拉科酰胺和托吡酯。

有几个二线药物对治疗 SRSE 有一定效果,但缺少数据和经验。氯胺酮是 N-甲基-D-天冬氨酸(NMDA)受体拮抗药,在几个关于持续时间长的 SRSE 以及罕见早期 RSE 病例报告中认为该药有效。氯胺酮的主要优点是很少或几乎没有心脏抑制作用。吸入麻醉药如异氟醚使用具有中等的成功率,但由于并发症发生率高以及手术室外使用存在后勤保障困难,因此,推广受到限制。静脉注射硫酸镁是治疗子痫发作的首选药物,并且可能成为治疗由子痫引起的 SE 的一线药物。无文献显示硫酸镁治疗 SRSE 有效,但因其安全性已被用于 SRSE 的治疗。皮质类固醇过去用于 SRSE 相关的脑水肿,最近更多用于抗体相关自身免疫疾病导致的脑炎引起的 SE,例如抗 NMDA 受体抗体脑炎。临床上还采用类固醇、血浆置换、静脉注射免疫球蛋白(IVIG)和环磷酰胺等来治疗潜在疾病以终止这些患者的癫痫发作。在某些极端情况下也可采用生酮饮食、低温治疗、神经外科病变切除或重点检测成像以及电或磁刺激进行治疗(见图 70-1)。

危重患者有些特殊情况需要改变 SE 的处理策略,其中一些已经讨论过。肝衰竭患者中,需要经肝代谢的抗癫痫药的血药浓度将升高,也可由于低蛋白血症(肝功能低下导致的)而出现蛋白结合性药物的(游离)浓度升高,例如苯妥英(详见第 17 章)。在这种特殊情况下,尽管乙拉西坦、普瑞巴林、加巴喷丁这几种药物在 SE 使用上缺乏确定的疗效或经验,但因其非蛋白结合、非肝代谢,因此可以考虑使用。肾衰竭也可导致低蛋白血症,以及使通过肾滤过排出的药物消除难度增加。左乙拉西坦、加巴喷丁、普瑞巴林、托吡酯和戊巴比妥等可能需要低剂量给予和给药后透析。尤其需要注意使用蛋白结合率高的药物(如苯妥英钠、丙戊酸、苯二氮䓬)的患者,以及正在透析、特别是连续透析的患者的血药浓度。

ICU 使用了大量可潜在降低癫痫发作阈电位的药物。明确这些药物,并要谨慎用于癫痫患者或已处于 SE 的患者(知识框 70-1)。

知识框70-1	ICU患者可用的具有潜在降低癫痫发作阈值作用的药物及其他干预措施

药物

镇痛药：哌替啶，芬太尼，曲马多

抗心律失常药：美西律，利多卡因，地高辛

抗生素：β-内酰胺类，喹诺酮，甲硝唑，异烟肼

钙调神经磷酸酶抑制药

抗抑郁药：定案苯丙酮，马普替林

神经安定药：氟哌啶醇，氯氮平，吩噻嗪类

化疗药：环磷酰胺，顺铂，甲氨蝶呤

抗癫痫药：噻加宾

抗病毒药：阿昔洛韦，伐昔洛韦，更昔洛韦，膦甲酸，阿糖腺苷

其他：巴氯芬，安非他命，茶碱

非药物

过度通气

重度碱血症（比如，pH>7.50～7.55）

四、预后与疗效

由于年龄、病因、性别和SE的分类不同，已报告的病例病死率相差很大，从1.9%到80%不等。SE也有长期病死率风险，在SE患者的首次发作后10年的病死率是普通人群的3倍。目前认为大部分与SE相关的死亡都与SE的病因相关。卒中、缺氧、CNS感染以及代谢性疾病可以使病死率高达80%。目前还不清楚可单独归因于SE的病残率有多少。在年老、缺氧或有较长的持续发作患者中，CSE导致的死亡率约20%。

发展到RSE时死亡率接近40%，但它主要是受病因影响，合并急性脑部病变的患者的预后比其他病因的预后差。SE的持续时间也对死亡率有影响：在前30min成功治疗的患者死亡率<3%，而那些延迟长达6h才成功治疗的患者的预后则逐渐变差。心脏或呼吸骤停后出现的SE死亡率约70%。心搏骤停后CNCSE或cMSE的患者，即使已经完成低温治疗（TH），预后也很差，近100%的患者死亡或植物状态。然而也有极少数幸存者心搏骤停后cNCSE或cMSE状态但预后比较好的报道。这种情况下出现的cNCSE和CMSE可能是完全独立的疾病，这些患者脑电图模式显示大脑呈濒死状态而并非对治疗有效的SE。

即使成功治疗SE发作，幸存者也可能留下永久性残疾并且需要长期护理。然而SE本身是否可能独立地对结果产生影响，或者残疾是否继发于SE的潜在病因目前还不清楚。在一项纳入248个CSE患者的研究中，19%的病人死亡，39%的患者在90d内出现功能残疾。这些不良功能预后均与年龄、卒中、难治状态和SE持续时间相关。RSE和SE持续时间影响预后可能意味着对SE的更积极的治疗会对预后产生有利的影响。长期SE发作可能会使患者产生癫痫。在一项研究中，首次发作为SE的95例患者与首次发作非SE的317例患者对比，即使控制了年龄、性别和发作的原因，SE患者复发癫痫发作的风险增加3.3倍。与非RSE的患者相比，RSE患者住院时间更长且病残率增加。

目前尚不清楚，尤其是昏迷NCSE对预后的影响。非昏迷NCSE和昏迷NCSE患者的预后明显不同，后一组的预后要差很多。

在美国心搏骤停是最常见的死亡原因，但随着复苏技术的改进和包括低温治疗（TH）在内的标准化流程的实施，使预后显著改善。一般情况下（参见第49章的细节和例外），心搏骤停后昏迷患者复苏时推荐32.0～34.0℃轻度低温治疗。这些患者的神经系统预后从正常到昏迷各不相同。现在明确的是心搏骤停后常发生NCSE，而NCSE可引起昏迷。昏迷是由心搏骤停后NCSE引起或者心搏骤停本身引起，但低温治疗是否对心搏骤停后NCSE有效，目前还不清楚。对院外心搏骤停进行低温治疗的101例患者进行cEEG检查的研究中，其30例苏醒（29/30存活，有4例恢复良好），12例患者发展为NCSE（3例患者在cEEG开始就处于NCSE）。大多数癫痫发作在心搏骤停12h内开始。仅1例NCSE患者以植物人状态活了下来，另一例最终死于多器官功能衰竭。21例患者出现肌阵挛SE，这些患者都未存活或未恢复意识。NCSE或强直性SE患者最不可能存活。如前所述，强直性SE必须与心搏骤停后弥漫性随意临床肌阵挛综合征加以鉴别，因为在心搏骤停及昏迷后EEG无癫痫放电的患者可能有较好的临床预后。

是否治疗急性脑损伤导致的难治性NCSE、

特别是昏迷 NCSE，这个问题一直争论不休。问题的答案基于几个因素，包括与 NCSE 相关的预后差、NCSE 是否真正引起损害，以及长时间全身静脉麻醉治疗的不良反应。这个问题需要更多的研究，目前的治疗是基于治疗团队的最佳临床判断、患者的意愿或其通过委托人所表达的个人选择（详见第 102 章）。

第71章

脑卒中

Ramani Balu　Scott E. Kasner，著　陈文劲，译　于荣国，校

尽管人类在脑卒中的认知以及治疗方面取得了巨大成就，但是每年150 000人的致死率仍使其成为美国的第四大死因。根据梗死的大小、类型及梗死部位，急性脑卒中常常是紧急情况，需要进入ICU进行监护，并且还要特别注意脑卒中带来的威胁生命的并发症。本章概述了对于危及生命的脑卒中患者的紧急治疗。脑卒中的二级预防等其他方面虽然同样重要，但是因为与急性脑卒中患者的治疗并不直接相关，故在此不作讨论。

一、脑卒中的定义与分类

脑卒中的定义为一部分脑组织因为脑血流量不足，或颅内出血压迫脑组织，进而产生了颅内血流的低灌注，导致产生突然而持久的神经系统症状。缺血性脑卒中－因脑血流不足导致－约占到了所有脑卒中的80%，产生机制繁多，包括大动脉粥样硬化性疾病、小动脉疾病、心源性栓塞；不常见的病因主要包括血液的高凝状态、可卡因滥用成瘾、动脉夹层以及全身处于低灌注状态。短暂性脑缺血发作（TIA）是由于脑血流的突然减少导致的一过性的局部神经功能缺陷，这种情况不会产生脑梗死。TIA和缺血性脑卒中代表了急性缺血性脑血管疾病的两个不同时期（类似于不稳定性心绞痛与心肌梗死为冠状动脉综合征的两个不同阶段），因此，两种疾病在急性期的处理方式十分相似。

出血性脑卒中－由于颅内急性出血导致－占到了脑卒中剩余的20%。出血性脑卒中又可以进一步细分为原发性脑出血（primary intracerebral hemorrhage，ICH）和蛛网膜下腔出血（subarachnoid hemorrhage，SAH）。ICH的病因主要包括高血压（常导致深皮质下、脑干及小脑的出血）、脑血管淀粉样变性（cerebral amyloid angiopathy，CCA；主要导致大脑浅层及脑叶的出血）、动静脉畸形破裂（arteriovenous malformations，AVM）以及系统性抗凝治疗导致的并发症（例如，超过治疗剂量使用华法林）。相反的，SAH的主要病因是颅内动脉瘤的破裂。缺血性脑卒中常会发生出血性转化，这是因为梗死组织十分脆弱易出血；然而，出血性转化被更多地认为是缺血性脑卒中的一个潜在并发症而非出血性脑卒中的一个亚型。

（一）类似脑卒中表现的疾病

其他系统性及神经性疾病导致的急性神经功能缺失症状与急性脑卒中难以区分。偏头痛在头痛阶段或头痛前可以产生短暂性局部神经症状。这种神经功能缺失症状很少会持续存在并导致缺血灶的产生。局灶性癫痫发作可能在一些神经功能缺损症状中比较明显，例如失语症、局灶性力弱或者感觉症状，这些都与脑卒中的症状十分相似。此外，发作后神经功能缺损（Todd麻痹）在癫痫发作后可能会持续超过24h。最后，全身代谢应激

(例如显著的高血糖、酸中毒或电解质紊乱)可以引起局灶性神经功能缺损。这可能是由于代谢应激反应使之前就已经存在的局灶性神经功能缺损得以显现(如既往有过卒中病史现已恢复的病人)。

(二)初步诊断与治疗

脑卒中的患者常常在急诊科进行初步诊断及治疗,因为不同卒中类型在很短的时间窗内其管理策略和紧急治疗方面有着显著的差异(如静脉注射组织纤溶酶原激活药,稍后介绍),因此,在评估完急性神经功能缺损的患者之后需要快速地选取最佳治疗策略(图71-1至图71-3)。从产生症状到就诊之间的确切时间,是判断一个患者是否有可能进行溶栓的必要条件。如果患者或家属不能提供症状产生的确切时间,那就将患者最近一次被发现正常的时间作为症状产生时间。既往已经确定存在的症状也可能为区分脑卒中的分型提供依据。例如,突发的"电击样"头痛、颈部僵硬、恶心等症状配合神经系统症状时则表明是SAH(尽管是非特异性头痛,而且难以区分缺血性卒中和出血性卒中)。相比之下,几分钟内症状就有进展的患者更倾向于与原发性脑出血相关。

简单而直接的神经系统检查可以帮助定位病变部位并量化神经功能缺损的程度。失语、漠视和向健侧凝视都提示皮质的受累。单纯的运动性偏瘫或者面部、上肢及下肢的偏身感觉缺失提示着皮质下损伤。最终,"交叉体征"(如同侧面部运动受限合并对侧肢体运动受限)、颅神经异常、共济失调定位于后颅窝(脑干和小脑)。NIHSS评分(评分细则参考 stroke.nih.gov/documents/NIH_Stroke_Scale.pdf)提供了一种快速、可靠的指标来衡量神经功能损伤的严重程度,并且可以用来随访监测临床症状的变化。

电解质、肾功能、全血细胞计数、凝血功能和肌钙蛋白等实验室血液学检查可以帮助鉴别以下与脑卒中相似的疾病:①检测代谢产物以区分类似脑卒中的疾病;②凝血障碍可能导致颅内出血;③急性心肌缺血可以导致心源性脑栓塞。心电图(ECG)用来区分心肌缺血和心律失常(如房颤),这两种疾病均可以导致心源性脑栓塞。

在做出急性脑卒中的诊断之后,需要快速区分缺血性和出血性脑卒中并且尽快采取适当的治

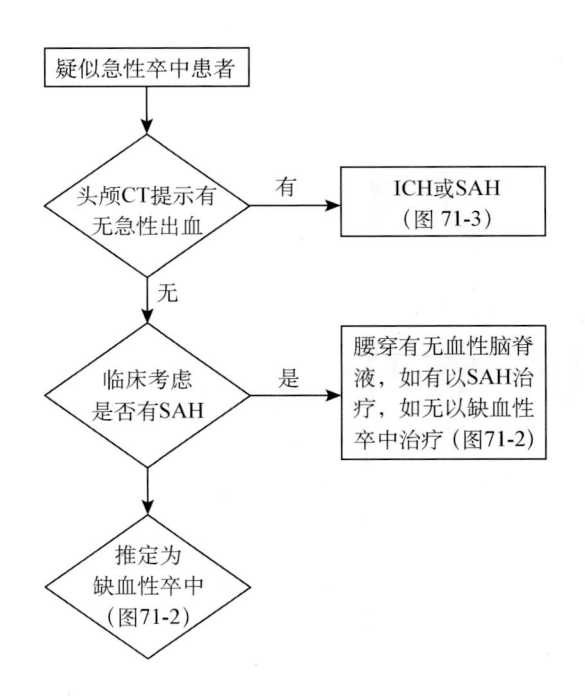

图 71-1 疑似急性卒中患者的临床决策路径。非增强头颅 CT 用于鉴别缺血性卒中与出血性卒中

疗措施。CT 平扫通常是首选的影像检查,这是因为 CT 对于急性脑出血具有高度敏感性(见图71-1~图71-3)。颅内或脑室内的高密度影提示ICH,然而在脑沟和基底池的高密度影则提示SAH。在缺乏支持诊断脑出血的证据时应先假设患有缺血性脑梗死,因为 12h 内的脑缺血影像学征象不明显,难以被发现。然而,我们有必要知道 CT 也有可能遗漏一小部分的 SAH(<5%)。因此,如果临床高度怀疑是 SAH,在 CT 结果是阴性的时候需要进一步进行腰椎穿刺查找脑脊液中是否有红细胞或黄染(脑脊液颜色变黄),或者进行磁共振检查(MRI)。

二、缺血性脑卒中的治疗

(一)急性再灌注策略

已有多个双盲随机对照临床试验表明,对缺血性脑卒中的患者早期应用阿替普酶进行溶栓再灌注(也称为组织型纤维酶原激活药,tPA)可以有效改善患者预后(图71-2)。在这些试验中,发病 3h 内接受静脉 tPA 治疗的患者 3 个月内神经功能明显改善。这些获益与缺血性脑卒中的类型无关。随后的临床试验和新指南对使用 tPA 溶

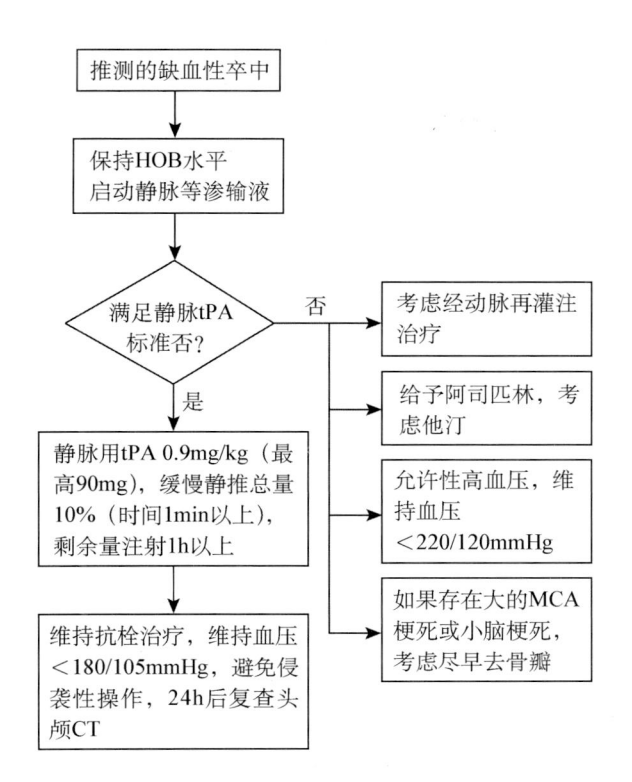

图 71-2 急性缺血性卒中治疗的临床决策路径。满足标准的患者应静脉给予 tPA 以期尽早实现急性期再灌注

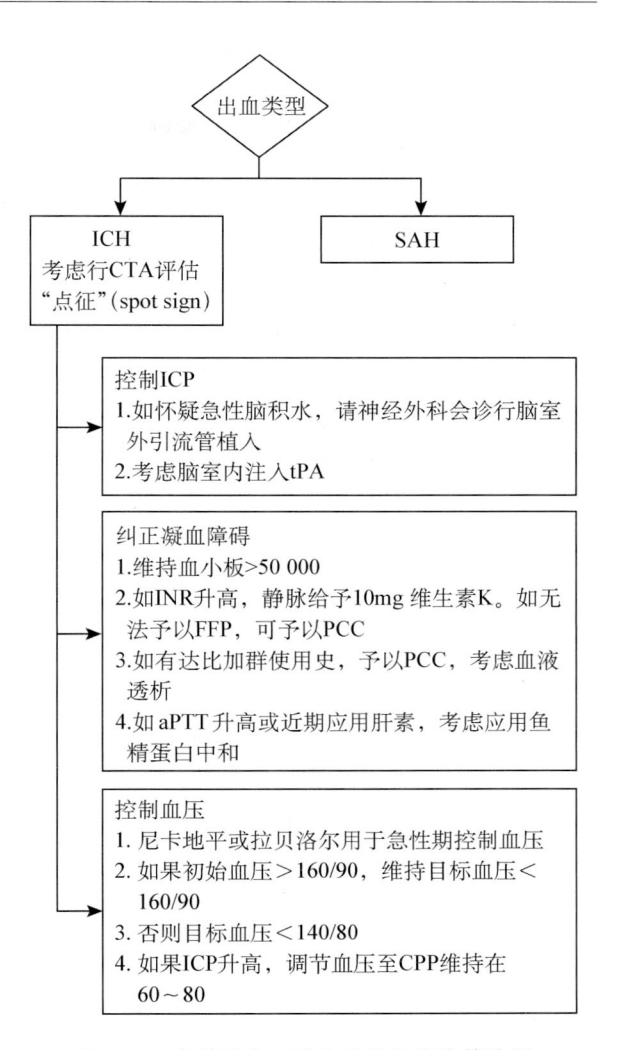

图 71-3 急性脑内血肿治疗的临床决策路径
ICH. 患者需考虑行 CTA 评估"点征"(spot sign); ICP. 颅内压; INR. 国际标准化比值; FFP. 新鲜冰冻血浆; aPTT. 部分活化凝血酶原时间; PCC. 凝血酶原复合物

栓的时间窗延长至症状产生后 4.5h。

如果患者有全身性出血的危险因素（如全身抗凝治疗、近期重大手术、近期胃肠道或泌尿道出血、动脉穿刺之后的前 7d 内未进行压迫，或者有凝血功能障碍）则不应使用 tPA。对于存在颅内出血或者蛛网膜下腔出血的风险的患者，tPA 同样是禁忌，如高血压（收缩压＞185mmHg 或舒张压＞110mmHg），因血压升高可增加出血转化的风险；或者血糖＜50mg/dl 或＞400mg/dl，因这种血糖水平可以引起类似脑卒中的局灶性神经系统体征。完整的标准参见美国心脏协会（AHA）对急性缺血性脑卒中治疗指南。

注入 tPA 后的 24h 内需要注射抗血栓药物，以预防卒中转换成出血性脑卒中。tPA 给药后第一个 24h 内，血压必须保持收缩压低于 180mmHg，舒张压低于 105mmHg。给药后 24h 内需要检查头颅 CT 来明确是否有可能转化为脑出血。若无脑出血，则可开始给抗血小板和抗栓药物。在第一个 24h 尽量避免行侵入性操作（如导尿或中心静脉置管），以减少其他出血并发症。

在 4.5h 的时间窗内未行 tPA 静脉溶栓，或者有静脉溶栓全身禁忌证的患者，可行动脉内治疗。一项研究表明，对于造影证实大脑中动脉（MCA）近端闭塞的患者，发病后 6h 内给予动脉内局部注射溶栓药物者，比没有接受治疗的患者预后好。这项试验中所用的特定的溶栓药尚无市售，但是基于间接证据 tPA 已应用到许多治疗中心。其他介入治疗如单独机械取栓，或者联合应用溶栓药物同样得到了发展。这些介入治疗虽然前景很好，但是仍处于研究阶段，在将其完全应用于临床常规使用之前,需要更进一步研究。值得注意的是,研究表明 tPA 静脉溶栓联合动脉取栓,并不优于单纯 tPA 静脉溶栓。

(二)支持疗法

大多数缺血性脑卒中患者因为时间窗太短及其他选择标准不符合,而不能及时接受急诊溶栓治疗。对这些患者的治疗重点在于积极预防脑卒中的进展,预防其他并发症(见图 71-2)。颅内动脉闭塞导致脑组织形成无活性梗死核心,梗死核心周围环绕一圈有活性但是有高度缺血风险的脑组织带,即为缺血半暗带。对于缺血性脑卒中的治疗原则,就是最大限度地增加缺血半暗带的脑血流量,同时抑制梗死核心区增大。

抗血小板类药物阿司匹林对于降低死亡率,减少急性卒中复发风险方面作用稍小,但是十分显著,因此应在缺血性脑卒中发病早期(24h 内)给予抗血小板类药物。他汀类药物也通过一些不明机制(可能是通过限制炎症损伤程度)使患者受益。全身抗凝治疗(如静脉注射低分子肝素)一般不推荐使用,因为研究表明在脑卒中发病的最初几天出血转换的风险要大于脑卒中的复发风险。抗凝治疗在一些特定的情况下可以使用,例如,患者症状不断波动(意味着不稳定血栓)或者存在动脉夹层,但是这些方面仍然饱受争议。

代谢性应激反应如发热和高血糖应该积极控制。发热在脑卒中病人中十分常见,多个队列研究证实发热的脑卒中患者预后较差(梗死面积增大,神经功能障碍以及死亡):较正常体温每升高 1℃,患者的死亡或瘫痪风险就会增高 1 倍。对乙酰氨基酚酯可以抑制发热反应。其他方法如连接体表和血管内的传导装置可以维持正常体温,然而这些干预对于预后的影响尚不明确。

类似于发热,多个研究显示高血糖与恶化的神经系统预后相关。目前正在进行一项多中心随机对照试验,对缺血性脑卒中患者强调强化血糖管理。同时,如对待其他危重病人一样控制血糖是非常合理的(详见第 12 章)。

(三)血压控制与脑血流量优化

正常情况下,尽管全身血压会有一些波动,但是通过脑血管阻力调节,脑血流(CBF)始终维持在一个相对恒定的水平。当平均动脉压(MAP)增加时,脑小动脉常常会收缩。相反的,在低血压状态下会产生一种代偿性脑血管扩张的反应。卒中后,自动调节功能受损,血流变化与 MAP 呈线性关系。此时,微小的血压变化可以对 CBF 和梗死的进展产生深远的影响。

缺血性脑卒中的患者往往合并高血压,这种升高血压的反应一般在 7～10d 后消退,可能反映了脑血流自动调节功能的受损,此时应避免强化降压,并且床头保持水平以保证脑血流的充足。同样,持续低血压时应查找潜在病因(如脓毒症、血容量不足、心肌梗死引起的心源性休克,或溶栓治疗后心包积血引起心包压塞)。虽然明显的血压升高可增加出血性转化的可能性,但目前的指南推荐在急性期使血压达到收缩压 220mmHg,舒张压≤120 mm Hg。如果血压超过了这个范围,则大剂量注入拉贝洛尔或者持续静脉注射尼卡地平,可以使血压中度下降(约 15%)。临床上通常会停用患者所服用的门诊所开的降压药,除非出现了高血压损害终末器官的症状,或已经给予等渗晶体液扩容从而使允许性的高血压反应和脑血流达到最大限度。接受静脉注射 tPA 的患者不适用于这一原则,在这些患者中,溶栓后出血性转化的风险非常高,需要控制 SBP≤180mmHg 且 DBP≤105mmHg。主动脉夹层患者或急性心肌缺血患者也应该相应降低他们的血压。

存在神经系统症状的缺血性脑卒中患者,可利用药物诱导高血压进而增加脑灌注(例如,血压降低导致偏瘫程度加重)。一些小的观察研究表明,升高血压(例如利用去甲肾上腺素升压)可增加脑血流量,改善神经症状,但有其他研究发现了相互矛盾的结果。目前这种方法不推荐常规使用,但是对血压明显下降导致症状明确恶化的患者,可能是值得考虑的治疗方案。

(四)对于脑水肿患者的治疗

急性缺血性脑卒中导致的细胞毒性水肿,可导致邻近神经结构受压、中线移位和潜在的致命性脑疝。小脑梗死和大脑中动脉供血区域梗死的患者,出现恶性水肿和脑疝的概率非常高。这些患者需要临床密切监测以寻找脑梗死进展和临床恶化的迹象。主要临床症状包括不明原因的焦虑、意识欠佳、梗死侧瞳孔扩张(由于海马沟回疝压迫中脑和动眼神经导致)、梗死侧下肢无力(可由海马沟回疝或大脑镰下疝引起)或生命体征不稳定(如库欣三联征包括心动过缓、高血压、呼吸不稳定提示小脑扁桃体疝)。但需要注意,突发性心动过速及低血压同样提示脑疝。通常颅内压(ICP)监测(如脑室导管或硬膜下螺栓)作用不是很大,因为它只能测量颅内压而不能区别梗死组织和周围组织之间的压力梯度。以前的研究已经表明,颅内压监测大面积缺血性脑梗死患者时,患者出现脑疝临床体征往往早于颅内压增高。

急性期治疗,如过度换气或输注高渗溶液(如甘露醇或高渗盐水)可减轻水肿,改善临床症状;然而,这些措施都是暂时性的,不会改变整体的临床过程。此外,也可能会导致病情恶化:①过度通气引起脑血管收缩致使整个大脑灌注降低,从而加重缺血性脑损伤;②输注高渗溶液使自由水从血脑屏障完整的正常脑组织进入梗死的脑组织中,反而促使局部水肿恶化。恶性脑水肿的患者应考虑行去骨瓣减压成形术,使梗死脑组织从颅骨切除侧疝出而非进入相邻的大脑结构。大面积小脑梗死导致的脑水肿患者在抢救过程中广泛采用枕骨减压术。同样,大脑中动脉供血区域脑梗死导致的恶性脑水肿已明确使用去骨瓣减压术治疗。有3个随机对照试验结果显示,大脑中动脉供血区域梗死产生的恶性水肿的患者,早期(48h之内)行去骨瓣减压术可以有效降低死亡率。然而,许多幸存者术后都有明显的功能障碍,这可能反应梗死范围较大。

三、颅内出血的治疗

ICH(原发性脑出血)患者的治疗原则包括颅内压的调节,对可能会加剧出血的潜在的凝血功能障碍进行校正,积极控制血压从而限制血肿的扩大,并且防止其他医疗并发症(见图71-3)。这些干预措施常常联合使用。手术清除血肿并不能改善预后,但是有可能使大范围的脑表面出血患者受益。尽管积极努力地干预,但ICH患者死亡率仍然居高不下。临床推荐的评分系统是根据患者年龄、早期神经功能检查、血肿范围以及出血的部位来计算评估患者住院期间的死亡风险以及功能预后。所以在做出治疗决策的时候明智地使用这些评分量表十分重要,因为它们有可能成为一种预示。

(一)血肿扩大的预测因素

症状出现后24h内约40%的ICH的患者的出血病灶会扩大。血肿扩大与临床预后差相关;识别致使血肿扩大的因素是急性病人治疗的关键。凝血机制的破坏(辅助服药如华法林,或者自身凝血功能障碍)、血压升高与糖尿病控制欠佳均与血肿范围增大相关。但是仍然很难单纯凭借临床特征判断哪些患者的血肿会扩大。一些研究应用增强CT血管造影来确定患者血肿扩大的风险,认为注入显影剂后出现"spot sign 斑点征"(相当于对比剂渗到血肿内)强烈提示血肿会扩张。根据血肿的初始大小及点状强化的数量而产生的评分系统是住院死亡率和3个月预后的一个独立的预测因素。

(二)颅内压的管理

大范围的颅内出血可引起意识的显著损害。血肿扩大和脑室内出血产生的占位效应可以导致脑脊液回流梗阻,继而产生急性脑积水。这些患者中,侧脑室引流(EVD)可以测量患者颅内压,并且通过分流脑脊液治疗脑积水。如果出现大量脑室内积血,侧脑室引流可能由于导管内出现血凝块而失去功能。有一项实验正在评估通过侧脑室引流将tPA直接注入脑室来清除脑室内血肿这种方法的安全性及有效性。这种治疗方法不仅可以保持侧脑室引流的通畅,还可能诱导脑积水的缓解和临床症状的改善。应根据症状随时调整治疗方案,如在脑脊液分流途径建立后,可应用过度换气及高渗性治疗。在某些情况下,严重的占位效应可能需要通过开颅手术减压;然而,同缺血性脑卒中一样有待于研究。

(三)纠正凝血功能紊乱

原发性脑出血患者应该禁用抗血小板和抗栓药物,因为这些药物会加重出血。他汀类药物似乎会增加原发性脑出血复发,部分原因是其温和的抗血栓形成作用,但同时可能对炎症具有有益的影响,所以急性期他汀类药物的作用仍存在争议。然而,一个决策分析表明,使用他汀类药物对血管疾病的潜在利益大于脑出血复发风险。其他药物(例如,选择性5-羟色胺再摄取抑制药)也能抑制血小板功能,在急性期可以停用。

输注血小板并不能逆转药物对血小板功能的影响,所以不推荐使用。另一方面,如果病人出现严重的血小板减少症,则应给患者输注血小板。这些患者血小板计数的低限并不明确,但是>50 000可能是合理的。其他系统性疾病(如肾衰竭)引起的特发性血小板功能障碍应适当地处理(例如,给予去氨加压素或血液透析,详见第26章)。

凝血功能障碍可导致或加重脑出血,因此应积极纠正。原发性脑出血的患者最常见的凝血功能障碍常由抗凝药物引起,如华法林、肝素或达比加群。超过治疗剂量的华法林会导致国际标准化比值(INR)升高,可以很容易与其他凝血功能障碍疾病区分。肝素同样可以导致类似的活化部分凝血活酶时间(APTT)升高,尽管某些高凝状态也可导致国际标准化比值升高。相比之下,达比加群可导致活化部分凝血活酶时间轻度升高,但国际标准化比值通常是正常的,因此,这些参数作为判断药物效果的指标并不可靠。直接凝血酶时间是可测量的,这种检查方法往往并不容易操作。

传统上,对于华法林相关性ICH常用新鲜冰冻血浆(FFP)和维生素K联合治疗;然而,新鲜冰冻血浆(FFP)首先需要解冻,而随后对凝血的纠正可能需要几小时到1天的时间。因此,这种治疗方案往往起效时间过长,导致不能有效限制血肿扩大。相比之下,凝血酶原复合物(PCCS)能快速逆转药物相关凝血功能障碍疾病(1h内起效),从而被越来越多地用于急性治疗。凝血酶原复合物所需的剂量比新鲜冰冻血浆少,因此不太可能引起液体超负荷。四硫酸鱼精蛋白可以逆转普通肝素的作用并且不会分解肝素。对逆转达比加群相关性出血的适当治疗方案仍在争论。临床已经将凝血酶原复合物作为一个逆转药,然而其疗效尚不清楚。也可考虑应用血液透析从血液循环中清除达比加群进而扭转其抗凝作用。目前仍然没有对于拮抗新的口服抗凝药如阿哌沙班和利伐沙班的最优策略。

促凝物质限制血肿扩大的疗效研究显示,血栓性并发症的风险在无凝血功能障碍的患者中很高。一项Ⅱ期随机对照试验发现,重组因子Ⅶ可限制血肿扩大;但随后的第三阶段临床试验表明,接收因子Ⅶ治疗的患者血栓并发症的风险增加,与减少血肿大小的利益抵消。该治疗策略的可行性仍需进一步的临床研究来评估。

(四)血压的管理

对于ICH患者应积极控制血压来限制血肿的扩大。之前的观点认为强化降压可减少脑血流量,从而导致血肿周围易损区缺血(类似于缺血性脑卒中的缺血半暗带)进而导致ICH患者病情的临床恶化。但有研究表明,积极的降压治疗是安全的,不会导致结果恶化。目前的指南建议发病时血压>160/90mmHg而ICP正常的患者血压降至160/90mmHg以下或平均动脉压(MAP)110mmHg以下。发病时血压低于160/90mmHg的患者,血压的控制目标为<140/80mmHg。如果ICP升高,应给予患者监护并调整血压使脑灌注压(相当于MAP-ICP)保持在60~80mmHg之间。尼卡地平及拉贝洛尔由于起效快、调节功能强而成为首选的静脉降压药物。硝普钠和硝酸甘油应避免使用,因为它们具有显著的静脉扩张效应,从而升高ICP。

(五)癫痫的治疗管理

癫痫在脑出血患者中很常见,这可能是由于血液成分对于神经组织的刺激所致。如果患者癫痫发作,应及时治疗,当非痉挛性癫痫患者的意识水平降低程度与根据出血量和出血位置所预期的意识水平降低程度不相符时,应当十分小心是否出现癫痫。连续脑电图(cEEG)监测被越来越多地用于诊断亚临床癫痫。有研究显示抗癫痫药物预防性治疗将会增加患者死亡率,因此不推荐使用。

第 72 章

产科和产后并发症

Lisa D. Levine　Samuel Parry，著　朱　慧，译　于荣国，校

第 28 章描述了母体对妊娠的生理性适应过程，并为因非产科原因入住 ICU 的妊娠患者提供监护指导意见。本章讨论因产科原因入住 ICU 的妊娠患者的管理，包括产科出血、先兆子痫或子痫、妊娠急性脂肪肝（acute fatty liver of pregnancy，AFLP）、羊水栓塞以及严重肺水肿。

一、产科出血

（一）产前出血

对于任何妊娠后期出现阴道出血的妊娠患者，在妇科检查前均应行超声检查以排除前置胎盘的可能并监测胎心率。

1. 鉴别诊断　引起产前出血的原因有很多（表 72-1）。胎盘早剥（胎盘从子宫壁剥离）和前置胎盘（胎盘植入于宫颈部）可引起母体血液大量丢失，部分原因是纤维化的子宫螺旋动脉收缩不良。存在于胎膜与母体蜕膜之间剥离面的血液常会启动子宫收缩。这些宫缩可能加剧出血并诱发反复的出血。

表 72-1　引起晚期妊娠阴道出血的特定原因

病因	危险因素	评论
胎盘早剥	高血压	通常合并腹部压痛和子宫收缩
	吸食可卡因	20% 的病例存在隐匿性出血（无阴道出血）
	创伤	很少被超声检查所发现
胎盘前置	既往剖宫产史	通常无腹部压痛，但常见子宫收缩
		超声检查可证实诊断
子宫破裂	既往剖宫产史（传统术式，即经子宫垂直切口）	急性、持续性、剧烈的腹痛
胎儿出血	脐带帆状附着	阴道出血涂片检查发现有核红细胞（即来自胎儿的细胞）
	血管前置	APT 碱变性试验显示胎儿和母体的氧合血红蛋白对氢氧化钠所致变性的抵抗能力不同
		超声检查可评估脐带位置

胎儿贫血可能与胎盘绒毛血管的出血有关。原发性胎儿出血是由于脐带帆状附着,即脐带植入的位置远离胎盘从而使得胎儿血管必须贯穿胎盘被膜进入胎盘。当未受保护的胎儿血管横跨宫颈时则为血管前置。脐带帆状附着和血管前置是妊娠晚期阴道出血的罕见原因。

2. 实验室评估　实验室检查包括全血细胞计数(complete blood count,CBC)、凝血酶原时间、部分凝血活酶时间、纤维蛋白原和纤维蛋白降解产物,包括 D-二聚体和 Kleihauer-Betke(K-B)染色。K-B 染色是一种酸洗脱试验,其可用于检测母体血中的胎儿血红蛋白并可计算胎母输血量。对于一个未致敏的 Rh 阴性血型的母亲发生产前出血,应给予 Rho 免疫球蛋白(RhoGAM)来防止母体产生抗 D 抗体。一个标准小瓶(300mg)的 Rho 免疫球蛋白可预防胎母输血量 30ml。更大量的胎母输血量可通过 K-B 染色来计算,并需要追加 Rho 免疫球蛋白(10mg/ml 胎儿全血)。如果胎母输血量超过 50ml,胎儿出现严重贫血的危险性极大,必须考虑提前终止妊娠。

对于产科出血的患者,检查产妇凝血功能是极其重要的,因为其发生弥散性血管内凝血(disseminated intravascular coagulation,DIC)的风险很高(知识框 72-1)。在这些患者中,凝血级联反应被大量组织磷脂、内毒素或两者共同的释放所触发,这导致母体内皮损伤。产科患者一旦确诊 DIC,应积极输注血浆或冷沉淀和血小板。然而,只有当引起 DIC 的潜在原因得到纠正才能使 DIC 得到改善。

知识框 72-1　与弥散性血管内凝血相关的产科情况
先兆子痫、HELLP 综合征、AFLP
羊水栓塞
死胎综合征
妊娠滋养细胞肿瘤
产科出血
感染性流产
AFLP. 妊娠急性脂肪肝;HELLP. 溶血、肝酶增高和血小板降低

3. 处理　产前发生产科出血的患者需要连续监测胎心率。若出现"不稳定"胎心模式可能需要紧急分娩。应建立大口径的静脉通道,并应开始积极补充晶体液、血制品或两者同时补充。在产前产科出血的情况下,如果母亲和胎儿的状况稳定,并且有早产征象合并宫颈扩张时,可以考虑给予安胎治疗。由于 β 拟交感神经宫缩抑制(安胎)药物(特布他林、利托君)可引起母体心动过速和外周血管扩张,而这两种情况都与持续出血的征象相类似。因此,硫酸镁可能是首选的宫缩抑制(安胎)药。分娩方式的选择应基于母亲和胎儿的临床状况、母亲妊娠年龄及胎儿肺的成熟程度。

(二)产后出血

产后出血大体上可分为子宫来源或非子宫来源的出血。子宫来源的出血占产后出血的 90%,并且通常比非子宫来源的出血更为严重。因为足月子宫接受来自母体心输出量的 20%(约 600ml/min),因此快速控制产后子宫出血至关重要。

1. 病史和危险因素　宫缩乏力是指第三产程之后子宫肌层收缩不良。它与多产、子宫过度膨胀(多胎妊娠)、产程延长和感染有关。遗憾的是,宫缩乏力常常是特发性的并且无法预测。胎盘滞留常与宫缩乏力有关,并且难以从子宫内娩出。胎盘滞留通常表现为迟发产后出血(>24h),并常合并子宫肌内膜炎。胎盘植入是一种因胎盘侵入子宫蜕膜并直接附着于子宫肌层而形成的异常胎盘形式,其与之前剖宫产和前置胎盘的病史强烈相关。这种异常附着使得胎盘从子宫内剥离困难,并常常需要行开腹子宫切除术和大量输血。子宫破裂最常发生于之前剖宫产此次又经阴道分娩时,但是若先前切口局限于子宫下段,则发生瘢痕裂开的风险不到 1%。在这种情况下,母亲经阴道试产的总体发病率已证实低于重复剖宫产。

非子宫原因的产后出血包括低位产道裂伤(在困难阴道手术分娩后应加以怀疑)、血肿(又可细分为外阴血肿或盆腔血肿)以及凝血功能异常。外阴血肿常表现为早期会阴部疼痛,而盆腔血肿(指发生于肛提肌以上的)则通常发生在剖宫产术后。

2. 体格检查和实验室检查　体格检查和实验室检查通常可以快速地帮助医生鉴别产后出血的原因。体格检查必须包括腹部和妇科的检查,并观察整个阴道和宫颈并触诊宫腔。盆腔超声检查、全血细胞计数以及凝血功能全套有助于做出诊断和治疗决定。当在分娩后出现阴道活动性出血合并烂泥般软弱无力的子宫时可以确诊宫缩无力。胎盘滞留表现类似（尽管常发生于数小时之后），可用超声检查来观察宫腔内滞留的妊娠产物。因滞留胎盘可作为感染源诱发感染，患者可能会出现发热和子宫底触痛。徒手探查宫腔并发现胎盘持续黏附于子宫壁即可较容易地判定胎盘植入。妇科检查包括徒手探查宫腔和观察整个低位产道，这可迅速帮助医生判断瘢痕子宫裂开、低位产道裂伤以及外阴出血。当怀疑一个产后出现血红蛋白和红细胞压积下降的患者发生盆腔血肿时，其征象可能是隐匿的但通常可以通过超声检查观察到。

3. 处理　尽管产后出血通常可以非手术治疗，但若非手术治疗失败或确定为产道裂伤，则应进行外科手术治疗（知识框72-2）。若需要进行大量的补液治疗，则应进行血流动力学的监测。由于分娩后会发生生理性的细胞外液向血管内的转移，因此，液体治疗可使这类患者发生肺水肿的风险增加。

知识框72-2　产后出血的处理

非外科手段
- 双合诊子宫压迫（膀胱空虚下有利于实施）
- 静脉使用催产素（20U 置于 1000ml 晶体液中以较快的速度输注）
- 肌内注射或宫内注射 15-甲基前列腺素 $F_{2\alpha}$（0.25mg），每 10～15 分钟重复一次
- 肌内注射甲基麦角新碱 0.2mg（可能产生短暂但却剧烈的血压增高，禁用于高血压患者）
- 只有在确定没有低位产道裂伤、子宫破裂和子宫内翻后才予以宫腔填塞；将一个巴克里球囊置于子宫下段，充入 500ml 无菌生理盐水并原位放置 24～36h；或者可将整个子宫和阴道予以填塞；推荐预防性使用抗生素和持续使用催产素
- 对出血血管进行造影并加以栓塞

外科手段
- 产后扩宫和刮宫（治疗胎盘滞留）
- 外科结扎盆腔血管（子宫和下腹部动脉）以减小动脉脉压（结扎血管后期可以再通并且对随后的生育能力不会造成影响）
- 产后子宫切除术

二、产后先兆子痫

先兆子痫的原因还不明确，但是该病似乎与胎盘形成异常有关。这导致不明内源性因子的释放，从而引起母体全身血管痉挛和内皮细胞损伤。流向子宫和母体终末器官的血流量减少诱发了各种并发症以及严重的先兆子痫。尽管先兆子痫的治疗是将胎儿和胎盘娩出，但其症状常会持续存在，甚至在产后 24～48h 还可能继续进展。

(一)临床诊断

诊断先兆子痫：对于既往血压正常的女性，单纯依据其在妊娠后半程出现的母体持续高血压（定义为收缩压 ≥ 140mmHg 或舒张压 ≥ 90mmHg）合并蛋白尿即可诊断先兆子痫。据认为是由先兆子痫所引起的产后并发症列于知识框72-3。

知识框72-3　与严重先兆子痫相关的产后并发症

- 中枢神经系统表现不同于癫痫发作（蛛网膜下腔出血和脑梗死）
- 弥散性血管内凝血（DIC）
- 子痫（全身痉挛发作）
- HELLP 综合征
- 肝梗死和破裂
- 少尿和急性肾衰竭
- 肺水肿
- 难治性高血压

HELLP. 溶血、肝酶增高、血小板降低

(二)实验室检查异常

异常的实验室检查结果是终末器官血流灌注不足及内皮细胞损伤在临床上的反映。由于怀孕期间肾小球滤过率和肾血浆流量的增加，因此，正常的血肌酐水平应是 ≤ 0.6mg/dl。然而，在先兆子痫的患者中，肾血浆流量的下降及肾小球毛细血管内皮损伤导致肌酐清除率下降，血肌酐及血尿素氮水平增高，并出现少尿（<50ml/h）。如前所述，当血肌酐水平＞0.6mg/dl 时就应考虑是异常的，而一旦肌酐水平达到 1mg/dl 时，则超过 50% 的肾功能已受损。继发于全身血管痉挛的血管内血容量不足可引起血液浓缩。血管内皮细胞

损伤可启动凝血级联反应并消耗血小板和凝血因子，最常表现为血浆纤维蛋白原水平的下降。由肝灌注不足所引起肝细胞坏死会导致胆红素和肝酶水平的增高。

10%～20%的严重先兆子痫的妊娠患者会并发HELLP综合征（表现为溶血、肝酶升高、血小板下降）。HELLP综合征的最初定义需满足上述所有条件，但是这其中的任何一项都可表现出严重的病情。HELLP综合征的诊断标准包括：①溶血存在的证据，血涂片上发现细胞裂片（见图45-1）、间接胆红素水平升高或乳酸脱氢酶水平≥600 U/L；②总胆红素水平≥1.2mg/dl；③谷草转氨酶（AST）＞70 U/L（或达到正常上限的2倍）；④血小板计数＜100 000/μl。母亲的发病率和死亡率与血小板计数的下降密切相关。血小板计数＜50 000/μl的患者病情最严重，其可能会得益于地塞米松治疗。

HELLP综合征的患者常常表现为全身不适、恶心、头痛和右上腹疼痛。HELLP综合征必须与孕期引起肝脏疾病的其他问题相鉴别（表72-2）。溶血和血小板减少的鉴别诊断包括：①血栓性血小板减少性紫癜（TTP），本病表现为更严重的微血管病性溶血性贫血、中枢神经系统异常、肾损害的表现及发热（详见第63章）；②溶血尿毒综合征（HUS），本病表现为更严重的肾衰竭；③特发性血小板减少性紫癜（ITP），本病没有高血压、肝酶升高或蛋白尿（详见第63章）。

表72-2 妊娠期肝病的鉴别诊断

疾病	谷草转氨酶水平（U/L）	总胆红素（mg/dl）	肝脏组织学特点	其他特征
AFLP	＜500	＜5	脂肪浸润	低血糖、肾衰竭
急性乙型肝炎	1000～2000	＞5	肝细胞坏死	围产期传播
HELLP综合征	＞500	＜5	肝细胞坏死	高血压、血小板减少、溶血合并细胞裂片
肝内胆汁淤积	＜300	＜5（大部分为直接胆红素）	毛细胆管扩张	全身瘙痒

AFLP. 妊娠急性脂肪肝；HELLP. 溶血、肝酶增高、血小板降低

（三）治疗

产后先兆子痫的治疗有三个基本目标：预防抽搐、控制高血压以及针对各种并发症的支持疗法。硫酸镁是用于预防和治疗子痫性抽搐的最有效的药物，其标准用量是将4～6g负荷剂量配于50～100ml 0.9%的生理盐水中于20min内静脉滴注，在分娩后以2g/h的维持剂量使用24h。预防子痫性抽搐的血浆镁治疗浓度范围是4～7mEq/L。应严密监测血浆镁浓度，尤其是对于肾功能不全的患者。首次镁浓度测定应在负荷剂量完成后1h即可进行。临床评估包括频繁监测患者精神状态、深肌腱反射、呼吸力度和尿量。当镁浓度在8～10mEq/L时膝腱反射通常会消失，而浓度在13mEq/L时可能会出现呼吸暂停。必须有随时可用于静脉推注的葡萄糖酸钙（1g，相当于10%溶液10ml）用于逆转镁中毒的症状（如反应迟钝、呼吸暂停）。

当收缩压＞160mmHg或舒张压＞110mmHg时通常应给予抗高血压药物。肼屈嗪通常予5～10mg静脉推注，如有必要可每20分钟重复一次。或者可予柳胺苄心定10mg静脉推注，以后每10分钟可增加剂量（20mg，40mg，80mg）重复使用，总剂量可达300mg。在达到所需血压后，可按1～2mg/min的速度开始静脉滴注柳胺苄心定，而后予以剂量滴定。特殊情况下，顽固性高血压可能需要使用强效血管扩张药，如硝普钠（详见第53章），并通常需进行血流动力学监测。

在产后先兆子痫的患者中，除了顽固性高血压外还有数种情况需要行中心血流动力学监测，如不稳定患者的全身麻醉、肺水肿以及少尿。由于中心静脉压与肺动脉楔压相关度很差，所以可首选肺动脉导管进行监测。

三、妊娠急性脂肪肝

妊娠急性脂肪肝(acute fatty liver of pregnancy，AFLP)的发病率较低(1/10 000～1/100 000例妊娠)。其发病原因未明。虽然约50%的AFLP病例合并先兆子痫，但是这两种疾病过程具有截然不同的肝病理学表现。表72-2列出了用于鉴别AFLP和其他妊娠期肝病的组织学和临床特点。

(一)临床表现

AFLP的临床表现包括全身不适以及中枢神经系统症状，如头痛、反应迟钝和昏迷。患者经常表现出恶心、呕吐、右上腹疼痛以及胃肠道出血。查体可发现黄疸和右上腹压痛，但没有肝大。

(二)实验室异常

实验室检查可出现中度升高的肝功能检查结果、低血糖(继发于糖原合成受损)和由凝血因子消耗(肝合成功能下降使病情加重)而引起的消耗性凝血病。患者可能会发生肝肾功能衰竭，表现为少尿、血肌酐和尿素氮水平升高。若发展为多器官衰竭，则可能会发生代谢性酸中毒。

(三)治疗

治疗以支持治疗为主，重点在于纠正代谢紊乱、维持氧合、恢复肾功能和脑功能。使用含糖溶液进行静脉输液治疗并应维持血糖＞60mg/dl。限制蛋白质摄入并口服或鼻饲管给予乳果糖以防止血氨升高。应开始预防应激性溃疡以减少胃肠道出血的风险。补充凝血因子可改善凝血功能异常，并且肾衰竭可进行临时性血液透析治疗。这些患者是院内感染的高危人群。

对于接受传统的支持疗法后仍持续恶化的患者还有数种治疗选择，包括血浆置换和肝移植(详见第59章)。在20世纪80年代以前所报道的AFLP的生存率仅有25%，然而，从那以后随着ICU支持治疗的发展，患者的生存率已提高到90%以上。

四、羊水栓塞

羊水栓塞的发生率是1/30 000例妊娠，其最常发生于生产过程中，偶尔也可发生在孕早期(如在孕早期的扩宫和刮宫术时)或晚期(如产后48h)。羊水栓塞与产程延长相关。羊水进入产妇(肺)循环系统似乎是引起羊水栓塞的原因，但到底是羊水中不溶性物质的量还是其中存在的生物活性物质，两者哪一个更重要目前还不清楚。在非羊水栓塞的产妇置入肺动脉导管，在肺部血管里可检测出胎儿的鳞状细胞。这表明母亲肺血管内的羊水不是羊水栓塞的特异性病症。同时也表明羊水中的毒性物质(即花生四烯酸代谢产物)可能是与羊水栓塞综合征相关的内皮细胞损伤以及心肺功能改变的主要原因。

(一)临床表现

发生羊水栓塞的患者最常表现为急性呼吸窘迫、发绀和循环衰竭。患者通常会出现神志状态改变并最终导致昏迷。40%～50%的患者会出现与DIC相关的临床出血。引起DIC的原因不明，但已知滋养层细胞具有类似促凝血酶原激酶的效应。

急性肺动脉高压可短暂出现(＜1h)，并常常在进行血流动力学监测和收住ICU前缓解。通常可见与左侧心力衰竭(肺动脉楔压升高及心输出量降低)相一致的血流动力学表现。左侧心力衰竭的原因可能是由于心肌缺氧(由冠状动脉灌注减少引起)或毒性物质直接导致的心肌损伤。肺毛细血管内皮损伤也可能会导致急性呼吸窘迫综合征(acute respiratory distress syndrome，ARDS)。

(二)治疗

支持性治疗包括维持血氧、心输出量和血压。凝血功能可能无法快速缓解，可补充凝血因子以维持足够的凝血功能，直到患者临床症状改善。

五、肺水肿

肺水肿可能由先兆子痫引起，或者偶尔可见于安胎治疗。3%～5%的严重先兆子痫患者会并发肺水肿，且70%发生在产后。用于安胎的β拟交感神经药物广泛用于早产的治疗。利托君(已退出美国市场)和特布他林相对选择性地作用于$β_2$受体，从而减少了产妇发生极度窦性心动过速的频率。当这些药物与自由水一起合理应用并密切监测患者的液体出入量时，由安胎诱发的肺水肿的发生率可＜1%。

(一)病因

与先兆子痫相关的肺水肿是多因素引起的，

可由胶体渗透压下降、液体过负荷、毛细血管通透性增高以及肺毛细血管静水压下降等引起。由先兆子痫引起的肺水肿可表现为急性肺水肿或可能在产程中表现更为隐匿。安胎药物诱发的肺水肿的机制还未能完全阐明。根据已知的肠外 β 拟交感神经药物的药理作用提出了数种发病机制。这些药物的肾效应会导致钠水潴留,其原因分别是远端肾小管钠重吸收增加以及抗利尿激素的分泌增加。水钠潴留加上经常给予这些患者静脉输注的大量液体,可引起血管内静水压升高并驱使液体进入肺间质。此外,由亚临床宫内感染(常与早产有关)所释放的毒素引起的内皮损伤可能会引起肺毛细血管通透性的增加。这些因素均促进了由容量过负荷和通透性增加共同导致的临床肺水肿的发生。

(二)临床表现

先兆子痫引起的肺水肿和 β 拟交感神经安胎药物诱导的肺水肿常常表现为快速进展的呼吸困难合并胸部不适及呼吸急促。体格检查可发现低氧和双侧肺部啰音,这在胸片提示肺水肿之前就可出现。动脉血气分析通常提示低氧血症。必须仔细检查是否同时存在感染(绒毛膜羊膜炎、泌尿道和呼吸道感染)的可能性。

(三)治疗

先兆子痫合并肺水肿可应用呋塞米利尿。先兆子痫会引起血管内容量丢失,因此,当先兆子痫合并肺水肿及少尿的患者进行利尿治疗时,需监测中心静脉压以确保等容量状态的维持。β 拟交感神经安胎药物诱导的肺水肿的治疗包括吸氧,给予吗啡或芬太尼来缓解呼吸困难和减少静脉回流,积极使用呋塞米利尿并终止 β 拟交感神经安胎药物的使用。如果没有宫内感染,可考虑使用其他安胎药物,如硫酸镁或吲哚美辛。在应用硫酸镁时必须要小心,因为其在达到中毒剂量时可引起呼吸抑制,对于吲哚美辛也一样,会影响肾功能。最大静脉输液量不应超过 2500ml/d。安胎药物诱导的肺水肿很少需要进行血流动力学监测。然而,若患者在进行利尿后病情未能改善,则需要进行监测,同时也必须考虑包括肺栓塞和围产期心肌病等其他诊断。

呼 吸

第73章

急性肺损伤和急性呼吸窘迫综合征

John P. Rellly　Paul N. Lanken，著　洪东煌，译　石松菁，校

急性呼吸窘迫综合征（acute respiratory distress syndrome，ARDS）在重症监护室（intensive care unit，ICU）中很常见，在美国，每年约有190 000病例发生，死亡率高达到20%～40%。ARDS是全身或局部疾病导致的急性非心源性肺水肿。它是需要满足以下标准的呼吸障碍：①急性起病；②低氧血症；③胸部影像学双肺浸润；④无法用心脏衰竭或液体过负荷解释的呼吸衰竭。

自1994年以来，欧美联席会议（American European Consensus Conference，AECC）（表73-1A）提出了急性肺损伤（acute lung injury，ALI）和急性呼吸窘迫综合征（ARDS）的诊断标准，ARDS被认为是更严重的ALI。然而，在2012年，柏林的专家组在AECC标准的基础之上发布了"柏林标准"，对AECC标准的模糊之处进行了完善，并通过基于急性肺损伤和急性呼吸窘迫综合征患者（表73-1B）的数据研究逐步提高了诊断的准确性和实用性。根据柏林标准，ARDS包含了旧定义的ALI的PaO_2/FiO_2范围，因此，现在ALI是一个过时的定义。ARDS的新定义依据PaO_2/FiO_2的比例将ARDS分为轻度、中度和重度。以前被诊断为ALI但非ARDS的患者（$200<PaO_2/FiO_2\leqslant300$）现被认为是轻度ARDS。由于2012年ARDS定义才修改，实际上从1994—2012年出版的所有文献都是使用AECC关于ALI和ARDS的定义。

ARDS包括非心源性肺水肿、休克肺、通透性肺水肿和肺毛细血管渗漏综合征。后两项概念的提出是基于ARDS患者的肺水肿主要是在正常和轻度升高的肺毛细血管压力的情况下肺泡—毛细血管膜通透性增高引起的。与此相反，左侧充血性心力衰竭（congestive heart failure，CHF）导致的肺水肿（例如：左心房压力升高）是由于肺泡毛细血管内高静水压血浆通过肺泡毛细血管膜过度滤过引起的（详见第52章）。

表73-1A　急性肺损伤和急性呼吸窘迫综合征推荐标准

诊断标准	起病	氧合指数	胸片	肺动脉楔压
ALI	急性起病	$PaO_2\leqslant300mmHg$（忽略PEEP）	双肺可见浸润影	测量值$\leqslant18mmHg$或无左心房高压的临床证据
ARDS	急性起病	$PaO_2/FiO_2\leqslant200mmHg$（忽略PEEP）	双肺可见浸润影	测量值$\leqslant18mmHg$或无左心房高压的临床证据

改编自 Bernard GR, Artigas A, Brigham KL, et al: The American-European Consensus Conference on ARDS. Am J Respir Crit Care Med 149:818-824, 1994.

表 73-1B　ARDS 定义任务小组发布的 ARDS 诊断标准(亦称为"柏林标准")

诊断标准	急性呼吸窘迫综合征
急性起病	1 周之内急性起病的或者加重的呼吸系统症状
胸部影像学	双肺浸润影—不能由胸腔积液、结节、肺叶/肺塌陷完全解释
水肿来源	心力衰竭或液体过负荷不能完全解释的呼吸衰竭
低氧血症	轻度 ARDS：200mmHg＜PaO_2/FiO_2≤300mmHg，且 PEEP 或 CPAP≥5cmH_2O
	中度 ARDS：100mmHg＜PaO_2/FiO_2≤200mmHg，且 PEEP≥5cmH_2O
	重度 ARDS：PaO_2/FiO_2≤100mmHg，且 PEEP≥5cmH_2O

改编自 The ARDS Definition Task Force：Acute Respiratory Distress Syndrome：The Berlin Definition. JAMA 307：2526-2533，2012。

PaO_2(arterial partial pressure of oxygen)．动脉血氧分压；FiO_2(fraction of inspired oxygen)．吸入氧浓度；PEEP(positive end expiratory pressure)．呼气末正压；CPAP(continuous positive airway pressure)．持续气道正压。

一、发病机制和诱因

ARDS 是由外源性或内源性炎性介质引起的肺泡毛细血管膜损伤造成的。这些损伤导致血浆漏入肺间质和肺泡腔内，最终导致肺泡渗出和呼吸衰竭。ARDS 是全身多种疾病的最终结果，包括脓毒症、肺炎和严重的外伤(知识框 73-1)。对于大多数的这些患者中，只有少数高危患者最终会出现 ARDS。虽然不清楚高危病患易发展成 ARDS 的原因，但高危因素越多的患者，罹患 ARDS 的概率就会增加几倍。时至今日，对于预防高危因素患者发生 ARDS 任何的药物介入都无效。

知识框 73-1　急性呼吸窘迫综合征的危险因素

直接肺损伤因素
吸入性肺炎
肺炎(病毒性、细菌性、肺孢子虫、非典型性肺炎和军团杆菌)(见第 65 章)
吸入有毒气体和吸烟(见第 56 章)
伴有肺挫伤的胸部外伤(见第 100 章)
肺移植后原发性肺移植物功能障碍
近期溺水
间接肺损伤因素
急性胰腺炎(见第 58 章)
暴发性肝衰竭(见第 59 章)
大量输血导致输血相关性肺损伤(transfusion-related lung injury，TRAL，见第 46 章)
严重创伤无肺挫伤，但有多骨折的脂肪栓塞综合征
体外循环(见第 88 章)
严重脓毒症和脓毒性休克(见第 10 章)

二、临床特征

(一)临床表现

ARDS 的典型临床表现为合并有 1 个或更多诱因同时或之后短时间内发生的急性呼吸衰竭(知识框 73-1)。体格检查表现为明显的呼吸窘迫、伴有浅快呼吸，伴或不伴有弥漫性湿啰音。常有端坐呼吸，但没有 CHF 的临床证据。胸片一般显示为双肺弥漫性浸润影，无心脏扩大。最开始表现为间质性肺水肿，然后广泛进展，最终进展为广泛分布和融合的肺泡内高密度影。

在早期的 ARDS 动脉血气(arterial blood gas，ABG)表现为显著的低氧血症，且常伴有原发性呼吸性碱中毒的低碳酸血症。尽管在吸氧的情况下，PaO_2 依然偏低，这是由于大量肺泡浸润导致肺内分流(见第 1 章)。高呼吸频率和快速的呼吸肌做功将导致呼吸肌疲劳、高碳酸血症，以及需要插管和机械通气。由于许多 ARDS 同时合并有其他致命性疾病，例如出血性或脓毒性休克，ARDS 可能只在原发病稳定和容量复苏后才表现出来。

(二)鉴别诊断

鉴别诊断包括心源性肺水肿和一些急性右向左大量分流的疾病，这些均可导致严重的低氧血症。后者的例子包括严重肺不张(特别是血管扩张药导致的缺氧性肺血管收缩减弱时)，卵圆孔未闭导致急性肺动脉高压，以及急性肺动脉栓塞、急性嗜酸粒细胞性肺炎和弥漫性肺泡出血引起的急性肺动脉高压。

不同于 AECC 的 ARDS 定义,新的柏林标准也顾及 ARDS 和心源性肺水肿同时存在的情况。但是,区分 ARDS 与心力衰竭和液体超负荷导致的肺水肿依然十分重要。支持 CHF 的证据包括心脏基础疾病史、胸片中心脏扩大和第三心音。利尿后快速改善强烈支持 CHF,而无伴随性 ARDS。若有肺动脉导管(pulmonary artery,PA)、肺动脉楔压(pulmonary artery wedge pressure,PAWP)≤18mmHg,则有助于 ARDS 的诊断。然而,在最初通过插入 PA 导管诊断 ARDS 的患者进行液体复苏后,PAWP 在 19~22mmHg 也很常见。相反,CHF 患者的 PAWP 也会在 19~22mmHg 之间甚至会小于 18mmHg。后者的一个例子是在发生肺水肿和 PAWP 测量中间使用利尿药的患者。另一个例子就是"瞬间肺水肿"的患者,即在肺动脉嵌顿压测量之前,瞬间局部缺血导致左心室功能障碍或乳头肌功能失调导致的肺水肿。一般来说,在胶体渗透压正常的患者中,心源性肺水肿导致肺泡浸润的程度和呼吸衰竭的程度与肺动脉嵌顿压大于 28~30mmHg 呈正相关,且主要是由于肺泡血管膜两侧的 Starling 压力失衡所致。

三、肺损伤机制

(一)早期 ARDS 的急性渗出期

ARDS 通过不同的临床和病理特点在病理学上分为三期。早期 ARDS 阶段,称为渗出期,表现为只有呼吸衰竭(单个器官衰竭),或其他器官同时衰竭,即多器官系统衰竭(multiorgan system failure,MOSF)的一部分。在这一阶段开始时,除了肺泡毛细血管屏障功能障碍导致的间质性水肿外,没有任何组织结构上的形态改变。在肺泡水肿明显形成后,典型表现为弥漫性肺泡损伤(diffuse alveolar damage,DAD)。组织学检查可见肺泡腔内富含蛋白质的水肿液和各种炎症细胞浸润。纤维蛋白链构成的透明膜形成了覆盖在裸露的肺泡基膜表面的伪膜。ARDS 患者的肺水肿可能很严重,每个肺重量>1000g,是正常肺重量的许多倍。

肺泡的过度扩张是由于正压机械通气产生的大潮气量("容积伤"或呼吸机相关性肺损伤(ventilator induced lung injury,VILI)),另外呼气末正压(positive end-expiratory pressure,PEEP)也通过扩张最初损伤的肺泡加重了肺损伤。动物和体外肺实验表明使正常肺组织接受大潮气量通气时(通过主动或被动扩张压力)将导致炎症细胞因子的产生与释放,同时组织学表现为弥漫性肺泡损伤(DAD)。除此之外,在动物实验上采用生理学上适当大小的潮气量通气,且没有任何呼气末扩张压力和 PEEP 时,也可引起相同细胞因子的释放和肺损伤(指的是重复地开放和闭合的肺损伤)。肺部系统性炎症介质释放与远处器官细胞损伤和 MOSF 相关。这些机制的发现形成了低潮气量机械通气的理论基础,因此,低潮气量机械通气是显著提高 ARDS 患者生存率的唯一的通气方式。

(二)ARDS 后期增生期

ARDS 急性渗出期的患者,在肺损伤后肺泡和间质重构开始很快形成并广泛分布。这种情况最早在 ARDS 后的 1 周内发生,被称为急性呼吸窘迫综合征后增生期。Ⅰ型肺泡细胞萎陷后Ⅱ型肺泡细胞开始增殖,最终分化为新的Ⅰ型肺泡细胞并重新组成肺泡上皮。可能因氧中毒使 ARDS 过程中炎症介质释放,导致成纤维细胞增生、迁移和产生胶原蛋白,引起肺泡和间质纤维化。

在大部分 ARDS 后期的病理过程中,氧中毒可能导致病理学变化,但是其确切的作用机制尚不明确。ARDS 患者实际上常暴露于高浓度氧中,在动物模型中吸入高浓度氧是导致肺损伤的致病因素。但是对肺损伤患者安全的吸氧浓度目前尚不清楚。这些增生期变化可在一些患者身上表现出来,并可能由于进行性低氧血症性呼吸衰竭或院内获得性肺炎和脓毒症而死亡。

四、ARDS 的病理学

(一)低氧血症

在 ARDS 的早期阶段,最威胁生命的问题是顽固性低氧血症。这主要是因为无数的充满液体的肺泡发生大量的自右向左的肺内分流(见第 1 章)。它的大小可以估算如下:当患者在吸 100% 氧气时,低于 700mmHg 的 PaO_2 每减少 100mmHg 时,便会分流 5%。例如,在 100% 吸氧的条件下 PaO_2 为 200mmHg,分流约为 25%(这个估算仅在 PaO_2 值在 150mmHg 以上准确）。需要机械通气的 ARDS 患者的分流通常为 20%~50%。右至左分流增加是导致提高吸氧浓度，甚至在 100% 吸氧的情况下，也很难逆转低氧血症的原因。由于这个原因，ARDS 管理的一个目标就是通过重新开放萎陷的肺泡（例如，那些 V/Q=0 的肺泡）来减少分流比例。

（二）低顺应性

ARDS 的肺顺应性减少是由于广泛的间质、肺泡水肿和肺不张（微型肺不张）。表面活性物质减少会导致呼气末肺泡萎陷，并且使得吸气和呼气之间压力-容积曲线滞后。低肺顺应性会导致低呼吸系统顺应性。例如，一个患者的 PEEP 为 $10cmH_2O$，且正常呼吸系统顺应性为 $100ml/cmH_2O$，那么除 $10cmH_2O$ 的 PEEP 外，一个 500ml 的潮气量还有额外 $5cmH_2O$ 的吸气末压力。结果合计起来平台压（plateau pressure, P_{plat}）就是 $15cmH_2O$（见第 2 章，图 2-3）。相比而言，若是 ARDS 患者呼吸系统顺应性为 $20ml/cmH_2O$（再次假设 $10cmH_2O$ 的 PEEP），除了 $10cmH_2O$ 的 PEEP 外，相同的潮气量会导致 $25cmH_2O$ 的吸气末压力，结果 P_{plat} 就是 $35cmH_2O$。

肺泡表面活性物质的减少至少通过三个不同的机制导致 ARDS 低肺顺应性：①水肿液可以冲刷肺泡腔内的表面活性物质；②Ⅱ型肺泡细胞损伤导致表面活性物质的产生与分泌减少；③表面活性剂与血浆蛋白结合使其失去活性。虽然表面活性物质减少会导致 ARDS 该阶段的生理异常和呼吸衰竭，但是其相对的临床意义尚不清楚，因为表面活性物质的替代疗法试验并没能改善死亡率。

尽管胸片显示广泛、均匀渗出，ARDS 患者肺部 CT 扫描表现为液体和肺不张分布不均匀。不同吸力压力下进行的急性呼吸窘迫综合征患者的 CT 扫描表明肺泡可以划分为三个区间：①完全填塞和无法复张的肺泡；②膨胀不全和可复张肺泡；③开放的肺泡（图 73-1）。有人把可复张的和开放的肺泡视为"婴儿肺"，因为他们构成整个肺的一小部分。如后文描述的一样，肺保护通气策略，是基于 ARDS 的部分定义，如小潮气量机械通气，它是相对于传统的大潮气量通气（10~12ml/kg 预测体重）可能导致肺泡过度扩张和肺损伤而提出的。

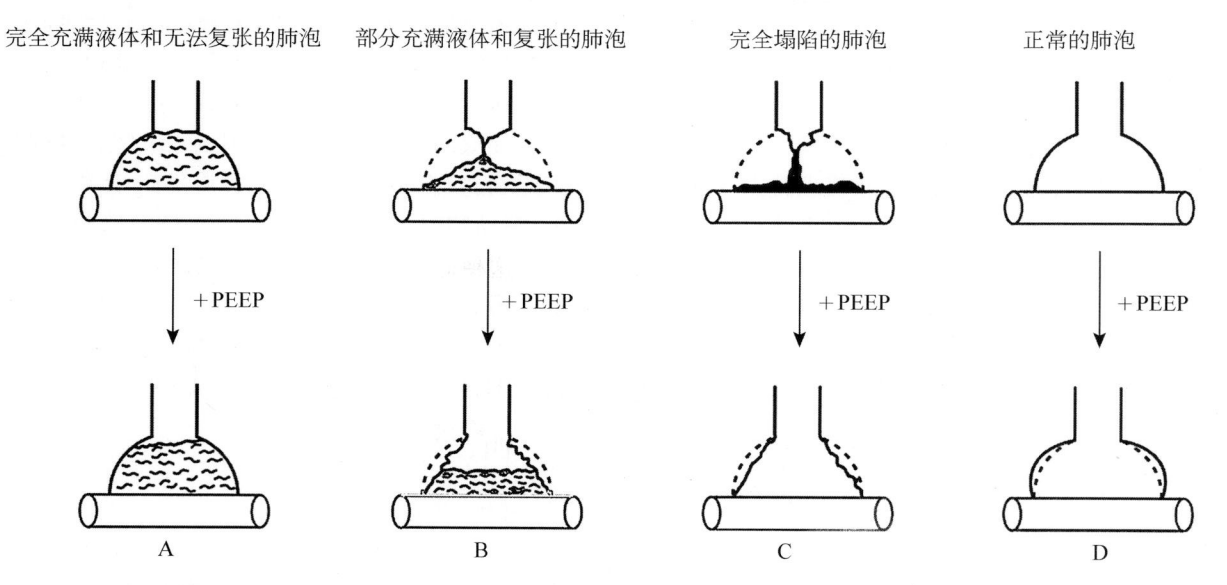

图 73-1 急性呼吸窘迫综合征肺部可复张与不可复张区域的 PEEP 效应示意图。肺泡 B 和 C 表示可复张的肺单位，完全充满液体的肺泡（A）不可复张，因为 PEEP 不能打开肺泡。同样的，完全正常的肺泡（D）也被认为是无法复张，因为 PEEP 介导的静止容积增加表示肺泡过度扩张（引自 Lanken PN: Adult respiratory distress syndrome: clinical management. In Carlson RW, Geheb MA [eds]: The Principles and Practice of Medical Intensive Care. Philadelphia: WB Saunders, 1991.）

(三)分钟通气量增加

ARDS患者分钟通气量增加。这是因为肺泡无效腔通气显著增加,引起通气血流比值(ventilation-perfusion ratios,V/Q)微小变化,导致 V/Q 比值>1。总的无效腔量与潮气量的比值(overall dead space to tidal volume ratios,V_D/V_T)通常在 0.7~0.8(正常的 V_D/V_T 比率为 0.3)。因此,分钟通气量必须增加 2~3 倍才能保证 $PaCO_2$ 在正常范围内波动(见附录 B)。在机械通气期间,要求保持高吸气流量来维持 I:E<1。尽管需要高呼吸频率和低潮气量通气来保持 $PaCO_2$ 在正常范围内,但是这种方法受限于呼气时间短暂和动态过度充气(auto-PEEP,见第 2 章)。因此,许多临床医生允许 $PaCO_2$ 升高(允许性高碳酸血症),相比较保持正常的 $PaCO_2$ 水平而言,更加优先考虑使用肺保护性通气。

五、临床管理:特异性治疗

ARDS 的特异性治疗是针对引起 ARDS 的原因,如抗生素治疗感染导致的播散性肺炎,或针对发病机制中一个或更多的环节,如治疗肺部炎症或纤维化的关键性环节的药物。与特异性治疗不同的是,支持性治疗包含了所有治疗 ARDS 患者的方法。

ARDS 早期的特异性治疗仅适用于感染或弥漫性肺泡出血导致的 ARDS(见第 78 章)。由于 ARDS 晚期阶段全身使用糖皮质激素不良反应的顾虑和对死亡率影响不一致,目前全身使用糖皮质激素仍有争议。某些荟萃分析提示,ARDS 患者全身大剂量使用糖皮质激素相比安慰剂组,并未降低死亡率。因此,都不作为常规使用。相反,由人体免疫缺损病毒感染引起的肺孢子菌肺炎患者可使用非常小剂量的皮质类固醇。其他抗炎药在动物研究和初步的人体研究中可见,但是缺乏大型的、多中心的和临床对照研究来确认其功效。其他针对 ARDS 发病机制的具体疗法,例如他汀类药物,目前正处于临床试验阶段。因此,目前治疗 ARDS 的方法集中于多种支持性治疗,旨在提高氧合和通气,以及减少机械通气的不良反应。

六、临床管理:支持治疗

(一)机械通气

事实上,所有的 ARDS 患者都需要气管插管和机械通气而存活。机械通气的目标是保持患者有足够的通气和动脉氧合(PaO_2 目标为 55~80mmHg,知识框 73-2),吸入安全浓度的氧气(吸氧浓度常设为 50%~60%),以避免呼吸机相关性肺损伤(ventilator induced lung injury,VILI)。

(二)低潮气量通气策略

基于高肺泡扩张压力和大潮气量会造成肺损伤,美国国立卫生研究院 ARDS 网络协作组指导了一个多中心临床随机对照研究试验,并于 2000 年发布,验证了急性呼吸窘迫综合征低潮气量通气策略的有效性和安全性。在辅助控制通气模式中,该试验使用的策略是容量控制通气模式,潮气量为 6ml/kg 预测体重(predicted body weight,PBW)(知识框 73-2)。如果该潮气量的平台压≤30cmH₂O,患者可继续接受 6ml/kg PBW 的潮气量。若该潮气量的平台压超过 30cmH₂O,则潮气量逐步降低直至平台压低于 30cmH₂O 或潮气量达到最小值 4ml/kg PBW(无论哪个先发生)。虽然高碳酸血症可被接受,但可将呼吸频率增加到 35/min 治疗呼吸性酸中毒。PEEP 和 FiO_2 的设置依据重症监护室的临床实践来设定统一标准(知识框 73-2)。

这种低潮气量策略是相对于传统的潮气量策略,传统的潮气量也是辅助或控制通气模式,但潮气量 12ml/kg PBW。如果该潮气量的平台压≤50cmH₂O,则潮气量不变。但是,若该潮气量的平台压超过 50cmH₂O,则潮气量减少直至平台压低于 50cmH₂O 或直至潮气量达到 4ml/kg PBW(无论哪个先发生)。

该研究检验假设了小潮气量通气可降低 ALI 和 ARDS 的死亡率。假设低潮气通气会减少肺泡过度扩张和肺泡损伤的程度。该临床试验在 861 名患者纳入后就提前中止了,因为低潮气通气策略可使住院患者死亡率显著降低。死亡率从传统潮气量组的 39.8% 降至低潮气量通气策略组的 31%,代表死亡率相对减少 22%。该研究草案已由知识框 73-2 综述。

| 知识框 73-2 | NIH 和 NHLBI ARDS 网络工作组关于在"ARMA"临床试验中使用小潮气量通气策略的概述 |

第一部分　呼吸机设置和操作顺序

1. 计算预测体重（PBW）（使用下列公式*或见附录 E 表格）
2. 使用辅助控制模式设置潮气量（V_T）8ml/kg PBW（若患者 VT>8ml/kg）
3. 在 2 小时间隔内或更少时间内逐步减少潮气量 1ml/kg 直至潮气量≈6ml/kg PBW
4. 设置最初的呼吸频率（RR）匹配患者最初的分钟通气量（呼吸频率<36/min）
5. 尽可能地调整潮气量 V_T 和呼吸频率 RR 达到下列 pH 和平台压（P_{plat}）目标值
6. 根据患者需要设置吸气流速（通常>80L/min）；若可能调整流速来设置 I∶E 为 1∶1.0～1.3

第二部分　氧合目标：PaO_2=55～80mmHg 或 SaO_2=88%～95%

使用下列 FiO_2-PEEP 步骤来完成氧合目标

步骤	1	2	3	4	5	6	7	8
FiO_2	0.3	0.4	0.4	0.5	0.5	0.6	0.7	0.7
PEEP	5	5	8	8	10	10	10	12
步骤	9	10	11	12	13	14	15	16
FiO_2	0.7	0.8	0.9	0.9	0.9	1.0	1.0	1.0
PEEP	14	14	14	16	18	20	22	24

第三部分　平台压目标：低于 30cmH_2O

1. 每 4 小时（可以更频繁一些）或 PEEP/V_T 发生任何变化后检测 P_{plat}（使用 0.5s 吸气屏气），SaO_2，RR（总的），V_T 和 ABG（若可以）
2. 若平台压>30cmH_2O，减少潮气量 1ml/kg（最小至 4ml/kg PBW）
3. 若平台压<25cmH_2O 且潮气量<6ml/kg PBW，增加 1ml/kg PBW 直至平台压<25cmH_2O 或潮气量=6ml/kg PBW
4. 若平台压<30cmH_2O 且如果患者有呼吸叠加[即"双重呼吸"，提示人机不协调（见第 47 章）]，应提高 V_T 1ml/kg PBW（只要 P_{plat} 低于 30cmH_2O，尽可能使 V_T 达到最大 8ml/kg PBW）

第四部分　pH 目标：7.30～7.45

酸中毒管理目标：pH<7.30

1. 若 pH=7.15～7.30，提高 RR 直至 pH>7.30 或 $PaCO_2$<25mmHg[最大 RR=35bpm，因为可能产生潜在的内源性 PEEP（见第 2 章）]；若呼吸频率=35bpm 且 $PaCO_2$<25mmHg 可以静脉（IV）应用碳酸氢钠（sodium bicarbonate, $NaHCO_3$）
2. 若 pH<7.15 且准备或已应用 $NaHCO_3$，则以 1ml/kg PBW 为单位逐步提高 V_T 直至 pH>7.15（例如，如果出现威胁生命安全的严重酸中毒，平台压可以超过目标）

碱性中毒管理：pH>7.45

尽可能减少呼吸频率

摘自：The Acute Respiratory Distress Syndrome Network；Ventilation with lower tidal volumes as compared with traditional tidal volumes for acute lung injury and the acute respiratory distress syndrome. N Engl J Med 342：1301-1308, 2000（完整草案参见 www.ardsnet.org）

*男性 PBW=50+2.3[身高（英寸）-60]；女性 PBW=45.5+2.3[身高（英寸）-60]。详见附录 E 参照男女身高的 PBW。ABG（arterial blood gas）．动脉血气；ARDS（acute respiratory distress syndrome）．急性呼吸窘迫综合征；ARMA（acute respiratory management of ARDS）．急性呼吸窘迫综合征的急性呼吸管理；bpm（breaths per minute）．每分钟呼吸次数；I∶E（inspiratory-to-expiratory）．吸呼比；NHLBI（National Heart, Lung, and Blood Institute）．国家心肺和血液研究所；NIH（National Institutes of Health）美国国立卫生研究院；PBW（predicted body weight）．预测体重；PEEP（positive end-expiratory pressure）．呼气末正压；RR（respiratory rate on ventilator）．通气呼吸频率；q4h（every 4 hours）．每四小时；SaO_2（oxygen saturation by pulse）．脉搏血氧饱和度；V_T（tidal volume）．潮气量；V_E（minute ventilation）．分钟通气量

目前低潮气量肺保护性通气策略应该成为治疗 ARDS 患者的标准方法,且是唯一证实呼吸机相关的治疗中能降低死亡率的方法。低潮气量通气的问题包括人机不同步和相对性高碳酸血症,尤其是在急性呼吸窘迫综合征常见的高 V_D/V_T 比值中。高碳酸血症首先可以通过在保持低潮气量的同时提高呼吸频率来解决。若呼吸频率受限于呼气时间不充分和内源性 PEEP(auto-PEEP),允许性高碳酸血症在患者的动脉 pH 降低到 7.15 时尚可接受(见知识框 73-2)。一些病例中,人机不同步通常可通过增加镇静药(见第 5 章)和启用肌松药来解决(见第 6 章)。

(三)呼气末正压

1. 作用机制　呼气末正压可以提高动脉氧合并减少大多数 ARDS 患者右至左分流。PEEP 通过再复张完全塌陷的肺泡和扩张部分塌陷或开放的肺泡(见图 73-1),增加肺呼气末状态(功能残气量增加)。PEEP 通过降低 V/Q 等于 0 或接近 0 的肺泡数量,从而减少肺内分流并增加氧合。除此之外,PEEP 可以通过肺复张作用改善呼吸系统顺应性。

PEEP 每增加 2~3cmH$_2$O,就可以相应的逐步提高 FiO$_2$ 数值(见知识框 73-2)。在这种方法中,PEEP 介导的肺复张程度通过改善 PaO$_2$ 来表现。在大部分 ARDS 病例中,虽然 PEEP 增加可提高 PaO$_2$,但是也会因减少静脉回心血量而使得心脏输出量降低("中央止血带效果")。这种原因导致的心脏输出量的降低可以通过使用正性肌力的血管活性药物和补充血容量来逆转,但需注意后者可能会产生肺水肿。

一般情况下,PaO$_2$ 达到目标值且氧合改善后,FiO$_2$ 和 PEEP 可以逐阶梯下调(见知识框 73-2)。突然下调 PEEP 会导致 PaO$_2$ 迅速下降,且恢复需要较长时间。同样的原因,气管吸引装置最好采用封闭式系统(最好使用最小的气管吸引装置)。

如果在转运或进行气道吸引时断开呼吸机,ARDS 患者的肺泡可能会迅速塌陷。在这些情况下,为了打开塌陷的肺泡,ICU 的临床医生会利用肺复张手法(recruitment maneuvers,RMs)。在进行肺复张时,呼吸治疗专业医师可以采用高水平持续气道正压通气(continuous positive airway pressure,CPAP),可能每间隔一段时间重复 1~2 次。常用的 CPAP 复张手法的参数为应用压力 30cmH$_2$O 持续 30s(所谓的"30-30"复张手法)或应用 CPAP 压力 40cmH$_2$O 持续 40s("40-40"复张手法)。肺复张手法在改善氧合作用时大多有效,且大多可以耐受。然而,RMs 可能会诱发短暂低血压、低血氧饱和度和部分患者心动过缓,尤其是血容量不足的患者更易出现上述情况。

2. 更高水平 PEEP 与传统水平 PEEP 对比　比较 ARDS 高水平 PEEP 与传统的低水平 PEEP 的研究已经进行许多次了。美国国立卫生研究院 ARDS 网络协作组进行了一项研究,对比了进行小潮气量通气策略的 ARDS 患者两种不同的 PEEP 水平带来的获益是否不同。在研究中(ALVEOLI),入选患者被随机分为高水平 PEEP 和低水平 PEEP 组,两组的 PEEP 水平通过预先组合好的 PEEP 和 FiO$_2$ 来设定。但这项研究却不能证明在死亡率方面哪一组 PEEP 水平更能获益。在一项对于类似研究的荟萃分析中,高水平 PEEP 通气策略不能证明可改善死亡率,但是却可以减少严重低氧血症抢救的需要及严重低氧血症的死亡率。

有人提倡应该根据评估肺复张程度来设定 PEEP 水平。这首先通过对患者静态压力-容积(pressure-volume,P-V)曲线的测量实现。然后,识别低位拐点(图 73-2)并将 PEEP 水平设置在低位拐点之上。但是,这种方法受到静态 P-V 曲线的低位拐点显示不清、可重复性低及容易改变的影响,往往需要多次测量(通常需要进行肌松处理)才能获得稳定数值。最佳 PEEP 指的是 PEEP 位于 PV 曲线的低位拐点和高位拐点之间且能满足小潮气量通气策略的目标(图 73-2),这也被称为"肺开放"通气,也是肺保护性通气的目标。

(四)机械通气的可选方式

1. 压力控制和反比例通气　压力控制通气(pressure control,PC)是限制肺泡压力的另一种通气方式。PC 模式可以通过设置目标压力来达到限制气道峰压和平台压的目的。该模式下潮气量的波动取决于肺顺应性(以及胸壁顺应性),以及 ARDS 患者的个体差异性。PC 模式作为一种辅助控制通气(assist-control,A-C)(容积环)的可

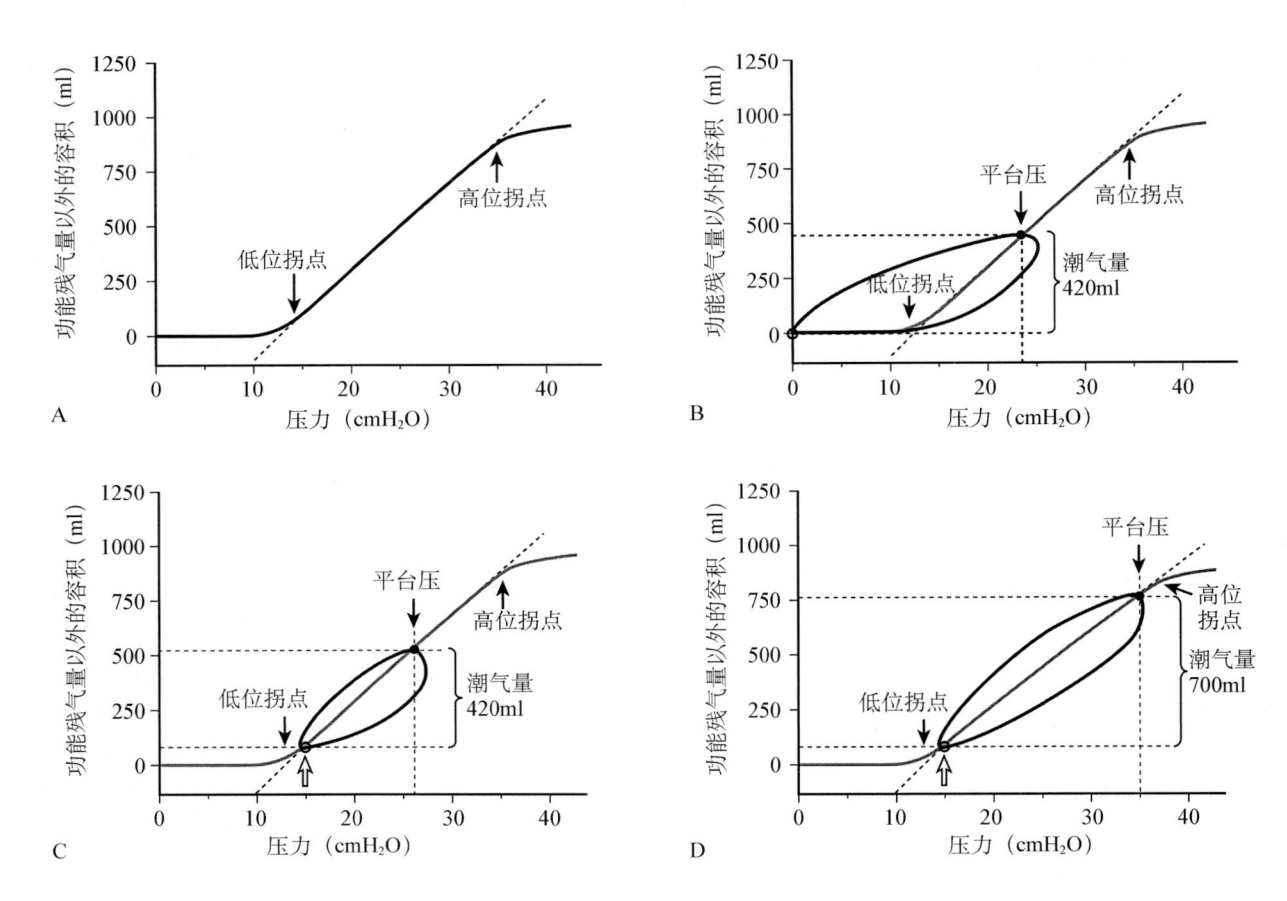

图 73-2　A. ARDS 患者的呼吸系统（肺与胸壁）静态压力-容积（pressure-volume，P-V）曲线示意，低位拐点（lower inflection point，LIP）为 12～14cmH$_2$O，高位拐点（upper inflection point，UIP）为 35cmH$_2$O，X 轴为呼吸系统的弹性回缩力，y 轴是功能残气量（functional residual capacity，FRC）以外的容积；B. 与 A 相同的静态 P-V 曲线加上潮气量为 420ml（潮气量 6ml/kg PBW 假设 PBW=70kg，计算潮气量=420ml）的动态 P-V 曲线，其中设置呼气末容积（开放环）和 PEEP 为 0cmH$_2$O，远低于低位拐点[提示肺泡周期性的打开与闭合所增加的风险（即肺剪切伤）]，这个潮气量导致吸气末压力或 P$_{plat}$ 为 23cmH$_2$O（闭合环），低于高位拐点；C. 与 B 相同的动态 P-V 曲线（潮气量为 420ml），将 PEEP 提高到 15cmH$_2$O，可见呼气末容积（开放环）在静态 P-V 曲线上达到新的 FRC 的位置（空白箭头所示位置），且略微超过低位拐点。这种潮气量和 PEEP 的设定使平台压达到 27cmH$_2$O（闭合曲线），仍然低于高位拐点，也低于 ARDS Net 研究要求的平台压 30cmH$_2$O 的上限（表 73-2）；D. 动态 P-V 曲线，设置潮气量 700ml（70kg PBW，10ml/kg 的潮气量），设置 PEEP=15cmH$_2$O（空白箭头所示位置），最终平台压 35cmH$_2$O，平台压 35cmH$_2$O，已经超过 ARDS Net 研究要求的平台压 30cmH$_2$O 的上限（表 73-2），且接近图示中高位拐点的位置，后者意味着更大范围的肺泡过度扩张以及机械通气相关肺损伤的危险增加；ARDS Net. NIH NHLBI ARDS 临床试验网络

选方式，被 ARDS 网络协作组在 ARMA 临床试验中试用（见知识框 73-2）。然而，在稳定的情况下使用 PC 模式时，必须记住吸气末肺泡压力（等同于 AC 模式下的平台压）是吸气压力（IP）加上使用的 PEEP 再加上自发性 PEEP 的和。例如，若 PEEP 为 10cmH$_2$O，且 IP 为 25cmH$_2$O，就可以产生 6ml/kg PBW 的潮气量，患者的吸气末压力则为 35cmH$_2$O。由于后者超过了 ARDS 网络协作组 AMRA 实验使用的平台压 30cmH$_2$O 的最低值，因此需降低潮气量值到 5ml/kg PBW（见知识框 73-2）。所以，出现上述情况需降低 IP 使潮气量降为 5ml/kg PBW，使得 IP+PEEP 之和 ≤30cmH$_2$O。

2. 气道压力释放通气　一些医生在重症监

护室抢救或非抢救时（见第74章）会使用气道压力释放通气（airway pressure release ventilation, APRV）。然而由于缺乏临床对照试验，相比于 ARDS 网络协作组小潮气量通气策略，APRV 模式在生存获益或安全方面未显示出优势。

3. 高频振荡通气　高频振荡通气（high-frequency oscillatory ventilation，HFOV）是另一种通气模式，即通过快速振荡压产生的小潮气量维持通气，并通过形成的相对稳定的气道压以维持肺泡复张。理论上来说，高频振荡通气是一种肺泡扩张最小的通气模式，因为它的潮气量通常仅在 50~200ml 波动。但是，HFOV 通常适用于新生儿重症监护室内严重呼吸窘迫综合征，如果应用于成人 ARDS 患者身上，需要特殊的振荡通气呼吸机以及专业的临床和技术知识，以保证通气过程的安全。先前的小型临床研究证实该方法技术的可行性，以及与传统氧疗方法相比可以改善氧合，但是在减少死亡率方面证据不足。然而，一个大型的、多国家、多中心的随机对照试验（OSCILLATE 试验），将高频振荡通气（HFOV）与高 PEEP 的小潮气量通气治疗早期中重度 ARDS 患者做了对比，但该试验被迫于 2012 年 8 月终止，因为接受 HFOV 的病患死亡率明显升高。在更多试验结果出来之前，OSCILLATE 试验提早终止限制了早期重度 ARDS 患者使用 HFOV 方式（即在非抢救时使用）。

（五）难治性低氧血症的抢救治疗

某些患者尽管使用了高水平的 FiO_2 和 PEEP 的机械通气方式，ARDS 仍然会进展并引起威胁生命的难治性低氧血症。多种抢救措施可改善并维持这些患者体内的氧合情况，包括之前所述的机械通气的各种模式。尽管这些方式已经证明了可以改善氧合，但是却没有一种方式被证实可以减少死亡率。因为关于哪种抢救措施更有效的数据有限，选择哪一种措施应该基于可用的技术、专业知识、费用以及护理目标进行综合考虑。

1. 俯卧位通气　许多研究表明采用俯卧位通气可以改善氧合情况。该方法的基本原理是 CT 扫描发现 ARDS 患者的肺水分布在肺部重力依赖区（例如仰卧位患者肺水肿主要分布于后部）。假如让患者从仰卧位翻转为俯卧位，将会导致经过积液肺泡由右向左的分流减少，这是因为俯卧位时充气的肺泡位于肺的重力依赖区。大部分研究发现俯卧位通气可以使大多数 ARDS 患者 PaO_2 提高，但死亡率降低不明显。此外，大部分"俯卧位"患者氧合作用只是暂时提高并在转换体位后可能再次下降。在一个系列临床试验的荟萃分析中，俯卧位通气不能证明在所有治疗组中都能改善死亡率，但在严重的 ARDS 患者中，仍有可能在死亡率上获益（$PaO_2/FiO_2 <$ 100mmHg）。这个结果有待于对柏林标准的重度 ARDS 亚组患者，采用俯卧位通气的前瞻性随机对照研究进一步确认，已经有关于 ARDS 亚组患者俯卧位通气的前瞻性研究正在进行以验证上述结论。俯卧位通气方法的并发症非常普遍，包括体位反转过程中气管插管脱落，另外若长时间保持俯卧姿势，下颏与面部可能出现压力性溃疡。

2. 一氧化氮吸入和依前列醇（前列环素）　采用俯卧位，一氧化氮（nitric oxide，NO）吸入可能导致氧合的暂时提高。因为一氧化氮会松弛平滑肌，所以假设一氧化氮可以作为选择性血管舒张药且只影响那些可通气的肺泡。吸入的 NO 通过降低小动脉血管阻力，选择性提高通气肺泡周围的血液流速，但对未通气肺泡无影响。选择性血管舒张和通气肺泡血流增加会使得 V/Q 比值和氧合明显改善。除此之外，没有全身不良反应，因为 NO 与血红蛋白在结合后迅速解离。

已经有多项研究对 NO 吸入与传统机械通气试验进行对比，其中包括一项纳入 177 名 ARDS 患者的试验，该试验表明 NO 吸入组会提高 PaO_2 含量约 60%，但是未发现 NO 吸入组能降低死亡率或缩短机械通气的时间。

在美国，一些重症监护室使用 NO 作为筛选的重度 ARDS 患者抢救措施的一部分。尽管 NO 正规吸入似乎没有毒性，但吸入 NO 可产生依赖性以至于突然中断应用 NO 可能导致严重的低氧血症。并且，NO 的高额成本也限制了它的使用。此外，吸入性前列环素（前列腺素 I_2）（FDA 认证为依前列醇）作为另一种选择性肺血管扩张药，尽管缺乏临床试验证据证明其疗效，但也可以作为 NO 的一种低成本替代品，已经在某些中心使用。

3. 神经肌肉阻滞药　神经肌肉阻滞药（neuromuscular blocking agents，NBAs）在重度

ARDS 患者中使用频率很高，目的是当单独镇静效果不佳时，可以促进人机同步性并提高氧合作用（见第 6 章）。尽管临床上经常使用，但在 ARDS 患者中神经肌肉阻滞药的作用依然存有争议。其中一个担忧就是它们的使用与全身性危重症肌病发病的危险性增高有关，后者可能导致 ARDS 存活者长期神经肌肉功能减退（见第 48 章）。虽然一些随机对照试验已经说明使用神经肌肉阻滞药可改善氧合，然而在 2011 年 Papazian 等进行了一项多中心随机对照试验：该试验纳入 340 名中度到重度 ARDS 患者（$PaO_2/FiO_2 < 150$）；实验组在最初 48h 内通过注射顺-阿曲库铵维持肌肉松弛，对照组接受安慰剂注射并应用大量镇静药，两组相比实验组在校正的 90d 死亡率低于对照组。这项研究结果里，顺-阿曲库铵治疗组未校正的 90d 死亡率为 31.6%，而对照组为 40.7%，且这个差异只有在校正了两组之间 PaO_2/FiO_2、基础平台压以及简化急性生理评分 II 等因素后，才能表现出显著的统计学差异。此外，ICU 获得性肌无力的发生率在两组之间并没有显著差异。虽然缺乏 NBAs 本身具有抗炎性的证据，但应用 NBAs 后可以更好地达到 ARMA 试验要求，这个假设可以作为神经肌肉阻滞药具有肯定疗效的一个机制。但在推广使用前，应该进行进一步深入研究来确认早期使用神经肌肉阻滞药的有效性及安全性。

4. 体外气体交换方法　尽管受到医疗资源和费用的限制，利用体外设备提供氧气和排出二氧化碳的方法来治疗重度 ARDS 患者仍然重新获得关注。体外膜肺氧合（extracorporeal membrane oxygenation，ECMO）是一种当患者原有心肺功能不全时，基于外部人工膜和机械泵来提供气体交换并且维持系统灌注的治疗方法。静脉-静脉模式是 ECMO 应用在 ARDS 患者上最常用的一种模式。该模式中将静脉血自中心静脉引出，流经人工膜进行氧合作用并去除 CO_2，最后返回到静脉循环（见第 88 章）。然而 ECMO 的使用有潜在的风险，包括继发抗凝治疗的出血风险、血管损伤和导管相关性血流感染等。

尽管 ECMO 已经应用多年了，但 2009 年的 H1N1 流感病毒的流行再次获得人们关注。在该流行病之前，两个随机对照试验（从 1979 年到 1994 年间）无法证明 ECMO 或体外二氧化碳清除（extracorporeal CO_2 removal，$ECCO_2R$）可以改善重度 ARDS 患者的死亡率。从那时开始，人们不断改进 ECMO 的技术，当流感流行期间很多年轻健康的患者进展为难治性低氧血症的 ARDS 时，促使 ECMO 再次获得重视和使用。

在 2012 年，英国关于 ARDS 的传统呼吸机支持与体外模肺氧合对比（conventional ventilatory sversus extracorporeal membrane oxygenation for severe adult respiratory failure，CESAR）的研究对比了重度 ARDS 患者采用 ECMO 或传统机械通气的临床结局，得出可喜的结论。在这项试验中，患者被转到一个专门的 ECMO 中心机构。CESAR 研究纳入 180 名重度 ARDS 患者，但这些患者的呼吸衰竭存在潜在的可逆性。纳入的患者进行随机分组，其中 ECMO 治疗组的患者最终进行 ECMO 治疗的占该组 76%。研究的初步结果，ECMO 治疗组中 6 个月内的死亡率和严重致残率达到 37%，而传统机械通气组中这一比例达到 53%，两者之间具有统计学差异。然而如何解释这些结果尚不清楚，因为没有人可以区分该治疗效果应该归功于 ECMO 还是治疗中心其他全面的治疗。目前正在进行的研究仍将继续试图阐明 ECMO 在 ARDS 患者中如何应用，专科中心仍会继续研究在重度 ARDS 合并顽固性低氧血症患者中选择应用 ECMO 治疗。

（六）血流动力学、液体管理和利尿药的使用

利尿药和液体限制多用来降低 ARDS 患者的肺毛细血管压力，预防通透性增加及肺水肿的进一步加重。然而，在 ARDS 合并 MOSF 患者中，降低循环容量负荷的治疗受到包括并发的低血压、低心排量和损伤的器官灌注等多因素的限制。虽然在观察性研究中发现，液体正平衡的治疗带来更差的临床结局，但是液体正平衡在这些预后不佳的患者身上往往只是更差预后的一个标志，而不是原因。为了阐明 ARDS 患者液体平衡问题，ARDS Nets 对 1000 例急性肺损伤和急性呼吸窘迫综合征患者进行了一项随机临床试验[液体和导管治疗临床试验（the fluid and catheter treatment trial，FACTT）]。患者被随机分为液体非手术治疗组或开放治疗组，而液体管理是依据详细的计划，纳入非手术治疗组的患者都在

2d 内撤离了呼吸机,在纳入后 28d 内 ICU 的住院天数也较少,与开放治疗组对比两个结果均具有统计学的显著差异。然而两组最终在住院时间和死亡率上都没有统计学的显著性差异。值得注意的是,在对 FACTT 研究中的存活者(尽管这些存活者数量很少且待确认)进行一项前瞻性研究发现,在液体管理非手术治疗组中,出院后 12 个月内认知功能障碍风险增加,且进一步的多元分析发现,保守的液体管理策略是其中的一项独立危险因素。

尽管通过测量肺动脉楔压来监测血管内容量以前在治疗 ARDS 患者时使用过,但是肺动脉漂浮导管却可能使 ICU 患者死亡率增加。在一项与 FACTT 研究一样对比液体管理保守策略和开放策略的研究中,研究人员将受研究者随机分为肺动脉(pulmonary artery,PA)导管组和中心静脉导管(central venous catheter,CVC)组。这项研究未能说明 PA 导管指导下的液体管理在临床结局上有任何益处。此外,PA 导管引发导管相关并发症,主要是心律失常,发生的概率比中心静脉导管要高出 2 倍。基于上述研究,不推荐在 ARDS 患者中常规使用 PA 导管。

(七)重症监护室一般支持疗法

肺保护性通气策略的广泛应用,ARDS 患者的存活率迅速提高,死亡率从 20 世纪 80 年代的 40%～60% 降到 20 世纪 90 年代的 30%～40%。即使没有同时采用"魔力弹"(即肺保护性通气策略),ICU 一般支持治疗措施仍然可以改善死亡率。许多研究已经证明肺保护性通气策略广泛应用可以使患者获益。ARDS 患者需要综合性的支持疗法。这些包括特殊护理和呼吸治疗,预防与压力相关的糜烂性胃炎和深静脉血栓形成(见第 12 章),早期发现与治疗威胁生命的气压伤(见第 35 章),替代治疗肾或其他衰竭的器官(见第 20 章),积极的营养治疗(见第 15 章),以及院内感染的预防、早期诊断和治疗(见第 11 章、第 14 章、第 18 章)。

七、存活者长期后遗症

大部分撤离机械通气的 ARDS 患者,肺功能恢复良好(例如,大部分患者在 1 年后没有遗留显著的肺损伤)。然而,大多数幸存者有长期的身体功能损伤、认知功能障碍和情感障碍。这些不良后果与危重病的影响、长期处于重症监护室和疾病的并发症,以及对病理生理机制认识不清有关。提高对病理生理机制的了解和改善长期生活质量,包括认知和心理功能,将成为未来临床研究和临床试验的重要目标。

第 74 章
急性肺损伤通气模式选择

Chirag V. Shah　Michael J. Frazer,著　洪东煌,译　石松菁,校

急性肺损伤(acute lung injury,ALI)和急性呼吸窘迫综合征(acute respiratory distress syndrome,ARDS)机械通气目的在于提供足够的氧合和通气,同时降低呼吸机相关肺损伤(VILI)的发生率。基于健全的生理原理和初步的临床试验结果,临床医生选择通气模式(包括非传统的通气模式)越来越规范。本章阐述了双水平间歇气道正压通气(biphasic intermittent positive airway pressure ventilation, Bi-level)的基础,并重点说明了气道压力释放通气模式(airway pressure release ventilation, APRV)的概念和这些技术在 ALI 患者的临床应用。

综观本章,Bi-Level 模式是一种在呼吸周期内存在 2 个水平的持续气道正压(continuous positive airway pressure, CPAP)间歇循环的通气方式,而且在整个呼吸周期都允许有自主呼吸。因此 Bi-Level 模式与用于无创通气的双水平间歇正压(biphasic intermittent positive airway pressure, BIPAP)是有区别的(见第 3 章)。APRV 模式表示"开放肺"通气策略,是指设置特定参数的Bi-Level 模式,即设置了强制气道开放压和释放压水平、循环次数和自主呼吸时压力支持水平等参数(图 74-1)。

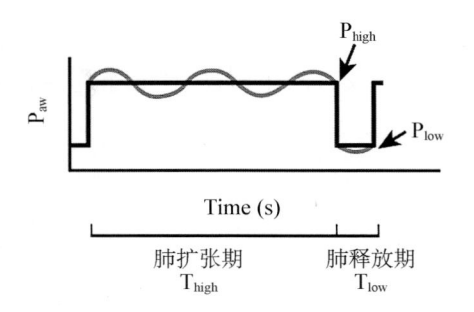

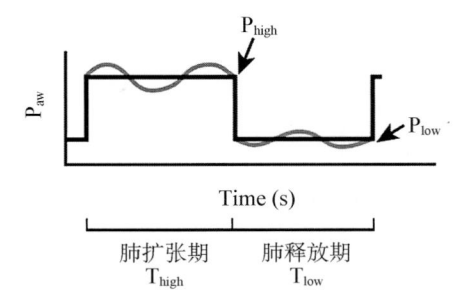

图 74-1　APRV 模式与标准 Bi-Level 模式的压力时间曲线对比。APRV 以较长时间的肺扩张期和较短时间的压力释放期为标志。两者都允许自主呼吸的存在(由正弦波表达)。P$_{aw}$(airway pressure,气道压)(摘自 Seymour CW, Frazer Mt Reilly PM, et al:Airway pressure release and biphasic intermittent positive airway pressure ventilation:are they ready for prime time? J Trauma 62:1298-1308; discussion 1298-1308, 2007.)

一、术语和描述

Bi-Level 模式的呼吸周期以高水平 CPAP 开始,标记为 P_{high} 或 P_H,相应的时间标记为 T_{high} 或 T_H。这一时间即肺膨胀期,其压力值和持续时间用于维持肺部复张和保证氧合。每一个肺膨胀期与低水平压力的压力释放期相结合,后者的压力数值标记为 P_{low} 或 P_L,相应的时间标记为 T_{low} 或 T_L,从而完成了一个呼吸周期(图 74-2)。压力释放期会清除 CO_2,并提供足够的通气。重要的是,在不依赖于每一个呼吸周期间歇期,患者都可以通过主动呼气阀(active exhalation valve,AEV)进行无限制自主呼吸。虽然 AEV 不是新出现的,随着现代技术的进步,已经允许在 Bi-Level 模式下主动呼气阀在自主呼吸时可轻易地打开,同时保持持续气道压力。这些自主呼吸可以或不能得到额外的压力支持(pressure support,PS)(见第 2 章),并由此改善氧合和增加通气。本质上,Bi-Level 模式使用高水平 CPAP 达到改善氧合的目的,同时利用低水平的 CPAP 来进行压力释放以到达肺泡通气的目的。若患者没有自主呼吸,Bi-Level 模式的压力时间波形与压力控制通气模式的波形相似。因此 Bi-Level 模式是时间触发、压力限制、时间切换型的机械通气方式。现在,Bi-Level 模式的同步功能可以允许患者触发和循环。

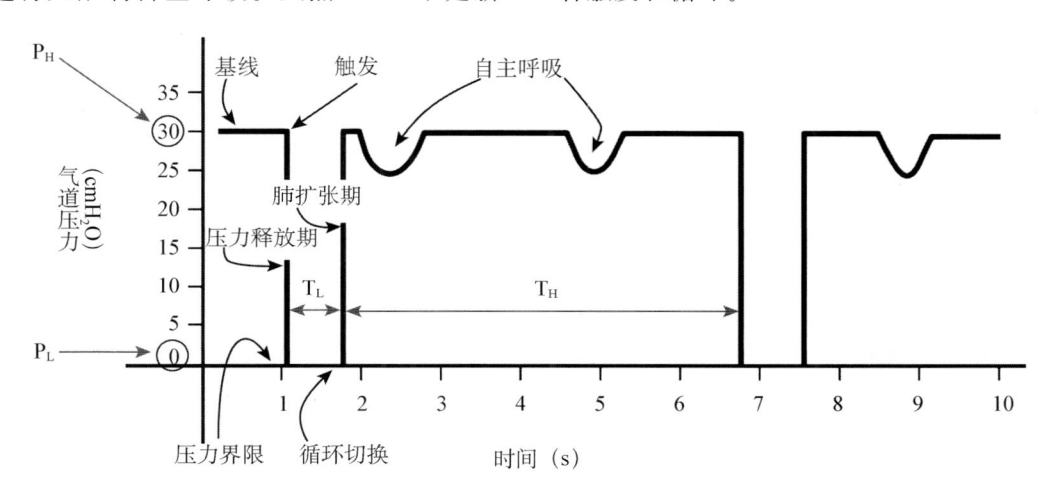

图 74-2 APRV 模式压力—时间曲线。APRV 模式是时间触发、压力限制、时间切换型的通气模式(引自:Frawley PM, Habashi NM:Airway pressure release ventilation:theory and practice. AACN clin issues 12:234-246, 2001.)

在 Bi-Level 模式下,氧合取决于吸入氧浓度(FiO_2)和平均气道压(P_{aw}),计算公式如下:

$$平均气道压力 = \frac{[(P_H) \times (T_H) + (P_L) \times (T_L)]}{[T_H + T_L]}$$

(公式 74-1)

后文会描述,APRV 模式下平均气道压力(P_{aw})明显高于 Bi-Level 模式、容量辅助控制通气(volume-assist control,VC)模式和压力辅助控制通气(pressure-assist control,PC)模式下。在 Bi-Level 模式下,分钟通气量(minute ventilation,V_E)取决于呼吸周期、呼吸周期内肺部容量的改变以及患者自主呼吸的频率和容量。

二、APRV 模式的概念、特点和潜在优势

1987 年,Stock 等人首先在 ALI 的患者中描述并使用了 ARPV 模式。ALI 患者的肺部顺应性下降且出现实变,其功能残气量(functional residual capacity,FRC)下降。与标准的 Bi-Level 模式相比,APRV 模式使用更长的 T_H 使平均 P_{aw} 达到最大(公式 74-1),从而使功能残气量在压力-容量曲线(见图 73-2)上达到一个更佳的位置。除此之外,APRV 模式下的压力释放期刻意非常短暂,并设置 P_L 为 $0cmH_2O$(见图 74-2)。因此,APRV 模式采用高水平且大致安全的扩张压力以及极短时间的压力释放期(呼气时间),当下一

轮呼吸周期开始时,气道内仍有呼气流速。

通过设置短暂的呼气时间且控制气道压不会降到 0cmH$_2$O,从而使气道产生可变的内源性呼气末正压(Intrinsic positive end-expiratory pressure,iPEEP,见第 2 章)。iPEEP 有助于防止在肺扩张期处于已复张的肺泡在进入压力释放期后重新塌陷(肺泡再塌陷),同时也降低肺泡组织反复开放和闭合所带来的肺损伤(肺剪切伤)。预期的 iPEEP 大小通过增加或减少呼气(压力释放)时间来实现。减少 TL 会增加 iPEEP,同时增加 TL 会减少 iPEEP。

呼气流速由驱动压梯度(P_H-P_L)、吸气末肺容积、气道阻力和呼吸系统总势能共同决定。尽管 APRV 模式下 V_E 是下降的,但通过增加呼气流速、在 P_H 条件下允许自主呼吸,CO_2 的交换还是充足的。最后,APRV 模式下的自主呼吸只在肺扩张期,即肺复张达到最大程度时发生,原因在于压力释放期时间过短以至于无法完成一个完整的呼吸周期。这和标准的 Bi-Level 模式不同,后者允许在 2 个压力水平上均有自主呼吸的发生。为了避免肺扩张期潜在导致肺损伤的压力水平,可以在 P_H 阶段的自主呼吸增加最小的压力支持(PS)。

临床和实验研究表明 APRV 模式联合自主呼吸可以促进血液循环。主动横膈收缩和主动增加胸腔内负压可能会提高静脉回血量和增加心脏充盈量。

最后,当顾虑到危重症患者使用镇静药神经肌肉阻滞药(neuromuscular blocking agents,NMBAs)可能会出现并发症时,APRV 模式可作为不错的选择。由于之前描述过,自主呼吸做功是 APRV 模式有优势的理论基础。由于自主呼吸不依赖于呼吸机触发的膨胀或压力释放期,所以患者可以在整个通气循环中自主呼吸,因而提高了人机同步性。因此,APRV 可以降低镇静药或止痛药的需要以及减少 NMBA 的需求。

三、APRV 模式的缺点和潜在局限性

在很多 ICU 病房中,APRV 模式应用于急性肺损伤已被广泛认可。然而,也应注意该模式运用于 ALI 的缺点和潜在局限性。重要的是,ARDSNet 提出的肺保护性通气策略的益处已经讨论且在多中心研究中被验证。APRV 模式的使用,除了前述的理论上的优点,还未在临床上系统、持续性地展示其改善临床终点的意义。肺泡容积增加可造成肺泡容积伤。这主要由于肺泡开放压(P_{Alv};或跨肺压,TPP)的存在。后者在 ALI 患者机械通气时并没有常规监测。临床上,平台压(Pplat)被作为吸气末压力的标志,且具有警示作用。数学公式:

P_{Alv} 或 TPP = 吸气末气道压力(Pplat 或 P_H)—胸腔压力　　　　　　　　　(公式 74-2)

在 APRV 模式中,自主呼吸产生的胸腔负压是确切的、多变的、在肺部分布是不同的。例如,将 APRV 模式中的 P_H 值设定为 30cmH$_2$O,自主呼吸做功产生胸腔负压(-)10cmH$_2$O,最终产生的 TPP 达到 40cmH$_2$O,这个压力水平已经超出临床实践的安全范围。如果限制 APRV 模式中镇静药的使用,患者的自主呼吸做功以及 TPP 都会增加,因此更应该考虑这个问题。此外,因为 APRV 是压力控制的通气模式,所以潮气量 V_T(压力释放期)取决于肺顺应性、压力水平、气道阻力和释放时间。任何参数的改变都有可能导致潮气量变化。后文将继续详细描述,在使用 APRV 模式的最大挑战就是设置最佳的 T_L,而最佳 T_L 取决于肺泡时间常数(alveolar time constants,TCs)。TC 指的是肺泡塌陷(或膨胀)的速率,由气道阻力(Raw)和静态顺应性(static compliance,Cst)计算而得。因此,肺剪切伤高发的病变肺单位的时间常数最短(如最低 Cst),且在压力释放期首先塌陷。此外,快速压力释放期将会给肺泡上皮和血管内皮结构带来剪切力伤,而在传统通气模式中这一剪切力伤并没有被发现。

表 74-1 和表 74-2 概括了 Bi-Level 模式和 APRV 模式标准的初始参数设置。这些初始设置都只是建议,应基于患者个体的生理特点、呼吸力学以及动脉血气(ABG)结果进行调整并实现最佳化。

表 74-1 Bi-Level 模式和 APRV 模式的初始参数设置

参数	Bi-Level 模式	APRV 模式
高压(P_H)	≤30cmH$_2$O	≤30cmH$_2$O
低压(P_L)	≥5cmH$_2$O,常与之前通气模式的PEEP相同	0cmH$_2$O
高压时间(T_H)	可变的;通常 I:E=1:1～2:1	4～6s;I:E 常>8:1
低压时间(T_L)	可变的;通常 I:E=1:1～2:1	0.5～0.8s
呼吸频率	12～25/min	8～12/min
压力支持	P_H:0～1.5cmH$_2$O(或 ATC) P_L:≥7cmH$_2$O	P_H:0～1.5cmH$_2$O(或 ATC) P_L:0cmH$_2$O

APRV. 气道压力释放通气（airway pressure release ventilation,APR）;PEEP. 呼气末正压通气 positive end-expiratory pressure,PEEP);ATC. 自动管路补偿(automatic tube compensation,ATC)

表 74-2 ALI 最初的 APRV 模式

参数	初始设置	目标和备注
高压(P_H)	≤30cmH$_2$O	最大化肺复张及平均 P_{aw};V_T 为 6～8ml/kgPBW;由 VC/PC 切换为 APRV:P_H=P_{plat}(VC)或 IP+PEEC(PC)
低压(P_L)	0cmH$_2$O	在压力释放期,将呼气气流阻力降至最低;短暂的 T_L 会引起局部的内源性 PEEP
高压时间(T_H)	4～6s	最大化肺复张程度及平均 P_{aw};可能需要逐渐递增 0.5～1s 的间隔达到目标氧合
低压时间(T_L)	0.5～0.8s	维持局部内源性 PEEP;尽可能降低自主呼吸做功;设置参数应该平衡肺泡塌陷、内源性 PEEP/高碳酸血症;见正文基于呼气流速的设置
呼吸频率	8～12/min	基于 T_H 或 T_L 设置决定
压力支持(PS)	P_H:0～1.5cmH$_2$O P_L:0cmH$_2$O	在P_H阶段,提供最低程度的压力支持(PS)以预防 VILI;在 P_L 阶段,因无自主呼吸,故不额外提供压力支持

APRV(airway pressure release ventilation,气道压力释放通气模式);P_{aw}(airway pressure,气道压力);V_T(release phase tidal volume,压力释放期潮气量);VC(volume assist control,容量辅助控制通气);PC(pressure assist control,压力辅助控制通气;Pplat(plateau pressure,平台压);IP(inspiratory pressure,吸气压)PEEP(positive end-expiratory pressure,呼气末正压);VILI(ventilator-induced lung injury,呼吸机相关肺损伤);PBW(predicted body weight,标准体重)(见第 73 章表 73-3,计算标准体重的计算公式)

四、APRV 模式初始参数设置

(一)设置高水平压力(P_H)

设置 P_H 的最初目标是塌陷的肺单位复张并改善氧合,且所产生的压力水平和容量不至于使已经处于急性损伤状态的肺组织面临容积伤的风险。因为肺损伤不均一性的特点以及肺单位时间常数的可变性,所以无法明确肺复张停止进入过度扩张期的精确压力水平是多少。因此,基于 ARDSNet 指导原则,保持吸气末压力<30cmH$_2$O 的策略,P_H 通常被限制≤30cmH$_2$O。如果从传统机械通气模式向 APRV 模式过渡,P_H 通常被设置为 P_{plat}(VC 模式)或 IP+PEEP(PC 模式)。P_H 逐渐降低保持释放潮气量(V_T)6～8ml/kg PBW,同时保持充足的氧合(PaO_2≥55mmHg)。

(二)设置低水平压力(P_L)

为了最大化呼气流量和优化通气(例如:排出二氧化碳),P_L 应该设定为 0cmH$_2$O。根据规定,设置 P_L>0cmH$_2$O 就会增加 PEEP,将降低潮气量 V_T,加重潜在呼吸性酸中毒,且可能增加患者的呼吸做功。考虑到 P_L 值设为 0,T_L 也必须设置相应的数值来确保获得最佳的 iPEEP 和预防肺泡重新塌陷。

(三)设置高压时间(T_H)

初始参数中 T_H 应该设定为 4～6s。提高 T_H 间隔会直接影响维持肺复张的P_{aw}并增加患者的自主呼吸做功。减少T_H间期会对P_{aw}造成不利影响,肺组织可能再次塌陷使APRV通气失去意义。T_H可逐渐扩大到超过6s(例如,增加0.5～1.0s)来进一步优化PaO_2。在压力释放期,需格外注意以及预防因T_H提高造成过高的iPEEP。

(四)设置低压时间(T_L)

T_L是APRV模式的最重要参数之一。然而,设定最优的T_L通常很困难也不准确。尽管如此,设置最佳T_L需要参考ALI患者的呼吸时间常数(TC)。一般来说,肺泡完全排空气体将需要4～5个TC。尽管为了维持iPEEP,T_L在APRV模式是十分短暂的,T_L不能大于5个TC。可是在ALI中,TC具有不均一性且TC不容易测量。然而,即使无法确定TC的准确数值,根据压力释放期呼气流速率也可以估算出最佳T_L(图74-3)。

当压力释放期开始时(例如:P_H切换到P_L时),呼气流速会达到顶峰,此时的流速称为呼气峰流速(PEF)。流速会随着时间衰减,若在压力释放期流速降低到0L/min,气道压也达到P_L(即P_L=0cmH$_2$O),且未产生iPEEP。因此,T_L设置要考虑终末呼气流速,即压力释放期结束时的呼气流速(例如:P_H切换到P_L时),这个流速多保持在呼吸峰流速PEF的25%～50%。特别注意:①T_L必须认真监测并根据患者呼吸力学变化调整,不是一个"一成不变"的常数;②呼吸系统顺应性越差,T_L设置的时间应越短以防止肺泡再次塌陷;③设置的T_L越短,则引起iPEEP越高,由此可能引起血流动力学并发症;④考虑到疾病的个体差异性,T_L的设置应该以临床实践和机械通气的流量时间曲线为基础。

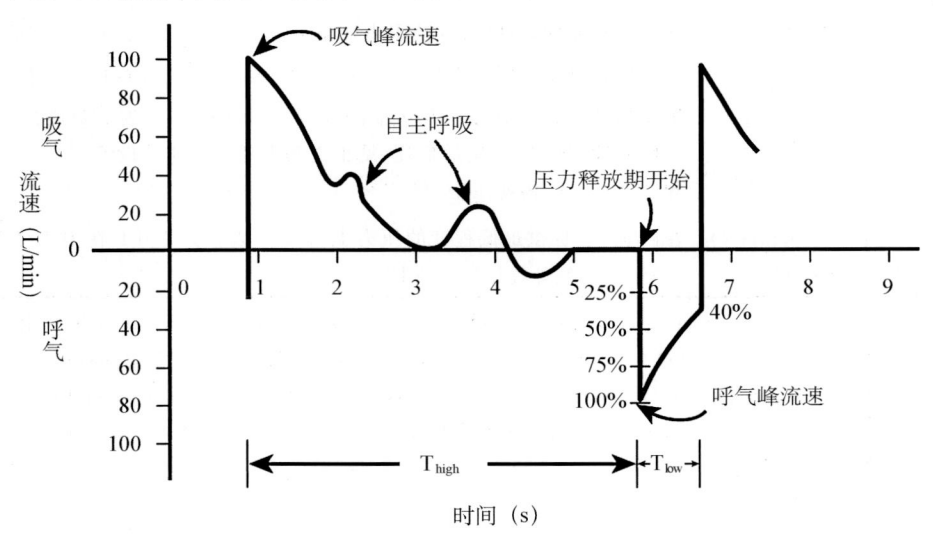

图74-3 APRV模式流量—时间曲线。在压力释放期的末期,即呼吸周期再次进入高水平压力期之前,呼气流速衰减至呼气峰流速的25%～50%(例如:40%)。这时将产生内源性PEEP(iPEEP)并预防肺泡再塌陷(摘自Frawley PM, Habashl NM:Airway pressure release ventilation:theory and practice. AACN Clin Issues 12:234-246,2001.)

五、APRV模式使用的潜在禁忌证

由于APRV模式可能无法排出足够的二氧化碳,所以允许患者进行自主呼吸十分有必要。因此,一些临床上在ALI患者中应用APRV模式的情况可能是不恰当的。ALI患者可能合并需要深度镇静的临床疾病(例如:持续癫痫和颅内压增高),此时APRV模式不能提供足够的通气支持,若此时患者自主呼吸能力受限,那么APRV模式的优势也会下降。同样的,若APRV模式患者使用神经肌肉阻滞药,也会出现上述情况,这时就需要观察和处理。慢性阻塞性肺疾病或其他阻塞性气道疾病的患者(例如:哮喘),在使用APRV模式时,需要严密观察和处理。由于Raw增加,这些患者需要延长呼气时间,而 APRV 模式中压力释放期较短、呼吸时间受限会造成 iPEEP 的进行性增加,并由此可能带来不可避免的血流动力学方面的并发症。

六、调整 APRV 模式参数和动脉血气管理

动脉血气(arterial blood gas,ABG)监测可以帮助 APRV 模式的管理,这可能会比较复杂。很多临床医生设置的参数是相互依赖的(例如:P_H、P_L、T_H 和 T_L),且其中一个参数的改变可能会对其他参数带来负面影响。

(一)低氧血症

决定 PaO_2 大小的主要的通气参数为 P_H、T_H、T_L 和 FiO_2。肺扩张压力或时间的适度增加对肺复张具有深远的影响。T_L 设置不当会导致在压力释放期肺泡再次塌陷并引起低氧血症。然而,若 T_L 设置过短会造成 iPEEP 逐渐增加,进而引起血流动力学不稳定并最终加重低氧血症。最后,压力释放期的频率过高也会导致低氧血症,原因在于阻碍了自主呼吸以及削弱旁路通气造成肺复张不良。

(二)高碳酸血症

就像早先描述过的一样,APRV 模式依赖于自主呼吸来加强二氧化碳的排出。若可能,尽量避免镇静药的使用。如果确实需要使用镇静药,也必须有明确的镇静目标和计划以尽量缩小镇静药总用量(见第 5 章)。

七、APRV 模式的撤离

APRV 模式的撤离尚没有标准化流程。如果应用 APRV 模式所要解决的肺部损伤(如 ALI)已经好转且氧合已经改善,脱机选择包括以下几种方法:①恢复标准的容量控制通气模式或 ②APRV 模式参数撤离。有时候转换成容量控制通气模式后即使应用了合适的 PEEP,但仍可能造成严重的肺泡再塌陷,此时只能迅速换回 APRV 模式。在这些病例中,APRV 模式撤离涉及降低 P_H 和延长 T_H。这些措施会逐步降低 P_{aw}。T_L 应该保持恒定同时增加 T_H,从而使呼吸周期的频率降低。尽管没有如何降低参数的共识,但是还是可以每 2~4 小时进行一次重新评估并进行呼吸参数的调整(例如:降低 P_H 值 2~4mmHg 和提高 T_H 值 0.5~1s)。应该逐步提高自主呼吸做功来弥补机械通气支持的降低。当呼吸循环周期小于 4/min 时,且大部分通气都是由 P_H 12~16mmHg 上的自主呼吸完成的,可以考虑自主呼吸试验。

第75章

哮喘并发呼吸衰竭

Audreesh Banerjee　Reynold A. Panettleri Jr.，著　洪东煌，译　石松菁，校

重度哮喘加重（或"发作"）会发展为呼吸衰竭，需要进入重症监护室（intensive care unit，ICU）。快速诊断即将发生的呼吸衰竭与适时启动和管理机械通气是十分必要的（见第1章、第2章）。重度哮喘的许多特征和慢性阻塞性肺疾病（severe exacerbations of chronic obstructive pulmonary disease，COPD）的急性加重十分相似（见第76章）。

一、病理生理学

哮喘的特点是气道炎症反应、可逆性气流阻塞和气道高反应。多种因素都会导致哮喘加重，例如过敏、冷空气、运动和情绪压力；而哮喘发作后加重有可能是渐进的或突发的。气道炎症的特点是支气管壁炎症、水肿、黏稠分泌物或黏液栓。久而久之，气道慢性炎症和刺激会引起气道重构并危害到气道可逆性，这是哮喘的一个典型特点。同样的，重度哮喘急性发作的快速可逆性可能并不明显。

二、哮喘急性发作

（一）临床体征和症状

重度哮喘急性发作的患者通常表现为气促、喘息和咳嗽。这些症状也可能出现在以下疾病中：包括"心源性哮喘"（继发于左心室充血性心力衰竭）、上气道梗阻、肺炎、"喉性气喘"（声带功能障碍综合征）、过敏反应和慢性阻塞性肺疾病急性加重期。由于这些疾病也可能出现气道高反应性，仅仅从对支气管扩张药的反应上来鉴别这些疾病是十分困难的，甚至有可能存在误导性。

对出现呼吸窘迫症状的患者进行快速全面的临床评估，对于精确诊断是十分必要的。因此，治疗与诊断评估必须同时进行。重度气流阻塞的临床特征包括休息时呼吸急促、言语无法成句、心动过速、端坐呼吸、大汗、大于10mmHg的奇脉、神志障碍（由于二氧化碳潴留或低氧血症导致的，或两者皆有）、中央性发绀，明显辅助呼吸肌做功和膈肌疲劳，例如反常呼吸（仰卧位吸气时腹壁向内运动而不是向外运动）。听诊具有误导性，因为哮鸣音不能精确的预测气道阻塞的严重性。在一些患者中，进行支气管扩张治疗后哮鸣音消失。相反，哮鸣音减少或者消失（"寂静肺"）可能是气道阻塞加重的一个预兆。重度持续气道梗阻的哮喘患者呼吸音遥远，无哮鸣音。了解患者基础的临床肺功能测试结果，对于评估患者病变严重程度非常有帮助。

喘鸣音的出现提示上呼吸道阻塞，需要在以下疾病中进行鉴别诊断：包括急性会厌炎、喉性气喘（反常声带功能障碍综合征）、过敏反应或血管性水肿所致喉头水肿、异物和恶性肿瘤。喉性气喘是一种临床诊断，有时通过观察到呼吸时反常的声带闭合来确认，尤其吸气时原本声带应该打

开时却出现异常闭合。这种患者可能出现类似致命性哮喘加重的症状,也可能同时合并哮喘,这种情况下诊断具有挑战性。

区分重度哮喘急性发作和COPD急性加重期是非常困难的。通常来说,既往吸烟史、慢性咳痰病史、不可逆的气道阻塞性病变、静息状态下血气结果异常以及影像学肺气肿征象等是COPD的特点。

(二) 气流阻塞的客观指标

除了临床评估,哮喘患者如果能耐受肺功能检查,都应该测量呼气峰流速(peak expiratory flow rate, PEFR)和(或)1s用力呼气容积(forced expiratory volume in 1 second, FEV_1)。这些测量包括基础肺功能测定以及应用支气管扩张药15~20min的测定,对于大部分病人来说是非常安全的;但是,患者若有临床表现为重度呼吸道阻塞或明显的呼吸衰竭,则应该推迟这项检查,因为这些检查可能会使重度哮喘患者心跳呼吸骤停。虽然PEFR<150L/min或FEV_1<1L已经提示重度气道阻塞,但是基础肺功能(如果可能的话)与之对比更有临床意义。PEFR在33%~50%表示重度的哮喘加重,支气管扩张药治疗前PEFR<25%或治疗后<40%都表示哮喘加重会危及生命,提示患者需要住院或入住ICU。

(三) 低氧血症

哮喘加重期出现低氧血症的部分原因是气道狭窄引起的通气血流比例失调。黏液栓阻塞致肺泡不通气产生肺内分流。对于重度气流阻塞患者,除了连续脉搏血氧监测外,还需要获得动脉血气分析结果。急性哮喘发作期间动脉血气(arterial blood gas, ABG)的结果可能表现为伴随有低碳酸血症的呼吸性碱中毒及轻-中度低氧血症(见表1-2和表75-1)。由于重度的气流阻塞,正常的或轻度升高的$PaCO_2$预示呼吸衰竭即将发生,此时需要密切观察与有创性治疗。COPD与哮喘不同,其基础动脉血气多有异常,且出现呼吸衰竭时高碳酸血症更严重(表75-1,见表1-2)。对于患有哮喘病的患者来说,除非考虑并发肺炎或气胸,否则胸片具有局限性。

表75-1 动脉血气分析中二氧化碳潴留的注释

呼吸性酸中毒	CO_2潴留的注释
急性呼吸性酸中毒	$PaCO_2$每升高10mmHg,碳酸氢盐提高1mEq/L(±0.3mEq/L)*,pH减少0.08单位
慢性呼吸性酸中毒	$PaCO_2$每升高10mmHg,碳酸氢盐提高0.4mEq/L(±0.4mEq/L)*,pH减少0.03单位

*95%可信赖区间

三、重度哮喘患者的医疗管理

(一) 概述

重度急性哮喘和慢性阻塞性肺病急性加重期的管理十分相似(知识框75-1,见第76章)。治疗方案包括治疗可逆性支气管痉挛及气道炎症、纠正低氧血症和呼吸性酸中毒,管理分泌物、去除或治疗诱发因素和避免医源性并发症(例如,气压伤和血流动力学不稳定)。但是由于两者病理生理机制不同,治疗方法会有所不同。

(二) 支气管扩张药

重复和持续使用短效选择性β_2肾上腺素能受体激动药,是治疗重度急性哮喘和COPD等疾病导致气道严重阻塞的基石。由于出现急性呼吸窘迫症状的患者很难协调地使用定量雾化吸入器(metered dose inhalers, MDIs),因此,沙丁胺醇治疗时采用喷雾疗法。成人患者静脉应用β受体激动药没有治疗优势,且会导致常见及严重的不良反应。同时需注意大量吸入沙丁胺醇(>10~15mg/h)会导致相似的中毒症状(心动过速、心悸、恶心、呕吐、低血钾、乳酸性酸中毒和心肌缺血)。如果患者对持续应用β_2激动药雾化治疗的效果欠佳,或者无法耐受吸入治疗,应该考虑皮下注射肾上腺素或特布他林。在住院治疗中,非ICU患者使用MDIs与雾化疗法的效果相当,但费用更低。

抗胆碱能药物(例如,异丙托溴铵)可以阻断呼吸道毒蕈碱受体,引起支气管平滑肌松弛和黏膜

> **知识框 75-1　支气管痉挛的初步管理**
>
> **治疗时机**
> - 治疗必须在体检与数据收集完成前进行
>
> **β 受体激动药治疗**
> - 沙丁胺醇 2.5～5mg 加入 3ml 生理盐水稀释,通过喷雾器雾化
> - 喷雾治疗每 20 分钟进行 1 次
> - 经过 3 次治疗后获益最大
>
> **糖皮质激素治疗**
> - 皮质醇激素治疗与支气管扩张治疗同时进行
> - 甲泼尼龙 125mg 静脉推注,以后以 0.5～1mg/kg 剂量静脉推注 q6h
>
> **氧疗** *
> - 通过实施辅助氧疗纠正低氧血症(保证 SaO_2 >92%)
> - 对哮喘病患者使用鼻导管吸氧
>
> **辅助通气**
> 若高碳酸血症、呼吸性酸中毒、低氧血症加重、呼吸肌疲劳(例如反常呼吸,见正文)
> - 针对清醒、有警觉性、血液动力稳定的患者,尝试全罩式面罩进行无创通气(见第 3 章)
> - 否则,通过口腔进行气管插管及机械通气
>
> ---
> * COPD 患者有二氧化碳潴留风险时,需要实行"控制性"氧疗法并连续监测血气分析 $PaCO_2$ 水平。
> q6h(every 6 hours). 每 6 小时

下腺体分泌物减少。与单独应用 $β_2$ 受体激动药相比,$β_2$ 受体激动药和抗胆碱能药联用可以改善 PEFR 和 FEV_1。此外,吸入性沙丁胺醇可以用于解除 β 受体阻滞药和单胺氧化酶抑制药所致的急性支气管痉挛。

茶碱类(例如,茶碱)在目前急性呼吸道阻塞治疗管理中的作用有限。这类药物作用机制尚不明确,且大量研究表明与 $β_2$ 激动药和皮质类固醇药物相比,茶碱类没有额外的获益。然而如果患者长期使用茶碱类药物,在急性发作期仍应继续使用,以作为顽固性严重支气管痉挛的辅助治疗。茶碱类需要密切注意剂量,保持在 8～10mg/dl。同时应该密切关注患者的中毒症状,包括恶心、呕吐、心律失常和癫痫。

(三)氧疗

通过低流量氧气鼻导管氧疗,急性哮喘发作的低氧血症往往可以纠正,在多数患者可保持血氧饱和度在 90% 以上。孕期患者或合并潜在心脏病的患者,其血氧饱和度则应该保持在 95% 以上。

(四)抗生素

前面研究未能证明细菌感染与急性哮喘发作有关。然而,并发急性呼吸衰竭的哮喘发作,经常需要经验性应用抗生素,以覆盖常见的社区获得性病原体,如肺炎链球菌、流感嗜血杆菌和卡他莫拉菌。

(五)其他药物治疗

保持充足的气道湿化是降低气道分泌物的黏稠性和预防支气管黏液栓的重要措施,虽然其有效性尚未被研究证实。应用体位引流等胸部物理治疗方法可以促使黏稠分泌物的排出,从而减少黏液栓并改善氧合。N-乙酰半胱氨酸为一种黏液溶解剂,应用该药物进行雾化,在气道分泌物管理上是无效的且可能会诱发支气管痉挛发作。

几乎没有证据支持硫酸镁应用于急性支气管痉挛的治疗。然而,在威胁生命的哮喘治疗中,镁剂(2g 静脉注射>20min)可以作为糖皮质激素和 β 受体激动药的一种辅助治疗,镁剂也可用于经 1 小时积极治疗后哮喘症状仍未缓解的病人。

白三烯也是引起哮喘的炎性介质,白三烯受体拮抗药在哮喘的门诊患者中已被证实有效。很少且有限的临床研究表明,白三烯受体拮抗药能使严重哮喘发作的患者获益。

四、重度哮喘患者的机械通气

哮喘患者如果出现心跳呼吸骤停的征象，应该立即行气管插管和机械通气。但是很多重度哮喘和急性呼吸性酸中毒的患者经积极药物治疗后症状可明显缓解，从而避免了气管插管机械通气。但当患者经积极药物治疗仍然出现临床症状恶化的征象时，应该立即建立人工气道行机械通气。这些征象包括：血流动力学不稳定、精神状态改变、极度疲倦、高碳酸血症、酸中毒（pH<7.25），或者血气分析提示低氧血症加重。一些研究证明，在哮喘发作的患者中应用无创通气可以临床获益，但其证据不充分，其级别不如在 COPD 患者使用无创通气的证据级别。

总的来说，使用大口径（≥8mm）的经口气管插管更有利。因为大口径插管更便于吸痰、可以降低气道阻力、并可能降低鼻窦炎的发生率。此外，哮喘患者多合并鼻息肉，因此经口气管插管的方式更优先。

动态过度充气（dynamic hyperinflation，DHI）使重度阻塞性气道病变患者的通气管理更加复杂。重度的气道阻塞会导致呼气时间延长。DHI 时，肺不能在第一次吸气前充分呼气，导致呼气末肺容积逐步扩大，这个现象称为"呼吸叠加"。当呼气末肺容积超过功能残气量（functional residual capacity，FRC）的基线时，因为肺内积存气体，肺部进入 DHI 状态。这就导致内源性 PEEP（$PEEP_i$，或 auto-PEEP）的产生，这与功能残气量（FRC）基础上的肺部和胸壁的弹性回缩力有关（表 2-3 和表 2-6）。

平台压升高表明机械通气的患者存在 DHI，因为重度气道阻塞病变患者，通常是气道峰压升高（气道阻力增加）而不是平台压升高。$PEEP_i$ 可以通过在呼气末关闭呼吸机出气口（呼气末屏气）1~3s 钟测量，此时可以观察到气道压力的增高（图 2-6）。在现代呼吸机中，呼气末内置阀门也有相同作用。对于非肌松的患者，$PEEP_i$ 的测量受到患者自主呼吸做功的影响而不可靠。因此，只能大概估算非肌松患者的 $PEEP_i$。在呼吸机"流量—时间曲线"中，通过观察吸气起点时的呼气流量可以判断是否存在 DHI（图 2-7）。

DHI 有许多有害的不良后果。气体潴留会使一部分肺组织过度膨胀，而相邻肺部区域塌陷，如果塌陷区域的 V/Q 相比于膨胀区域更低，则会出现低氧血症。DHI 的不舒适性可能导致患者/呼吸机之间的人机不同步，进而引起 CO_2 产生增加、气道压力增加和高碳酸血症（见第 47 章）。DHI 可导致胸腔内负压增加，且胸腔内形成负压是自主触发机械通气的前提，动态过度充气会提高患者的胸腔内负压，增加呼吸做功且导致呼吸急促、躁动、无效通气和人机不同步。增加胸廓和胸腔压力会减少静脉回心血量，减少心输出量，同时可诱发全身性低血压，在循环血容量不足的患者中这种表现更加明显。由 $PEEP_i$ 引起的低血压可通过将患者与呼吸机分离，通过简易呼吸球囊以 3~4/min 的频率进行辅助通气而快速诊断。这个方法可以保证充足的呼气时间，从而使过度膨胀的肺部压力降低。更重要的是，除了 DHI，急性呼吸衰竭患者出现低血压可能有多种原因，包括镇静、脓毒症、液体摄入不足以及气管插管和肌松药的使用。

DHI 也提高了气压伤的危险。超过 20ml/kg 吸气末肺容积将明显超过 FRC，且与气压伤的高风险和低血压的发生密切相关。重度气道阻塞性病变中的高气道压力可造成气道峰压升高，并导致气道压和肺泡压之间的压力梯度增大。由于研究表明相比于气道峰压，平台压与气压伤的风险关系更密切，故目前建议尽量保持平台压低于 $30cmH_2O$。

尽管重度气道阻塞病变且机械通气的患者普遍存在 DHI 和 $PEEP_i$，但两者可能都不会产生明显的临床问题。降低动态过度充气的首要方法就是处理以下这些基本情况。除此之外，可以通过一系列措施来提高呼气时间并降低患者的平均胸内压力，进而达到降低 $PEEP_i$ 的目的（见第 2 章）。这些措施包括降低呼吸频率或提高吸气流量，从而减少吸气时间和改变吸呼比（inspiratory to expiratory ratio，I∶E）。一般来说，高吸气流速用于急性重度气流阻塞患者，所以，在降低平台压和 DHI 上，降低分钟通气量（V_E）是更有效的。对于存在 $PEEP_i$ 的患者，应用外源性 PEEP 改善自主触发并降低气体积存的方法仍然存有争议。

患有严重 DHI 的患者，可以表现为难治性低氧血症或血流动力学并发症，这些患者会从"气体倾倒"措施受益,因其可充分降低呼吸频率使积存的气体在机械通气期间短时间内排出。这通常需要对患者深度镇静。平台压降低(容积循环通气)或潮气量升高(压力循环通气)表明"气体倾倒"措施的成功。若平台压持续升高($>30cmH_2O$),则需要允许患者处于肺换气不足和高碳酸血症的状态。发生中度呼吸性酸中毒,通常都是可以耐受的。若动脉pH降到7.20～7.25及以下,临床医生通常建议静脉应用碳酸氢钠注射液,而不是提高V_E。其他的建议是继续密切关注酸中毒的不良影响。

为了控制V_E导致的允许性高碳酸血症,要求患者不"触发"呼吸机。这可以通过对患者进行深度镇静来做到,这种深度镇静的方法包括持续静脉注射苯二氮䓬类药物(例如劳拉西泮)或丙泊酚(见第5章)。在许多病例中,完全肌肉松弛对抑制吸气努力和降低DHI是十分必要的。使用神经肌肉阻滞药时要十分小心且应用时间要尽量短暂。联用大剂量糖皮质激素和神经肌肉阻滞药超过24h,可能增加危重症相关性肌病和延长发病时间的危险(见第6章和第48章)。

第 76 章

慢性阻塞性肺疾病并发急性呼吸衰竭

Michael W. Sims,著   洪东煌,译   石松菁,校

由重度慢性阻塞性肺疾病(chronic obstructive disease,COPD)急性加重引起的急性呼吸衰竭在重症监护室(intensive care unit,ICU)非常普遍,且是 COPD 发病率和死亡率的主要来源。COPD 急性加重期(acute exacerbation of COPD,AECOPD)是指稳定期的 COPD 患者病情持续恶化,急性发病且超过平时发作频率,并且需要除基本治疗外的额外治疗。AECOPD 的主要症状包括呼吸困难加重、咳嗽和痰量增加或脓痰增多等。在 ICU 中,AECOPD 的典型临床表现包括严重呼吸困难,气体交换异常伴或不伴呼吸性酸中毒以及可能需要机械通气等(知识框 76-1)。由于 AECOPD 大部分是由可逆因素引起的,细致的诊疗方案可以产生良好的效果。

一、病因与病理生理学

AECOPD 最常见原因是呼吸道感染,其中大约 50% 是下呼吸道细菌感染引起的。最常见的病原体有流感嗜血杆菌、肺炎链球菌、卡他莫拉菌和铜绿假单胞菌(以及肠杆菌科细菌,例如大肠埃希菌和肺炎克雷伯杆菌),后者在快速进展的患者中起到重要作用。这些常见的分离出来的病原体为 AECOPD 抗生素的选择提供依据(后文会详细论述)。

呼吸道病毒感染也是 AECOPD 发病的重要原因,同时与细菌感染相比,病毒感染恢复较慢。

知识框 76-1   AECOPD 患者收住 ICU 的适应证

- 严重持续的呼吸困难,需要应用大量的支气管扩张药,而重症监护室外则不需要
- 精神状态的改变(意识模糊、昏睡和昏迷)
- 尽管经过初步治疗,依然严重或进行性低氧血症、高碳酸血症或呼吸性酸中毒
- 需要机械通气支持
- 血流动力学不稳定

* 请注意:在选定中心内,无创通气可以应用于重症监护室外,需要提供充足的设备、培训有经验的护士和呼吸治疗师。但总体而言,需要无创通气的患者有进入重症监护室的适应证

修改自 Rabe KF, Hurd S, Anzueto A, et al: Global strategy for the diagnosis, management, and prevention of chronic obstructive pulmonary disease: GOLD executive summary. Am J Respir Crit Care Med 176:532-555,2007.

鼻病毒是最常见的病毒病原体,但是流感病毒、副流感病毒、呼吸道合胞病毒、冠状病毒和腺病毒也会随着季节变化诱发 AECOPD 发作。

非感染性因素所致 AECOPD 包括镇静药过量、空气过敏原和空气污染物,例如二氧化硫、二氧化氮、悬浮颗粒和臭氧等。最后,COPD 稳定期患者并发充血性心力衰竭和肺栓塞后可能出现类似 AECOPD 的症状或直接导致急性呼吸衰竭,可能增加潜在应用机械通气的可能(见第 1 章,图 1-2 和图 1-5;附录 B,附图 B-2)。

AECOPD是一种急性炎症反应,痰液的特点为中性白细胞和巨噬细胞数目增加,若是病毒性感染病例,则痰中可见嗜酸性粒细胞增加。COPD合并先天性免疫缺陷者更容易并发感染,随后引发气道急性炎症反应。该炎症会造成黏液分泌增加、气道水肿、气道高反应性,从而出现气道直径缩小,产生气流阻塞性改变、动态过度充气和通气血流比例失调等AECOPD的特点。AECOPD患者血清中纤维蛋白原、C反应蛋白和炎性细胞因子以及趋化因子的含量增高,这也表明AECOPD会有全身系统性表现。

AECOPD引起呼吸衰竭的原因是多因素的,感染和炎症反应导致肺泡容积减少(由肺气肿引起)和呼吸力学异常(如膈肌运动减弱或反常运动),这也是COPD的特点。感染和炎症会引起弹性回缩力进一步减少,并进一步损伤通气和氧合,甚至在一开始即可造成损伤。COPD患者的残气量增加,导致其吸气容积和呼吸储备力下降。结果,为纠正低氧血症而出现代偿性呼吸频率加快,通过这样减少呼气时间而进一步增加气体交换的时间,同时也进一步增加呼吸肌做功,导致呼吸肌疲劳,并最终出现呼吸衰竭。

二、临床评估

由于进入ICU的重度AECOPD患者多有临床迅速恶化的风险,因此初步的临床评估非常重要,这样才不会延误挽救生命的治疗措施。病史应该简短、直接的阐明任何明显的并发症、起病方式、发病时间以及AECOPD病因的严重程度(例如:类流感症状或呼吸系统疾病、发热、咳嗽、痰量增多和痰液性状变脓等);任何可能协助诊断的临床特征(例如:胸痛、端坐呼吸、踝部肿胀和腓肠肌疼痛)。初步检查评估应该首先关注心肺系统,及时发现并处理低氧血症、血流动力学不稳定、嗜睡、意识模糊和不稳定的呼吸模式(例如:浅快呼吸,呼吸频率>40/min,辅助呼吸肌的大量动用,或胸腹部矛盾呼吸)。在立即处理威胁生命的并发症后,应进一步完善全面的病史和查体。

常规实验室检查,包括动脉血气分析(arterial blood gas,ABG)、心电图、胸部影像学、痰液细菌培养和药敏试验等检查。尽管AECOPD的临床结果可以预测,但是肺功能测定法在ICU中并不实用,因为ICU患者呼吸窘迫和频繁咳嗽的症状会影响测定的有效性和可重复性。

解读COPD患者的ABG非常具有挑战性,因为这些患者在基础状态时血气分析已经有异常。重度COPD患者基础状态血气分析异常的典型表现为轻中度低氧血症以及不同程度的慢性呼吸性酸中毒。后者可以通过肾脏重吸收碳酸氢盐来代偿,所以尽管有明显的高碳酸血症,pH却接近正常。如果可以对比患者稳定期和急性加重期COPD的ABG将十分有帮助。但是,也可以通过一个经验法简单地区分急性或慢性呼吸酸中毒(表75-1和第1章表1-2)。急性呼吸性酸中毒,尤其pH<7.30时,需要考虑或立即进行机械通气(后文将详细阐述)。

三、医疗管理

AECOPD的治疗目的包括改善气流和缓解支气管痉挛、减轻急性气道炎症、纠正低氧血症和急性呼吸性酸中毒(但不能过度纠正pH;见附录B)、管理呼吸道分泌物、识别与治疗诱因、避免医源性并发症,例如院内感染或静脉血栓栓塞。为了达到上述目的,可以使用多种方法,涉及药物治疗(表76-1)、控制性氧疗、营养支持、呼吸疗法和物理治疗以及机械通气。

(一)支气管扩张药

吸入短效β受体激动药(例如沙丁胺醇)可以改善支气管痉挛并快速缓解症状,这是初步治疗的主要方式(知识框76-1)。沙丁胺醇的给药方式包括:沙丁胺醇2.5mg+生理盐水3ml通过雾化吸入给药或者通过带有间隔装置的定量吸入器(metered dose inhaler,MDI)给沙丁胺醇2~4喷。入住ICU的重度AECOPD患者,沙丁胺醇初始应用可以按需要每1~4小时1次,后随着患者情况改善逐步减少剂量。高剂量(例如:5mg雾化治疗)和持续雾化治疗并未提高疗效,不推荐常规使用。对于非ICU的住院患者,沙丁胺醇经MDI给药与雾化吸入相比疗效是相当的,但是雾化吸入的方式更适合非机械通气的ICU患者,因为严重呼吸窘迫症状会干扰MDI的给药。相反,机械通气患者更适合应用MDI的给药方式,因为将MDI放入呼吸回路中即相当于一个间隔装置。沙丁胺醇的不良反应包括震颤、心动过速、恶心、心悸、焦虑、失眠和轻度高血压。少数情况下，应用大剂量沙丁胺醇（10~15mg/h）吸入的患者可能会出现乳酸酸中毒、癫痫、快速心律失常和低钾血症等。反常的支气管痉挛很罕见，但是也有报道过。

吸入短效 M 胆碱能受体拮抗药（例如：异丙托溴铵）可以减轻支气管痉挛，并且减少气道分泌物。异丙托溴铵给药方式包括：以 500μg 的剂量混合于 2.5ml 生理盐水通过雾化给药，或者通过 MDI 每次给药 2 喷。典型的给药频率是每 4 小时 1 次，若患者症状缓解，可以减少给药频率。和沙丁胺醇相似，雾化给药通常适用于非机械通气的 ICU 患者而 MDI 给药适合于机械通气的患者。尽管有研究发现对于稳定期 COPD 的患者，异丙托溴铵联合沙丁胺醇相比于单用沙丁胺醇在支气管扩张方面更有优势，但是这个研究结果不能在 AECOPD 的患者中可重复地观察到。异丙托溴铵和沙丁胺醇因为其理论上的互补机制仍然经常联合使用，其中沙丁胺醇起效快而异丙托溴铵作用时间更久。异丙托溴铵的不良反应有口干、咽喉炎、恶心、闭角型青光眼恶化以及很少见的尿潴留。

茶碱类（例如：茶碱和氨茶碱）是治疗稳定期 COPD 的一种选择，但是并不推荐在 AECOPD 时使用，因为茶碱类治疗效果一般、作用机制不明确且不良反应发生率高，不良反应包括恶心、呕吐、癫痫、震颤、心悸和心律失常等。且多项研究表明，与标准治疗方案即 β_2 受体激动药和糖皮质激素单用或联合应用相比，茶碱类没有临床获益。同样，长效 β 受体激动药（例如：福莫特罗和沙美特罗）和长效 M 胆碱能受体拮抗药（例如：噻托溴铵）在稳定期 COPD 患者中具有更明确的作用，但是它们在 AECOPD 病例中的作用尚未被证明，且不能代替短效药物的使用。

（二）糖皮质激素

糖皮质激素（如甲泼尼龙和泼尼松）可以降低与 AECOPD 相关的急性炎症，从而改善肺功能，提高治疗成功率并缩短住院时间。最佳糖皮质激素的药物种类、剂量和疗程尚未确立。尽管许多研究表明，对于 AECOPD 的住院患者来说，口服、吸入和静脉使用糖皮质激素是等效的，但是这些研究未纳入收住 ICU 的重度 AECOPD 患者，而大部分指南推荐这部分患者静脉使用糖皮质激素。甲泼尼龙初始给药方案为每 6 小时静脉注射 0.5~1mg/kg，但是推荐在 2~3d 逐步减量至每 12~24 小时给药，目的是降低糖皮质激素的急性不良反应，例如高血糖症、精神症状、失眠症、液体潴留、低血钾和消化性溃疡。由于大剂量糖皮质激素（例如：每 6 小时应用 1.5~2mg/kg 甲泼尼龙）并不能提高疗效反而会增加不良反应，因此不推荐使用。患者临床症状改善后，改为口服糖皮质激素（例如：泼尼松），随后在 2 周内逐渐减少至可耐受剂量。

（三）抗生素

根据现有证据，所有重度 AECOPD 患者均需要使用抗生素，尤其是存在脓痰或需要机械通气的患者。虽然抗生素作为糖皮质激素的补充治疗方案尚未被证明可使临床获益，但抗生素可以降低 AECOPD 的死亡率并提高治疗成功率。同糖皮质激素一样，最佳的抗生素药物、给药途径和疗程都尚未明确。抗生素的选择应该覆盖常见的病原微生物：流感嗜血杆菌、肺炎链球菌、卡他莫拉菌等，在复杂病人中还需要覆盖铜绿假单胞菌和诸如大肠埃希菌和克雷伯杆菌等肠杆菌科细菌（知识框 76-1）。如果可以，抗生素的选择应尽可能参考当地细菌耐药种类。除此之外，抗生素覆盖范围应该根据痰培养和药敏结果来选择。尽管抗生素治疗的理想疗程尚未明确，且各种药物的疗程均不一样，但研究表明 5~7d 的短疗程与更长疗程所产生的效果相当，但是不良反应更少。

（四）氧疗

合理应用氧疗可以维持患者动脉血氧饱和度 90%~93%。血氧饱和度的目标不能设置过高，因为部分 COPD 患者氧疗浓度过高可加重高碳酸血症。出现高碳酸血症部分原因为缺氧性肺血管收缩得到纠正，导致高 CO_2 分压的低通气肺泡单位得到更多的血流灌注。除此之外，相比于脱氧血红蛋白，氧合血红蛋白与二氧化碳结合力更低，所以氧疗促使 CO_2 与血红蛋白分离，造成血液中 CO_2 分压增高（霍尔丹效应）。缺氧促使的呼吸驱动只起到很小的作用。考虑到加重高碳酸血症的风险，在 COPD 患者中应该采用控制性氧疗方案。因为相比于鼻导管给氧，文丘里面罩提供的 FiO_2 更精确、更恒定，而鼻导管给氧即使应用恒定的氧流量,其FiO₂的决定因素还包括患者的分钟通气量,因此,文丘里面罩可作为非机械通气患者氧疗设备的优先选择。但是,严重呼吸困难患者大多能更好地耐受鼻导管而不是面罩。任何情况下,AECOPD患者应持续监测脉搏血氧饱和度,而且至少在调整氧疗方案后15~30min需要监测动脉血气分析。注意静脉血气分析在监测AECOPD患者时不可信。最重要的是,不能因为要预防高碳酸血症而使机体处于低氧血症的状态,也就是说,应保证充足的氧合,治疗后续的急性高碳酸血症。

表76-1 ICU重度AECOPD患者的药物治疗

药物分类/药物	给药方案	备注
短效β受体激动药		
沙丁胺醇(自主呼吸患者)	2.5mg/3ml生理盐水雾化吸入,根据需要每1~4小时给药	高剂量(例如:5mg)和持续雾化治疗没有提高疗效,不应该常规使用;注意监测快速型心律失常和低钾血症
沙丁胺醇(机械通气患者)	通过呼吸回路,2~3喷,根据需要每1~4小时给药	
短效M胆碱能受体拮抗药		
异丙托溴铵	500μg/5ml生理盐水雾化吸入,根据需要每4小时给药	对于AECOPD患者,联合使用异丙托溴铵和沙丁胺醇与单独使用对比并没有进一步改善支气管扩张,但是联合用药是安全的、临床上经常联用
抗生素(举例)	抗生素剂量可以改变,必要时根据肾功能调整剂量	抗生素对脓性痰液有效;但没有最佳的抗生素方案,没有一种抗生素确定优于另一种抗生素;抗生素选择时需要参考当地药敏资料,覆盖流感嗜血杆菌、肺炎链球菌和卡他莫拉菌。对于复杂患者,考虑覆盖假单胞菌和肠杆菌(例如:大肠埃希菌和克雷伯杆菌);窄谱抗生素的应用要参考痰培养和药敏结果
非复杂患者*(按字母排序)		
阿莫西林/克拉维酸	若血流动力学不稳定,优先选择静脉注射,其他情况下考虑胃肠道给药	
阿奇霉素或克拉霉素	疗程5~7d	
多西环素		
三甲氧苄二氨嘧啶/复方磺胺甲噁唑		
复杂患者*		
三四代头孢菌素		
氟喹诺酮		
哌拉西林-他唑巴坦		
糖皮质激素		最佳剂量尚不明确,但是推荐疗程<2周;静脉注射和口服糖皮质激素是等效的,但在ICU中大多使用静脉注射;初始高剂量的糖皮质激素应该迅速减量至可耐受范围,以降低不良反应的影响
甲泼尼龙	前24h内每6小时按0.5~1.0mg/kg给药,后减少到每12小时给药1次,然后1/d,每天60mg,然后逐渐减少	
泼尼松		
氧疗	逐步调整给氧条件维持血氧饱和度90%~93%;高碳酸血症患者,30min后复查动脉血气分析	文丘里面罩比鼻导管提供持续更精确的氧输送,但是患者经常因为不耐受而摘除面罩

* 复杂的患者包括年龄≥65岁,1s用力呼气容积(FEV₁)≤50%预计值,过去1年≥3次的急性发作,伴随心脏疾病,有气管插管史,3个月内住院或使用抗生素,或长期居住在护理院或其他专门机构

(五)机械通气支持

对于极重度AECOPD患者,机械通气支持可以用来缓解呼吸困难、改善气体交换,降低因急性呼吸衰竭所致发病率和死亡率。机械通气时需

要逐步调整呼吸参数来纠正高碳酸血症至$PaCO_2$基线水平,而不是正常范围(见附录 B)。肾通过排泄碳酸氢盐缓冲慢性呼吸性酸中毒,短期内过度纠正慢性高碳酸血症患者的$PaCO_2$水平可能导致严重的碱血症。这将反过来干扰辅助通气参数的下调和支持通气的撤离(见第 4 章和第 25 章)。

机械通气的适应证包括:呼吸窘迫伴随非持续性的呼吸(例如:浅快呼吸、大量动用辅助呼吸肌、吸气时锁骨上窝或肋间凹陷,或胸腹部矛盾呼吸运动),或伴随严重或恶化的换气功能障碍导致的难治性低氧血症,或经积极的药物治疗仍然存在明显的急性呼吸性酸中毒。如果动脉 pH<7.25 且合并高碳酸血症,则需立即行机械通气。

如果没有禁忌证,需要机械通气的 AECOPD 患者应该首先考虑进行无创通气(non-invasive ventilation,NIV),这可以通过持续气道正压面罩连接到压力循环的辅助呼吸机或标准的呼吸机来实现(见第 3 章)。一些随机对照试验表明合并急性呼吸衰竭的 AECOPD 患者应用 NIV 要优于有创通气:无创通气可以缓解症状,改善呼吸性酸中毒,减少气管插管的需要,缩短住院时间和降低短期死亡率。NIV 的一个重要优势在于可以减少镇静药的使用,而镇静药本身会减弱 AECOPD 患者的通气功能。此外,可以根据患者病情的变化,便捷地启动或关闭无创通气。急性生理和慢性健康评估(acute physiology and chronic health evaluation,APACHE)Ⅱ评分分值较低的患者提示疾病严重程度较低,即低龄、配合好、漏气量少以及治疗最初几个小时内病情改善均提示 NIV 救治的成功率较高。NIV 不适用于血流动力不稳定、原有的颅面骨畸形、面部烧伤、意识障碍或高误吸风险的患者。此外,无创通气在严重呼吸性酸中毒(pH<7.10,$PaCO_2$>90)的患者中最有可能失败,可能的原因是这类病人多合并意识障碍。所有采用 NIV 辅助治疗的患者,一开始都需要仔细监测,通过在治疗开始后 2h 内反复进行动脉血气分析,记录呼吸性酸中毒改善的情况来评估无创通气的疗效。

当 NIV 失败或存在禁忌证时,应该采用气管内插管和有创机械通气。NIV 在第 2 章详细已经论述,但是仍然有一个关于阻塞性肺病的具体问题需要阐明。重度 AECOPD 患者因其气道阻塞性病变造成呼气相明显延长,因此,有极大的出现动态肺过度充气和呼吸机相关性肺损伤的风险。此外,在呼气期间小气道塌陷会造成气体在相关肺组织残留。结果,在下一次呼吸开始前,肺部气体不能完全排空,最终导致呼气末肺容积增加并形成内源性呼气末正压($PEEP_i$, or auto-PEEP)。当吸气末期或平台压超过 30cmH_2O,增加了潜在的肺泡牵张性损伤的风险,并引起局部和全身炎症反应。即使平台压低于 30cmH_2O,高潮气量也会引起肺泡牵张性损伤;因此,推荐潮气量 5~7ml/kg 预测体重(PBW;见附录 E PBW 公式)来降低肺过度扩张和呼吸机相关性肺损伤的可能。入住 ICU 需要有创机械通气的重度 AECOPD 患者,需要严密监测 $PEEP_i$ 并通过调整呼吸机参数尽量降低其带来的不良反应(见第 2 章、第 75 章)。

除此之外,存在慢性代偿性呼吸性酸中毒基础的 COPD 患者,可能有潜在的慢性通气失败。这以住院时或基础血碳酸氢盐升高为特征,而碳酸氢盐可以用来计算患者基础水平的 $PaCO_2$ 值(见表 75-1)。过度纠正患者存在的基础的代偿性呼吸性酸中毒 $PaCO_2$ 水平,将会导致急性碱中毒/碱血症(见附录 B 和第 83 章)和尿中碳酸氢盐排出增多(失去肾代偿基础高碳酸血症的能力);因此,当尝试降低机械通气参数或撤机时,可能发生酸中毒。为了避免呼吸机相关性肺损伤和酸碱平衡紊乱,应该保持患者 $PaCO_2$≥基础水平,同时保持 pH 为 7.35~7.38。

(六)其他治疗方案

AECOPD 治疗上已经有很多辅助治疗手段,包括胸部物理治疗即体位引流以便排出黏稠分泌物,应用黏液溶解药或抗氧化药,例如雾化(或通过气管内导管直接气管内给药)N-乙酰半胱氨酸,以及使用神经肌肉阻滞药防止人机不同步,使用氦-氧混合气降低气道阻力,甚至使用诸如体外膜肺氧合(ECMO)与体外二氧化碳排除装置(extracorporeal carbon dioxide removal,$ECCO_2R$)等设备。然而,目前仍然没有对照试验证明上述治疗措施对于 AECOPD 是有效的,且大部分措施存在不良反应。因此,目前没有任何一种治疗手段被推荐常规使用。然而,对于 ICU 患者,辅助治疗措施对于预防发生并发症,如静脉血栓栓塞、消化性溃疡和院内感染等都是有效的(见第12章)。除此之外,对于主动吸烟患者,尼古丁替代疗法可以有效减轻戒断症状。

四、预防

尽管在ICU中处理重度AECOPD引起的急性呼吸衰竭必须首先考虑急性、威胁生命的情况,但同样重要的是,应该认识到危重病患者入院后,向其阐明预防措施的重要性可以降低长期死亡率。在危重病的恢复期,曾吸烟的COPD患者更容易接受戒烟的建议,也更容易接受药理和非药理性戒烟教育与指导。除此之外,医疗团队应该确保在出院前患者已经注射了更新过的流感和肺炎疫苗。研究数据表明门诊患者正规使用长效抗胆碱能药物,长效β受体激动药以及联合使用吸入性糖皮质激素和长效β受体激动药均能降低发作频率,因此反复询问患者长期维持性的药物治疗是非常有必要的。除此之外,询问患者如何使用门诊药物,询问吸入方法是否存在依从性不佳、不恰当的给药方案和非最佳的吸入方法等,这些不恰当的做法需要在出院前及时纠正。急性呼吸衰竭的康复也自然为患者及其家属提供了进一步指导治疗的机会,这样就可以规范地向他们传达当危重疾病发生时维持生命的治疗方法(见第102章、第104章)。最后,COPD患者从急性呼吸衰竭中康复后,营养不良和耐力下降都十分普遍,临床医生应该建议COPD患者和家属咨询临床营养学家(见第15章),且在患者出院时建议制定门诊肺病康复计划。

第77章

深静脉血栓形成和肺栓塞

Nuala J. Meyer　Hardold I. Palevsky,著　张　瑞,译　石松菁,校

深静脉血栓形成(deep venous thrombosis, DVT)和肺栓塞PE(pulmonary embolism,PE)是静脉血栓栓塞症(VTE)在疾病发展过程中的不同表现,两者合称为静脉血栓栓塞症(venous thromboembolism,VTE)。PE的临床表现是多变的、非特异性的,尤其对那些原先合并有心肺基础疾病的重症监护病房(intensive care unit, ICU)危重患者更是如此。这些千变万化的临床表现或许能部分解释为什么PE仍然是ICU死亡患者尸检最常见的意外发现之一。本章节描述了危重患者肺动脉栓塞的病理生理、诊断、预后和治疗,同时拓展了大面积及次大面积肺动脉栓塞的管理。

一、病理生理学

无论在肺还是深静脉,静脉血栓形成都始于淤血或损伤静脉的微血栓。血凝块阻塞血流,促进了远端血管的损伤和血栓的延伸。一般认为,当血栓向近端静脉延伸到达腘静脉或腘静脉以上时,血栓可能栓塞肺循环。血栓的存在除了主要导致循环的机械性梗阻外,还可以引发血管活性物质的释放,而且,在PE患者中还能引起诸如5-HT等支气管活性物质的释放,这些物质能加剧通气/血流(ventilation-perfusion,V/Q)失调。肺循环梗阻增加了右心室(right ventricular,RV)后负荷,使右室张力升高,并可能导致RV扩张、功能障碍以及由于冠状动脉灌注下降,导致的缺血。与此同时,PE引起的肺循环通气/血流失调导致了低氧血症。在氧供减少的情况下合并RV氧耗增加将可能导致急性右心功能衰竭,这很可能就是大面积PE患者突然死亡的原因。

RV压力和容量的骤然改变亦能累及左心。当RV膨胀变硬时,室间隔将变平甚至弓形凸入左心室(left ventricle,LV),从而改变了左心舒张期的压力-容量特征。这一现象可被超声心动图发现,常被称之为"D"字征,这是因为室间隔的变平导致了LV在胸骨旁短轴切面上呈现为"D"字形。卵圆孔未闭(patent foramen ovale,PFO)时,右心房和右心室压力的急性升高可导致血液由右向左分流,这种情况可导致顽固性低氧血症,也可以出现静脉系统来源的血凝块跨过未闭的卵圆孔导致动脉闭塞的反常情况(如脑栓塞)。

绝大多数威胁生命的PE并发症源于心血管损害,但PE也同时损害了气体交换。这主要是由于在肺循环无灌注或者低灌注区的生理无效腔增加引起的。无效腔的增加通常表现为气促和分钟通气量增加,也可表现为动脉血二氧化碳分压(arterial partial pressure of carbon dioxide, $PaCO_2$)的升高或者是$PaCO_2$的假性"正常"(尽管分钟通气量实际是增加的)。例如,当一个患者呼吸频率超过30/min时,即使其动脉血气(arterial blood gas,ABG)$PaCO_2$处于38～40mmHg

的正常范围内,仍应被认为是异常的,且应高度怀疑存在 PE 或其他增加无效腔的疾病。V/Q 失调导致了低氧血症,机体可通过适当增加氧供来代偿。严重的顽固性低氧血症很罕见,但往往预示存在显著的循环障碍(休克),从而导致混合静脉血氧饱和度降低,或者是存在 PFO 引起的右向左分流,或合并有肺部疾病如慢性阻塞性肺疾病(chronic obstructive pulmonary disease,COPD)或肺炎。

二、危险因素

危重病往往合并由制动及反复的血管损伤所致的并发症,是 VTE 的一个重要危险因素,也是一个被认为的可预防因素,已在第 12 章详细讨论过。除此之外,明确的获得性危险因素包括高龄、恶性肿瘤、手术或外伤导致的血管损伤、脊髓损伤、妊娠和产后期、肥胖症、COPD、制动、某些药物、静脉内导管、先前有 VTE 病史。危险因素也可能是遗传性血栓症,如遗传性蛋白 C 或蛋白 S 缺乏、抗磷脂抗体综合征或 V 因子突变,是最常见的遗传性危险因素。存在 1 个或更多的危险因素与评估患者 VTE 可能性密切相关,这些都包含在诊断评分系统内。

三、临床表现

DVT 的症状相对简单。小腿或大腿的疼痛或肿胀,是下肢 DVT 的特点。上肢 DVT 在全部 VTE 中所占的比例甚小,但却是危重病患者 DVT 的重要构成部分,大多数病例(>75%)与留置导管、心脏装置(起搏器/除颤器)或癌症有关。可表现为上肢肿胀或红肿,但有时上肢血栓仅仅在无法置入深静脉导管或导管内注射或回抽失败时才被发现。与下肢 DVT 相比,虽然急性上肢 DVT 的发生率较小,但也可导致有症状的 PE。无论 DVT 的位置在何处,在后来 3 个月内发生肺动脉栓塞的比例是相同的,因此,抗凝药疗程也应该相同的。

PE 的临床表现非常多变和非特异性。尽管如此,PE 诊断 Ⅱ 的前瞻性研究(the Prospective Investigation of Pulmonary Embolism Diagnosis Ⅱ,PIOPED Ⅱ)的前瞻性对照研究结果表明,在纳入的 800 余例怀疑 PE 的患者中最常见的临床表现为气促、胸膜炎和下肢疼痛。多数 PE 患者表现为气促,常起病迅速,而将近 20% 的患者仅表现为活动后气促,其他的则在仰卧时气促表现最明显(端坐呼吸)。胸膜炎性疼痛很常见(40% 的患者),但也可以出现非胸膜炎性疼痛。将近 1/3 的患者可出现喘息或咳嗽,当患者合并有心肺基础疾病时则更常见。咯血则不多见,且咯血量往往较少,在上面提到的研究里,在将近 200 个 PE 的患者里几乎没有一个咯血超过一勺的。与第一个 PIOPED 研究相同,小腿或大腿的症状存在于约 40% 的患者。与低于 70 岁的患者相比,70 岁及以上的患者更可能发生胸膜炎性痛和下肢症状。显然,危重症患者被排除在了 PIOPED Ⅱ 研究之外,而且关于 PE 的描述更是存在诸多问题,如该研究对气促、胸痛、心肺窘迫的解释是趋于相互矛盾的。

PE 最常见的症状是呼吸频率 >20/分(约半数的患者),心率 ≥100/分(25%),以及小腿或大腿的异常发现(肿胀、红肿、乏力或者有明显的界线;45%)。在抢救室超过 1/3 的 PE 患者有正常的 PaO_2(≥80mmHg)。多数患者表现为测得的肺泡-动脉氧分压差(A-a)增加,但 A-a 显著增加是罕见的。过度通气导致的呼吸性碱中毒是这类患者的典型表现,但这种情况对于存在呼吸衰竭的危重患者而言却是难以适应的。休克和循环衰竭不常见,在 PIOPED Ⅱ 研究中,<10% 的患者有以上表现。有趣的是,与有心肺并发症的患者相比较,不合并心肺并发症的患者很少表现为休克。PE 很少表现为出汗、面色苍白或体温 ≥38.5℃。相比较而言,异常的心脏检查(如颈静脉搏动、P_2 亢进、RV 扩大)虽然只出现在 1/5 的患者,但却有助于 PE 的鉴别诊断。将近 1/3 的 PE 患者有肺部异常体征,如可闻及帛裂音、呼吸音减低是最常见的体征,而胸膜摩擦音很少见。与发现异常的心脏体检不同,肺部体检无助于辨别肺动脉栓塞。

由于 PE 的症状和体征是非特异性的,因此,即使患者有完整的病史,单从病史和体检仍不足以支持或排除诊断。由于危重病自身的特点,ICU 患者常不能描述他们的症状,而且对于观察到的气促或心动过速可有无数潜在的解释,这就使得诊断变得愈发富有挑战性。除此之外,不稳定的患者常常不能立即转运行确定性检查,而且,他们可能存在的器官衰竭如肾衰竭使得这个过程变得困难重重。用于评估可疑 PE 的各种检查将在本章节描述。图 77-1 列出了危重病患者 VTE 诊断的标准。

四、诊断

(一)临床诊断标准:Wells 标准

PE 漏诊是严重的过失,因为未治疗的那部分患者将可能死亡。一项称为 Wells 标准的临床评分标准(表 77-1)有助于对疑似 PE 的患者进行危险分层,以避免在低危患者中进行不必要的检查。这一标准已在稳定的患者中进行了广泛的测试与验证,包含了住院和急诊的患者。该标准的评分是基于 DVT 或 PE 的临床表现、危险因素(既往VTE 病史、恶性肿瘤、制动)以及患者是否存在病情恶化的其他原因。对低 Wells 评分(<2)和D-二聚体阴性的患者不给予抗凝治疗,在随后 3~6个月 VTE 发生率<1%。虽然 Wells 评分标准还未在危重症患者中进行测试,但其基于患者既往病史、临床表现及鉴别诊断来评估其患 PE 的总体风险的核心原则仍不失为一种合理的初始危险分层方法。

表 77-1 肺动脉栓塞的 Wells 临床评分标准

项目	评分
DVT 的临床症状/体征	3.0
PE 的可能性高于其他疾病	3.0
心率>100/min	1.5
过去 4 周内有>3 天的制动或外科手术史	1.5
既往 VTE 史	1.5
咯血	1.0
恶性肿瘤	1.0
风险评估:低危组<2;中危组 2~6;高危组>6	

* 引自 Wells PS, Anderson DR, Stiell RM, et al: Ann Intern Med 135:98-107,2001.

DVT(deep venous thrombosis,DVT). 深静脉血栓形成;VTE(venous thromboembolism,VTE). 静脉血栓栓塞症;PE(pulmonary embolism,PE). 肺栓塞

(二)血浆生物标记物

在疑似 PE 的低危患者中,可确定 D-二聚体水平正常而不进行抗凝治疗是基本安全的。在 3000 个非危重疑似 PE 的患者中,对 Wells 评分<2 分且 D-二聚体正常的患者不进行 PE 相关的进一步检查和抗凝治疗,在随后的 3 个月内 VTE 的发生率只有 0.5%。在中危及高危的 PE 患者中,D-二聚体检查还未被证实是有用的,因此未被推荐。除此之外,外科手术、妊娠或者存在癌症等并发症时 D-二聚体常升高,危重症、凝血系统激活时 D-二聚体水平也可能升高,但却缺乏血栓征象。因此,应用 D-二聚体来评估 ICU 患者 PE 的风险应局限于低危患者。心脏特异性标志物如肌钙蛋白、脑利钠肽(brain natriuretic peptide,BNP)用于诊断 PE 缺乏特异性和敏感性,但肌钙蛋白在患者危险分层和决定治疗时是有用的,后续将做阐述。

五、其他无创检查

在外伤的危重症患者中,联合末梢血氧饱和度下降和肺静态顺应性下降 10% 两项指标对诊断 PE 有一定的敏感性和特异性。心电图检查有利于查找胸痛、气促的其他病因,并且可发现急性 RV 扩大的征象(完全性或不完全性右束支传导阻滞、心前导联 T 波倒置、Ⅰ导联 S 波和Ⅲ导联出现 Q 波、T 倒置[$S_1Q_{Ⅲ}T_{Ⅲ}$征]),虽然这些发现对诊断 PE 没有特异性(更多的信息请前往 www.expertconsult.com 查找)。

六、超声检查

超声和阻抗体积扫描仪(impedence plethysmography,IP)检查对诊断有症状的 DVT 都具有很高的敏感性和特异性。随着超声的广泛应用,已从根本上取代了 IP,有报道称,其对有症状的下肢 DVT 的阳性和阴性预测值高达 100%。对于没有症状的患者,包括那些无下肢症状但存在 PE 的患者,其血栓更可能存在于远端,连续的超声检查(间隔大约 1 周)可能发现血栓的延伸。当血栓有症状时,超声检查对于上肢 DVT 的诊断同样有用。超声无法确诊,静脉造影术则是诊断的金标准。

七、超声心动图

超声心动图由于其便携性和非侵入性,对于怀疑 PE 的危重症患者是一个极具吸引力的工

具。不幸的是，超声心动图检查对于发现 PE 是不敏感的，它不能用作个体化的诊断性研究。对疑似 PE 的随机性前瞻研究发现，经胸超声心动图（transthoracic echocardiogram，TTE）的敏感性介于 29%~52%。但是，某些超声心动图征象对于诊断 PE 具有特异性，其中最具特异性的是 McConnell 征，表现为 RV 游离壁运动减弱或不动，而右室心尖部运动正常或减弱。至少 2 个研究报道了该征象的特异性≥96%。然而，这一征象并不常见且仅有 16% 的敏感性，所以，没有发现这一征象不排除 PE。此外，右心房、RV 或肺动脉内的血栓（经食管超声）的超声显影能够协助诊断 PE，虽然这种情况很少发生。其他有用的指标包括舒张期末期 RV 与 LV 的直径比（≥0.7），RV 截面积∶LV 截面积≥0.66，或"D 字征"、室间隔移位等，它们的特异性波动于 75%~85%。需要强调的是，那些伴有严重低氧血症的机械通气患者和伴有广泛分布的低氧性肺动脉收缩的患者[如伴有急性呼吸窘迫综合征（acute respiratory distress syndrome，ARDS）者]也可出现急性右心室负荷增加或右侧心力衰竭的超声心动图表现，因此，这些表现是非特异性的。由于 PE 患者的胸片检查很少表现出低氧性呼吸衰竭的特征性高密度影，因此，结合胸片对右心室的超声检查结果进行解释，不失为一种好的尝试。如果右心室超声检查表现为右心室高负荷而胸片表现为高密度影，且患者存在低氧血症，则低氧性呼吸衰竭很可能是患者超声心动图改变的原因。相反，严重的右心高负荷而胸片缺乏肺野实变时应高度怀疑 PE。

正如后续进一步详尽阐述那样，超声心动图表现为 RV 功能不全，能可靠预测致死性 PE 的风险，因此它在对危重 PE 患者进行危险分层管理方面发挥着重要作用。然而，对于 RV 功能不全的检查结果是否应该改变或升级 PE 的治疗仍然存在争议。新近的共识认为，在 PE 的基础上出现 RV 高负荷，提示至少需要 ICU 管理以便密切观察患者可能出现的病情恶化。

八、胸部影像学

（一）胸片和胸部 CT 检查

虽然 PE 的胸片检查经常存在异常，但缺乏对诊断或排除 PE 的敏感性或特异性的发现。三个"典型的"表现，包括 Hampton 驼峰影（肺梗死形成的外周楔形影），局灶性血流减少的 Westermark 征，以及右下肺动脉扩大的 Palla 征都是非常少见的。盘状肺不张、微小含气组织消失、模糊影等为常见表现，但胸片检查也可以完全正常。

计算机体层摄影血管造影术（computed tomographic angiography，CTA）（即 CT 血管造影）已经成为 PE 的主要诊断标准。虽然并不完美，但病人先前检查临床怀疑 PE 时，进行 CTA 检查是非常有帮助的。正如 PIOPED Ⅱ 研究所示，当诊断 PE 的临床风险为中危或高危组时，CTA 的阳性结果具有很高的阳性预测值（92%~96%）。同样，当临床风险为低危或中危时，CTA 的阴性结果也具有很高的阴性预测值（89%~96%）。

但是，当 CTA 的检查结果和临床可能性不符合时，它的诊断准确率将下降。低危组中 42% 的 CTA 阳性患者相较于金标准实为"假阳性"。一致性观点是，只要患者的肺动脉主干或叶动脉受累就应处理，并需考虑行其他检查（重复超声心动图、放射性核素通气/血流灌注扫描、CT 静脉造影）以发现段或亚段病变。在高发病风险患者中，40% 的 CTA 阴性患者是"假阴性"（即由金标准证实为阳性）。因此，当临床可能性很高时（Wells 评分＞6），CTA 检查阴性必须行进一步检查以排除 PE。在这一点上，PIOPED Ⅱ 的研究者建议，临床评分为高危时应给予抗凝治疗，同时应进行其他额外检查（下肢超声、磁共振静脉造影、放射性核素通气/血流灌注扫描、数字减影血管造影）。

（二）放射性核素通气/血流灌注扫描

放射性核素通气/血流（ventilation-perfusion，V/Q）灌注扫描是诊断 PE 的一种可选的传统检查，在当今已几乎完全被 CTA 取代。V/Q 扫描的主要问题是很容易出现所谓的中间概率（即有 40% 发生 PE 的可能性）或模棱两可的结果（不知后续发生 PE 的风险）。此外，对于机械通气的患者，对其进行 V/Q 扫描的通气部分在技术上也是一个挑战。因此，在实践中，它只用于胸片检查正常或接近正常且存在 CTA 禁忌的患者（比如肾功能不全、静脉造影剂过敏），或者有胸部影像学检查相对禁忌的患者（如妊娠）。对于这些患者,明智的选择是进行单独的肺灌注扫描(没有通气影像),这可以减少50%的辐射暴露,不需要造影剂,而且如果正常可有效排除PE。

(三)肺动脉造影

尽管数字减影血管造影术(digital subtraction angiography, DSA)在评估段和亚段水平的栓子时有赖于操作者的能力,但DSA仍然是评判大多数临床试验中诊断PE的"金标准"。DSA的其他缺点包括其固有的有创性(0.2%的死亡率)以及可能暴露大量辐射。DSA的死亡率可能和患者肺动脉收缩压升高(>70mmHg)或右心室舒张末期压力增高(>20mmHg)有关。对于其他检查不能确诊或经验性治疗存在巨大风险的高危组PE患者,侵入性的血管造影仍然是一个可选择的检查。

九、风险评估

临床医生在诊断VTE后仍面临着许多决策选择。虽然抗凝是治疗的基石,但关于抗凝药的选择、考虑溶栓治疗或是侵入性操作、疗程等仍需决定。因此,治疗开始时的风险评估是明智的。

表现为休克的PE患者有很高的死亡风险,称为"大面积PE",急性死亡率可高达65%。这类患者需要在ICU尽快稳定和快速抗凝。除非存在很强的禁忌证(知识框77-1),否则应立即给予溶栓治疗(图77-1)。

一小部分PE患者虽然没有明显的全身低灌注或低血压的临床征象,但检查提示有进展为休克或死亡的高风险(图77-1)。在这种情况下称之为"次大面积PE"。对这些患者进行危险分层的最佳证据来源于超声心动图的研究,这些研究证实了确诊PE的患者存在着急性右心室高负荷。超声心动图中等程度的右心室功能障碍预示患者在院死亡风险比右心室功能正常者高2~6倍。血压正常但右心室功能障碍者约有10%进展至明显的休克,而且右心室壁运动异常则提示可能存在反复的肺动脉栓塞。2个旨在检测次大面积PE患者进行溶栓治疗的有效性与安全性的临床研究得出了相互矛盾的结论,而且没有研究显示溶栓治疗能在死亡率上获益。因此,建议单纯依据超声心动图检查结果来调整治疗仍为时过早。但进行右心功能不全的检查至少是确定PE收治ICU的指征。

知识框77-1　溶栓治疗的绝对和相对禁忌证
绝对禁忌证
活动性颅内或内脏出血
已知的颅内肿瘤、动脉瘤、动静脉畸形
严重的颅脑外伤
已知的易出血体质
3个月内的颅内、脊髓或眼科手术
2个月内的脑血管意外
已知的过敏(如果上一次使用链激酶在6个月内)
相对禁忌证
未控制的高血压
妊娠
近期(7~10d)创伤或大手术[包括心肺复苏(cardiopulmonary resuscitation, CPR)]
高龄
肝病
糖尿病视网膜病变
不可压迫部位的动静脉穿刺

心肌标志物,尤其是肌钙蛋白,或许也有助于PE患者的危险分层。肌钙蛋白与RV功能障碍的程度有关,而且一些研究发现,肌钙蛋白水平正常对PE在院患者的死亡率具有很高的阴性预测值。对于RV功能不全且肌钙蛋白阴性的血流动力学稳定的患者,一些学者反对使用溶栓治疗。但是,右心室缺血后6~12h肌钙蛋白才升高,这削弱了肌钙蛋白的意义。虽然BNP也与右心功能不全的程度相关且随右心损伤同步升高,但在确诊PE时仍然缺乏界定"阴性"和"阳性"BNP水平的阈值。

正在接受抗凝治疗的PE患者病情恶化是一个不好的预兆。当一个先前稳定的PE患者病情进展至休克时,右心室缺血并右心衰竭是最可能的诊断。除了支持治疗,抗凝策略的再评估是必要的(见表77-1)。多数临床医师会逐步升级至溶栓,包括药物、手术治疗或借助有创导管等方面的调整。如果在保持充分灌注的情况下严重低氧血症进一步恶化,应注意是否存在右向左分流(通过PFO)、室间隔移位(导致低心指数)引起的混合静脉血氧饱和度降低,或是梗死相关的肺叶或整个肺不张。

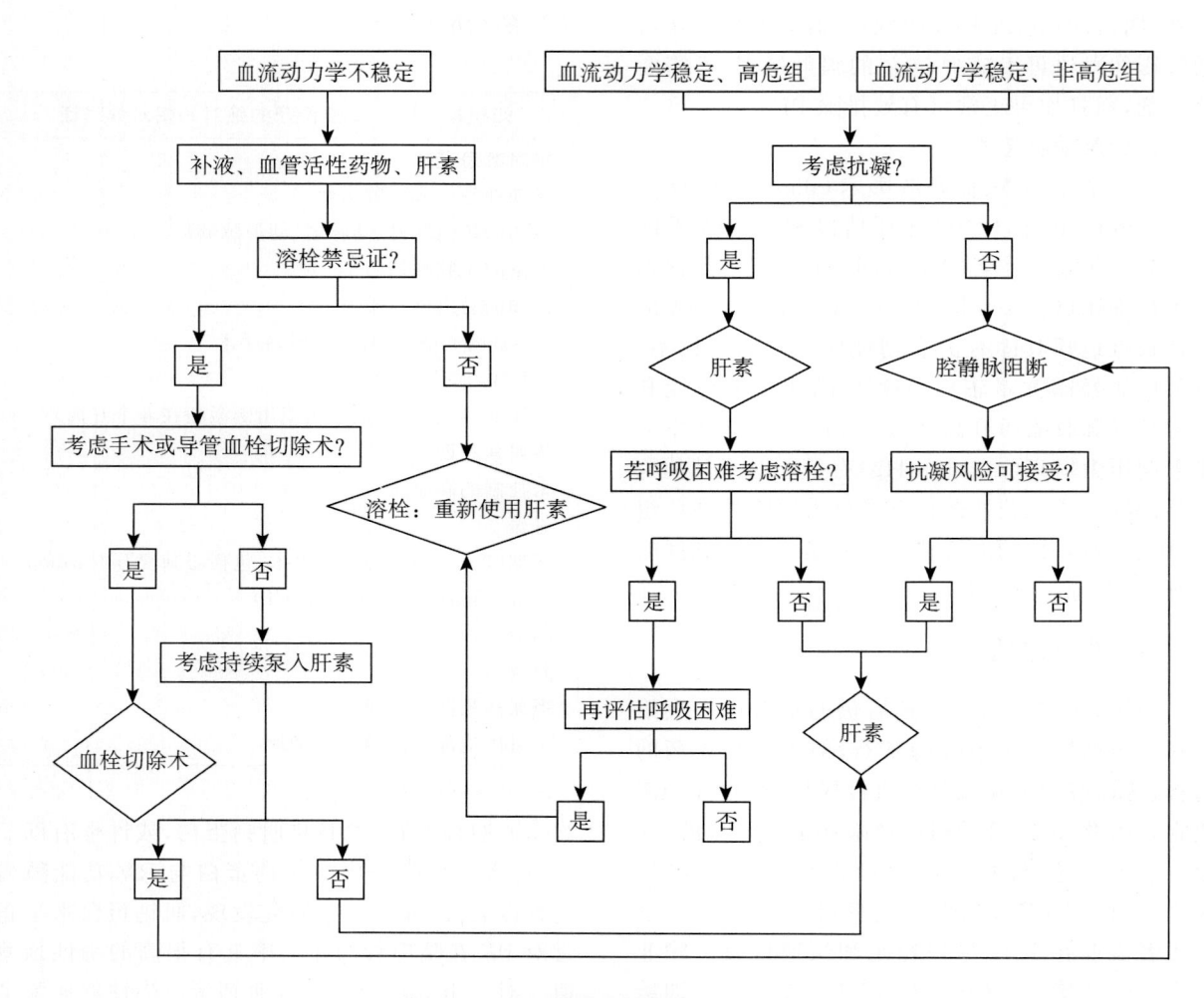

图 77-1 基于危险分层的 PE 治疗原则

* 高危是指有临床失代偿导致休克或死亡的高风险（详见前述"风险评估"部分）

表 77-2 标准抗凝的常用剂量

抗凝药	用法
肝素	80U/kg 静脉推注，维持：18U/(kg·h)，调整 aPTT>1.5 倍正常值
依诺肝素	1mg/kg 皮下注射 12h（依据肾功能调整），当有肥胖症、极度消瘦、肾功能不全时需监测抗 Xa 因子水平
磺达肝葵钠	7.5mg 皮下注射 24h（若<50kg,5mg SC;若>100kg,10mg 皮下注射），当肌酐清除率<30ml/min 时不可使用
阿加曲班	0.5～1.0mg/(kg·min) 静脉注射（依据肝功能调整），aPTT 控制在 1.5～3 倍正常值，保持 aPTT<100s
重组水蛭素	0.05～0.10mg/(kg·min) 静脉注射（依据肾功能调整），aPTT 控制在 1.5～2.5 倍正常值
利伐沙班	15mg 口服每日 2 次，连服 3 周，后每日 20mg，和食物一起服用，当肌酐清除率<15ml/min 时停用

aPTT(activated partial thromboplastin time,APTT). 活化部分凝血活酶时间

十、治疗

(一)支持治疗

为了帮助病人增加每分通气量，机械通气（通过无创面罩或气管内导管）或许是必要的，尤其对那些表现为休克的患者。但是因 PE 导致呼吸衰竭或濒临休克患者的液体管理是复杂的。密切关注以保证气管插管前充足的前负荷至关重要，因

为衰竭的右心室或许无法承受气管插管和建立正压通气过程中前负荷的急剧下降。一项关于无创通气减轻部分呼吸做功的研究(见第3章),评估右心室对正压通气的反应也是有价值的。在标准的气管插管前,应确保足够的右心室充盈压。这可以经验性地通过超声心动图或者中心静脉压(central venous pressure,CVP)波形监测做到,当然,对于什么才是足够的CVP没有绝对的共识存在。通过增加容量管理而降低右心室收缩和增加右心室氧耗的同时,也带来了源于衰竭的右心室过度扩张的风险。此外,右心室的过度扩张可加重室间隔向左心室腔内膨出,左心室充盈受限,因此,可能引起舒张功能障碍和心输出量下降。失代偿性大面积PE患者的生理机制非常复杂,因此,呼吸与循环交互的平衡关系需要个体化治疗方案。

无随机对照的临床实验支持大面积肺梗死血管活性药物的应用。现已报道最有前景的人类数据是关于多巴酚丁胺的,它是一种正性肌力药,可增加心输出量、减少肺血管阻力、增加氧输送。在某些病例中,多巴酚丁胺可降低PO_2,可能是因为加重了V/Q失调。但是心输出量增加带来的氧输送获益常常抵消了部分血氧饱和度的下降。去甲肾上腺素是一种重要的缩血管药,具有一定的$β_1$受体激动和正性肌力作用,依据动物实验研究结果,它将成为下一个可以选择的血管活性药,在这些研究中,去甲肾上腺素较之于扩容、异丙肾上腺素及安慰剂更具优势。去甲肾上腺素可增加主动脉压,因此能增加冠状动脉血流,当然,这是以增加肺血管阻力及由此引起的右心室后负荷增加为代价的。

(二)标准抗凝

普通肝素是危重PE患者治疗的主流。对于多数患者,即使在当今,这一点也仍然是正确的。目前,低分子肝素(low-molecular-weight fractionated heparins,LMWHs)、磺达肝癸钠、利伐沙班较普通肝素有着诸多优势,包括更高的生物利用度、更便利和可预测的剂量而往往无须监测、更低的肝素相关性血小板减少发生率。但是,危重患者可能需要更多的侵入性操作或有着并发出血的高风险,因此快速逆转抗凝作用很重要。普通肝素的抗凝作用很容易得到逆转。表77-2列出了肝素和肝素替代品的剂量。目的是尽快获得治疗性的抗凝效果。因为如果24h内不能实现APTT≥1.5倍于基线值,将增加15倍的再发VTE的风险。虽然美国胸科协会(American College of Chest Physicians ACCP)一致性建议在治疗的第1天就应开始口服维生素K拮抗药物(最常见的就是华法林),但ICU临床医生常常延迟ICU患者口服抗凝药的方案,直到患者出现更加确定的恢复迹象。

(三)肝素替代品

对于所有PE的患者,有很多完美的数据支持磺达肝癸钠(Ⅹa因子抑制药)和LMWHs(LMWHs:依诺肝素、达肝素钠、亭扎肝素)作为治疗PE的一线用药(见表77-2)。如上所述,这些药物与肝素对比,它们无须严密监测,虽然在肥胖症(体重>150kg)、极度消瘦(体重<40kg)、妊娠或有肾功能不全时建议监测抗Ⅹa因子活性。磺达肝癸钠不应在严重肾功能不全的患者中使用。虽然鱼精蛋白对一些LMWHs部分有效,但LMWHs和磺达肝癸钠都没有特异性的拮抗药来消除它们的抗凝作用,由于这些药物有较长的半衰期,这使得普通肝素成了多数ICU患者实际的一线用药。但是,对于没有出血风险的患者,LMWHs或磺达肝癸钠或许是一个不错的选择。利伐沙班是一种口服的Ⅹa因子抑制药,最近也被证实可用于PE的急性期和维持期的治疗,它可被凝血酶原复合物中和或被透析清除,但是在肾功能不全的患者不能使用。

对于合并肝素诱导的血栓性血小板减少症(heparin-induced thrombocytopenia,HIT)的患者,可有几种抗凝选择。对于存在肾功能不全的患者可选择磺达肝癸钠或利伐沙班。两种直接的凝血酶抑制药,阿加曲班或重组水蛭素,也可以应用。重组水蛭素经肾排泄,必须依据肾功能调整剂量。除此之外,由于治疗HIT具有高出血风险(高达18%),许多人推荐剂量降至了0.05~0.10mg/(kg·h)。阿加曲班由肝代谢,肝功能不全的患者应避免使用。但是,急性冠状动脉综合征的研究数据表明,阿加曲班的出血风险与历史对照组(即肝素)相当。若患者被证实患HIT,LMWHs的使用是不安全的,因为抗体可能与每一种市售的LMWHs产生交叉反应。新型口服的直接的凝血酶抑制药尚未被批准用于 PE 的治疗。

(四) 出血风险和治疗

无论是用于预防或治疗,普通肝素均与出血的风险增加有关。静脉注射普通肝素用于治疗 VTE 的多数临床研究证实,"大出血"的发生率为 2%～3%,大出血是指需要输血、颅内出血或估计出血量＞1L。当选择阈值更小时,出血风险会更大,出血发生率可达 12%,多数发生在胃肠道或泌尿道。颅内出血很少,但容易被发现。多数临床研究证实,LMWHs 和磺达肝癸钠的出血风险均为 1%～2%,低于静脉注射普通肝素。经核准剂量[0.15mg/(kg·h)持续泵入]的重组水蛭素具有高出血风险,达 18%;更新的推荐剂量降至 0.05～0.10mg/(kg·h)。阿加曲班的出血风险(3%～6%)与普通肝素相同。

当出现致命性出血或大出血时,肝素(以及低分子肝素,LMWHs)能够被鱼精蛋白中和。无论使用哪种抗凝药,及时终止抗凝(至少是暂时的)在治疗出血患者中都是至关重要的。磺达肝癸钠和达纳肝素不能被鱼精蛋白中和。由于在循环中的肝素、LMWHs、磺达肝癸钠是抗凝血酶Ⅲ抑制药,当发生大出血时输注新鲜冰冻血浆常常是无效的。鱼精蛋白只能中和部分 LMWHs,因为相对于肝素而言,LMWHs 硫酸化基团较小。依诺肝素与鱼精蛋白的拮抗作用最强,但是亭扎肝素却是最敏感的。鱼精蛋白的用量依赖于循环中肝素的剂量和开始给药的时间,如在快速注射肝素后立即出现严重的出血,剂量应该是 1mg 鱼精蛋白:100U 肝素才能完全中和。更常见的情况是,肝素已经在持续注射,鱼精蛋白的用量通过预计循环中 50% 的肝素量来计算,预计肝素的半衰期约 90min。这种用一半的原理是基于一个事实,那就是鱼精蛋白本身也具有抗凝活性。另外,鱼精蛋白可引起过敏反应、低血压、窦性心动过缓、休克、气促、肺动脉高压。鱼精蛋白的调整应非常慢,不超过 5mg/min,以减少过敏反应的发生。如前所述,新鲜冰冻血浆对肝素、LMWHs、磺达肝癸钠引起的出血无效。一些病例报告指出,使用重组Ⅶa 因子可获得好效果。直接凝血酶抑制药如阿加曲班、重组水蛭素无特异性中和剂,但也有成功治疗出血的报道,在一些病例里,使用足量的外源性凝血因子、重组Ⅶa 因子或两者合用能使出血相关参数恢复正常。

(五) 溶栓治疗

溶栓药物激活纤溶酶原继而激活纤溶系统,从而迅速溶解血凝块。较之于内源性纤溶系统,溶栓治疗降解血凝块更加迅速并改善 PE 的血流动力学。然而,在诊断 PE 后的 7d 内,肝素治疗组的存活者与溶栓治疗的存活者相比并未显示出临床差异,也未提示何时进行灌注成像来评估存在差异。由于溶栓药物与肝素相比明显增加致命性出血的风险,临床医生往往不能确定溶栓是否必要。如果存在血流动力学不稳定状态或休克,则有明确的证据基础来支持溶栓。在一个非常小规模的临床试验中,8 例 PE 合并低血压的患者被随机分为单用肝素治疗组和溶栓后续用肝素组。4 例单用肝素治疗的患者全部死亡,而链激酶治疗组无死亡。非对照性的研究报告发现,溶栓治疗能成功纠正超过 70% 的休克患者,而且与单用肝素治疗相比,溶栓治疗似乎能改善右心室功能并减少 VTE 的短期复发。因此,对确诊 PE 且合并休克的患者,溶栓治疗(表 77-3)是必要的(见图 77-1),除非存在很明显的禁忌(见知识框 77-1)。

表 77-3 致命性 PE 的溶栓剂量(通过外周静脉)

溶栓药	用法
rtPA	10mg 快速注射,后以 90mg 泵入,＞2h 恢复滴入肝素
尿激酶	4400U/kg,＞10min,后 4400U/(kg·h)泵入＞12h 恢复滴入肝素
链激酶	25 000U,＞30min,后 100 000U/h 泵入,＞24h 恢复滴入肝素

对于次大面积 PE[血流动力学正常但存在右心室功能不全或"影像学大面积"血栓(鞍形血栓)],溶栓治疗的获益仍很不确定。一项关于次大面积 PE 的回顾性队列研究发现溶栓治疗能显著改善肺灌注,但死亡(4 例患者)和颅内出血的概率(3%)只发生在使用溶栓药物治疗的患者中。一项对比单用肝素治疗和肝素联合阿替普酶治疗次大面积 PE 的随机临床试验显示,两者在死亡

率和 PE 复发率上无明显差别。因此,无确切的临床试验证明对血流动力学稳定的 PE 进行溶栓治疗是有效的。因此,决定使用溶栓药物时需要对每一位患者进行个体化的风险-获益评估,并建议所有 PE 患者在发病早期应进行溶栓治疗的危险分层和评估(见表 77-1)以帮助当患者病情恶化时的后续决策。

溶栓的主要风险是出血。由于有效地激活了纤溶系统,能溶解血管内任何地方的血栓,因此,相对于抗凝而言溶栓治疗更容易出现大出血。虽然个别临床试验报道的大出血发生率低至 1%,但综合的 PE 随机试验研究数据显示大出血的发生率有增加的趋势(9% 与肝素的 6% 相比),而且小出血的发生率增加更显著(>20%)。除此之外,由于临床试验严格的排除标准,出血的风险降低,而"真正"的溶栓治疗应该有着更大的出血风险。一项有着超过 2000 名急性 PE 患者的报道,在实施溶栓治疗的 300 名患者中,大出血发生率接近 22%,3% 出现颅内出血。知识框 77-1 列举了普遍被认可的溶栓治疗的绝对和相对禁忌证。如果存在相对禁忌证,应进行个体化的风险-获益分析,最好让患者(或代理决策者)一起参与。

局部溶栓治疗——比如经由肺动脉导管——与施行标准的静脉溶栓相比,没有显示出额外的临床获益及任何的并发症减少,观察到的出血发生率也接近。通过大静脉穿刺进入肺动脉,可增加出血风险。因此,应使用标准的静脉注射给药。

(六)机械溶栓(外科手术或导管取栓术)

当确定 PE 患者需要溶栓但出血风险过高或溶栓失败时,应考虑使用机械溶栓的方法。在当地专业技术条件允许的情况下,对于特定的病人外科取栓术(一般在体外循环下进行)或经皮导管血栓碎解和抽吸都是可以获益的。虽然病例报告提示机械溶栓的方法对小部分病人有令人欣喜的临床疗效,但仍没有确切的基础证据支持手术或介入方式优于标准抗凝治疗,同时这种方法多用于大面积 PE 的患者。

(七)机械溶栓(外科手术或导管取栓术)

外科取栓术适用于大血栓的患者,这种血栓直接黏附在右心房或右心室,或者跨过卵圆孔,或者存在于近端的肺动脉主干(鞍形血栓)。手术的成功率依赖于手术者的临床经验,同时有人建议,如果在进展至明显的心源性休克前手术则成功率更高。而且,如果手术能够在没有体外循环支持或使用冷停搏液的情况下完成,结果似乎更好。

介入性导管技术已发展至可以允许通过标准的肺动脉导管机械性裂解血栓,利用旋转网形导管、经皮电流血栓切除术或猪尾巴旋转导管取栓术等方法来粉碎血栓。这些技术旨在快速降低肺血管阻力从而缓解右心室功能障碍。实际上,导管取栓术很少取出大块血栓,而是更经常吸除中等大小的血块或末端位置的脆片。

当联合抗凝治疗时,无论是导管技术还是手术取栓术,成功率似乎更高。当患者被认为溶栓治疗不安全时,手术取栓术和导管取栓术的 ACCP 推荐级别均为 2C 级(弱推荐、低级别证据)。

(八)腔静脉滤器

下腔静脉(inferior vena caval,IVC)过滤器(vena caval interruption,VCI)在治疗那些无法安全耐受抗凝或虽经充分抗凝但仍反复发生 PE 的 VTE 患者时起到了一定的作用。由于多数血栓来源于骨盆或下肢的静脉,VCI 有限制继发性栓塞的潜力。在一项随机试验中,所有患者接受 3 个月针对 DVT 的抗凝治疗,1/2 的患者随机接受了 VCI 治疗,短期内(<1 个月)的 PE 发生率明显下降,而发生 PE、死亡及大出血的长期风险(2 年)不变。此外,VCI 由于促进了 IVC 血流瘀滞,可能增加下肢 DVT 的复发风险。可回收的或临时的 IVC 滤器对于有短期抗凝禁忌证的患者很有吸引力,比如需要手术的病人,或者那些一点额外的心肺受累也可能致命的患者(比如 ARDS 合并 DVT)。下腔静脉滤器多在置入后几个月内取出(或不到几个月),但也有报道是在置入 1 年后安全取出过滤器的。VCI 置入后的患者,应特别注意中心静脉导管(central venous catheters,CVCs)的置入,因为 CVCs 的导丝更长,可能移动滤器。

(九)疗程

虽然不是 ICU 经常面临的艰难决策,但是治疗 VTE 的任何一个医生都应考虑 VTE 抗凝的疗程。在关于 DVT 和 PE 治疗的诸多争议中,疗程仍然是其中的一个方面。争议始于一个纯粹基于时间的决定,逐渐扩大到对病人的危险分层和

VTE疾病史的讨论。"继发性"与"原发性"VTE患者之间有区别,在继发性VTE患者中,有诸如手术、外伤、内皮损害、临时制动(石膏固定)等暂时性的危险因素,而"原发性"VTE的发生往往是不可预计的。如果存在可逆的危险因素如已确定有手术史的初发近心端DVT,大多数专家推荐3个月的抗凝治疗(通常口服华法林),而后如果危险因素不再存在,则停止抗凝。当近心端DVT发生在没有明确危险因素的情况下,或者作为第2次发生VTE或者正发生着VTE的风险(如肿瘤或遗传性易栓症),建议在起始抗凝治疗3个月后,应再次对不确定的抗凝治疗进行风险-获益评估,除非出血风险被认为过高,否则应首选终身抗凝。对于症状严重和威胁生命的PE,采用相同的建议。同时甚至在确切危险因素存在时,初始的治疗疗程应延伸至6~9个月。进入ICU的PE患者建议终身抗凝,除非有很高的抗凝风险或存在可以去除的单独的危险因素(比如癌症去除>1年)。通过反复的静脉超声或肺CTA来辨别血栓以指导疗程,但这可能会低估新血栓形成的危险因素,目前无充分的证据推荐实施这个方法。

第78章

弥漫性肺泡出血

Lee Gazourian　Maryl Kreider　Gerald L. Weinhouse，著　张　瑞，译　石松菁，校

弥漫性肺泡出血（diffuse alveolar hemorrhage，DAH）主要表现为终末细支气管肺泡腔出血、贫血和胸片浸润影为主的临床三联征。DAH的出血发生在肺泡毛细血管、小动脉或小静脉，由于出血位于肺部最末梢的部分且在被察觉前已经吸收，可以不表现出咯血。但是，支气管肺泡灌洗仍可检出红细胞和充满含铁血黄素的巨噬细胞。致命性DAH患者多死于难治性低氧血症，而不是失血或气道阻塞。

这一章节主要回顾了DAH的临床表现、阐述其诊断方法并简要总结针对DAH最常见病因的治疗方法。

一、临床表现

患者通常表现为急性或亚急性呼吸困难、咳嗽和咯血。发病时的任何发热通常与潜在的病因有关。如果没有咯血，这些不具有特异性的临床表现对于确诊而言应该在临床上给予高度怀疑。未经治疗的DAH常常威胁生命，而且与不良预后有关。因此，临床医师必须高度警惕，努力做到快速诊断DAH，明确可能的病因，并选择恰当的治疗。

（一）体格检查

体格检查没有特异性，但可以为潜在的系统性血管炎、胶原血管疾病、心源性病因提供线索。体检结果可能与其他肺泡填充性疾病（即肺水肿）的检查结果没有特征性的区别，这就解释了为什么大多数病例的诊断起初都是没有想到的。

（二）放射学检查

DAH的胸片检查（chest radiograph，CXR）通常有异常但缺乏特异性，通常表现为肺泡弥漫性渗出，很少是局限或非对称分布。这些弥漫性渗出改变常常难与肺水肿的渗出性改变区分开来。肺部计算机断层（computed tomographic，CT）扫描的特点是非特异的肺泡浸润影，可表现为实变的肺组织间夹杂着磨玻璃样的淡薄肺组织及其他正常的肺组织。当胸片表现正常而又怀疑DAH时，CT平扫见磨玻璃影对诊断可能是有用的。但是，一旦怀疑DAH且CXR异常时，CT平扫就很少再有其他额外的优势了。

（三）实验室评估

初筛实验应包含全血细胞计数，包括血小板计数、凝血酶原和部分凝血酶原时间、血尿素氮，肌酐测定和尿液检查，包括尿沉渣检查。入院时的心电图可以发现隐匿的心脏疾病并在心源性损伤引起血流动力学改变时提供一个基础评价。最后，如果可以，痰应该送检革兰染色及培养。

血清学检查是诊断DAH的重要工具。但是，血清学检查结果常常需要几天才能获得，因此对于急性期患者的治疗意义不大。抗核抗体（antinuclear antibody，ANA）、抗双链DNA抗体（anti-double-stranded DNA，dsDNA抗体）支持

系统性红斑狼疮(systemic lupus erythematosus, SLE)的诊断。但是，少部分 SLE 患者的血清学检查是阴性的。如果怀疑肺出血-肾炎综合征，应该送检抗肾小球基底膜抗体(antiglomerular basement membrane antibody,抗 GBM)和抗中性粒细胞胞浆抗体(antineutrophil cytoplasmic antibody, ANCA)的效价。高滴度的抗 GBM 抗体支持 Goodpasture 综合征的诊断。ANCA 滴度报告为胞质型(cytoplasmic-ANCA，C-ANCA)和核周型(perinuclear-ANCA, P-ANCA)。高滴度的 C-ANCA 同时伴蛋白酶 3(antibody to proteinase 3, PR3)抗体的酶联免疫吸附实验(enzyme-linked immunosorbent assay, ELISA)阳性，对诊断肉芽肿性血管炎(granulomatosis with polyangiitis, GWP,曾命名为韦格肉芽肿)具有高度的特异性和敏感性。高滴度的 P-ANCA 是髓过氧化物酶(myeloperoxidase, MPO)抗体的 ELISA 阳性，对于多种小血管血管炎的诊断有关，这些血管炎包括微血管炎(可引起 DAH)如 Churg-Strauss 综合征和罕见的某些药物反应。其他许多疾病包括感染也可引起 C-ANCA、P-ANCA 阳性，因此，特别强调需要同时通过 ELISA 法检测 PR3 抗体或 MPO 抗体。

显著的阻塞性或限制性肺功能改变提示可能存在潜在引起出血的肺部疾病。肺弥散功能检查(diffusing capacity, DLco)屡次被提升为诊断肺出血的一种方式。肺泡内的红细胞会吸收测试中给予的一氧化碳，这将导致所测得的 DLco 升高。然而，ICU 的 DAH 患者很少稳定到足以进行肺功能检查。

（四）纤维支气管镜检查

通过支气管镜检查及支气管镜肺泡灌洗(bronchoalveolar lavage, BAL)记录来自同一部位的连续数份等量灌洗液中的红细胞计数增加来证实 DAH。除此之外，支气管镜检查有助于排除相关的感染过程，而且，支气管肺泡灌洗的标本应该送检细菌、真菌和病毒培养，当临床上怀疑时也可送检卡氏肺孢子虫。

有人建议当肺泡灌洗液中富含含铁血黄素的巨噬细胞≥20% 可诊断为 DAH。但是这些检查结果会随着支气管镜检查时间的不同而有所波动，且与出血发病的时间有关。在未发生溢出之前的出血 48h 内，不断增长的血性 BAL 回收液是最敏感和特异的，48 小时之后，巨噬细胞转变为含铁血黄素细胞。另外，除 DAH 外，经肺活检证实为弥漫性肺泡损伤的患者，也可发现富含含铁血黄素的巨噬细胞。

（五）手术肺活检

当血清学无法提供诊断时，可能就需要手术活检了。如果患者病情恶化且正在等待血清学检查结果，也应考虑手术活检。对于有 ICU 收住指征的 DAH 患者往往在确诊前就开始经验性治疗。但是，对潜在病因的诊断(和其他可疑诊断的排除)可最终决定病程和免疫抑制药物的强度。

开胸肺活检或微创可视胸腔镜手术(video-assisted thoracoscopic surgery, VATS)是活检的首选方式。经支气管镜活检的获益则由于采样错误以及这项操作获得的组织量小而受到限制。如果怀疑肺-肾综合征如 Goodpasture 综合征，则应考虑肾活检以确立诊断。

（六）后续的（完整的）诊断流程（图 78-1）

一旦通过 BAL 确诊 DAH 且排除了伴发感染，就应进一步获取更详尽的病史和接触史以寻找胶原血管疾病、血管炎及毒物/药物暴露的证据。寻找肾受累的证据，如果有肾受累，就应送检相应的血清学检查，包括 ANA、抗 GBM 抗体、ANCA。如果除肾受累的证据外还存在鼻窦疾病的症状或证据，则应高度怀疑 GWP，且应考虑进行鼻窦活检；同时，肾活检通常是确诊的首选方法。对于具有任何显著的肺肾综合征临床表现的危重患者，在等待检查结果的同时就可以开始大剂量糖皮质激素治疗，因为大多数这类综合征的治疗是类似的(后续将会讨论)。

如果尿液分析和血清肌酐检查缺乏肾受累的证据，随后仍应再次送检相同的血清学检查。另外，还应送检患者的血标本检测抗磷脂抗体、冷球蛋白、乙型肝炎血清学。如果所有这些仍不能明确诊断，或许就有必要行手术肺活检了，虽然一些患者病情太重或太不稳定而无法耐受活检。病理活检的最主要的好处是以后考虑使用细胞毒性药物治疗时对诊断更有信心。

对干细胞移植后病人的评估是一个例外。一旦 BAL 确诊 DAH 且排除了感染，在没有其他检查的情况下就应考虑经验性治疗。

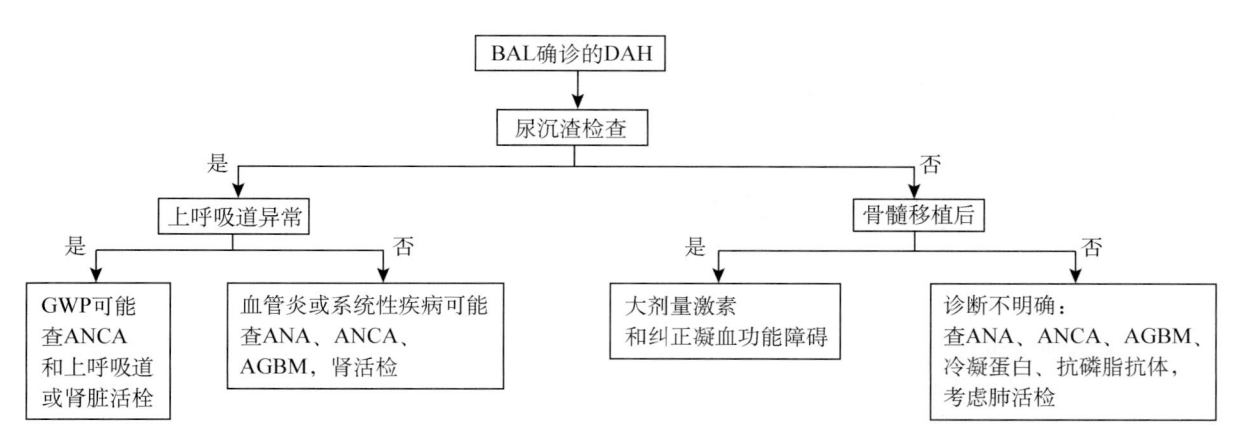

```
                    ┌─────────────────┐
                    │ BAL确诊的DAH    │
                    └────────┬────────┘
                             │
                    ┌────────┴────────┐
                    │   尿沉渣检查    │
                    └────────┬────────┘
              是             │             否
        ┌─────────────┐             ┌─────────────┐
        │ 上呼吸道异常│             │  骨髓移植后 │
        └──────┬──────┘             └──────┬──────┘
        是     │    否              是     │    否
   ┌────────┐  ┌──────────────┐  ┌──────────┐ ┌──────────────┐
   │GWP可能 │  │血管炎或系统性│  │大剂量激素│ │诊断不明确：  │
   │查ANCA  │  │疾病可能      │  │和纠正凝血│ │查ANA、ANCA、 │
   │和上呼吸道│ │查ANA、ANCA、 │  │功能障碍  │ │AGBM、        │
   │或肾脏活检│ │AGBM, 肾活检  │  │          │ │冷凝蛋白、抗磷│
   │        │  │              │  │          │ │脂抗体，      │
   │        │  │              │  │          │ │考虑肺活检    │
   └────────┘  └──────────────┘  └──────────┘ └──────────────┘
```

图 78-1 弥漫肺泡出血的评估

二、DAH 的鉴别诊断

基于组织学可将 DAH 的病因分为三类：①有血管炎或毛细血管炎表现；②与血管炎或毛细血管炎无关("单纯性出血")；③继发于其他疾病的肺泡出血。毛细血管炎的典型改变包括纤维蛋白血栓阻塞肺泡间隔毛细血管、毛细血管壁纤维素样坏死、血管周围和间质中性粒细胞浸润，这种浸润与红细胞外渗入肺泡和间质有关。原发性出血有红细胞的外渗但不伴任何炎症改变或毛细血管、小静脉和小动脉的破坏。最后，红细胞外渗还能发生在其他肺部病变的情况下，如弥漫性肺泡损伤、转移瘤、淋巴管血管平滑肌瘤、结节病以及其他疾病。

表 78-1 列出了在评估 DAH 患者的多种病因。

表 78-1 按组织学表现分类的弥漫性肺泡出血的病因

毛细血管炎	单纯性肺泡出血	继发性肺泡出血
ANCA 相关性	药物	弥漫性肺泡损伤
GWP	—抗凝药	肺栓塞
微小血管炎	—苯妥英类	肉瘤
Churg-Strauss 综合征	—青霉胺	高原性肺水肿
混合型冷球蛋白血病	—丝裂霉素	气压伤
白塞病	—呋喃妥因	感染
过敏性紫癜	—可卡因	侵袭性曲霉菌病、巨细胞病毒、
IgA 肾病	—胺碘酮	汉坦病毒、军团菌、钩端螺旋
免疫相关性	—杀虫药	体病
Goodpasture 综合征	二尖瓣狭窄和二尖瓣反流	骨髓移植后
结缔组织疾病	肺静脉闭塞性疾病	肺转移癌
急性肺排斥	感染	淋巴管血管平滑肌肉瘤
抗磷脂抗体综合征	HIV, 心内膜炎	肺毛细血管瘤病
冷球蛋白血症	毒素	
单纯免疫缺乏性	异氰酸酯、偏苯三酸酐酯、杀虫药、清洁药	
肺毛细血管炎	特发性肺含铁血黄素沉积症	
药物引起的	凝血功能障碍	
丙硫氧嘧啶		
全反式维 A 酸		
苯妥英钠		
血小板减少症		
特发性血小板减少性紫癜		
血栓性血小板减少性紫癜		

ANCA(anti-neutrophil cytoplasmic autoantibody,ANCA). 抗中性粒细胞胞浆抗体；GWP(granulomas with polyangiitis,GWP). 多血管炎肉芽肿

三、弥漫性肺泡出血的治疗

全身使用免疫抑制药是几乎所有类型 DAH 治疗的基石。大剂量皮质醇[根据疾病的严重性,静脉使用甲强龙 500～1000mg/d 或口服泼尼松 1～2mg/(kg·d)]常常在早期就开始使用,甚至在诊断尚未明确尤其是当有证据支持血管炎或其他系统性疾病时就开始使用。

(一)毛细血管炎

1. 多血管炎性肉芽肿(GWP) 鼻窦炎、肾小球肾炎以及下呼吸道疾病的三联征会使我们立即想到 GWP。但疾病的临床表现有时仅局限于呼吸道症状(有限的 GWP 症状)。虽然坏死性血管炎导致的致命性 DAH 或许是特征性的临床表现,但却不是该疾病最常见的肺部表现。其他器官包括眼睛、皮肤也可能受累。如前所述,胞质型(C-ANCA)阳性与 GWP 高度相关,同时伴蛋白酶 3(PR3)阳性时则增加了诊断 GWP 的敏感性与特异性。对于表现为 DAH 的 GWP 患者,肺组织活检通常是没有诊断意义的。这些患者在胸部影像学(包括肺部 CT 扫描)上通常没有明显的典型 GWP(肉芽肿)肿块影。

2. 显微镜下多血管炎 由于合并有肺毛细血管炎(占 10%～30% 的患者),这种小血管炎可导致 DAH,尽管肾受累最常见(占 80%～100% 的患者),且有时伴有皮肤和关节的表现。显微镜下血管炎典型表现多与 P-ANCA 阳性相关(与 MPO 抗体有关)。

3. 孤立性肺毛细血管炎 这是与显微镜下多血管炎表现相似的另一种小血管炎,仅局限于肺,无肾受累。再者,P-ANCA 染色可能存在,但患者常常 ANCA 阴性且只能通过肺活检做出诊断。

4. Goodpasture 综合征 典型的 Goodpasture 综合征可同时出现抗-GBM 相关性肾小球肾炎和肺出血,但肺部表现可先于肾病变数月出现。弥漫性自身免疫性血管损伤导致了肺出血。>90% 的受累患者检测到血清学抗体。肾活检是首选的诊断方法,而非开胸肺活检。对于 Goodpasture 综合征,肾活检可见肾小球内特征性的线样荧光免疫染色模式,而肺活检可能仅显现非特异性的染色。

5. 胶原血管疾病 SLE 和系统性硬化症是与 DAH 相关的最常见的胶原血管疾病。但是,也有报道称类风湿性关节炎、多发性肌炎及混合结缔组织病与 DAH 相关。

虽然 SLE 的肺部损害相当常见,但 DAH 并不常见(约 2%)。DAH 很少作为 SLE 的首发表现,而多数患者则伴有活动性肾炎。尽管如此,对于任何伴有 DAH 的患者都应考虑 SLE 的诊断。组织学检查可见免疫复合物性血管炎,伴有肺泡间质及小血管内免疫球蛋白和补体的颗粒样沉积。

(二)单纯性肺泡出血

1. 骨髓移植(bone marrow transplantation, BMT) DAH 是 BMT 的常见并发症(占 2%～39%),虽然没有一种感染甚至是一类感染是持续存在的,但伴发感染是常见的(40%)。较之于同种异体骨髓移植,DAH 更常发生在自体骨髓移植后,但这两种病人中都可能发生。危险因素包括年龄>40 岁、全身放疗、实体瘤移植、高热、肾功能不全。

DAH 发病距离移植的时间长短不一,波动在 0～105d 的较广范围内,而多数病例发生在移植后的 10～40d。直接诱导的细胞毒作用、气道内放大的炎症反应以及同时存在的凝血病,所有这些似乎都扮演了重要角色。BMT 患者发生的 DAH,有一些似乎对全身糖皮质激素治疗有反应。自体 BMT 且 DAH 发病早的患者往往预后更好,但死亡率仍然较高,大多数研究显示,患者需要机械通气的死亡率>50%。

2. 特发性肺含铁黄素沉着症 特发性肺含铁黄素沉着症是一种罕见的由于 DAH 反复发作(有时是急性致命性的)引起的疾病。多发生于儿童,但也可发生于年轻的成人。一些病例似乎与乳糜泻有关,其他病例则与某些特定的霉菌包括黑葡萄穗霉的暴露有关。做出诊断需要排除 DAH 的其他病因。

3. 药物相关性 DAH 许多不同的药物被认为可能与 DAH 的发生发展有关,这可能与毛细血管炎有关或者没有明显的病理改变。一些药物,诸如苯妥英钠、全反式维 A 酸、丙硫氧嘧啶,已被证实与毛细血管炎的发生有关。抗凝药可能导致单纯性 DAH。一些可导致弥漫性肺泡损伤的药物的毒性能间接导致 DAH。对于大多数这类 DAH 的病因，中断致病的药物并进行处理或许就足够了。药物相关的 DAH 与毛细血管炎有关，可能也需要抗炎治疗来解决伴随的炎症。

常联合使用环磷酰胺。有数据提示环磷酰胺治疗 GWP 的疗效是最强的，在这些数据里，来自于 NIH 的研究表明，在治疗 GWP 后续最有效的数据是糖皮质激素联合环磷酰治疗优于单纯使用激素。

血浆置换对于治疗继发于 Goodpasture（肺出血肾炎综合征）综合征的 DAH 可额外获益。尽管支持数据有限，血浆置换还经常应用于血浆免疫球蛋白或免疫复合物浓度升高的其他疾病。

造血干细胞移植后的 DAH 也通常使用大剂量激素治疗，这是基于 2 个回顾性的病例系列研究，研究显示，大剂量激素治疗的患者更少需要机械通气且生存率提高。虽然证据有限，但大剂量激素治疗 BMT 后的 DAH 已很常见。

第79章

大咯血

Edmund K. Moon　Andrew R. Haas，著　张　瑞，译　石松菁，校

大咯血（占所有咯血病例近5%）可定义为24h内预计出血量>100~500ml。大咯血是一种急症，而且常常是严重疾病状态的潜在征象，死亡率高达75%，死亡原因是急性气道阻塞和低氧性呼吸衰竭，而不是失血。气道无效腔量总共只有150ml，如果患者不能及时清除支气管树内的血液，就会导致气道被极少的出血阻塞。

一、解剖学

肺有双重血供：肺动脉参与气体交换，而支气管动脉为肺实质供血。肺动脉分支成肺叶动脉最终形成良好的肺泡毛细血管网，用于气体交换。肺循环是一个低压、低阻的系统，可容纳显著增加的血流而无明显的压力升高。支气管动脉提供肺实质营养，它由主动脉或肋间动脉发出。与肺循环相反的是，支气管动脉循环是一个高压力系统，常位于支气管周围间隙并密集吻合环绕着气道，小的穿支动脉通过黏膜下供应支气管黏膜。由于这两个系统压力不同，大咯血更容易发生于支气管动脉循环而非肺动脉循环。除此之外，在后面提到的许多炎症和感染的状态下，受累的肋间动脉可能成为大出血的来源。

二、大咯血的鉴别诊断

历史上，结核（tuberculosis，TB）、支气管扩张、肺脓肿是引起大咯血的重要原因，大约占所有病例的90%。但是，由于抗生素的广泛使用显著减少了感染引起的大咯血。当患者出现大咯血时，应想起"这些疾病（INCITE）引起了出血"这句话来作为鉴别诊断：I-感染，N-肿瘤，C-心血管疾病，I-医源性，T-外伤，E-其他。

（一）感染

在抗结核治疗之前，TB及其后遗症是引起大咯血的主要原因，通过以下几种机制：①活动性空洞侵蚀邻近血管；②Rasmussen动脉（肺动脉）瘤侵入邻近空腔；③先前感染遗留的支气管扩张；④支气管结石腐蚀血管暴露于气道；⑤陈旧性空洞内足分枝菌病形成。

支气管扩张的特征是异常的支气管壁增厚和管腔扩张，临床表现为反复咳痰和气流受限（知识框79-1）。反复细菌感染尤其金黄色葡萄球菌和铜绿假单胞菌感染，气道慢性炎症是支气管扩张症的特点。它导致支气管动脉的扩张、扭曲、体-肺循环吻合以及肋间动脉受累。这些血管的破裂可迅速引起致死性大咯血。

真菌感染引起的大咯血越来越多，尤其对于两种患者：先前存在空洞性肺疾病和免疫功能极度低下的患者（如造血干细胞移植）。空洞性肺疾病可发展为腔内真菌定植和足菌肿（比如曲霉球）。支气管动脉及肋间动脉环绕着这些空洞扩张与增生，这种现象十分突出。这些患者的50%~90%会在病程的某个阶段出现咯血。但有

意思的是,在免疫功能受损的侵袭性真菌感染的病人直到漫长的中性粒细胞减少期结束后白细胞计数才开始恢复,大咯血往往并不常见。

知识框 79-1　大咯血的病因
感染
结核/分枝杆菌感染
支气管扩张症
真菌感染(原发性或足菌肿)
肺脓肿
肺吸虫病
包虫囊肿
坏死性肺炎
肿瘤
肺癌(非小细胞或小细胞)
肺类癌
支气管内转移癌
肺实质转移癌
心血管疾病
动静脉畸形
二尖瓣狭窄
肺栓塞/梗死
先天性心脏病
肺动脉高压
主动脉瘤
支气管动脉瘘
充血性心力衰竭(收缩性和舒张性)
感染性栓子
医源性病因
支气管镜检查
经皮肺穿刺
肺动脉导管置入术
气管无名动脉瘘
放射疗法
靶向化疗药物(如贝伐单抗)
创伤
胸部钝挫伤
穿透性胸部创伤
其他
假性咯血
免疫性肺疾病[弥漫性肺泡出血(diffuse alveolar hemorrhage,DAH);见第 78 章]
骨髓移植

其他肺部感染也可引起大咯血。多种微生物感染引起的肺脓肿和厌氧菌或葡萄球菌、肺炎克雷伯杆菌、军团菌引起的坏死性肺炎也可引起大咯血。社区获得性耐甲氧西林金黄色葡萄球菌感染容易引起肺实质空洞和坏死,因此该感染已成为大咯血的原因之一。

(二)肿瘤

任何类型的肺癌均可引起咯血,咯血可发生在疾病初期(占 7%～10%),也可以发生在随后的恶性过程中(占 20%)。一项超过 800 例肺癌患者的大型回顾性分析显示,鳞状细胞癌是引起大咯血的最常见病理类型,随后是腺癌、小细胞癌、大细胞癌。肿瘤位于支气管内或形成空洞与咯血的高发生率有关。具有明显空洞效应的新的靶向化疗药物(如贝伐单抗)容易导致大咯血。

任何支气管内或脑实质内的肺转移瘤均可引起大咯血。黑色素瘤、肺癌、结肠癌、乳腺癌或前列腺癌往往形成支气管内转移而容易导致大咯血,相反,肾细胞癌、甲状腺癌或肉瘤则多形成肺实质转移。

(三)心血管疾病

在原发心源性咯血的病因(知识框 79-1)中,升高了的肺静脉压可导致静脉扩张和曲张,在肺静脉压力忽然升高时可出现血管破裂和出血(比如收缩或舒张性心力衰竭、咳嗽、Valsalva 动作)。这种出血多为自限性的,但偶尔也可能是严重和致命的。

(四)医源性病因

咯血使得一些侵入性操作复杂化。在纤维支气管镜检查期间大咯血是很少见的,且多发生在血小板功能异常、血小板减少或凝血病的情况下。肺动脉漂浮导管导致肺动脉破裂有>50%的死亡率。避免导管尖端向远端移位和球囊过度扩张,这有助于避免这一潜在的致命并发症。

长期气管造口术的患者可形成支气管无名动脉瘘(tracheal-innominate artery fistula,TIF)。低位气管插管(低于推荐的第 1～3 气管软骨环)或高位气管插管均可导致气管磨蚀和 TIF 形成。TIF 的一个潜在的线索是"前哨出血"——气管内少量的新鲜血液,经常出现在气管造口术实施 2 周或以后,且预示着严重的致命性大出血。

已知大咯血是胸部放疗的一个并发症,支气管腔内放疗比支气管腔外照射放疗更常发生。出血常常发生于支气管坏死和血管侵蚀。

(五) 外伤

大咯血很少发生于胸部外伤后。胸部钝挫伤可引起气道断裂同时合并肺血管和支气管血管的损伤。无独有偶，肋骨骨折可导致肺撕裂伤合并咯血、血胸或两者都有。类似的是，胸壁贯通伤可直接损害肺实质、支气管和其他重要的血管结构，导致咯血或血胸。

(六) 其他

谈到其他的咯血原因，我们总会想到"假性咯血"，或称之为肺以外来源的出血。鼻出血或呕血可酷似咯血，且病人也不能辨别出血的来源。一旦怀疑假性咯血，邀请耳鼻咽喉科医生和胃肠科医生会诊是至关重要的。

当患者出现大咯血时，我们总会考虑到DAH。有意思的是，DAH可以有明显的低氧性呼吸衰竭，但却很少甚至没有咯血。知识框79-1详述许多DAH的可能病因，但这个专题已在第78章中详细介绍。

三、诊断

(一) 病史和体格检查

基础病史和体格检查可为大咯血的病因提供重要的初始线索。内科医生应询问出任何近期感染的征象。尤其应重点询问既往肺部或心脏疾病史、职业暴露和吸烟史，以及任何肺部疾病或出血性疾病家族史。

在检查稳定的病人时，应注意检查中是否存在任何实变、脓肿、梗死征象，它们可以提示大咯血的可能来源。充血性心力衰竭或恶性肿瘤的证据可以指导诊断性评估，并指导怎样快速地对患者进行确定性的处理。

(二) 实验室检查

初始检查应包括全血细胞计数、凝血功能检查、血尿素氮、血肌酐和尿液分析，这些检查可为一些系统性疾病的诊断提供线索。血清学检测能对疑似的肺-肾综合征进行评价。当怀疑存在感染性病灶时，痰及血的培养可以确定原发病变的器官。

(三) 影像学检查

影像学检查是诊断大咯血的主要方法。一条指导性原则是为治疗定位出潜在的原发病变。标准胸片可初步确定空洞病灶、肿瘤、肺叶或肺泡浸润、肺梗死和纵隔肿块。但是标准胸片诊断大咯血的假阴性率为20%～40%。

较之于胸片，计算机断层扫描 (computed tomography, CT) 已大大提高了诊断的敏感性。对比增强扫描 (即CT血管造影) 可诊断肺栓塞、动静脉畸形及动脉瘤。更重要的是，多病灶的CT扫描异常还可协助确定出血灶。CT扫描有两个局限性：①获得检查需要时间；②对于正在出血的病人仰卧位可能削弱其气道清除能力。因此，对于进展迅速、威胁生命的咯血，支气管镜检查不能因为CT检查而延迟。

支气管镜是诊断和治疗大咯血的重要工具。软质支气管镜较常用，因为它容易获得、通过性好且医生操作舒适，但由于其吸力极小，使用受到限制。硬质支气管镜允许大孔抽吸同时保持气道通畅并维持通气，因此，在大咯血中是首选。但是硬质支气管镜的使用会受到内科医生经验和设备安装延迟的限制。软质支气管镜可到达肺上叶以及远至第6级支气管的病变部位。不同的是，硬质支气管镜则看不到气管和主支气管远端的部位。因此，这两种支气管镜常结合起来以获得最佳的出血评估和控制。

四、治疗

大咯血的治疗和特殊的治疗方法受到潜在病因和当地医疗技术水平、资源两方面的影响。其治疗实质上是多学科联合的，涉及呼吸或重症监护医生、心胸外科和放射介入科等。

(一) 急诊救治

大咯血治疗的基础是保证气道安全和尽量局限出血灶。由于在活动性出血情况下最理想的气道清洁方式是患者自身的咳嗽反射，因此，气管插管不应是大咯血时本能的第一反应。允许患者清理自身气道比任何机械性干预来得更有效。这些患者应该在重症监护室进行密切监护。如果患者无法清除出血、进展至呼吸无力或低氧血症，则应该进行气管插管。建议使用大口径的气管导管（如内径8.5～9.0mm）以利于吸引和使用支气管镜。另外，应直接进行硬质支气管镜检查，并同时进行大容量吸引和通气，必要时应用激光电凝的方式。

第2个治疗基础是明确出血灶 (即局限出血部位)。血液进入未受累的正常肺组织既可形成血凝块阻塞气道,也可以阻止气体交换。因此,对于单侧肺出血,首要任务是阻止血液进入健侧肺。实现这一目标的基本方法是让患者处于侧卧位并使出血侧处于低位,从而最大限度地减少血液进入健侧肺。

一旦决定气管插管,医生就应该准备好给予气道清理,因为气管插管时,所有天然的气道保护机制将被消除。首先,应进行单侧肺插管以将健侧肺和持续的出血病灶隔离开,气管导管应进入足够深以使导管气囊在主支气管内膨胀,从而进一步阻止血液进入健侧肺。如果可以,直接可视支气管镜下的单侧肺插管在操作上更容易。

另外两个隔离出血的机械性方法包含了使用球囊闭塞设备。在气管插管的情况下,纤维支气管镜能够确定出血灶,而Fogarty取栓气囊可穿过支气管镜并膨胀以阻塞气道。这一方法只是一个暂时性措施,因为支气管镜不能在气管内长时间停留。但是,出血气道的闭塞可为血凝块的形成和止血赢得充足的时间。相比较而言,支气管阻塞器能持续固定在一个位置上一段时间。一个特制的气管导管适配器,可允许支气管阻塞器通过分离出来的通气接口插入并固定。但是支气管阻塞器有3个局限性:①支气管阻塞器的有效性;②小儿支气管镜的有效性;③植入技术。支气管球囊封堵术也只是在进行确定性的治疗前采用的一个临时性措施。

最后,虽然双腔气管导管插管可允许单侧肺独立通气和冲洗,但精确的置管可能是艰难和耗时的。诸如管腔内径狭窄容易堵塞、需要特制的吸引导管和神经阻滞药等,限制了双腔气管导管在大咯血治疗中的应用。

轶闻数据支持尝试通过支气管镜使用冰盐水灌洗、局部应用肾上腺素、垂体后叶素或者纤维蛋白原-凝血酶复合物以促使血管收缩和止血。如果在支气管镜检查过程中可见黏膜出血,也可使用激光疗法、电凝术。其他已报道的方法包括在考虑其他确切方法的同时,将支气管阻塞器或暂时性外科填塞物(即可吸收止血纱布或海绵)置入出血的气道以产生止血。也可使用止血或者其他的一般治疗方法。

如果怀疑TIF,必须立即启动心胸外科或耳鼻咽喉科会诊。在开始手术修复前,可使用一些暂时性的治疗方法填塞动脉病灶:①气切导管气囊过度充气;②将气切导管更换为标准的经口气管插管导管后将手指插入气切口内,利用对胸骨向前的压力来填塞止血。

(二)确定性治疗

支气管动脉栓塞(bronchial artery embolization,BAE)最早在20世纪70年代开展,由于其较高的短期(>90%)和长期有效率(>80%)已成为最常应用的非手术治疗方式。栓塞的成功很大程度有赖于在血管造影条件下分析血管解剖的能力。对于反复出血的患者,尽管其6~12个月的再出血率超过10%~20%,仍可以尝试再栓塞。晚发(超过1年)的再出血是由于新的血管形成或是血管再通引起的。虽然在有经验的医生手上BAE的并发症并不多见,但支气管壁坏死和缺血性脊髓病仍可能发生,后者是由于无意间脊髓动脉栓塞造成的。

单侧未控制的咯血患者在被证实难以通过暂时性措施或BAE治疗时,应尽早评估其外科手术治疗的可能性。对于动脉瘤破裂、包虫囊肿、医源性肺血管破裂以及胸部外伤等引起的大咯血,这类咯血通常选择外科手术干预治疗。但是,对于气管、纵隔、心脏和大血管内的肿瘤浸润以及肺纤维化晚期的患者,外科手术是不适当的。手术治疗大咯血的死亡率(定义为术后7d内死亡)是1%~50%,而以急诊患者的死亡率最高。常见的手术并发症包括脓胸、支气管胸膜瘘、术后肺出血、呼吸衰竭延长、手术切口感染和血胸。如果应用微创的方法能够暂时止血,在出现咯血48h内应避免外科干预,一些中心通过这一做法已降低了病死率。

五、总结

大咯血是多种全身性疾病和肺部疾病的一种少见并发症。保护健侧肺的早期措施(当能确定为单侧来源时)和实现止血的临时性措施一样,都应被考虑在内,与此同时,还要对BAE或外科手术干预等治疗进行评估。对这类患者,快速、多学科积极配合的治疗方法常常能控制出血并获得更好的预后。

第 80 章

肥胖低通气综合征和其他睡眠相关性呼吸障碍

Bernie Sunwoo　Nirav P. Patel　Aharon Sareli　Richard J. Schwab,著　张　瑞,译
石松菁,校

肥胖低通气综合征(obesity hypoventilation syndrome,OHS)是睡眠相关呼吸障碍(spectrum of sleep-related breathing disorders,SRBDs)中最严重的一种形式(表 80-1)。SRBDs 包括阻塞性睡眠呼吸暂停(obstructive sleep apnea,OSA)和 OHS,由于肥胖是导致 SRBDs 的第一危险因素,随着肥胖的流行和病理性肥胖症的增加,越来越多的 SRBDs 患者进入重症监护室治疗。

表 80-1　睡眠相关性呼吸障碍的疾病谱

严重程度	形式	补充说明
轻度	打鼾	饮酒后恶化
	呼吸费力相关性觉醒(respiratory effort related arousal,RERA)	偶尔发生的呼吸费力增加或者气流减少≥10s 并导致了觉醒*,但还未达到低通气或呼吸暂停的标准†
	低通气	偶尔发生的气流减少≥10s 且与血氧饱和度下降或觉醒‡有关,这可能是由于上气道部分阻塞或中枢神经呼吸驱动减弱所致,或者两者兼而有之
重度	呼吸暂停	偶尔发生的气流减少≥90%且持续时间≥10s,这可能是由于上气道阻塞(阻塞性)或中枢神经驱动减弱(中枢性)所致,或者两者兼而有之
	OSA	睡眠中反复发生呼吸暂停或低通气,或者两者同时存在,呼吸暂停低通气指数(apnea hypopnea index,AHI)是指每小时睡眠过程中呼吸暂停和低通气的平均次数,AHI>5/h 定为异常
	OHS	患者为病理性肥胖,同时有夜间低通气及日间清醒状态下的 PCO_2 升高

*觉醒:由脑电图确认的睡眠状态从一个较深的睡眠阶段变化到一个较浅的睡眠阶段或者完全清醒,常常表现为 α 活动的出现

†RERAs≥5/h 和日间过度嗜睡,以往称为上气道阻力综合征

‡低通气存在着不同的定义,它们的区别在于气流减少的程度(30%~50%)和血氧饱和度下降的程度(3%~4%)

无法完全理解的是,为什么有一些患者会沿着这一连续的病程发展至更加严重的 SRBDs 和高碳酸血症,而与他们具有相同体重增长速度或者相同肥胖程度的其他患者却没有如此。尽管如此,医生们还是需要掌握病理性肥胖相关的生理紊乱及 ICU 并发症,包括 SRBDs,如 OHS(见第29章)。

OHS 常表现为急性或慢性高碳酸血症性呼吸衰竭,有明显的发病率、死亡率、高医疗资源消耗率,以及增加的收住 ICU 的可能性。此外,有研究显示,睡眠相关性呼吸障碍可影响到 ICU 住院时间的长短及并发症的发生。因此,对于 ICU 患者,早期明确 OHS 和 SRBDs 的诊断并开始恰当的治疗是非常必要的。这一章节叙述了 OSA、中枢性睡眠呼吸暂停(central sleep apneas, CSAs)和 OHS 的病理生理特点及其在 ICU 的诊断治疗策略。

一、阻塞性睡眠呼吸暂停

阻塞性睡眠呼吸暂停(OSA)是一种上气道的不稳定状态,表现为睡眠过程中反复发生呼吸中断和气流减少,或者兼而有之,与睡眠中断、憋醒、血氧饱和度下降有关。呼吸暂停(指没有气流>10s)可以是阻塞性、中枢性或是混合性的(即同时存在阻塞性和中枢性)。低通气通常是指气流下降≥50%,同时血氧饱和度下降4%或脑电图(electroencephalographic, EEG)提示与觉醒相关联。然而,低通气的确切定义仍然存在争议。

OSA 的诊断经常是在门诊病人完成了实验室多导睡眠图检查之后做出的,虽然这种形势将可能随着便携自助式家庭睡眠研究覆盖面的扩大而改变。呼吸暂停或低通气指数(AHI,是指每小时睡眠过程中呼吸暂停和低通气的次数)是用来量化阻塞性睡眠呼吸暂停的通用标准。虽然还没有 OSA 的一致性定义,但常用 AHI>5/h 同时伴有相关症状(或者≥15/h 而无论有无关联症状)来定义 OSA。

提示 OSA 的临床特征包括打鼾、吸鼻声或喘息、明显呼吸暂停和日间嗜睡。这类病人多有大的颈围测量值[男性>5.2m(17英尺),女性>4.6m(15英尺)]、巨舌、长而大的软腭、横向缩小的咽部、扁桃体肥大、下颌后缩和狭小的上呼吸道(例如,4级改良的 Mallampati 分级,图80-1)。

上呼吸道解剖学狭窄是 SRBDs 发病的一个主要因素。另外,在睡眠过程中,上气道扩张肌的神经元活性下降使得上气道容易塌陷,这可能也参与了 SRBDs 的发病。反复发生的呼吸暂停可导致血氧饱和度下降、觉醒(睡眠状态从一个较深的睡眠阶段变化到一个更浅的睡眠阶段或完全觉醒,脑电图上呈现出 α 波)、睡眠破碎(睡眠阶段和睡眠循环的正常序列受到破坏)甚至睡眠剥夺,尤其是快速动眼期睡眠(rapid eye movement, REM)减少。

OSA 是一种全身性的疾病,它与多种临床结果相关,包括原发性高血压、脑血管疾病、心律失常、冠状动脉粥样硬化性疾病、充血性心力衰竭、轻度肺动脉高压和胰岛素抵抗。虽然病人可主诉有床旁者见证的打鼾、呼吸暂停或窒息、白天过度嗜睡、睡后疲倦乏力、夜尿增多、智力下降和易怒等情况,但是在 ICU,获取详尽的睡眠史往往是受限的,因此,寻找更高一层的临床疑似指标是必要的。尤其对于肥胖患者更是如此,毕竟肥胖是 OSA 的最主要危险因素。口咽部检查或许有助于辨别 ICU 患者是否存在 OSA。这些患者可有较高的 Mallampati 分级,即口腔检查3级或4级(图80-1),表现为舌体、单侧扁桃体周围组织、软腭以及扁桃体的增大。

对于住院患者,夜间血氧饱和度监测和便携式睡眠检测可辅助诊断 OSA。但是,对于气管插管患者而言,这种 OSA 的评估方法可能是极富有挑战的。尽管如此,拔管前进行这样的气道评估(主要特点之前已陈述)并与病史(来自家庭)、体格检查相结合可以适当提高我们拔管后的警惕性。这一点很重要,因为气管插管的 OSA 患者应在拔管后继续给予气道正压通气(continuous positive airway pressure, CPAP)。

美国麻醉医师协会建立了一种用于诊断和评估术前 OSA 的工具,它可通过在床旁观察与呼吸暂停有关的睡眠相关性血氧饱和度的周期性变化来获得强有力的诊断证据。OSA 的一线治疗是使用 CPAP。所需要的压力可通过观察睡眠过程中呼吸暂停的次数及血氧饱和度的周期性变化来确定,也可以使用 CPAP 自动模块来确定。值得

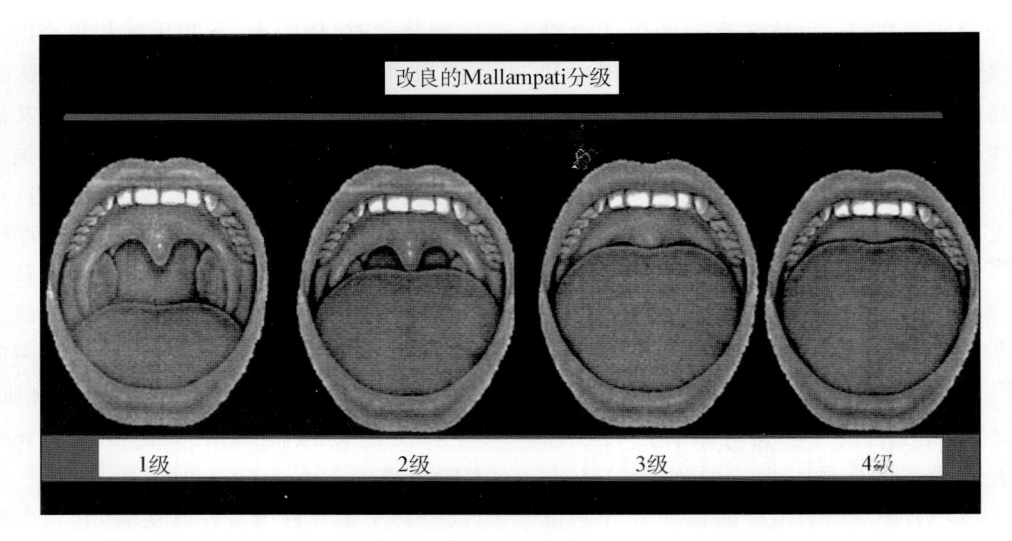

图 80-1 改良的 Mallampati 分级（患者的口咽部检查是在坐位、伸舌的状态下进行）1 级：可见悬雍垂和扁桃体；2 级：可见悬雍垂，扁桃体不可见；3 级：软腭可见，悬雍垂不可见；4 级：仅硬腭可见。多数睡眠呼吸暂停患者为 3 至 4 级（来自 Mallampati SR, Gatt SP, Gugino LD, et al：A clinical sign to predict difficult tracheal intubation：a prospective study. Can Anaesth Soc J 32：429-434，1985.）

注意的是，第三付费方可能需要多导睡眠图诊断 OSA 以证明使用 CPAP 器械是合理的。因此，高危患者可从医院出院后转至睡眠实验室（为了做多导睡眠图）以加快诊断并开始治疗。

在紧急情况下，识别隐匿性 OSA 及未确诊的 OSA 十分重要，因为许多研究显示，它们与常见的需收治 ICU 的临床适应证显著相关，包括心房纤颤、休克、心肌梗死、高血压、肺动脉高压和肺水肿。一些个案报道认为 OSA 是引起急性负压性肺水肿的原因，负压性肺水肿是由于胸腔内压的巨大负向波动导致的。OSA 还与围手术期并发症（发作性低氧血症、呼吸骤停、心肌缺血、心脏传导阻滞和谵妄）的发生率增加、非计划的 ICU 转入以及 ICU 住院时间的延长有关。

疑似 OSA 的患者需要注意气道管理，因为气管插管和拔管都可能是极具挑战性的。由于上气道狭窄，对 OSA 患者进行气管插管可能是困难的，可能需要训练有素的麻醉师或需要在纤维支气管镜下进行插管。拔管的时机取决于患者的反应，而患者的反应又受到许多因素的影响，包括镇静药和麻醉药。作用于中枢神经系统的药物包括苯二氮䓬类、麻醉药和镇静药，可改变 OSA 患者对低氧和高碳酸血症的正常反应并导致上气道塌陷。拔管时，对于有 OSA 病史或存在高危因素的患者应进行气道正压治疗。但在无禁忌证的情况下，OSA 患者常规拔管后首选 CPAP，虽然没有研究证实这一点。

二、中枢性睡眠呼吸暂停

中枢性睡眠呼吸暂停（central sleep apneas，CSAs）的特点是睡眠过程中反复发生呼吸暂停而又没有任何呼吸尝试。其发病机制与呼吸肌的中枢神经系统驱动短暂缺失有关（见第 1 章）。相反，OSA 的呼吸尝试是存在的，但气流由于上气道阻塞而受阻。彻夜的多导睡眠图检查（监测脑电图、眼外肌、口鼻腔内的气流以及胸廓、腹部和四肢的运动）能区分中枢性还是阻塞性的呼吸睡眠暂停，但目前它们在 ICU 内的实用性仍不明了。与 OSA 不同的是，CSA 不产生口鼻气流和多导睡眠图上的胸腹漂移。

虽然 CSA 可以是先天性的，但在 ICU，CSA 更常见的病因是充血性心力衰竭。在这种情况下，同时常伴有脑干和神经肌肉的疾病以及使用阿片类药物，往往可以观察到 Cheyne-Strokes 呼吸（一种逐渐增强—逐渐减弱交替出现的呼吸形式）。

Cheyne-Strokes 呼吸（CSR）是 CSA 的一个亚型，表现为呼吸暂停与呼吸深快交替出现的周期性呼吸（图 80-2）。CSR 出现于严重的充血性心力衰竭和休克，据报道在 CHF 中的发生率波动在 30%～100%。其主要的病理生理设想是过度通气，它产生了低于触发呼吸所需阈值的低碳酸血症。

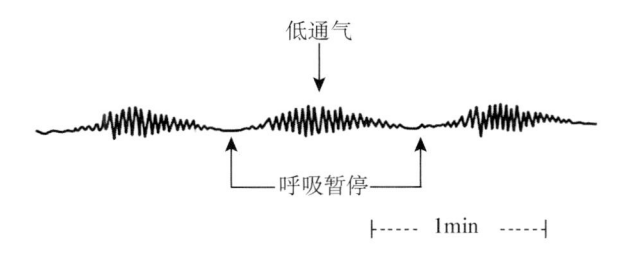

图 80-2　Cheyne-Strokes 呼吸。Cheyne-Strokes 呼吸的特点是过度通气和呼吸暂停以渐强-渐弱的形式周期性发生交替变化。通常，呼吸深快的持续时间长于呼吸暂停的时间

重要的是，CSR-CSA 和充血性心力衰竭的不良预后有关。β受体阻断药广泛应用于治疗 CHF 曾被认为减少了 CSR 的发生，但一项前瞻性的研究未能证实这一结论。与 OSA 类似，可通过床旁观察到患者睡眠过程中或睡眠开始阶段出现呼吸暂停-呼吸深快循环反复出现且至少持续 45s 来确立 CSR-CSA 的诊断。CSR-CSA 的确定往往意味着需要优化 CHF 的医疗方案作为 CSR-CSA 的基本治疗。

当然，CPAP、双水平气道正压通气（bi-level ventilation，bi-level）和适应性支持通气（adaptive servo-ventilation，ASV）则进一步完善了治疗方案。ASV 在设定好后备通气频率的基础上，可根据检测到的 CSR 来提供智能化自主调控的呼气和吸气压力支持。呼吸机可智能化控制患者的通气以达到 90% 长期平均通气量这一目标。研究发现，在 CSR-CSA 患者中使用 ASV 模式与 CPAP 或类似 ASV 模式相比，可减少中枢事件、微觉醒、日间嗜睡的发生，同时增加了患者的依从性。但截至目前，尚未证实 ASV 可影响心血管结局。

三、肥胖低通气综合征

由于命名方法和标准的不同，对 OHS 进行定义是富有挑战性且受到限制的。美国睡眠医学协会提出了睡眠低通气综合征的标准，睡眠低通气综合征涵盖了 OHS，但现有的文献通常使用 OHS 这一术语（表 80-2）。尽管定义和诊断标准有所不同，但明确的是 OHS 包括肥胖症（尤其是 BMI>40kg/m²，CDC 将其定义为病理性肥胖）并排除其他病因（比如存在肺部和神经肌肉的疾病）引起肺泡通气不足的情况下出现的慢性肺泡性高碳酸血症（日间 $PaCO_2$>45mmHg）。通过对肥胖患者行夜间脉搏血氧饱和度监测可提示诊断（图 80-3）。

另一个与病理生理有关且对 ICU 医生的临床实践有重要意义的临床特征是睡眠过程中 $PaCO_2$ 显著升高（通常超出仰卧位清醒时 10mmHg 以上）。ICU 患者住院期间这种夜间高碳酸血症及伴随的酸血症可用于识别潜在的 OHS，同时可以指导 ICU 住院期间气道正压所需压力的调整。然而，高碳酸血症有多种原因，尤其在 ICU（包括肺部疾病、神经系统损伤和药物治疗）；因此，在做出 OHS 诊断前，需要一个全面的评估。

相比 OHS 而言，OSA 不表现为日间高碳酸血症。对于 OHS 患者，在慢性高碳酸血症基础上出现急性失代偿性呼吸衰竭而被送入 ICU 是不常见的，这种急性的呼吸衰竭常常发生在某一急性病或者使用镇静药之后。对于所有合并高碳酸性呼吸衰竭的肥胖患者，应仔细思考 OHS 的鉴别诊断。

患 OHS 的风险随着肥胖的增加而增长，在 BMI≥50kg/m² 的住院患者当中，其报道的患病率将近 50%。OHS 患者常常是病理性肥胖（BMI≥40 kg/m²）。但病理性肥胖通过什么导致肺换气不足，确切机制仍未完全明了。各型睡眠相关性呼吸障碍之间复杂的相互作用，肥胖导致的呼吸力学异常（胸壁和呼吸系统顺应性下降，气道阻力增加，呼出气流受限，内源性呼气末正压的产生，呼吸肌功能下降以及呼吸做功增加），中枢性呼吸驱动减弱以及神经激素的异常，包括瘦素（一种刺激通气的脂肪素）抵抗，这些都可能存在。

表 80-2　睡眠低通气综合征的诊断标准

必须同时满足 A 和 B：	
标准 A(至少 1 个)：	诱发因素
肺源性心脏病	过度肥胖症(BMI>35 或 >40kg/m^2)
肺动脉高压	胸壁限制性疾病
嗜睡症	神经肌肉损伤或疾病
红细胞增多症	脑干或脊髓损害
清醒时 PaCO$_2$>45mmHg	先天性中枢性肺泡通气不良
标准 B(夜间持续监控 1 个或 2 个)	阻塞性肺疾病
睡眠比仰卧位清醒时 PaCO$_2$ 增加>10mmHg	甲状腺功能减退
血氧饱和度下降不能用呼吸停止或呼吸减少解释	

摘自 Sleep-related breathing disorders in adults: recommendations for syndrome definition and measurement techniques in clinical research. The Report of an American Academy of Sleep Medicine Task Force. Sleep 22:667-689,1999.

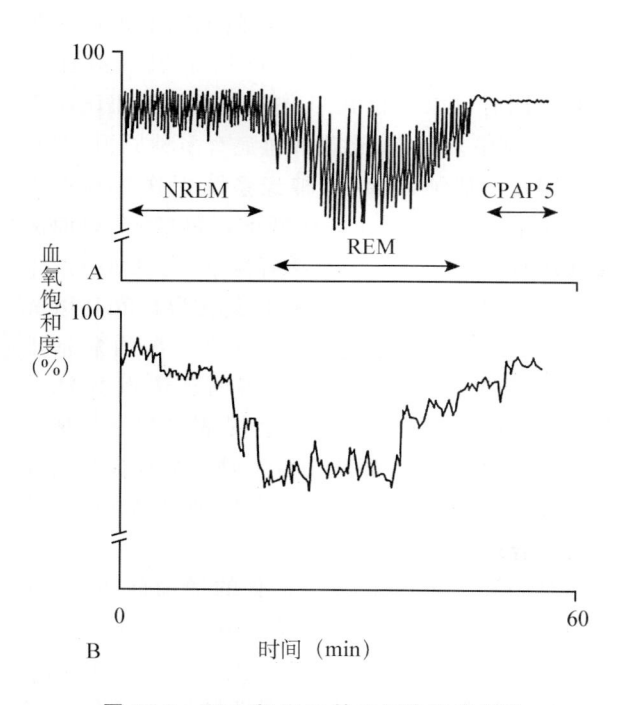

图 80-3　OSA 和 OHS 的血氧饱和度曲线

A 图和 B 图分别展示了 OSA(图 A)及 OHS(图 B)的特征性脉搏血氧饱和度曲线。后者展示了 OHS 患者低通气引起的持续性血氧饱和度下降。图 A 显示了血氧饱和度下降在快速动眼期(rapid eye movement, REM)出现恶化而经 CPAP 通气后又得到恢复的重复变化,这是一个典型的 OSA 血氧饱和度曲线图。OSA 患者在呼吸暂停或低通气之后氧合水平可恢复正常,但 OHS 患者则表现为睡眠期间持续的血氧饱和度下降且不会恢复正常。

OHS 患者经常主诉 OSA 的症状,另外还可以表现出高碳酸血症的症状,包括清晨头痛(继发于夜间高碳酸血症),从而有助于将 OHS 患者从血碳酸正常的 OSA 患者中区分开来。相较于 OSA 患者,肺动脉高压、肺源性心脏病和红细胞增多症在 OHS 患者中更常见。体检可见面部多血质外观、巩膜充血[继发于高碳酸血症引起的中枢神经系统(central nervous system, CNS)血管扩张、P$_2$ 增强及右侧心力衰竭的征象],包括外周性水肿。

与血碳酸正常的 OSA 患者相比,OHS 患者在清醒时也常有低氧血症,PaO$_2$ 通常<70mmHg。清醒状态下的低氧血症对于血碳酸正常的 OSA 患者并不常见,当脉搏血氧饱和度监测<90%时应立即行动脉血气分析(arterial blood gas, ABG)。在夜间血氧饱和度监测图上常可见特征性的曲线,它可以区分 OHS 和 OSA(见图 80-3)。除此之外,OHS 患者比血碳酸正常的 OSA 患者更经常主诉呼吸困难。

由于与 OHS 相关的发病率和死亡率更高,因此,将 OHS 从血碳酸正常的 OSA 区分出来十分关键。较之于 OSA 患者,OHS 患者的原发性高血压、充血性心力衰竭、心绞痛和肺心病的发病率更高,而且更可能需入住 ICU 及需要进行有创机械通气。因此,及时做出诊断,及早开始恰当的治疗非常重要。

(一)诊断

虽然有很高的发病率,但 OHS 常被漏诊或延迟诊断。OHS的诊断依赖于清醒时高碳酸血症的临床表现,同时伴有夜间$PaCO_2$的升高。由代谢补偿导致的血清碳酸氢盐水平的升高可提示慢性高碳酸血症,而血清碳酸氢盐≥27mEq/L对于诊断高碳酸血症表现出了高度敏感性(92%),但无特异性(50%)。另外,当OSA患者出现明显低氧血症时,应怀疑有高碳酸血症和OHS。睡眠低通气(即睡眠时的$PaCO_2$比完全清醒时升高>10mmHg)是OHS的特征,可被ICU内连续的动脉血气分析检出,血气分析是在睡眠期间大约每2小时进行一次,最好从动脉导管采血。如果不使用动脉导管,至少应监测睡前后的动脉血气分析。

OHS是一个排他性的诊断。重要的是了解决定肺泡通气不足和$PaCO_2$的生理因素以排除慢性肺泡通气不足的其他原因,如严重的阻塞性或限制性肺疾病、胸壁疾病,如脊柱侧后突畸形、神经肌肉疾病、严重的甲状腺功能减退以及中枢性低通气综合征(见第1章)。

区分慢性阻塞性肺疾病(chronic obstructive pulmonary disease,COPD)和OHS(因为两者均可表现为高碳酸血症)尤为重要,因为它们的治疗不同。两者共有的常见临床表现包括呼吸困难、乏力、低氧血症、慢性呼吸性酸中毒、红细胞增多症和肺源性心脏病。虽然OHS和COPD可同时存在,但无明显的吸烟史、胸片缺乏肺过度膨胀的表现、没有阻塞性的肺功能改变,所有这些都不支持明显COPD的存在。另外,将近90%的OHS患者表现严重的睡眠呼吸暂停及其相关的特点。

OHS经常被误诊为COPD(见第76章)。OSA和COPD同时存在被称为重叠综合征,较之于单纯的COPD或OHS具有更明显的夜间低氧血症、日间高碳酸血症以及更高的肺动脉高压患病风险。与高碳酸血症的COPD患者相比,OHS患者可自发地出现过度通气以使PCO_2保持在正常的40mmHg以下。鉴别OHS和COPD尤为重要,因为它们的治疗方案不同。虽然无明显吸烟史和缺乏肺过度膨胀的胸片表现,会使得COPD的可能性下降,但肺功能检查是应该进行的。

肺功能检测和胸部影像学是排除可引起高碳酸血症的阻塞性和限制性肺部疾病的必要手段,但往往在ICU难以实施和解读,尤其当患者处于气管插管的状态下。COPD与气流受阻有关,其第一秒用力呼气容积(forced expiratory volume in 1 second,FEV_1)/用力肺活量(forced vital capacity,FVC)低于正常值下限,而单纯肥胖症患者的FEV_1/FVC的比值维持正常。最大吸气压力和最大呼气压力的下降提示可能存在神经肌肉疾病。其他的检查应该包括甲状腺功能监测以排除甲状腺功能减退,以及全血细胞检查以确定继发性红细胞增多症的诊断。心电图和超声心动图检查对于评估肺动脉压和右心室功能是有益的。

COPD导致气道严重受阻的患者无论是清醒还是睡眠时均可能有CO_2潴留。除此之外,睡眠期间的高碳酸血症可能加重,尤其是在快动眼睡眠时,这是因为快速动眼期睡眠会引起非膈肌的呼吸肌功能减弱。之所以调用这些肌群,是因为无力或反向的膈肌运动对通气的帮助微乎其微。

对于所有病理性肥胖的患者都应考虑OHS的诊断。但是,切记并不是所有的病理性肥胖的患者都会出现OHS。病理性肥胖从几个方面反过来影响着呼吸生理,包括呼吸力学(功能残气量、补呼气量及肺总量的减少)、上呼吸道阻力增加以及呼吸做功增加。更重要的是,体重增加本身并不引起高碳酸血症。在呼吸做功方面,OHS与单纯的肥胖或OSA相比有着很大的不同。许多肥胖症患者有着超强的呼吸驱动力,与此相比,OHS患者的呼吸驱动力则是减弱的,这导致了低通气。合理的解释机制是中枢性呼吸调节的异常与瘦素抵抗有关,瘦素是一种同时影响食欲和通气的激素。与非肥胖症的患者相比,肥胖症患者的瘦素水平明显升高,在较高的通气负荷下,这可能引起了呼吸驱动力的增强。对高血清瘦素水平的抵抗则可引起OHS患者日间可监测到高碳酸血症的形成。除了肺通气不足、肺不张及其伴发的V/Q失调也可引起低氧血症。另一方面,OHS可并发肺动脉高压,对于单纯性肥胖患者,这并不常见。

(二)治疗

识别并随即开始治疗对OHS患者而言至关重要,相对于血碳酸正常的单纯性肥胖患者,OHS患者的住院时间更长、病死率更高,给予无创通气治疗可减少OHS患者的住院时间和发病率。已有报道称，对于严重肥胖的患者尤其是那些伴有高碳酸血症的患者而言，与常规治疗相比，立即拔除气管插管给予 48h 预防性无创（正压）通气（non-invasive ventilation，NIV）的患者再插管的发生率明显下降（绝对值下降 16%）。诚如 OSA 患者，给 OHS 患者进行气管插管可能是有困难的：因呼吸衰竭需要紧急气管插管的病理性肥胖的患者，约有 50%存在困难气管插管而需要有经验的医师尝试插管 3 次以上。有人推荐，医疗工作者应预见到这种情形，并由有经验的医生或麻醉师对这些患者实施气管插管，或者可考虑使用纤维支气管镜。在建立起明确的人工气道前，喉罩有助于维持通气。

OHS 不同的临床表现，治疗方案也不同。ICU 患者当合并有其他临床疾病的高碳酸血症呼吸衰竭时，应早期使用 NIV（见第 3 章）。这可以避免气管内插管和有创呼吸机辅助通气，但是有指征时 NIV 不应延迟紧急气管插管。NIV 的成功依赖于对患者的选择以及对禁忌证的掌握（详见第 3 章，表 3-2）。

NIV 可装配在用于 ICU 气管插管患者的传统重症监护呼吸机上，也可装配于为家庭无创机械通气而设计的便携式呼吸机上。容量控制和压力控制通气方式都可应用。上呼吸道阻塞的过度肥胖患者常需克服必要的呼吸抵抗，因此，容量控制通气模式比压力控制模式更加常用。

无论什么类型的呼吸机模式，早期应用 NIV 治疗患者急性呼吸衰竭应使用 ICU 设备密切监测。患者开始治疗的前 1~3h 若意识状态、呼吸衰竭、pH、$PaCO_2$、缺氧改善则预示着治疗有效。NIV 无效或者不能耐受者应考虑有创呼吸机辅助通气。在纠正 COPD 急性发作患者高碳酸血症的 $PaCO_2$ 时，应密切监测 $PaCO_2$ 变化，避免过快纠正高碳酸血症而导致的代谢性碱血症（见附录 B，附图 B-2）。成功的无创通气治疗很大程度依赖于 1 个好的面罩。急性呼吸衰竭时，通常首选口鼻罩，可最大限度地减少因高压和潮气量导致的漏气，这点对于改善睡眠过程中的分钟通气量很有必要。另外，急性呼吸衰竭时患者多张口呼吸。因此，出现大量可选择的面罩接口以依据患者的舒适度调整。

双水平正压通气（BIPAP）的使用无标准方案，但是可通过呼气 PAP（expiratory PAP，EPAP）减少气流受限，同时增加吸气 PAP（inspiratory PAP，IPAP）改善肺通气。IPAP 和 EPAP 的压力差至少 $8cmH_2O$。50% 的 OHS 患者在 PAP 治疗时需要氧气，以保证气流受限者的血氧饱和度 >90%。单独氧疗并不推荐，因为可能延长 OHS 患者呼吸暂停和加重呼吸衰竭。

ICU 患者的选择虽然常常受到限制，但仍然可选择使用鼻罩、全面罩。虽然全面罩可导致患者焦虑和幽闭综合征发生，但是与鼻罩相比，全面罩允许更高的压力设置。需警惕面罩-患者接触面漏气和皮肤破损。

NIV 治疗的终点是患者昼夜的血 $PaCO_2$ 和 pH 恢复正常。白天的理想 PCO_2 40~50mmHg，50~60mmHg 也可接受。其他临床表现和征象包括患者症状、体征（如嗜睡、打鼾）和氧合情况。通常 OHS 比 OAS 患者需要更高的 IPAP（10~$30cmH_2O$）和 EPAP（5~$15cmH_2O$），驱动力差（IPAP-EPAP）应超过 5~$10cmH_2O$。多数患者可在几个小时内临床得到改善，24h 内 pH 接近正常。

OHS 患者的 NIV 早期治疗可使用双水平或传统的呼吸机（无创呼吸机模式）。由于患者的病情和所使用的呼吸机模式的特点，需设置后备呼吸频率。一些市场上可买到的呼吸机可提供高达 $40cmH_2O$ 的吸气压力和 100% 吸氧浓度。常见的呼吸机有压力循环或者容量循环模式。在患者从 ICU 转运到其他地方时，传统呼吸机有一个优势就是在电池模式下允许 NIV 连续工作。

以上参数的稳定能够保证患者从 ICU 顺利转出。可依据动脉血气分析调整呼吸机参数。在稳定的 OHS 患者中，NIV 还能够改善 OHS 患者限制性肺病和减弱的化学敏感性。如果这些治疗策略无效，则需要邀请减重专科医师、肥胖外科治疗专科医师共同探讨气管造口术。

减肥虽然很难坚持但可以改善 OHS 多方面症状，包括高碳酸血症、低氧血症、呼吸肌功能。减肥外科手术治疗在美国已实施，通过手术治疗能够减去很多的重量并改善睡眠的病理生理。单独氧疗对于 OHS 患者无效。CPAP 可通过开放上呼吸道、改善肺容量和减少呼吸肌做功来治疗轻的或者稳定的 OHS。但是，灵活使用 CPAP 压力限制和容量限制模式,可治疗急性或不稳定的患者。没有比较 OHS 压力控制和容量控制的设计对照研究。虽然 NIV 的压力控制模式使患者更舒适,但容量控制模式可在患者呼吸肌做功、气道阻力和胸壁顺应性变化的情况下带来稳定的分钟通气量。应视情况排除 NIV 的禁忌证(如无保护上呼吸道的能力、消化大出血、低血压和致命的外伤)。早期 NIV 治疗的几个小时内应密切监测生命体征、ABG 和患者耐受性。OHS 患者在使用 NIV 时,人机不同步和周期性呼吸将会影响治疗效果和睡眠质量。

虽然减肥可改善 OSA 和 OHS 的症状,也应鼓励所有肥胖症患者减肥,但这经常很难做到和坚持。应强烈推荐 OHS 患者肥胖外科手术治疗(见第 93 章)。纤维支气管镜(气管切开术)可减少夜间气道阻塞事件和高碳酸血症,但是它的实施存在风险,尤其对于肥胖症患者或者颈部肥胖的患者。气管切开术可用于其他治疗效果欠佳或白天持续低通气的患者。呼吸兴奋药如甲羟孕酮或乙酰唑胺,在有限的临床试验中成功率很低。这些药物不良反应和缺乏证实的长期有效性限制了它们的使用。

肾脏、代谢、内分泌

第81章

急性肾损伤和横纹肌溶解

Rhonda S. King　Michael R. Rudnick，著　龚书榕，译　于荣国，校

急性肾损伤（AKI）是指肾功能的急剧下降，表现为血清肌酐和尿素氮（BUN）浓度的升高及尿量的下降。2004年，急性透析质量小组倡议用首字母RIFLE（图81-1）来代表急性肾损伤时肾功能恶化的分级。RIFLE中每一个字母分别代表危险（risk）、损伤（injury）、衰竭（failure）、肾功能丧失（lose of renal function），以及最后一个字母E代表终末期肾病（end-stage renal disease，ESRD）。RIFLE标准认为血清肌酐浓度在一到几天之内升高大于3mg/L具有显著临床意义。在住院的普通内外科患者中AKI的发生率为2%～5%，而在ICU患者中发生率则为10%～25%。RIFLE标准是评估肾衰竭的敏感工具，使得医生认识到，即便是血清肌酐的轻微升高，也与患者发病率及病死率的增高相关。虽然AKI常常是患者基础疾病发展过程中的一个直接并发症，但其发展进程与医疗护理措施密切相关。

AKI可增加并发症，并使得患者住院时间及费用大大增加。AKI的患者病死率增高，在非少尿型患者中为25%，少尿型患者中可达50%。AKI患者的死亡原因并非AKI本身，而是感染、心血管或呼吸系统并发症。当AKI合并脓毒症、呼吸衰竭，以及需要正性肌力药物支持的低血压（与年龄无关）时，病死率大大增加。AKI会导致慢性肾病（CKD），并进展为ESRD；并使得远期心血管事件的风险增高一倍。

一、鉴别诊断

AKI可分为三种病理生理类型：肾灌注减低（肾前性AKI）、尿路梗阻（肾后性AKI）或肾实质损害（肾性AKI）。最后一种类型可进一步划分为原发性肾脏疾病（包括肾血管性、肾小球性及肾小管间质性肾病）和急性肾小管坏死。

（一）肾前性AKI

任何肾灌注的减低都会启动肾脏内在的维持肾小球滤过率（GFR）及溶质排泄的生理过程。中度肾灌注减低会刺激神经及体液因素（主要是血管紧张素Ⅱ、前列腺素、儿茶酚胺、醛固酮及抗利尿激素），产生选择性的球后（出球）小动脉收缩。出球小动脉的收缩维持了肾小球滤过率并提高钠的重吸收。然而，如果肾脏低灌注持续加重，以上调节机制就无法维持正常的肾小球滤过率，最终发生肾前性AKI（表81-1A）并使得含氮废物在血液里发生堆积。

真性血管内容量丧失或有效小动脉容量损耗状态（例如充血性心力衰竭、肝硬化或肾病综合征）可以导致肾前性AKI。在后几种状态中，应用利尿药治疗可能因加重容量损失而进一步损害

肾灌注。阻断肾脏维持内环境稳定反应的药物，以及前述的应对肾脏低灌注的自我调节机制［血管紧张素转化酶抑制药（ACEI）、血管紧张素受体拮抗药（ARB）和非甾体消炎药（NSAID）］的药物可能会进一步损害肾功能。缩血管药物（如儿茶酚胺类、环孢素或他克莫司）可能会减低肾脏灌注并加重肾前性 AKI。肝肾综合征（定义见表 81-2）是由于终末期肝病（见第 27 章）伴随的严重的肾血管收缩所导致的，其通过输注容量无法获得改善。在危重患者中，常常是多种因素共同导致了肾前性 AKI。

肾前性 AKI 的特点是排泄浓缩尿液（尿渗透压＞700mOsm/kg，尿比重＞1.020）、相对性低尿钠［尿钠＜20mEq/L（＜20mmol/L）］、钠排泄分数（FENA）＜1％（见第 39 章），并且在原发病解除后可快速恢复。FENA 作为一个严格的诊断标准（表 81-1B），使用时要小心，因为慢性肾病（CKD）的患者可能无法浓缩尿液或使 FENA 低于 1％。并且，特别重要的一点是 FENA 只能用在少尿（即 24h 内尿量少于 500ml）的情况下使用。对肾前性 AKI 患者使用利尿药也会使得 FENA 大于 1％。

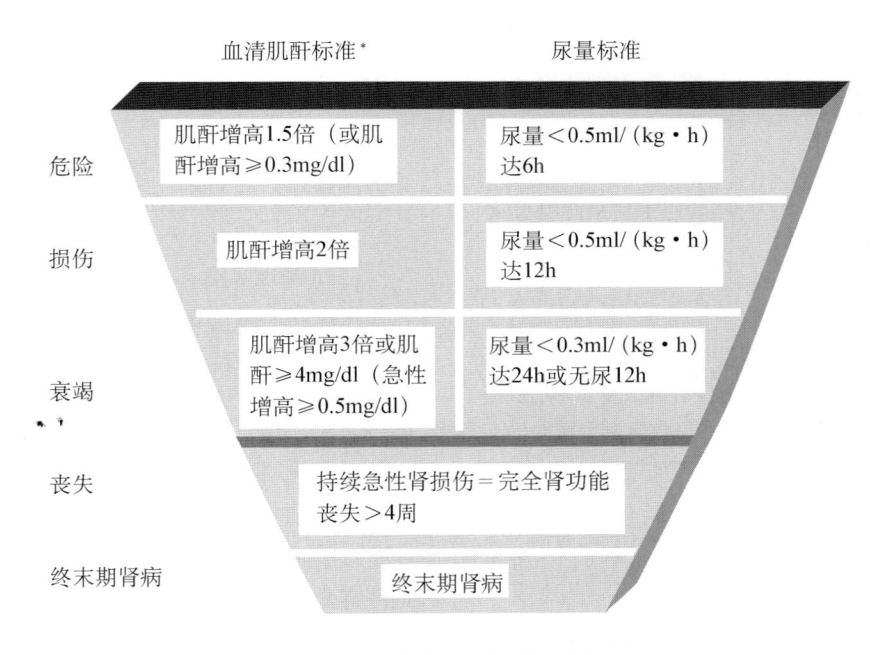

图 81-1 急性肾损伤的 RIFLE 标准

引自 Kellum JA，Bellomo R，Ronco C：Definition and classification of acute kidney injury. Nephron Clin Pract 109：182-187，2008.

表 81-1A 肾前性 AKI 的原因

容量丧失	肾血管收缩
有效动脉血容量减少	环孢素
充血性心力衰竭	肝肾综合征
肝硬化	高钙血症
肾病综合征	非甾体消炎药（NSAID）
他克莫司	

相反地，有些未被定义为肾前性 AKI 的情况（例如，造影剂肾病、横纹肌溶解、血红蛋白尿及尿路梗阻）也会产生低 FENA（表 81-1B）。

虽然肾前性 AKI 典型表现为少尿，在那些存在潜在肾功能不全或肾浓缩功能障碍的患者，尿量可能会超过每天 500ml。此外，应用利尿药治疗或因高血糖或蛋白负荷过高引起的溶质利尿效应会增加肾脏钠排泄，损害肾浓缩功能并导致非少尿性 AKI。

表81-1B 当使用钠排泄分数(FENA)<1%作为诊断肾前性急性肾损伤(AKI)时的假阴性和假阳性的情况

"假阴性"(即存在肾前性AKI但FENA>1%)
慢性肾病伴正常浓缩功能丧失(尿量>500ml/d)
非少尿性疾病
慢性肾病伴钠重吸收障碍
渗透性利尿(例如由甘露醇、葡萄糖所致)
近期使用利尿药(例如呋塞米)
"假阳性"(即不存在肾前性AKI但FENA<1%)
造影剂肾病
血红蛋白尿
横纹肌溶解合并肌红蛋白尿
尿路梗阻(部分性)

表81-2 肝硬化中肝肾综合征的诊断标准

肝硬化合并腹水
血清肌酐>15mg/L
血清肌酐经治疗无改善[在至少2d使用利尿药脱水和白蛋白扩容后肌酐下降≤1.5;白蛋白的推荐剂量为1g/(kg·d),最大可达100g/d]
不合并休克
当前或近期未使用肾毒性药物进行治疗
不合并肾实质病变(表现为尿蛋白>500mg/d,微血尿>50个红细胞/高倍视野或肾脏超声异常影像)

引自Salerno F, Gerbes A, Gines P, et al: Diagnosis, prevention and treatment of hepatorenal syndrome in cirrhosis. Postgrad Med J 84:662-670, 2008.

(二)肾后性AKI

在尿液收集系统的任何水平发生的尿流梗阻都会产生AKI(表81-3)。下尿路梗阻可能发生在膀胱水平、膀胱出口水平或尿道水平。上尿路梗阻可能发生在输尿管或肾盂水平。会引起AKI的上尿路梗阻必须是双侧性病变、孤立肾或基础肾功能不全。完全的尿路梗阻会发生无尿,而部分梗阻时尿量的产生不固定,可能发生多尿,或特征性地表现为多尿和无尿之间的波动。

对所有AKI的患者都要排除肾后性的因素,因为梗阻性肾衰在迅速诊断及解除梗阻后肾功能有望恢复。通过置导尿管测定排尿后膀胱残余尿>100ml可以诊断膀胱出口梗阻或神经源性膀胱。可以使用超声来筛查上尿路梗阻,肾盂积水是存在上尿路梗阻的证据。

表81-3 肾后性急性肾损伤的原因

下尿路梗阻
良性前列腺增生
膀胱癌
膀胱结石
血块阻塞
神经源性膀胱
前列腺癌
尿道狭窄
上尿路梗阻(必须是双侧性的,除非是孤立肾)
主动脉动脉瘤
血块阻塞
肾结石
盆腔恶性肿瘤
肾乳头坏死
腹膜后纤维化
腹膜后肿瘤
移行细胞癌

(三)肾性AKI

根据其内在发病机制,固有肾实质损伤产生的AKI可分为五大类型:急性肾小管坏死(ATN);急性间质性肾炎(AIN);急性肾小球肾炎(AGN);肾小管阻塞和急性血管综合征(表81-4)。在这些类型中,ATN是目前引起肾性AKI的最主要原因。

1. 急性肾小管坏死(ATN) ATN的病理特征是肾小管上皮细胞的损伤及坏死。脱落的坏死细胞堵塞肾小管、肾小球滤过液经由损伤的肾小管上皮回漏,以及由于反应性肾血管收缩而导致GFR下降,以上因素都促进了肾泌尿功能的衰竭。

ATN的原因可大致均分为缺血性和肾毒性损伤。不同患者的肾脏对缺血的反应相差很大。在一些患者中,几分钟的缺血就可导致ATN,然而在其他一些患者,较长时间的肾脏低灌注也仅产生一过性的肾前性氮质血症。虽然任何原因的肾前性AKI都可能进展为缺血性ATN,但大部分的病例都经历了一段明显低血压的时间。缺血性ATN的危险因素包括脓毒症、大手术(特别是体外循环、腹主动脉瘤修补和胆道手术)、存在CKD基础,以及治疗使用了血管紧张素转化酶抑制药、血管紧张素受体拮抗药和非甾体消炎药。

表 81-4　肾性急性肾损伤的原因

急性肾小管坏死	分枝杆菌感染
缺血	立克次体感染
心跳呼吸骤停	病毒感染
低血压	急性肾小球肾炎
低血容量性休克	心内膜炎相关肾小球肾炎
脓毒症	溶血尿毒综合征（HUS）、血栓性血小板减少性紫癜（TTP）（见第63章）
肾毒性	
药物导致的（对乙酰氨基酚、氨基糖苷类、两性霉素B、顺铂、静脉造影剂）	感染后肾小球肾炎
	急进性（新月体）肾小球肾炎（肺出血肾炎综合征、链球菌感染后肾小球肾炎）
色素性肾病（血红蛋白、肌红蛋白）	系统性血管炎（急性狼疮性肾炎、结节性多动脉炎、过敏性紫癜、韦格纳肉芽肿、冷球蛋白血症）
急性间质性肾炎	
药物导致的	
头孢菌素类	肾小管阻塞
西咪替丁	乙二醇摄入（产生草酸盐结晶）
环丙沙星	多发性骨髓瘤
呋塞米	肿瘤溶解综合征
非甾体消炎药	阿昔洛韦产生的结晶
青霉素类	急性血管综合征
苯妥因	胆固醇栓塞
质子泵抑制药	恶性高血压
磺胺类	肾动脉血栓栓塞
感染相关	肾静脉血栓症
细菌感染	硬皮病肾危象

　　会产生肾毒性ATN的因素包括氨基糖苷类抗生素、两性霉素B、对乙酰氨基酚、顺铂、造影剂，也许还有游离血红蛋白及肌红蛋白。造影剂肾病是引起ATN的最常见原因。对于大部分ICU患者，ATN的原因是多因素的，由一系列肾毒性和缺血性损害的联合作用所引发。

　　存在CKD基础及年长的患者发展成ATN的风险加大，并且在ATN后肾功能恢复的可能性变小。类似地，脱水药及血管收缩药物比其他因素引起ATN的危险性加大。

　　依据肾实质损伤的严重程度的不同，ATN可能出现或不出现少尿。肾小管完整性的丧失既破坏了尿液的浓缩功能亦破坏了其稀释功能。因此，尿渗透压大约为300mOsm/kg（等渗尿），尿比重大约为1.010。同样地，肾小管钠重吸收功能损害也使得尿钠浓度通常都超过40mEq/L（40mmol/L）并且使钠排泄分数（FENA）超过1%。单独或同时出现混浊棕色管型和肾小管上皮细胞是使得ATN区别于肾前性AKI的特征。

　　2. 急性间质性肾炎（AIN）　AIN的特点是肾间质组织及肾小管的炎症性改变，在病理活检切片上典型表现为淋巴细胞及嗜酸性粒细胞的浸润。传统上将发热、皮疹及嗜酸性粒细胞增多作为AIN相关临床三联征，但缺乏其中的一种或一种以上表现的情况也较常见。大部分AIN的病例是由于对下列药物的超敏反应：青霉素、头孢菌素、磺胺类抗生素、利尿药、抗惊厥药、非甾体消炎药、质子泵抑制药及组胺H_2受体拮抗药，然而几乎任何药物都有可能会涉及。在一些少见的情况下，AIN的发生可能是一种对感染产生的免疫反应。AIN的患者通常没有少尿，血清肌酐浓度的增高也比ATN的患者要慢。尿沉渣通常表现为无菌性脓尿、血尿和白细胞管型。AIN患者可能会出现嗜酸性粒细胞尿症，使用针对嗜酸性粒细胞的特异染色（汉森染色）可以很好地检测出来。

　　与非甾体消炎药相关的AIN通常不会表现

出发热、皮疹或嗜酸性粒细胞增多。并且，与非甾体消炎药相关的AIN可能会出现大量蛋白尿，但在其他原因引起的AIN则无类似情况。

3. 急性肾小球肾炎（AGN） 一系列的肾小球相关综合征会表现为急性（病情进展从几小时到几天）或亚急性（病情进展从几天到几周）肾衰竭（表81-4）。Goodpasture综合征（肺出血-肾炎综合征）是一种与抗肾小球基底膜抗体（抗-GBM抗体）特异性相关，合并肺出血的急进性进展（新月体）的肾小球肾炎。肾小球肾炎的特征性表现是尿沉渣出现典型的异形红细胞并且在某些病例出现红细胞管型，同时合并一定程度的蛋白尿。进行血清补体和血清学检查［例如抗核抗体（ANA）、抗中性粒细胞胞质抗体（ANCA）、冷球蛋白以及抗-GBM抗体］有助于诊断。补体水平检测是一项有助于缩窄鉴别诊断范围的较好的初始检查，补体水平下降提示免疫复合物介导的肾小球肾炎，包括狼疮性肾小球肾炎、感染后肾小球肾炎、心内膜炎相关性肾小球肾炎、丙型肝炎相关混合冷球蛋白血症性肾小球肾炎及膜性增殖性肾小球肾炎（MPGN）。然而，通常需要进行肾活检来明确肾小球肾炎诊断的分型。

4. 肾小管阻塞 肾小管内被晶体沉淀或病变蛋白质阻塞也会导致AKI。急性尿酸性肾病最常见于针对敏感肿瘤化疗后产生的肿瘤溶解综合征。肿瘤溶解综合征通常合并高钾血症、高磷血症和严重的高尿酸血症［血清尿酸浓度＞1200μmol/L(20mg/dl)］并且显微镜检发现尿液中存在多量尿酸结晶。摄入乙烯乙二醇（见第57章）会产生急性草酸盐肾病，以大量草酸盐结晶尿为特征性表现。肾小管内析出甲氨蝶呤、茚地那韦和阿昔洛韦亦会导致AKI。

多发性骨髓瘤的患者在一系列诱因作用下也有导致AKI的风险，包括高钙血症、高尿酸血症和免疫球蛋白轻链直接造成的肾毒性。经典的急性骨髓瘤患者会在肾小管广泛地析出轻链蛋白并且发生肾小管萎缩，检测血清异形蛋白或尿中轻链可以用来诊断本病。

5. 急性血管综合征 由肾动脉血栓栓塞或血栓形成、恶性高血压小动脉痉挛、硬皮病肾危象或胆固醇栓塞等引起的部分或完全性肾血管闭塞都会引起AKI。血管闭塞性肾衰经常合并发热、网状青斑、下肢瘀斑、嗜酸性粒细胞增多和低补体血症。罹患血管闭塞性疾病的患者经常诉食欲下降及体重减轻，并且有合并小肠缺血的征象。虽然血管闭塞性AKI会自发发生，但通常见于血管造影及大动脉手术之后。急性肾静脉血栓形成引起AKI者罕见。

6. AKI的鉴别诊断 临床病史以及体格检查可以用来指导肾性AKI的鉴别诊断。要特别关注AKI发生前给予的药物、脓毒症或低血压的发生情况，以及肾毒性药物的使用情况。在少尿的情况下，检测患者尿沉渣和尿电解质可以缩小鉴别诊断的范围。显微镜下未检出红细胞的患者出现血细胞试纸测试阳性提示为横纹肌溶解（肌红蛋白尿会导致血细胞试纸测试假阳性）或血管内溶血。如前所述，尿中红细胞管型或异形红细胞提示肾小球肾炎。在AIN患者的尿中，通常含有红细胞和白细胞，以及白细胞管型。虽然尿中未见细菌，但应该进行尿细菌培养以排除肾盂肾炎或下尿路感染。嗜酸性粒细胞尿提示间质性肾炎，但也可能存在血管闭塞性疾病。大量结晶尿亦可指导诊断：双锥体草酸钙（信封型）结晶提示乙烯乙二醇中毒；长菱形（可极化的）尿酸结晶提示肿瘤溶解综合征。在蛋白试纸测定阴性的患者中出现磺基水杨酸测定试验阳性提示骨髓瘤性肾损伤。每一个AKI的患者都要考虑梗阻性因素，如果AKI的进程与临床表现不一致，要进行肾脏超声检查来排除肾盂积水。肾活检对于诊断AKI并非必须。肾活检只能用于那些考虑肾小球肾炎或AIN的患者，以及那些罹患持续的难以解释的AKI的患者。

二、治疗

（一）肾前性AKI

肾前性AKI的处理是尽快恢复正常肾灌注。低血容量的患者应选择合适的液体如血制品、胶体或等张晶体液进行液体复苏。心功能不全引起的AKI可予以正性肌力药物支持并减低后负荷。在严重肝硬化的患者中，虽然全身的容量过负荷，但仍旧会发生有效循环容量不足的表现。在肝硬化的患者要小心监测其容量变化。多项研究表明奥曲肽和米多君（同时使用或不使用白蛋白）在治疗肝肾综合征中的有效性。奥曲肽和米多君可以改善肾功能、减低死亡率并使患者平稳过渡到肝移植;需要仔细调整米多君的剂量以便达到目标血压。临床表现无法区分单纯肾前性氮质血症和肝肾综合征。在这种情况下,中心静脉或肺动脉测压有助于指导液体治疗,以及预防医源性肺水肿。对于所有的肾前性氮质血症的患者,要停止使用利尿药和非甾体消炎药,避免使用血管紧张素转化酶抑制药、醛固酮受体拮抗药和血管紧张素受体拮抗药。

(二)肾后性AKI

肾后性AKI的治疗主要在于解除梗阻。膀胱置入导尿管可以解除膀胱出口梗阻或神经源性膀胱患者的梗阻问题。上尿路梗阻需要置入输尿管支架或行经皮肾造瘘术。

在解除梗阻后可能会出现梗阻后多尿的情况。在AKI期间水和钠在体内发生堆积,因此多尿是一种生理性的代偿,且其可以纠正这种水钠过负荷。在一些患者中,由于体内滞留的尿素会引起梗阻后渗透性多尿,可能需要行容量治疗。然而,在一些少见的情况下,残余的肾小管损伤会导致尿液浓缩功能障碍、肾性盐耗或两者皆有,并导致血液浓缩和高钠血症。因此,在解除梗阻后,要密切监测患者的尿量、容量状态和血清电解质水平。对于容量过负荷的患者,补液量应当少于尿量,以使其达到液体负平衡状态。在容量正常的患者,需根据尿量补液,但必须确保给予的容量不会导致多尿的发生。尿电解质的构成情况应作为患者治疗液体构成的参考。如果没有做相应的检测,0.45%的氯化钠溶液(即生理盐水的一半浓度)可以作为初始治疗的合适液体。在解除梗阻后,患者可能会出现肾脏排钾障碍或排钾过多,分别导致高钾血症或低钾血症。这些患者可能会出现肾小管性酸中毒或肾排磷过多。因此,要根据血清及尿电解质测定结果来指导钾、碳酸氢盐及磷酸盐的补充。

(三)肾性AKI

1. 支持治疗措施　支持治疗是所有类型的肾性AKI的主要治疗手段。给予液体治疗来纠正低血容量和补充相应的损失。在非少尿型AKI的患者给予利尿药有助于治疗其容量过负荷状态。然而,随机对照研究提示,在AKI患者中使用呋塞米不能减少其住院病死率、需行CRRT的风险或透析的天数。虽然有些研究提示呋塞米可以使AKI由少尿型变为非少尿型,但是这种反应是否是因为AKI的严重程度较轻,从而改善了ATN的病情仍不清楚。要避免高剂量使用呋塞米(每天1~3.4g),因其有导致短暂性耳聋和耳鸣的风险。推荐呋塞米静脉使用的最大剂量为160mg,因为更大剂量在低GFR的患者中不会增加尿钠的排泄。严密监测血清电解质,使用碳酸氢盐来治疗代谢性酸中毒。终止常规补钾并治疗高钾血症(见第39章)。限制磷的摄入,给予口服结合剂(例如碳酸钙、醋酸钙、镧盐或氢氧化铝)来降低磷的水平。避免同时输注双枸橼酸(枸橼酸/枸橼酸钠)和氢氧化铝,因为枸橼酸会增加铝的吸收。

如有可能,停止或避免使用肾毒性药物,例如氨基糖苷类、抗生素和静脉使用造影剂。并且避免使用会减少肾灌注的药物,例如血管紧张素转化酶抑制药、血管紧张素受体拮抗药和非甾体消炎药。根据肾衰竭的程度调整所有药物的剂量,如有可能,应监测药物血浓度(见第17章)。关注少尿/无尿突然发生的时间,因为血清肌酐上升到稳定高位需要几天的时间。因此,在这种不稳定的条件下,最初的GRF测定并非必须,并且也不能根据血清肌酐浓度来推算GRF。

AKI是一种高分解代谢的状态。然而,给予蛋白质不会导致正氮平衡或是中性氮平衡。其反而会增加氮质血症并增加患者透析的需求。因此何为理想的蛋白质营养处方仍存在争议,蛋白质推荐剂量通常为每天1.2~1.5g/kg理想体重(见第15章)。当使用肠外营养时,要特别注意电解质计算公式。对于一个肾衰竭患者来说,大部分标准的电解质计算公式都包含过多的钾、磷和镁。

许多患者在AKI期间需要行肾替代治疗(见第20章)。开始进行透析的指征包括利尿药不敏感的容量过负荷状态、代谢性酸中毒或对医疗措施无效的高钾血症、尿毒症相关症状(例如神志状态改变、心包炎),除此以外还有尿毒症加剧的出血(见第26章)以及严重氮质血症相关症状。虽然并没有规定多高的血BUN和肌酐水平可以开始透析治疗,但通常BUN>357mmol/L(100mg/dl)或肌酐>530~620μmol/L(6~7mg/dl)可以作为透析的指征。与传统透析治疗时机或传统透析强度相比,早期透析治疗或高强度透析并没有提高 AKI 的生存率或痊愈率。

2. 急性肾小管坏死(ATN) 尚未有非支持性的治疗措施被证实对 ATN 有效,现有的治疗手段还主要是一些支持性的措施。虽然少尿型 ATN 较非少尿型 ATN 有更高的死亡率,但利尿药应用仍旧存在争议,特别是在少尿型患者中利尿药能否改善预后,还是仅仅起到甄别出那些肾小管损伤不那么严重的患者的作用。然而,从少尿状态转化为非少尿状态使得患者的液体管理较容易,并推迟了其对透析治疗的需求。因为襻利尿药(例如呋塞米、布美他尼)是作用在肾小管的管腔一侧,在 GFR 下降的患者身上需要给予高剂量(例如一次性静脉注射最高达 160mg 或持续静脉注射 20~40mg/h 的呋塞米)来达到利尿效果。新型襻利尿药在同等剂量下并不比呋塞米更有效,且其都比呋塞米昂贵的多。联合使用襻利尿药和口服美托拉宗或静脉用噻嗪类利尿药(例如氢氯噻嗪)可以具有协同作用。

在很多情况下,处理 ATN 的最好方法是预防。任何有可能的情况下都要避免使用肾毒性药物。密切监测氨基糖苷类的剂量以防止达到中毒剂量(见第17章)。很多药物,包括氨基糖苷类、两性霉素 B 和静脉用造影剂在容量不足的情况下经常会引起 ATN,因此给予生理盐水负荷可以减少罹患 ATN 的风险。为了减少造影剂肾病(CIN)的发生,在输注造影剂之前及之后给予等张生理盐水。推荐使用等张碳酸氢钠和乙酰半胱氨酸(NAC)来减少造影剂肾病的发生,但仍缺乏足够的研究来证实其有效性。

3. 急性间质性肾炎(AIN) AIN 的治疗需要终止任何有害的药物,对于任何潜在的感染的治疗,如果使用的一种抗感染药物涉及 AIN 就要更改为另一种药物。如果在发展成间质纤维化之前给予有效治疗,这样的肾衰竭通常是可逆的。目前没有随机对照研究结果可以证实类固醇激素治疗可以加快并导致肾功能更彻底地恢复。因此,推荐类固醇治疗用于那些停用了有害药物却未能使病情改善的 AIN 患者或表现为严重肾衰竭的患者。

4. 急性肾小球肾炎 急性肾小球肾炎治疗方式的选择取决于其发病原因,并应遵循肾病理活检的结果。链球菌感染后肾炎、感染性疾病后肾炎及心内膜炎相关肾小球肾炎等自限性 AKI 通常不需要特殊治疗,只需进行针对原发感染的治疗。狼疮性肾炎或系统性脉管炎相关肾炎及急进性(新月体型)肾小球肾炎等急性肾小球肾炎通常需要应用类固醇药物及细胞毒性药物治疗。血浆置换对于以下这些患者是有益处的:抗肾小球基底膜病、溶血尿毒综合征、免疫性肾小球肾炎和血栓性血小板减少性紫癜(TTP)(见第63章)。

5. 肾小管阻塞 治疗乙烯乙二醇中毒可以使用静脉滴注碳酸氢钠来纠正代谢性酸中毒,应用乙醇或 4-甲基吡唑来抑制新陈代谢,以及紧急血液透析(进一步的详细信息见第57章)。虽然价格昂贵的多,但注射 4-甲基吡唑较乙醇是更好的选择。尽快开始治疗可以预防或减轻 AKI 的程度。

在肿瘤溶解综合征中,事先给予别嘌醇和强化生理盐水水化可以预防 AKI 的发生。含碳酸氢盐的液体也可以用来治疗,但有产生钙磷沉积的风险。当发生急性尿酸肾病的时候,应该开始给予高强度血透治疗来减低血清尿酸水平。

治疗多发骨髓瘤性 AKI 应进行积极水化(每天 2~3L 生理盐水)并开始化疗以减少轻链的产生。碱化尿液的方法仍旧存在争议因为其可造成钙磷沉积的风险。避免使用利尿药,因为其可能增加本-周蛋白在肾小管腔内阻塞的风险,同时治疗相关的高钙血症和高尿酸血症。通过血浆置换快速减低血循环中病变蛋白是否能逆转 AKI 仍不明确。

(四)急性血管综合征

暂无有效的方法来治疗血管闭塞性(胆固醇栓塞性)AKI。抗凝血治疗没有益处反而可能使病情恶化。溶栓治疗急性肾动脉血栓症和血栓栓塞可以使血管再通但经常还是会持续存在肾功能障碍。治疗恶性高血压相关的 AKI 应立即给予降压治疗。治疗硬皮病肾危象应该使用血管紧张素转化酶抑制药。

(五)横纹肌溶解

横纹肌溶解是由骨骼肌损伤及肌肉细胞内容物释放而引起的临床综合征。大部分病例临床表现轻微,诊断通常基于以下几种细胞内容物释放后在血清中浓度增高的程度,特别是肌酸激酶（CPK）、乳酸脱氢酶（LDH）或谷草转氨酶（GOT）。在严重的病例，会出现明显的肌红蛋白尿（表现为红色或褐色尿液，血细胞试纸试验呈阳性但显微镜下却未能发现红细胞）。ATN是横纹肌溶解引起的最严重的并发症，但只在一小部分患者中出现，其发生与一系列可能的因素相关，包括肌红蛋白管型引起的肾小管阻塞、肾小动脉收缩和直接造成的肾小管细胞中毒损伤。

1. 发病原因与临床及实验特点 横纹肌溶解的原因可以大体地分为创伤性和非创伤性两大类（表81-5）。虽然经典的横纹肌溶解与严重创伤和挤压伤有关，但大部分的病例是非创伤性的。其表现出的症状如逐渐加重的无力、肌痛和肌肉压痛通常反映了原发疾病的发展过程。体格检查结果包括压痛、肌肉呈揉面感、水肿和肌肉无力。在严重的病例，筋膜室综合征会表现出神经血管的损害症状和体征。持续筋膜室内压力超过40mmHg是行筋膜切开术的指征（见第98章）。

表81-5 横纹肌溶解的病因

创伤性	恶性高热
烧伤	肌肉缺血
挤压伤	一氧化碳中毒
非创伤性	肉毒碱棕榈酰转移酶缺乏
电解质紊乱	麦卡德尔病
高血糖	血管闭塞性代谢紊乱
低钾血症	药物
低磷血症	酒精
肌肉过度活动	可卡因
中暑	二甲苯氧庚酸
制动、被动压迫	HMG CoA还原酶抑制药（他汀类）
感染	神经阻滞药恶性综合征
坏疽、肌肉坏死	癫痫
病毒性肌炎	剧烈运动

严重高钾血症、高磷血症和高尿酸血症在横纹肌溶解引起的AKI中很常见（见第39章）。严重低钙血症是由于钙盐沉积在损伤肌肉里，以及严重高磷血症引起的维生素D和甲状旁腺激素代谢紊乱所导致。然而，除非出现症状，低钙血症不需特殊处理，因为在恢复期原先沉积的钙会发生转移甚至可能导致高钙血症。在这种情形下，高钙血症可能本身就会通过收缩肾血管而导致AKI。

肌酸磷酸激酶水平高于5000U/L（80μkat/L）会使AKI发生的风险增加。由于肌肉破坏释放肌酐，血清肌酐水平的升高在横纹肌溶解中比其他原因导致的AKI要迅速得多，每天上升高达221μmol/L（2.5mg/dl）。容量丢失和酸血症促进了肾衰竭的发展。虽然传统上认为肌红蛋白在横纹肌溶解中是最重要的肾小管毒素，然而在没有容量丧失的情况下，单纯肌红蛋白相对没有毒性。

2. 横纹肌溶解的治疗 最重要的治疗性措施是积极扩容来预防AKI的发生。是否将碱化尿液和使用甘露醇来强力利尿作为治疗措施的依据比较复杂。碱化尿液可以抑制肌红蛋白在肾小管的沉积。然而，代谢性碱中毒会加重低钙血症并使得磷酸钙沉积在组织中。甘露醇和襻利尿药对预防AKI的益处尚未证实，并且甘露醇可以导致伴有容量过负荷和高钾血症的血浆高渗状态。当发生明显的肾衰竭时，早期血透对于控制高钾血症和其他代谢性紊乱常常是必需的。

(六) 临床经验及易犯错误

1. 钠排泄分数（FENA）。可以用来区分肾前性氮质血症和其他原因引起的少尿型AKI。然而，利尿药或潜在的肾功能不全会使 FENA 增高。在这些患者中低的 FENA 仍是个有用的指标，但高 FENA 却可能产生误导（即假阴性）。并且，其他类型的 AKI（造影剂肾病、钙调磷酸酶抑制药性肾病、血红蛋白或肌红蛋白尿和肾后性梗阻）可能合并低 FENA（即出现假阳性）。

2. 并非所有氮质血症都是肾衰竭。在没有明显 GFR 降低的情况下也会出现 BUN 的增高（表 81-6）。

表 81-6 氮质血症的原因（血尿素氮增高）

皮质类固醇治疗	蛋白质供给过多
胃肠道大出血	肾衰竭
高分解代谢状态	四环素类抗生素

3. 对于肾血管病的患者或急进性或恶性高血压的患者，可能需要维持更高的血压以保证肾脏灌注。血压降得太快或降至正常会有产生肾前性 AKI 的风险。

第82章

糖尿病酮症酸中毒，高血糖高渗状态和酒精性酮症酸中毒

Gbemisola A. Adeseun　Debbie L. Cohen，著　龚书榕，译　于荣国，校

糖尿病酮症酸中毒（DKA）、高血糖高渗状态（HHS）和酒精性酮症酸中毒（AKA）是一系列以严重水、电解质、酸碱平衡紊乱为特征的疾病，常常需要在ICU内进行密切病情评估和治疗。了解这些疾病的病理生理机制对于迅速诊断和治疗是至关重要的。本章描述了这三种疾病的重要的不同之处。

一、糖尿病酮症酸中毒

（一）定义

定义糖尿病酮症酸中毒必须具备以下条件：高血糖［血糖＞14mmol/L（250mg/dl）］、代谢性酸中毒（动脉血pH＜7.3或碳酸氢根＜16mmol/L），以及酮血症（血清酮体≥1∶2稀释度）（表82-1）。虽然大部分DKA的患者具有胰岛素依赖型糖尿病的病史，但DKA也可能发生在非胰岛素依赖型糖尿病的患者。非裔美国人中的非胰岛素依赖型糖尿病患者似乎特别易感，这些患者罹患DKA的比例较高。DKA仍然具有较高的发病率，占确诊糖尿病患者住院原因的9%。

表82-1　糖尿病酮症酸中毒、高血糖高渗状态和酒精性酮症酸中毒的比较

项目	糖尿病酮症酸中毒	高血糖高渗状态	酒精性酮症酸中毒
血糖	250～600mg/dl	＞600mg/dl	低或正常（＞250mg/dl的患者占10%）
血酮体	1∶2稀释度阳性或更高	无或轻度	当仅检测乙酰乙酸时可能为阴性
酸中毒	存在（pH＜7.3同时血清［HCO_3^-］＜16mEq/L）	无或轻度	存在（但pH可为正常或升高）
酸中毒类型	仅阴离子间隙增高型（或混合性阴离子间隙增高型，高氯血症）	酮症酸中毒引起的阴离子间隙增高或灌注不足引起的乳酸酸中毒	阴离子间隙增高常合并呼吸和代谢性碱中毒（详见本章内容）
病史	90%合并糖尿病（大部分是胰岛素依赖型）	50%合并糖尿病（大部分是非胰岛素依赖型）	非糖尿病的慢性酒精滥用者在大量饮酒后且禁食1～2d

有高达20%的患者因发现DKA而确诊为糖尿病。幸运的是，经过及时的治疗，DKA的病死率通常低于5%。值得一提的是，老年患者容易发生不良预后，特别是当其同时存在脓毒症和心肌梗死等疾病时。

(二) 发病机制

当胰岛素分泌不足同时升血糖激素分泌过多时就会发生糖尿病酮症酸中毒。胰高血糖素是最重要的升血糖激素，还包括氢化可的松、生长激素和肾上腺素（图82-1）。这些激素分泌失调导致糖异生增加和肝糖原分解使糖生成增加，同时导致外周组织葡萄糖利用受损。同样的条件亦促进脂肪酸释放并被氧化产生酮体。酮体，包括β-羟基丁酸和乙酰乙酸，可导致阴离子间隙增高型代谢性酸中毒，这是DKA的典型特征（见第83章）。因为葡萄糖和酮体在血流中堆积，肾小管的重吸收阈增高，分别导致糖尿和酮尿。随之而来的渗透性利尿效应导致钠、钾和水分随着尿量增多而丢失。患者不依从胰岛素治疗方案经常引起DKA，但也必须寻找其他诱发因素。感染，特别是尿路感染（UTI）、肺炎、心肌梗死、卒中、胰腺炎、药物及饮酒经常也会诱发DKA。

(三) 评估

全面而快速的病史采集对于确定患者症状的严重程度和持续时间，以及确定其诱发因素或伴发疾病是至关重要的。图82-2展示了对收住ICU的患者评估其DKA的流程图。患者症状包括：高血糖引起的渗透性利尿所导致的多尿、烦渴；胃肠道症状如恶心、呕吐和腹痛比较常见，可能由代谢性酸中毒和肠梗阻所导致；部分患者可出现呼吸困难，原因在于酸中毒增加了呼吸驱动力，产生了深大呼吸（Kussmaul呼吸）。

体格检查通常会出现显著的容量丧失的体征——即黏膜干燥、正常皮肤弹性丧失、心动过速及直立性低血压。出现明显的深快呼吸（Kussmaul呼吸）。常常可出现轻度腹部压痛，但当出现局限性腹痛或腹膜刺激征时需要立即予以进一步检查评估。体温可正常或轻度低体温。因此，如出现发热需要对合并的感染情况进行快速评估。在患者的呼吸气息中可闻及丙酮引起的烂苹果味。但重要的是，丙酮在其他疾病中亦可出现（例如酒精性或饥饿引起的酮症酸中毒及异丙醇中毒）。在DKA中，感觉异常并非特征性的，一旦出现，应该进行进一步的评估检查。

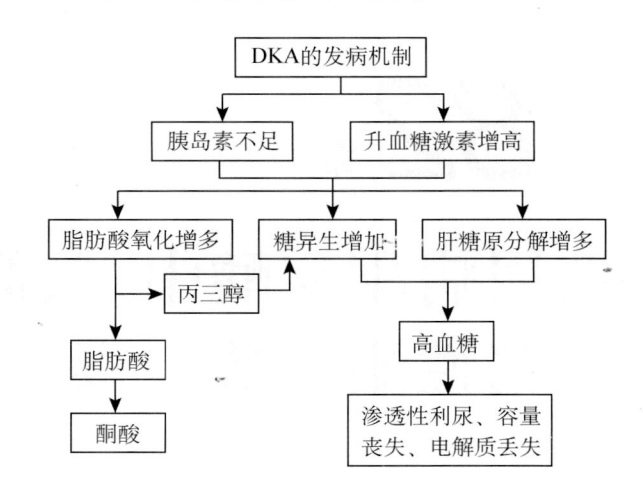

图82-1 糖尿病酮症酸中毒发病机制

实验室检查可见高血糖症。血糖水平通常为14～33mmol/L（250～600mg/dl）。严重高血糖不常见于DKA中，因为酸中毒引起的症状促使患者相对较早就医。高血糖引起的渗透性利尿导致容量丢失，常常伴随有自由水的不足。由于肾脏灌注不足和肾小球滤过率（GFR）下降，肾脏排泄葡萄糖减少，更加重了高血糖的病情。

典型的DKA造成的急性代谢性酸中毒伴随着急性呼吸代偿。虽然最常见的酸中毒类型是阴离子间隙增高型酸中毒，但也可能同时存在阴离子间隙增高型和阴离子间隙正常型酸中毒，或少见的情况下会出现单纯性阴离子间隙正常型酸中毒（见第83章）。酸中毒的类型取决于患者的血管内容量。如果液体摄入足够且GFR正常，肾脏排泄酮体，因而减少了不可测阴离子的堆积从而有助于降低血清阴离子间隙。阴离子间隙正常型酸中毒是由于酮尿产生增多，后者等同于在尿中排泄的碳酸氢盐的损失量。另一方面，容量丢失的患者产生较少的酮尿并使得血清酮体堆积，导致阴离子间隙增高型酸中毒。根据其容量状态的不同，DKA的患者可以在这些类型之间摇摆。

血清酮体滴度为1:2稀释度或更高。以β-羟基丁酸为主，其浓度约为乙酰乙酸的3倍。检测酮体依赖于硝普盐反应，但其仅能检测乙酰乙酸。因为乙酰乙酸仅占酮体中的一小部分，故早期检测酮体可能为阴性。在治疗过程中可能出现酮体

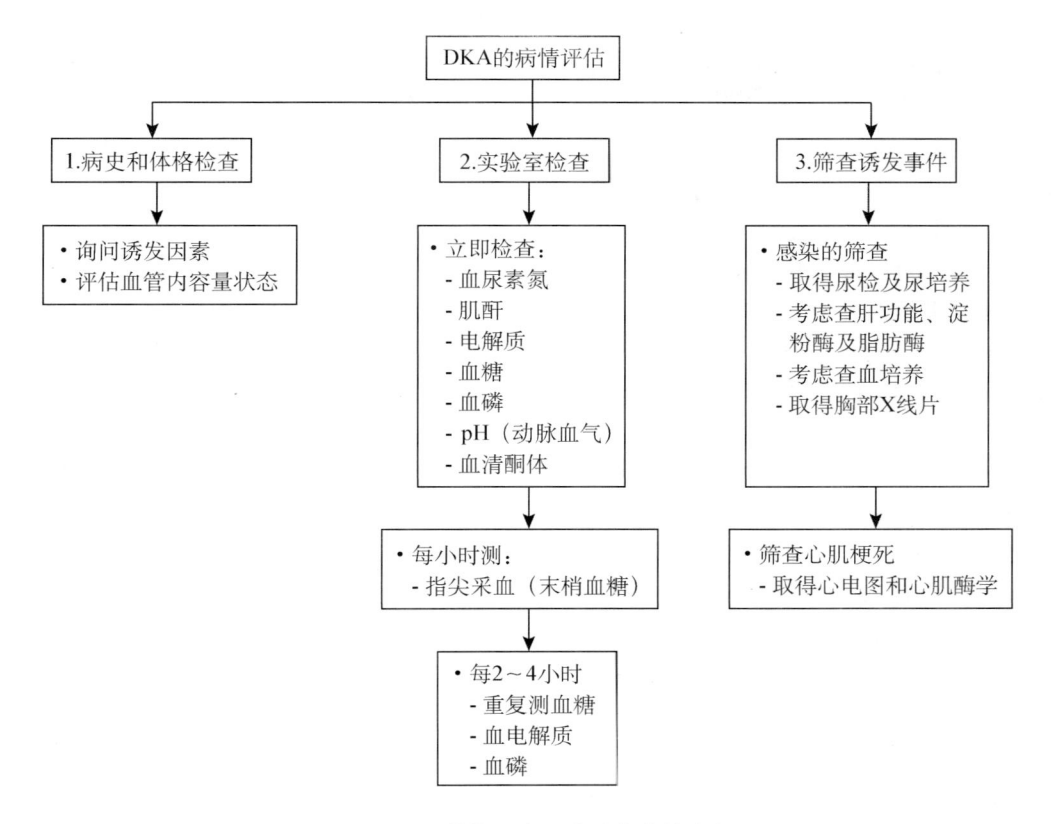

```
                    DKA的病情评估
        ┌──────────────┼──────────────┐
   1.病史和体格检查    2.实验室检查    3.筛查诱发事件
        │              │              │
   ·询问诱发因素    ·立即检查：      ·感染的筛查
   ·评估血管内容量状态   - 血尿素氮     - 取得尿检及尿培养
                       - 肌酐          - 考虑查肝功能、淀
                       - 电解质          粉酶及脂肪酶
                       - 血糖          - 考虑查血培养
                       - 血磷          - 取得胸部X线片
                       - pH（动脉血气）
                       - 血清酮体

                   ·每小时测：       ·筛查心肌梗死
                     - 指尖采血（末梢血糖）  - 取得心电图和心肌酶学

                   ·每2~4小时
                     - 重复测血糖
                     - 血电解质
                     - 血磷
```

图82-2 评估糖尿病酮症酸中毒的流程

引自 Kitbachi AE, Umpierrez GE, Murphy MB, et al: Management of hyperglycemic crisis in patients with diabetes. Diabetes Care 24:131-153, 2001.

检测阳性滴度增高，但这仅反映酮体组分从β-羟基丁酸转变为乙酰乙酸，而非发生酮血症的恶化。某些药物例如卡托普利会干扰酮体检测，导致假阳性结果。

患者可出现高钾血症。这多发生于胰岛素不足和酸中毒的情况下，这两种情况都使得钾从细胞内转移到细胞外液中。虽然起初血清钾浓度增高，大部分患者体内钾是缺乏的。渗透性利尿作用导致钾随着尿而丢失，并且胃肠道丢失也会造成钾缺乏，平均可达3~5mmol/kg。由于胰岛素能够促使钾进入细胞内，开始胰岛素治疗后可能使钾缺乏的情况表现出来。体内磷也会发生相似过程，即在最初血磷水平增高，但会随着治疗而显著下降。虽然轻度白细胞增高在DKA很常见，但白细胞计数大于25 000/μl要怀疑是否存在感染。

(四) 治疗

DKA的治疗和处理概括在图82-3中。以下治疗步骤是处置DKA的基础：容量复苏，纠正高血糖，抑制酮体生成和补充电解质。

1. 容量复苏　患者的平均容量缺失可达3~4L。应快速给予至少1~2L的等张液体（通常为生理盐水）。血流动力学不稳的患者应按1L/h的速度予以继续容量复苏并同时密切监测容量状态。在补充足够血管内容量后（通过临床判断），低钠血症的患者应继续给予等张液体，但要放慢速度。根据临床评估的容量状态，液体输注速度为4~14ml/(kg·h)。另一方面，如果患者血钠浓度正常或增高，其必然同时合并有自由水的缺失，此时静脉液体需改为0.45%的盐水，输注速度仍为4~14ml/(kg·h)。血渗透压的纠正速度不能高于3mOsm/h，以避免医源性脑水肿。强调要反复进行容量状态的评估，特别是对有心脏或肾衰竭病史的患者。

2. 纠正高血糖　胰岛素治疗应当在初始容量复苏之后再开始。高血糖将水"拖曳"至细胞外液(其有助于维持细胞外液的渗透压)并有助于维持血压,即使在明显液体丢失的情况下也是如此。如果未首先处理容量丢失,输注胰岛素会导致血管塌陷,因为其解除了高血糖状态并使血管外水进入细胞内。在高血糖高渗状态的患者中因为严重的高血糖,这种情况更常出现,但也可发生在DKA 的患者中。而且,液体复苏本身就会改善肾小球滤过率并促进糖的排泄。没有确切的证据表明在液体复苏的头 15~30min 不给胰岛素会有任何不良反应,故在这个危险的时刻应该推迟输注胰岛素。

在最初的容量补充后,应给予一次静脉注射 0.15U/kg 的胰岛素并以起始剂量 0.1U/(kg·h)维持输注。应每小时检测末梢血糖并频繁检测血清葡萄糖来加以证实。如果血糖没有按 50~70mg/(dl·h)逐步下降,就要根据血糖情况调整胰岛素滴注量。大部分的 ICU 有胰岛素滴定使用的方案。

3. 抑制酮体生成　需要应用胰岛素来抑制脂解作用和酮体生成。因为血糖水平在酮酸停止产生之前就已正常,继续滴注胰岛素直到阴离子间隙消失(即恢复到 7~12mmol/L 的正常水平)是很重要的。过早停止胰岛素治疗会导致酸中毒恶化。如果在阴离子间隙消失之前血糖水平降至≤14mmol/L(250mg/dl),静脉输注液体应该包括 5%葡萄糖溶液。有时,必须使用 10%葡萄糖溶液来维持血糖在 8~11mmol/L(150~200mg/dl)。一旦静脉输注液体包括葡萄糖,胰岛素输注速度应降至 0.05~0.1U/(kg·h)。为了避免低血糖,有可能需要将胰岛素输注速度降至 2~4U/h。

应每 2~4h 通过检测阴离子间隙和血清碳酸氢根来监测酸中毒的情况。随着 β-羟基丁酸转化成乙酰乙酸(只有乙酰乙酸可以通过化验检测出来),酮体水平可能会逐渐增高。因此监测阴离子间隙比监测酮血症更重要。随着胰岛素阻断酮酸的产生及肾脏排泄已产生的酮酸,阴离子间隙逐渐正常,阴离子间隙正常型代谢性酸中毒就逐渐表现出来。随着肾脏在 12~24h 重新产生碳酸氢根,酸中毒就纠正了。当酮酸产生停止且碳酸氢根正常后,就可以停止输注胰岛素了。然而,至少在停止输注胰岛素之前 0.5h,应给予患者皮下注射胰岛素以防止酸中毒反跳。

虽然存在明显酸中毒,使用碳酸氢盐来治疗即使需要,也并非是必需的。即使是严重酸中毒(pH 7.0~7.2),也没有明确证据支持使用碳酸氢盐来治疗。事实上,输注碳酸氢盐可能是有害的,因为其会延迟酮酸代谢,导致低钾血症发生并引起细胞内酸中毒。碳酸氢根增高促使 $PaCO_2$ 增高同时抑制了呼吸驱动力,结果造成了细胞内酸中毒。在 pH<7 时可考虑使用碳酸氢盐治疗但应十分谨慎。

4. 补充电解质　大部分 DKA 患者都有明显的钾缺失。如果没有明显肾衰竭的证据并且患者有不错的尿量(>60ml/h),应立即补充钾。血清钾的目标浓度在 4~5mmol/L。如果血清钾浓度<3.3mmol/L,应停止输注胰岛素并静脉给予 40mmol/(L·h)氯化钾直到钾浓度大于这个数值。如果血钾降至 3.3~5.5mmol/L,应该在静脉液体中补充 20~30mmol/L 的钾以使得血清钾维持在 4~5mmol/L。当血钾≥5.5mmol/L 时停止补钾。

不需要常规补磷,因随机对照研究未能显示其益处。另一方面,严重低磷血症[<0.323mmol/L(1mg/dl)]会造成有害的结果,例如呼吸肌无力和横纹肌溶解。理论上 2,3-DPG 的耗竭会导致血红蛋白解离曲线的左移并损害氧解离过程(见附录 A,附图 A-1)。如果需要补磷,可以将补钾量的 1/3 换成磷酸钾。必须密切监测血钙水平,因为输注磷酸盐会导致低钙血症。

二、高血糖高渗状态

高血糖高渗综合征(HHS),即以前所说的高血糖高渗非酮性状态(HHNK),因相似的发病机制而与 DKA 属于同一体系。胰岛素不足合并胰高血糖素过多导致了高血糖的发生。不同于 DKA,其酸中毒较轻甚至完全没有(图 82-4)。理论上,只要有胰岛素存在,即使很小量都会抑制酮酸的合成。因此,HHS 发生于非胰岛素依赖型糖尿病患者,其体内仍维持有一定程度的胰岛素分泌。然而,值得指出的是关于胰岛素水平的研究未能证明胰岛素依赖型和非胰岛素依赖型糖尿病之间胰岛素水平存在差别。因为没有酮症及其伴随的症状如恶心、呕吐及腹痛,较 DKA 患者而言

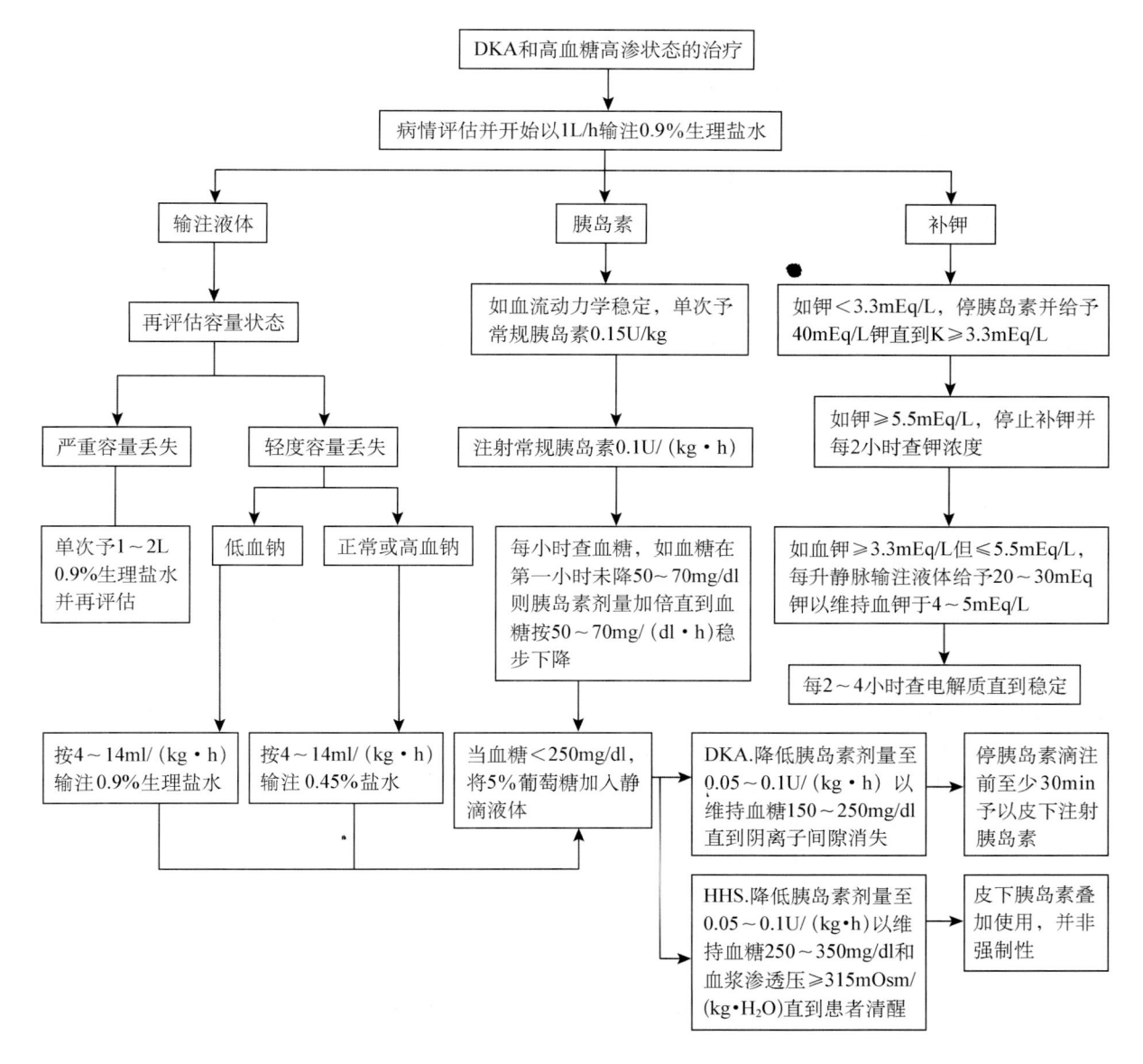

第 82 章 糖尿病酮症酸中毒，高血糖高渗状态和酒精性酮症酸中毒

```
                    DKA和高血糖高渗状态的治疗
                              │
                  病情评估并开始以1L/h输注0.9%生理盐水
                              │
        ┌─────────────────────┼─────────────────────┐
      输注液体                胰岛素                  补钾
        │                     │                     │
   再评估容量状态         如血流动力学稳定，单次予      如钾<3.3mEq/L，停胰岛素并给予
        │              常规胰岛素0.15U/kg             40mEq/L钾直到K≥3.3mEq/L
   ┌────┴────┐              │                          │
严重容量丢失  轻度容量丢失    注射常规胰岛素0.1U/(kg·h)   如钾≥5.5mEq/L，停止补钾并
   │           │                │                     每2小时查钾浓度
单次予1~2L  ┌──┴──┐         每小时查血糖，如血糖在         │
0.9%生理盐  低血钠 正常或     第一小时未降50~70mg/dl     如血钾≥3.3mEq/L但≤5.5mEq/L，
水并再评估        高血钠     则胰岛素剂量加倍直到血       每升静脉输注液体给予20~30mEq
   │        │      │        糖按50~70mg/(dl·h)稳       钾以维持血钾于4~5mEq/L
   │        │      │        步下降                       │
按4~14ml/  按4~14ml/(kg·h)                            每2~4小时查电解质直到稳定
(kg·h)     输注0.45%盐水    当血糖<250mg/dl，
输注0.9%生                  将5%葡萄糖加入静
理盐水                      滴液体
                              │
                  ┌───────────┴────────────┐
            DKA.降低胰岛素剂量至          停胰岛素滴注
            0.05~0.1U/(kg·h)以            前至少30min
            维持血糖150~250mg/dl          予以皮下注射
            直到阴离子间隙消失            胰岛素

            HHS.降低胰岛素剂量至          皮下胰岛素叠
            0.05~0.1U/(kg·h)以维          加使用，并非
            持血糖250~350mg/dl和          强制性
            血浆渗透压≥315mOsm/
            (kg·H₂O)直到患者清醒
```

图 82-3 处理糖尿病酮症酸中毒和高血糖高渗状态的流程

HHS 患者常处于病程中更晚的阶段。

高血糖启动了一系列级联瀑布式的反应导致容量丧失和高渗状态，两者都是相当严重的。随着肾小球滤过糖的增多，很快超过肾小管的重吸收阈值，从而导致糖尿及其伴随的渗透性利尿。含有水、钠和钾的低渗液体大量丢失。如果患者维持足够的液体摄入，其肾功能会得到保护并继续排泄糖。在这种情况下，血糖会维持在≤22mmol/L（400mg/dl）的水平。然而，如果患者液体摄入不足，其 GFR 和肾排泄糖下降，会导致更严重的高血糖[血糖＞33mmol/L（600mg/dl）和液体丢失（图 82-4）。低渗液体丢失合并高血糖产生严重的高渗透压，通常＞320mOsm/kg。血浆张力（或有效渗透压）是由具有渗透活性的不能自由通过细胞膜的溶质所产生

$$血浆渗透压 = 2[Na^+] + [葡萄糖]/18$$
（公式 82-1）

$[Na^+]$ 是指血钠浓度，用 mmol/L（mEq/L）表示；[葡萄糖]是指血糖浓度，用 g/dl 表示，18 是代表根据葡萄糖的分子量进行不同单位间的换算（从 g/dl 至 mOsm/L）。尿素氮没有包括在公式里，因为其可以自由通过细胞膜因此不是一种有

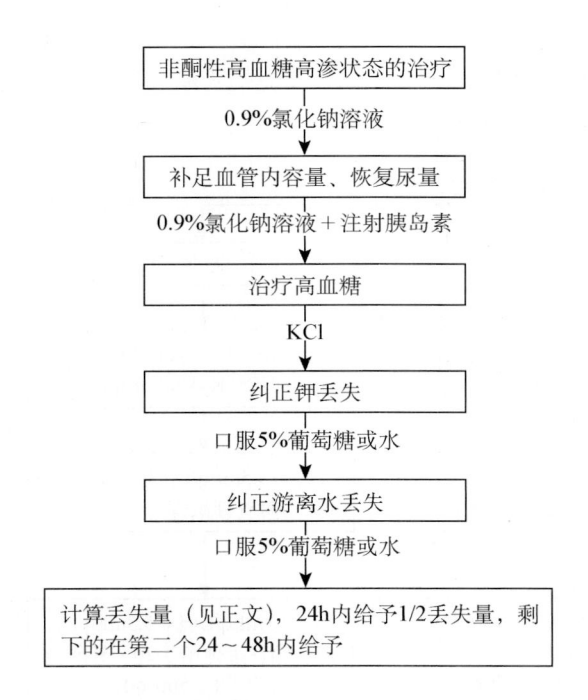

```
┌─────────────────────────────┐
│ 非酮性高血糖高渗状态的治疗 │
└─────────────────────────────┘
         │ 0.9%氯化钠溶液
         ▼
┌─────────────────────────────┐
│   补足血管内容量、恢复尿量   │
└─────────────────────────────┘
         │ 0.9%氯化钠溶液＋注射胰岛素
         ▼
┌─────────────────────────────┐
│         治疗高血糖           │
└─────────────────────────────┘
         │ KCl
         ▼
┌─────────────────────────────┐
│         纠正钾丢失           │
└─────────────────────────────┘
         │ 口服5%葡萄糖或水
         ▼
┌─────────────────────────────┐
│       纠正游离水丢失         │
└─────────────────────────────┘
         │ 口服5%葡萄糖或水
         ▼
┌─────────────────────────────────────────┐
│ 计算丢失量（见正文），24h内给予1/2丢失量，剩 │
│ 下的在第二个24~48h内给予                  │
└─────────────────────────────────────────┘
```

图 82-4　高血糖高渗状态（HHS）的发病机制

效的渗透物质。然而，当需要计算渗透压间隙时，就应该将其包括在计算血浆渗透压的公式中。

（一）病情评估

HHS 的患者大多具有容量丧失和高渗透压的症状和体征。并且，高渗透压可能会有中枢神经系统症状，从轻度意识混乱、躁动到癫痫和昏迷。意识状态的改变和高渗透压之间具有密切关系。昏迷不常见，除非血浆渗透压＞340mOsm/kg。

实验室检查（表 82-1）通常会发现血糖浓度大于 33mmol/L（600mg/dl）。葡萄糖分子是一种有效渗透物质，可以将水从细胞内拉至细胞外从而导致血钠浓度稀释。因此，血钠浓度的检测值可能发生变化，而正常或高血钠值提示严重的水缺失。为解释这种稀释现象，必须根据高血糖的严重程度校正血钠浓度值（公式 82-2）。

体内总钾量的不足在 HHS 患者中也很常见，因为渗透性利尿作用会导致相应的钾丢失。然而，由于胰岛素水平不足以驱使钾进入细胞内，血清钾常异常增高。低钾血症本身进一步抑制了胰岛素的分泌，加大了血清钾和实际钾储备之间的差异。

轻度的阴离子间隙增高型酸中毒也可能由于酮症酸中毒或乳酸产生增加，后者是由于器官灌注不足所导致。肾前性肾功能不全很常见，表现为血尿素氮和肌酐增高。同样，血尿素氮与肌酐的比值经常大于 20 这一正常上限。如果容量不足严重到一定程度，就会发生急性肾衰竭。

虽然有大约 50% 表现为 HHS 的患者在发病前并未被诊断为糖尿病，但也必须进行全面的病史采集及体格检查来确定诱发因素。医学评估应筛查感染、心肌梗死和其他诱发因素。药物因素例如皮质类固醇激素、西咪替丁、β受体拮抗药、利尿药和苯妥因也会诱发 HHS。

（二）治疗

1. **容量复苏**　HHS 的治疗罗列在图 82-3 中。大部分 HHS 的患者需要输注 4~6L 的盐水，大大多于 DKA 患者所需要的量。如果患者存在低血压，应给予 1~2L 0.9%氯化钠溶液一次性静脉滴注，例如按 15ml/kg 理想体重（PBW；见第 73 章表 73-4 关于 PBW 计算公式的脚注）按大约 250ml 在 20~30min 输完的速度输注。上述治疗应根据临床评估的容量状态情况重复给予。之后应按 4~14ml/(kg·h) 的速度持续静脉滴注 0.9%氯化钠溶液直到根据患者血压和尿量证实其容量补足为止。类似于 DKA 患者，重复评估容量状态以避免医源性容量过负荷十分重要。终末期肾病的患者没有糖尿引起的渗透性利尿作用，其容量缺失程度不像其他 HHS 的患者那样多，因此容量复苏需相应地予以调整。

2. **纠正高血糖**　液体复苏能改善肾脏灌注及提高肾小球滤过率，有利于葡萄糖的排泄，其本身常常能降低大约 50% 的血糖水平。就如前述 DKA 的治疗步骤，过早地使用胰岛素使葡萄糖和水从细胞外进入细胞内，会导致血管塌陷。在确认容量足够后，应单次静脉使用 0.15U/kg 的常规胰岛素。虽然按 0.1U/(kg·h) 的速度维持输注胰岛素很方便，但这并非强制性要求。胰岛素治疗应使血糖按 50~70mg/(dl·h) 的速度逐步下降，在这期间要频繁检测血糖浓度。

3. **高渗状态**　一旦容量不足纠正后，治疗重点应转移到处理高渗透压上。随着高血糖的纠正，高渗透压也会随之改善。作为典型表现的大量自由水的缺乏也必须加以处理以便完全纠正高渗状态。表面上看来，自由水缺乏可能并不明显，因为高血糖将水分从细胞内拉出,稀释了血清钠浓度。校正的血钠浓度考虑到了高血糖对水在细胞内外移动造成的影响。

血糖>100mg/dl 时,每增加 100mg/dl,应相应减低血钠浓度 1.6mmol/L　　（公式 82-2）

因此,一个正常或增高的血钠浓度提示存在严重的高钠血症。为估计需要多少自由水的量来弥补这个亏缺,血钠浓度应根据高血糖来加以校正。例如,如果未校正的血钠浓度是 140mmol/L 且血糖浓度是 1000mg/dl,校正的血钠浓度就会是 154mmol/L（=1.6×9+140）。校正值计算出来后自由水的亏缺量就可以通过以下公式加以估计

自由水亏缺量=总体液量×{(目前[Na⁺]-正常[Na⁺])/正常[Na⁺]}　　（公式 82-3）

目前[Na⁺]为校正血钠浓度,正常总体液量在男性为体重的 60%,在女性为体重的 50%,正常[Na⁺]=140mmol/L。例如,如果一个 60kg 的女性校正血钠浓度为 154mmol/L,她的自由水亏缺量=0.5×60kg×[(154-140)/140]=3L。

尽管是基于一些不太精确的推论,这个公式仍可提供一个相当不错的潜在自由水亏缺量的近似值。在第一个 24h 内应补充所计算的自由水的亏缺量的一半加上继续丢失的量,余下的量在下一个 48h 内给予。过快纠正高血钠十分危险,可以造成脑水肿。在高渗透压期间,脑细胞合成特有的渗透物质来防止细胞收缩。如果自由水亏缺纠正过快,这些特有渗透物就会将水分拉入脑细胞内,造成脑水肿（见第 83 章）。

4. 补充电解质　最后,应注意纠正钾的缺乏。只要尿量开始增多,就要开始补钾。钾亏缺量可能高达 500mmol。钾补充可以在数天内经口服或静脉途径给予。

5. 并发症　HHS 的并发症通常与治疗有关。如前所述,过早给予胰岛素会导致血管塌陷。过快地纠正高渗透压会导致脑水肿。并且,有人注意到患者血栓形成的风险增高。这种高凝状态最可能是由于容量浓缩和内皮细胞功能障碍。因此,推荐进行深静脉血栓的预防。

三、酒精性酮症酸中毒

酒精性酮症酸中毒（AKA）在具有大量酒滥用史的患者中是导致酮症酸中毒的一个常见原因。这个诊断经常会被忽视,因为患者通常存在混合性酸碱平衡紊乱,包括同时发生的呼吸性和代谢性碱中毒,而这在嗜酒者中很常见。如果给予适当和及时的治疗,AKA 可快速纠正而不会遗留远期后遗症。

（一）诊断

酒精性酮症酸中毒发生在长期酒精滥用者中,其表现为阴离子间隙增高型酸中毒和酮血症,但没有明显的高血糖。典型表现为,患者数天之前有大量饮酒史,而后开始出现恶心、呕吐和腹痛。胃肠道症状出现后通常持续 24~48h,在此期间,其血液酒精浓度通常无法测出或处于非中毒水平。

AKA 的病理生理学机制还未明了。最主要的因素是酒精摄入和饥饿（图 82-5）。饥饿导致糖原储存下降、胰岛素水平下降及胰高血糖素增高。与 DKA 相似,脂肪酸氧化和酮体生成增加。经常 β-羟基丁酸:乙酰乙酸>7:1,远远高于 DKA 患者。这是由于乙醇经乙醇脱氢酶转化为乙醛的代谢过程所致。该过程使辅酶 NAD⁺（烟酰胺腺嘌呤二核苷酸,氧化形式）转化为 NADH（NAD 的还原形式）。结果为增高的 NADH 与 NAD⁺ 比例有利于 β-羟基丁酸的生成。

（二）病情评估

评估疑似 AKA 患者应包括详细的病史采集和体格检查。AKA 患者中发热并不常见,除非存在感染或有酒精戒断的证据。腹痛是常见的症状但腹部体检通常无异常。如果体检发现局部体征,则需进一步检查。

AKA 的实验室检查（表 82-1）通常提示为阴离子间隙增高型酸中毒。然而,pH 可能为正常或增高,因为 AKA 的患者常伴随有过度通气引起的呼吸性碱中毒,同时有呕吐引起的代谢性碱中毒。最初,在血浆和尿中可能检测不出酮体,因为高 NADH 与 NAD 比例有利于乙酰乙酸转化为 β-羟基丁酸。如果酮体水平正常,应检测血乳酸值以除外乳酸性酸中毒,并进行毒物筛查以除外乙烯乙二醇和甲醇中毒（见第 57 章）。虽然增高的 NADH 与 NAD 比例也有利于丙酮酸转化为乳酸,但也必须寻找其他来源的乳酸性酸中毒。

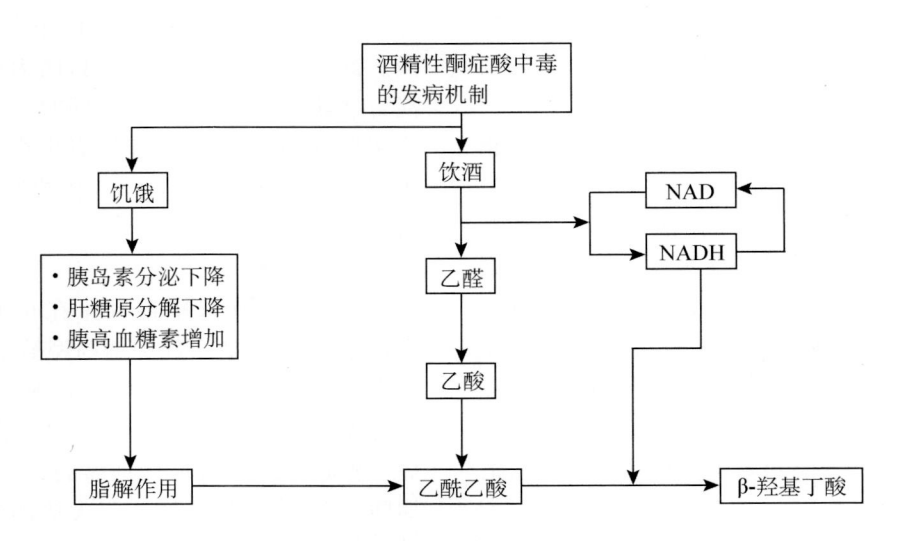

图 82-5　酒精性酮症酸中毒(AKA)发病机制
NAD:烟酰胺腺嘌呤二核苷酸;NADH:烟酰胺腺嘌呤二核苷酸(还原形式)

血钾水平可能表面上是正常的,但体内总钾的不足却很常见。其他的电解质异常包括低磷血症和低镁血症。血糖可为正常或降低,后者发生于糖原储备被消耗掉的情况。大约有10%的AKA患者血糖水平>14mmol/L(250mg/dl),从而使得区分这些患者和DKA患者变得比较困难。大量饮酒的病史可作为提示性证据但并非诊断性的证据。一旦急性期过去,应该进行糖耐量试验以排除糖尿病,而AKA则是排除诊断。

（三）治疗

AKA的治疗一开始使用0.9%氯化钠溶液来做容量补充。因为饥饿和糖原储备缺乏是AKA的诱因,除非患者已存在高血糖,应早期将5%葡萄糖加入静脉液体中。应用葡萄糖可通过降低β-羟基丁酸和乙酰乙酸水平来改善酸中毒。但为了避免发生Wernicke脑病,在输注葡萄糖之前必须给予硫胺素。除非血糖>14mmol/L(250mg/dl),否则不推荐使用胰岛素,因为内源性胰岛素的产生会随着治疗而增加。

此外还应注意纠正潜在的电解质紊乱。钾的补充经常是不可或缺的,可以静脉内使用或在可以耐受时口服使用。小于0.32mmol/L(1mg/dl)的低磷血症应使用磷酸钾进行治疗。低镁血症也应常规处理,虽然关于这方面有效性的数据还是很有限。

最后,因为这些患者发生酒精戒断综合征的风险很大,应考虑经验性使用苯二氮䓬类药物来预防(见第31章)。AKA引起的死亡很少见,一旦发生,其多由于延误治疗、并发症或酒精戒断综合征等原因。

第83章

代谢性酸中毒和碱中毒

Stanley Goldfarb　James B. Reilly,著　龚书榕,译　于荣国,校

酸碱平衡紊乱在入住ICU的患者中很常见,可引起广泛的、具有临床意义的重要生理变化。在治疗这些紊乱的过程中,预测和解释这些变化,并使患者能调整适应其生理结果,对于治疗危重患者是非常重要的。本章概括了ICU常见酸碱平衡紊乱的专业术语、生理学改变、诊断及处理原则。

酸中毒和碱中毒是指引起机体堆积或丢失氢离子的病理生理过程,而酸血症和碱血症是指动脉血pH的实际变化。代谢性酸碱平衡紊乱主要影响血清碳酸氢根（HCO_3^-）的浓度并主要与肾脏处理碳酸氢根离子相关。呼吸性酸碱平衡紊乱主要影响二氧化碳分压（$PaCO_2$）并主要与呼吸系统处理二氧化碳相关,后者即通气的过程。这些过程的相互作用,加上体内复杂的缓冲系统,对于维持机体pH在一个窄小的生理范围之内是起主要作用的。

一、生理及病理生理学

(一) 酸碱平衡

食物的代谢最终产生酸（H^+）和碱（HCO_3^-）。典型的美国式饮食（蛋白质摄入较多）产生酸比碱稍多一些,约为1mmol H^+/(kg·d);相反,严格的素食饮食则完全产生碱。基本有机离子,例如柠檬酸和醋酸,也应等同于HCO_3^-,因其氧化时会产生HCO_3^-。含碳复合物的完全氧化会产生挥发性酸,即碳酸（H_2CO_3）。如公式83-1所示。

$$H^+ + HCO_3^- \longleftrightarrow H_2CO_3 \longleftrightarrow CO_2 + H_2O$$

（公式83-1）

这些影响酸碱平衡的代谢作用受呼吸和二氧化碳呼出的影响。非挥发有机酸（例如乳酸、β-羟基丁酸和乙酰乙酸）是由不完全氧化所产生的,其不产生二氧化碳。来自非挥发酸（例如硫酸、乳酸）的H^+必须由肾脏排泄,在这过程中不产生二氧化碳。

缓冲对减小了体内H^+增加或清除引起的pH的变化程度。公式83-1可以改写为Henderson-Hasselbalch公式

$$pH = pK + \log[HCO_3^-]/[CO_2]$$

（公式83-2）

pK=6.1（碳酸的平衡常数）,[HCO_3^-]=碳酸氢根离子浓度(mmol/L),[CO_2]是溶解于血中的CO_2的浓度(mmol/L)。[CO_2]=$PaCO_2$乘以溶解系数（0.03mmHg/mmol/L）。因此,正常$PaCO_2$为40mmHg相当于1.2mmol/L的CO_2。当$PaCO_2$为40mmHg且[HCO_3^-]也正常（即24mmol/L）,[HCO_3^-]/[CO_2]=20∶1（且log20=1.3）。这一比例对应正常pH 7.40（6.1+1.3）。记住,决定pH的是血中碳酸氢根与二氧化碳的比例,而非两者中任何一个的绝对值。

[HCO_3^-]/[CO_2]缓冲对是最重要的,因为其每一组分的足量程度和组分之间的关系都会独立

地受肾脏和肺脏的影响。例如,根据公式83-1,在代谢性酸中毒中,H^+的增加提高了氢离子的浓度$[H^+]$(在平衡状态下,其成比例地减低了碳酸氢根离子的浓度$[HCO_3^-]$)。根据质量作用定律,$[H^+]$的增加使得反应向右侧进行,导致CO_2的产生增加。

在正常情况下,因为代偿性的通气增加,增高的CO_2产量并不会提高$[CO_2]$或$PaCO_2$。如果没有通气量的增加,代谢性酸中毒所导致的pH的下降将得不到缓解。除了$[HCO_3^-]/[CO_2]$这个缓冲对,无机磷(特别是那些存在骨骼里的)、血浆和细胞内蛋白质(例如白蛋白)和血红蛋白都有助于缓冲pH的变化。这些次要的缓冲系统对于维持正常细胞内外pH确实会起一定作用,但诊断及处理ICU内的急症患者仍主要依靠$[HCO_3^-]/[CO_2]$这个缓冲系统。因此,这将成为本章的讨论重点。

(二)肾脏对酸碱的作用

正常功能的肾脏通过两种方式调节血清$[HCO_3^-]$浓度。首先,肾脏重吸收肾小球滤过的$[HCO_3^-]$(=GFR×血清$[HCO_3^-]$)。尿中丢失1mmol的HCO_3^-相当于获得1mmol的H^+。其次,肾脏按照代谢产生H^+的速度排泄H^+并恢复缓冲时消耗掉的HCO_3^-。HCO_3^-的重吸收发生于近端肾小管,其机制是依赖于碳酸酐酶来加速CO_2的水化反应(公式83-1,反应方向从右向左)。利尿药乙酰唑胺抑制碳酸酐酶,使得尿中碳酸氢根增多(肾脏"倾倒"碳酸氢根)并经常导致代谢性酸中毒。

H^+由远端肾单位所排泄,其可被该处Na^+转运和醛固酮所促进。有效的H^+排泄主要依赖于尿中的磷酸盐/氨缓冲对。尿中排泄的磷酸盐通常是固定的,其主要取决于饮食摄入,而尿氨则由肾脏代谢氨基酸谷氨酸所产生,其产量受生理需要的变化而不同。氨产量被代谢性酸中毒、低钾血症和糖皮质激素所促进,反之,代谢性碱中毒、高钾血症和糖皮质激素匮乏会抑制氨的产生。这些机制在清除每日摄入的酸负荷上是很有效的,其也是在代谢性及呼吸性酸中毒时维持pH稳定的主要代偿机制。

(三)代偿机制

在原发酸碱失衡出现后,代偿机制恢复血液pH为正常值。在大部分情况下,原发代谢性异常使得通气发生变化,而肾脏对酸碱的处理随着原发通气异常而变化。虽然代偿过程倾向于使血pH正常,但即使有也很少使得pH恢复到7.40。因此,血pH最终反映出哪个过程是原发紊乱而哪个过程仅仅是代偿性的[见附录D,附图D-1)中的酸碱列阵图]。

1. 代谢性紊乱的呼吸代偿 呼吸系统对急性酸碱失衡的反应是即刻的。过度通气可以代偿代谢性酸中毒,虽然也可能表现为呼吸增快,但其典型表现是潮气量增加。这个代偿模式可以表现轻微,但大部分典型表现被称为Kussmaul呼吸。代偿的幅度随酸中毒程度的不同而不同,但对于急性代谢性酸中毒其可以通过Winter公式来精确估计。

$PaCO_2$(估计值)(mmHg)=1.5(mmHg/mmol/L)×$[HCO_3^-]$(通过动脉血气测得)(mmol/L)+8(±2)(mmol/L)　　(公式83-3)

公式中$PaCO_2$(估计值)为仅从呼吸代偿中预测的$PaCO_2$水平,$[HCO_3^-]$(实测值)为从动脉血气(ABG)获得的值{在血气中$[HCO_3^-]$是通过第84章公式84-2(Henderson-Hasselbalch公式)中测量的pH和$PaCO_2$计算而来}。

低通气伴$PaCO_2$增高可以代偿代谢性碱中毒,并与碱中毒程度成比例。然而,低通气反应较过度通气反应变化要大,并可受限于通气下降引起的低氧血症。因此,$PaCO_2$代偿经常难以精确预测。附录D中的酸碱地图或列线图将$PaCO_2$的代偿增高水平限制为55mmHg。

2. 肾脏对呼吸性紊乱的代偿 呼吸性酸碱平衡紊乱会启动代谢性(肾性)代偿。作为对呼吸性碱中毒的代偿,$PaCO_2$每下降10mmHg则血清$[HCO_3^-]$下降2~4mmol/L,代偿过程在12~24h完成。呼吸性酸中毒时,血清$[HCO_3^-]$代偿性升高,$PaCO_2$每升高10mmHg则血清$[HCO_3^-]$升高1~3mmol/L,整个过程需要3~5d时间。

二、代谢性酸中毒

当非挥发酸摄入(或产生)或HCO_3^-丢失的速度大于肾脏排泄H^+(因此产生HCO_3^-)的速度时,就会发生代谢性酸中毒。存在着引起阴离子间隙增高的过程,以及不引起阴离子间隙增高的过程之间的区别。

（一）阴离子间隙和阴离子间隙增高型酸中毒

阴离子间隙（单位表示为 mmol/L）是可测量的阳离子和阴离子之间的差值，如公式 83-4 所示。

阴离子间隙 = $[Na^+] - ([Cl^-] + [HCO_3^-])$

（公式 83-4）

在这里 $[HCO_3^-]$ 为一份静脉血标本测得的总血清碳酸氢根浓度（=溶解的 CO_2 和 HCO_3^-），同一份标本通过血生化检查提供血清 $[Na^+]$ 和 $[Cl^-]$ 的值（mmol/L）。阴离子间隙由净负电荷蛋白质（主要为白蛋白）和类似尿酸和磷酸这样的小阴离子组成。正常阴离子间隙在 8~12，当非挥发酸的产生增加（例如乳酸、乙酰乙酸或 β-羟基丁酸）或肾脏排泄减少（例如慢性肾衰竭中磷酸和硫酸排泄减少）造成堆积时，阴离子间隙就会增高。

低蛋白血症降低了阴离子间隙。通常情况下，白蛋白浓度下降 10mg/L 将会降低阴离子间隙大约 2.5mmol/L。血中异常蛋白增高会增加或降低阴离子间隙，取决于异常蛋白所带的电荷。碱血症通过增加白蛋白的净负电荷，从而使阴离子间隙增宽，酸血症的效果正相反，因此在严重酸血症时阴离子间隙就会出现低估的情况。肾病可以导致阴离子间隙增高型和阴离子间隙正常型酸中毒（表 83-1 和表 83-2）。

在 ICU 患者中乳酸酸中毒和糖尿病酮症酸中毒（DKA）经常会引起阴离子间隙增高型酸中毒（表 83-1）。在 DKA 患者中，脂肪酸代谢产生 H^+ 和乙酰乙酸离子。饥饿可产生酮症但仅有少许酸中毒。与此相反，酒精性酮症酸中毒（AKA）也包含饥饿的特点，却会产生严重的阴离子间隙增高型酸中毒。大量饮酒导致氧化还原状态的改变，会产生阴离子 β-羟基丁酸（不同于乙酰乙酸那样可以被硝普盐酮体反应检测出来）。

另有几种毒素也可导致阴离子间隙增高型酸中毒。水杨酸盐会导致乳酸产生增加同时刺激呼吸中枢而产生又一种原发性紊乱——呼吸性碱中毒。甲醇和乙烯乙二醇被肝脏酒精脱氢酶代谢为各种毒性代谢物，其中有些代谢物会增高阴离子间隙。尤其是甲醇代谢会产生毒素甲醛和甲酸。乙烯乙二醇代谢会产生乙醇酸和草酸。在急性对乙酰氨基酚中毒时，谷胱甘肽耗竭会使 γ-谷氨酰半胱氨酸浓度增高，导致焦谷氨酸的堆积。当患者具有较大的阴离子间隙、肝或肾功能不全，以及针对甲醇或乙烯乙二醇的毒理学筛查为阴性时，就要怀疑对乙酰氨基酚中毒。吸入甲苯（一种涂料稀释剂和胶水的成分）会在代谢为马尿酸后产生阴离子间隙增高型酸中毒。肾衰竭会导致磷酸和硫酸的堆积，提高阴离子间隙，这常发生在疾病的晚期。

（二）阴离子间隙正常型代谢性酸中毒

通常情况下，阴离子间隙正常型酸中毒发生于肾或胃肠道丢失碳酸氢盐后。血清 $[Cl^-]$ 的增高对应血清 $[HCO_3^-]$ 的降低，因此，这些过程常被称为高氯性代谢性酸中毒。例如，摄入或给予 HCl 会产生高氯性酸中毒。摄入氨氯盐、精氨酸或赖氨酸也会导致代谢性酸中毒，因为它们代谢会产生 HCl。如前所述，肾脏排泄 H^+ 障碍导致的酸中毒发生在肾衰竭的早期。其他一些肾功能紊乱可导致阴离子间隙正常型代谢性酸中毒（表 83-2）。使用碳酸酐酶抑制药如乙酰唑胺可通过抑制碳酸氢根在近端肾小管的重吸收从而导致阴离子间隙正常型代谢性酸中毒。

肾小管性酸中毒（RTA）指的是一种先天性或获得性肾小管缺陷，使肾脏对滤过的 HCO_3^- 的重吸收或 H^+ 的排泄机制受到损害（表 83-3）。其有三种主要类型：远端型（Ⅰ型）、近端型（Ⅱ型）和低肾素-醛固酮减少症（Ⅳ型）。远端型（Ⅰ型）最严重，有时会使 $[HCO_3^-]$ 低于 10mmol/L。远端 RTA 是由集合小管排泄 H^+ 的缺陷所导致，从而妨碍了整个日常酸负荷的排泄。其尿 pH 几乎总是大于 5.5。近端型（Ⅱ型）通常不那么严重，其

表 83-1　代谢性酸中毒：阴离子间隙增高型酸中毒

阴离子类型	致病原因
酮类	糖尿病酮症酸中毒
	酒精性酮症酸中毒
毒素，毒物	水杨酸盐
	甲醇
	乙烯乙二醇
	对乙酰氨基酚
乳酸	乳酸性酸中毒
磷酸和硫酸	慢性肾衰竭

表 83-2 代谢性酸中毒：高氯性（阴离子间隙正常型）酸中毒

发病机制	致病原因
增加相同克分子数的 H^+ 和 Cl^-	摄入或给予 HCl、NH_4Cl、赖氨酸或精氨酸盐酸
丢失 HCO_3^- 同时获得相同克分子数的 Cl^-	感染或泻药导致的分泌性腹泻（类似霍乱）；其他疾病的胃肠道丢失碱基（胰瘘）
无法排泌每日 H^+ 负荷	肾小管性酸中毒（表 83-3）慢性肾衰竭
因为肾丢失 HCO_3^- 而无法维持血清 $[HCO_3^-]$	肾小管性酸中毒（表 83-3），使用乙酰唑胺
血清 $[HCO_3^-]$ 稀释	使用 NaCl 溶液来增加容量

表 83-3 肾小管性酸中毒的类型

类型	定义及描述
近端 RTA（Ⅱ型）	近端肾小管重吸收滤过的 HCO_3^- 缺陷，常合并糖尿和氨基酸尿（范可尼综合征）；其可为先天性或获得性（两性霉素 B，肾移植）；因为 HCO_3^- 在持续排泄，尿 pH 常大于 5.5，但也可能低一些；给予 HCO_3^- 加剧了 $KHCO_3$ 的丢失
远端 RTA（Ⅰ型）	远端肾单位 H^+ 排泄受限导致 H^+ 的堆积和严重的高氯性代谢性酸中毒；远端 RTA 可为先天性或获得性（自身免疫性疾病或药物因素）；其合并高钙尿症、肾钙质沉着症和肾石病；尿 pH 总是大于 5.5
低肾素醛固酮减少症（Ⅳ型）	氨的合成下降减少了尿中的缓冲物质，使 H^+ 净排泄下降；然而，肾小管分泌 H^+ 的机制是完好无损的，尿 pH 常小于 5.5；高钾血症和糖皮质激素不足会抑制氨的合成；一些高钾血症患者也有低肾素醛固酮减少症（亦称Ⅳ型 RTA）；这些患者的高钾血症未能刺激醛固酮分泌；他们也对外源性醛固酮无反应

是由 HCO_3^- 重吸收能力的缺陷所导致的。因为完好的远端肾小管泌 H^+ 功能可以代偿近端肾小管丢失的碳酸氢根，$[HCO_3^-]$ 水平很少低于 14mmol/L；然而，这种情况下，尿 pH 可以低于 5.5。近端 RTA 经常合并低磷血症、低尿酸血症、氨基酸尿症和糖尿，合称为范可尼综合征。低肾素-醛固酮减少症（Ⅳ型 RTA）是一种醛固酮不足（或抵抗）状态，在此情况下，高钾血症介导氨生成下降，导致尿排酸能力受损。与近端 RTA 类似，其碳酸氢根水平很少低于 15mmol/L，处理高钾血症后常可使酸中毒得到缓解。这三种主要类型是由许多不同的先天性和获得性缺陷所导致。明确的诊断对于 ICU 患者的处理并非必须，但准确分型可以有利于诊断其他未被认识的系统性疾病或中毒反应。

最常见的经胃肠道丢失 HCO_3^- 的原因是各种病因引起的腹泻，包括感染性，以及较少见的滥用泻药。摄入阴离子交换树脂，例如考来稀胺，会通过在肠道中 Cl^- 和碳酸氢根的交换而导致 HCO_3^- 的丢失，摄入含钙或含镁的泻药也会发生类似情况。尽管现在较过去少见得多，在输尿管乙状结肠吻合术和回肠膀胱术后输尿管改道会导致 HCO_3^- 丢失到尿中，其原因是 S 形的囊袋（新膀胱）通过阴离子交换泵吸收 Cl^- 并排泌碳酸氢根到尿中。而且，结肠袋（新膀胱）可以直接吸收尿氨，从而抵消了尿排酸的主要机制。发生于胰腺移植胆囊外引流后的胆汁和胰腺分泌物的丢失，也会导致 HCO_3^- 的净丢失。最后，血清 HCO_3^- 的稀释会发生于大量输注氯化钠或完全肠外营养后，这可能导致正常阴离子间隙型扩展性酸中毒。然而，非碳酸氢根缓冲对减低了其严重程度。

三、代谢性碱中毒

过多给予碱性物质（例如 HCO_3^-、乳酸或柠檬酸）或过多地分泌或丢失 H^+（通过胃肠道或肾脏）可导致代谢性碱中毒。在上述情况下，增高的 $[HCO_3^-]$ 因肾脏无法排泄而持续处于高位。有几种机制会减少肾脏排泌 HCO_3^-。其一,肾衰竭时肾小球滤过率下降导致 HCO_3^- 的排泌减少;其二,容量丧失也减少了 HCO_3^- 的排泄并增加了 H^+ 的排泄。在这种情况下,血管紧张素Ⅱ刺激近端肾小管使 HCO_3^- 的重吸收增加。并且,醛固酮使得远端肾单位增加 H^+ 的排泄并产生低钾血症,这又刺激氨的生成并进一步增加了 H^+ 的排泄。

存在容量丧失和碱中毒的患者通常存在 Cl^- 的缺失并产生低尿氯(<20mmol/L)。这种"氯敏感性代谢性碱中毒"可以通过补充 NaCl 或 KCl 来纠正。然而,在其他几种代谢性碱中毒中,患者的容量状态与发病机制无关,其尿[Cl^-]正常(>30mmol/L)。当然,对于"氯抵抗性代谢性碱中毒"患者给予 NaCl 或 KCl 不能改善病情(表83-4)。

表83-4 代谢性碱中毒

类型	氯敏感性碱中毒		氯抵抗性碱中毒	
尿[Cl^-]	<20mmol/L		>30mmol/L	
细胞外液量	减少		增加	正常量或减少
引起问题的部位	胃肠道	肾脏	肾脏	肾脏
原因	呕吐	长期高碳酸血症后	过量盐皮质激素状态	巴特综合征
	胃肠减压	利尿药		严重钾缺失
	高氯化物性腹泻	K^+ 缺失(轻~中度)		在肾衰竭时给予过多外源性 HCO_3^-
	绒毛状腺瘤	有机酸酸中毒后		不能重吸收的阴离子
		医源性碱中毒		

(一)氯敏感性代谢性碱中毒

富含质子的胃液的丢失,包括呕吐或胃肠减压,会产生碱中毒。即使呕吐停止或胃管停止减压,其合并的容量损失仍会使患者维持碱中毒状态。在呕吐发作期间,尿 pH 维持较低状态,提示尿中实际上不存在 HCO_3^-。仅输注盐水就可纠正碱中毒。比较少见的引起代谢性碱中毒的胃肠道因素是高氯化物性腹泻。这发生在先天性氯性腹泻,一种通常在幼年时期被诊断出来的少见病症。高氯化物性腹泻更常见于儿科患者。在成年患者,其可由病毒性胃肠炎或绒毛状腺瘤引起。

利尿药,特别是噻嗪类和襻利尿药,是代谢性碱中毒的重要原因。使用这些药物而产生的碱中毒的主要机制是其导致容量丢失,并通过肾素-血管紧张素-醛固酮轴来增加肾脏排泄氢离子;其次,该类药物导致低钾血症并刺激氨的产生也促进了碱中毒的发生。补足钾和血管内容量可以缓解碱中毒。

碱中毒会发生在患者纠正高碳酸血症后,原因是他们使用了利尿药进行治疗从而发生了容量丢失、低钾血症或两者皆有。有些抗生素如羧苄西林是无法被肾脏重吸收的阴离子。它们的排泄导致阳离子如 Na^+、K^+、H^+ 和铵离子(NH_4^+)的共同丢失。当 NaCl 输注由于某些原因受到限制时这些抗生素就会导致碱中毒。虽然羧苄西林现在已很少使用,已发现高剂量使用氨苄西林有类似的情况出现。

(二)氯抵抗性代谢性碱中毒

氯抵抗性代谢性碱中毒的特点是容量缺失对碱中毒没有明显的作用。碱中毒常发生于有机酸酸中毒(例如酮症酸中毒或乳酸酸中毒)解除后,特别是在酸中毒期间给予补充 HCO_3^- 的患者。在酸中毒恢复期,乳酸和酮酸的代谢会生成 HCO_3^-,如果同时存在低血容量或低钾血症,外源性给予的 HCO_3^- 加上再生的 HCO_3^- 会导致严重的、长时间的代谢性碱中毒,会产生所有顽固碱血症的系统性损害。

大量输注有机阴离子例如柠檬酸(特别是在输血时)会产生相同的效应。在长期饥饿后会出现一过性的"再喂养性"碱中毒,因为酮酸离子在饥饿期间堆积,而后会转化为碳酸氢盐。在肾衰竭患者中,由于 HCO_3^- 无法排泄,过量摄入或给予碱剂会导致严重的代谢性碱中毒。而且，摄入大量的碳酸钙会导致乳碱综合征，表现为肾衰竭、代谢性碱中毒和高钙血症三联征。

无法用输注盐水纠正的碱中毒应想到少见综合征的可能性。盐皮质激素过多（不论是原发或继发的）可直接，以及通过低钾血症间接增加 H^+ 的排泄。这些患者容量过多而非容量不足，并且常会发生高血压。除此以外，有数种基因缺陷可导致局部肾小管功能障碍，引起碱中毒和低钾血症。这些遗传性缺陷有两种主要的类型，即 Gitelman 综合征和 Bartter 综合征。Gitelman 综合征是一种远端肾小管噻嗪类敏感 NaCl 通道的缺陷，其会导致钠、氯和钾的丢失，但也会引起低尿钙，与噻嗪类利尿药的作用相似。Bartter 综合征特点是丢失镁较少和高尿钙，类似于襻利尿药的作用。这两种综合征的患者具有慢性的高肾素和醛固酮水平，因此通常没有容量缺失。两者经常在儿童期发病，但也有些发病较晚，特别是那些轻症患者中。虽然很少见，但对于以下情况需要考虑这两种综合征的可能：在治疗有机酸酸中毒中没有使用外源性或具有内生性碳酸氢盐的、容量充足的患者。

四、呼吸性酸中毒和碱中毒

要注意原发呼吸性酸碱平衡紊乱的常见原因，因为血清碳酸氢根浓度的异常经常是用于代偿一些尚未明确的呼吸功能紊乱。

（一）呼吸性酸中毒

任何通气受限的呼吸功能紊乱都会导致 $PaCO_2$ 的增高（更多的发病机制见第 1 章）。非常严重的慢性阻塞性肺病（例如 $FEV_1 < 750ml$）（见第 76 章）和肥胖-低通气综合征（OHS）[并非非复杂性阻塞性睡眠呼吸暂停（OSA），见第 80 章]会导致慢性高碳酸血症。然而，ICU 患者中还存在着其他一些导致呼吸性酸中毒的重要原因。无论是药物或食物引起，或由器质性疾病引起的中枢神经系统抑制，常常会抑制呼吸驱动力从而使 $PaCO_2$ 增高。除此以外，任何原因的肌无力都会导致呼吸性酸中毒。如果未发现明显病因，应考虑神经肌肉的疾病例如主要影响膈肌的重症肌无力，或由膈神经损伤引起的原发性膈肌功能障碍。

（二）呼吸性碱中毒

任何原因的过度通气都会引起呼吸性碱中毒，临床表现轻微常常易被忽视。焦虑和疼痛经常会引起过度通气。原发性肺疾病，例如肺水肿或限制性疾病如特发性肺纤维化等是其他常见的原因。一些相关的全身性病症会导致呼吸性碱中毒，例如早期脓毒症，其原因是细胞因子介导的毛细血管渗漏而导致的亚临床型肺水肿。此外，肝硬化和其他肝衰竭病症会导致呼吸性碱中毒，其原因被认为与循环中过量的孕激素引起的中枢性过度通气有关。ICU 患者中其他值得注意的病因包括急性或慢性肾衰竭、妊娠（见第 28 章）、阿司匹林中毒（见第 57 章）、急性肺栓塞（见第 77 章），以及由机械通气（见第 2 章和附录 B）引起的不适当的过度通气（这可能是最常见的病因）。

五、诊断评估

鉴别原发性酸碱平衡紊乱可能比较困难，但使 pH 正常和维持必要的生理代偿机制是十分必要的。推荐使用基础代谢全套[BMP，亦指全套 7，检测血清钠、钾、氯、总碳酸氢根、血尿素氮（BUN）和肌酐]和动脉血气分析（ABG）来评估每个危重患者的酸碱平衡状态。

因为患者可以同时有两种或两种以上酸碱平衡紊乱，故推荐使用一种系统性方法来诊断复杂性或混合性酸碱紊乱。这种方法是基于使用所有可用的数据而非单单根据动脉血气分析（使用或不使用酸碱列线图；后者见附录 D）。

患者的病史和体格检查是诊断方法的基础。首先，考虑以下各种因素如何与酸碱平衡相关：症状（呕吐、腹泻和多尿）、病史（糖尿病、充血性心力衰竭和肺气肿）、药物（利尿药、泻药和镇静药）、处理措施（机械通气、胃肠减压、静脉输液），以及体检所见（细胞外容量不足或过多的征象、低血压、手足抽搐、黄疸、喘息、病态肥胖和面色苍白）。然后回顾各项辅助检查结果来支持或反驳对酸碱失衡的最初判断，包括患者的血清和尿电解质、动脉血气分析、常规检查例如全血细胞计数、肝和肾功能检查、尿常规分析和胸部影像学检查来发现肺或肾脏疾病的证据。完成数据搜集阶段后，就可以对特定的酸碱失衡进行鉴别诊断（表 83-1 至表 83-4）。

用系统方法来诠释动脉血气分析不但可以证实临床判断,而且可以揭示可能导致治疗方案更改的尚未发现的紊乱。为了避免"满足搜索"现象,最好是对基础代谢全套检查和血气分析结果进行系统性评估。推荐使用表83-5中的五步法来进行评估。

在阴离子间隙增高型酸中毒中,关于如何解读阴离子间隙变化的幅度与碳酸氢根水平变化幅度之间关系(delta-delta 现象)仍旧存在争议。两者之间的关系并不像之前人们认为的那样一致,但它对于诊断所谓的三重紊乱(即在同一个患者身上出现三种不同类型的原发酸碱失衡)仍旧是有帮助的。假定阴离子间隙每增高 1mmol/L 则血清碳酸氢根下降 1mmol/L 可能不再是正确的;$\Delta AG/\Delta [HCO_3^-]$ 在任何时候都在 1~1.5 的推论也可能不再正确,而是取决于酸中毒的病因。合理的做法是认为正常的 $\Delta AG/\Delta [HCO_3^-]$ 在 1~1.5,而 $\Delta AG/\Delta [HCO_3^-] > 1.5$ 就认为是存在额外的代谢性碱中毒。同理,$\Delta AG/\Delta [HCO_3^-] < 1$ 被认为是存在额外的阴离子间隙正常型代谢性酸中毒。解读 $\Delta AG/\Delta [HCO_3^-]$ 时要谨慎,要把其当作对患者进行总体评估的临床信息之一。

其他一些血清、尿,以及实验室数据有助于评估。例如,在由乙醇、甲醇和乙烯乙二醇等毒素引起的阴离子间隙增高型酸中毒中,毒素(和它们的代谢产物)在血中堆积并增加了血浆渗透压。然而,通过血清电解质、血尿素氮和血糖来估算的渗透压忽略了这些新的渗透分子,通过实际测量的渗透压减去估算渗透压可以检测出渗透压间隙(OG)。

OG = 实测渗透压 − 2 × (Na + K) + BUN/2.8 + 血糖/18   (公式 83-5)

OG > 10 提示可能存在前述毒素中的一种(或另一种未知的渗透活性物质,如甲苯、二甘醇)。

并且,尿阴离子间隙(尿钠 + 尿钾 − 尿氯)可以用来估计尿氨的排泄量。在具备正常肾排酸功能的代谢性酸中毒中,不可测 NH_4^+ 常会使尿阴离子间隙为负值。然而,在排泌 NH_4^+ 功能下降的患者,尿阴离子间隙为正值。这可以将肾对胃肠道丢失碳酸氢盐的正常反应和肾小管酸中毒(尿阴离子间隙可能为正值,因为在 RTA 时氨的排泄下降)相区别开来。在酮症酸中毒或摄入乙烯乙二醇时,尿中出现不可测的阴离子,也会产生正的尿阴离子间隙。

六、治疗

(一)代谢性酸中毒

通常情况下,所有酸碱失衡的处理需确定及纠正原发病因。因此,治疗严重急性酸中毒目标就是要将 pH 提高到大于 7.2,以及使血清 $[HCO_3^-]$ 大于 10mmol/L。因为 HCO_3^- 的分布容积的变化与当前血清 $[HCO_3^-]$ 的变化是相反的,需要给予的 HCO_3^- 的剂量可以通过以下公式进行计算。

提高血清碳酸氢根至 10mmol/L 所需的 HCO_3^- 剂量 = {0.4 + 2.4/[HCO_3^-]} × 体重(kg) × {10 − [HCO_3^-]}   (公式 83-6)

然而,公式 83-6 仅能计算当前所需的 HCO_3^- 的量,如果体内持续产生酸则该公式无效。因此,需密切监测治疗的效果。由于输注 $NaHCO_3$ 而会产生大量钠负荷,从而限制了其应用,尤其是在容量超负荷的状态时。对于非手术治疗不能马上起效的患者需要考虑行血液透析。在考虑输注 $NaHCO_3$ 可能获得的益处的同时也要考虑其带来的风险。例如,碳酸氢盐治疗会快速升高血清 pH 并引起低钾血症和低钙血症。如果对酮症酸中毒和乳酸酸中毒的患者给予过量 HCO_3^- 会发生碱中毒反跳,因为在酸中毒的恢复期这些有机阴离子会转化为碳酸氢根离子。碱血症增加了许多有机酸的产生率,包括乳酸、酮酸、甲酸和草酸。碱血症也增加了血红素与 O_2 的亲和力,减少了组织的氧输送(见附录 A)。当给予 HCO_3^- 后,需由非 HCO_3^- 缓冲液来中和,从而增加了 $PaCO_2$ 和通气需求。同时,$PaCO_2$ 的升高也抑制了中枢神经系统的功能,因为 CO_2(非 HCO_3^-)可以快速进入脑脊液中从而降低脑脊液的 pH。

在对轻到中度代谢性酸中毒患者的研究中,给予 HCO_3^- 治疗未能改善患者的预后。在心脏复苏中使用 HCO_3^- 治疗并无益处还可能有害。因此,在急性患者中使用 HCO_3^- 治疗的价值存在争议,还需进一步的研究。

表 83-5 从动脉血气和血清电解质诊断酸碱失衡的五步法

1. 判断原发的过程可能是酸中毒或碱中毒
   pH 由原发的过程来决定
   pH<7.38:酸血症(酸中毒可能是原发过程)
   pH>7.42:碱血症(碱中毒可能是原发过程)
2. 原发过程是呼吸性或代谢性?
   如为酸血症:
   如果 $PaCO_2$>40,为呼吸性酸中毒
   如果 HCO_3^-<24,为代谢性酸中毒
   如为碱血症:
   如果 $PaCO_2$<40,为呼吸性碱中毒
   如果 HCO_3^->24,为代谢性碱中毒
3. 呼吸性过程:是急性或慢性?
   急性:$PaCO_2$ 从 40 开始每变化 10mmHg 则 pH 变化 0.08
   慢性:$PaCO_2$ 从 40 开始每变化 10mmHg,pH 变化仅 0.03
4. 代谢性过程:呼吸代偿可以过度、不足或"刚刚好"
   使用 Winter 公式应用于血气中来获得目标 $PaCO_2$:$PaCO_2 = 1.5[HCO_3^-] + 8(\pm 2)$
   如果实际 $PaCO_2$ 过高:额外的呼吸性酸中毒
   如果实际 $PaCO_2$ 过低:额外的呼吸性碱中毒
5. 总要计算阴离子间隙(AG):如果阴离子间隙增高,一定存在代谢性酸中毒
   $AG = [Na^+] - ([Cl^-] + [HCO_3^-])$;正常范围=8~12
   鉴别诊断见表 83-1

虽然对甲醇和乙烯乙二醇中毒的治疗应遵循前面的规范,降低这些毒物的代谢也是非常重要的(见第 57 章)。要避免发生碱血症,因为其加速了甲醇和乙烯乙二醇的代谢率。血液透析可以有效清除这些毒素。在水杨酸盐中毒病例中,要积极使用碳酸氢钠来促成碱血症和碱化尿液,以防止未解离水杨酸在组织的沉积和促进其在肾脏的排泄。然而,血液透析也能有效地清除水杨酸,因此在存在肾衰竭或不能给予多量碳酸氢钠的患者(例如已存在容量过负荷的情况)需要考虑予以血液透析。无论患者是否存在肾衰竭或其他代谢性异常,如其血液水杨酸水平超过 800mg/L 都需考虑行血液透析。

纠正慢性高钾血症会增加肾脏的产氨,反过来会增加净 H^+ 的排泄。降钾的策略包括增加 NaCl 的摄入同时使用或不使用利尿药、给予排钾树脂,例如聚磺苯乙烯(降钾树脂),或者给予人工合成的盐皮质激素氟氢可的松醋酸盐。当钠的摄入受限时,单纯使用利尿药可能适得其反,因为其造成的细胞外容量下降会减少流经远端肾单位的尿流,从而减少了净 H^+ 和钾的排泄。

(二)代谢性碱中毒

对于大部分碱中毒病例,其发生原因(例如呕吐或利尿药)是显而易见的。当存在细胞外容量缺失时,治疗重点应该在补充容量,使用 NaCl 以及必要时使用 KCl。如果发病原因不明确,检测尿氯水平可以帮助确定补充容量是否有益。对于盐皮质激素过量的患者,使用留钾利尿药例如螺内酯(一种醛固酮受体拮抗药)或阿米洛利或氨苯蝶啶(直接阻断 Na^+ 重吸收)是有效的。如果怀疑利尿药和泻药过量,尿氯值可能会产生误导,行药物筛查是有帮助的。

对于机械通气的患者,通过补钾和补充容量来纠正代谢性碱中毒可以帮助脱机。虽然会增加 K^+ 的流失,使用碳酸酐酶抑制药治疗可能会有帮助,容量缺失会使得碳酸酐酶抑制药的作用降低。纠正肝病患者的钾缺失会减少肾脏产氨,可能会改善肝性脑病。

第84章

水平衡紊乱:低钠血症和高钠血症

Siddharth P. Shah　Joel D. Glickman,著　龚书榕,译　于荣国,校

钠平衡紊乱在ICU患者中很常见,其与发病率和病死率的增高密切相关。在高钠血症的患者中,低龄及高龄的患者风险特别高。已发表的资料提示其在成人重症患者中的死亡率为16%~43%。类似地,低钠血症大约使病死率提高三倍,增加了需要收住ICU,以及入ICU 48h内需要机械通气的比例、平均住院时间及住院费用。

一、体内水平衡原理

钠浓度的失衡是体内水平衡发生变化的结果,而不是钠平衡发生变化的结果。钠平衡的异常通常表现为容量状态的波动,但偶尔也可表现出水平衡异常的症状和体征。

体内总水量(TBW)主要随体重的变化而变化,但还与年龄、性别和脂肪含量相关。确定一个ICU患者的实际TBW比较困难。对于一个理想患者TBW通常为体重的50%~60%(女性为50%,男性为60%)。然而,在病态肥胖的患者身上TBW可能会占体重很低的比例,相反全身水肿和腹水患者的TBW占体重的比例可能会高达70%~80%。因此,临床上在按照所提供的公式计算TBW时应根据患者情况进行个体化慎重考虑。

TBW在细胞内液间隙(ICF)和细胞外液间隙(ECF)的分布由每一间隙的渗透活性分子(渗透压克分子)所决定。细胞外液间隙(ECF)由血管内和间质两部分空间组成。这些间隙之间处于渗透平衡状态,水在间隙之间移动以维持相等的渗透压。水在间隙之间移动或TBW的变化都会使得血钠浓度发生改变。

水的运动使得TBW从一个间隙到另一个间隙的分布发生改变。例如,当一种渗透分子如葡萄糖在细胞外液中快速增加,水就从细胞内液转移至细胞外液以维持细胞内和细胞外液之间的等渗状态,细胞外液容量增加而细胞内液容量减少。然而,维持细胞体积对于维持细胞功能是至关重要的。细胞可以产生额外的细胞内渗透分子("不明来源的"渗透物)来阻止水从细胞内向细胞外液运动,因此减小了细胞皱缩的程度。同理,细胞外液水分增加降低了细胞外液的渗透压,促使水大量涌入细胞内。作为适应性的反应,细胞会排出溶质到细胞外间隙以缓和水分进入细胞的趋势,以及由此产生的细胞肿胀。

虽然渗透压(单位容积的渗透分子数)这个术语常被用于讨论水平衡的问题,张力或有效渗透压(单位容积的渗透活性分子数)是更合适的术语。例如,如果细胞外液的渗透压是因为一种可以弥散入细胞的物质[例如血尿素氮(BUN)]而增高,那么很快在细胞内外液之间就没有渗透浓度梯度,水也就不再发生移动。然而,如果分子被限制于细胞外液中,这些渗透分子就是有活性的(张力增高,例如葡萄糖),水分就会移动来使细胞

内外液之间的渗透压趋于平衡。

肾脏通过高度精细的尿液浓缩和稀释机制来调节 TBW，维持这个机制有赖于肾小球滤过率、近端肾单位液体重吸收、髓襻升支和远曲小管的完整性、皮质乳头渗透压梯度、抗利尿激素（ADH）和集合小管对 ADH 的反应能力。

二、对体内总水量（TBW）变化的生理反应

（一）低钠血症：定义、表述和临床表现

低钠血症，定义为血清钠浓度低于 135mmol/L，反映了水与血清（细胞外液）钠相比相对过剩。为了维持渗透压平衡状态，水从细胞外液向细胞内液移动，造成细胞内体积膨胀。细胞水含量的改变在大脑会造成严重的后果，细胞和组织体积的增加遇上刚性颅骨，随之而来的就是颅内压升高及脑疝的危险。增加细胞的水含量也会损害正常细胞内的代谢过程。

在血清钠浓度不低于 125mmol/L 时，通常不会发生神经学症状，其典型表现可为厌食、恶心或全身不适。这些症状可进展为头痛、嗜睡、神志不清、躁动和迟钝。如果脑水肿严重，可能发生抽搐、昏迷、呼吸停止甚至死亡。低钠血症的发病率和死亡率受疾病的严重程度和低钠血症的发展速度、患者的年龄和性别，以及基础疾病的性质和严重程度所影响。年幼和高龄患者、绝经前妇女、肺炎患者、心力衰竭患者、肝硬化及慢性酗酒的患者具有较高风险。

症状通常可随着低钠血症的解除而缓解，除非是在 24h 之内发生的中度至重度的低钠血症。在这种情况下，低钠血症会造成局灶性神经功能缺损，且死亡率可高达 50%。与此相反，当低钠血症发展缓慢，则较少出现症状，程度也较轻。一些严重慢性低钠血症的患者甚至可完全无症状。

（二）低钠血症的检查流程

用病理生理学的方法来分类低钠血症并鉴别其病因可按照如下一些问题来进行。

1. 患者是否有低张性低钠血症？

低张性低钠血症（有时被称为真性低钠血症）与血浆低渗和 TBW 相对过多有关。这与等张性低钠血症和高张性低钠血症是截然不同的，这两者都不处于低渗状态。

当机体处于水平衡状态，血清钠浓度是稳定的，水分排出与水分摄入是相匹配的。下丘脑渗透压感受器监测并维持血浆渗透压（主要由血清钠浓度决定），并通过渴感和 ADH 分泌来对渗透压进行调节。

机体对自由水增加的反应：当体内水增加时，血浆渗透压下降（甚至发生轻度低钠血症）会阻止渴觉产生并抑制 ADH 的分泌。在没有 ADH 的情况下，肾脏通过产生稀释尿（50~100mOsm/kg）清除多余的水分。一个健康的肾脏每天可以排泄高达 20L"自由"水（相当于无溶质水），超过了大多数人所消耗的水量。当肾脏排泄水分的能力受损或超出其承受能力就会发生低钠血症（TBW 的净增加）。

机体针对自由水丢失的反应：一个健康人每日通过大便和尿液排出必要的水分（出量）。此外，亦会通过皮肤和呼吸道蒸发丢失，大约 500ml/d。机械通气时此蒸发损失量很小，因为呼吸机输送的混合气体经过了加热和充分的湿化。水分的损失量必须与水的摄入量相平衡以维持水平衡和稳定的血清钠浓度。如果身体丢失水分且未及时补充，血浆渗透压就会上升（并发生高钠血症）。这会导致口渴并增加 ADH 分泌。ADH 减少肾脏的水分清除，导致尿液浓缩（1000~2000mOsm/kg）。虽然这可以减少肾脏水分的丢失，但在没有口服或静脉内补充水分的情况下原先的水分亏缺不能被纠正。

要充分理解水异常状态的病理生理，人们必须考虑两个方面的问题：一个是水的净损益；另一个是肾脏对水异常状态的反应。如在前面的例子中所指出的，当高钠血症的发生是由于水分丢失，除非更多地补充水分，否则即使是一个完全正常的肾脏也不能使血钠恢复到正常。异常肾脏反应可能会加剧高钠血症。同理，虽然低钠的发生是由于过多的水分进入体内，仍可由于肾脏水排泄不足而使低渗状态持续进展。

量化尿中自由水的排泄量有助于回答三个关键问题：①患者的钠平衡紊乱是怎么发生的？②患者是否可以自我纠正这个紊乱？③水含量的改变多快可以发生？水排泄的定量可以判定肾脏在某个特定的时间范围内是如何处理水的。这依

赖于将尿液在理论上分为等渗组分(相对于血清)和水(即无溶质)。水在此模型中的数量可以是负数或正数,分别代表来自TBW中的净增量或净减量。这一理论量,即描述尿中无电解质和无溶质的水的清除模式,提供了一种概念化和量化尿水的最佳方式。

在高张性低钠血症中,大量溶质局限于细胞外液(例如葡萄糖和甘露醇)导致水向细胞外移动。水重新分布至细胞外液中从而降低了钠浓度,这在严重高血糖中很常见。血清葡萄糖浓度在大于22mmol/L(400mg/dl)时,每增加5.5mmol/L(100mg/dl)葡萄糖,预计血清钠浓度会下降2.4mmol/L。(或者,如在第82章所述,血糖高于5.5mmol/L基础上每增高5.5mmol/L,血钠水平会降低1.6mmol/L。)两种常见情况是:未控制的糖尿病(见第82章)和医源性给予高溶质负荷(如静脉注射免疫球蛋白常用含糖量高的液体进行输注)。与低张性低钠血症不同的是,在这种情况下细胞发生脱水。治疗集中于纠正导致血清渗透压增高的基础原因(例如,应用胰岛素)。

理论上,如果将不含钠的等渗溶液加入到细胞外液中(例如,甘氨酸灌洗液)就会发生真性等张性低钠血症。在这样的溶液中的溶质必须局限在细胞外液中才能使低钠血症得以维持。在过去,等张性低钠血症被认为假性低钠血症,是在高脂血症或异常蛋白血症情况下的一种实验室产物。新的实验室技术可以直接测量血清钠并避免这个错误。低张、等张和高张性低钠血症之间的区别可以通过测量血清渗透压来进行。

2. 在低张性低钠血症,肾脏稀释机制是否发挥作用?

即便是轻微的低钠血症,肾脏对水摄入的正常反应也是排泄稀释性尿液(尿渗透压<100mOsm/kg)。因此,尿渗透压<100mOsm/kg表明肾脏对低钠血症反应适度,就如临床上常见的摄入过多水分(例如烦渴多饮)或低溶质饮食(如嗜啤酒者)。在低钠血症期间,当尿渗透压超过100mOsm/kg,提示肾稀释能力的损害限制了水从肾脏的排泄。

3. 为什么肾脏稀释功能会受损(以不适当的尿渗透压增高为证据)?

尿液稀释功能(尿渗透压>100mOsm/kg)受损可能是由于以下原因:①流经肾稀释段的液体减少(肾小球滤过率下降或由于容量不足而使近端肾小管重吸收肾小球滤过液增加);②在稀释区段(髓袢升支和远曲小管起始段)对滤液的稀释发生异常;或③持续升高的抗利尿激素(ADH)的活性。这些机制中,增高的ADH活性(来自于ADH水平的增高或对ADH敏感性的增加)是ICU患者的最重要和最常见的病理生理学机制。升高的ADH活性常常是由于有效动脉血量(EABV)降低,可见于全身低血容量或全身容量过多(例如肝硬化、充血性心力衰竭或肾病)的状态。

正常情况下,低渗状态有效地抑制了ADH释放。然而,对抗容量减少的稳态保护机制可取代对血浆渗透压的调节:为了维持血管内容量,机体保留水分并接受渗透压降低。在低有效动脉血量(EABV)的情况下,颈动脉压力感受器启动神经通路来触发非渗透性ADH的释放。ADH增加了集合管对水的渗透性,这有利于水的重吸收。如果清醒的患者由于非渗透性因素刺激渴感(由于低血容量)而饮用过多的水,或即使患者摄入"正常"或低于正常量的水,低钠血症也会进一步进展。产生低EABV的原因可分为低全身容量状态和高全身容量状态。

血容量不足可由于肾性或肾外性容量丧失。患者可能会表现出容量不足的明显征象,如心动过速、直立性低血压和器官灌注不足。实验室指标,如尿素氮与肌酐的比值增高(>20)或血尿酸水平增高可以帮助识别ICU患者亚临床容量损失。在肾外性容量损失中,尿钠通常低于20mmol/kg。肾外性容量损失的常见原因包括呕吐、腹泻、出血,以及水分进入"第三间隙"(如胰腺炎、创伤、败血症相关等引起的血管通透性增加)。

一份血清样品包含水和非水成分。实际钠浓度是基于钠和水在水性组分中的量。然而,有一种测量钠的方法,所报告钠浓度是基于每容积总血清(水性和非水性)中的含钠量。因此,如果血清的非水部分由于明显的高三酰甘油血症或异常蛋白血症而增加,血清中的含水组分降低并且在那份总的血清样品中的总钠量也减少。

肾性容量损失发生于使用利尿药、醛固酮减

少、代谢性碱中毒、钠损耗性肾病或脑性盐耗。在这些情况下,尿钠通常超过20mmol/kg。脑性盐耗(CSW)已成为存在颅内病变神经外科患者的一个重要的临床病症。其诊断是基于以下证据:肾钠转运的缺陷、异常的尿盐损耗以及有效动脉血容量下降(负钠平衡)。容量的不足可以鉴别脑性盐耗和抗利尿激素异常分泌综合征(SIADH),后者通常表现为轻微的容量扩张状态。

对颅内疾病的患者输注静脉液体会造成对其容量状态和肾钠排泄难以解释的情况。但是,异常水盐负平衡的表现支持CSW的诊断。CSW的一种理论机制认为中枢神经系统损伤扰乱了自主神经系统对近端肾小管基底膜钠和尿酸重吸收的刺激作用。另一理论认为损伤的中枢神经细胞合成脑钠肽(BNP),抑制肾对钠的重吸收。已证明在蛛网膜下腔出血患者会出现BNP水平增高。关于CSW的诊断和病理生理学的细节仍然存在争议。临床上鉴别CSW和SIADH是很重要的,因为两者的处理明显不同。CSW的治疗侧重于纠正血容量不足,而SIADH治疗包括限水、增加自由水排泄及纠正肾稀释功能缺陷。

低EABV也可发生在患者全身容量过负荷的情况下。充血性心力衰竭(CHF)、肝硬化和肾病综合征都具有这种特征。过多液体堆积在间质空间("第三间隙")和腹膜腔;EABV(对于维持平均动脉压和器官灌注是至关重要的)仍然相对较低。这是由于心排血量较低(CHF)、血管扩张和血容量重分配入全身动静脉瘘中(肝硬化)或由于低蛋白血症导致的低胶体渗透压(肾病综合征)。在这些过程中,EABV的降低导致非渗透性刺激的ADH释放、GFR减低和流经远端肾单位的液体减少,以及可能产生非渗透刺激的渴感。

4. 如果有效动脉血容量是足够的,是什么原因刺激了非渗透性和非血流动力学性ADH的释放?

许多真性低钠血症的患者没有明显高血容量或低血容量的表现:体内水过多但临床上却没有明显容量异常。这是由于以下几个可能的原因导致的肾脏水排泄异常(通常通过ADH介导):①使用的ADH类似物(例如,去氨加压素或催产素);②使用的药物可增强ADH释放或活性(知识框84-1);③存在肾上腺皮质功能不全;④存在甲状腺功能减退;⑤SIADH;⑥"重置渗透稳定"综合征。

知识框84-1　抗利尿激素异常分泌综合征(SIADH)的病因

中枢神经系统疾病
　　脑肿瘤:原发或转移性;感染:脓肿、脑炎、脑膜炎(包括结核性脑膜炎)、吉兰-巴雷综合征、蛛网膜下腔出血、硬膜下血肿、急性间歇性卟啉病、下丘脑结节病、垂体手术、颅骨骨折、脑外伤

肿瘤
　　小细胞肺癌、霍奇金病、十二指肠腺癌、胰腺癌、淋巴肉瘤、胸腺瘤、膀胱癌、前列腺癌和子宫癌

肺疾病
　　肺炎、脓胸、肺脓肿、肺不张、气胸、肺癌、肺结核

药物性
　　环磷酰胺和异环磷酰胺;长春新碱等长春碱;抗精神病药:替沃噻吨、氟哌啶醇、硫利达嗪、氟奋乃静;抗抑郁药:阿米替林、单胺氧化酶抑制药、氟西汀、舍曲林;非甾体消炎药;氯贝丁酯、氯磺丙脲、卡马西平、甲基苯丙胺、催产素、类阿片

其他
　　疼痛、外科和内科应激、严重的恶心、正压通气、特发性、艾滋病

SIADH是住院患者低钠血症的最常见的病因(知识框84-1),包括血循环ADH水平增高(来自于下丘脑分泌增多或异位产生ADH)或正常ADH水平但效果增强。低张性低钠血症合并异常浓缩尿(尿渗透压>100mOsm/kg)并排除其他情况就可以做出诊断。血浆抗利尿激素水平无法将SIADH与其他原因造成的低钠血症区分开来。

重置渗透稳定综合征占初诊为经典SIADH病例的1/3左右。正规的水负荷试验可以区分这

两种情况,但在严重低钠血症患者中执行起来比较危险。不同于SIADH,重置渗透稳定综合征的患者围绕一个较低的渗透压调定点来维持体液的渗透压,通常只有轻微的低钠血症。因为它们的低钠血症不会低于降低的渗透压调定点,因此不需要限制水的入量。

(三)低钠血症的治疗

当血清钠浓度降低到小于125mmol/L时通常开始出现明显神经症状;然而,轻微的认知异常可以存在于轻度的低钠血症中。症状反映了不同程度的脑水肿和脑细胞功能障碍,对于高张性和等张性低钠血症的不同处理措施将在下文中讨论。对于低张性低钠血症,治疗的主要目的是使血清渗透压高于神经学"危险范围",并纠正低钠血症的原因。血钠纠正的速度和幅度取决于细胞如何随着时间的推移适应它们所处的低张环境。在慢性低钠血症,脑细胞通过减少它们的细胞溶质含量来适应低张性细胞外液。细胞在第6～12h的适应期排出电解质至细胞外液。在接下来的24～72h,有机溶质(主要是氨基酸)更加缓慢的丢失或者失去渗透活性。因此,完全适应可能需要数天。过快纠正或单纯过度纠正慢性低钠血症患者的渗透压有导致渗透相关中枢神经系统脱髓鞘病变的风险(稍后讨论)。

1. 无症状性低钠血症 多数轻到中度低钠血症的患者(血清钠浓度在120～135mmol/L)是相对无症状的。由低EABV刺激ADH释放引起的低钠血症,理想治疗是恢复有效循环血量。在低血容量患者中,治疗应针对容量不足的纠正,如果有指征使用静脉输液来稳定血压,应使用等张(0.9%)盐水。容量复苏通过输送液体到肾小管稀释段,并抑制ADH的释放从而易于达到水利尿的效果;这会引起水的大量排泄并纠正低钠血症。临床医生应该找出并纠正过量容量丢失的原因。

与任何水肿疾病相关的低钠血症的解决最终取决于纠正导致低EABV的过程。有时这也许是不可能的,因此治疗低钠性水肿患者的主要措施仍为严格限水。利尿药往往是双刃剑。它们可能被用在治疗肺血管充血、外周水肿和腹水,但过量使用会加剧有效动脉内容量不足并增加水潴留。增加EABV的策略,如正性肌力药物和降低后负荷,可以改善充血性心力衰竭患者的低钠血症(见第52章)。

对于低钠血症和具备足够的EABV的患者(容量正常低张性低钠血症),治疗的目标是:消除引起持续ADH活性增高的病因,以及限制水的摄入量,以与每日水分排出量(粪便,尿液,蒸发)相匹配。对于SIADH患者,应停止有害的用药并识别可治疗的病因。腔内液体(集合管内)和周围肾间质高渗环境之间的渗透压梯度使得水在集合管里重吸收。单纯钠和氯而不伴水的重吸收使得靠近髓襻的间质组织渗透压增高,这个过程可被襻利尿药所阻断。因而呋塞米可以减小间质渗透压,因此也减少了正常情况下会导致水重吸收的渗透压梯度。所产生的容量减少的结果(该疗法的不良反应)可通过同时服用氯化钠片剂来改善。另外,服用氯化钠片剂所提供的溶质有利于肾脏排泄水分。如果这些疗法不足以维持血清钠浓度>130mmol/L,使用地美环素来进行辅助治疗可能是有益的。该药物阻断抗利尿激素介导的集合管处的水重吸收。

最后,一类新的非肽加压素受体拮抗药,或称为Vaptans的一类药物已经研制成功。这些药剂增加不含电解质的水的排泄,从而增加血清钠浓度。必须继续维持限水的措施,因为这些药物刺激渴感。然而,尽管使用这些药物改善了血清钠浓度,多数试验结果都未能显示出临床益处。考尼伐坦和托伐普坦这两种药物在美国已被批准用于治疗由充血性心力衰竭引起的低钠血症。使用这些药物的临床经验目前还很有限,特别是在危重患者中。

2. 有症状性低钠血症 严重的低钠血症可危及生命,而且通常需要立即治疗。当血钠浓度>120mmol/L时,这种情况并不常见。不论什么原因,治疗的目标是一致的:提高体液渗透压并使水分转移出细胞,从而改善脑水肿。纠正的速度必须小心地调节。过快纠正血钠与脑桥中央髓鞘溶解症,或脑桥外的渗透性脱髓鞘综合征相关。这个过程的特点是脑干神经细胞周围髓鞘的破坏。渗透脱髓鞘通常发生于开始治疗2～6d之后,并表现为构音障碍、吞咽困难、共济失调、四肢瘫痪,严重的病例会发生昏迷。慢性低钠血症的患者其细胞体积完成了适应过程,此时如快速纠正其低钠血症会特别危险。渗透脱髓鞘最常发生于慢性低钠血症治疗期间,在低钠血症快速纠正之后,特别是低钠血症被矫枉过正时。如果出现纠正过快的情况,有一些证据表明恢复轻度低钠血症能降低发生神经系统并发症的可能性。当无法确定低钠血症的持续时间或低钠血症的程度比较严重,在纠正过程中应该与肾病专家一起共同商讨制定谨慎的步骤。

总的原则是,大多数病例的血清钠浓度在最初 24h 上升不应超过 10mmol/L,并且在最初 48h 内上升不应超过 18mmol/L,即大约按 0.5mmol/(L·h)的速度。然而,在严重的情况下(如血清钠浓度＜105mmol/L),初始治疗可以更加积极一些——仅在最初的几个小时内可以将血钠浓度按 1~2mmol/(L·h)的上升速度进行纠正。不应超过每日推荐的目标量,并密切监测血清钠浓度和患者的临床表现。应该花数天时间完全纠正低钠血症,并尽量避免高钠血症的发生。

治疗最好使用 3% 高渗盐水。钠的给予量可估算如下:一个 70kg 的瘦的"理想化"男子血清钠浓度为 105mmol/L,其 TBW 为 35L(如果患者没有严重水肿或病态肥胖,则估计为体重的 50%)。将他的血清钠浓度提高 10mmol/L 需要的钠量为 350mmol(=10mmol/L×35L)。高张(3%)盐水钠浓度为 513mmol/L[=154mmol(即 0.9% 盐水)×3/0.9];因此,在第一个 24h 约需 680ml 的 3% 的盐水(350/513×1000ml)。如果无法马上得到确切的计算量且患者的病情危急,另一个可行的办法是快速给予 100ml 3% 的盐水(51mmol)。这将快速提高略少于 2mmol/L 的血清钠并且给予临床医生制定一个更全面的诊断和治疗方案的机会。因为不考虑继续丢失的钠和水的量,这些计算只提供一个粗略的估计。必须频繁测定血清钠浓度(最初每隔 2 小时),以调节血钠纠正的速度。临床医生还应该知道,使用高渗盐水快速扩张细胞外液容量可诱发肺水肿,尤其是在具有基础心脏疾病的患者。如果有这种考虑,应在应用 3% 盐水的同时使用襻利尿药(呋塞米)。

不应单独使用等渗盐水来治疗 SIADH 患者的等容量性低钠血症,因为水潴留和盐分排泄实际上会造成低钠血症的恶化。同时不建议在 SI-ADH 患者中使用等渗盐水和呋塞米。虽然其可能是有效的,但与 3% 盐水相比,其血钠浓度上升的情况较难预测,并且经常会并发大量尿钾和尿镁的丢失从而使临床情况更加复杂。

(四)高钠血症:定义、表述和临床表现

高钠血症定义为血清钠浓度＞145mmol/L。其通常由于水摄入不足、水分丢失过多未及时补充,或者极为罕见的突然且大量摄入钠的情况。在高钠血症时,细胞外液中水丢失较钠多使得水移动至细胞外以恢复渗透平衡状态。细胞容量的丢失,尤其是大脑的细胞容量丢失,会导致中枢神经系统(CNS)症状。CNS 症状包括躁动、不安、意识混乱、嗜睡、昏睡甚至昏迷。其他症状和体征包括恶心、呕吐、肌肉无力、肌束震颤和癫痫发作。高钠血症患者脑容积减少可能易导致脑、蛛网膜下隙或硬膜下出血。

高钠血症的表现取决于血清钠浓度上升的幅度与速度。在一般情况下,血清钠浓度越高则感觉中枢受到的抑制越严重,患者对钠浓度急性变化的耐受性比慢性变化要差。在血清钠浓度升高到大于 150~155mmol/L 之前,一般不会出现明显症状。症状通常在高钠血症纠正后随之缓解。当急性重症高钠血症超出大脑的容量调节能力时,有可能会发生永久性神经功能障碍。当高钠血症的发展较缓慢,症状就较少出现,且程度较轻。有些慢性高钠血症的患者可完全没有症状。

细胞外液容积的变化及并发症的出现常常改变高钠血症的表现形式,甚至可能成为主要的临床表现。例如,由于盐过量导致的高血钠常常与容量过负荷的症状相关,而由于低渗液体丢失导致的高钠血症导致则与细胞外容量丢失的征象相关联。对于细胞外液容量变化大小的治疗可能要优先于高钠血症的处理。

(五)高钠血症的检查流程

高钠紊乱广义上可根据患者的临床容量状态分为:低血容量(常见)、等血容量(常见)和高血容量(罕见)三类。在每个大的分类中的单个病症将强调其哪些正常生理机制出现了问题。重申一下人体对抗高钠血症的防御机制主要是口渴和水的摄入及肾保水机制。

1. 低容量性高钠血症 由于很多情况会导致钠和水的丢失,因此低血容量在危重患者中很常见。丢失的液体常常是低渗性的,引起水丢失较钠丢失要多,从而导致容量不足以及高钠血症。正常的肾会试图在远端肾单位保留滤过的水。低血容量的征象包括终末器官灌注不足、心动过速、直立性低血压及皮肤弹性差等。

低渗液体可以从肾脏或肾外途径丢失。可以通过测量尿钠来区分,如尿钠>20mmol/L 则为经肾途径丢失,如尿钠<20mmol/L 则为经肾外途径丢失。肾途径丢失可能是由于渗透性利尿、梗阻后利尿、使用襻利尿药,以及肾脏疾病损害了肾脏的浓缩能力。肾外途径的丢失包括过度出汗和烧伤导致经皮肤丢失、渗透性腹泻(乳果糖、吸收不良、术后高容量造口分流、特异性感染性腹泻)、瘘、(手术后)体腔开放及低渗性引流液丢失。处理(在下面详细讨论)包括纠正容量亏缺和水分亏缺,以及治疗基础病。

2. 等容量性高钠血症 等容量性高钠血症的患者存在无显著临床意义的全身体液丢失。多变的尿钠浓度无法用来区分各种可能的诊断。

和之前一样,水分丢失可分为肾脏来源或肾外来源。健康人摄入足够的水来弥补典型的经皮肤和肺部都等肾外途径丢失的不显性(或有时是显性的)失水。水分摄入不足可能是由于渴感受损(渴感减退)或无法获得足够量的水(行动迟缓或卧床不起)。许多老年人都存在渴感受损,在脱水的时候,较少感觉口渴且较年轻人饮水要少,从而增加了发生高钠血症的风险。在发热和高代谢状态,蒸发(显性和不显性)丢失可能会增加到超出了个人饮水的能力。即便肾脏浓缩尿液和保留水分的功能完好无损,大量的蒸发丢失仍超过水的摄入量,使得患者发生进行性高钠。健康人在可以获得水分的情况下,上述情况罕见。

在高钠血症/高渗透压的情况下肾脏水分丢失提示肾浓缩能力的缺陷。"等容量性"高钠血症是由于 ADH 产生或释放不足(中枢性尿崩),或肾集合管对 ADH 反应不足(肾性尿崩)。皮质-乳头渗透梯度的产生或维持缺陷(蛋白质营养不良、利尿药、渗透性利尿、肾衰竭)也可能损害肾脏浓缩能力。渗透性利尿(见上述关于低血容量性高钠血症的讨论)临床上往往并未表现出容量不足,特别是在接受高渗负荷的患者[如接受全胃肠外营养(TPN)],其必须清除大量尿素并伴有大量水分的排出。

尿崩症(DI)导致不适当的肾水分丢失(水利尿)、多尿和多饮(在清醒患者)。每日尿量多于 3L 定义为多尿。不存在 DI 的情况下,多尿可由于高渗透性负荷或溶质利尿(利尿药、盐摄入、呕吐/碳酸氢根尿、甘露醇、葡萄糖、TPN)。大多数非重症 DI 患者由于存在完整的渴感机制和不受限制地获得水分来维持水平衡,使得血清钠浓度仅有轻度增高。然而,ICU 患者往往不能喝水或表达口渴,因此会出现更严重的高钠血症。

任何下丘脑病变都有可能导致 ADH 不足和中枢性 DI。超过 50% 的患者可无明确病因。至少 80% 的抗利尿激素分泌神经元受到破坏才会出现明显的临床症状。如果患者出现高钠血症和稀释尿液(渗透压低于 250~300mOsm/kg),其 DI 的诊断通常是显而易见的。尿量可以从每天 3~20L。如果诊断不明确,以下步骤可能是有帮助的:①评估在禁水试验(只有当高钠血症纠正后才能实施)期间尿渗透压未能适度增加;②评估对外源性 ADH 的反应。DI 的患者不能在水摄入减少时浓缩尿液,并且尿渗透压保持较低的水平。在中枢性尿崩症时,给予外源性 ADH 可以减少尿量并增加尿渗透压。该试验应该与肾内科专家一起实施,因为在试图纠正高钠血症时必须仔细考虑纠正的时间和过程(参见"高钠血症的治疗",在本章后面部分中)。轻症 DI(即部分性 DI)也可能发生,然而这在 ICU 的重症患者中难以诊断。头部创伤或手术后的 DI 可能是一过性的、永久性的或甚至是三相的过程。一过性 DI 是最常见的,在头 24h 里突然发生,然后在数天或数周内病情缓解。永久性 DI 也在头 24h 突然发生但病情不会缓解。三相模式的 DI 在最初 2~4d 出现抗利尿激素的匮乏(由于轴索损伤引起),第 5~7 天出现异常的高抗利尿激素释放(来自于退变神经元细胞的泄漏),最后当神经垂体储存的激素耗竭后就出现永久性中枢性尿崩症。肾性 DI 也有多种原因。通过患者对外源性抗利尿激素无反应的表现很容易将它与中枢性尿崩区别开来。由于一些非水通道蛋白介导的尿浓缩机制仍旧存在功能,尿量通常小于每天 4L。

3. 高血容量性高钠血症 比较罕见的现象是体内总钠量增加,而非水的丢失,从而扰乱钠与水的比例造成了高钠血症。然而，在院内这是医源性高钠血症的重要原因，通常产生于对低钠血症或代谢性酸中毒的过度治疗。用于治疗严重低钠血症的 3% 氯化钠溶液中每升含有 513mmol 的钠。甚至更高渗的 7.5% 碳酸氢钠溶液（每 50 毫升安瓿含 44.5mmol 的钠；或 890mmol/L 钠）有时也用在心肺复苏中。高钠饮食是潜在的钠负荷。在这些情况下，给予大量的钠增加了细胞外液的容量，患者会表现出容量超负荷的迹象。

（六）高钠血症的处理

治疗高钠血症的主旨是通过提供急需的水分来纠正血浆高渗状态。然而，如前所述对这些疾病的分组表明，纠正患者的容量状态往往同样重要，甚至有时更重要。具体的治疗意见必须考虑到两个概念。首先是对水的相对欠缺量的定量。这一计算可以确定机体需要多少水量来使血清钠浓度正常化（假设全身钠是固定的）。正常 TBW（理想化男性体重的 60%，理想化女性体重的 50%）乘以一个比率（正常 [Na^+]/目前 [Na^+]）就得出目前 TBW。正常的体内水减去目前体内水就得出体内水分的欠缺量。

正常体内水 = 0.5 × 总体重

目前体内水 =（正常体内水）×（140mmol/L ÷ 目前[Na^+]）

水欠缺量(L) = 正常体内水 − 目前体内水

为了说明问题，假设一个无水肿及病态肥胖女性患者正常体重 60kg，目前血清钠浓度为 160mmol/L，正常体内水等于 30L。而目前体内水 = (0.5×60)×(140/160) = 26.25L。因此，水欠缺量为 3.75L（30L − 26.25L）。

治疗高钠血症的需要明确的第二个概念是时间长短和细胞适应性的问题。机体对急性高钠血症的耐受性较差，应加以积极的处理。然而，在慢性高钠血症时脑细胞可通过增加细胞内溶质含量来适应高渗的细胞外液环境。在早期阶段细胞外盐类进入细胞中。稍后（在 24~72h），有机溶质如氨基酸开始堆积。这些额外的细胞内盐分和溶质减少了细胞内外之间的渗透梯度，从而允许细胞保留更多的水分；这是细胞对抗脱水的防御机制。如患者的大脑已经完全适应，过分积极地补充水分会产生潜在的风险。由于上述细胞内新产生的渗透活性物质，过量补水会导致不安全的水量进入到细胞内液。细胞膨胀将超过预期，有可能产生有临床意义的脑水肿。脑中新的细胞内溶质的产生速率还未能精确测定。由于快速纠正慢性高钠血症比较危险，当高钠血症的持续时间不能明确时不应进行过度治疗，因其可能会产生潜在的不良反应包括癫痫、昏迷、永久性神经系统后遗症甚至死亡。当无法确定高钠血症的持续时间时，最安全的方法就是假定它是慢性的。在这种情况下应在最初 24h 内给予不超过估计水欠缺量的一半，并仔细监测患者的神经学状况和血钠浓度（开始时应 2h 一次）。剩余的欠缺量可以在接下来的 48h 内给予。只要患者清醒且没有发生误吸的风险，经口服途径总是比较适宜的。在 ICU 患者，常可利用肠内通路来进行液体补充，如经口胃管或经口肠内营养管。但是，如果后者置入位置在幽门后（即进入小肠），一些专家建议限制单次给予自由水量不超过 250ml。此外，5% 葡萄糖应经静脉给药。除了补充欠缺水量，还需计算和补充持续丢失的水量。

在低血容量性高钠血症，迅速恢复足够的组织灌注是非常重要的。最佳治疗是给予等张 (0.9%) 氯化钠溶液以能使血压稳定的速率进行静脉输注。一旦血容量状况达到稳定，可将注意力转向高钠血症本身的治疗。应依照之前的介绍的方法进行针对失水病因的治疗（胰岛素、停止使用渗透性利尿药、止泻药），同时也应考虑继续失水的情况。

在等容量性高钠血症其组织灌注是充足的；因此，临床医生可以专注于纠正水的欠缺。如果高钠血症来源于大量蒸发损失或水摄入不足（通常是医源性的，见于 ICU 镇静患者），则亏缺的水分可按前述进行补充，并总是要考虑其发病缓急。治疗基础疾病会减少持续的水分流失。对于 DI 患者，摄入足量的水来维持水平衡并预防高钠血症是治疗的主要原则。

在中枢性尿崩症，给予激素替代可以减少多尿，并在更可接受的摄入水量的范围内维持水的平衡。使用去氨加压素（DDAVP）来替代可以给予的鼻内剂量为 10~40μg/d，分 1~3 次给予。其起效时间在 30min 之内，持续时间为 12~24h。对于 ICU 患者，当鼻腔给药不是最佳选择时，静脉或皮下给药是有效的。静脉或皮下使用的通常剂量约为鼻腔给药剂量的1/10，即1~4μg/d，分1或2次给予。口服可用于维持治疗，但口服DDAVP经胃肠道吸收的变异大，使得直接获得其量效相关性比较困难；此时通常需要滴定治疗。给予外源性DDAVP会产生至少12h不可抑制的抗利尿作用。在此期间，患者清除水的能力下降，因此水的摄入量应相应减少以避免低钠血症。因此，应使用最小剂量的DDAVP来达到可允许(但不为0)的尿量。

肾性DI对激素替代疗法无反应。应停用有害的药物、纠正电解质紊乱，以及处理其他基础疾病。肾性DI时失水发生在远端肾单位。尽管与直觉不相符，联合使用噻嗪类利尿药和限钠措施可导致轻度血容量不足，这反过来又增加了近端肾小管液体重吸收并减少输送至远端的液体(水利尿的部位)，最终减少水的丢失和尿量。限制蛋白质摄入减少了每日溶质的排泄，从而减轻了多尿的程度。非甾体消炎药阻断了肾脏前列腺素的合成并增强抗利尿激素非依赖性的水重吸收——其已经被用在特定的肾性DI患者身上。阿米洛利阻断锂在肾集合管的摄取，并已在早期的锂诱导肾性DI的治疗上取得了一些成功。

对于高容量性高钠血症，体内有多余的盐分。可以在这里使用早先用于计算水分亏缺的同一公式来估算使钠浓度恢复正常所需的水量。然而，在这种情况下没有绝对的水分亏缺，并且此时给予水分来纠正渗透压会使TBW远多于正常水平。随着时间的推移肾脏会同时排泄多余的钠和水分。这组高钠血症通常为急性过程，这种情况下，相对的水分亏缺可以进行快速补充。水分的快速补充应持续到神经系统症状改善为止。对于所有在ICU的高钠血症患者，在治疗期间应严密监测血清钠浓度，因为可能需要对水分给予的速度进行频繁调整。

三、结论

水平衡和血清钠浓度的紊乱在ICU中很常见。如果没有正确的处理，可造成严重的神经系统后遗症。仔细理解其内在的病理生理学机制有助于临床医生恢复血清渗透压至正常。了解细胞对慢性低渗或高渗状态的适应机制将使治疗安全地进行。

第85章

ICU中的甲状腺和肾上腺疾病

Alisha N. Wade　Kolin Hoff，著　龚书榕，译　于荣国，校

甲状腺和肾上腺功能检查异常在ICU重症患者中很常见。这些异常反映的是需要进行医学干预的内分泌功能紊乱或机体对疾病的生理学适应。

一、评估重症患者的甲状腺功能

除非存在垂体功能减退，促甲状腺激素（thyroid-stimulating hormone，TSH）是评估甲状腺功能最敏感的指标。甲状腺激素包括甲状腺素（thyroxine，T4）和三碘甲状腺原氨酸（triiodothyronine，T3），它们在血液循环中可结合到结合蛋白。在疾病时由于肝脏合成减少而导致结合蛋白浓度降低，这反过来会导致总T4和T3的浓度降低。只有怀疑甲状腺功能减退是导致ICU患者病情进展的因素时，才需要进行甲状腺功能的评估。TSH、总T4、总T3、通过测定游离T4（最好通过直接透析法）来测定T3摄取率等项目应该从同一样本中获得结果。

（一）非甲状腺疾病综合征

非甲状腺疾病综合征（nonthyroidal illness syndrome，NTIS）表现为甲状腺功能检查的变化，可见于既往无甲状腺功能异常的急性或慢性疾病患者。低血清T3浓度是NTIS中最常见的异常；然而，TSH和T4降低可见于更长期或严重的疾病。反式T3（reverse T3，rT3）的升高也可能是比较明显的（图85-1）。

1. 流行病学和病因学　NTIS可见于高达75%的住院患者。还不能确定NTIS是代表机体试图减少能量消耗的一种生理性适应，还是一种真正的病理状态。生理活性T3的下降是由于外周T4单脱碘的减少。也可能存在中枢性甲状腺功能减退，这是由下丘脑产生促甲状腺激素释放激素（thyrotropin-releasing hormone，TRH）减少使得TSH减少引起。

在ICU使用的药物也可影响甲状腺功能和甲状腺功能检查。皮质类固醇和多巴胺减少TSH的基础分泌和垂体对TRH的反应。皮质类固醇也降低外周T4向T3的转化。其他一些在ICU常用的药物也可影响甲状腺功能或对甲状腺功能检查结果的解读。可能导致甲状腺功能减退的药物包括锂剂、静脉注射碘造影剂、胺碘酮、氨鲁米特、沙利度胺、α-干扰素和白细胞介素-2。可能导致甲状腺功能亢进的药物包括碘和胺碘酮、α-干扰素、地尼白介素和白细胞介素-2。

2. 诊断　TSH通常是被抑制的，这需要与甲状腺功能亢进症区分开来。只有7% NTIS患者（通常是那些接受皮质类固醇或多巴胺治疗的患者）TSH低到无法检测。因此无法检测到TSH提示甲状腺功能亢进症可能。评估T4和T3水平有助于鉴别这两种情况（NTIS与甲状腺功能亢进症），因为它们只会在甲状腺功能亢进症时升高（图85-2）。

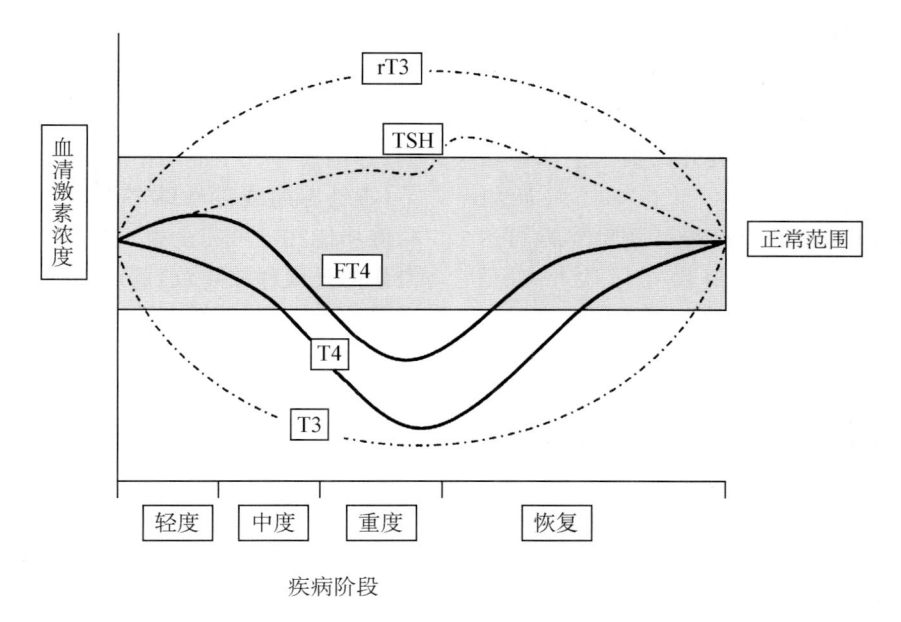

图 85-1　甲状腺激素水平随着非甲状腺疾病的阶段和严重程度而变化

FT4：游离甲状腺素；rT3：反式三碘甲状腺原氨酸；T3：三碘甲状腺原氨酸；T4：甲状腺素；TSH：促甲状腺激素；引自 Moore WT，Eastman R：Diagnostic Endocrinology，2nd ed. St Louis：Mosby，1996.

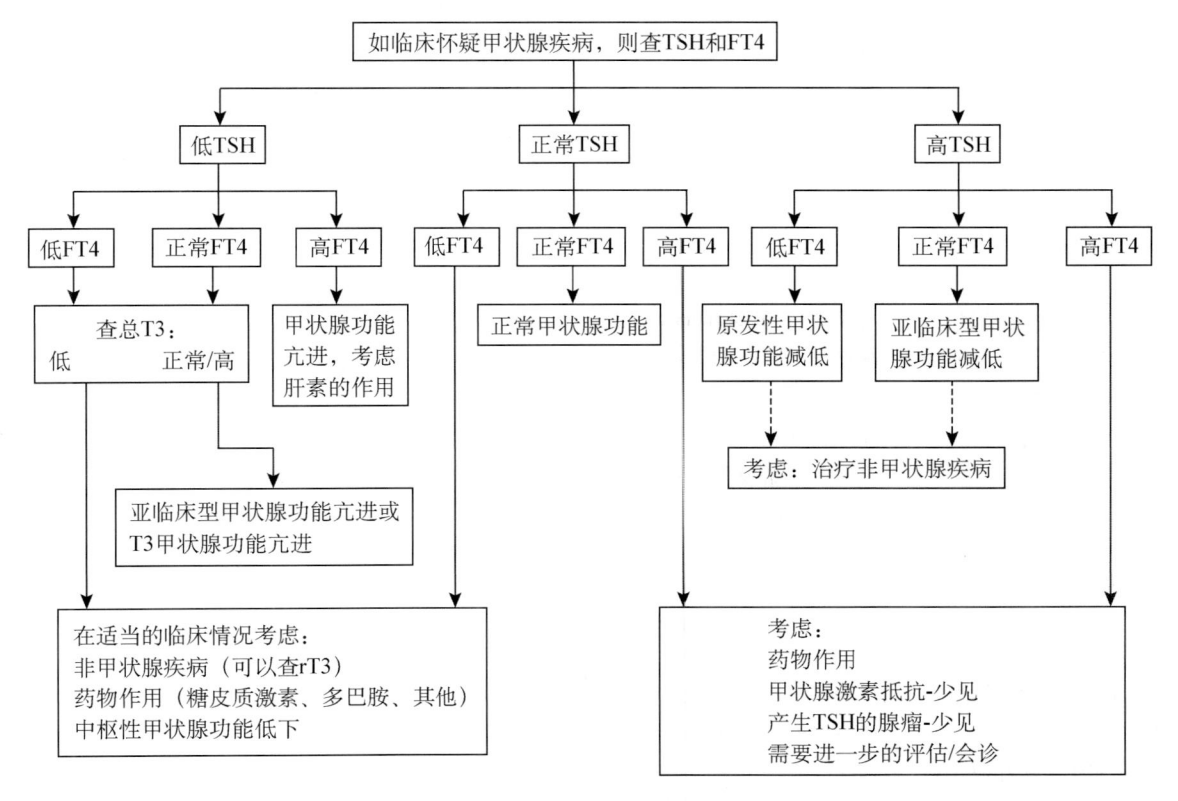

图 85-2　重症患者中甲状腺疾病的评估流程

FT4：游离甲状腺素；rT3：反式三碘甲状腺原氨酸；TSH：促甲状腺激素；T3：三碘甲状腺原氨酸；T4：甲状腺素

NTIS 和甲状腺功能减退症之间的鉴别更加困难。在 NTIS 的恢复阶段 TSH 可升高至 20mU/L。TSH 升高超过 20mU/L 只发生在 3% 的 NTIS 患者身上,因此其升高提示甲状腺功能减退的可能。

研究表明,T4 水平低于 40μg/L 死亡风险可达 50%,如果降低至 20μg/L 则死亡风险增加至 80%。NTIS 是否与高死亡风险相关或仅仅是反映潜在疾病的严重程度仍然存在争议。补充 T4 与 T3 的尝试在危重患者中没有改善预后,并可能是有害的。目前尚无证据支持在 NTIS 患者中使用甲状腺激素来替代治疗。当 ICU 中确诊为 NTIS 的患者从他们的危重疾病中恢复后,应该进行甲状腺功能的评估,以确保其甲状腺功能正常化。

(二) 甲状腺功能亢进

1. 病因学 甲状腺功能亢进可能是由于 T4 或 T3 血清浓度过高,或两者同时升高而引起。通常的诊断为原发性甲状腺功能亢进,可导致甲状腺激素的产生及释放增加;病因包括格雷夫斯病(弥漫性毒性甲状腺肿),以及功能性甲状腺结节(毒性腺瘤或毒性结节性甲状腺肿)。此外,甲状腺功能亢进可完全由于某些条件下存储甲状腺激素的过度释放导致,例如静默性甲状腺炎、产后甲状腺炎、亚急性或肉芽肿性甲状腺炎。

继发性甲状腺功能亢进比较罕见,其原因是垂体腺瘤过度产生 TSH。在这种条件下,甲状腺激素水平升高但 TSH 可升高或不适当地处于正常范围。

甲状腺功能亢进的其他原因包括过度使用外源性甲状腺激素,这可能是隐匿性的。胺碘酮也可引起甲亢,其机制是增加甲状腺激素的产生或导致破坏性的甲状腺炎。更多甲状腺功能亢进的原因列于表 85-1。

表 85-1 甲状腺功能亢进的病因

常见原因	基础病因学	诊断要点
格雷夫斯病	甲状腺刺激免疫球蛋白(TSI)结合并刺激甲状腺	甲状腺放射性碘摄取增加,扫描表现为弥漫性摄取;甲状腺过氧化物酶抗体阳性;血清甲状腺刺激性免疫球蛋白增高;弥漫性甲状腺肿;可合并眼病
毒性腺瘤	良性单克隆自主分泌;甲状腺瘤	甲状腺扫描放射性碘摄取都在结节内,正常至增加;甲状腺过氧化物酶抗体阴性
毒性结节性甲状腺肿	多个单克隆自主分泌;良性甲状腺瘤	甲状腺扫描放射性碘摄取在病变区域,增加和减少;甲状腺过氧化物酶抗体阴性
外源性甲状腺素	过多的外源性甲状腺素	甲状腺放射性碘的摄取低到无法检测;低血清甲状腺球蛋白浓度
产后无痛性淋巴细胞性甲状腺炎	自身免疫性淋巴细胞浸润,甲状腺促使甲状腺激素释放	甲状腺放射性碘的摄取低至无法检测;甲状腺过氧化物酶抗体阳性;发生于妊娠后 6 个月内
无痛性甲状腺炎	自身免疫性淋巴细胞浸润,甲状腺合并存储的甲状腺激素释放	甲状腺放射性碘的摄取低至无法检测;甲状腺过氧化物酶抗体阳性
亚急性甲状腺炎	甲状腺炎症合并存储甲状腺素释放;可能为病毒性	甲状腺放射性碘的摄取低至无法检测;甲状腺过氧化物酶抗体(TPOAb)阴性或低效价
碘相关甲状腺功能亢进	过量的碘	甲状腺放射性碘的摄取低至无法检测
药物相关甲状腺功能亢进	锂、α-干扰素、甲状腺自身免疫(格雷夫斯病)或炎症性甲状腺炎	格雷夫斯病时甲状腺放射性碘摄取增加,在甲状腺炎时低至无法检测
胺碘酮相关甲状腺功能亢进	碘诱导型甲状腺功能亢进(Ⅰ型)或炎症性甲状腺炎(Ⅱ型)	甲状腺放射性碘的摄取低至无法检测
TSH 分泌性垂体腺瘤	垂体腺瘤	血清 TSH 和 α 亚基升高合并外周血甲状腺激素升高
妊娠期甲状腺功能亢进	人绒毛膜促性腺激素刺激甲状腺 TSH 受体	妊娠期禁忌行甲状腺放射性碘扫描;头三个月,常在剧吐或多胎妊娠情况下

(续　表)

常见原因	基础病因学	诊断要点
葡萄胎	人绒毛膜促性腺激素刺激甲状腺TSH受体	葡萄胎
卵巢甲状腺肿	卵巢畸胎瘤主要分化为甲状腺细胞	甲状腺放射性碘的摄取低至无法检测（盆腔放射性碘摄取增加）
广泛转移的功能性甲状腺滤泡状癌	大的肿瘤包块产生甲状腺素	分化型甲状腺癌大量转移；全身扫描可见肿瘤放射性碘摄取

引自 Pearce EN: Diagnosis and management of thyrotoxicosis. Br Med J 332:1369-1373, 2006.

2. 临床特点　甲状腺功能亢进的临床特征包括高肾上腺素的焦虑症状、体重减轻、震颤、心悸、窦性心动过速、心房颤动、充血性心力衰竭和近端肌肉无力。格雷夫斯病患者可有甲状腺相关眼病或甲状腺杂音的征象。老年患者可出现冷漠性甲亢的症状如冷漠和抑郁。

3. 诊断　甲状腺功能亢进患者促甲状腺激素降低（经常检测不出），同时血清 T4 和（或）T3 升高。大约有 1% 的患者会有单纯 T3 性甲状腺功能亢进。24 小时放射性碘（radioactive iodine, RAI）摄取率/甲状腺扫描或高锝扫描可以区分是由激素产生增加引起的甲状腺功能亢进抑或是激素释放增加或外源性摄入引起的甲状腺功能亢进。在前者中，碘剂摄取会升高或正常，而在后者中摄取会很低。在近期接受过碘造影剂或胺碘酮治疗的患者其 RAI 摄取可能出现假性降低的情况。此外，高锝扫描可以在几小时内提供定性结果，高锝的强烈摄取提示甲状腺激素的产生增加。这两种方法的结果必须结合同期甲状腺功能检查结果一起解读。

(三) 甲状腺危象

1. 流行病学和病因学　甲状腺危象的定义为严重的、威胁生命的甲状腺毒症，其病死率可达 20%~30%。它可能发生在已知甲状腺功能亢进的患者，也可为初次发病。任何原因的甲状腺功能亢进都可能会导致甲状腺危象。甲状腺危象通常由急性疾病或手术诱发。

2. 临床特征　除了具有甲状腺功能亢进的高肾上腺素能的特点，甲状腺危象还具有发热、心力衰竭和意识状态的改变，也可存在肝转氨酶的异常。很难将甲状腺毒症与甲状腺危象区分开来，现已开发出一个评分系统来协助区别两者（表 85-2）。

表 85-2　甲状腺危象的诊断标准

标准	评分
诱发病史	
阴性	0
阳性	10
体温增高	
99~99.9°F	5
100~100.9°F	10
101~101.9°F	15
102~102.9°F	20
103~103.9°F	25
≥104°F	30
心动过速	
99~109/min	5
110~119/min	10
120~129/min	15
130~139/min	20
≥140/min	25
心房颤动	10
心力衰竭	
下肢水肿	5
双侧肺底啰音	10
肺水肿	15
中枢神经系统症状	
躁动	10
谵妄、精神病、极度嗜睡	20
癫痫或昏迷	30
胃肠道或肝功能障碍	
腹泻、恶心、呕吐、腹痛	10
不明原因黄疸	20

评分：≥45 分，提示甲状腺危象；25~44 分，支持甲状腺危象的诊断；<25 分，不太可能是甲状腺危象

引自 Burch HB, Wartofsky L: Life-threatening thyrotoxicosis: thyroid storm. Endocrinol Metab Clin North Am 22:263-277, ix, 1993.

3. 治疗　甲状腺危象的治疗是多方面的，治疗同时包括了阻断甲状腺素的产生、释放和其外周作用。并发疾病如心力衰竭或心房颤动应当积极地处理，并应识别和处理诱因。

硫醯胺类药物丙硫氧嘧啶（Propylthiouracil，PTU）和甲巯咪唑（Thiamazole）用于减少甲状腺素合成。丙硫氧嘧啶是首选药物，其在降低 T4 产生的同时能阻断外周 T4 转化为 T3。丙硫氧嘧啶通常剂量为 200～300mg 每 4 小时口服，可经由鼻胃管或直肠给药。

也可以使用甲巯咪唑，其具有比丙硫氧嘧啶更长的半衰期。甲巯咪唑通常最初按每 6 小时 20～30mg 的剂量给予。丙硫氧嘧啶或甲巯咪唑都可以溶解在调整过 pH 的等渗盐水中，并经医院药房过滤后用于静脉内给药。这些药物的严重但罕见的不良反应包括粒细胞缺乏症、肝毒性和血管炎。

碘可以用来阻断甲状腺激素的释放，从而可以补充硫醯胺类药物的作用。过饱和碘化钾（supersaturated potassium iodide，SSKI），可稀释在果汁或水中经口服或经由鼻胃管给予，每 6 小时 5 滴。SSKI 可经直肠给药。通常在使用碘剂之前给予硫醯胺类药物以防止碘被用作产生新的甲状腺激素。

除了丙硫氧嘧啶以外，用于降低外周 T4 转换为 T3 的药物还包括口服碘造影剂（在美国没有）和糖皮质激素。甲状腺危象的肾上腺素能表现可使用患者心功能可耐受的 β 受体拮抗药来治疗。在某些情况下，血浆置换可用于降低甲状腺激素水平。

应采用支持疗法来治疗其他临床症状。对乙酰氨基酚是治疗发热的首选药物；应该避免使用阿司匹林，因为水杨酸盐可引起甲状腺激素与其结合蛋白的分离而释放。

（四）黏液水肿性昏迷

1. 流行病学和病因学　黏液性水肿是一种威胁生命的甲状腺功能减退症，死亡率接近 50%。通常情况下，患者有甲状腺功能减退的病史，以及对甲状腺激素替代治疗依从性差的情况。在发病之前，常常会有一些诱因，如暴露在寒冷的环境中、感染、卒中、代谢紊乱或使用药物（阿片类或镇静药）。

2. 临床特征　黏液水肿性昏迷的特点包括认知功能和意识状态严重受损，但不会出现典型的昏迷。精神病也可以是其中一个临床表现。也可能出现低温、低氧血症、高碳酸血症、低钠血症、低血糖和癫痫发作。心血管并发症包括心排血量减少和心脏收缩减弱、心动过缓、低血压和心包积液。

3. 诊断　诊断依据是病史、体检结果和实验室检查发现 TSH 升高及 T4 降低。然而，值得注意的是，有高达 5% 的黏液性水肿的患者有中枢性甲状腺功能减退，因此表现为 TSH 正常或偏低。

4. 处理　黏液水肿性昏迷的治疗包括甲状腺激素替代和支持治疗。给药方案及给予何种甲状腺激素（T3、T4 或两者都用）进行替代治疗仍然存在争议，因为很少有随机对照研究结果来指导治疗。首选 T4 静脉输注，因为胃吸收能力常常是受损的。通常给予 T4（左甲状腺素钠）200～400μg 作为负荷剂量，之后每日 1.6μg/kg。对于高龄患者、合并缺血性心脏病或低体重患者给予药物剂量范围的低限。也可以给予 T3（碘塞罗宁钠），因其起效更快，虽然其临床益处尚不明确。如果使用 T3，每日的 T4 剂量可下调 50%。可给予 T3 5～20μg 作为负荷剂量，然后每 8 小时给予 2.5～10μg 维持。应当避免较高的血清 T3 水平。一旦病情稳定应该进行口服 T4 的维持治疗。

对于黏液性水肿患者应考虑是否合并肾上腺皮质功能不全，因为对此类患者的甲状腺激素替代治疗可诱发肾上腺危象。一种方法是给予经验性应用氢化可的松治疗直到证实其肾上腺功能已正常为止。对于低体温可以使用电热毯来进行温和的被动复温，以免过度加温引起血管扩张。

二、ICU 中的肾上腺皮质功能障碍

肾上腺皮质功能不全是 ICU 中肾上腺皮质功能障碍最常见的形式。皮质醇增多症可导致免疫功能减退的状态，并使得危重疾病复杂化，但有关这个问题的详细信息不在本章讨论范围内。

重症患者中的肾上腺皮质功能不全可以分成两类。第一类包括既往未确诊的原发性或继发性肾上腺皮质功能不全，并引起的血流动力学不稳定的患者。第二类包括危重病相关皮质激素缺乏

的患者,这也被称为"相对性"肾上腺皮质功能不全。

既往存在肾上腺皮质功能不全

肾上腺是由肾上腺皮质和髓质组成,这两部分在解剖和功能上是完全不同的。髓质位于腺体的内部,产生儿茶酚胺。皮质围绕髓质,具有三层结构。分别是球状带(产生醛固酮)、束状带及网状带。后两者功能上作为一个单元,产生皮质醇和雄激素。在原发性肾上腺皮质功能不全,肾上腺被破坏或功能失调,导致所有肾上腺皮质激素的不足。在继发性肾上腺皮质功能不全,垂体和下丘脑功能障碍导致促肾上腺皮质激素(adreno-corticotropic hormone,ACTH)和促肾上腺皮质激素释放激素(corticotrophin-releasing hormone,CRH)缺乏,导致皮质醇分泌减少,但对醛固酮产生无影响。

1. 流行病学和病因学　原发性肾上腺皮质功能不全或艾迪生病据报道发病率为35~140/100万。肾上腺皮质功能不全常见的原因列于知识框85-1中。最常见的病因是自身免疫性肾上腺炎,然而在重症患者,感染性原因例如肺结核和巨细胞病毒应在免疫功能减退的患者中应予以特别关注。双侧肾上腺出血(又称沃-弗综合征)也是重症患者中肾上腺皮质功能不全的一个重要原因,这些患者可能是因抗凝治疗或凝血障碍所导致,如败血症相关性弥漫性血管内凝血。外源性糖皮质激素的使用是继发性肾上腺功能不全的最常见的原因,但肿瘤或下丘脑和垂体的浸润性疾病也可造成继发性肾上腺功能不全。

2. 临床特征　急性肾上腺危象可能发生于已知肾上腺皮质功能不全的患者或可能为初发表现。急性肾上腺危象可能由以下原因触发:感染、外伤、手术、脱水、对激素治疗依从性差,或在机体应激时没有及时增加激素的维持剂量。它可表现为低血压和对容量复苏不敏感的休克、发热、恶心、呕吐、无力和精神状态改变,也可存在低血糖。对于表现为明显肾上腺危象的患者,应寻找其慢性肾上腺皮质功能不全的证据。病史中包括虚弱、疲劳、体重减轻、腹痛、慢性胃肠道紊乱,并且体格检查可发现色素沉着。需要注意的是对于继发性肾上腺皮质功能不全的患者,由于ACTH分泌不足,可以不出现色素沉着。

3. 诊断　原发性肾上腺皮质功能不全的实验室检查结果包括淋巴细胞及嗜酸性粒细胞增多、高钾血症和低钠血症(两者均是由醛固酮减少引起)和低血糖(由皮质醇缺乏所导致)。继发性肾上腺皮质功能不全的实验室检查结果与之相似,但通常没有高钾血症,低钠血症是由于缺乏对精氨酸加压素的负反馈而不是由于缺乏醛固酮。

诊断是基于皮质醇浓度和对ACTH刺激试验的反应。清晨血清皮质醇浓度180μg/L或更高提示肾上腺皮质功能正常;同样,150μg/L以上的随机皮质醇浓度表明机体有充足的肾上腺储备。给予250μg ACTH静脉输注后30~60min查血皮质醇浓度180~200μg/L提示患者具有足够的肾上腺储备功能。应在抽取随机皮质醇浓度标本的同时抽血查ACTH浓度,以协助区分原发性和继发性肾上腺皮质功能不全。一个重要的注意事项是,250μg ACTH刺激试验可能无法检测到部分性或近期发生的继发性肾上腺皮质功能不全。这可以用1μg ACTH刺激试验或其他更加特异的刺激试验来诊断,但这超出了本章讨论的

知识框85-1　肾上腺皮质功能不全的部分原因
原发性肾上腺皮质功能不全
自身免疫性肾上腺炎(单发或与多内分泌腺病相关)
感染(如肺结核、CMV、HIV/AIDS)
肿瘤转移
双侧肾上腺切除
双侧肾上腺出血(沃-弗综合征)
药物性(如酮康唑、依托咪酯)
特发性
肾上腺脑白质营养不良和其他先天性疾病
继发性肾上腺皮质功能不全
垂体或下丘脑肿瘤
垂体放疗
垂体手术
垂体/脑部手术
垂体感染/炎症性疾病
垂体出血或坏死(如产后或围产期)
长期糖皮质激素治疗中断

CMV:巨细胞病毒;HIV/AIDS:人免疫缺陷病毒;引自 Bouill on R: Acute adrenal insufficiency. Endocrinol Metab clin North Am 35:767-775,2006.

范围。在那些表现出肾上腺危象的、长期使用糖皮质激素治疗的患者中,测试下丘脑-垂体-肾上腺(hypothalamic-pituitary-adrenal,HPA)轴的作用不大,因为其内源性皮质醇和ACTH的分泌会受到抑制。这些患者应该给予下文列出的应激剂量的类固醇。

如果临床怀疑急性肾上腺皮质功能不全,应在确诊后立即开始治疗。除容量复苏,以及识别和治疗诱发因素以外,应立即静脉给予100mg氢化可的松进行糖皮质激素替代治疗。如果考虑随后要进行HPA轴的评估,可给予初始静脉剂量4mg的地塞米松(其糖皮质激素活性大致相当于100mg氢化可的松),因其不会干扰随后的皮质醇测定结果。在进行必要的血液检查后,应开始进行糖皮质激素替代疗法,在最初24h内每6小时给予氢化可的松100mg,一旦患者稳定后逐渐调整为每6小时50mg。在患者病情稳定的前提下,经过4~5d的治疗,此剂量可以调整为氢化可的松上午20mg和下午10mg。长期维持方案可使用每天小于30mg氢化可的松(或等效剂量的糖皮质激素)。在原发性肾上腺皮质功能不全的患者,当每日氢化可的松总剂量降至小于50~60mg时应加用0.05~0.1mg的氟氢可的松口服;高于此剂量时,氢化可的松可提供足够的盐皮质激素活性。

已知或确诊为原发性肾上腺皮质功能不全的患者需终生进行糖皮质激素和盐皮质激素替代,而那些继发性肾上腺皮质功能不全者通常只需要进行糖皮质激素治疗。如果继发性肾上腺皮质功能不全是由于使用了外源性糖皮质激素,应在门诊治疗时逐渐调整皮质激素的用量。

肾上腺危象可以通过严格遵守肾上腺替代疗法的处方来预防。患者应获得医疗警报手环,并在患病及损伤时获得建议来增加他们每日类固醇维持剂量至2~3倍。如果他们因为肠胃不适而无法耐受口服类固醇,就应及时就医。医生应该意识到对于接受手术的患者需要给予超生理剂量的类固醇(即应激剂量)。同样,所有合并已知肾上腺皮质功能不全的重症患者,不论其血流动力学状态如何,都应该接受大剂量糖皮质激素治疗直到临床状况稳定。

三、重症相关性糖皮质激素不足(相对性肾上腺皮质功能不全)

(一)病因学和流行病学

重症相关糖皮质激素不足(critical illness-related corticosteroid insufficiency,CIRCI),原名相对性肾上腺皮质功能不全,定义为其皮质醇的浓度不足以应对疾病的严重程度。它发生在大约20%的重症患者,以及50%~60%的感染性休克患者身上。它被认为是由促炎症介质引起的一种可逆的病症。CIRCI是由于皮质激素产生不足(可能是由于各种因素综合作用的结果,包括细胞因子介导的HPA轴功能障碍和药物相关的肾上腺功能障碍所导致的CRH、ACTH和皮质激素的产量减少等)和组织对皮质醇的抵抗增加两个因素引起。

(二)诊断

对于任何低血压需要血管收缩药物支持的重症患者,或急性肺损伤需要机械通气的重症患者都应怀疑CIRCI。然而,由于各种原因其诊断比较困难。在皮质激素中游离皮质醇起主要的生理作用,而在危重疾病状态下,总皮质醇不能准确反映游离皮质醇的水平。这是由于在危重病中,皮质醇结合球蛋白的减少导致游离皮质醇比例随之增加。但是,现在还没有能广泛应用的商品化手段来检测游离皮质醇。

以随机总皮质醇水平小于100μg/L,以及经250μg ACTH刺激试验后总皮质醇水平变化低于90μg/L作为推荐的诊断标准仍然存在争议。有证据表明,ACTH刺激试验后总皮质醇增加低于90μg/L的患者预后较差。然而,ACTH刺激试验只能评估肾上腺的反应,但并不能评估HPA轴是否完好或HPA轴如何对其他应激因素起反应。

(三)处理

因为诊断的局限性,对于那些最有可能受益的患者,例如难治性脓毒性休克和ARDS患者,进行糖皮质激素治疗应基于临床标准而非肾上腺皮质功能检测的结果。对现有数据的分析表明给予50mg氢化可的松静脉注射,每6小时1次至少持续7d,随后调整剂量的方案可以促进脓毒性休克的缓解,但对死亡率的影响尚未明确。治疗的持续时间也尚不确定,一些研究表明至少持续 5d 然后调整剂量,其他方案建议只要仍在使用血管收缩药物支持就应持续使用类固醇激素。可以在这些患者中使用 50μg/d 的氟氢可的松。尽管存在争议及不推荐常规使用甲泼尼龙,但其在已持续 1~2 周(见第 73 章)的 ARDS 患者中可使其气体交换得到明显改善。肾上腺功能测试和糖皮质激素治疗在其他重症患者中的效用仍未明确,还需进一步研究。

普通外科

第 86 章

高危患者的围术期管理

Clifford S. Deutschman　Jason C. Brainard，著　张颖蕊，译　于荣国，校

大手术后患者细胞及生理功能的改变与大部分常规患者不同。但幸运的是，这种创伤后的应激反应是有迹可循的。当给高危患者进行手术时，这种正常内稳态及应激反应状态间的差异在临床上就更加重要。高危患者指的是已经存在并存症或高龄状态的患者，这将显著改变其生理储备功能。

一、急性创伤的应激反应

急性创伤导致的具有特征性的双相性生理及代谢变化，统称为应激（或炎症）反应（图 86-1）。如 Cuthbertson 所描述的，初期是一个低潮期，伴随有心排血量降低、中枢神经系统以外器官血流量减少、低体温及静息能量消耗（resting energy expenditure, REE）的全面下降。以现代的说法此期即休克期。在大部分休克的病例中，如能进行充分的液体复苏，低潮期将很快度过。接下来是以发热、大多数组织血流增加及 REE 增加为特征的涨潮期。事实上，急性炎症反应相关所有指标均会在伤后 2d 左右达到高峰，伤后 6～7d 降至基线水平（表 86-1）。但患者先前的病情及术后并发症将使该预期模式发生偏差。

其余"应激"指标有相类似的随时间变化过程（见正文及表 86-1），箭头表示损伤或外科手术的

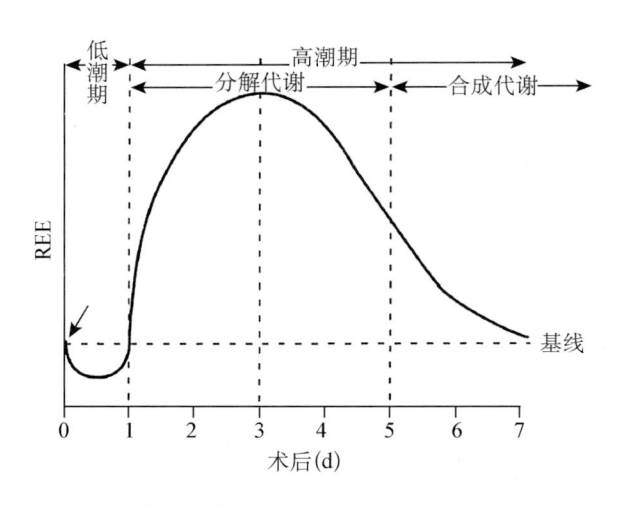

图 86-1　静息能量消耗（REE）随受伤后时间变化趋势

开始。

（一）高代谢时期

以增加能量消耗（代谢亢进）为特征的时期反映了损伤组织修复的起始进程，这主要是由炎症细胞的代谢活化所驱动的。这些炎症细胞是由葡萄糖供能的，而葡萄糖的持续供给是通过肝糖原异生和糖原分解的增加所维持的。骨骼（骨骼肌）和内脏（平滑肌）的肌肉被分解为氨基酸，作为合成结构蛋白及酶类的底物。其余器官则由脂肪酸氧化供能。REE、氧消耗和 CO_2 生成的增加反

表 86-1 大手术后增长的器官及系统参数

器官系统	参数
心血管系统	心指数
	心率
	体循环血管阻力
肺部	分钟通气量
	二氧化碳生成（VCO$_2$）
	呼吸功
营养-代谢系统	静息能量消耗（REE）
	炎症介质
	细胞因子
	白介素
	肿瘤坏死因子
	氧消耗（VO$_2$）
	脂肪分解（呼吸商）
	糖异生
神经内分泌系统	儿茶酚胺
	糖皮质激素
	肾素-血管紧张素-醛固酮

这些变化的时间过程与图 86-1 描述的反应轨迹平行

映了这种代谢水平的整体上升。在这个阶段，外周血管阻力降低、心排血量增加便于血流流经损伤组织并将营养素运送至肝脏及肌肉。分钟通气量随CO$_2$的生成同比例增加，以保证PaCO$_2$在正常范围内。但是，血管扩张及毛细血管富集并不足以支持基质运送至损伤组织。大部分损伤组织是无血供的，所有基质运输主要是通过跨越浓度梯度的弥散作用进入组织间隙。为了增加基质的运输，会出现毛细血管"渗漏"及血流进入血管外间隙，导致有效循环血容量减少，而肾脏将增加水钠潴留、细胞内液移至血管内以代偿上述变化（图 86-2）。

未经干预的高代谢过程最终将导致死亡。但至术后第 4~5 天，也许随着新生血管的直接作用，伤口血供恢复、基质运送增加将扭转上述高代谢过程。这种高代谢期的划分最早是由 Francis Moore 提出的，他称血管新生前为分解代谢期（反映内生蛋白的分解及细胞内水分丢失），相应血管新生后为合成代谢期。

合成代谢期以体细胞状况恢复为主要特征：水分、钾、镁及磷酸盐转运回细胞内；血管收缩及组织间液的移动。临床上，随着毛细血管渗漏减少全身水肿亦会改善，同时钾、镁离子及磷酸盐血清浓度亦会降低（导致需要替代治疗），相当于一

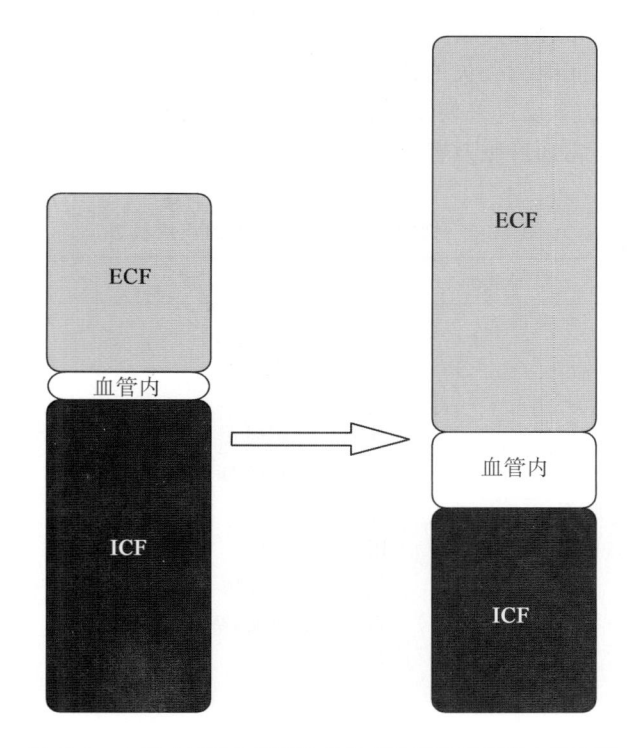

图 86-2 大手术后予外源液体输注后的液体空间的大致变化
需要注意的是细胞外液（ECF）出现强制扩张，这需要输注外源液体来支持，以抑制血管内及细胞内液体（ICF）容量的消耗

个轻度多尿的过程。用来修复组织损伤导致分解代谢的时间与损伤程度成正比，在大手术或创伤后常常需要花费数周或数月的时间。

高代谢时期是由修复组织损伤所需能量所驱动的。迄今为止，试图阻止这一时期的举措均是无效的。例如，使用硬膜外麻醉阻断交感神经系统可延迟分解代谢的发生，但一旦去除麻醉药物，高代谢反应即开始。同样的，β受体拮抗药（可限制患者达到代谢高峰的能力，抑制高代谢时期的生理变化）等药物可减轻高代谢反应的高峰，但相应的也会延长其持续时间。

（二）术后问题

在高代谢时期，并存疾病将通过限制机体反应发挥巨大影响。原有疾病与初始损伤的程度同时决定着这些代谢变化的幅度（表 86-2）。三个重要因素影响着患者最终预后。首要因素是患者启动高代谢反应的能力，在某些病例中，这要求高水平的血流动力学支持。此外，重症监护室医师在治疗中仅仅起了对症支持高代谢反应的作用，特

别是补充持续的血容量丢失（尤其是因为进入第三间隙而丢失的体液），使心血管系统处于高动力状态，反过来便于血液及氧气运送至患处及重要器官如肝脏及肾脏。

表 86-2 抑制高动力反应程度的疾病状态

器官系统	疾病
心血管系统	冠状动脉疾病
	心泵功能不全
	瓣膜疾病
	外周血管疾病
	减少心排血量的节律异常
肺部	肺气肿
	限制性肺疾病
	气道反应性疾病
神经肌肉	精神状态改变，精神错乱
	卒中
	肌病
	重症肌无力
	肌肉功能失调
胃肠道：代谢变化	营养不足
	吸收不良综合征
	肾功能不全
	肝脏合成障碍，肝硬化
内分泌	肾上腺皮质功能减退症（或由于长期使用皮质醇导致慢性肾上腺皮质功能不全）
	甲状腺功能减退症

第二个因素是当患者的病情发展偏离了预期模式时，ICU 医师的判断能力。当某一患者在术后第 6 天未按预想轨迹发展而仍处于高代谢状态时，表现为既不存在轻度多尿也不需补充钾、镁或磷酸盐离子，表示其高代谢过程仍在继续，提示存在并发症，最常见的是感染。第三个因素是基础疾病的程度，以及治疗患者基础疾病导致其忍受或解除高代谢状态能力的改变。例如，β 受体拮抗药或许可改变患者启动高代谢状态的能力，从而限制或延迟其预期反应的过程。

（三）术前问题：高危患者术前准备

对于手术创伤的反应应该在应激反应的框架下来观察。在这个过程中，麻醉诱导引发了机体低反应期，使静脉血容量增加，导致前负荷减少、心排血量下降及除中枢神经系统外器官的血流减少；术中失血、不显性体液丢失及补液不足都将加剧这一过程。如果给予适当的液体复苏，术中就可能过渡至高代谢状态。这将需要额外的液体量来满足增加灌注及高代谢期特征性的毛细血管渗漏等需求。高危患者的术前准备要求预见到该模式的发生，并认识到患者的生理局限和由代谢亢进引发的液体需求间的相互影响。

对高危患者术前准备的目的是确保其生理系统面对手术应激时能具有最佳的功能状态。当有充足的时间规划时，许多外科干预可预先准备良好，但是在处理危重患者时，这种准备的时间常常只有数小时而不是数天。

幸运的是，即使在有限的时间内，也可进行大量的术前准备以支持患者的心肺功能及代谢储备。关键措施是：①补充液体容量；②纠正重要的电解质紊乱；③限制外源性儿茶酚胺的使用；④维持正常体温；⑤纠正可逆的呼吸力学障碍，特别是支气管痉挛；⑥需要时进行额外的治疗，如机械通气或代谢支持。

二、围术期特殊干预

（一）纠正容量不足

危重及高危手术患者的术前准备首要需确保血管内、间质及细胞内均有充足的液体容量。因为运输基质至损伤组织部分由毛细血管渗漏产生，即使在非损伤部位，血管内及细胞内液体亦位移进入间质内。术前血管内及细胞内液体容量不足将导致术后巨大的生理改变。此外，充足的容量对循环系统的高动力反应至关重要，充足的循环容量能避免心动过速及伴随的心肌额外耗氧，是正常血流动力学状态的基础。

评估或保持危重患者达到适当的液体平衡相当不易（见第 7 章），有基础疾病的患者则更加困难（表 86-2）。此外，某些患者可能处于液体平衡或过度灌注的状态下，但事实上，其有效循环血容量仍然是不足的。例如，充血性心力衰竭或高血压的患者应用利尿药后使机体缺乏水分及钠、钾等离子，将导致术后患者无法启动高动力反应。

许多手术因素可加重术前低血容量状态，从 ICU 或急诊送入手术室的危重患者由于感染、发热或失血可能存在未知的血容量不足。术前禁食或进行肠道准备的患者可能有不易察觉的容量赤字。术前欠容的患者在麻醉剂引起的血管扩张和负性肌力作用下，会加重术前低容量导致的血流动力学紊乱，从而置患者于更大的危险之中。麻醉诱导后血压大幅下降常常是有效循环血容量不足的标志。总之，术前或术中需迅速纠正低血容量状态以确保外科手术的安全进行及术后生理需求。

（二）优化心脏功能

正常的损伤后生理反应需要与损伤程度成正比的高动力循环状态，基础心功能不全将限制患者增加心排血量的能力。心肌病将导致固有每搏输出量及其增加能力的下降。在慢性应激心肌，儿茶酚胺刺激增加将导致肾上腺素受体数量改变，这将降低内源性或外源性儿茶酚胺的功能，使其只能通过增加心率来实现心排血量的增加。

冠状动脉疾病的患者常常需要手术治疗，但其可能病发术后心肌缺血、心肌梗死甚至死亡。根据应激反应的时间，可预测缺血将会何时或如何发生。假设已经给予充分的液体复苏来确保高动力循环状态，对心排血量的增加导致心肌耗氧增加，将在术后第2天超过病变冠状动脉负荷；不出意料，这与术后心肌梗死的高峰期一致。

多种措施均可降低心肌缺血，包括充分镇痛（见第88章）以抑制心率及氧的消耗；通过充分的液体管理来避免心肌灌注不良，避免低血压，尤其是低舒张压；围术期持续应用β受体拮抗药预防心率增加。这项措施将改变心脏力学及以炎症反应为主的代谢反应。虽然其同时也将延长分解代谢时期，但在与围术期心肌梗死或缺血这样严重的并发症相权衡后，这种不利影响是可以接受的。

如果评估血容量充足而患者循环仍不稳定或有灌注不足的证据，那么必须改善心室功能（图86-3），通常来说有两种方法：第一，使用强心药物，强心药改善心肌功能使得血流分布更加适当同时减少血流阻力。但是，大部分正性肌力药将影响儿茶酚胺受体因此增加外周阻力、心率、室壁张力及心肌氧耗。因此，这是弊大于利的做法。另一种方法是通过扩张血管降低外周阻力。血管扩张药如血管紧张素转化酶（angiotensin-converting enzyme，ACE）抑制药是已知的不直接影响心肌能量代谢而改善心肌功能的药物。而综合这两种方法的治疗是使用磷酸二酯酶抑制药如米力农等，这些药物都将延长等压收缩并抑制血管收缩。重要的是，任何方法均可能影响血管容积的大小，因此所有的干预措施都可能需要额外的液体疗法。最优化的血流动力学状态必须保证关键脏器的灌注，同时保证氧供及氧耗相匹配（表86-3及表86-4）。

表86-3 血流动力学不稳定的评估方法

临床参数	符合血流动力学不稳定的表现
收缩压	<90mmHg 或比基线血压下降 >40mmHg
平均动脉压	<60mmHg
手指末梢毛细血管充盈减慢	>2s（老年人>3s）
皮肤	下肢末梢皮肤花斑或网格状青斑改变
尿量	<30ml/h
有创性参数	
心指数	<2.6L/(min·m^2)
ScVO$_2$ 或 SvO$_2$	<70%

表86-4 通过 DO$_2$/VO$_2$ 及混合静脉血氧饱和度评估血流动力学状况

DO$_2$/VO$_2$	混合静脉血氧饱和度*	氧摄取	可能的心指数	评 价
4∶1～5∶1	>75%	低	正常/高	如果乳酸及阴离子间隙升高或患者需要强心药或血管加压素，考虑脓毒症、肝衰竭、动静脉瘘、肾上腺功能衰竭或变态反应 如果未升高，血流动力学满足氧耗即适宜
2∶1～3∶1	<70%	中等	低/正常/高	不确定数据：根据观察倾向可能均出现两种极端结果
<2∶1	<50%	高	低/正常	心指数不足以支持 VO$_2$（见第8章）、寒战、发热、大伤口愈合可能会增加 VO$_2$

* 假设 SaO$_2$=100%

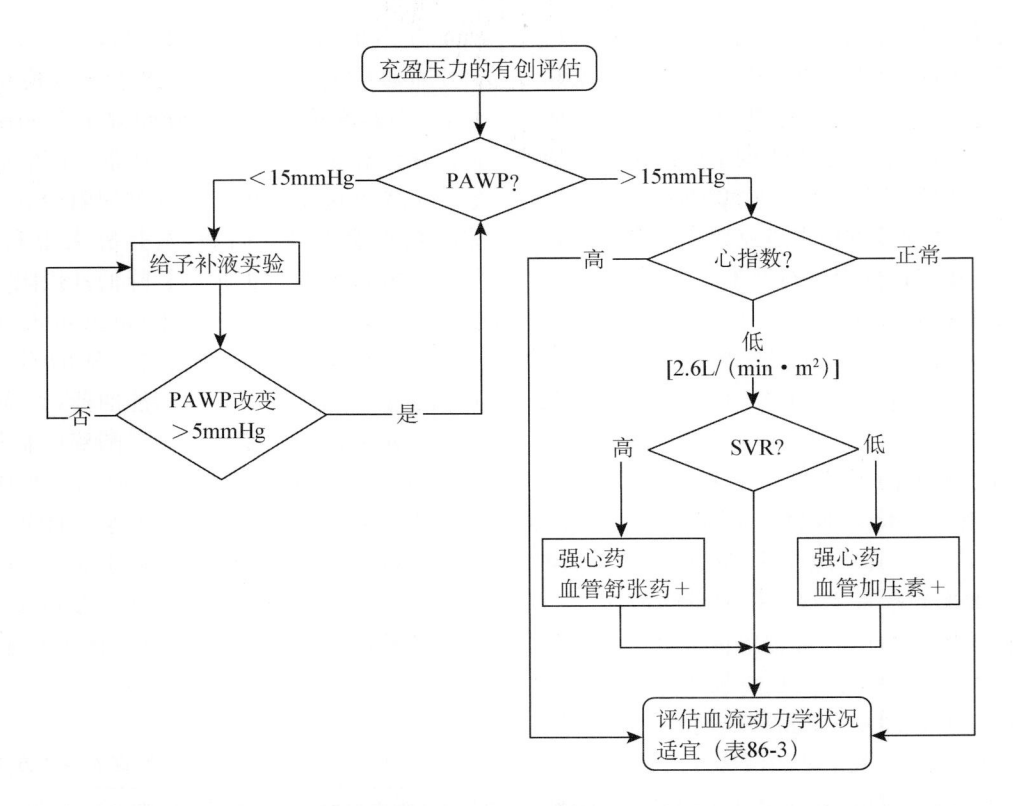

图 86-3　有创方法评估有效循环血量（以肺动脉楔压表示）及适当的血流动力学流程
PAWP：肺动脉楔压；SVR：外周血管阻力

（三）呼吸功能不全

伤后的机体反应及高代谢过程使得氧输送及二氧化碳排出增加。这一需求增加了呼吸做功，可能使存在肺部基础病的患者无法耐受。因此，就算基础动脉血气结果正常，识别在有基础高碳酸血症、严重阻塞性气道疾病或神经肌肉功能障碍的患者中，哪些可能出现术后呼吸衰竭是非常重要的。

术前肺部管理应主要致力于改善可逆的病变。支气管痉挛的患者应联合定量吸入或者雾化β受体激动药及异丙托溴铵（见第76章及第77章）。非此类患者也可通过术前应用此措施受益。若用药后仍不能控制支气管痉挛，则需全身性应用类固醇药物，吸入性类固醇药物作用起效需2～4周，故急性发作时使用无效。对于气管插管患者如无出血或近期行支气管吻合术病史应常规定期进行气管内吸痰。其余形式的治疗效果暂不明确。围术期及ICU内应用黏液溶解剂的研究并未证明有效，而体位引流还存在身体上的问题。

而一些简单的肺部术前准备不应被忽视：指导患者深呼吸及咳嗽等方法可避免术后肺部并发症且不需额外花费。最后，择期手术的高危患者必须在术前以最强烈的措辞劝其戒烟，虽然戒烟一个月以上才能对手术带来最大好处，但仍应随时鼓励患者戒烟。

如果术后需要使用一段时间的机械通气，应尽可能让患者了解相关信息。包括使用机械通气的原理并确保其只是作为暂时的支持手段。术前与患者及家属交流相关情况能避免患者由于误解而抗拒长期机械通气。关键是，有时事与愿违需要长期机械通气甚至气管切开，这时需要同样坦率的和患者家属（可能的话与患者本人）交流。需要认识到重症医学的实践仍是一门并不精确的科学，医师的预测并不总是准确的。

（四）营养不良

早在1936年收集的数据即表明严重的营养缺乏会增加围术期发病率甚至病死率，但对于术前营养状态充足的是否有利研究尚不明确。可能对危重症患者来说，术前迅速纠正营养及代谢缺乏是不现实的，而术后代谢亢进使这些营养耗竭的患者仍将需要额外的营养支持。术后热量及蛋白质需求将大大超过基础需求水平。但是，上述代谢变化又限制机体细胞利用或储存外源性葡萄糖。因此，根据经验随意增加热量供给，尤其是葡萄糖来源的热量，将可能导致过度喂养；这反过来又将通过增加呼吸商导致呼吸需求增加（RQ=VCO_2/VO_2）。RQ>1常常导致单纯脂肪生成，使得二氧化碳生成增加并可能导致呼吸衰竭。精确的床边REE测量非蛋白质热量需求现已被奉为指南，但其缺乏前瞻性研究数据，同时现行方法对于重症机械通气患者疗效并不确切（见第15章）。

（五）肾功能不全

尿素氮或肌酐水平升高的患者需鉴别是肾前性、肾性还是肾后性的氮质血症，同时可纠正病因的肾前性或肾后性氮质血症应予措施干预（见第82章）。如果氮质血症是由于肾功能恶化引起的，需要密切监测电解质水平并评估是否需要行术前透析治疗。正在进行肾脏替代治疗的患者应在择期手术前一天接受透析治疗。这些患者可能存在术前容量不足，需要在麻醉诱导前或诱导期间适当进行包括补液在内的治疗。最后，由于术前氮质血症可能需要进行术后透析治疗的患者需在术前与患者及家属讲明病情。重要的是，慢性肾功能不全甚至肾功能衰竭可能需要紧急甚至加急透析的患者也不应过度限制液体入量，以支持血流动力学和代谢的改变。类似的，即使有潜在的发生氮质血症风险也不应过度限制蛋白质供给，防止代谢紊乱及伤口愈合的延迟。

危重患者肾功能评估有几个注意事项。手术创伤激活肾素-血管紧张素-醛固酮系统，导致术后立即出现水钠潴留。此时尿量不适合用于评估血容量及组织灌注是否充足。术中尿量同样不适用评估术后肾功能。与此相反，组织破坏、血肿吸收、围术期高血糖及输注外源性溶质会使溶质负荷增加，水分伴随溶质排出，可能导致假性尿量增加。最后，不受有效循环血量影响，血管活性物质作用于入球和出球小动脉血流产生的效应，以及髓质浓度梯度下降将改变尿流率。

围术期应避免滥用利尿药，因为数个研究已经证实其不会改善肾功能。一旦应用襻利尿药，尿量作为评估生理变化对肾脏影响的指标就更不可靠了。应用低剂量或"肾性"剂量多巴胺并无文献支持。虽然多巴胺确实能增加尿量，但它是通过刺激髓襻及远曲小管上的D_1受体来达到这个效果的。这种增加氯离子及水分排泄的方式类似于襻利尿药或噻嗪类利尿药。多巴胺能影响肾小球滤过功能，但是仅仅只在其改变血压的时候，因此它并不比其他血管活性药更具优势。实际上，多巴胺（事实上还有肾上腺素，通过其强大的β_2受体激动作用）通过其扩张皮肤和骨骼肌的血管，从内脏循环，包括肾血管分流血液，这可能是有害的。用于评价肾功能的指标并非尿量本身，而是肾脏在术后阶段处理增加的溶质负荷的能力。浓缩功能的测定，如尿钠排泄分数，或更简单的方法——尿钠，可能对于非手术的重症患者来说更加可靠，但对于手术患者而言尚不明确。对于尿量减少[<0.5ml/(kg·h)]的初始评估总应当是对血管内容量的临床评估，以及给予容量负荷后能否改善，除非有明确的容量过负荷的征象。即便是在高充盈压的情况下，也应该在给予利尿药之前先优化心排血量和后负荷（图86-3）。

（六）电解质紊乱（见第40章）

重症患者出现低镁血症及低钙血症可能会导致心肌抑制。低镁血症与室性或室上性心律失常的发生有关，且使其难以被传统抗心律失常药物纠正。同时镁离子也是凝血酶级联反应的辅因子。重度低磷血症会使细胞内产生高能磷酸盐减少，而严重的磷酸盐缺乏与呼吸心搏骤停相关。因为使血清磷酸盐水平正常的风险很小（如果进行肠内营养），故明确磷酸盐离子缺乏后的治疗是必需的。此外，高镁血症可能在抑制多种心律失常方面十分有益，且其几乎没有其他不良影响。

由于利尿及对肾脏或胃肠道丢失补充不足，术前低钾血症是十分常见的。过去认为术前的低钾血症常常与心律失常发生相关，但最近的观察研究认为慢性低钾血症患者出现严重节律紊乱的风险是很低的。因为细胞内和细胞外钾离子的丢失是同步的，慢性失钾的患者其钾离子跨膜梯度接近正常值，故快速纠正慢性轻中度低钾血症反而会增加心律失常的风险。为纠正非恶性心律失常中的低钾血症而推迟急诊手术是没有必要的。

相反，如前所述，应激反应的合成代谢阶段将导致血清钾离子、镁离子及磷酸盐转运回细胞内储存，造成其血清离子浓度下降。实际上，这种消耗是巨大的，每日镁离子转运量常常达到数百毫摩尔在这种情况下，积极的补充治疗是必需的。

(七)血液学及凝血功能

术前可能存在轻度、中度或重度的凝血功能异常。凝血酶原时间(PT)和部分凝血活酶时间(PTT)重度延长必须纠正，但其轻度延长是否需要干预是有争议的。几乎没有证据认为国际标准化比值(INR)≤1.8将引发大出血。血小板的数量尤为关键，即使并未作为自发性出血的危险因素，血小板计数降至$(50\sim75)\times10^9/L$仍将增加手术出血。因此，术前需输注血小板使其计数达到$(80\sim100)\times10^9/L$。由药物(阿司匹林，非甾体消炎药)或疾病(尿毒症)引起的血小板功能性异常与额外手术出血没有明确的相关性。

三、围术期侵入性监测：何时开始、持续多久

无创监测的方法是不带来风险的。进行侵入性心肺监测技术的病例其通常有两方面的风险：首先是技术水平，这个相对来讲与时间无关，举例来说包括留置肺动脉导管及中心静脉导管时出现心律失常、出血或气胸。其次是留置异物固有的并发症，这个与留置时间相关，最常见的是导管相关性感染。某些并发症是介于两类之间的，例如由于漂浮导管气囊膨胀导致肺动脉破裂。不言而喻的是，与所有治疗一样，试图对危重患者进行任何操作之前，都应评估其利弊。

动脉内导管监测常用于大量失血或血压快速波动的情况（如肺切除术、颅内动脉瘤夹闭术、胰腺切除术或大血管或邻近大血管的手术）。这些导管可连续提供动脉血用于呼吸、血液及电解质情况监测。此外，动脉波形的变化可用于血容量的辅助评估。

由于研究并未显示可改善患者预后，故中心静脉导管和肺动脉导管在监测血流动力学方面的地位是有争议的。对于这些设备合理的应用而非其本身存在的关注限制了这些研究的总体有效性。然而，调查表明手术室及ICU肺动脉导管的使用已大大减少。基于特定患者的生理情况、手术的性质、操作者的知识水平及对血流动力学监测设备的了解，来进行使用有创中心监测的决策是明智的。

因为术后并发症，尤其是心脏并发症的发病高峰在术后第2~3d，故对于高危患者的心血管情况监测至少持续到这个时期是合理的。从实用性原则出发，一旦建立了侵入性监测，至少应留置至高动力时期完全改善（除非有特殊情况提早终止使用）或监测数据不再用于治疗决策时。

四、结论

1. 应激反应包括低潮期（休克期）及高潮期（高代谢期）。

2. 患者预后取决于其启动高代谢和从高代谢期恢复的能力。

3. 医师的职责是对症支持高代谢阶段并鉴别这个过程中出现的偏差。

4. 关键的干预措施包括纠正容量不足，优化心血管及呼吸系统功能，保护并支持肾脏功能，确保充足的能量（营养）供给。

第87章

术后或其他急性疼痛的管理

Mitchell D. Tobias　Andrew Mannes,著　张颖蕊,译　于荣国,校

术后疼痛作为一种可预期的疼痛,是急性疼痛的一种特殊形式。提前镇痛适用于术后疼痛并能完全控制。本章讲述目前所知的镇痛机制、镇痛方法及ICU内的急性疼痛管理。

一、药物未控制的术后疼痛

长久以来,控制急性术后疼痛均使用在必要时(PRN)肠道外给予阿片类药物。时间已经证实这是一个安全的、不需要特殊设备及医疗支持的方法,同时保健服务提供者也比较轻松。不幸的是,大部分患者的疼痛并未得到缓解,并且能回忆起术后中度至重度的疼痛。药物未能控制疼痛的治疗仍是一个难点。

尽管术后镇痛不足的原因很多,但最常见的原因是缺乏对常用药物药理知识的了解。在一项以ICU为主的医师及护士的调查中显示:很多医生错误地认为苯二氮䓬类有镇痛作用。另一个问题涉及在ICU监护与治疗患者的医生缺乏相应的临床经验。例如,术后疼痛的治疗常常是由最缺乏经验的外科住院医师来完成。正如推进疼痛研究、监护及教育医疗会联盟所报道的:[T]明显的迹象表明,医学教育的各个阶段实际上都缺乏对疼痛的教育-持续的时间包括医学院阶段(本科医学教育)、实习阶段(毕业后医学教育)及执业医师进行的课程阶段(继续教育)[CMC]。

有效疼痛管理被患者及医师对阿片类药物成瘾及不良反应的过度担心所阻碍了,大量证据表明,极端主观疼痛及双方沟通不畅也会导致药物镇痛不足。对不良反应(特别是呼吸抑制)的担心及对疼痛严重程度的认识不足,使仅有25%疼痛得到已经过于保守的PRN处方治疗。

最后,因为PRN的阿片类药物配送的原因,使得患者需要缓解疼痛和实际给药疼痛缓解之间有滞后性。常常是这样,护士首先要响应患者的呼叫铃,而后到位、准备并给予阿片类药物,在这之后患者还必须等待阿片类药物起效。使这种时间上的滞后变得更糟糕的典型情况是,患者在疼痛变得无法忍受时才寻求镇痛。如果频繁小剂量静脉镇痛可以立即实施,PRN的镇痛管理是更有效的,实际上,这就是患者自控镇痛(PCA)的基础。

二、疼痛的评估

疼痛涉及对感官刺激的主观感知及对此的情绪反应。疼痛的主观性质决定了其严重程度难以被量化。在清醒的患者,这种评估可以通过患者口头及行为表达进行。对于那些性格极端坚忍或情绪化的患者,对于疼痛的解读是个挑战。昏迷、镇静或瘫痪的患者,必须依靠生命体征及激发试验来判断。对无反应患者进行疼痛评估需通过:对切口及伤口进行触诊或叩诊时注意连续动脉压及脉率监测的变化;气管插管患者注意测量其潮

气量及呼吸频率。对于清醒及可配合患者，镇痛治疗前后床边呼吸量测定可对疼痛治疗策略疗效提供有价值的参考。

在警醒、有意识的患者，疼痛可通过视觉模拟疼痛评分(VAPS)(图87-1)进行客观评估。这个易理解的系统有助于避免误解。通常患者不会选择两端的极值，在ICU内，VAPS评分3分(或以下)意味着其疼痛控制是合适的。常常患者会出现与手术无关的不适感，(例如静脉内导管、鼻胃管、卧床的状态、胶带等)。VAPS两端极值的选择常常意味着坚忍或情绪化的性格。

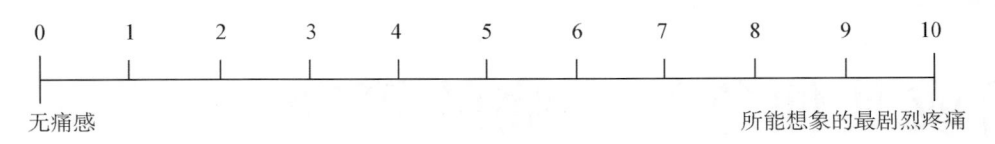

```
0   1   2   3   4   5   6   7   8   9   10
|---|---|---|---|---|---|---|---|---|---|
无痛感                              所能想象的最剧烈疼痛
```

图87-1 典型的视觉模拟疼痛评分法(VAPS)
患者可用声音或手指出其疼痛程度，3分以下对ICU患者是可接受的

三、预先镇痛的原理

有效的术前镇痛减少术后疼痛是通过超过预期的，仅基于药效及药动学的药物应用方法。研究支持伤后外周和脊髓神经超敏理论及脊髓介导的疼痛后的神经可塑性。神经可塑性意味着中枢神经系统及后角细胞对伤害性刺激的反应。例如，对小疼痛纤维的重复刺激可产生递质潜在释放(激惹)和脊髓神经元及其突触兴奋性的持续上升。中枢敏感化预先驱使脊髓背角的痛觉神经元对正常情况下无应答的A_b传入纤维的刺激产生反应。脊髓致敏可能取决于门冬氨酸(NMDA)受体活化，并可通过外周损伤后，预先使用门冬氨酸受体拮抗药来预防。小型临床研究显示，直肠癌切除术中持续输注非麻醉剂量的氯胺酮可降低疼痛评分、减少痛觉过敏感知的区域并降低术后6个月内阿片类药物的用量。

预先使用局部麻醉、阿片类药物及某种情况中，非甾体消炎药均可达到预防中枢敏化的作用，而在受伤或手术后的干预收效甚微。值得注意的是，吸入性麻醉既不能达到预先镇痛的作用也不能预防中枢敏化。

四、术后镇痛方法

(一) 患者自控镇痛法

患者自控镇痛法(PCA)是设计用于同样疼痛刺激的患者给予接近四倍需求量的阿片类镇痛药物。PCA允许患者直接启动由微处理器预编程的输液装置间断性静脉注射(IV)获得预定倍数的镇痛药物(需求剂量)，通常由同一装置同时持续静脉输注相同剂量(基础速率)镇痛药物。

当患者感知到疼痛时，可立即获得需求剂量的镇痛药物，并且能滴定出镇痛药的最小有效剂量，因此，减少了过度疼痛或过度镇静的发生。患者通过频繁小剂量需要时注射达到自身的"痛稳态"。镇痛药管理简化为一个单纯的回馈环路：患者所要求的镇痛药物迅速由PCA泵给予，以此将"滞后时间"最小化。实际上，PCA优化了传统的阿片类药物需求给药通路。注射需求剂量的频率是由取决于使用药物的药动学的预设时间(锁定时间)所决定的(表87-1)。

表87-1 患者自控镇痛(PCA)阿片类药物使用方法推荐

阿片类药物	药物剂量	静脉注射时间	持续输注剂量
芬太尼	20～50μg	5～10min	20～100μg/h
氢吗啡酮	0.1～0.5mg	5～15min	0.2～0.4mg/h
吗啡	0.5～3mg	10～20min	1～10mg/h

比传统的需要时给予阿片类药物相结合,使用静脉 PCA 的患者能更早的下床行走,更好的配合物理治疗,同时能减少 ICU 留置时间及住院天数。

(二)右美托咪定

因其镇静镇痛作用,右美托咪定在 ICU 内是非常有用的药物。不同于常用 ICU 内术后镇静药物(苯二氮䓬类)激动 γ-氨基丁酸(GABA)的机制,右美托咪定通过激动中枢神经系统 α_2 受体,产生易唤醒的镇静作用及与阿片类镇痛药物的协同作用(集约效应)。右美托咪定的药效是可乐定(常用的 α_2 受体激动药)的 8 倍,并具有更高的 α_2 受体的特异性及更短的半衰期。与传统等剂量的咪达唑仑/芬太尼镇静镇痛或丙泊酚镇静疗法相比,右美托咪定能降低患者谵妄及烦躁的发生率。此外,去除了阿片类药物的呼吸抑制作用,患者可以更早的拔除气管插管,减少 ICU 内住院时间。右美托咪定不会显著减少分钟通气量及呼吸系统对升高的 $PaCO_2$ 或降低的 PaO_2 的反应性。实际上,右美托咪定对使用过多传统的镇静镇痛药物或吸入性麻醉药后出现的谵妄有良好效果。但是,其对急性谵妄的疗效并不尽如人意(见第 37 章)。

右美托咪定常常需要一个静脉注射的负荷剂量,但可预料到与心动过缓的发生相关。如果需要避免此不良效应,可以不使用负荷剂量直接进行持续静脉输注,一般情况下,在 2h 后能达到最大药效,之后,发挥右美托咪定的镇静镇痛作用,其用量标准显示在图 87-2 中。这种用药方法通常不影响血流动力学。右美托咪定对于游离皮瓣整形术或脑血管介入术后的患者是相对禁忌的,因其 α_2 受体激动作用可能会导致局部(去神经动脉供血区)血管收缩。亦有报道使用右美托咪定会出现高度房室传导阻滞(AV)等不良反应,此时须调整用量。

(三)肋间神经阻滞

对于有单侧胸壁或腹壁躯体疼痛的患者,可应用经皮肋间神经阻滞进行局部镇痛。这项简单的技术已被证实较全身使用阿片类药物镇痛效果更佳。这项技术,尤其在 ICU 内的应用的不足在于,尽管使用了长效的局部麻醉药物,其阻滞作用持续的时间仍相对较短,需要多次肋间神经注射。这些操作十分耗时并增加了气胸及误入血管的风险。在局部麻醉药物起效时,可进行持续肋间置管术来避免重复注射。

(四)持续神经阻滞

某些外科手术适用于留置导管用于持续输注或负荷给予局麻药来处理术后疼痛。这项技术常常使用恒定的药物浓度,但可调整给药速率来增加或减少镇痛需求。输注局麻药物用于持续神经阻滞能减少术后阿片类药物用量并改善外科术后疼痛评分(如开胸手术)。

(五)椎管内镇痛

局麻药及阿片类药物联合或单独使用于髓外(蛛网膜下隙或硬膜外)可有效进行术后镇痛。这两类药物作用于疼痛传导途径的不同位点,并有着不同的不良反应(表 87-2)。局麻药及阿片类药物常常联合用药以增强药效并减少不良反应。推荐根据皮肤节段区域,选择椎管内置管,以达到最小镇痛药物剂量的效果(皮区分布范围见第 101 章,图 101-1)。

表 87-2 局部麻醉药和椎管内麻醉比较

特性	局部麻醉	阿片类药物
激活	神经根	背角
抑制	轴突传导	C、δ 纤维*
不良反应		
心血管	低血压、缓脉	无
CNS	无(除非药物过量)	镇静、嗜睡
呼吸系统	无(除非药物过量)	呼吸抑制
消化系统	低血压性恶心	中枢性恶心
泌尿系统	尿潴留	尿潴留
外周神经系统	运动或(和)感觉阻滞	皮肤瘙痒

*运动、自主、本体感觉纤维

1. 椎管内镇痛局麻药的选择 最早留置硬膜外(尾椎水平)导管行术后镇痛的记录可追溯到 1949 年,使用间断注射局麻药的方法,可能引起运动障碍及感觉和自主节律的阻断等不良反应。因此,有低血压或容量不足的 ICU 患者不宜使用,实际上就是广泛分段式交感神经阻滞技术。不用负荷量持续缓慢(3～8ml/h)注射低浓度的局麻药(如 0.05%～0.15%布比卡因),可以预防广泛的交感神经阻滞,从而减缓交感张力下降的速度。很多患者仅用一种椎管内麻醉药物就可以

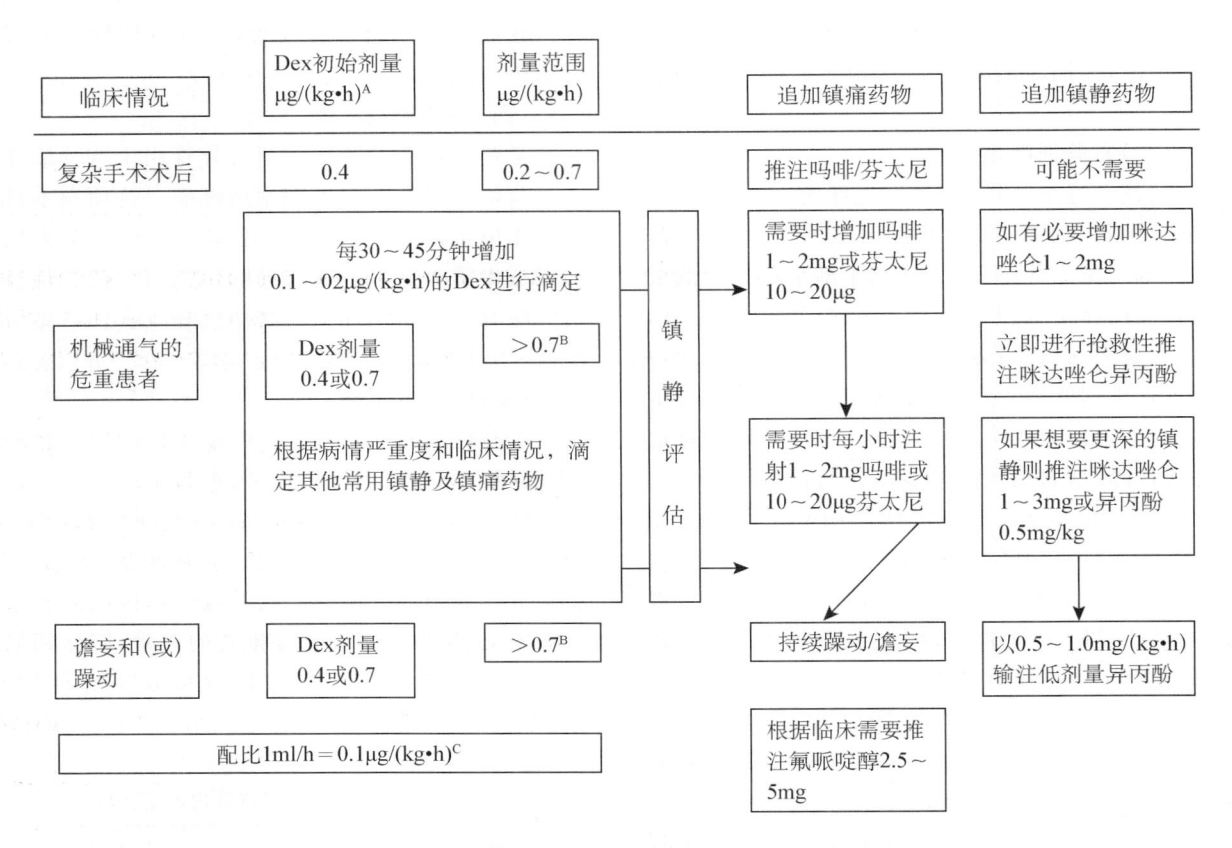

临床情况	Dex初始剂量 μg/(kg·h)A	剂量范围 μg/(kg·h)		追加镇痛药物	追加镇静药物
复杂手术术后	0.4	0.2~0.7		推注吗啡/芬太尼	可能不需要
机械通气的危重患者	每30~45分钟增加 0.1~02μg/(kg·h)的Dex进行滴定 Dex剂量 0.4或0.7 根据病情严重度和临床情况,滴定其他常用镇静及镇痛药物	>0.7B	镇静评估	需要时增加吗啡 1~2mg或芬太尼 10~20μg 需要时每小时注射1~2mg吗啡或10~20μg芬太尼	如有必要增加咪达唑仑1~2mg 立即进行抢救性推注咪达唑仑异丙酚 如果想要更深的镇静则推注咪达唑仑1~3mg或异丙酚0.5mg/kg
谵妄和(或)躁动	Dex剂量 0.4或0.7	>0.7B		持续躁动/谵妄 根据临床需要推注氟哌啶醇2.5~5mg	以0.5~1.0mg/(kg·h)输注低剂量异丙酚
	配比1ml/h=0.1μg/(kg·h)C				

图 87-2 推荐右美托咪定的镇静镇痛需要量及追加剂量

A. 右美托咪定(Dex)初始剂量 0.4μg/(kg·h),根据病情需要随后追加,镇静镇痛评分推荐每4小时评估一次;B. 右美托咪定最大剂量 1μg/(kg·h)未被临床证实,现有文献报道允许最大剂量 1.5μg/(kg·h);C. 可以调整右美托咪定 5%容量或 N/S 增加至 200μg(整瓶右美托咪定),使得每毫升内包含 0.1μg/kg 的右美托咪定,这可以避免药物浪费;引自 Shehabi Y, Both JA, Ernest D et al:Clinical application: the use of dexmedetomidine in intensive care sedation. Crit Care Shock 13:40-50, 2010.

达到有效的镇痛。临床已经获得证实,椎管内镇痛法特别适用于患有高血压的 ICU 患者,或能从降低血压中获益。

2. 椎管内阿片类药物 最早在临床使用硬膜外或蛛网膜下隙阿片类药物可追溯到1979年。椎管内注射阿片类药物可选择性抑制胶质区疼痛感受器。与局麻药相比,使用阿片类药物最小化了感觉、运动及自主神经阻滞等不良反应,因此心血管生理影响较小(使心脏前负荷、心排血量及外周血管阻力的影响减到最低),此外,其还有低毒性的拮抗药(纳洛酮)。与全身应用阿片类受体相比,椎管内应用减少了包括嗜睡、镇静、肠梗阻在内的不良反应,并不引起奥迪括约肌收缩或中枢神经系统或心血管系统应激或毒性反应。椎管内注射阿片类药物显著增强镇痛药效及持续时间。

(六)患者自控硬膜外镇痛

患者自控硬膜外镇痛(PCEA)联合了脊髓局麻或阿片类药物镇痛的优越性及患者对 PCA 的满意度(表 87-3)。研究证实与静脉使用吗啡PCA 泵入相比,使用吗啡的 PCEA 镇痛方法显著减少了镇静及焦虑的发生率。脂溶性阿片类药物如芬太尼的快速起效(3~5min)使其成为 PCEA 的合理选择,可以使用小剂量及锁定时间。但这种脂溶性的特性也会导致大量全身性的再摄取。由于静脉、皮下或硬膜外给予相应剂量芬太尼在18~24h 可提供相类似的镇痛效果,所以针对椎管内使用脂溶性阿片类如芬太尼等药物的特异性仍被质疑。

表 87-3　患者自控硬膜外镇痛(PCEA)推荐剂量

药物浓度	剂量(ml)	注射时间(min)	持续输注(ml/h)
0.01%吗啡＋0.05%布比卡因	腰段:5～7 胸段:2～5	20～30	腰段:4～10 胸段:2～7
0.0002%芬太尼＋0.05%布比卡因	胸段:2～5	10～20	胸段:2～5
0.0005%芬太尼	胸段:2～7	10	胸段:2～5

下面讨论 PCEA 各方面的不良反应,其处理方法总结在图 87-3。

(1)恶心呕吐:虽然阿片类药物可能会刺激位于髓质的化学感受器触发区引起恶心及呕吐,但即使不使用阿片类药物这也是常见的术后事件。内脏牵拉反应、肠梗阻、抗胆碱能药治疗、迷走神经支配、颅内压升高及留置鼻饲管(NG)均可引起术后恶心呕吐发生。治疗包括预防性(回抽胃管,使用昂丹司琼、甲氧氯普胺或氟哌利多)及治疗性(给予纳洛酮、奋乃静或调整胃管位置)的措施。

(2)皮肤瘙痒:皮肤瘙痒发生的机制尚不明确,可能与阿片类药物调整了脊髓水平上的正常皮肤传入感觉整合系统有关。这种不良反应常常发生在用药 2～6h 后。即使其机制不涉及组胺释放但苯海拉明常常用做初始治疗。对于难治性皮肤瘙痒,可以尝试间断(静脉注射 40μg)或持续低剂量注射(40～100μg)纳洛酮。环丁甲羟氢吗啡间断(1mg)或持续给药(2.5mg/h)亦可达到满意疗效。

(3)尿潴留:以 ICU 患者为著,阿片类药物脊髓镇痛导致尿潴留的频繁发生,被术后第 1～2d 常规使用导尿管导尿所掩盖了。与恶心呕吐相似,无论是否使用脊髓阿片类镇痛,尿潴留在术后十分常见。而脊髓阿片类受体活化引起逼尿肌松弛,导致了膀胱容量增加。这些反应可以被纳洛酮拮抗,亦有报道氯贝胆碱可恢复肌肉收缩反应。除了应用阿片类药物或局麻药进行椎管内镇痛,术中使用抗胆碱能药可能进一步导致尿潴留的发生。是否发生因硬膜外镇痛导致的膀胱逼尿肌功能障碍取决于导管留置的高度、药物组成、输注速率及患者敏感性。

(4)嗜睡:术后使用强效镇痛药及其辅助用药是引起嗜睡的常见原因。阿片类药物脊髓镇痛通过脑脊液扩散作用于上行网状激动系统引起嗜睡。嗜睡是阿片类药物脊髓镇痛的一个严重的不良反应,必须立即处理防止呼吸衰竭,因为呼吸衰竭导致的高碳酸血症的 ICU 嗜睡患者必须进行唤醒。

如下所示(表 87-4)需对使用阿片类药物脊髓镇痛的患者进行四分法的观察镇静评分。2 分开始需要严密观察,而 3 分开始需要介入处理,不可让患者达到 4 分。嗜睡的治疗包括氧疗、中断给予持续镇静或阿片类药物输注,酌情给予拮抗药物(氟马西尼、毒扁豆碱或纳洛酮)。

表 87-4　镇静评分评估患者自控硬膜外阿片类药物麻醉效果

评分	临床表现
1	清醒、可以定位、交流
2	嗜睡、可定位、可对答
3	昏睡、不可定位、呼之有反应
4	昏迷、不可定位、呼之无反应

引自 Nemethy M, Paroli L, Williams-Russo PG, Blanck TJJ: Assessing sedation with regional anesthesia: inter-rater agreement on a modified Wilson Sedation Scale. Anesth Analg 94:723-728, 2002.

(5)呼吸衰竭:蛛网膜下隙注入吗啡可能产生延迟的呼吸抑制。这是由于硫酸吗啡分子的亲水性造成的,其可导致吗啡分子留在脑脊液中并缓慢释放入脊髓神经中枢。更亲脂性的药物(芬太尼及舒芬太尼)可能较少引起肺换气不足的发生,但较长的作用持续时间及神经轴内传播限制了其应用。由于吗啡脊髓镇痛导致呼吸抑制的发生率是很少见的:轻症患者 1:1000(呼吸频率＜12/min),重症患者 1:10 000(呼吸频率＜8/min)。发生此并发症的危险因素来自于患者、药物及镇痛技术。大于 60 岁、有呼吸系统基础疾病或严重衰竭的患者危险度较高;大剂量或大容量使用亲

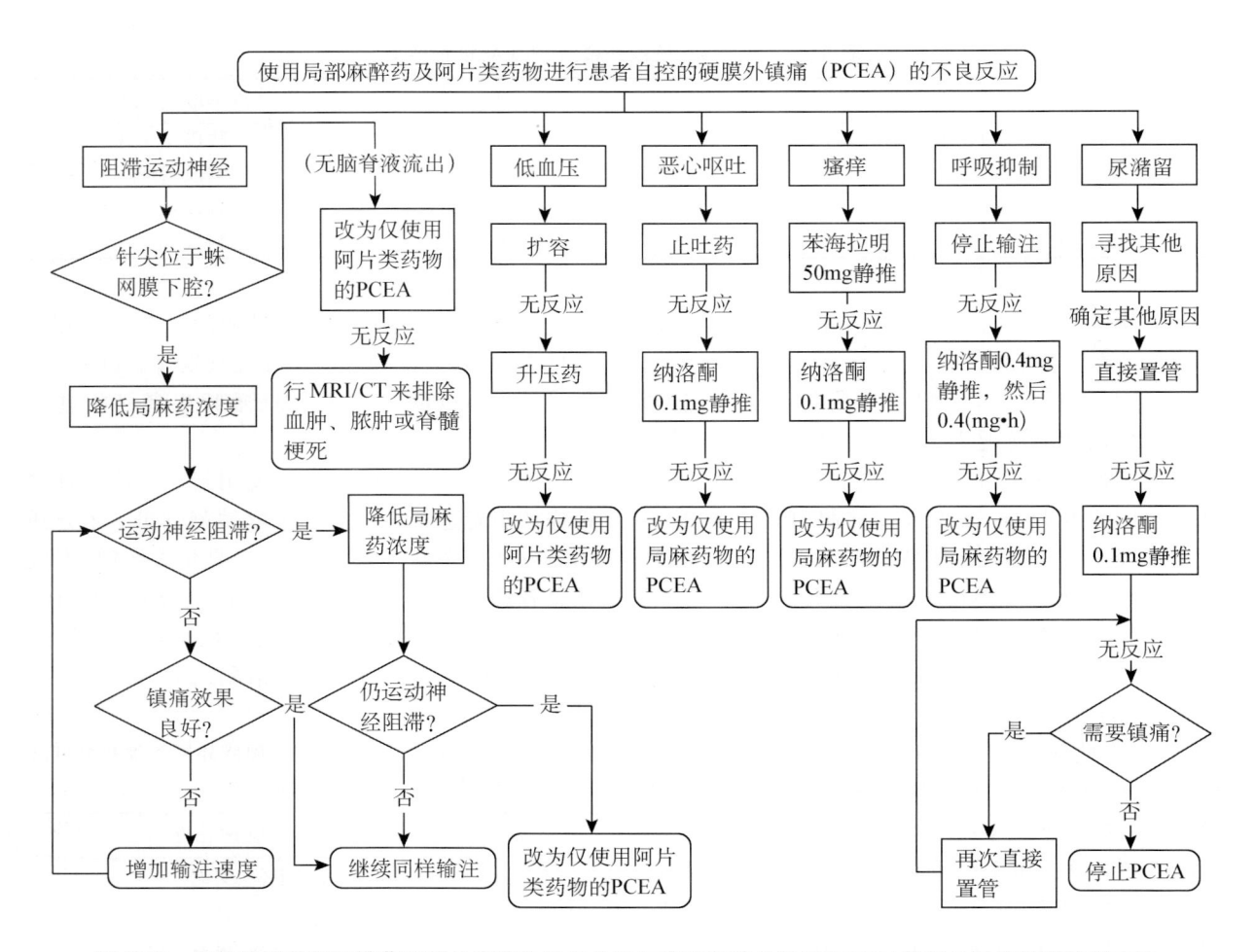

图 87-3　阐述使用局部麻醉药及阿片类药物进行患者自控的硬膜外镇痛(PCEA)的不良反应及其处理方法

水性阿片类药物增加呼吸抑制风险；最后非经肠道联合应用阿片类药物、胸椎水平（与腰椎水平相比）的硬膜外或蛛网膜下腔给药也增加了发生呼吸抑制的风险。

无论患者在何处发生潜在的呼吸抑制都必须立即给予氧疗及拮抗药物（纳洛酮）。严重的呼吸抑制需要静脉使用负荷剂量（0.4mg）后持续以（0.4mg/h）静脉输注。

（七）结论

现在多数患者视充分镇痛为权利而不是优待，而镇痛管理水平的大幅提高使之成为可能。在预先了解不同镇痛方案中血流动力学及中枢神经系统不良反应的情况下，就算在大部分危重患者中也可根据需要设计稳定及有效的镇痛方案。肢体麻痹及机械通气的患者，由于无法缓解的疼痛导致心理创伤，在手术室或ICU内是特有的。由于害怕消除肾上腺素的刺激而不能充分缓解疼痛的观点是过时且不合适的，在这种情况下，应该使用外源性儿茶酚胺来缓解疼痛，而不是依赖疼痛来增加血管阻力。此外，疼痛导致的生理效应包括心动过速或减少局部血流，进一步损害心血管及肾脏系统。

ICU患者已无理由再忍受严重的术后疼痛，患者及家属增加的合适的期望，促进了有效镇痛方案的实施。

外科亚专科

第 88 章

心脏外科

Bilal Shafi　Pavan Atluri　Benjamin A. Kohl，著　戴双波，译　齐　娟，校

心脏外科手术领域已取得巨大进步。曾经需要采用胸骨锯大切口和建立体外循环的手术，现在可以通过胸前小切口并在心脏不停跳状态下进行。同样，许多以前需要长时间阻断主动脉及内脏血流以便采用人工血管行主动脉节段置换的手术，现在可以采用经皮支架置入手术，从而不再需要长时间低灌注的过程。事实上，许多此类心脏病患者术后不需要进入 ICU。然而，仍有许多老年患者，合并多脏器功能不全，或是之前接受过多种介入或开放性手术的患者术后需要进入 ICU。因此，心脏手术患者围术期监测变得更复杂，要求 ICU 医师不仅要具备相关生理学知识，还要完整掌握设备和手术的技术内涵。然而对心脏外科进行综合回顾超出了本书的范围，因此本章综述了这些复杂手术的基本原理并提供了在 ICU 管理患者所需的病理生理学基础知识。

一、心肺旁路体外循环的影响

了解心肺旁路(CPB)体外循环和相关的并发症有利于术后更有效、细致地监护这类患者。体外循环机驱动静脉血通过膜肺氧合器，在这里进行氧合并清除二氧化碳，再将这些经过氧合和人工通气的血液以生理的压力回输至动脉系统，以保证重要脏器维持充分的灌注。虽然在概念上很简单，但事实是，启动 CPB 并将患者的全部心排血量与外来物质相接触，以及将器官灌注方式由脉冲式状态转换为持续性血流，这在器官和细胞水平都会造成巨大的生理干扰，如果在围术期处理不当，随之而来的炎症级联反应将是毁灭性的。事实上，心脏手术后遇到的大部分并发症是由于 CPB 的不良反应引起的。为了有效处理 CPB 的不良后果，对体外循环回路、CPB 时可能出现的潜在并发症，以及随之而来的由患者血液与人工材料表面相互作用而引起的炎症反应有一个基本的了解是很重要的。

基本的体外循环回路(图 88-1)包括大口径的静脉导管(入路)、储血罐、离心或滚压泵、氧合器、热交换器、微栓过滤器及动脉导管(出路)。静脉血流入储血罐通常依靠重力。根据手术不同，静脉插管可采用中心部位(如右心房、上腔静脉、下腔静脉)或是外周部位(如股静脉、颈内静脉)。术野出血也可以用吸引泵收集并回流至静脉血储血罐。接着储血罐的血泵入氧合器和热交换器，加温及氧合后的血液转而经过留置于中心部位(如升主动脉、主动脉弓)或是外周部位(如股动脉、腋动脉)的插管再输注入动脉系统。

在整个过程中必不可少的是需进行深度全身抗凝以防止泵内凝血。抗凝通常采用大剂量普

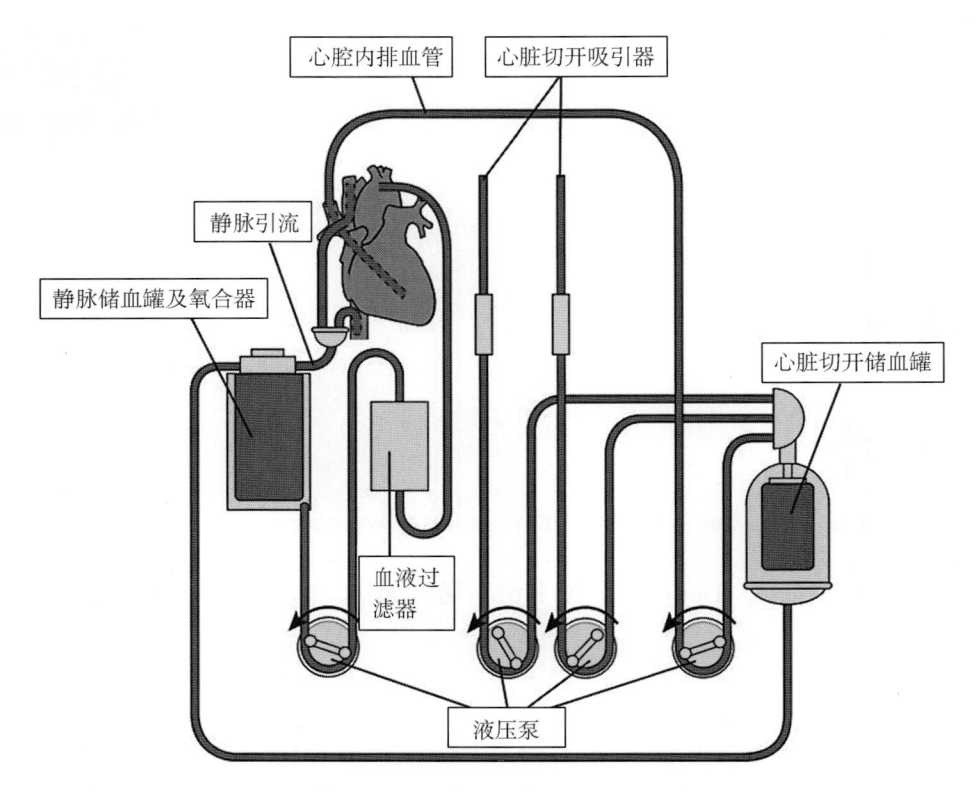

图 88-1 体外循环回路

引自 Waldhausen JA，Pierce WS，Campbell DB：Surgery of the Chest，6th ed. St. Louis：Mosby，1996.

通肝素并频繁监测活化凝血时间（ACT）。通常，肝素要在大动脉及静脉置管前应用，并确保 ACT 大于 350～400s。根据个体剂量反应曲线制定的肝素滴定使用法则可以确保患者不会出现肝素剂量不足或过量的情况。

血液与体外循环管道接触会引起剧烈的全身炎症反应综合征（SIRS），如果没有及时发现，最终会在术后早期表现为终末器官功能不全。这些并发症常在以下患者中明显加重，如体外循环时间延长的患者、术前并存器官功能不全或术中患者持续处于极端低血压状态等。

由于血浆与体外循环管道接触后诱发补体激活，引起了以多种细胞因子、淋巴因子和蛋白酶的释放为特征的系统性炎症反应。紧接着，这些炎症级联反应放大了血小板活化、血凝块形成及纤维蛋白溶解等过程。最终血栓形成导致许多终末器官发生缺血再灌注损伤。由于血液与体外管道内表面直接接触导致血小板破坏，特别是在氧合器层面。血小板功能不全也是由于补体介导的免疫调理作用加上全身炎性反应所导致的结果。由于 CPB 使得血管内皮损伤、血小板活化、补体激活从而增高了组织纤溶酶原激活物（tPA）的水平，最终纤溶途径被激活。血液稀释和这些凝血因子的消耗导致术后的出血倾向。红细胞破坏表现为血红蛋白尿，这与滚压泵的使用强度及体外循环总时间直接相关。体外循环还会引起白细胞激活并随之在肺内滞留，当同时又合并补体激活和循环中细胞因子水平升高时，就会导致肺水肿和肺损伤甚至罕见的出现术后急性呼吸窘迫综合征。

二、心肌保护

大部分心脏手术的一个至关重要的部分是在升主动脉阻断期间（心肌缺血期间）确保心肌的活性。当体外循环开始时，心脏的血液灌注及氧合持续存在（血流通过冠状动脉灌注）。但是，许多心脏手术要求术野无血和心脏停止跳动。为将心脏排除在体外循环血流之外，需在升主动脉处置一夹子，即 CPB 回输动脉血流处的近端阻断血流，以阻止血液灌注心肌。虽然这个缺血的过程是必要的，但一系列旨在减少心肌氧耗、恢复心脏适量血流灌注及确保心脏保持空虚状态的方法可以优化心肌缺血期间的心脏条件，从而使其更容易在心脏恢复灌注后脱离 CPB。

降低心肌氧耗量可以最大限度地减少心肌持续血液灌注的需求量。向主动脉根部灌注高钾溶液（停跳液），位置就在主动脉被夹闭处的近端，停跳液随之进入冠状动脉（假设主动脉瓣功能正常）并将使心脏停搏于舒张期，这会立即使氧耗降低至少 90%。心肌保护的另一个重要方面是确保在整个手术过程中心脏保持空虚，不应使心腔充满血液，因这会引起心腔膨胀进而增加心肌氧耗。这一步可以通过放置导管（心腔"排血管"），从而将任何心脏内的血液持续引流至体外循环管路中。

最后，在术中诱导心肌和全身低温有助于最大限度减少全身脏器的氧耗量。通常情况下，体外循环期间心脏停搏液灌注入心脏使其温度降至 9.0～12.0℃，并使全身温度降至 32.0℃。这是通过降低体外循环管路中的血液的温度来实现的。

三、ICU 中患者心脏功能的评估

通常所有的患者心脏手术后常规转入 ICU。许多患者到达 ICU 时带着有创血流动力学监测导管并接受多种血管活性药物输注。术后早期必须监测心脏功能的恢复情况及麻醉复苏情况，并精确量化胸管中的出血情况和评估终末器官功能。

(一)有创血流动力学监测

多种有创血流动力学监测方式可用来评估术后心脏功能恢复情况、指导液体治疗及对 ICU 患者的各方面进行全面管理（见第 7 章）。桡动脉或股动脉置管可以持续监测动脉血压。许多患者还放置了肺动脉导管（PAC），这有助于评估左右心功能。很重要的是，在放置肺动脉导管（PAC）的患者，如果必须要监测肺动脉楔压（PAWP）时要特别小心，因为许多这样的患者存在多种因素包括肺动脉高压和获得性出血倾向等，使得气囊相关肺动脉破裂发生的风险很高，而这通常会引起致命性并发症。

(二)胸部 X 线片

胸部 X 线片对于任何心脏外科术后的患者都是必需的。胸部 X 线片可以提供有关肺复张程度、未引流的胸腔积液、气胸、液体超负荷及明显肺水肿的有用信息。如果出现心影异常增大，则发生纵隔活动性出血或者心脏压塞（见第 54 章）的可能性明显增大。所有侵入性导管、管道和气管插管尖端的正确位置应加以记录并经胸片证实。

(三)心电图

十二导联心电图可以在术后提供包括心肌缺血、心律失常或传导阻滞等有用信息。这些发现可以使医生及时采取一系列治疗措施，包括应用临时起搏器、使用冠状动脉扩张药、执行急诊超声心动图或心导管检查或者行急诊再次手术。因此，很有必要在术后患者刚转入 ICU 时即获得心电图资料，并在临床有需要时再次描记心电图。

(四)超声心动图

经胸或经食管超声心动图检查是所有心外科患者在心外手术中或在 ICU 期间必不可少的检查项目。经胸超声心动图（TTE）具有无创的优势，但常由于缺乏合适的"声窗"而限制了其在心脏手术后的应用。在 ICU 条件下对这类患者可采用经食管超声心动图（TEE）进行快速准确的心脏功能评估。超声临床数据常包括解剖学方面的信息，如心腔大小、瓣膜结构、任何修补或置换结构的完整性、心内气体或血栓的存在及心包积液等。超声检查还可提供生理学方面的信息如残存的瓣膜狭窄或反流、心室壁局部或整体运动异常、心脏充盈和舒张功能、估测心腔压力，以及发现心内残余分流等。TEE 检查结果可以与有创血流动力学监测结果相结合以指导适宜的临床治疗。

如有可能，超声检查应尽可能与之前的检查结果相对照。技术的进步使得更小的探头被研制出来，甚至与鼻胃管一样大小，可以在食管内留置更长时间以方便 ICU 医生在床旁对病情进行更好的解读。

(五)各种导线及引流管

绝大部分心脏手术术后常在纵隔或胸腔留置胸管来引流液体和量化手术后出血。除了用于监测术后出血，这些引流管还有助于预防心脏压塞和气胸或胸腔积液引起的肺膨胀不全。心脏手术后患者必须留置福莱导尿管来准确计算尿量,这不但可以反映肾功能情况,还可以监测心排血量是否足够并有助于维持液体平衡。最后,在心脏手术结束后大部分患者会在心房和心室表面留置临时起搏导线。这些导线不仅能用于心脏起搏,还可作为心电图导联的一支,从而有助于鉴别各种心律失常。

四、术后并发症

(一)心肌顿抑和心源性休克

如前所述,大多数心脏手术都必须有一个心脏缺血的过程,在这个过程中通过灌注心脏停搏液和局部降温使心脏保持低温并机械性停搏。尽管处于低温和舒张期停搏状态,心脏仍持续存在代谢需求,虽然代谢率很低,但心脏对代谢底物的需求仍超出其供应量。这可能会在 CPB 后表现为心脏功能下降,并常在术后早期阶段需要使用正性肌力药物或机械支持装置来帮助提高心功能。有关评估和处理心源性休克的详细讨论可见第 8 章。

若经最大限度的非手术治疗后,左心室衰竭仍持续存在,可置入主动脉球囊反搏(IABP)来提高舒张期冠状动脉灌注并进一步降低后负荷。重要的是,虽然球囊反搏常被认为仅是个左心室支持装置,但它也是用于治疗冠状动脉灌注受损患者的必不可少的组成部分,并有助于提高右心室功能。其他促进右心室功能的药物方法包括使用正性肌力药物和降低肺血管阻力的药物[如吸入一氧化氮或前列环素(依前列醇)]。最后,由于右心室质量比左心室要低得多,右心的输出量更加依赖心率,所以右侧心力衰竭治疗常需要提高心率(通过药物或起搏)。如果经最大限度的非手术治疗后,右侧心力衰竭仍持续存在,则予置入右心室辅助装置(RVAD)。这种装置在受损心腔的近端引流血液(例如在右心室衰竭时则引流右心房),并通过机械泵将血液泵至受损区域的远端(如肺动脉)。同样的,如果经过最大限度的非手术治疗后左心室衰竭仍持续存在,可以置入左心室辅助装置(LVAD)(将血液从左心房引流出并泵至主动脉)。如果术后出现严重肺功能不全,通过通气策略无法获得足够的氧合,可以使用体外膜肺氧合(ECMO)来维持患者于持续体外循环中

直至病情充分恢复。在这种情况下,血液从右心房或腔静脉引流出来流经膜肺氧氧合器氧合后再回输至全身动脉系统(类似于术中体外循环的回路)。

虽然有这么多提高心脏功能的方法,但有些时候心力衰竭还是难以恢复。这类患者就应考虑给予心脏移植并可能需植入永久或临时心脏辅助装置。目前已被美国食品与药品管理局(FDA)批准的永久左心辅助装置包括梭拉特 Heartmate Ⅱ型(梭拉特公司)和 Novocor(百特医疗用品公司)。随着技术和药物的进步,更新的装置不断出现,可作为移植前的暂时替代和永久替代治疗。心室辅助装置(VAD)的最常见并发症是感染。如果尽早治疗,单纯抗生素就可以治愈。然而,若延迟诊断和治疗,可能需要再次手术或更换新装置。这些手术有很高的发病率和死亡率。因此,这类患者术后一旦怀疑感染,应尽可能降低开始广谱抗生素治疗的门槛,并请感染科专家会诊。

(二)呼吸问题

由于外科手术的应激反应和体外循环诱发的炎性反应,在术后早期常常出现积液和肺水肿。这可在术前具有充血性心衰的患者中合并出现。如前所述,肺部是体外循环引起的炎症反应最主要的靶器官之一。这些不良反应会导致术后ARDS,延长气管插管和机械通气的时间。

此外,许多心血管病患者具有发生肺部疾病的危险因素,包括高龄和既往大量吸烟等。慢性阻塞性肺疾病与心脏手术后多种并发症独立相关,包括机械通气时间延长和术后肺炎。通常情况下,这类患者应在术中和术后加强管理,以尽可能缩短机械通气时间和最大限度提高肺功能。如果疾病进程不允许早期拔管,患者仍需要机械通气支持,应考虑早期行气管切开术,相较于持续气管内插管,气管切开可以提供一个简单安全的肺部清痰通路、简化撤机流程并提高患者的舒适度。

(三)出血问题

心脏外科患者术后必须要严密监测过量出血的情况以及相关并发症。术后要严密监测胸管引流情况,通常,当 1h 引流量达到 500ml 或连续 3h 引流量达到 200ml/h 应强烈考虑再次行开胸探查。同样的,如果胸管引流突然减少伴随心功能恶化提示发生心脏压塞,常需要紧急手术探查。

手术探查纵隔有更高的术后出血风险,因为需要解剖伤痕累累的纵隔。

抗纤溶药已在术中常规使用并已显示在许多心外科手术病例中可以减少术后出血。然而,输血或其他血制品或两者皆输对于治疗持续性凝血病可能是必要的。在这些情况下,应根据临床数据和凝血功能检测情况[凝血酶原时间(PT)、部分凝血活酶时间(PPT)、血小板计数等]来决定是否需要输血。一些单位使用血栓弹力图(TEG)来帮助指导他们的输血策略。

(四)神经系统问题

虽然数目偏小但仍有相当数量的患者在体外循环后出现全脑神经功能损害。局灶性损害也会发生,这是由于心脏或大血管结构在操作过程中发生粥样硬化斑块脱落形成栓子进入全身循环引起大脑栓塞。许多冠心病患者同时患有累及颅内或颅外血管的显著动脉粥样硬化性疾病。体外循环中的非搏动性血流和低平均动脉压可能导致临界狭窄血管远端大脑供血区域的缺血。

如果怀疑严重的颈动脉病时,在允许的情况下,术前应对颈动脉进行全面的评估和检查。如果患者有颈动脉病的临床症状而心功能还可以代偿,应首先行颈动脉内膜剥脱术而后再行心脏手术。如果心功能失代偿,则应考虑心脏手术和颈动脉内膜剥脱术同时进行。

尽管引起全脑神经功能损害的原因还不完全清楚,但体外循环中可能出现的各种微小颗粒和微小气泡(即使管路中使用了微栓过滤器)引起的栓塞在其发病机制中扮演了重要的角色。此外,大动脉粥样硬化病经常被低估,术中在动脉插管、主动脉阻断或心腔开放操作后搏动性血流的恢复都可能导致主动脉斑块脱落引起栓塞。术后患者出现的栓塞性中风最常见原因为心房颤动、新出现的显著室壁运动障碍(导致左心室血栓)或残余心内分流(可能出现异常栓子)。有心房颤动或左心室室壁瘤的患者应全身抗凝,以减少栓塞的发生率。

(五)肾脏问题

肾功能可因体外循环中补体活化和全身炎症反应而受到影响。体外循环期间非搏动性血流灌注对于术前肾功能较差或者严重肾血管疾病的患者可能特别有害。体外循环中红细胞损伤造成的游离血红蛋白被认为会对肾小管造成损害并可以造成急性肾损伤,特别是当合并酸血症时。单独血尿不一定是肾功能障碍的标志物,但它最常与长时间体外循环相关。长时间的低心排血量及术后儿茶酚胺类的输注也能导致急性肾衰竭。优化肾功能对体外循环后成功处理大量体液转移和电解质失衡,以及确保足够的氧合和早期拔管是十分重要的。如果肾功能障碍十分严重,术后的血液透析或血液滤过(间歇或连续)可能是必要的(见第 20 章)。

(六)肝功能异常

由于肝脏在代谢和凝血方面的作用,肝功能障碍严重影响了所有心脏手术的预后。虽然在心脏外科手术患者中发生肝功能异常的原因有很多,但它常由心脏功能障碍直接引起。进行性左心室和右心室功能衰竭、低心排血量及静脉压升高共同导致了肝功能异常。心脏外科手术之前合并的肝硬化显著升高了手术的发病率和死亡率。肝硬化患者通常心排血量会增加(由于动静脉分流)。当围术期这样的高心排血量无法维持时,肝功能会急剧恶化并可能导致肝性脑病、肝肾综合征、静脉曲张破裂出血甚至死亡。

(七)胃肠道问题

长时间的体外循环后会出现胰腺炎及脏器缺血,这通常发生在体外循环期间使用升压药来维持动脉压的时候。大多数升压药会分流胰腺及肠道血液,导致了不同程度的胰腺炎,严重的话可能会导致肠道斑片状坏死。通过使用外周血管收缩药来维持一定血压所产生的益处,一定要与这些严重的风险进行仔细权衡。在 ICU 应尽可能去尝试减少和停止升压药的使用。

术后需要长时间通气支持的患者具有应激性溃疡和胃炎的风险,除非有禁忌,应该适当地进行应激性溃疡的预防(见第 12 章)。此外,早期的营养支持对及时康复是很有必要的。优先行肠内营养,但是如果患者无法肠内营养或者存在严重营养不良,则应使用肠外营养途径(见第 15 章和第 16 章)。如果预期会出现长期呼吸机依赖及显著的误吸风险,应在气管切开后考虑放置胃造瘘或空肠造瘘管。

五、结论

心脏手术患者常有多种并发症并且在术前常

有不同程度的脏器功能不全。经历了这样一个重大手术的创伤和体外循环的干扰,这些患者在ICU必须接受严密监测和有效的处理。了解手术和体外循环的进行过程,以及与各种术中持续时间相关的风险因素(如体外循环时间,升主动脉阻断时间等)对于预测器官功能衰竭是至关重要的。ICU医师必须熟悉各种用于诊断和治疗目的的设备的使用,以便于更好地管理这类患者。与此同时,需要经常坦率地与心脏外科手术医师进行沟通。心脏病患者良好的预后有赖于一个团队的协作,不应孤立地做出关健的决策。

第89章

开颅手术

H. Isaac Chen　Kevin D. Judy，著　王开宇，译　于荣国，校

颅脑损伤在古代医学中就已经有所描述。环钻颅骨发现的年代可追溯至公元前 7000—公元前 3000 年。最早的关于开颅手术的记录见于希波克拉底的著作 De Capitis Vulneribus（公元前 460—公元前 370 年），他在书中讨论了颅脑外伤的评估和治疗方法。今天，开颅手术已经是一种常规手术，许多需要行开颅手术的患者收入 ICU 行诊断、初始治疗和术后处理。

一、开颅手术的常见适应证

（一）肿瘤

颅脑肿瘤患者临床表现为头痛、神经功能缺损及癫痫。新发癫痫的患者应当进一步行头颅 CT 或者头颅 MRI 检查。幕上的肿瘤一般会引起肢体活动障碍、感觉异常或者脑神经功能障碍等临床表现。肿瘤位于或邻近视交叉、颞叶、顶叶和枕叶的患者应当进行全方位的神经和眼科学检查来正式评估视野的情况。

脑积水是幕上肿瘤的一个主要并发症并可以导致脑疝形成，如未及时处理，会引起快速、渐进性失代偿并最终导致死亡。如果肿瘤位于鞍区附近或者位于鞍上区，那么还需要全面检查患者的垂体激素水平，包括血清催乳素、促卵泡激素、黄体生成素、促甲状腺激素、促肾上腺皮质激素、生长激素、类胰岛素生长因子-1，皮质醇和 α 亚基。

位于后颅窝的肿瘤，必须评估患者颅神经功能不全或脑干受压的情况。高血压、心动过缓、呼吸节律的改变（库欣三联征）提示脑干受压。脑干受压的更细微的迹象还包括躁动或意识状态的改变。

听神经瘤是来源于第 Ⅷ 对脑神经的肿瘤，可以导致听力丧失，此类患者应当行听力图的检查。

（二）颅内血肿

颅内血肿常与严重的颅脑外伤相关，需要直接收入 ICU。然而，老年人由于存在脑萎缩，在受到轻微的脑外伤时就会使硬膜下的桥静脉受到牵拉而破裂出血，形成颅内血肿。脑实质内出血可以是由外伤导致的，或是继发于高血压、脑血管淀粉样变或潜在的病灶而出现的自发性出血。一般来说，硬膜下血肿由静脉损伤导致，而硬膜外血肿是由动脉性损伤引起的。由于动脉较静脉压力高使得动脉破裂出血速度快，所以硬膜外血肿一般进展得比硬膜下血肿要快得多。

硬膜外血肿的经典临床表现是患者在受到脑震荡后出现短暂神志不清，随之出现中间清醒期，而后出现渐进性神志状态恶化。然而在临床实践中，患者很少会有这种经典表现。绝大多数的硬膜外和硬膜下血肿都是发生在小脑幕以上，但也可以发生在后颅窝。硬膜下血肿会常会引起头痛、意识障碍、失语、偏瘫、癫痫发作。硬膜外血肿通常表现为意识水平下降。慢性硬膜下血肿最常

发生于老年人，可以有多种不同的临床表现包括意识水平下降、局灶性偏瘫、严重头痛或者新发的癫痫等。

急性硬膜下血肿通常需要行开颅血肿清除术。慢性硬膜下血肿可以采用观察等待的方法。虽然大部分的慢性硬膜下血肿可以通过颅骨钻孔引流来清除，但是对于那些未完全液化或是有分隔的慢性硬膜下血肿，可能还是需要行开颅手术来予以清除。对于老年人，脑萎缩会阻止血肿清除后脑组织的再膨胀，从而导致硬膜下血肿的复发。

硬膜外血肿的发病机制是动脉性出血，血肿发展迅速，常需要比硬膜下血肿更加迅速地行血肿清除术。在凝血块出现明显占位效应、中线结构移位或继发严重的神经功能障碍的情况下，要立刻予以清除。脑实质内出血的手术指征仍未明确，因为这种手术并没有明显的改善患者的神经学缺损，仅仅是代表一种抢救生命的手段。脑出血的外科研究（STICH）完成于2005年，该研究对比了早期手术减压策略（症状出现72h之内）和药物非手术治疗之间的差别。在这个大样本（n=1033，代表27个国家的83家医院）的随机试验中，手术组和非手术组患者的早期死亡率或6个月死亡率没有统计学差异。虽然早期手术干预组总体没有获益（主要结果），但是对于血肿位于皮质表面直径在1cm以内的年轻患者，手术减压显示有小的获益。

（三）动脉瘤和动静脉畸形

动脉瘤破裂后的典型临床表现是引起蛛网膜下腔出血和头痛，患者经常描述这种头痛为"这一生最严重的头痛"。动静脉畸形最常表现为出血和癫痫发作，但也可以表现为局灶性神经功能缺损和昏迷。导致出血的原因很多，但最常发生于体育活动、用力排便或性生活过程中。

蛛网膜下腔出血的患者意识状态表现不一，可以从完全清醒到昏迷。Hunt-Hess分级可以用来评估患者的临床状态和判断预后（表89-1）。

Hunt-Hess分级1~3级的患者为低级别组，该类患者适合于行开颅动脉瘤夹闭术。4~5级的患者为高级别组，提示预后不良，仅有不到10%的患者能够有意义地生存。这类患者适合于行血管内介入栓塞治疗。

应当根据患者最初的神经功能缺损情况来选择具体的治疗措施。

表89-1 蛛网膜下腔出血的Hunt-Hess分级

分级	描述
0	动脉瘤未破裂
1	无症状，或有轻微头痛
2	中等程度的头痛，有颅神经功能障碍的表现
3	局灶性神经功能缺损、昏睡、意识模糊
4	昏迷，偏瘫
5	昏迷，肢体呈过伸状态

二、重症监护评价和管理

（一）神经重症监测

不论病理学改变或手术治疗方式如何，神经重症监测的核心原则均包括防止脑缺血或其他因素导致的脑组织二次损害和保持正常的脑血流（CBF）。传统上，这些目标是通过监测颅内压（ICP）并保持合适的脑灌注压（CPP）（见第41章）来达成。对于那些难以使用神经学检查来随访的患者，其大致相当于格拉斯哥昏迷评分（GCS）≤8分，可予以行脑实质内颅内压探头置入术以监测颅内压。脑灌注压通过计算平均动脉压（MAP）和ICP的差值而得出。进行干预的标准临床阈值是颅内压超过20mmHg或者脑灌注压小于60mmHg，但应当根据患者的基础情况进行适当调整。

颅内压增高的处理应当采取以镇静和渗透性治疗（即甘露醇或高渗盐水）为起始的阶梯式治疗方案（见第5章）。过度通气适合于短时间应用以降低颅内压，但作为降低颅内压的长期措施是无效的。如果这些策略未能控制颅高压，必要时可以通过脑室切开置管引流脑脊液及采用药物肌松（见第6章）的方式。去骨瓣减压术和戊巴比妥昏迷疗法常保留作为应对顽固性颅高压的措施。

因为基于ICP和CPP的监测有时并不能发现所有的颅内损害，临床上还会探索使用其他的方法来监测颅脑的生理学变化。脑氧电极是发现脑缺氧的一种有效的监测手段，有数据支持脑氧电极的应用能够改善临床预后。脑电图（EEG）除了在传统上用于癫痫诊治以外,通过不同的算法它还可以用来发现脑组织的缺血灶。脑组织微透析是一种分析颅内细胞代谢功能的方法。乳酸盐-丙酮酸盐的比例是研究最充分的反应脑组织代谢障碍的标记物,但同其他微透析标记物一样,目前主要是作为一种研究工具,因此还没有常规应用于临床。

(二)血肿

没有占位效应的小硬膜下血肿,可以采取保守治疗,密切观察病情变化并在24h内复查头颅CT(表89-2)。如果患者的神经功能障碍逐渐加重或者血肿体积随时间逐渐增大,可能提示须行手术干预。

表89-2 不同类型颅内病变的评估

可疑病变	影像学检查
颅内血肿	CT平扫
颅内肿瘤	MRI平扫+增强
颅内动脉瘤和动静脉畸形	CT用来证实蛛网膜下腔出血并排除脑积水脑血管造影来诊断动脉瘤、动静脉畸形
脑血管痉挛	经颅多普勒或脑血管造影

(三)蛛网膜下腔出血

有动脉瘤性蛛网膜下腔出血表现的患者应收入ICU进行密切的神经学观察。并发脑积水的患者应行脑室钻孔引流术,这在高级别Hunt-Hess分级的患者中常会使病情显著改善。有巨大颅内血肿的患者需要紧急行手术减压和动脉瘤夹闭术。手术前即刻的血管造影可用来明确颅内血管的解剖并确定颅内动脉瘤的存在和其位置。传统的脑血管造影仍是诊断的金标准,但也有人认为CT脑血管成像可替代作为早期可选的检查。蛛网膜下腔出血可以引起心电图表现的异常,如T波异常、Q-T间期延长、ST段改变、持续的U波及节律的异常。这些心电图的改变提示患者存在心内膜下缺血、出血或者局灶区域心肌坏死。压力诱发性心肌病(Takotsubo心肌病)也与蛛网膜下腔出血相关。

关于颅内动脉瘤的理想手术治疗时机的观点已经成熟。目前的共识认为不应拖延行手术夹闭或者血管内介入治疗动脉瘤。对于行动脉瘤手术的患者,应当在术中或者术后行脑血管造影以证实动脉瘤确切夹闭,并确保动脉瘤夹未在无意中损伤任何血管。

如果在术中诱导低温以保护脑组织,那么必须在术后神经学评估之前予以复温。在发现新的局灶性神经功能缺损后必须行头颅CT检查。如果头颅CT检查正常,那么在患者因代谢性病因或谵妄引起神志状态改变之前,应当行脑血管造影以评估是否存在脑血管痉挛。

在动脉瘤破裂后的头24h内发生再出血的风险为4%,而后的2周每天增加1.5%。脑积水会引起意识水平的下降,多发生在蛛网膜下腔出血后2周左右。颅内动脉瘤破裂后3~14d通常为脑血管痉挛的好发时间窗。

(四)脑血管痉挛

1. 临床表现和诊断　脑血管痉挛是一种尚未被充分认识的蛛网膜下腔出血的并发症,会导致脑梗死甚至死亡等严重后果。在20%~30%的蛛网膜下腔出血患者中发生临床相关的脑血管痉挛。当患者出现迟发性的局灶神经功能缺损或者新近出现意识水平的下降,应当马上复查头颅CT平扫以排除脑积水和新发脑出血的可能。如果头颅CT未发现这些异常,就应当怀疑出现脑血管痉挛。

早期诊断脑血管痉挛以防止发生永久性的神经功能损害甚至死亡是很有必要的。因此,在ICU中常规使用脑血管痉挛筛查工具。经颅多普勒使用一种无创检查方法来检测近端脑血管的血液流速。高血液流速(>120cm/s)和血液流速较基线值明显增高(>50cm/s)提示存在脑血管痉挛。当脑电图检查出现提示缺血性改变的局灶性慢波时,也可有助于发现脑血管痉挛。CT或者MRI检查也能够进一步发现脑灌注不足。CT脑血管成像（CTA）或者传统的脑血管造影显示受累动脉血管出现狭窄或完全阻塞。

2. 治疗　脑血管痉挛的治疗已经取得了巨大的进步，治疗措施包括优化容量状态和血压、应用能显著改善预后的药物以及血管内介入治疗技术（知识框89-1）。传统的治疗方法包括维持高血压、高血容量、血液稀释，称为"3H"治疗，改进后的治疗方案仅包括维持高血压和等血容量。中心静脉压的控制目标为4～6mmHg，应用晶体液、胶体液交替静脉输注，以及在必要时使用醋酸氟氢可的松以达到此目标。可以给予升压药来升高收缩压以减轻神经功能缺损，通常收缩压的控制在160～200mmHg。许多患者显示出灌注依赖性，即要求维持一定的血压，如低于这个标准则会出现严重的神经功能缺损。这些治疗方式可能会诱发充血性心力衰竭，某些患者可能需要放置肺动脉漂浮导管。

知识框89-1　蛛网膜下腔出血后脑血管痉挛的治疗
静脉给予升压药（收缩压控制在160～200mmHg）
维持等血容量（中心静脉压控制在4～6mmHg）
尼莫地平（60mg口服或鼻饲每4小时1次）
他汀类
血管内介入治疗（血管成形术或者动脉内给予尼卡地平）

尼莫地平是一种钙通道阻滞药，最初被认为可以直接治疗脑血管痉挛。虽然研究并没有证实这个假说，但是临床的确显示尼莫地平能改善蛛网膜下腔出血患者的预后。他汀类也显示能改善蛛网膜下腔出血患者的预后，其具体作用机制仍未明确，但可能与该类药物的抗炎特性有关。

血管内介入技术是对脑血管痉挛效果确切的治疗方式。对受累血管行球囊血管成形术是效果最持久的治疗方法。然而，球囊成形术不能应用于动脉瘤夹闭的区域，因为这可能会导致动脉瘤夹移位，并可能对血管造成损伤甚至破裂。另外，还可在受累的动脉血管内直接注入类似尼卡地平这样的药物。与血管成形术相比，动脉内药物注射的益处更短暂。如果脑血管痉挛持续存在，可以重复注射。

（五）开颅手术后的一般监测

神经学检查是评估脑功能的理想方式。头痛，尤其是与常规手术后疼痛不成比例的头痛，应当警惕有发生手术后出血的可能。一旦患者出现瞳孔变化，必须马上进行全面的神经学检查和颅脑影像学检查。躁动和高血压常是后颅窝手术后并发的后颅窝脑疝综合征的表现，但可能被错误地归因于手术后疼痛并给予阿片类药物。出现这些症状的患者应当立刻行CT来评估病情。

相比之下，小脑幕上脑疝综合征通常进展较缓慢，表现为昏睡、对侧肢体偏瘫、一侧瞳孔散大及呼吸节律异常。因此，幕上开颅手术后出现以上症状的患者在使用阿片类药物前应复查头颅CT以明确诊断。脑组织没有痛觉感受器，开颅手术后仅有的一些疼痛来源为硬脑膜、头皮和深层面肌，而这仅用对乙酰氨基酚和小剂量阿片类药物就能完全控制。

接受后颅窝手术的患者存在第Ⅸ、Ⅹ、Ⅻ对脑神经损伤的风险，而这些神经支配咽和舌头，因此，这些患者存在误吸的风险，应在拔除气管插管后密切观察。如果担心存在后组脑神经功能障碍，患者应保留气管插管直到可以对咽功能进行全面的评估。如咽功能障碍持续存在，应行气管切开术以保护气道和清除分泌物。

在颅内出血后必须严密随访血凝全套和血小板计数检查，必要时须予以纠正以防止进一步出血。手术后24h内常规复查头颅CT，以寻找其他颅内出血的征象。在清除急性硬膜下或者硬膜外血肿后，深部挫伤的脑组织发生肿胀并不少见，从而导致严重的占位效应。硬膜外或硬膜下血肿清除术后脑挫伤持续加重可能需要再次手术探查和手术清除。

虽然类固醇激素对创伤后脑水肿并未显示出明显益处，但是对肿瘤手术后患者的脑肿胀却十分有效。类固醇激素逐渐减量所需时间取决于肿瘤的恶性程度、残留肿瘤组织的多少，以及手术后影像学上显示脑水肿的严重程度。非镇静性止吐药如昂丹司琼可以用于神经外科手术患者。皮下注射肝素以预防深静脉血栓适用于稳定的颅内出血患者，并可在非复杂型开颅肿瘤切除术和脑血管畸形切除术后第一天使用。

抗纤溶药如氨基己酸（曾用来减少再出血的

发生）能在蛛网膜下隙形成持久的血凝块。但这类药物可能会增加脑血管痉挛的发生率，现已不再常规使用。

所有开颅手术后的患者都应该使头部抬高至少30°，以减少脑部静脉性充血。接受非复杂性开颅肿瘤切除手术的患者可以在术后当晚或者术后第一天恢复经口进食。术后第一天早晨就应当鼓励患者起床活动。大部分的患者在术后第一天就可以安全地转出ICU。早期下床活动对防止深静脉血栓，以及随后的肺动脉栓塞是至关重要的。

第90章

腹部大手术：术后注意事项

Nabil Tariq　Daniel N. Holena　Benjamin Braslow　Benjamin A. Kohl，著　叶　勇，译
于荣国，校

重症医师经常监测与治疗腹腔内恶性肿瘤、肠梗阻或者感染等腹部大手术后的患者。随着人口的不断老龄化，越来越多的术后患者将是老年患者，并可能有多种多样的并发症，包括动脉粥样硬化性心血管疾病、慢性阻塞性气道疾病（如COPD）及糖尿病。为了提供最佳的术后监测与治疗，必须考虑到危重病和手术应激有可能导致这些慢性疾病恶化，并且有必要对手术过程有一个详细的了解。

一、手术过程

见表90-1。

表90-1　腹部重大手术及其常见并发症

术式	并发症
胰十二指肠切除术（Whipple术）	腹膜后第三间隙液体丢失；如果全胰切除，则出现糖尿病和高血糖症；吻合口瘘一般发生在术后5~10d
肝叶切除术（切除范围50%以上）	黄疸常见，高峰为术后3~4d，如果持续到术后10d以上则有必要进一步检查；低血糖也常见；患者术后可能需要10%的葡萄糖；肝硬化患者可发生肝衰竭
食管胃切除术	并发症发生率在10%~25%。肺部并发症常见，常常因胃反流误吸；胸部吻合口瘘造成纵隔感染、脓胸或两者都有
肠道手术和二次手术	术前严重脱水、浓缩性碱中毒、低钾血症、显著的第三间隙液体丢失于梗阻的肠腔；术后持续第三间隙液体丢失；由于不慎切开肠管或吻合口瘘导致腹腔内感染或瘘管形成

(一) 胰腺切除术

恶性肿瘤是胰腺切除术最常见的适应证。当恶性肿瘤位于胰头部时，胰十二指肠切除术（Whipple术式）是经典手术方式，手术包括完整切除胰头及整个十二指肠，并做四个吻合口（胃肠、胆肠、肠肠和胰肠）以恢复胃肠（GI）道的连续性。非复杂性胰十二指肠切除术对生理的干扰有限，主要影响血管内外液体的分布。自吸式Jackson Pratt（JP）引流管通常放置在邻近胰肠和胆肠吻合口处以便及早发现吻合口瘘。支架可放置于吻合口以保障通畅。主要的并发症往往和吻合口的完整性相关且通常发生在术后5~10d。对重症医师来说，知道每根引流管的具体位置是非常重要的，所有的管路都必须在患者的记录里图示

说明。

在每年手术量超过18～24例的中心,死亡率不到5%,明显低于每年手术量不到5例的中心的10%～15%的死亡率。

胰腺尾部的肿瘤行远端胰腺切除术通常不必行胰肠吻合,因为分泌的胰液仍可持续顺行排入十二指肠。由于脾脏血管和胰腺尾部紧密相邻,脾脏和胰尾常常被一起切除。内分泌功能不足在Whipple术或远端胰腺切除术后并不常见,然而,全胰切除术后的患者将立即出现糖尿病,这类患者一旦开始肠内营养也需要补充胰腺外分泌酶以帮助消化食物。

(二)肝叶切除术

肝实质切除达50%或更多可能导致高胆红素血症、黄疸、低血糖、低蛋白血症、低磷血症和低钾血症。黄疸和低血糖是肝脏大部切除术后最常见的后遗症。黄疸高峰一般出现在术后3～4d,如果持续10d以上必须进一步检查。低血糖常常严重到需给予10%葡萄糖静脉输注。肝组织再生涉及的快速细胞分裂早至术后24～72h就已开始。这是一个三磷腺苷(ATP)依赖的过程,常常导致严重的低磷血症并可能引起可逆性心功能不全、低通气或免疫功能损害。监测并积极补足血磷水平以预防这些并发症是十分必要的。然而,肝大部切除术最严重的并发症是暴发性肝衰竭,即肝脏代谢和合成衰竭。这更常发生在具有基础原发性肝病(如肝硬化)或使用肝毒性药物的患者身上。药物代谢、麻醉药物清除,以及凝血因子Ⅱ、Ⅶ、Ⅸ、Ⅹ在肝脏大部切除后会发生显著改变。患者经常需要大量输注血浆以预防早期出血并发症。虽然乳酸清除率在这些患者中可能会受损,但是肝切除术后乳酸水平持续升高应被视为低灌注的表现,直到证实有其他问题。

(三)食管胃切除术

食管切除有三种主要的开放手术方式,术后过程及相关并发症则由于采用的方式不同而有所差别。所有术式的共同点是通过上腹正中切口将远端食管和近端胃予以游离。在食管病变部分切除后,将管状胃与近端食管吻合以恢复胃肠道的连续性。根据食管切除的范围不同可行胸内吻合或左颈部吻合。通常,食管切除术后并发症比其他腹部或胸部手术更常见,发生率在10%～25%。肺部并发症的发生可能和开胸术后切口疼痛或下食管括约肌的缺失使胃内容物易于反流误吸有关。许多食管癌患者之前表现的营养不良和慢性气道阻塞性疾病等并发症使得术后监测与治疗更加复杂。胸腔积液在术后很常见,有时需要放置胸管来使肺尽量复张。食管切除术后最严重的手术并发症是吻合口瘘,颈部吻合较胸内吻合更容易发生吻合口瘘。但是发生在颈部的吻合口瘘通常容易耐受且易于处理,而胸内食管吻合口瘘经常导致纵隔炎并且与高死亡率相关。密切观察引流和切口情况对于发现早期吻合口瘘至关重要。持续心动过速虽然没有特异性,但却是吻合口瘘的敏感指标。引流液的量和性状的改变或者切口蜂窝织炎也是吻合口瘘的早期征象。

(四)肠道手术及二次腹部手术

由于腹部二次手术经常是为了治疗肠梗阻,因此合并讲述。肠梗阻时常常伴随生理紊乱,如严重脱水、浓缩性碱中毒、低钾血症和血管内液体重新分布等。恰当的术前处理以纠正这些异常是避免重要术后问题的保障。二次腹部手术可能耗时长、出血多,花4～8h来松解广泛粘连的肠管,以及引流出数升肠腔内液体的情况并不少见。术后发生腹腔感染或瘘管形成的可能原因是医源性肠切开或吻合口瘘。通常,手术后肠梗阻的发病率接近25%～30%。高龄、手术干预的延迟,以及其他并发症显示与并发症的发生率增加有关。恶性肿瘤梗阻和放射性肠炎引起的梗阻也增高了发病率及死亡率。如果有一大部分小肠出现梗死则需要切除坏死的小肠,因此可能会导致短肠综合征(通常定义为在回盲瓣完好情况下小肠剩余不足100cm)。

二、术后管理

(一)液体管理

腹部手术术中液体丢失量和外科手术范围、手术时间、术中出血或血管外液体丢失,以及是否存在感染或发热成正比。虽然已有公式试图来确定腹部大手术患者的"最佳"维持液体量,但这些公式是根据与开腹手术相关的显性或不显性失水的程度所进行的估计。对于一个标准的正中切口,通常在腹腔敞开情况下每小时丢失1L液体。但是,这只是一个近似值,不能取代通过尿量、估计失血量、酸碱状态、血流动力学数据和对灌注状态的临床评估等来进行液体管理的方法(见第86章)。

术后液体管理最好是将维持的液体与其他的液体需求分开计算。术后早期患者需要的静脉维持液体输入速度通常为 1~2ml/(kg·h)。这些液体应是等渗晶体液,除非患者需要限盐,例如肝硬化的情况。术后即刻维持液是否应包含葡萄糖仍存在争议。包括那些用来补充显性和不显性丢失量的液体在内,所需补液量应根据所测得的生理指标异常的情况,例如低血压、少尿、低心脏充盈压等来进行输注。晶体或胶体的选择取决于重症医师的复苏理念。过于积极的液体复苏可能促进或造成严重的组织水肿。多脏器水肿可引起肠蠕动减弱、肺充血、伤口愈合不良和由肢体水肿导致的活动能力下降。ICU多中心大型、随机、前瞻性研究表明用晶体液或胶体液进行复苏对患者28d的预后没有差别。

(二)疼痛控制

恰当和有效的疼痛管理有助于预防术后肺部并发症和减轻心血管系统的负担。长期以来,注射用阿片类已经成为术后镇痛的主要药物(见第87章)。通过皮下置管由患者自控镇痛比护理人员间断给予镇痛药更加有效。但是,当使用患者自控镇痛的方法持续或按基础速率给予阿片类时必须谨慎,因其呼吸抑制的发生率比单纯间断给药更高。

椎管内镇痛已成为腹部手术后患者镇痛的首选方法(见第87章)。阿片类、局麻药直接作用于脊髓周围的痛觉感受器。由于阿片类的最终血清浓度很低,很少发生呼吸抑制和中枢神经系统抑制。术后让患者积极参与自身呼吸锻炼,如使用刺激肺活量计进行深呼吸练习和积极咳嗽。使用硬膜外镇痛的患者更容易有效地进行术后呼吸训练和尽早活动。硬膜外镇痛的并发症较少,常见的包括感染、硬膜外腔出血、脊髓麻醉后头痛、低血压等(见第87章,图87-2)。

非甾体消炎药对于术后镇痛有益,因为没有呼吸系统或中枢神经系统的抑制作用。如患者不能口服可予肠外途径给药(酮咯酸或布洛芬)。

导管、引流管和造口管理如下。

1.引流注意事项 腹部手术往往需要在消化道、胰/胆管或腹腔等各种位置放置引流管或导管。有时需要行肠造口,即将消化道开口于腹壁。对于重症医师来说,了解这些引流或转接方式的确切适应证及技术特点并不重要,重要的是掌握临床管理的方法及分析引流液性状和量的能力。

2.引流的基本方式 包括被动引流和主动引流。被动引流靠虹吸作用排出液体,而主动引流通常需要负压吸引。引流可为开放或者封闭式,具体取决于需要引流的体腔是否暴露于大气中。封闭式引流理论上是无菌的,因为它没有和外界环境直接相通。大多数外科医生采用主动封闭式引流系统来引流血液、胆汁、胰液或脓腔内的感染液体。

3.鼻胃管 鼻胃管使用非常普遍,但是,研究表明,不推荐腹部手术后常规使用鼻胃管。Cochrane综述了33项研究,共超过5000例患者随机分为常规放置鼻胃管组与按需放置鼻胃管组,常规放置组与肠道功能延迟恢复及肺部并发症增多相关。此外,按需放置组吻合口并发症的发生率并未增加。尽管如此,放置鼻胃管的倡导者仍然相信如果没有常规放置鼻胃管,则呕吐和误吸,以及切口缝线或腹壁切口崩开的发生率更高。

维持鼻胃管的正常功能需要开放其辅助的侧管(辅管),通常以蓝色标记,使其明显区别于主引流管腔(主管)。辅管管腔允许推注空气进入胃腔,同时当胃处于空虚状态时,可防止在开放的主管周围造成胃黏膜贴壁。辅管注水会形成气液屏障并阻碍流动,故该管腔只能用空气冲管。功能正常的鼻胃管可持续产生气过水声,由于空气循环流通,吸引管内应持续不断地有液体流动。

拔除鼻胃管通常要在肠道功能恢复之后,一般在术后 3~5d。偶尔会有胃肠减压量超过1L/d并持续 3~5d 以上的情况。这时就需要行腹部平片检查以明确是否有肠道阻塞或肠梗阻的存在,同时确定鼻胃管头端未进入十二指肠,因为这可能会产生大量胆汁性引流液。在拔除鼻胃管之前暂停吸引数小时并检查胃残留量(夹闭试验)。如果"残留量"(经过一段时间后潴留在胃里的液体)不到 150~200ml/4h,可以认为胃内容物排出通畅并考虑拔除鼻胃管。

4.肠造口 创建小肠造口的目的是引流肠液。造口可以是永久性的也可以是临时性的,是由肠道断端或肠襻上的侧壁与腹壁吻合而成。肠造口相关的主要急性并发症是出血、坏死及造口与腹壁分离。出血通常可以行缝合或用硝酸银化学烧灼的方法来局部止血。通过对造口的观察来诊断是否存在缺血和坏死,当发生时会呈现紫色或黑色。鉴别完全性肠造口坏死和仅仅造口黏膜坏死是非常重要的。一个有效的鉴别方法是将一试管插入造口内,用小手电筒检查造口近端黏膜的生机(正常应该呈现粉红色或红色)。回肠造口或近端小肠造口会造成皮肤破溃,因为造口引流的肠液富含碳酸氢盐并呈碱性。结肠造口一般排泄物稠厚,量不大,一般不会造成表皮破溃。

围术期另一个重要的问题是可能由于引流或造口而从胃肠道丢失大量液体和电解质。表90-2列出胃肠道丢失液体的电解质组成以有助于进行适当的补充治疗。

表90-2　胃肠液的正常电解质组成及容量(mmol/L)

	钠	钾	氯化物	碳酸氢盐	容量
胃液,高酸性	20 (20～30)	10 (5～40)	120 (80～150)	0	1000～5000
胃液,低酸性	80 (70～140)	15 (5～40)	90 (40～120)	5～25	1000～2500
胰液	140 (115～180)	5 (3～8)	75 (55～95)	80 (60～110)	500～1000
胆汁	148 (130～160)	5 (3～12)	100 (90～120)	35 (30～40)	300～1000
小肠引流	110 (80～150)	5 (2～8)	105 (60～125)	30 (20～40)	1000～3000
回肠末端和盲肠引流	80 (40～135)	8 (5～30)	45 (20～90)	30 (20～40)	1000～3000
腹泻时的大便	120 (20～160)	25 (10～40)	90 (30～120)	45 (30～50)	500～10 000

(三)营养

外科营养不在本章节做主要讨论(见第15章),但有几点对于重症医师管理腹部手术后患者的监测与治疗有特别密切的关系。接受腹部手术的很多患者都是老年人和恶性肿瘤患者,这些患者往往存在基础蛋白质储备不足和免疫功能减退,术后并发症高,比营养状况良好的患者有更高的死亡率。因此,早期积极营养治疗是非常重要的。

肠内营养优于肠外营养。如果不能进行全肠内营养,即使低水平的肠内喂养(不能完全满足蛋白质和热卡需求,即所谓的滋养性喂养)对于保护肠黏膜屏障功能和维护免疫功能也是有益的。这些患者每日的氮和糖的需求则通过肠外营养来提供。肠内营养可以通过幽门后的鼻肠管或胃内的鼻胃管来给予,经胃喂养时鼻胃管优于小口径喂养管,因为它可以更方便地检查胃潴留量。通过手术放置喂养管于屈氏韧带以远的位置,对于有高误吸风险的人群会使误吸的发生率大大降低,但是会带来其他的并发症。

术后患者热卡需求为25～40kCal/(kg·d),蛋白质需求为1.5～2.5g/(kg·d)。烧伤患者和腹腔开放或有大型肉芽创面的患者需要高蛋白质。值得注意的是,腹部真空敷料(vacuum dressing)的引流液里富含蛋白质,每升引流液含氮约2g(见第15章)。

三、术后并发症

(一)肺部并发症

肺部并发症是上腹部手术后最常见的并发症,发生率高达50%。肺部并发症的高危患者是吸烟者或那些术前有活动性呼吸困难、咳嗽或痰多的患者。腹部手术患者术前行肺功能检查的确切作用尚不清楚,但是最大通气量小于预测值50%的患者比那些最大通气量正常的患者发生肺部并发症的概率要高得多。

所有类型的腹部手术后都会出现肺容量的减少。术后第一天的功能残气量和肺活量会下降到术前水平的50%以下,但通常在一周后恢复。缺乏叹气呼吸(因为阿片类药物或使用腹带,或两者都有)和浅潮式呼吸阻碍了表面活性物质的再活化,这反过来降低了功能残气量(FRC)。疼痛也限制了患者咳嗽和清除呼吸道分泌物的能力,导致了肺段、肺叶甚至多叶的肺不张。

手术选用何种切口是术后监测与治疗的重要因素。食管切除术、二次手术行胃食管吻合术或主动脉手术的患者,采用胸腹、联合胸和正中切口导致术后肺容量大幅减少(胸带约束)。上正中切口和肋缘下或双肋缘下切口常常用于各种上消化道和肝胆系的手术。由于肋缘下切口在上腹部切断肌肉,因此比上腹正中切口更可能导致术后不适。

绕脐切口或脐下切口常常用于选择性下消化道和盆腔手术。它们对术后肺功能的影响比肋缘下或上腹正中切口小得多。腹腔镜手术术后疼痛很轻、术后肺部并发症更少。然而,与开腹手术不同的是,腹腔镜手术在术中可使功能残气量显著减少(易产生基底段肺不张),尤其是当高压气体进入腹腔时。

(二)发热

发热是术后常见现象。它是由组织损伤和感染(见第87章)部位的巨噬细胞释放的炎症介质(主要是白细胞介素-1)引发的。图90-1列出了术后发热的常见来源,以及和外科手术在时间上的关系。助记词"风(wind)、水(water)、切口(wound)、行走(walking)"可用来描述这些关系,风指的是肺不张,水指的是尿路感染,行走指的是下肢深静脉血栓形成(常见于术后5～7d)。对于管理术后患者的重症医师而言,关键的问题是要知道何时该对术后发热的原因进行彻底的检查。一般来说,术后48h内的血培养价值有限。

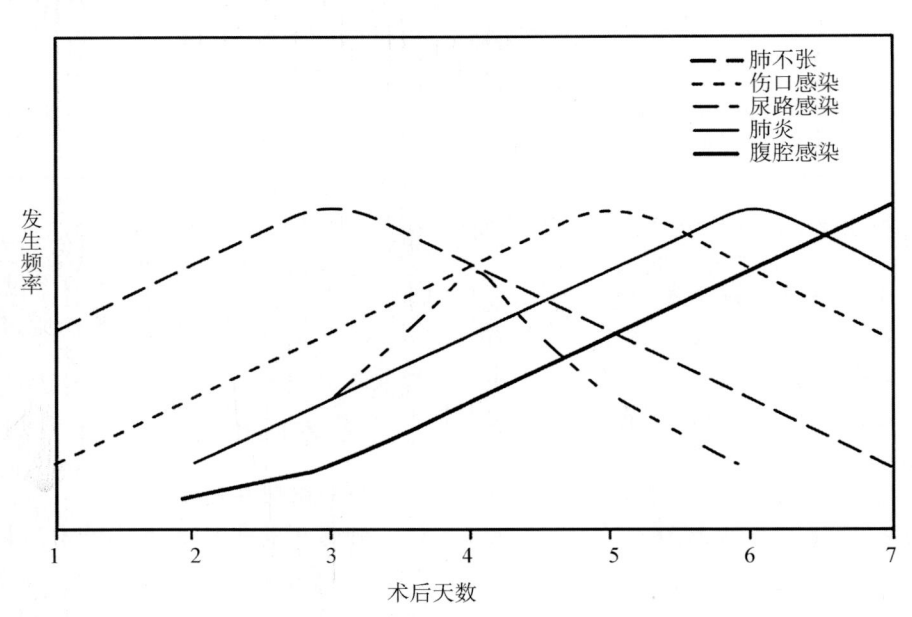

图 90-1 腹部大手术后发热的常见原因的发生时段和频率

(三)尿路感染

尿路感染(UTI)是术后最常见的医院内感染,革兰阴性菌是主要的病原菌。尿路感染大多发生于膀胱置入导尿管的患者。长期导尿(>3d)的患者有10%～25%受到感染,短期导尿(术中导尿)的患者有1%～5%受到感染。导尿和尿路感染是革兰阴性菌菌血症最常见的诱发因素,由尿路因素引起菌血症的可能性是其他部位的两倍。减少导尿管相关尿路感染的唯一方法是减少留置导尿天数,但和其他术中放置的引流管一样,在拔除之前需要外科医师和ICU医师共同讨论。

(四)肺炎

肺炎是术后医院内感染占第二位的常见病因。已经确定了多个相关的危险因素,包括年龄>70岁、上腹部手术、意识水平下降、使用组胺H_2受体拮抗药和质子泵抑制药,以及使用消毒不当的呼吸治疗设备。胃内容物和口腔分泌物产生的隐匿性误吸加上医院获得性细菌在口咽部的定植可能是术后革兰阴性菌肺炎占多数的原因。确诊需要从呼吸道分泌物中分离培养出微生物。然而,如果不具备这个条件,出现发热、白细胞增多、胸部X线片的浸润都应高度怀疑肺炎的诊断(见第14章)。

(五)切口感染

切口感染的风险和手术分类直接相关。手术可分为无菌、清洁沾染、污染和感染手术。肥胖、高龄、糖尿病史、其他部位存在感染及手术持续时间也和切口感染率增加有关。红、肿、热、痛和切口积液提示感染存在,通常发生在术后3~7d。虽然革兰阴性菌和混合菌群感染在腹部手术后也可见到,但金黄色葡萄球菌仍是最常见的病原菌。撑开伤口促进引流是主要的治疗手段。如果有明显的蜂窝织炎、全身感染征象或怀疑大范围软组织感染时应考虑应用抗生素。

术后早期由溶血性链球菌和梭状芽胞杆菌引起的侵袭性、坏死性腹壁软组织感染可能产生高热(图90-1)。如果没有及时诊断可能导致严重的后果。因此,虽然术后早期发热是常见的,但是如果术后24~48h发生高热则检查伤口/切口是非常必要的。这些危及生命的感染可表现为棕褐色稀薄渗液、周围皮肤大疱或者皮肤暗黑、有捻发音,一旦出现感染需立即静脉应用抗生素,并且更重要的是要及时手术清创(见第66章)。

(六)麻痹性肠梗阻

麻痹性肠梗阻定义为肠道顺行蠕动的延迟恢复。这是手术相关的定义,因为术后胃肠道功能恢复的时间进程各不相同。腹部大手术后通常小肠最先恢复蠕动,其次是胃,最后是结肠。术前腹膜炎、术中广泛的腹膜后清扫、二次手术及胰腺炎都能导致肠蠕动延迟恢复。阿片类、吩噻嗪类和抗胆碱能药也和麻痹性肠梗阻有关(见第40章)。麻痹性肠梗阻的临床症状包括腹胀,常常伴随肠鸣音的减弱或消失,但是很少伴有明显的疼痛。腹部平片或CT扫描显示全肠道扩张但没有明显的移行区(后者提示机械性肠梗阻)。治疗主要为支持治疗,在禁食的同时行胃肠减压及静脉补液。促动力药如甲氧氯普胺和红霉素可能会有帮助,但只有在影像学已经排除机械性肠梗阻的情况下才能使用。此外,应注意停用可能诱发肠梗阻的药物。外周活化的μ阿片受体拮抗药(PAMOR)是一类用于治疗阿片类药物的胃肠道不良反应而又不影响其止痛效果的药物。

(七)血栓栓塞性疾病

腹部手术患者深静脉血栓形成发生率达30%。在全身麻醉诱导之前,所有接受腹部手术的患者都应该进行适当的深静脉血栓预防。恶性肿瘤、术前卧床、严重创伤、盆腔手术,以及既往血栓栓塞性疾病病史都是附加的危险因素。提倡用皮下注射肝素(普通肝素或低分子肝素)或下肢压力泵来进行预防。预防措施必须持续到患者下床活动为止。对于高危患者术后常规使用二维超声监测,对于极高危创伤患者,可能需要预防性置入下腔静脉滤网,但这还存在争议。

(八)出血和低血压

腹部手术后出血较容易发现,可表现为消化道出血(胃管血性引流液、呕血或便血)。小肠缝合线处的少量出血常常自行停止,但如果持续出血则可能需要行出血动脉栓塞术。如果胃肠道出血与新吻合口无关则其处理方法和非手术患者一样。腹腔出血诊断较困难,但是任何术后患者出现低血压时应考虑到这种可能。腹腔出血具有自限性,但是如果经过液体复苏患者血流动力学仍不稳定或血红蛋白进行性下降则常常需要再次手术止血。观察所放置的腹腔引流管内的液体常常有助于腹腔出血的诊断。当引流液性状从清亮变为血性及引流量增加时就应引起注意,但是没有这些表现也不能排除出血,因为可能是引流管被堵塞或出血发生的位置远离引流管。当术后发生出血时,必须要注意纠正凝血障碍,因为在凝血障碍存在的情况下即使轻微的出血也不易止住。在出现术后出血的情况下应终止药物抗凝(包括深静脉血栓的预防)直至出血控制为止。推荐使用处理术后低血压的系统性临床路径(图90-1)。

四、腹腔感染

接受腹部大手术的患者有时会发生术后腹腔感染。免疫抑制、营养不良和高龄是腹腔感染的高危因素。腹腔感染的临床表现包括手术5d后出现的发热、持续白细胞增多、第三间隙液体回流障碍或产生新的液体需求、持续性肠梗阻、不明原因的精神状态变化,以及远隔脏器出现功能障碍,如急性肾损伤或急性呼吸窘迫综合征。有些患者可能会出现新的腹部症状,需要行进一步的诊断性检查。

基于临床发现或异常实验室数据进行诊断性检查比根据非特异性体温升高、白细胞计数和器官功能衰竭的程度进行检查治疗的成功率更高。如果血培养出两种革兰阴性肠道菌应考虑来自于腹腔病变。

如果怀疑非结石性胆囊炎,首选便携式超声检查右上腹。非结石性胆囊炎的治疗手段包括经皮穿刺胆囊置管引流或手术切除胆囊。超声引导下经皮穿刺引流是重症患者首选的治疗方法。

除非强烈怀疑存在特殊病变,否则,在腹部手术后5d内进行CT扫描不太可能提供有用的信息。开腹手术既可作为"诊断性"手段又可作为"治疗性"手段。然而,在缺乏有力的影像学依据或体检未能发现局部病灶的情况下,盲目的外科探查获益不大。

和脓毒症患者一样,治疗成功的关键在于充分和及时的抗生素覆盖,以及病灶清除。当影像学提示有腹腔感染病灶存在,应立即应用广谱抗生素并努力去除感染源。如果患者的腹腔收集液提示感染存在时,应行经皮穿刺引流和引流液培养。如果患者出现无法控制的感染源如肠吻合口瘘或无法行经皮穿刺引流的脓肿,则再次手术探查可能是唯一的选择。

第91章

大组织瓣

Stephen J. Kovach　David W. Low，著　赵建祥，译　于荣国，校

患者在接受各种大组织瓣重建手术后，需在ICU进行术后监测，观察组织瓣的存活情况，提供充分的血流动力学支持并快速识别组织灌注不足的情况。因为对组织灌注不足的早期识别可以挽救大部分患者的自体移植组织，所以对于即将发生的缺血，ICU的临床医生必须熟悉其早期临床症状和体征。

一、组织瓣的类型

组织瓣是指通过手术形成与最初部位部分相连的组织岛或组织半岛并移植到邻近的或远隔的身体部位。组织瓣移植技术是整形外科广泛应用的用来修补组织缺损的方法。组织瓣中的组织类型包括皮肤及皮下组织、筋膜、肌肉、肠管、网膜或骨骼，或多种组织的组合，例如肌皮瓣。供应组织瓣的血管解剖直接影响到组织瓣移植的方法，并决定了哪些是手术后监测必不可少的因素以确保组织瓣的存活。

移植到邻近部位的未被分离的皮肤（及其皮下组织）称为皮瓣。一般来说，皮瓣的长和宽应当相等以保证足够的灌注。如果在组织瓣中不包含已知的血管，这个组织瓣称为随意型组织瓣。如果有血管蒂贯穿组织瓣，血管蒂可位于皮下层或仅在筋膜层表面，这样的组织瓣称为轴型组织瓣，该组织瓣的长度可明显大于宽度。如果皮肤通过穿支血管接受来自底层肌肉的血液供应，这样的组织瓣称为肌皮瓣，其上的皮肤可以呈岛状存活。

肌肉或者肌皮瓣在游离时保留了供应血管并在转移到需要的部位的时候其血管没有受到损伤，称为带蒂组织瓣。由于带蒂组织瓣仍与患者相连，所以它的应用受到可用于移植重建的供区组织的限制。带蒂组织瓣可修复缺陷部位的能力受限于其血管蒂的长度。另外，当肌肉或者肌皮瓣在移植到远隔部位时其血管离断并与受区血管吻合，称为微血管游离组织瓣。

二、组织瓣手术的并发症

组织瓣的供区和受区都面临同样的手术创伤问题，例如出血、局部血肿、缝线裂开、感染和局部水肿（表91-1）。由于在取组织瓣时会在供区形成较大的创面，而且很多患者在围术期使用抗凝血药，所以血肿形成是组织瓣手术的一个明显风险。

手术后水肿会严重地影响组织瓣的灌注并增加缝线的张力。所以在条件允许的情况下应当保持手术部位高于心脏水平。在组织瓣游离时及术后早期使用皮质激素来减轻组织瓣水肿仍存在争议。

通过微血管解剖来游离来自深部肌肉的穿支血管及其所供应的岛状皮肤和筋膜而形成的组织瓣称为穿支皮瓣。皮肤移植手术并不属于组织瓣手术的范畴，因为皮肤细胞的存活最初是通过扩散的方式而不是通过直接的灌注。

表 91-1　术后即刻出现组织瓣缺血的危险因素

血肿形成，出血	患者体位不当
供区	血管蒂张力加大
受区	血管蒂受压
抗凝相关	坠积性水肿加重
动脉阻塞引起的缺血	潜在的压力性坏死
血管收缩、血管痉挛	其他常见因素
血管蒂扭转或打结	贫血
过度牵拉	组织水肿
吻合口血栓形成	感染
静脉阻塞引起的缺血	低体温
血管蒂扭转或打结	低血容量性低血压
过度牵拉	
血肿压迫或组织瓣水肿	
吻合口血栓形成	

其他的组织也可被当作有蒂组织瓣或者游离组织瓣来移植，包括网膜组织、筋膜皮瓣（包括前臂、大腿前外侧、横向肩胛皮瓣）、骨骼（腓骨、肩胛骨），以及肠管（空肠管）。手术成功的关键在于建立可靠的动脉血流供应及通畅的静脉回流。

再植手术通常涉及手指或踇趾的再植，还包括头皮、耳朵、嘴唇、手、足、阴茎，以及很少见的脸部撕脱伤后的再植。如果组织不完全离断但血管离断了，则需行血管重建。对于微血管游离组织瓣来说，手术成功的关键在于恢复足够的动脉灌注及静脉回流。

在 ICU 病房，要每小时挤压引流装置，即应沿着引流管的方向由近及远人工挤压管道以清除血凝块和促进引流。挤压的目的是为了减少血肿及积液形成的风险，并促进供区无效腔的闭合。不明原因的血色素下降可能继发于未被发现的供区出血。受区血肿的形成可以引起静脉回流受阻，导致静脉淤血及组织瓣的坏死。

组织瓣缺血是组织瓣手术后具有毁灭性的并发症，原因可由于动脉或静脉阻塞，或两者同时阻塞导致的。对于带蒂组织瓣来说，缺血可能是由于血管蒂的扭转，组织肿胀使得血管蒂张力增高，或手术后体位不当导致的血管蒂过度牵拉或闭塞。外科医生应当在 ICU 术后医嘱中清楚地说明对活动和体位的限制措施。对于微血管游离组织瓣和再植术来说，术后 48h 发生的缺血可能是由于技术性问题导致的，这是可纠正的，应考虑即刻返回手术室行手术探查。

三、组织瓣的监测：主观判断的方法

（一）颜色

皮瓣或肌皮瓣上的皮岛（图 91-1）的颜色应当与其来源部位附近的皮肤颜色一致或者更粉红一些。如果出现充血或者发紫则提示静脉回流受阻。如果出现花斑样改变或者极度苍白则提示动脉可能受损。值得注意的是，皮肤颜色的变化在深肤色的患者中可能难以辨别。

监测皮瓣是包括组织瓣的外在可见部分，可为判断深部组织瓣的血管情况提供参考。它通常是一小块皮岛，也可能是一段外露的空肠管。这些外露的部分至少应有 1cm×2cm 大小才能对颜色做出准确的评估。

相对于皮瓣，颜色对于皮肤移植肌瓣来说并不是一个可靠的指标，因为移植的皮肤没有初始的血流灌注。

（二）毛细血管再充盈

正常情况下在按压使皮肤苍白后需 1～2s 的时间皮肤颜色才会恢复，这称为毛细血管再充盈。有静脉淤血的组织瓣在按压后会立刻显示再充盈的情况，而组织瓣再充盈缓慢则可能动脉血供不足。对于深肤色患者来说毛细血管再充盈可能较难评估。重要的是，皮肤移植术后最初的 4～5d 通常是没有毛细血管再充盈现象的，因为需要这段时间以供血管生长并使移植物重新得到血液灌注。

（三）温度

组织瓣的温度通常要比周围自身皮肤的温度要低，这使得绝对温度成为一个不可靠的指标。然而温度的变化可能提示组织瓣的血供受到损害，使用温度探头比单纯触诊要更可靠。

（四）组织肿胀和组织瓣外观

大部分组织瓣在手术后都会马上出现水肿，并在术后 24～48h 达到高峰。出现张力极度增高并且隆起的组织瓣可能合并静脉淤血或者深部的血肿扩大，需要予以清除。即使有动脉持续供血，静脉闭塞也会在组织瓣底面或边缘造成突然的出血和肿胀，同时之前由于烧灼或凝结的周围静脉造成的静脉淤血也会得到缓解。在有静脉闭塞或

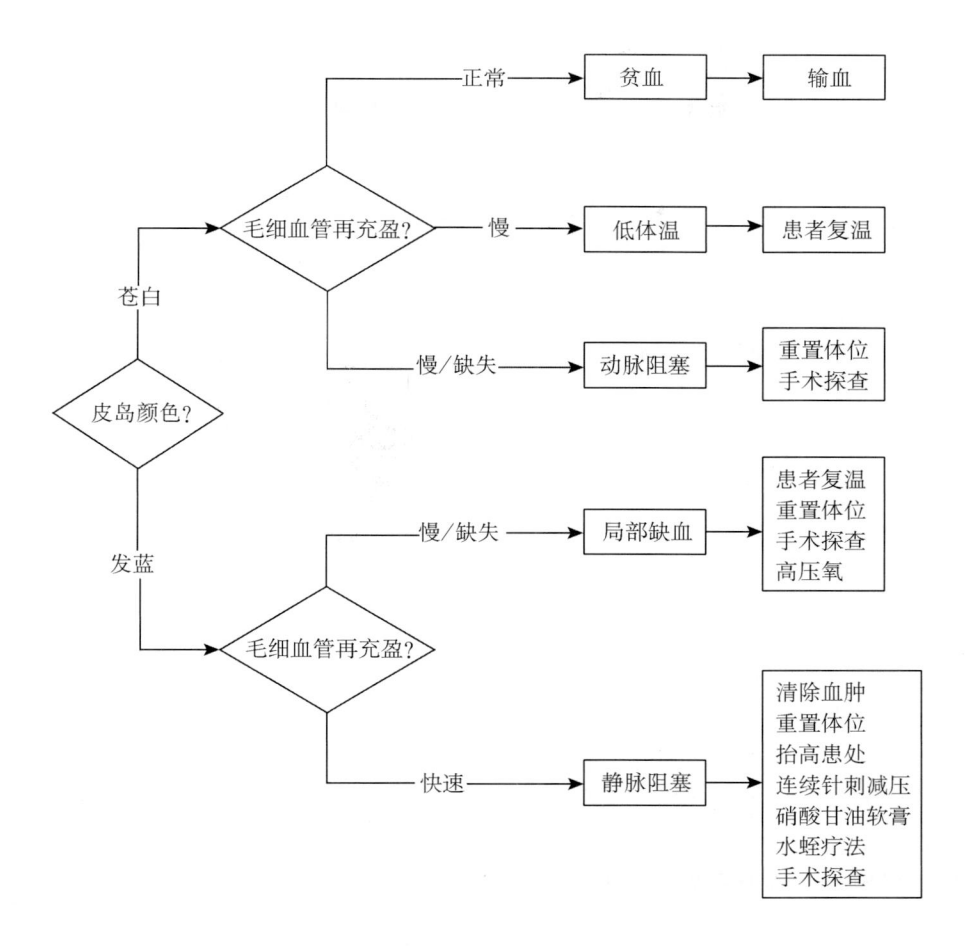

图 91-1 带可见皮岛的高危组织瓣的评估和处理流程

者静脉血栓形成的大组织瓣的实质内可容纳大量的血液,因此有时难以将组织瓣静脉血栓形成与血肿区分开来。这两种情况都会出现具有血管损害外观表现的组织瓣肿胀。而之前肿胀的组织瓣出现柔软和干燥表现则可能存在动脉梗阻。

(五)脉搏

大部分重建的组织瓣通常都不能摸到明显的血管搏动,因为组织瓣中的血管通常比较深比较细,以至于难以扪及。有时采用隐静脉等大口径的静脉作为移植静脉来将组织瓣与远端血供相接时,这条移植静脉可具有能被监测到的脉搏搏动。

(六)细针扎刺

从针扎过的皮岛或者肌皮瓣上的针眼中渗出鲜红的血液提示组织连续灌注正常。从针眼流出的血液颜色由发绀而后变红则提示静脉高压在经过血液从肿胀组织瓣溢出后压力暂时得到释放。扎刺后如没有针眼冒血,以及去除皮下穿刺针后针眼持续存在,则提示缺乏动脉血流而且组织膨胀不足。

四、组织瓣的监测:客观的判断方法

(一)流量监测

间断或者连续超声多普勒监测(图 91-2)是组织瓣手术中常用的评估动脉开放程度的方法。在 ICU 中,多普勒探头广泛应用于外周血管手术后患者的监测,同样的设备也可以用来评估组织瓣的完整性,特别适用于那些行微血管游离组织瓣重建手术的患者。外科医生应当确定并标记出特定的区域,以利于 ICU 医生能快速地评估脉搏情况,并在术后 48h 内至少每小时评估 1 次。如果发现该区域的多普勒信号消失应当马上联系手术组。超声多普勒用于头部和颈部区域的可靠性相对较低,因为该区域别的动脉所产生的信号会与组织瓣血管蒂相混淆。在一些情况下,静脉多

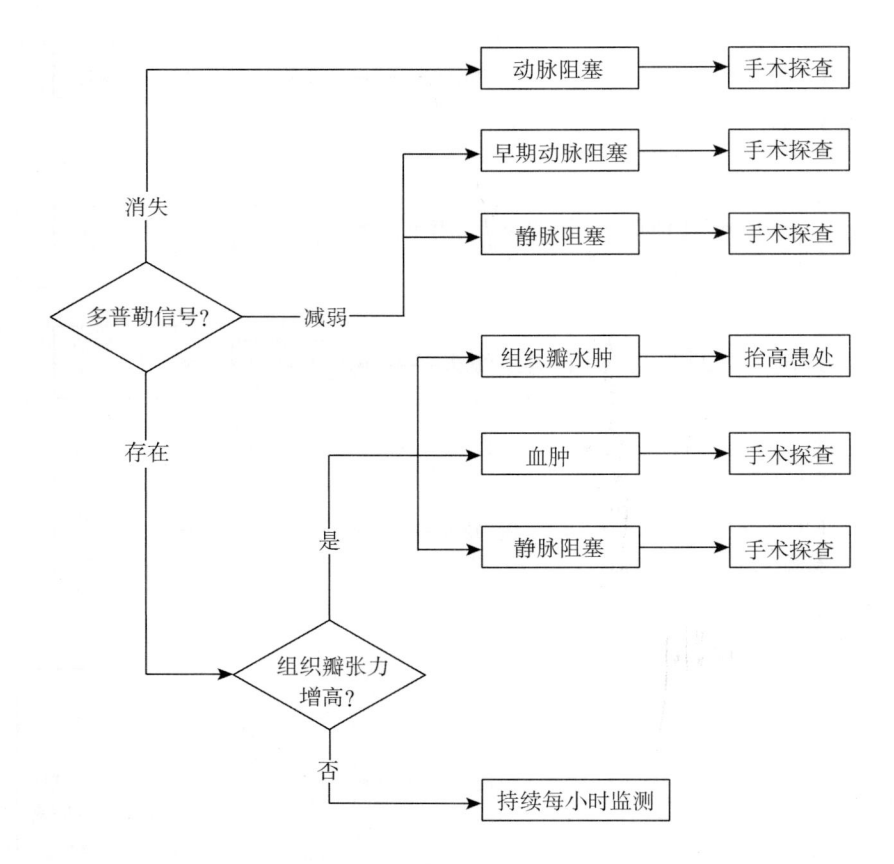

图 91-2　高危包埋微血管游离组织瓣或皮肤移植的评估和处理流程

普勒信号也可被监测到（静脉嗡嗡声），其可随呼吸而变化并在挤压组织瓣时信号增强。植入式超声多普勒探针可以提供持续波形来监测动脉和静脉血流，但是探针移位和机械故障可引起误报。

(二) 脉搏血氧监测

脉率和血氧饱和度可以通过指末的脉搏血氧探头来实现持续的数字化监测。指末氧波形的消失提示动脉阻塞，血氧饱和度低于85%则提示静脉梗阻。对于口腔内的游离组织瓣已可通过微光导分光光度法来测定血红蛋白血氧饱和度。

(三) 体表温度探头

热敏电极，或者是粘贴式温度探头都可以用来监测组织瓣温度的变化。当温度下降1.0～2.0℃时提示存在血管损害。与普通的组织瓣相比，再植的断指使用表面温度监测要比普通组织瓣更精确，因为后者会被深部组织传导的热量所加温。同时监测邻近部位皮肤的温度变化也可以提高准确性，因为环境因素和局部的血流动力学变化会严重影响上述两者皮肤温度的监测数据。热电偶探头也可以植入血管蒂附近以监测包埋的组织瓣。然而，在大部分医学中心，温度监测已被弃用并被其他的监测设备取而代之。

一些机构拥有激光多普勒设备，这些设备使用光代替声波用来检测红细胞的运动。它们被放置在皮肤表面或者血管蒂附近以进行持续的监测。但是，当灵敏的光纤维被血液和分泌物包绕或者在患者移动时可能出现误报警。对于那些包埋组织瓣来说，植入式探头能够发挥最佳的监测作用，因为这些组织瓣不能通过体表探头进行可靠的监测。

(四) 监测氧分压

在一些机构，使用体表电极监测经皮血氧分压已在一些机构（例如：对新生儿的监测）实现并且也可用来监测皮瓣和肌皮瓣，但并不适用于皮肤移植肌瓣或包埋组织瓣。另外，因为电极会使皮肤加温，因此必须定期移动部位以防止发生可能的烧伤。

氧分压微探针也已成功用于组织瓣的监测，并且不存在假阳性或假阴性。监测值的快速下降提示动脉受损，而监测值的缓慢下降则常与静脉淤血有关。

(五) 荧光素

经静脉注射荧光素（10~20mg/kg），然后用紫外线灯照射激发荧光来评估手术中的组织瓣是非常实用的技术，特别适用于评估外周组织瓣的活力。然而，在ICU中常规使用荧光素监测组织瓣并不普及，仅仅应用于皮瓣或者肌皮瓣的监测（1.5mg/kg，经静脉注射，每2小时用经皮荧光计评估一次）。荧光素的不良反应包括：恶心、呕吐、低血压，以及罕见的变态反应。

(六) 彩色多普勒超声

据报道高分辨率彩色多普勒超声是一种有效的无创监测包埋游离组织瓣的方法，特别是在合并明显术后水肿的头颈部重建手术后体表多普勒超声不可靠的情况下。这是一种静态监测而不是一种持续监测，而且需要有资质的血管彩超技师来进行操作，但是该项检查能够证实重建的组织瓣的蒂部血管是否通畅，从而解决是否需行手术探查的临床困境。然而，组织瓣存在潜在血管损伤是一个外科急症，如果不能及时行彩色多普勒超声检查也不应推迟手术探查。

(七) 实验阶段的监测技术

绿光光学体积描计技术是通过二极管发射绿光来照射组织。通过分析从血红蛋白反射回的光线，可以立刻检测出静脉或动脉的损伤。微透析是通过导管来检测重建组织瓣中葡萄糖、甘油和乳酸盐的变化，当葡萄糖水平下降，而乳酸盐及甘油水平上升则提示组织瓣缺血。

五、一般术后管理

(一) 液体管理和输血

患者必须维持合适的液体量以保持组织瓣微循环具有足够的灌注压。组织瓣也要保持合适的温度以降低外周血管阻力及防止血管收缩。使用缩血管药来维持血压对于组织瓣来说是有害的，因为这些药物会引起外周血管收缩并损害组织瓣的血管床。

对于微血管手术来说，一定程度的血液稀释对于降低血液黏滞度是可取的。等容性血液稀释是治疗的目标。一般来说，只要患者没有持续的症状，70~80g/L的血红蛋白水平都是安全的。

(二) 抗凝和溶栓

除了预防深静脉血栓形成以外，带蒂组织瓣术后并不常规抗凝。大部分显微外科专家不会常规在游离组织瓣术后行全身足量抗凝血治疗，除非担心在手术中有血管损伤，或者患者存在高危风险（如组织受到外伤和辐射），或者患者因血管闭塞需行再探查手术等。总之，必须始终考虑抗凝产生出血并发症的风险并权衡其在预防血管内血栓形成时的利弊。

(三) 肝素

临床经验表明，当有应用指征时，患者通常在术中行血管吻合时给予静脉注射1剂肝素，并在手术后给予治疗剂量或者亚治疗剂量的持续输注。在给予治疗剂量的肝素时必须监测部分凝血活酶时间（见第77章）。

(四) 阿司匹林

阿司匹林能够抑制血小板环加氧酶的释放，阻断随后血栓素 A_2 的形成。作为一种抗血小板药，小剂量[3~5mg/(kg·d)]的阿司匹林可以从术后第一天开始使用，并持续使用一个月。在更高剂量使用的时候阿司匹林会抑制内皮细胞产生前列环素，从而抵消阿司匹林的有益作用。

(五) 低分子右旋糖酐（10%右旋糖酐-40）

低分子右旋糖酐是一种平均分子量为40kDa的多聚糖，最初被当作胶体来补充血容量。除了能降低血液黏稠度，它还有抗血小板作用并可抑制Ⅷ因子的活性。通常以术中40ml的负荷剂量起始，然后按20~30ml/h的速度持续给药。使用疗程和剂量调整方案依据外科医生而有所不同。

(六) 己酮可可碱

己酮可可碱是一种来源于黄嘌呤的血管活性药。它能够增加红细胞的畸变，松弛平滑肌并同样具有抗血小板的作用。己酮可可碱通常在手术前数周开始应用（口服）以产生对红细胞的作用，并且要在手术后持续使用直到手术创口愈合。

(七) 尿激酶

尿激酶是由人类肾脏细胞产生的血栓溶解剂，它能够将纤溶酶原转化为纤溶酶这种溶解纤维蛋白的酶。尿激酶通常保留作为游离组织瓣再探查手术中局部注射的药物。虽然尿激酶持续静滴在ICU中广泛应用于外周血管移植后闭塞的治疗,但其却很少以这种用法用于组织瓣术后。在使用尿激酶成功溶栓后,通常还要持续全身应用肝素抗凝血治疗。

六、受损组织瓣的处理

(一)体位

带蒂的组织瓣很少发生动脉闭塞,但可能出现动脉痉挛、静脉充血及末梢缺血。组织瓣位置不佳会产生不必要的张力并导致组织灌注不良。如果出现组织瓣持续发紫或者发蓝,但是毛细血管充盈又良好,那么抬高组织瓣的位置可能会改善静脉回流并减轻组织瓣水肿。

(二)血管舒张药

当出现持续的血管充血时,使用硝酸甘油可能是有效的,后者是一种血管平滑肌松弛药,它对静脉的作用要强于对动脉的作用。常规的使用方法是局部用药而不是静脉输注。

(三)其他处理措施

末梢缺血通常有明确的分界线,需要随后行组织瓣清创术。其他能够最大限度提高组织瓣存活力的方法有:如有可能则给予高压氧,在针刺点之间覆盖浸泡肝素的小布垫以促进静脉血持续渗出,以及医用水蛭的使用。水蛭(医用水蛭)通常由医院药房来提供。水蛭会贪婪地附着在针刺点并开始吸吮。在移开水蛭后,由于水蛭唾液中的天然抗凝剂(水蛭素)抑制凝血酶的作用,被吸吮的位点会持续出血。当停止渗血或组织瓣仍持续肿胀的情况下需使用新的水蛭。因为失血量可能很大,所以在使用水蛭治疗期间必须密切监测血红蛋白的变化(新的静脉侧支形成需要5d以上)。患者在接受水蛭治疗期间需要使用抗生素覆盖亲水产气单胞菌这种水蛭肠道内的共生细菌。

(四)手术干预

微血管游离组织瓣出现静脉闭塞时,通常需要行手术再探查,在合并静脉移植时还需修复血管吻合口。在等待手术室接患者的过程中,手术医生可选择性地拆开缝线来减轻可能存在的血肿对血管的压迫作用。如果血管内没有形成血栓,那么单纯这种方法就可以恢复血流。

如果在静脉中有明显的血凝块,那么横向切断静脉然后注射一剂肝素(5000U)就可能冲刷掉血凝块并恢复正常循环,然后在手术室中修复静脉吻合口。如果不适合行静脉修补,例如断指再植,则通常可使用水蛭治疗。

如果动脉的多普勒超声信号减弱但仍存在,这种情况下应当确保足够的循环血压及容量状态,同时维持组织瓣一定的温度以减轻外周血管的痉挛和收缩。如果患者的毛细血管充盈减慢甚至消失,而且血管搏动未得到明显改善,那么就应做好立即手术探查的准备。然而,如果怀疑血肿增大压迫了血管蒂,那么手术医生床边拆除关键的几针缝线就可能恢复搏动。而后手术医生应当决定是否有必要回到手术室进行手术部位的探查。

成功地监测组织瓣手术后患者需要对细节的充分把握。然而,没有任何一种组织瓣术后的监测方法是万无一失的,保持警惕并早期识别血管损伤是成功监测及挽救受损组织瓣的关键。

第 92 章

大血管手术

Melissa L. Kirkwood　Edward Y. Woo，著　张晓光，译　齐　娟，校

对于收住 ICU 的血管疾病患者的监测与治疗是一项具有挑战性的工作，它需要医护人员对心血管生理和危重症监护有深入的了解。本章重点介绍了血管外科手术患者的一般围术期管理，以及特殊的血管手术方面所要求的针对性的管理。强调术中情况或手术方法对术后的管理具有重要意义。

一、血管疾病患者简介

动脉粥样硬化是一种全身性的疾病；因此，大多数患有周围血管疾病（PVD）的患者也同时患有冠心病（CAD）。此外，血管疾病患者往往有吸烟史，这对导致呼吸系统基础疾病有重要意义。高血压、糖尿病和某种程度的肾功能不全，通常是外周血管疾病（PVD）的相关因素。由于这些因素与大血管重建术后的并发症和死亡率相关，因此，血管外科手术患者的术前评估和准备，应同时注意解决血管基础疾病和这些相关因素。

1. 冠心病（CAD）　心脏事件是导致大血管术后主要并发症和死亡的最常见原因。一项涉及 1400 多名主要的非急诊非心脏手术患者的大型前瞻性队列研究表明，与心肌梗死独立相关的因素包括预先存在的冠心病（CAD），年龄大于 75 岁，以及有计划的血管外科手术。在血管疾病患者中，冠心病的患病率接近 50%，而三支血管病变的冠心病患者的发生频率，范围从无症状患者中的 15% 到有症状患者中的 44%。

尽管冠心病的发病率很高，但是，目前常规术前无创性心脏检查，以及抢先的冠状动脉血供重建术的获益尚不明确。无创性成像技术的阳性预测值一致被证明是很低的，并且该类检查通常并不能比通过单纯评估临床危险因素获得更多信息。

2. 呼吸功能障碍　因为血管重建手术往往持续时间长，需要全身麻醉，并多使用腹部或胸部切口，因此，术后呼吸系统并发症较常见。血管疾病的患者通常先前即因滥用烟草而患有慢性阻塞性肺疾病（COPD），这也增加了术后并发症的风险。

对于有显著肺功能障碍的患者，如果可能的情况下，最好避免选择全身麻醉。脊髓麻醉（腰麻）或硬膜外麻醉是一种常用的替代方法，特别是对下肢血管重建手术。此外，腹膜后入路可以代替部分主动脉手术的标准经腹入路。腹膜后切口相比腹部切口，可以减少术后疼痛和肺功能障碍。有效的术后镇痛对于预防术后肺部并发症十分重要。肺部清洁（包括咳嗽和诱发式肺量测定法等）在术后非常关键，而有效减轻切口疼痛能更好地促进咳嗽排痰。硬膜外镇痛已成为接受胸部或腹部血管手术患者术后疼痛控制的首选方法（见第 87 章）。

3. 肾功能不全　周围血管疾病（PVD）的患

者经常出现肾功能不全,这可能是动脉粥样硬化性肾动脉闭塞性疾病、糖尿病肾病或控制不佳的高血压所导致。术前存在肾功能不全的血管外科手术患者,术后发展成为急性肾衰竭(ARF)的风险明显增加。术后 ARF 的发病率从 1.7% 到 25% 不等,并且增加了围术期感染和死亡的风险。

4. 监测 因为有潜在的血流动力学不稳定,主动脉或颈动脉手术的患者应留置动脉导管行持续血压监测。是否留置肺动脉导管需考虑患者的心脏基础情况、手术大小,以及预期术前和术后可能出现的血流动力学障碍。

血红蛋白,红细胞比容,血小板计数,凝血功能也必须在术后密切监测。血压必须密切跟踪和严格控制,以避免在任一方向的大幅度波动。出现血流动力学不稳定应立即评估,并逐步审慎处理。

二、特殊手术监护:腹主动脉重建术

所有开放性主动脉重建术后的患者均需要在ICU 进行监护,许多患者术后需要超过一天的机械通气治疗。如前所述(图 92-1),心脏并发症是引起术后并发症和死亡的一个主要原因,应考虑使用肺动脉导管的有创血流动力学监测,来指导液体复苏和改善心功能(见第 7 章、第 8 章和第 11 章)。明显的术中出血和术中液体重新分布,可引起术后低血压;由于手术中会输注大量的液体,所以主动脉重建术后的容量管理十分重要。一旦患者容量状态纠正,如果低血压仍持续存在,可以通过正性肌力药物增强心功能。明显的术后高血压可能导致缝合处出血,以及增加心肌耗氧量,因此术后也需要避免高血压发生。如术后发生高血压,应该用如硝酸甘油或尼卡地平这些短效血管扩张药快速滴定治疗。有时,术后疼痛导致高血压,因此当发生术后高血压时应当采取相应的治疗措施(见第 87 章)。

术后大出血通常由手术技术问题或获得性凝血功能障碍所致,许多因素可导致主动脉术后凝血功能障碍。如低温常见于长时间手术和大量补液治疗,这可能导致凝血因子的失活。其他常见的术后出血的原因,还包括术前抗血小板治疗后继发血小板功能降低,用鱼精蛋白中和肝素剂量不足,以及术中大出血后继发的稀释性凝血病。此外,在长时间的腹主动脉夹闭情况下,会因肝脏缺血而导致凝血异常。因此,术后出血治疗的第一步是将体温恢复正常,必要时输注凝血因子和血小板。如果患者失血过多或是在正常凝血指标下仍持续出血,则有指征行二次手术探查是否有手术技术原因导致了出血。

主动脉开放重建术后下肢末梢缺血是一个明确的由动脉粥样硬化栓子导致的结果,其发生率为 1%～5%。腹主动脉瘤腔内修复术(EVAR)后出现肢体缺血也有报道有 5.1% 的平均发病率,虽然也有报道为粥样硬化栓塞所致,但大多数为肢体血管闭塞所造成。复杂的腹主动脉和髂动脉的解剖结构——包括转折、狭窄,以及钙化的血管通路——也被认为是 EVAR 术后肢体闭塞的潜在原因。下肢脉搏或动脉信号的存在与否,应在术前记录,并作为基准用于跟术后情况相比较。在患者推离手术室前需再次行脉搏检查进行确认,并在术后反复频繁地检查确认。若术后患者周围脉搏缺失,则需进行紧急探查并及时恢复缺血肢体的血供。

临床上值得注意的肠道缺血,最常见受累的是直肠和乙状结肠,在择期开放性主动脉瘤术后患者的发生率在 1%～3%。该病的诊断非常困难,因术后患者往往处在镇静状态,并且腹痛症状会被切口疼痛所掩盖。肠道缺血最常见的临床症状包括血便、腹胀、腹膜炎症状、代谢性酸中毒及低血压。由于乙状结肠及直肠几乎都会受累,因此通常可用结肠镜检查帮助诊断,而高度警惕则是早期诊断的关键。对于局限于黏膜缺血的病例,可通过支持治疗、抗生素及密切观察得以治愈;而对于透壁性的缺血,则需通过开腹探查术对缺血肠管进行切除,并行结肠造瘘术来治疗。临床上主动脉术后并发明确肠道缺血患者的总体死亡率在 37%～60%,发生透壁性缺血及合并器官衰竭的病例则死亡率更高。

开放性腹主动脉瘤(AAA)修复术后患者发生急性肾衰竭概率为 2%～10%,而急性肾衰竭是一个与大血管手术后死亡率及住院时间延长的独立相关因素。与主动脉夹闭相关组织低灌注和粥样硬化性栓塞,以及围术期大出血,均会增加急性肾衰竭的风险。报道显示择期腹主动脉瘤(AAA)修复术后,出现急性肾衰竭(ARF)的患者有 0.5%~2% 需行血液透析治疗,与其相关的院内死亡率为 25%~66%。除去手术技巧外,对于该类患者通过改善容量状态和心排血量来维持足够的肾脏血供,是预防和治疗术后肾衰竭的最有效的办法。

脊髓缺血导致截瘫是一种罕见而后果严重的肾下腹主动脉重建术后并发症。脊髓缺血的根本原因是对远端脊髓缺乏充足的血供,它可以由长时间主动脉夹闭、术中低血压和动脉粥样硬化栓塞所致。无论是开放性手术还是血管内介入技术,诸如缝合或是阻断腰动脉和髂内动脉等原因影响到盆腔血液循环,均被认为可能导致截瘫。

如果患者在主动脉重建术后出现截瘫,应立即行脊髓磁共振成像检查,以排除是否因硬脊膜外血肿导致神经功能减退。如果结果提示是因此而导致,则立即请神经外科会诊行椎板切除减压术;如果未见硬脊膜外血肿,则治疗重心应放在最大程度改善脊髓血供上。可通过血管活性药物提升血压,从而增加脊髓灌注压力;如未见症状快速改善,则需考虑放置一根腰椎引流管来降低脊髓周围压力。

三、特殊手术监护:颈动脉手术

颈动脉手术往往因显著的血流动力学不稳定而变得很复杂。颈动脉体的压力感受器进行手术操作,会导致心动过缓合并低血压。颈动脉窦压力感受器的手术和颈动脉斑块本身的手术切除,都会引起压力感受器活动部分中断,因为感觉神经末梢可能从动脉管腔被剥离,这些均会导致不稳定性的高血压。对于手术技术因素,例如颈动脉夹闭会导致可预计到的血流动力学改变模式,即脑血供减少的同时伴有由压力感受器反射和交感神经系统兴奋调节的代偿性动脉血压升高。这种现象会在血管夹被释放后出现反转,术后可能立即出现严重的低血压。经历颈动脉内膜切除术的患者,会因动脉粥样硬化和血压频繁波动,而增加了心血管患病风险;而且这种血压的波动,往往造成该类患者的不耐受,并有助于引发心肌或脑缺血。因此,在完成手术后将患者推离手术室前,需要进行仔细的神经系统检查。

血压控制对于颈动脉内膜剥脱术(CEA)后的患者极为重要。超过 50% 的患者术后观察到出现高血压(收缩压>200mmHg 或平均血压>基础血压 35mmHg 以上),这种血流动力学紊乱可能导致切口血肿、高灌注综合征、脑出血、心肌梗死。脑高灌注综合征的病理生理基础与两个相互关联的机制共同作用,增加了脑血流量有关。由于脑自动调节功能受损,术后全身性血压升高,导致了后果严重的高动力血流状态。为了预防这种综合征的发生,加强血流动力学监测和严格的血压控制是必不可少的;血管扩张药如硝酸甘油,尼卡地平及肼屈嗪对于 CEA 术后自动调节功能受损,和脑血流增加的患者很可能是有害的,因为这些药物会导致脑血管扩张;然而,药物有效控制高血压的作用所带来的益处,超过了它们理论上的缺陷。静脉注射 β 受体拮抗药,如拉贝洛尔,同样可有效控制术后高血压,并应通过滴定法输注起效。一旦患者术后清醒,则需立即进行神经功能评估;若未发现异常,术前长期口服降血压药的患者可以继续服用。

低血压也常发生颈动脉内膜剥脱术后,有记录的发生率可达 50%。当出现术后低血压,必须积极治疗;否则刚被剥除内膜的颈动脉中血流速度减慢,会促进动脉血栓形成,随之而来的便是脑卒中。此外,低血压还可以减少冠状动脉灌注,从而导致心肌缺血。如果发生低血压,应先进行液体复苏;如果低血压对液体复苏反应不佳,则必须评估心功能排除心肌缺血。

术后脑卒中可能是颈动脉内膜剥脱术后最严重的并发症。术后神经功能障碍可以是由于在颈动脉夹闭过程中引起的脑缺血,或是手术过程中动脉粥样斑块或血小板栓塞,亦可能是颈内动脉血栓形成。患者麻醉清醒后,在未排除所有危险状况前,患者不应离开手术室。如果患者苏醒后出现神经功能障碍,应立即重新暴露颈部组织,探查颈内动脉是否通畅。手术后则必须密切监测神经功能情况。术后早期出现手术同侧动脉所支配的神经功能障碍的患者,应立即对其颈内动脉的通畅情况进行评估。评估可以通过无创性的颈动脉彩超或动脉造影检查来完成。如果不能快速进行这些检查,则应立即行颈部探查手术。如果颈内动脉血栓形成,快速恢复脑血供是逆转神经功能障碍的唯一途径;所以不应该为了完成诊断性检查而延迟进行颈部探查手术。

四、总结

对接受大血管手术的患者进行围术期的管理是很有挑战性的,有必要对血管的解剖、手术过程及并发症的发生有一个详细深入的了解。通过提前且主动干预来避免血流动力学参数的大幅度波动,对于获得最好的治疗效果是非常重要的。此外,在这些患者的术后监护过程中,应反复多次进行仔细的神经系统和血管检查。这些参数的任何明显变化都应该立即指出并与血管外科医生进行讨论。

第93章

病态肥胖患者的围术期管理

Nina M. Bowens　Noel N. Williams，著　赵建祥，译　于荣国，校

肥胖已经成为一个主要的流行性健康问题。肥胖不仅与各种严重的并发症相关，而且是早期死亡率增加的独立危险因素。在一个对2009—2010年的调查显示，超过50%的美国成年人体重超标[体重指数（body mass index，BMI）在25～29.9kg/m²]，将近1/3者为肥胖（BMI≥30kg/m²），多达5%的成人病态（或严重）肥胖（BMI≥40kg/m²）。

由于美国肥胖的发生率逐渐增加，医务工作者需照顾更多的行减肥手术治疗和非减肥手术治疗的病态肥胖患者。最佳的围术期管理需要具备能准确评估和处理多脏器功能的能力，以期减少并发症发生的可能性。

一、肥胖的生理学

脂肪组织会释放大量的体液介质，从而广泛地影响细胞的代谢、心肺功能及免疫功能。病态肥胖本身就被当作一种合并慢性炎症、高凝状态及胰岛素抵抗的重症状态。更为严重的是，与肥胖症相关的全身性改变十分显著，并导致机体储备下降，生理需求增大的矛盾状态。

二、手术前评估

病态肥胖的患者围术期出现并发症的风险增高。然而，风险的分层仍然较困难，因为肥胖导致的渐进性器官功能障碍常常难以察觉，直到患者面临手术应激反应时。肥胖症手术死亡风险评分（Obesity Surgery Mortality Risk Score，OS-MRS），可作为对减肥手术患者进行风险分层的工具。该评分量表采用了5个可用来预测患者围术期死亡率的独立危险因素作为指标，包括BMI≥50kg/m²，高血压，男性，肺栓塞的高危因素（如肺动脉高压或者既往有静脉血栓病史），以及年龄≥45岁。手术后死亡风险可预测如下：包含0或1个危险因素的患者死亡率为0.2%～0.3%，包含2～3个危险因素的患者死亡率为1.1%～1.3%，包含4～5个危险因素的患者死亡率为2.4%～4.3%。虽然这个评价系统是专门对需要行减肥手术的患者进行风险分层的，但可能同样的因素也在许多重大腹部手术中起作用。

美国心脏协会（American Heart Association，AHA）已经为需要行非心脏手术的病态肥胖患者制定了具体的手术前心血管评估指南。除了全面问询病史及完善的体格检查外，还要针对临床症状，和患者所具备的高危因素行进一步的术前检查，以期发现未被诊断的并发症。额外的实验室检查项目应当根据具体的手术来制定。一般推荐用于术前筛查的项目包括全血细胞计数、肝功能检查及综合代谢全套检查、血凝全套检查、糖化血红蛋白检查、尿液分析、肺活量检查、标准的后前位（posterior-anterior，PA）和侧位胸片（chest radiograph，CXR）及心电图检查（electrocardiograph, ECG)。鉴于肥胖症对器官功能影响巨大，每个患者都应当遵循个体化原则，依据指征使用合适的系统特异性筛查来进行评估。

(一) 肺功能

肺功能障碍在病态肥胖患者中非常普遍。类似睡眠呼吸暂停综合征、肥胖低通气综合征及肺动脉高压等情况都可以导致严重的呼吸生理的变化，并显著增加围术期的风险。更为严重的是病态肥胖患者更容易出现围术期的呼吸系统并发症，如低氧血症、肺炎及呼吸衰竭。

1. 阻塞性睡眠呼吸暂停(见第80章) 阻塞性睡眠呼吸暂停(obstructive sleep apnea，OSA)在肥胖患者中很常见，如果未被发现并妥善治疗，这将是围术期的一个潜在的致命性因素。当患者(或家属)报告诸如打鼾、频繁因呼吸困难而惊醒或白天嗜睡等症状时，就应怀疑OSA的诊断。由于过多的脂肪和咽部多余组织造成上呼吸道梗阻，患者经常出现窒息发作。巨大的颈围高度提示临床上可能存在严重的气道梗阻症状。

OSA会显著地增加围术期并发症，以及手术后呼吸衰竭的风险。窒息发作常常与误吸风险增加、心律失常、肺动脉高压、低氧及高碳酸血症相关。多个研究显示OSA可能是增加吻合口瘘发生率、延长住院时间及入住ICU的阳性预测因子。

怀疑患有OSA的患者应当在术前行多导睡眠图检查。通过这项检查计算患者在特定时间内出现窒息或者低通气的次数，即所谓的窒息-低通气指数(apnea-hypopnea index，AHI)，可对OSA的程度和严重度进行量化。将AHI与更精细的睡眠中断次数(呼吸事件相关觉醒，respiratory event-related arousals，RERA)相结合，可以计算出呼吸干扰指数(respiratory disturbance index，RDI)。RDI等于RERA、低通气次数及窒息次数三者总和除以检查所用时间(小时)。当患者的RDI明显增高时(RDI>25,见第3章)，推荐给予行持续气道正压通气(continuous positive airway pressure，CPAP)或者无创辅助通气(例如，采用双向气道正压通气，bilevel positive airway pressure，BIPAP)。无创通气支持同样适用于存在由窒息导致的肺动脉高压和心律失常等并发症的患者。一旦确定患者需要行正压通气支持，推荐应在择期手术前数周就开始使用。严重的OSA或无法耐受CPAP/BIPAP的患者应当考虑择期行气管切开术。

2. 肥胖低通气综合征(见第80章) 肥胖低通气综合征(obesity hypoventilation syndrome，OHS)的特点是慢性低氧血症和高碳酸血症在睡眠时出现恶化。该综合征是由于胸壁过于肥厚导致的肺限制性通气障碍合并CO_2潴留倾向。肥胖患者表现为肺功能指标下降，包括由胸壁顺应性差导致的功能残气量和补呼气量的下降(见第29章,表29-1)。

慢性低氧血症最终会导致代偿性红细胞增多并增加了静脉淤血的风险。对于血红蛋白浓度大于160g/L的患者，建议行放血治疗。慢性低氧血症状态及其继发的血管收缩常导致肺动脉高压。对于并发肺动脉高压和右侧心力衰竭的患者，应考虑预防性置入下腔静脉(inferior vena cava，IVC)过滤装置，因为该类患者对肺栓塞的耐受性差。

对于既往有心肺疾病史的病态肥胖患者，推荐行术前动脉血气分析。严重的低氧血症和高碳酸血症提示需行右心置管进行监测。对于肺动脉高压并发肺心病的患者，应于手术前在心内科专家和胸科专家的治疗下调整至最佳状态。

(二) 心功能

肥胖症已经被确认是诱发心脏疾病的一个独立危险因素。肥胖患者经常会合并高血压、高胆固醇血症、糖尿病及呼吸生理的变化，这很可能是一种伴发现象，或至少有部分可能。

评估病态肥胖患者心脏疾病的风险应当从病史和体格检查开始。然而，用来评估心脏功能容量及基础心脏功能的病史资料可能难以解释，因为病态肥胖经常伴发心血管去适应作用及呼吸道问题。美国心脏病学会/美国心脏协会已经公布的指南详细说明了进一步需行的检查。

现在普遍的共识是，病态肥胖患者最起码应进行手术前的心电图筛查。存在超过一种心脏疾病高危因素和心脏功能容量下降的患者，可能会从进一步的无创压力测试中获益。对于有严重的呼吸系统并发症或心力衰竭表现的肥胖患者，可能需行超声心动图或心脏导管介入检查。如果确定存在异常，患者必须接受心内科专家的评估，以利于进行充分的术前准备。

(三) 内分泌

糖尿病与围术期发病率和死亡率增加相关。病态肥胖患者经常会出现继发于胰岛素抵抗或者糖耐量异常的血糖调节紊乱。而且,由于外科手术导致的应激反应和儿茶酚胺增高,进一步加重了高血糖症。

手术前的评估应包括基础代谢全套检查,以及血糖和糖化血红蛋白测定。糖尿病患者手术前应当在原主管内科医师或者内分泌科医师的协助下对血糖进行适当控制。虽然没有严格的指南推荐意见,但是手术前血糖通常应控制在4~8mmol/L(80~150mg/dl),且糖化血红蛋白应小于7。在手术前夜禁食(nil per os, NPO)的情况下,应当减少降血糖药和胰岛素的用量,以免发生围术期低血糖的情况。在手术当天上午应当停用噻唑烷二酮类和胰岛素促分泌剂。二甲双胍与乳酸性酸中毒相关,应在手术前1d停用。在手术前2~3d要停用长效的口服降血糖药。需要使用胰岛素的患者应当继续应用其基础剂量,以防发生酮症酸中毒。

(四) 高凝状态

肥胖患者发生静脉血栓栓塞(venous thromboembolism, VTE)的风险很高。并不意外的是,肺栓塞是减肥手术后早期死亡的最常见原因。很多因素会导致 Virchow 三联征:静脉血流瘀滞、高凝状态、血管内皮细胞损伤。

慢性缺氧及其继发的红细胞增多、活动能力受限,以及继发于腹内压增高和下腔静脉阻力增大所导致的静脉回流障碍等因素,都导致并加重了静脉血流瘀滞。脂肪细胞释放的炎症介质,包括纤维蛋白原和纤溶酶原激活物抑制剂,以及抗凝血酶Ⅲ水平的下降是这些患者出现高凝状态的部分原因。然而,如果患者没有深静脉血栓的症状,在手术前没有行常规静脉多普勒超声筛查的指征。

目前没有预防术前VTE的具体方案。通常对减肥手术的推荐意见,包括术前30min~1h给予肝素或者低分子肝素。肝素给药的合理剂量目前仍存在争议,但是对于 BMI<50kg/m² 的患者,手术前通常给予5000U的肝素,对于 BMI≥50kg/m² 的患者手术前通常的剂量为7500U。

对于存在VTE高风险因素和具有易发致命性肺栓塞的并发症的患者,应当考虑预防性放置下腔静脉过滤装置。需考虑术前放置过滤装置的患者包括:既往有血栓栓塞病史、静脉血流阻滞、肺动脉高压、躯干性肥胖、BMI≥60kg/m² 和已知为高凝状态的患者。

三、手术中处理

对病态肥胖患者实施麻醉对麻醉师来说是一个巨大的挑战。手术中处理需要建立在对病态肥胖患者的力学和生理学改变具备深入理解的基础上。

1. **体位/手术前准备** 病态肥胖患者的体位摆放是一件困难的事情,超重的四肢以及常常不适应患者尺寸的支持设备,使得患者具有周围神经损伤和软组织压力性损伤的高危因素。必须小心确保患者被放置于合适且安全的解剖学体位,并且所有受压的部位均有足够的垫料。可能需要用到加大号的手术床。

在手术中应继续使用预防静脉血栓形成的药物及间歇性充气加压的腿套,后者应在麻醉诱导前放置到位并予以启用。预防性抗生素的选择应当根据具体手术的情况而定,并至少在皮肤切开前30min给药。由于大量的体液转移并且需要对患者血容量进行准确评估,有必要留置导尿管。

2. **气道与通气** 在进行麻醉诱导前,应当使用100%的纯氧来对患者进行预充氧。可通过面罩使用高达10cmH$_2$O的呼气末正压支持,以尽可能减少依赖性肺不张的发生。然而,重要的是应认识到,虽然进行了充分的预充氧,但由于患者肺部功能残气量的下降,其血氧饱和度仍将快速下降。因此,如果已经预料到存在困难气道的情况,很多麻醉医师甚至不会尝试使用直接喉镜,而是在一开始就使用清醒纤支镜气管插管。但是,如果体位摆放合适,大部分病态肥胖患者插管并不困难。虽然经典的"嗅探式"体位在大部分患者都能提供插管的最佳视野,但对于病态肥胖患者来说,由于其颈部和胸部大量多余的软组织,要做到这一点却很困难。在这些患者身下放置"斜坡物"(或"肩卷")(可通过置入毯子来做到),使得口、咽、喉呈现出接近平直的状态,这样常常能够顺利地暴露声带。

3. 血流动力学监测 全身麻醉会导致患者发生显著的血流动力学变化，而这种变化在病态肥胖患者身上往往会被放大。病态肥胖患者会有不同程度的心脏舒张功能障碍，这使得患者对容量状态的变化极其敏感。在这种情况下，应当考虑建立额外的血管通路，并置入外周动脉或肺动脉导管进行监测。虽然大部分患者使用一个大号的气囊袖带行无创血压监测就已足够，但麻醉医师还是应当在术前对适宜的静脉和动脉穿刺部位进行评估。

麻醉医师还必须意识到术中可能发生的血流动力学变化。手术过程中的一些因素可能会导致心功能的下降，包括麻醉药的效应、术中失血及体液转移。虽然与大部分开腹手术相关的生理学改变常是可预测的，但是与腹腔镜手术相关的生理学变化却常常难以评估。腹腔镜手术过程中的气腹和头高足低体位可能会对患者的生理状态产生严重的干扰。腹腔内注入气体后会使动脉血压增高、外周血管阻力上升、静脉回流减少和心排血量降低。气腹还可能会引起心动过缓和低血压，并且会因腹腔镜手术所要求的头高足低位而进一步加重。当患者心功能受抑制时，这些手术因素会使其具有发生循环衰竭的极大风险。通常这种血流动力学不稳定可以通过排出腹腔内气体及恢复仰卧位来纠正。如果持续存在心动过缓，可能需要给予抗胆碱能药（如静脉注射阿托品）。

四、术后管理

病态肥胖患者术后需要密切监测以下情况的发生：呼吸衰竭、血流动力学不稳定、血栓栓塞及严重的代谢紊乱。除非患者在手术前就存在严重的心肺疾病，否则大部分患者术后是不需要进入ICU的。专业的肥胖症护理单元具有完善的设备和丰富的监测经验，可向病态肥胖患者提供合适的手术后监测与治疗。

1. 呼吸 在拔除气管插管之前，将患者置于头高足低位可帮助患者降低腹腔压力，并在自主呼吸期间促进膈肌的下移。一旦患者完全清醒、神经肌肉功能恢复、能够抬头并且表现出足够的自主呼吸能力，就应当拔除气管插管。

如果患者由于OHS或严重的OSA而导致呼吸功能不全，那么可能需延长术后通气支持的时间。脱机参数应当以手术前的血气水平为参考目标。拔管后，合并OSA的患者应在复苏室或在患者未能完全清醒时就开始CPAP支持。有研究证实，手术后早期开始气道正压通气（CPAP/BIPAP），可以改善呼吸状态并降低呼吸衰竭的风险。在手术后早期常采用持续脉搏血氧饱和度监测，和鼻罩呼气末二氧化碳监测，了解患者的氧合和通气情况。使用诱发肺量计法和保持床头抬高至少30°可以最大限度减少肺不张并增加气道的稳定性。

2. 血流动力学 病态肥胖患者在术后应当行持续的心电监测。这对于好发严重心律失常的OSA患者来说尤为重要。应当按照术前会诊专家的建议和术后患者的具体临床表现，逐项进行仔细的心脏功能评估。患有严重的心肺疾病的患者应当在ICU持续进行监测和治疗，直到患者的血流动力学参数稳定。

3. 静脉血栓栓塞 静脉血栓栓塞的预防应当贯穿于患者手术后康复的全过程。应当采取包括药物治疗（如肝素或低分子肝素）和非药物治疗在内的多种手段来预防静脉血栓栓塞。在患者卧床时推荐使用下肢压力泵。如无特殊外科限制，应鼓励患者早期下床活动。应当高度警惕深静脉血栓的形成。主观评估四肢水肿或肢体周径的差异常常比较困难，因为这些征象可能术前就已存在并且在无DVT的情况下也会出现。如果怀疑静脉血栓形成，推荐尽快进行评估并应考虑立即给予经验性抗凝治疗，直到明确诊断或排除诊断。

4. 镇痛（见第87章） 针对病态肥胖患者的术后镇痛治疗，应当仔细考虑药物的药动学，以及气道梗阻在该类患者中呈高发生率的情况。由于过量的脂肪储备，肥胖患者对亲脂性药物例如芬太尼等具有药物分布容积大，而产生药物的蓄积。此外，为了使血清药物浓度达到治疗水平，可能需要更高的起始剂量。以亲脂性药物为例，达到理想药效所需的剂量可能会发生残留，导致作用时间延长。所以，现在更推荐使用无基础量的患者自控性镇痛治疗（patient-controlled analgesia，PCA）。如有可能，应避免使用类似芬太尼等脂溶性麻醉药，如需使用也应当根据患者的理想体重来调整药物的用量（见附录E）。同样，使用苯二氮䓬类时也应当警惕患者在咽部肌肉松弛后可引起气道梗阻的情况。

在给予患者阿片类镇痛药时，必须持续监测和反复评估呼吸抑制的征象，并随时准备好阿片类拮抗药。包含非甾体消炎药（nonsteroidal anti-inflammatory drugs，NSAID）如酮咯酸或静脉用布洛芬的方案可以减少对麻醉药物的需求。

在病态肥胖患者中使用椎管内麻醉是一种具有吸引力的镇痛选择方案，因为它可以使呼吸功能更快地恢复。重要的一点是要由熟悉这类患者的解剖学和药动学变异的麻醉医师来完成这些操作。

5. 液体/电解质/营养　病态肥胖患者在手术中出现的不显性失水常常重视不足，结果造成患者常在术后出现低血容量的表现。由于过度积极的液体补给，会对患者心肺功能造成负面影响，通常推荐使用理想体重来制定液体复苏的目标。

对于仍维持禁食及发生大量体液重新分布的患者，应当常规使用生化全套来监测电解质状态。如有指征需予以补充电解质，尤其需要关注血清钾、镁和磷的水平。

高血糖与创口愈合不良、手术部位感染及血管内容量丢失（后者是由于高血糖诱发的渗透性利尿所致）密切相关。虽然目前还没有针对这些患者在ICU内的最佳血糖范围的共识，但是一般来说血糖应当控制在低于10mmol/L（180mg/dl）的水平。胰岛素依赖型糖尿病患者在禁食时可能需要持续给予基础量的胰岛素，但同时应密切监测血糖以防止低血糖的发生。

6. 并发症　病态肥胖患者应该加强术后监测和反复评估。由于患者体型巨大，常使体格检查十分困难且不可靠。如果对即将发生的并发症的症状和体征未能早期加以识别，则可能会使发病率和死亡率大大增加。

对病态肥胖患者进行腹部体格检查往往价值不大。众所周知，由于巨大的腹围使得患者腹膜炎的症状变得不明显。这一现象在对腹部手术后的病态肥胖患者进行检查时尤为明显。如果未能发现腹腔内的病理变化可能会导致患者病情的迅速恶化，如果未及时处理则可能导致死亡。密切观察患者生命体征的变化，包括持续心动过速、呼吸窘迫、发热、尿量减少等，这些都可能提示即将发生或正在发生的腹腔内重大病变。

肥胖症是手术部位并发症的一个独立危险因素（见第14章）。切口周围脂肪组织坏死和积液的发展增加了创口脓肿形成的可能性。由于腹内压增高以及切口张力过大，病态肥胖患者亦存在伤口裂开的高风险。常应用腹带来最大限度地减少切口的张力。

五、结论

由于肥胖症的发生率逐渐增加，将会有大量的病态肥胖患者接受外科治疗。这类患者病情极其复杂，需要一支经验丰富的多学科治疗团队来减少其发病率和死亡率。

第94章

胸外科患者的围术期管理

Arminder Jassar　Taine T. V. Pechet,著　许镜清,译　于荣国,校

本章主要介绍胸外科患者围术期的管理,并重点介绍在 ICU 中管理此类患者的一些关键问题。

一、术前准备

肺部和食管手术患者的术前评估非常复杂,手术的决定在很大程度上受患者的并发症及手术的紧迫性所影响。虽然深入讨论这个话题超出了本章的范畴,但在所有接受胸科手术的患者中仍有一些重要因素需加以考虑,包括:最佳的影像学检查;转移性疾病的评估;肺功能评估;心脏风险分级及并发症的管理。

首先必须对患者强调术前几周戒烟的重要性。虽然目前仍未明确戒烟和肺切除的最佳间隔时间,但建议至少需 2～3 周。接近手术日再戒烟被证实会导致气道高分泌反应。此外,应该鼓励患者在适当时机开始进行锻炼。这也可以作为患者出院后活动及锻炼的基础。针对出现反应性气道疾病征象的患者,应使用优化支气管扩张治疗并尽量减小全身性皮质醇激素的用量。最后,患者所使用的药物均应谨慎再评估,特别注意患者是否使用抗血小板或抗凝血药。如果患者需要持续抗凝,应制定术后抗凝计划。

二、手术中管理

胸外科手术中的重点管理要素包括患者体位、镇痛策略、呼吸机应用和酸碱平衡管理、液体管理和拔管事宜。对于大多数胸科手术,硬膜外镇痛是合适的选择,且通常在全身麻醉诱导前放置到位。如果预计要放置硬膜外导管,可根据美国区域麻醉和疼痛医学协会制定的关于围术期抗凝血的详细推荐意见进行抗凝血(表 94-1)。硬膜外镇痛的麻醉药节省效应加之其出色的疼痛覆盖,使得其成为胸科手术的最佳镇痛方式。除此之外,使用长效麻醉药物进行肋间神经阻滞或放置胸膜外或椎旁注射导管进行麻醉也可作为选择(见第 87 章)。

表 94-1 椎管内麻醉的抗凝血药管理

抗凝血药	椎管内麻醉前推荐的停药时间*	如需重启抗凝血,则在椎管内麻醉后推荐的停药时间*
阿替普酶(TPA)——全量用于卒中、心肌梗死等	10d	10d
阿司匹林	无须停药	无须停药

(续 表)

抗凝血药	椎管内麻醉前推荐的停药时间*	如需重启抗凝血,则在椎管内麻醉后推荐的停药时间*
氯吡格雷	7d	2h
达比加群酯	7d	24h(或拔除硬膜外导管后6h直到给下一剂的时间,选择时间较迟者)
低分子肝素	12~24h	6~8h(拔除硬膜外导管后等2h再给下一剂)
非甾体消炎药	无须停药	无须停药
肝素(静脉内)	2~4h	1h(拔除硬膜外导管后1h)
肝素 5000U 每12小时1次(皮下注射用于预防VTE)	无须停药	无须停药(拔除硬膜外导管后等2h直到给下一剂的时间)
华法林	5d,INR<1.5	2h(拔除硬膜外导管前需INR<1.5)

*美国区域麻醉和疼痛医学协会推荐；VTE.静脉血栓栓塞；INR.国际标准化率；TPA.组织型纤溶酶原激活物

三、术后管理

这些患者通常应放置于配备了熟悉业务及相关重要事项的护士及辅助人员的科室进行管理。日常查房应讨论的信息包括生命体征、氧合情况、尿量、胸管引流情况、心律失常监测、呼吸模式和肺功能检查、漏气情况、下床活动情况和肠道功能情况。本章的剩余部分将着重讨论胸科患者术后的一些相关重点问题。

(一)启动肠内营养

大多数行肺叶切除的患者在术后第二天即可进食,少数患者手术当天就可进食。但尽量减少误吸风险极为重要。误吸在胸科术后经常发生,部分原因在于术中放置双腔气管导管而致喉功能障碍。一个最能有效降低误吸的办法是确保患者不在卧位或半卧位时进食。将正规吞咽功能评估常规应用于所有患者尚未被证实是有效的,但针对早期恢复咳嗽能力的患者进行口头监督和对其强调仔细咀嚼和吞咽的重要性是有帮助的。对于喉功能受损无法正确吞咽的患者给予稀薄流质食物通常是不合适的,应考虑进食较浓稠的食物或推迟进食稀薄流质食物。接受食管手术的患者具有更高的误吸风险,原因可能与颈部手术分离所致神经功能损伤和肌肉功能障碍有关。这些患者的口服营养或药物通常需推迟至食管吻合口愈合再给予。出现声音嘶哑常表明喉神经功能障碍,也可因声带水肿而持续数日。

(二)液体和电解质管理

胸科患者术后避免液体过负荷是十分重要的。液体过负荷据认为会通过数个机制使得肺切除术后患者发生围术期肺水肿的风险增加。这些机制包括手术操作直接致肺损伤、纵隔淋巴结清扫所致淋巴液引流受阻,以及单肺通气期间肺泡过度充气[即所谓"容积伤"或呼吸机相关肺损伤(ventilator-associated lung injury,VALI)]。此外,广泛的肺叶切除术减少了总的肺血管床,导致剩余肺叶血流量增加,并通常出现肺循环高压。血流量的增加导致肺毛细血管内压力增高,并通过 Starling 力促使跨毛细血管液体流动增加。因此,接受肺叶切除术的患者术后出现呼吸衰竭,即肺切除术后 ARDS(尽管是单侧的)的风险极高,因而液体限制对于这些患者特别重要。有趣的是,有研究检查了患者术后新出现的胸腔积液后发现,积液的性状往往是渗出性而非漏出性。这使得许多人相信胸腔积液和水肿的病因是错综复杂的,而不是简单的"液体过负荷"。

总的来说,对于大部分胸科手术后的患者均应保持低速率[0.5ml/(kg·h)]的静脉输液,直到患者能经口摄入。尿量在 0.5ml/(kg·h) 通常是可以接受的。而在脱离氧疗时应加强利尿治疗。

(三)镇痛

充分的镇痛对于患者是必需的,不仅可使患者舒适,也可促进患者康复。疼痛控制不佳使得患者制动,无法下床行走及排除气道分泌物,最终可导致呼吸窘迫、肺炎和重新气管插管。术前放置用于注射镇痛药[患者自控硬膜外镇痛(patient-controlled epidural analgesia，PCEA），常使用局麻药如布比卡因或阿片类如芬太尼]的硬膜外导管对于大多数手术来说是标准做法（见第87章）。通过 PCEA 注射镇痛药常常在手术结束之前开始。同时应频繁监测镇痛程度，给予充分镇痛是必不可少的。如有必要，硬膜外导管可放置长达1周时间，但通常在术后2～4d 移除胸管后予以拔除。如果术后1～2d 硬膜外导管出现故障或不慎脱出，应考虑请疼痛专科医师及时更换导管。在某些切口较大而单纯 PCEA 无法充分镇痛的情况下，应加用静脉镇痛药，同时硬膜外镇痛也可改为单纯局部镇痛。术侧肩部不适是十分常见的，静脉注射或口服非甾体消炎药如静脉注射酮咯酸或布洛芬都是有效的辅助镇痛方式；然而，由于该类药物具有肾功能障碍和出血风险，在给药前应与外科团队充分讨论。最后，局麻药物的局部使用，如利多卡因贴剂，同样可达到较好的镇痛效果。

（四）分泌物的处理

围术期使用积极的方法来处理分泌物对于实施肺部和食管手术患者的成功康复至关重要。肺部分泌物可使患者出现痰液堵塞、肺不张及肺炎。食管切除术后出现肺炎的患者死亡率可高达20%。积极的胸部理疗（"肺部清理"）可预防分泌物在气管支气管树内的堆积。应鼓励患者积极咳嗽，通常可每10～15分钟1次，并在患者清醒时，指导他们每小时1次正确使用激励型肺量计进行锻炼。如果情况允许，患者在手术当天即应下床活动。如果活动时胸管需要吸引，有一系列便携式吸引器可予选用。也可选择胸科步行装置——一种可以使患者在下床活动时保持平稳，并持续给氧和维持胸管引流的装置。对于咳嗽能力差的患者，应考虑采用积极的胸部理疗如拍背（手动或使用自动振动动背心），以促进分泌物松动及清除。使用高渗盐水及乙酰半胱氨酸（两者都是直接进入气道内）进行湿化雾化也是有效的。对于一些无法有效清除分泌物的患者可采用床边支气管镜、经鼻吸痰，以及少数情况下行早期气管切开。

（五）血流动力学管理

对于采取椎管阻滞麻醉的患者，可能需要加用血管活性药物以维持理想的灌注压。虽然硬膜外麻醉主要通过使静脉血管床扩张而降低血压，但过度补充容量对于这些患者可能是有害的。常使用α受体激动药，如中等剂量（25～75μg/min）的去氧肾上腺素以避免过度液体输注。监测收缩期血压可能要优于监测平均动脉压，因为许多患者会因硬膜外麻醉相关的交感神经阻滞而出现舒张压下降。对于术前使用β受体拮抗药的患者，若术后血压允许则应继续使用。

室上性心律失常，特别是心房颤动，在肺叶切除术后的患者是十分常见的，发生于25%～50%的患者中。年龄越大、肺切除范围越多则发生率越高。电解质异常（低钾血症、低镁血症）、使用利尿药、停用β受体拮抗药、液体转移和术中刺激肺静脉均可能诱发房性心律失常。所有患者均应在术后行连续心电监测，监测时间可持续24～72h。接受肺切除术的患者是心律失常的高危人群，所以应接受更严密的监测。对于出现快速性房性心律失常但血流动力学仍维持稳定的患者，应首先将β受体拮抗药或钙通道阻滞药加大剂量以控制心率（见第34章）。若在纠正电解质异常后24h仍无效的情况下，可使用药物进行复律。

（六）胸管的管理

胸管常在肺叶切除术后原位留置以易于分泌液和气体的引流。引流/集液瓶应定期检查以确保没有出现漏气（见第35章）。通常在恢复病区可行胸片检查以评估肺叶复张程度。胸腔引流的时间和吸引的应用依不同医生而有所不同，但通常推荐使用水封而非直接吸引，即使出现漏气亦然。如果胸管在位，柔和地进行吸引（如－10mmHg压力）是有益的，但除此之外，这种做法可能延长漏气时间并可能加重漏气。当停止漏气及引流液少于300～400ml/24h（或<100毫升/8h）就可以拔除胸管。肺切除术后新鲜手术野的引流方式各不相同。对于肺切除术后的患者，其胸管不应接吸引器，因为这会使得纵隔向同侧摆动并导致血流动力学紊乱。肺切除术后胸管应在术后第一天拔除以降低感染风险。导管应在用力吸气或用力呼气的时候拔除以帮助调整纵隔位置。在肺切除术后数周的时间内，手术野内通常会充满液体；但快速累积的液体有时可能会导致纵隔结构受压和心脏压塞，此时应警惕是否发生活动性出血或出现乳糜胸。

延长胸管的放置时间是肺部手术后最常见的并发症。漏气是由于术中脏层胸膜的损伤,但更多的是因为肺创面难以愈合或肺实质缝合线处持续存在张力造成的。这时必须考虑支气管残端瘘的可能,如有怀疑应使用支气管镜直接检查。营养不良是支气管残端瘘的高危因素,因此积极和早期的营养支持对这些患者是必需的(见第 15 章和第 16 章)。如有可能,应避免(或用最小量)使用皮质醇激素以利于伤口愈合。如果术后需持续使用机械通气,则应尽可能设置最低的压力参数。呼吸机设置为压力转换通气模式往往是有益的,可减少肺实质缝合线处和支气管残端的气压伤风险。

(七)氧疗

胸科术后患者常需进行氧疗。鼻导管给氧常在术后几小时内逐渐减至 2~3L/min。高流量的给氧需要经过湿化,以减少鼻腔和气道的干燥程度及分泌物结痂。为使患者在出院前顺利脱离氧疗,可采用的主要干预方法有利尿、最大限度促使肺复张及减少肺不张的措施。

四、食管切除术后患者管理方面的一些特殊问题

食管癌术后的管理和肺切除术后的管理有着本质上的区别。食管癌术后胃肠道连续性的恢复是通过胃的拉伸或结肠(或小肠)的直接取代来完成的。不幸的是,重建的代食管的活力常取决于其脆弱的血供,因此,术后应尽量避免出现低血压期或使用血管收缩药。必须努力提高对代食管的血流灌注。代食管坏死是一个严重的问题,可能需要再次进行手术且导致暂时性消化道中断。如果坏死区域很大,则可能是致命的。接受食管癌手术的患者不需要像接受肺切除术的患者那样限制液体输入,而应根据需要进行补液以维持充足的灌注。发热、持续性的心动过速、出现新的积液或患者出现精神状态改变均可能是严重问题(如脓毒症)的征兆,必须及时进行评估。对于呼吸窘迫的患者应连续评估重新气管插管的需求,尽量避免紧急插管而应代之以非紧急情况下的插管。这些患者应由技术娴熟的医师进行插管,并优先考虑使用纤维气管镜辅助插管以减少误插食管,以及使用喉镜所导致的颈部吻合口过度牵拉的风险。术后的疼痛控制极其重要(见第 87 章)。由于患者的正常吞咽机制受损,以及食管下括约肌的缺失和胸腔胃带来的压力变化使得防反流机制受到破坏,所以应采取措施来防止误吸的发生。术中行幽门成形术也会增加胆汁反流的风险。这些患者需要在术中放置鼻胃管。重要的是,该鼻胃管不允许随意调整,并需要频繁的检查以确保其通畅。若回抽出现阻力,通常可使用小量的水或生理盐水冲开阻塞物。在这些患者的早期康复阶段,应严格禁止经口进食。对吻合口完整性的评估时段和方法各不相同,但往往是在术后 5~8d。通常情况下,在初次手术时就会放置空肠营养管,一旦患者肠功能恢复即可进行肠内营养。

五、总结

胸科患者围术期管理跨越不同的学科,并需要十分关注细节。血流动力学不稳定和心律失常在术后十分常见。最大限度地清除气道分泌物需要极其细心和特别的技术。针对食管切除和代食管术后的患者在特别专注于其代食管的血供最大化的同时,也应尽量避免相关呼吸并发症。

创 伤

第 95 章

创伤患者的治疗

Steven R. Allen　Carrie A. Sims，著　周晓芬，译　于荣国，校

创伤是45岁以下人群的主要死亡原因,是美国公共健康领域的一个重大问题。除了对公共健康影响巨大,创伤所造成的影响还消耗了大量的医疗和经济资源。2000年,由创伤导致的医疗支出总额超过1170亿美元,美国医疗总支出中将近10%花费在创伤患者的治疗和康复上。

一、创伤患者的死亡模式

1983年Donald Trunkey在一篇现已成为创伤文献中的经典论文里描述了创伤死亡呈现的三峰式分布模型。第一时间段发生于创伤后1~2h,被定义为"即时"死亡。该"即刻"期的致命伤通常是由于脑干、脊髓、心脏、主动脉或其他大血管的损伤所引起,占所有创伤死亡人数的45%。"早期"死亡(Trunkey的第二时间段)发生在创伤后的4h内。创伤死亡的34%发生在这个时间段,原因是硬膜下和硬膜外血肿、张力性血气胸、脾破裂,肝挫裂伤、骨盆骨折或多发伤合并大量失血。据发现在这个时间段创伤可从快速实施的干预措施(例如去颅骨瓣减压术、胸腔置管引流或脾切除术等)中极大地获益。第三高峰期称为"晚期死亡",发生在创伤后数天至数周,占所有创伤相关死亡的20%。这些死亡继发于感染、急性呼吸窘迫综合征(acute respiratory distress syn-drome, ARDS)、多器官功能衰竭(multiple organ system failure, MOSF)。自从这个创伤相关死亡的三峰模型提出以来,在创伤与安全预防方面取得了显著的进步,区域化创伤体系和院前快速转运网络也得到实施和发展。由于这些进展和创伤体系的进一步成熟,近期更多的报道开始质疑经典的三峰死亡模型的有效性。

当前高级创伤生命支持(advanced trauma life support, ATLS)的发展亦显著影响着创伤相关的死亡率。创伤的处理按系统化的模式(经典的"ABC"复苏模式)进行,即首先保护气道,然后实施改善呼吸的治疗(如气胸的引流),最后通过止血和液体复苏以恢复循环。

二、创伤患者的初始处理

初步评估(表95-1)用于快速识别和处理危及生命的创伤,包括确保呼吸道通畅、保证足够的通气和氧合,以及使用静脉液体进行复苏。液体复苏最开始使用晶体液,首选0.9%氯化钠溶液或血液制品。在活动性出血时传统上首选浓缩红细胞(packed red blood cells, pRBC)输注,因为它不仅能恢复血管内容量还能提高携氧能力(详见第9章和第19章中关于输注血液制品的建议)。

初步评估完成之后,应对患者进行全身详细

而迅速的检查以确定是否合并其他损伤。这些都包含在二次评估里，二次评估的辅助检查包括 X 线摄片、超声和 CT 检查。

ATLS 流程建议拍摄胸部正位片和骨盆平片。胸部 X 线片能有效地识别气胸、血胸、肋骨骨折及气管插管患者管道的位置。如果患者合并骨盆畸形、剧烈疼痛或血流动力学不稳，但又因其反应迟钝或被镇静而无法实施检查时，强烈推荐进行骨盆摄片。

表 95-1　初步评估的 ABC 法则

ABC 法则	特定评估区域
A	保护颈椎开放气道
B	呼吸和通气
C	控制出血稳定循环
D	运动功能丧失：检查神经系统状态
E	暴露：完全去除患者衣服

腹部创伤重点超声评估法（focused abdominal sonography for trauma，FAST）是一种常用的评估腹部闭合性损伤的诊断工具。这种方法的灵敏度和特异度分别为 73%～88% 和 98%～100%。FAST 和其他影像学方法相比具有几个优势，它可以在抢救室快速（通常在几分钟之内就可进行）、无创、简便易行地实施，并且不影响复苏进程。超声机器是便携式的，无论患者是留在创伤室或转移至重症监护病房（ICU），超声检查都可重复进行。FAST 可有效地鉴别腹腔内出血，并有助于对不稳定的多发创伤患者进行验伤分类。它还可用于对妊娠伤员进行验伤分类，以减少对胎儿的辐射量。

稳定的患者可进行其他影像学检查，包括头颅、颈椎、胸部、腹部和骨盆的计算机断层扫描（computed tomography，CT）。头部 CT 平扫对于识别诸如蛛网膜下腔出血、硬膜下出血及硬膜外出血等需要神经外科干预的颅内创伤是至关重要的。颈椎 CT 平扫可清楚地显示骨性异常、脊椎错位及椎体向后压迫脊髓的征象。除了标准的轴向平面，这些影像还可进行矢状位和冠状位的重建。虽然颈椎 CT 扫描对诊断骨折和椎体错位很灵敏，但不足以诊断韧带损伤。

针对胸部、腹部和骨盆的 CT 扫描可识别大血管损伤、肺挫伤、气胸、实质性脏器如脾脏损伤、肝脏损伤和肾脏损伤，以及由游离液体征象所提示的空腔脏器损伤。然而，创伤后立刻行腹部和骨盆 CT 扫描不能确切地诊断空腔脏器损伤或胰腺损伤，因为此时腹腔内可能没有或者仅有微量的游离液体。必须依靠体格检查和临床怀疑来进行上述诊断。

必须强调的是，对于遭受钝性腹部创伤的血流动力学不稳定的患者不应进行 CT 评估。相反，应进行 FAST 检查或诊断性腹腔灌洗（diagnostic peritoneal lavage，DPL），并在必要时进行手术探查。

三、创伤患者入住重症监护病房后的评估

创伤患者收住外科重症监护病房（surgical intensive care unit，SICU）后，应由重症医学团队进行全面评估。完整回顾患者的创伤发生情况及临床细节，并将任何已执行操作的详细情况进行交接。详细询问患者的既往史，包括药物使用情况、过敏史和社交习惯，这些经常由患者家属及朋友提供。必须进行详细的体格检查。详细回顾患者所有的实验室检查结果，如有必要应进行其他相关检查如血乳酸、动脉血气分析、血红蛋白和肌酸激酶（creatine phosphokinase，CPK）。这些数值的发展趋势往往比单一的测量值更重要。ICU 医师应重新查看患者之前的影像学检查，包括 CT 扫描的结果，以发现可能被漏诊的损伤。把未改善的实验室检查及影像学检查结果列表说明或由放射科医师出具一份正式说明以确保未遗漏诊断的做法是十分有裨益的（知识框 95-1）。

虽然创伤发生后的几天发现新损伤的情况并不少见，医务人员的目标是快速识别这些创伤。神志不清的患者有很大的可能存在四肢、手、脚、面骨骨折的漏诊。包括空腔脏器、胰腺等处发生的损伤可能以迟发性的方式表现。此外，在最初 CT 扫描后硬膜下血肿可能会继续进展。必须预见到原发伤所产生的并发症，如四肢的骨筋膜室综合征和腹腔间隙综合征，一旦发现，需要迅速处理以尽可能减少继发性损伤和功能障碍（见第 98 章）。

(一)术后早期的优先处理事项

在术后早期,创伤患者的优先处理要点类似于其他重症患者。患者可能需要立即液体复苏,可使用类似0.9%盐水或乳酸林格液的晶体液。如果患者术中出血过多或已经出现凝血障碍,应予以输血或输注新鲜冷冻血浆。可按照一些方法对液体复苏是否充分进行评估和随访(见第7章)。超声心动图也有助于指导复苏,因其可通过测量右心室和左心室的大小、射血分数和吸气时下腔静脉的塌陷程度来实时评估容量状态,复苏终点必须不断地反复评估。如果患者血容量足够,但平均动脉压仍持续小于60～65mmHg,应考虑使用血管活性药物。

知识框 95-1　创伤患者入住重症监护病房后的评估

病史
　详细了解创伤事件发生的经过
　回顾之前的住院经过及麻醉记录
　向家人和朋友询问患者的既往病史

体格检查
　完成体格检查

实验室检查和影像学检查
　回顾所有的实验室检查并对异常值列出清单
　回顾和列出所有X线片和CT扫描结果
　列出所有异常或需要复查的X线片
　列出所有不带报告的X线片,并和放射科医生加以讨论

当前治疗
　评估患者的当前状态、所用药物和治疗方法
　列出所有已知损伤和潜在的损伤

列出所有已知和已评估过的损伤的治疗计划
　列出所有已知和部分评估或未评估的损伤的发生时间轴,以利于评估
　列出所有潜在损伤的监测计划表,以利于诊断

协调和会诊
　单独指定一个负责协调的医生
　请相应专科进行会诊

(二)继发性并发症

像所有的重症患者一样,创伤患者在整个住院期间仍有发生并发症的风险。早期拔除气管插管以减少机械通气时间,减少呼吸机相关性肺炎的风险。警惕肺炎、泌尿系感染、血行性感染等并发症,并及早使用合适的抗生素(见第14章)。

创伤患者的早期营养支持至关重要。创伤后,患者分解代谢旺盛并需要增加营养支持。首选肠内营养,但如果患者胃肠道损伤或功能障碍,则可能需要全肠外营养(total parenteral nutrition,TPN)。由于TPN与感染并发症风险增加、胆汁淤滞、非结石性胆囊炎和肠黏膜萎缩等情况相关,因此肠内营养是营养支持的首选方式,除非存在禁忌证(见第15章和第16章)。

创伤患者合并的其他高风险并发症包括深静脉血栓(deep venous thromboses,DVT)和肺栓塞(pulmonary emboli,PE)。为减少该并发症发生的风险,早期骨折固定、创伤患者的活动,以及给予足量药物预防DVT是必要的(知识框95-2)。经过研究,创伤患者发生静脉血栓的危险因素包括:①脊髓损伤导致的截瘫或四肢瘫痪;②格拉斯哥昏迷评分<8的重型闭合性颅脑损伤;③年龄≥40岁;④骨盆骨折;⑤下肢骨折;⑥接受机械通气超过3d;⑦静脉损伤;⑧入院时休克(收缩压<90mmHg);⑨重大外科手术后。

知识框 95-2　创伤患者的ICU管理荟萃

气道和呼吸
　为机械通气的患者制定脱机计划

循环
　确保有良好的心脏功能
　纠正酸中毒
　确保所有的器官都具有足够的灌注
　撤除正性肌力药物
　尽量减少液体输注量
　尽量精简药物

诊断和治疗
　控制持续出血或凝血功能障碍
　诊断和治疗其他损伤
　早期进行骨折的手术固定
　避免预防性应用抗生素
　监测感染情况

营养
　早期开始营养支持

住院规划
　尽早请出院计划专员会诊

尽管可以使用普通肝素(unfractionated heparin,UH)(5000U,2～3/d),但低分子肝素(low-molecular-weight heparin,LMWH)已显示可减少DVT的发生率,所以许多创伤中心考虑使用低分子肝素作为创伤患者的标准药物预防。由于低分子肝素并发出血的概率比使用充气加压装置(pneumatic compression devices,PCD)的患者要高,故不推荐在颅内出血、眼外伤、脾或肝挫裂伤患者的早期治疗中予以使用。另外,由于会增加硬膜外血肿的风险,故在需要行硬膜外置管的患者中不应使用低分子肝素。

四、结论

危重创伤患者的管理需要采用系统化的方法,以确保所有的损伤都得到及时确认和恰当的处理。在急诊科或ICU,必须经常对患者进行重新评估,继续复苏直到复苏终点出现。除了处理患者已知的损伤,ICU团队必须能够发现被遗漏的诊断,并随时做好处理潜在的继发性并发症的准备。优先治疗复合创伤的患者,并需要多学科专家参与处理。有时专业组专家意见不一致,ICU医师应对患者的治疗负主要责任,并应统筹安排患者的整体治疗规划,包括所有的治疗计划、流程和手术干预。

第96章

骨科患者的重症监测治疗

Samir Mehta,著 周晓芬,译 于荣国,校

单纯四肢的损伤或接受选择性手术的骨科患者很少需要在重症监护室(intensive care unit, ICU)接受治疗,但那些遭受高能量撞击所致多系统复合损伤或骨盆环损伤的患者通常需要进行重症监测治疗。这些损伤所致的后果多种多样,包括低血压性休克、脓毒症、急性呼吸窘迫综合征(acute respiratory distress syndrome, ARDS)、肺栓塞、脂肪栓塞、急性肾衰竭(acute renal failure, ARF)、酸中毒甚至死亡。本章将介绍关于肌肉骨骼系统多发创伤患者治疗的某些独特的方面。此外,还将详述四肢和骨盆等部位的肌肉骨骼系统损伤,包括其相关的骨科手术方法。

一、骨科多发伤患者的处理

所有的外伤患者应首先按照美国外科医师协会制定的高级创伤生命支持(Advanced Trauma Life Support, ATLS)方案进行评估和治疗(见第95章)。值得注意的是,出现髋臼、骨盆和股骨骨折的患者根据表现可能需要大量液体复苏。在初步复苏后,所有患者都应进行全身脏器系统的二次评估,包括肌肉骨骼系统。肌肉骨骼系统的评估以观察开始,包含从头到脚的、系统的检查。应通过触诊对长骨、中轴骨(脊柱、锁骨、骨盆)和关节及其血管神经功能进行详细评估并记录。应评估所有大关节的活动度以了解是否有关节不稳定或活动受限。此外,存在肿胀、瘀斑、捻发音、明显畸形和疼痛的征象将指导进一步干预措施的制定。

作为初始评估的一部分,要完成一系列创伤相关影像学检查,其中包括颈椎侧位片,前后位(anteroposterior, AP)胸部 X 线片和前后位骨盆平片。此外,对于二次肌肉骨骼系统评估中发现存在潜在损伤的部位要进行正侧位摄片。这种情况下,成像应包含相关区域近端和远端的关节。越来越多的创伤中心使用全身计算机断层扫描(computed tomography, CT)来检查患者,因为它们显示出比传统的 X 线摄片和临床检查更为敏感的优点。

尽管进行了全面的初始肌肉骨骼系统评估,但仍可能漏诊一些损伤,特别是对于多发伤或重症患者。重症医师应意识到这种可能性,并对那些根据表面现象无法检出的损伤进行评估(例如,持续进展的瘀斑遮盖了骨折部位)。在多发伤患者,肌肉骨骼系统损伤的漏诊率可高达25%。

针对多发伤患者中骨科损伤造成的全身性打击对发病率和死亡率的影响,人们的兴趣越来越高。这项工作大部分都集中在对早期全面处理(early total care, ETC)和损伤控制骨科(damage control orthopedics, DCO),两种方案各自的相关预后所进行的比较,后者似乎更具优势,其包含对损伤的分期处理和稳定伤情的措施,从而最大限

度地减少二次打击带来的并发症(对急性创伤进行手术干预所造成的生理过负荷)。其结果是,在行最终的手术之前,越来越多的骨科多发伤患者在ICU中接受治疗以稳定生理状态。与胸腹部创伤不同,在临床病情稳定及改善之前,很少有骨科创伤需要立即实施手术干预。虽然并不总是能见到,但引起骨折的暴力同样可对周围覆盖的软组织造成严重损伤。手术治疗对于这些受损的软组织并不合适,并可能导致诸如感染、坏死或截肢等后遗症。然而,即使对于那些病情极其不稳定从而不适合行最终手术的患者,不论他们的生理状态如何,也需要先对其长骨损伤进行固定,对骨盆环损伤进行压迫止血并对关节脱位进行复位。

二、骨科术语

了解骨科的基本术语和词汇有利于更好地理解损伤的程度,同时有助于在患者监护治疗方面和其他医师进行有效的沟通。

骨折位置通常描述为骨干(轴或中间部分)、干骺端(中间部分与关节之间),或关节内(在关节内部)。骨折的类型可描述为横向、斜向或螺旋形、单纯性和粉碎性骨折。骨折的位置和形态有助于推断特定的受伤机制。当作用于四肢的暴力无法被软组织完全吸收消散时即可发生长骨骨折。粉碎性骨折更易发生在更高能量的暴力损伤时(如摩托车碰撞),并且更常合并软组织损伤和骨外露(即开放式骨折)。应力负荷的方式和速度决定骨折的形态。缓慢的扭矩通常导致螺旋形骨折,而高能量的直接打击将导致粉碎性骨折。

(一)闭合性骨折

无软组织损伤并且无骨外露的骨折称为闭合性骨折。骨折部位或其附近有浅表挫裂伤或擦伤仍应考虑为闭合性骨折。骨折周围软组织完好,则预后比较好。大多数闭合性骨折不需要立即外科手术固定,可暂时使用外固定、牵引或夹板固定。然而,如果延迟治疗长骨骨折(如股骨干骨折)或髋部骨折,尤其是对于老年人,其预后就比较差。同样,如果患者合并软组织受损(即骨折片刺破皮肤)或进行性神经血管的损伤(即髋关节脱位后坐骨神经功能恶化),则也应送手术室(operating room,OR)行紧急处理以免造成永久性损害。

(二)开放性骨折

合并软组织损伤造成骨与外界环境接触的骨折称为开放性骨折。开放性骨折常常与高能量损伤机制或穿透伤相关。由于软组织受损和伤口内细菌定植,开放性骨折发生并发症的概率增加。除了进行闭合性骨折的常规治疗外,开放性骨折常需送手术室急诊处理以避免感染。

(三)脱位

当较大的平移力、旋转力或牵张力跨关节作用时,可能对周边软组织,包括韧带和肌腱造成损伤。这会导致关节内上下关节面的一致性受到明显破坏,称为创伤性关节脱位。遭受更高的暴力损伤(高能量机制)所导致的脱位更易发生血管神经损伤、缺血性坏死和创伤后关节炎。这样的脱位需要骨科医生行急诊手术复位。不稳定的关节脱位可能需要夹板固定或外固定。

对于已经复位的患者,至关重要的是应在最初的24h内至少每2小时1次检查相关血管神经的情况,以防关节自发脱位造成进一步损伤。高能量机制造成的关节脱位特别容易造成血管神经损伤,比如有高达50%的高能量所致膝关节脱位会造成腘窝血管神经的损伤。

髋关节脱位临床表现为疼痛和短缩。依据脱位的方向不同,检查患肢将发现持续旋转、屈曲/伸展或外展/内收畸形。髋臼骨折相关的脱位预后最差。患者在复位后送入ICU时常需使用某种牵引或外展靠枕以帮助稳定患肢。应避免关节屈曲,内旋和内收。为维持关节内上下关节面的一致性,将肢体保持在复位的位置至关重要。髋关节脱位可导致坐骨神经麻痹或股骨头缺血性坏死。当发生这种损伤时,应经常评估神经血管状态和下肢对线情况。

肘关节脱位通常由于前臂处于伸展位时发生坠落所致。对于严重不稳定的肘部骨折患者可能需要手术治疗。在手术治疗前,肘部应先用夹板固定或内旋位悬吊。肩关节脱位经常需要在受伤后使用托架完全制动长达3周时间。如同所有的脱位一样,应监测患者的神经血管状态并定期记录。

三、骨科患者的重症监测治疗

(一)开放性骨折的治疗

开放性骨折治疗的要点是防止感染和维持软组织的完整性。开放性骨折需要急诊手术清创，去除无生机组织和对有活力组织进行冲洗去污。清创和冲洗应在创伤后 6h 内完成。早期的其他当务之急包括预防破伤风,静脉内使用(intravenous,IV)抗生素(例如,通常使用头孢菌素,可联合或不联合氨基糖苷类),包扎伤口并清除严重的污染。这些措施对于预防截肢、骨髓炎、坏疽和脓毒症至关重要。

可根据开放性骨折的类型来指导预防性抗生素的使用(表 96-1)。开放性骨折分型是基于软组织受累的程度和损伤的暴力大小,还必须考虑污染的程度和类型。

表 96-1 开放性骨折的 Gustilo-Anderson 分级

分型	软组织	描述	抗生素
Ⅰ型	最小,伤口<1cm	低能量损伤,创面相对"清洁"	1 代头孢菌素
Ⅱ型	1~10cm	低能量损伤,创面中度污染,低速枪击伤(gunshot wound,GSW)	1 代头孢菌素
所有Ⅲ型		高能量损伤*	
Ⅲa	>10cm		1 代头孢菌素联合一种氨基糖苷类
Ⅲb	>10cm	污染;需行游离组织瓣移植来覆盖软组织缺损	1 代头孢菌素联合一种氨基糖苷类
Ⅲc	>10cm	需修复血管	1 代头孢菌素联合一种氨基糖苷类†

* 包括多段骨折,高速枪击伤或重度污染或挤压伤;† 如果可见或怀疑严重污染则加用青霉素,当青霉素过敏时可用万古霉素或克林霉素替代;引自 Zalavras CG,Patzakis MJ. Open fractures:evaluation and management. J Am Acad Ortho Surg 2003;11:212-219.

开放性骨折修复后,应静脉使用抗生素治疗 48h。应追踪术中标本的细菌培养结果,并据此相应地调整抗生素。如果创面污染严重或覆盖的软组织不足,应由骨科团队反复清创和冲洗创面数次。术后早期的管理包括监测创面是否有感染、坏疽的征象,并在每次手术后都追加使用抗生素 48h。

患者可能还需要行游离组织(皮瓣)移植以覆盖创伤所致的软组织缺损。通常由骨整形外科医生完成这项手术,它涉及复杂的血管、神经的显微外科修复。大多数病例的治疗目标是要在受伤后 7d 内完成"固定和皮瓣修复",因为这已显示可减少发生骨髓炎的风险并可促进骨愈合。通常情况下,在游离组织瓣移植术后,为了频繁地对组织瓣的血运情况进行监测,患者需要在 ICU 中住院 5d。内置多普勒探头、频繁的血管神经检查及直接观察皮瓣情况都可用来监测移植游离组织瓣的完整性(见第 91 章和第 92 章)。早期识别组织瓣出现动脉血供丧失或静脉回流瘀滞对于保肢手术和截肢手术各自的意义是不同的。

(二)内固定方法

骨科医生使用一系列方法来暂时固定和最终治疗患者,包括夹板、石膏、外固定、牵引以及切开复位内固定(open reduction and internal fixation,ORIF)。固定的方法不仅应遵循损伤控制骨科的理念,还要有助于疼痛控制和活动。

四、术后处理

(一)隐匿性失血

虽然急性创伤患者可能已得到适当的复苏,但四肢创伤的患者由于显性或隐匿性失血经常还需要额外的、持续的复苏(表 96-2)。

(二)骨筋膜室综合征

骨筋膜室综合征是四肢骨科创伤最严重的后果之一,亦是发病率和死亡率显著升高的原因(亦可见第 98 章)。当组织间隙的压力大于灌注压导致微循环衰竭、肌肉坏死和细胞死亡,即可出现骨筋膜室综合征。至关重要的是要能够识别即将出现的骨筋膜室综合征,因为如果延迟行筋膜切开术,后果将是灾难性的。骨筋膜室综合征的表现包括:与查体所见不成比例的疼痛、肢体苍白、感觉异常,无脉和肢温异常。对于清醒警觉的患者,诊断常基于临床症状并经直接测量筋膜腔压力予以证实。对于反应迟钝的患者,诊断常常更困难,经验性地行双切口筋膜切开术的指征常放得更宽。若筋膜腔压力测量值大于30mmHg或者其与动脉舒张压的差值小于30mmHg,则提示筋膜腔内压力升高,应考虑行减压治疗。

表96-2 急性骨折患者隐匿性失血的预估量

骨折部位	失血量(U)
踝部	0.5～1.5
肘部	0.5～1.5
股骨	1～2
前臂	0.5～1
髋部	1.5～2.5
肱骨	1～2
膝部	1～1.5
骨盆	1.5～4.5
胫骨	0.5～1.5

(三)皮肤隆起

闭合性骨折的骨碎片可能会从断端自发地掉下来,并刺破皮肤或显示出压迫真皮层的迹象。这些压力敏感区最终会发生坏死导致皮肤缺损。这样使得闭合性骨折转变为开放性骨折,并与显著增高的发病率相关。

(四)脂肪栓塞综合征

来自长骨骨髓的较大脂肪球形成栓子并损伤内皮细胞,从而导致脂肪栓塞综合征。脂肪栓塞综合征的表现类似于呼吸衰竭和ARDS,其常见于长骨骨折患者,可伴发脑和肺部损伤,还可见于髓腔内扩髓操作后及胸腹部多发伤的患者。除了肺部症状,脂肪栓塞综合征还经常表现出神经系统症状(躁动或谵妄),血液系统症状(贫血或血小板减少)及皮肤症状(皮肤瘀点)。诊断通过一系列症状、体征和实验室检查结果来做出。临床发现大多无特异性,治疗方案尚有争议但通常为支持性治疗。

(五)深静脉血栓和肺栓塞

合并骨折、未复位的关节脱位及软组织损伤的患者发生深静脉血栓(deep vein thrombosis,DVT)和肺栓塞(pulmonary embolus,PE)的风险显著增高。抗凝血治疗对于骨科创伤的患者是至关重要的,但对于合并脊椎损伤、脑损伤患者必须考虑其出血的风险。通常使用肝素皮下注射,因其可于手术干预治疗前停用或加以中和。

(六)负压伤口治疗技术

负压伤口治疗技术(negative pressure wound therapy,NPWT)是使用一种类型的敷料来帮助肉芽组织生长并促进感染局限化。敷料由与伤口相匹配的海绵组成,而后用黏性薄膜密闭覆盖。敷料通过管道与真空相连并持续负压吸引。这类型的敷料容易失去密封性,如有漏气,真空负压装置常会发出警报。应当指出的是,NPWT敷料有可能成为隐匿性失血的一个重要来源。损伤的血管可能会因负压吸引而持续出血,从而导致大量失血。

五、特殊的骨科创伤和相关处理

(一)枪击伤

对枪击伤导致的骨折和软组织损伤的治疗仍存在争议。关于这类损伤是否是真正的开放性骨折仍有争议。由高能量的枪弹(>2000m/s)引起的枪击伤通常按开放性骨折处理,应即刻使用抗生素、预防破伤风、急诊清创和冲洗并固定损伤的骨和软组织。低能量枪弹(手枪)引起的枪击伤的治疗存在更多的争议。一些医生认为,这些损伤是闭合性损伤。但如果担心存在污染、具备感染的迹象或神经血管损伤,则应考虑早期手术干预。此外,枪击伤患者(不管是否有骨折)应始终考虑存在骨筋膜室综合征的风险。

(二)骨盆环损伤

骨盆是腹腔内组织和腹膜后组织的支撑结构。它连接了下肢骨和中轴骨。由于骨盆密切毗邻血管、肠道和泌尿生殖系统,因此骨盆环损伤往往合并一个或多个上述结构的损伤。

骨盆骨折分为:稳定型、旋转不稳定型,或旋转和垂直不稳定型。所有不稳定的骨盆骨折都涉及骨盆环后部的损伤。不稳定骨盆骨折由高能量损伤所致,通常见于多发创伤并可合并50%的死亡率。这种创伤情况危急,需要尽快评估、稳定病情和进行验伤分诊。

骨盆骨折的患者需要进行完整的创伤评估，包括全面的神经系统检查。应检查前部和后部骨盆的开放性伤口。在男性中，应触诊阴囊内容物并评估双睾丸移位情况，还应检查阴茎尿道口，如有血迹则提示尿道损伤。应进行直肠检查以评估可能的裂伤和前列腺移位。女性患者应进行双合诊和阴道窥镜检查，以排除阴道、尿道和膀胱损伤。

骨盆环损伤需要及时诊断和治疗。减少骨盆体积是个有效的方法来填压静脉来源（即盆腔大静脉）的骨盆出血。骨盆后部损伤会导致3~4L的失血量，并造成血流动力学不稳定。常需要进行积极的液体复苏并可能需输注血液制品以达到稳定循环的目的。对复苏措施无反应的患者应持续再评估以免遗漏导致持续低血压的原因。如果已排除其他损伤，那么患者应在充分减少骨盆体积后行盆腔血管造影检查。如果造影可见"造影剂外渗"或动脉活动性出血，则在检查的时候就可予以栓塞。骨盆损伤的动脉出血最常见的来源是臀上动脉。

最初为了稳定骨盆骨折，可将骨盆外固定带[床单，商用骨盆外固定带（例如，T-pod骨盆带）]围绕在骨盆和股骨大转子周围以减少骨盆内容量。24h后，必须要评估固定带下面的软组织，避免受压坏死。骨盆骨折出血的另一种选择方案是经皮骨盆外固定。外固定术是最终进行切开复位内固定治疗前的临时治疗措施。如果应用了外固定装置，骨盆仍不稳定或仍持续性出血，则需进行血管造影及栓塞治疗。

骨盆X线评估包括骨盆入口位、出口位及前后位的平片检查。进一步的检查包括骨盆CT检查、膀胱造影或逆行尿路造影。在经过临时性骨盆固定后，大部分不稳定骨盆骨折的患者被送入ICU。使用骨盆外固定带虽然常常足以复位骨折和控制出血，但不能提供足够的机械稳定性。在患者病情稳定前，需要警惕并持续评估相关的损伤。

一旦患者血流动力学稳定，应进入手术室行最终手术治疗不稳定性骨盆骨折。骨折的固定有利于促进患者的早期活动，可最大限度地减少肺部并发症的风险，减少机械通气的时间并改善发病率和死亡率。

（三）髋臼骨折

髋臼骨折伤情复杂，往往与髋部的严重创伤有关并可导致终生残疾。大多数髋臼骨折需要临时性下肢骨牵引以维持复位并防止软组织挛缩，最终需要行切开复位内固定。

髋臼骨折的影像学检查包括前后位，闭孔斜位和髂骨斜位（统称为Judet位）骨盆X线片。髋关节脱位复位后，应进行1~2mm层薄的髋臼CT扫描。髋臼骨折/脱位的紧急处理包括行暂时性骨牵引。移位性骨折、不稳定性骨折或者关节复位不佳者需要行后期切开复位内固定治疗。最终手术干预措施通常在创伤后2~7d进行，这会减少手术部位的出血。

（四）创伤性截肢

创伤性截肢可导致明显增高的发病率和潜在的肢体功能障碍。因此，截肢应该在相应的医疗机构由显微外科医生指导的团队负责处理。截肢是一种危及生命的四肢创伤，必须立即加以处理。不成功的再植术会导致严重的残疾。只有经过多学科团队的评估后才可将患肢的预期实际情况向患者告知。离断的部分应使用经无菌生理盐水浸湿的消毒纱布包裹，而后放置于不漏水的塑料容器或可重封的塑料袋内，再放入冰盐水中。应进行破伤风的预防和广谱抗生素的应用，类似于所有开放性骨折（表96-2）。与不良预后相关的因素包括挤压伤、长时间局部缺血（>6h）、近端离断、神经损伤（轴突断伤）、全身性低血压、严重的污染、伴随的损伤或医疗条件、高龄和营养不良。

第97章

腹部外伤

Scott A. Keeney Jose L. Pascual，著 张　爽，译 于荣国，校

外伤作为公共卫生常见病具有重要的意义。在美国，45岁以下人群的主要死因是外伤。而且与其他疾病相比，其死亡人口的减寿年数最长，生存成本最高。在美国大部分地区，由车祸、坠落和殴打造成的腹部钝性伤多于由枪伤及刺伤等引起的穿透伤。但是在市中心，因外伤入院的患者中穿透伤占到半数。

外伤患者的初步评估已在第96章予以讲述，本章的重点主要集中在腹部外伤。

一、初步评估

已明确或怀疑有腹部外伤的患者均应接受详细的腹部体格检查。仔细检查并详细记录位于安全带、轮胎碾压处、中弹或刺伤处的皮肤瘀斑。腹部膨隆提示可能存在腹腔内出血，而舟状腹则可能与膈肌破裂有关。触诊时应特别注意有无肿块或压痛。听诊排除有无病理性血管杂音。

初步实验室检查应包括以下项目：全血细胞计数、血清电解质、肾功能、凝血功能、血液配型、尿液检查及妊娠试验（女性）。另外还有一些有助于评估的检查，比如肝功能、淀粉酶、脂肪酶、血中乙醇水平以及毒物筛查。

大范围钝性伤患者的常规放射检查应包括仰卧位胸部X线片和骨盆正位X线片。腹部X线片对于钝性伤基本无助益，但对于穿透伤来说是必要的。可通过胸、腹部、骨盆和四肢的影像学检查找到体内存留的异物。在拍片之前用不透X线的标志物标记伤口的出入口位置，有助于确定伤道和潜在受损器官。根据伤道可以快速判断是否需要手术治疗。

外伤后即刻出现的低血压应积极行液体复苏策略，可使用盐水或按需使用血液制品。有必要对患者进行第二次评估，但如果患者存在致命损伤则需立即手术，评估可推迟到患者进入重症监护室（intensive care unit，ICU）之后。等患者到达ICU且血流动力学平稳后，应回顾所有已明确的损伤，完善各项检查并明确诊断。一般来说，患者进入ICU的24～48h应接受第三次评估，以排除漏诊。重伤患者常常因生命危急需要先手术而搁置了第二次评估，据报道这种情况下漏诊率为0.3%～12%。尽管漏诊很少危及生命，但会使患者身体虚弱并显著影响远期预后。

许多患者在评估早期就有手术的绝对指征。

无论钝性伤还是穿透伤，如果患者近10年内没有接受过破伤风免疫均应预防破伤风。若计划行剖腹探查，在切皮前30～60min应给予广谱抗生素，需覆盖革兰阴性需氧菌、革兰阳性球菌和厌氧菌。如果肠管破裂污染腹腔，术后24h内仍需使用抗生素，若无此情况术后无须继续抗生素治疗。外伤区域的静脉通路应在进入ICU的24h内拔除，并在无菌条件下重新建立。

二、腹部钝性伤患者的诊断性评估

对于血流动力学稳定的腹部钝性伤患者,有必要进一步行诊断性检查以评估是否需要手术。检查项目取决于现有的设备、已掌握的信息及医生的偏好(表97-1)。但是当患者有行紧急腹部探查的明确指征时,不应为诊断性评估而延误手术。

表97-1 诊断性检查的有效性比较

评估项目	FAST	腹部CT	腹腔灌洗
游离液体	++	+++	+++
空腔脏器	0	+	+
腹膜后腔	+	++	0
实质脏器	++	+++	++

0. 无效;+. 较有效;++. 很有效;+++. 非常有效;FAST. 创伤重点超声评估法;CT. 计算机断层扫描

(一)计算机断层扫描

计算机断层扫描(computed tomography,CT)的出现对于腹部外伤来说是一场革命。CT不仅能分辨腹腔内的气体和液体,还能对实质脏器损伤的严重程度进行分级,有助于判断剖腹手术的必要性。此外,CT也使腹膜后腔的泌尿系统器官和大血管结构,以及骨盆、胸廓、腰骶椎等骨性结构易于成像。新型的CT分辨率更高,成像时间更短,对于情况稳定腹部损伤患者的诊断十分必要。随着新技术的应用,CT血管造影在很多情况下可与传统的血管造影术相媲美。

(二)超声:创伤重点超声评估法

超声越来越多地用于外伤患者的快速评估,目前已被应用于由创伤高级创伤生命支持(Advanced Trauma Life Support,ATLS)方案指导的初期复苏。这是由于超声检查易于在床边进行,可立即获取结果,而且无辐射。创伤重点超声评估法(focused assessment of sonography for trauma,FAST)是一种快速、可重复、简单易学的技术,可用于探测评估胸、腹腔积液,如心包积液、血气胸,以及肝肾隐窝、脾肾隐窝、骨盆处的积液。据多项研究报道,如果由有经验的医生对腹部钝性伤和低血压患者行快速筛查,其检出结果的敏感性有70%~80%,特异性可达100%。

(三)诊断性腹腔灌洗

以前许多人支持将诊断性腹腔灌洗(diagnostic peritoneal lavage,DPL)作为重度腹部外伤患者的首要诊断工具。然而,对于阳性判定指标(红细胞和白细胞计数以及是否出现不溶性颗粒)仍有争议。对于钝性伤患者,一般红细胞计数超过100×10^9/L可认为有开腹手术指征。但是,灌洗液中有血并不是提示损伤的特异性指标,所以仅仅依靠红细胞计数可能导致较高的剖腹探查阴性率(可高达28%)。白细胞计数同样不可靠,尤其是在损伤早期(白细胞还未移行到腹腔)。而且DPL无法很好地评估腹膜后结构,还有可能给曾有腹部手术史的患者带来极大风险。

由于超声和CT能够快速、灵敏地诊断出血,因此许多人认为DPL技术快要消失了。一家一级创伤中心对10年来DPL的应用进行回顾性分析,结果显示尽管对于情况不稳定的患者来说,此项检查在判断是否需要手术治疗方面准确率达100%,但其年使用率持续下降。目前,大部分人认同CT、超声和DPL是互补的关系,应该根据不同的患者和病情来考虑和选择。

三、腹部穿透伤患者的诊断性评估

对于腹部穿刺伤患者的评估,重点在于了解受伤部位、穿刺物的长度、伤道和伤口深度。决定是否需要急诊手术的因素是腹膜是否受累,一旦确定伤及腹膜应立即手术治疗。

相比之下,大部分腹部枪弹伤患者都被假定存在腹膜损伤并应立即手术。在开腹前确定伤道是了解损伤的基础步骤。武器类型(比如手枪或步枪)、射击距离或是否使用特殊弹药等这些关键因素对于制定最佳诊疗计划至关重要。

(一)影像学检查

1. X线平片　胸部X线片对于穿透性腹部外伤患者的评估价值还没有得到足够重视。仅仅通过体格检查是无法预测胸腔或纵隔损伤的。通过床旁胸部X线片可快速辨别出危及生命的潜在损伤,比如气胸或血胸。对于血流动力学稳定的患者,腹部或骨盆平片有助于进一步发现伤道和体内异物,准确预测可能受损的器官。

2. CT　CT不常用于穿透性腹部外伤者,主要是因为耽误手术治疗。排在腹部枪伤最常受累器官第二位的是小肠,而CT主要的缺点恰恰是无法诊断小肠损伤。尽管如此,在其他一些情况下CT还是有些价值的。比如右上腹枪伤后血流动力学稳定的患者，行CT检查可了解肝脏内的子弹弹道，有助于非手术治疗。直肠增强CT可用于骨盆枪伤患者，以排除直肠和膀胱（CT膀胱造影）损伤。CT还可发现腹膜后结构损伤。

（二）诊断性腹腔灌洗

一些作者认为应将DPL作为腹部穿刺伤是否伤及腹腔的鉴别诊断。但其作为阳性诊断标准时需要达到的红细胞及白细胞计数水平大大低于腹部钝性伤时的水平。然而，要具体达到何值才能提示手术治疗仍不明确且尚未达成共识。而且，DPL无法辨别膈肌破裂或腹膜后结构损伤，因此在腹部穿透伤患者中的应用受到限制。

Cothren等的研究证实，在无立即行剖腹探查指征的前腹壁穿刺伤患者中，只有11%需要手术治疗。大部分腹部筋膜未损伤的患者都直接出院了。

（三）局部伤探查

前腹壁穿刺伤患者在正式手术之前会在急诊科接受局部伤探查，消毒伤口并在周边注射局麻药。如果伤及腹部筋膜探查是有意义的，在这种情况下有必要扩大伤口确认损伤情况。

（四）腹腔镜检查

怀疑穿透腹膜的外伤患者如果血流动力学稳定可行诊断性腹腔镜检查。这种方法可检视腹膜表面，但对肠穿孔或腹膜后损伤等合并伤不太有效。对于腹部创伤的患者，如果确定穿破腹膜，腹腔镜还有助于探查膈肌。如果有膈肌损伤可手术治疗。

四、处理

（一）腹部钝性伤

CT在很大程度上改变了腹部钝性伤的处理方法。根据腹部CT快速、高分辨率的成像，外科医生能更准确地判断损伤范围并做出恰当的处理。

血流动力学稳定的实质脏器损伤患者通常会送入ICU观察。这类患者要绝对卧床并禁食，还需进行一系列的腹部检查，并动态监测血红蛋白水平。出现凝血因子异常应输注血液制品及维生素K。尽管对于输血达到何等量是手术时机还未达成共识，但如果出现血流动力学不稳定、腹痛加剧或部位改变均应重新评估患者情况，并考虑剖腹探查。

实质脏器损伤的手术方式取决于患者的病情。脾脏受损后出现血流动力学不稳定通常要行脾切除术；但若血流动力学稳定且只有脾损伤，可尝试采取挽救性的脾部分切除或修补术。血流动力学不稳定的肝损伤患者处理更复杂。

目前血管造影术和血管栓塞术在腹部外伤中的应用已经变得必不可少。这两种技术能显示并治疗骨盆骨折引起的腹膜外出血，甚至血流动力学不稳定也可尝试使用。实质脏器活动性出血（CT显示造影剂外溢）、血管损伤、重度损伤等高危创伤患者均可使用放射介入技术。栓塞治疗的目的是止血稳定病情。血管栓塞术失败的比例还不到10%，失败后需行手术治疗。想要制定严谨的治疗方案，重症、麻醉、放射介入和外科的多学科合作必不可少。

（二）腹部穿透伤

腹部穿透伤患者一旦出现血流动力学不稳定或腹膜损伤征象，需紧急剖腹探查。对于能配合、血流动力学稳定且无腹膜损伤的患者，许多外科医生会采取非手术治疗，观察伤口情况。这需要连续的腹部检查，如果患者病情恶化应放宽剖腹探查指征。

（三）损伤控制

"损伤控制"主要针对严重创伤患者。严重多发伤患者常常出现继发于低体温、酸中毒和血液稀释的凝血障碍，并伴有持续失血。如果不予处理，患者会不可避免地走向死亡。损伤控制可避免伤情持续恶化，已被证明挽救了许多极重度创伤患者。知识框97-1列出了损伤控制性手术的指征。

知识框97-1　损伤控制指征
顽固的凝血异常导致无法止血
位置很难达到的大静脉损伤（如肝后下腔静脉和骨盆静脉）
复苏效果不好，耗费时间
除腹部以外还存在其他致命伤
对腹腔脏器重新评估（如广泛的肠系膜损伤引起肠管血供不足）
内脏缺血再灌注后严重水肿无法常规关闭腹腔

引自 Moore EE, Burch JM, et al. World J Surg 22, 1998.

损伤控制分四个阶段。

第一阶段是快速有效地探查手术,主要是止血及控制空腔脏器穿孔引起的感染。可以保留腹腔内填塞物用于填塞和止血。

第二阶段是 ICU 复苏。主要包括积极地容量复苏、纠正酸中毒、循环支持、纠正凝血异常和复温。酸中毒、凝血异常和低体温被称作"死亡三角",病死率极高。需给患者放置粗口径的中心静脉导管,所有液体和血液制品在输注前均应加温,以尽快恢复人体正常中心温度。还可采取其他方式复温,比如提高外周环境温度、输注灭菌温盐水,胃或膀胱灌洗、温水胸腔灌洗及加热吸入气体至37℃。依照血液学改变,输注血液制品快速纠正凝血异常是必不可少的。有时可放置肺动脉导管用于确定合理的容量平衡和血管活性药物。只有当体温和凝血功能恢复正常,代谢性酸中毒纠正后,才可再手术,除非有明显的持续性出血或是发生腹腔间隙综合征,这些是再次手术的指征。在 ICU 中复苏和复温通常需要 24~48h。

第三阶段是计划性再手术。主要是再次探查、取出填塞物、重建、切除或修复受损器官、放置肠内喂养通路(有指征的情况下)及闭合伤口。可能需要不止一次的腹腔填塞物的更换,以达到止血和等待肠管水肿消退的目的。

第四阶段是腹壁重建。这一阶段通常是在伤后 6~12 个月。在这个恢复期,腹腔内炎症减轻,如果需要皮肤移植来关闭伤口,此时较易于实施。重建过程可能比较复杂,有时需要整形外科医生会诊。

五、术后及外伤后并发症

术后并发症会延长患者住 ICU 的时间,同时也给治疗增加了难度。一旦发生,及时发现、积极治疗是管理好患者的基础。

(一)漏诊

对于实质脏器损伤越来越多地采取非手术观察,仔细随访患者是否出现空腔脏器或胰腺损伤,这两种损伤早期行影像学检查很难发现。如果患者病情未好转,发生来源未明的脓毒症,或出现急性呼吸窘迫综合征(acute respiratory distress syndrome,ARDS),均应考虑是否存在漏诊。因致命性损伤行腹腔探查的患者常常因组织破坏及正常结构发生血肿或水肿变形而出现解剖异常。在这种情况下,更难全面评估患者情况,而且会增加漏诊的可能性。通常,损伤越复杂患者情况越不稳定,手术时越容易出现漏诊。

(二)出血

术后持续出血可表现为伤口敷料浸透或是腹腔引流出大量血液。对于存在凝血异常的患者,要快速区分是需要立即手术的"外科"出血还是凝血功能障碍,后者在纠正酸中毒、低体温和凝血因子缺乏后可减轻。一般术后应当先保温、复苏并纠正凝血因子不足,再决定是否重新探查腹腔。如果草率地对凝血功能障碍的重症患者再次手术,有可能带来额外的风险。

(三)感染

ICU 中的外伤患者发生腹腔感染是很常见的。这可能是由肠穿孔污染腹膜腔引起的。尽管围术期会使用抗生素并进行腹腔灌洗,但仍可能形成脓肿。脓肿一般在术后 5~7d 形成,可以表现为反复低热,也可表现为严重的脓毒症和多器官功能衰竭。通过 CT 可确诊。脓肿可通过手术或是在影像学引导下经皮放置导管引流。

(四)腹腔高压

引起腹腔内高压(intra-abdominal hypertension,IAH)和腹腔间隙综合征(abdominal compartment syndrome,ACS)的危险因素包括严重腹部外伤后内脏水肿、腹腔或腹膜后出血以及腹腔填塞物。ACS 发生后可表现为少尿(肾灌注下降)、气道峰压升高(由腹腔传导)和低心排血量(下腔静脉受压导致静脉回流减少)。通过向导尿管注入灭菌用水以测定膀胱压,可间接反映腹内压。正常膀胱压为 0~4mmHg,当压力达到 10~15mmHg 可有明显的临床表现,当压力超过 20mmHg 时应立即考虑手术减压。在这种情况下,如果肠管严重水肿需延迟关腹,直到适当利尿水肿减轻之后。必须注意的是,无论是腹腔开放还是暂时关闭,只要危险因素还存在,ACS 就有可能再次发生。

六、总结

腹部外伤患者需快速评估和复苏,及早发现并积极治疗危及生命的损伤。腹部外伤患者的手术指征有所收紧,多学科综合性治疗很有必要。

第98章

四肢及大血管创伤

Adam M. Shiroff Patrick K. Kim,著 周丽丽,译 翁钦永,校

一、四肢创伤

严重的四肢损伤会导致血管、神经或软组织及骨筋膜室的创伤。当这样一位创伤患者被送到ICU后,ICU医疗小组应立即对患者进行评估。

(一)周围性血管损伤

穿透伤会在四肢形成一损伤轨迹,可使血管部分损伤或完全断裂。枪击伤虽然子弹弹道没有直接伤及血管,但枪伤的爆炸效应——子弹的动能也能将伤害扩散到周围组织。顿挫伤导致的血管损伤机制不尽相同,包括压榨、牵拉和减速伤,可导致血管内膜破坏、血栓形成和血管撕脱。钝挫伤导致的骨折和脱位可以继发血管损伤。

1. 诊断 不论血管受何种损伤,应检查有无出血、血肿、明显的波动感。组织灌注检查需评估肤色、远端脉搏搏动,评估静脉充盈和毛细血管再充盈情况及神经系统功能;存在感觉异常和感觉减退区域,或肢体瘫痪常常与动脉损伤相关。表98-1列出了"直接"(明确的)和"间接"(模棱两可的)血管损伤评估指标。

表 98-1 周围血管损伤的评估指标

直接评估指标(hard signs)	间接评估指标(soft signs)
末梢动脉搏动	邻近神经的损伤
扩大或搏动的血肿	脉搏减弱,或 ABI<0.9
可闻及震颤	缓慢渗血
活动性出血	

踝臂(肱)指数(ankle/brachial index,ABI)是受伤肢体的收缩压与肱动脉收缩压的比值。ABI<0.9提示大血管受损,但是,还应该考虑"间接"征象,因为不能依靠ABI单一指标作为手术探查指征。

如果患者有直接的血管损伤征象则无须在干预前进行额外的诊断检测。而患者只有间接的征象时,尤其是ABI<0.9,进一步诊断的方法是选择动脉造影。除了膝关节脱位,如果缺乏直接诊断征象,大血管接近损伤区域不是血管造影的绝对适应证。对于膝关节脱位患者,推荐动脉造影检查排除腘动脉损伤。枪伤因存在多处损伤可能,因此也要进行动脉造影。常规推荐使用计算机断层扫描血管造影(CTA)对生命体征相对稳定的患者进行评估和诊断血管损伤。CTA可快速诊断血管损伤,如果发现血管损伤,则可快速地进行血管内介入或者手术干预。尽管许多非侵入性诊断方式未被广泛使用,存在操作与解读的问题,但多普勒超声对于 ABI>0.9,存在间接征象的患者检查是非常适合的。

2. 术后监护与治疗 术后监护与治疗的目标是液体复苏、复温和纠正酸中毒。肢体的缺血再灌注损伤会导致酸中毒、高钾血症和水肿,其发生的程度与时间和灌注不足组织的面积成正比。术后持续的血管完整性评估是至关重要的,如果怀疑血流中断,应立即通知外科医生。由于术后

血管收缩和体温过低,动脉搏动有时不明显,毛细血管再灌注可用来评估血管完整性。肢体抬高和弹力袜可以减少下肢水肿的形成,尤其是在静脉结扎或修复后。在这些情况下,特别是对于一个未行筋膜切开术患者,必须经常评估骨筋膜室综合征的症状和体征(这个问题稍后讨论)。

动脉重建时,当一个正常体温的患者外周血管搏动与ABI(<0.9)存在差异时,应怀疑血栓形成。虽然水肿是术后常见并发症,特别是静脉结扎后,但是,水肿也可能是静脉修复后发生静脉血栓的表现。如果怀疑存在静脉血栓,外科医生必须立即确认诊断,同时立即返回手术室清除血栓恢复灌注。

术后出血可能的原因:凝血功能障碍、小血管结扎不牢、动脉缝合线裂开。凝血功能障碍应当按照恰当的成分输血疗法,参照指南规定的凝血指标予以纠正(见第19章)。仔细检查伤口和评估出血的程度,常常可以帮助区分简单伤口出血与缝线裂开。

(二)外周神经损伤

1. 神经损伤的分类　周围神经损伤常常伴随血管创伤,并根据组织学改变和相关神经学损伤进行分类。

神经失用症常常是钝挫伤造成的,以局部神经轴突传导功能丧失为特征。患者通常表现为孤立的运动瘫痪、感觉减退和自主活动减少。因为远端轴突仍完好无损,保存着导电性,因此,通过非手术治疗即可恢复。

轴突断裂常见于钝性挫裂伤或牵拉伤之后,造成由神经内膜(结缔组织纤维膜)保护的轴索损伤。出现神经变性、运动、感觉和自主功能障碍与随后的远端肌肉萎缩。神经再生的速度是1mm/d,其功能恢复受到年龄的影响、受伤是近端或远端的影响。手术有助于患者神经功能的恢复。

神经横断性损伤的特点是感觉、运动和自主神经功能的完全丧失,导致远端肌肉的萎缩。缺少结缔组织支持可导致再生神经的错误生长和痛性神经瘤的形成。除非有新的其他外部伤害,外科手术对肢体整体功能的恢复有帮助。

2. 诊断　外周神经损害的诊断通常需要详细的病史和体格检查。感觉缺失的测定可以协助判断损伤平面(见第101章,图101-1感觉麻痹)。

在受伤3~4周以后,肌电图测定具有界定损伤的类型和评估预后的价值。严重的损伤需要手术治疗。因为四肢的受伤有继发肌肉萎缩,关节僵硬,纤维化和皮肤营养的改变,因此,应尽早进行理疗,改善预后(见第21章)。

(三)筋膜间隙综合征

因为四肢的肌肉、神经和血管被筋膜间隔所包绕(图98-1),水肿可增加筋膜间隔室内的压力,阻滞有效的静脉回流(知识框98-1),当筋膜间隔室内的压力超过毛细血管灌注压,隔室内的组织将出现局部缺血,最终细胞坏死。筋膜间隙综合征多发生在小腿,但其他存在筋膜隔室的部位,例如手臂和臀部,也会发生。

知识框98-1　筋膜间隙综合征的危险因素
动脉损伤或动静脉联合损伤
烧伤(灼伤或电击伤)
挤压伤(广泛软组织创伤)
外界的挤压(铸件、石膏夹板等)
骨折(开放性或闭合性)
肢端较长时间的缺血(血管闭塞、低血压)
严重的静脉闭塞疾病

1. 诊断　对于神志清楚的患者,早期的临床表现包括:肢体无力、感觉减退、感觉过敏,疼痛异常,或者被动的伸展(背屈)。单独用末端脉冲来评估是有欠缺的,因为在不可逆的肌肉损害发生后,脉冲亏损才可以有典型的表现。该方法同样可以应用于感觉麻痹和缺失的检查,但两者均较迟发现,且提示有肌肉坏死的可能。

对神志不清的患者,一旦怀疑出现筋膜间隙综合征,就应测量其间隔室的压力。可以通过向可疑的间隔室内置入充满流动液体并带有压力传感器的导管,对隔室内的压力进行标准化的测量。

2. 处理　既往筋膜切开术适应证为间隔室压力大于40mmHg、间隔室压力在30~40mmHg持续4h以上,或者间隔室压力小于30mmHg伴有明显的临床症状。但是,如果将骨筋膜室综合征的诊断完全取决于间隔内的绝对压力,则是将事情过于简单化了,因为决定缺血损害结果的是该处的灌注压。因此,目前建议筋膜室综合征的诊断应根据"delta压力"(舒张压减去间隔内的

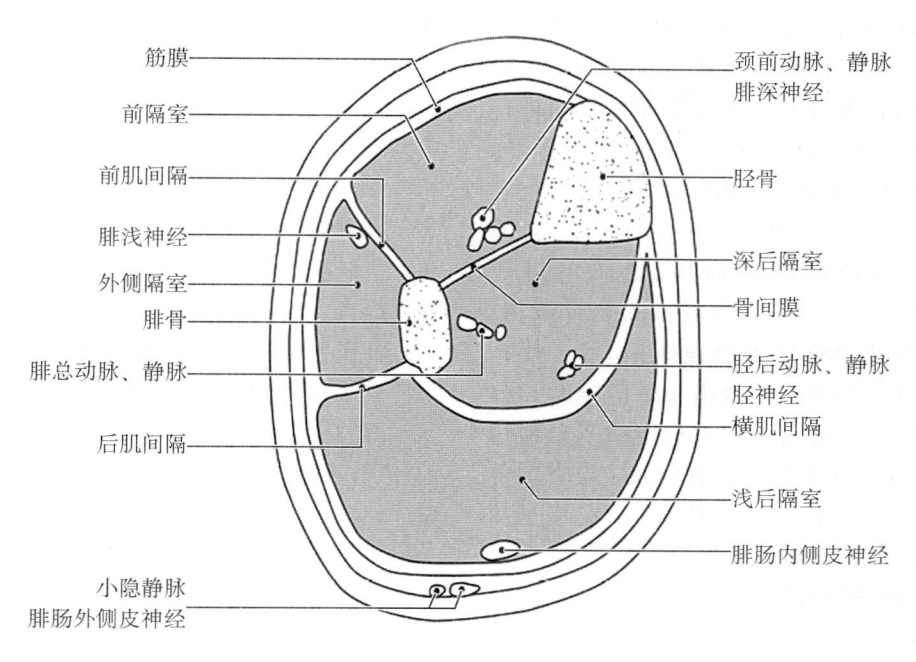

图 98-1 小腿的横截面
显示是四个主要的筋膜间隔室和与之相关联的神经和血管

压力）。Delta 压力小于或等于 30mmHg 时诊断为筋膜室综合征，可以行筋膜切开术进行减压。

二、颈部血管损伤

(一)诊断

颈动脉的钝性损伤诊断上很难。可能没有明确的颈部损伤史，颈动脉损伤的临床表现也可能不明显。并且，神经系统检查的作用在这类患者中是有限的(知识框 98-2)，因为这类患者经常合并有头部创伤。在这种情况下，诊断必须依靠体格检查和在基于损伤机制的可疑指标。颈动脉钝性损伤的可疑病例需要行动脉造影评估病情。颈部 CTA 可以对脑血管钝性损伤(blunt cerebrovascular injury，BCVI)进行筛查。丹佛标准是其中的一种筛查标准。①脑血管钝性损伤的症状：口鼻处的动脉出血，逐渐增大的颈部血肿，大脑外伤不能解释的神经缺陷；②脑血管钝性损伤的危险因素：高能量代谢，LeFort Ⅱ 或 Ⅲ 型头盖骨骨折，颈部脊柱的损伤(C1-C3)，颅底骨折影响到颈动脉管，广泛的轴索损伤 GCS＜6 分，颈部受压后的脑部缺血缺氧性损伤，晾衣绳或安全带造成的颈部损伤。除了上述这些高危因素外，脑血管钝性损伤患者还可能会因以下筛查而被发现，包括

是否有下颌骨骨折，是否合并有颅脑和上胸部损伤，是否是儿科患者。

知识框 98-2　颈动脉钝性损伤的神经体征
同侧霍纳征
无其他神经系统疾病的患者出现肢体瘫痪
神经体征出现前有明确的受伤史
大脑局部缺血的短暂打击

相比于钝性损伤，颈部的贯穿伤临床上通常较易发现。引起神经功能缺损的病灶必须寻求和证实，对气管和食管的损伤必须加以排除。对有巨大的或逐渐扩大的颈部血肿要求尽早控制气道。血流动力学不稳定的患者需尽早考虑手术治疗。

(二)治疗

以往的经验认为，颈部的解剖区域决定了诊断和治疗方式。下颌角水平以上为颈部Ⅰ区。环状软骨水平以下为颈部Ⅲ区。颈部Ⅱ区介于Ⅰ区和Ⅲ区之间的所有组织。贯通伤在颈部Ⅱ区内的患者传统上均要求手术治疗，无论病情是否稳定。其余血流动力学稳定的或者没有明显血管和上消

化道损伤证据的患者,可采用目前国际上广泛认可的称为"No Zone"的治疗方法。这种方法要基于证据,要采用先进技术方法对颈部贯穿伤进行评估。所有的损伤都要进行完整的体格检查,体格检查被认为对发现血管的损伤和血管造影一样有效,敏感度93%,特异度97%。若能和CTA的应用相结合,对诊断动脉损伤,敏感度可达100%,特异度98.6%,可确诊或排除血管损伤。所以,成熟的方法要将仔细的查体和CTA检查相结合,要能对颈部贯穿伤做出合适的诊断和分诊,能指导治疗。血流动力学不稳定的或者损伤较严重的均要求手术治疗。所有的其余患者都要进行CTA检查,CTA是迅速、精确、可靠、安全的诊断工具,任何部位损伤均可应用。

(三)术后监护与治疗

对于没有重大血肿的患者,建议尽早拔管、减轻镇静,以期能及时、准确地进行神经功能的评估。要求密切观察手术区域肿胀或血肿的发展,两者都可迅速影响到呼吸。为了促进静脉回流,床头可摇高。可用药物控制,避免血压过高。

动脉闭塞和血栓形成可导致术后中风。如果发生神经功能的改变(见92章),应考虑尽快二次手术。

三、腹主动脉和内脏分支的损伤

腹部贯通伤或钝性损伤后血流动力学不稳定提示有重要血管损伤。贯通伤通常查体就能发现,钝性损伤则较隐蔽,常仅有腹壁的瘀斑和"安全带征"。骨盆的损伤常伴有远端末梢血管搏动消失。

(一)诊断和治疗

剖腹探查术仍然是血流动力学不稳定的贯通伤患者的首要诊断方法。血流动力学稳定的枪伤患者,术前应进行影像学检查。腹腔镜,腹腔诊断性穿刺,局部创面探查和简单的观察可以应用于刺伤、枪伤的稳定患者。超声可以大量的替代腹腔诊断性穿刺,用于钝性损伤且血流动力学不稳定的患者排除腹腔内积血。钝性损伤血流动力学稳定的患者,可选择CT这种非侵入性的诊断方式。

当肾脏在CT上变得看不清楚时,我们可以选择动脉造影。当肝脏或脾脏内可见高密度影(表明活动性出血)动脉造影即可诊断,也可同时进行治疗。用肢体损伤不能解释的脉搏减弱、缺失,也需要动脉造影帮助评估。

(二)术后监护与治疗

在重要血管损伤的手术后,体内会出现大量液体的重新分布。利用中心静脉或肺动脉内导管监测心脏充盈压力有助于液体的管理。正常体温的维持、酸中毒的纠正,凝血障碍的逆转是复苏的目标。虽然仍然存在争议,现有的证据表明通过限制性的温晶体液的管理和积极的输血和血制品1:1:1的袋装血细胞、新鲜冰冻血浆、血小板(见第19章)。

必须密切关注髂血管或髂外血管受伤的患者下肢是否肿胀,是否出现骨筋膜室综合征,是否血栓形成引起的灌注不足。如果发生髂静脉或髂外静脉被结扎,该侧的肢端需要用松紧带包绕,并抬高患肢减少水肿。

肠道梗死多发生在肠系膜上动脉修补后继发的吻合口血栓形成。休克、液体需求增加,白细胞数上升,代谢性酸中毒都是敏感但特异性不强的诊断指标。如果怀疑肠道梗死,应立即进行动脉波形的监测以评估修补区域血管的通畅度。

尿少预示着肾动脉修补部位狭窄的可能。虽然尿少临床上还可能有其他原因(血容量不足、急性肾小管坏死、造影剂或者氨基糖苷类相关的肾病),但血压的升高支持了吻合口狭窄的诊断。为了尽量避免接触过多具有肾毒性的造影剂,可选择数字减影技术(DSA)或者其他无造影剂的影像学方法评估血管的通畅程度。

第99章

颅脑创伤

Zarina S. Ali　Matthew F. Philips　Mark J. Kotapka　Eric L. Zager，著　赵经纬，译
周建新，校

颅脑创伤（head trauma）是一种十分常见的损伤，具有极高的发病率和致死率；在美国，平均每7秒就会发生一起颅脑创伤事件，约每5分钟就有1人死于此疾患，而每年因颅脑创伤死亡或落下终身残疾的患者超过20万；此外，在24岁以下的青壮年人群中，颅脑创伤也是致死的首要病因。造成颅脑创伤的最主要原因是交通意外（约占60%），其次是高处坠落伤（20%～30%），此外还有10%是由于暴力打击所致，另10%源于工伤或运动损伤。在当今社会，颅脑创伤已经成为一个严重的全球性公共卫生问题，其高发病率与致死率带给患者、医护工作者以及全社会负担日益沉重。

一、颅脑创伤的分类

（一）头皮损伤

颅脑的解剖结构大体可分为四层，即由外到内依次为：头皮、颅骨、脑膜和脑组织。每层结构所能承受的暴力打击程度主要取决于其组织成分及血供情况。头皮是脑组织的第一层保护屏障，一般单纯的头皮损伤不易造成严重后果；但是，由于头皮组织的血供极其丰富，有时较大面积的头皮撕脱伤也会引发严重的出血，甚至发展为失血性休克。另外，头皮损伤会同时累及颅骨或脑膜，此时则应警惕发生颅内感染的风险。

（二）颅骨损伤

颅骨损伤，即颅骨骨折（skull fracture）是由超过颅骨本身承受能力的暴力打击所致的颅骨结构性改变。颅骨骨折的分类方法很多，按骨折部位可分为颅盖骨折（cranial vault fracture）与颅底骨折（cranial base fracture），这其中颅盖骨折又可分为开放性骨折和闭合性骨折（根据骨折时上一层头皮组织以及下一层脑膜组织是否完整进行区分）。在众多骨折类型中，线性骨折的发生率最高；一般情况下，不累及头皮的单纯线性骨折无须特殊处理，只需注意排除患者有无其他颅内损伤即可。但是，如果线性骨折的骨折线累及了鼻窦或岩骨，就要警惕是否发生脑脊液鼻漏或耳漏；而且，这样的骨折极易造成窦腔内容物与硬膜外间隙的相通，大大增加了感染脑膜炎的风险，故需手术治疗。此外，还需注意的是，有些颅骨骨折还会累及某些脑血管结构，如：脑膜中动脉或静脉窦等，进而引发一些致命的并发症，如：硬膜下血肿、静脉窦血栓形成等。

凹陷性骨折（depressed fracture）多由致伤速度快、与头部接触面积小（<13.0cm²）的直接暴力所致，既可以形成开放性骨折亦可为闭合性，且通常都会造成脑血管的损伤。另外，凹陷性骨折还可能同时伤及脑膜和脑实质，引发严重的颅内血肿，并造成骨片和（或）异物的颅内残留，导致诸

多不良后果。目前,关于凹陷性骨折的治疗方法仍存争议。

颅底骨折(skull base fracture)在颅骨骨折中亦十分常见,这主要是由于颅底的骨板,特别是前颅底骨板极为薄弱,容易在外力打击下造成损伤。颅底骨折最具诊断价值的体征是"熊猫眼"(眶周瘀斑)和巴特尔征(耳后淤血斑),其他典型的临床表现还包括脑脊液耳漏及鼻漏、鼓室积血及外耳道出血(需注意与耳部原发性损伤鉴别)等。有时,颅底骨折还会损伤颈动脉管,造成颈动脉的破裂、剥离及血栓形成等;若临床上怀疑存在上述情况,则应及时行脑血管造影检查以明确患者血管结构的完整性。

(三)脑损伤

1. 局限性脑损伤(focal brain injury) 局限性脑损伤的神经系统表现与其损伤的具体部位直接相关,这对于临床的定位诊断极为重要;比如,一个局限性脑损伤的患者如果出现了广泛神经功能缺失或昏迷的临床表现,则提示该患者可能出现了脑干受压的情况,应尽快明确诊断,以便及时进行有效干预。

脑挫伤(contusion)一项针对1448名轻型脑损伤患者[格拉斯哥昏迷(Glasgow Coma Scale, GCS)13~15分]的调查显示:脑挫伤是局限性脑损伤中最常见的形式。脑挫伤多见于颅盖骨后,主要损伤的部位是骨折线下方的表层脑组织,特别是贴近颅中窝和额窝颅骨内表面的大脑皮质浅表结构;另外,还有一些部位的脑皮质,由于贴近颅骨内表面,表面张力较高,也可能成为脑挫伤时的受累部位。由此可见脑挫伤是可以累及脑组织的任何部位的,但临床上还是以额叶和颞叶受累最为常见,其次是脑干和小脑。单纯的脑挫伤一般不产生严重后果,患者的预后尚佳。

脑裂伤(laceration)脑裂伤是同时累及软脑膜表面与深部脑实质的一种脑损伤;与脑挫伤不同,脑裂伤典型的损伤部位不是浅表的脑皮质,而是深部的脑白质,尤其是额叶和颞叶的大脑白质。脑裂伤有时还会造成深部血管结构的破坏,导致脑内血肿(intracerebral hematoma)。

硬膜外血肿(epidural hematoma)是指颅脑创伤后血液积聚于硬膜外间隙所形成的血肿,其出血可来源于损伤的硬脑膜动静脉、静脉窦或颅骨板障静脉,这其中以脑膜中动脉的损伤最为常见,且常合并有颞骨骨折。

值得注意的是,有一小部分硬膜外血肿患者(<3%)早期所表现的脑损伤程度相对轻微,无意识障碍,仅有一些轻度异常的神经系统体征或症状;对这类患者不应放松警惕,需密观其病情进展;因为他们的硬膜外血肿有进一步扩大的可能,进而导致颅内高压,患者出现昏迷甚至脑疝体征,如不能及时进行手术干预,后果严重。硬膜外血肿的预后与患者年龄、入室时的GCS评分以及手术干预的时机等因素密切相关;此外,如果患者合并有其他颅内损伤,如:硬膜下血肿,其预后通常较差。

硬膜下血肿(subdural hematoma)是指颅脑创伤后发生于硬膜下间隙的出血所形成的血肿。它多是由作用于颅脑局部的冲击力或加速力、惯切力所致;其出血的来源包括破裂的软脑膜动静脉或断裂的桥静脉;这其中又以桥静脉的断裂更为常见,而造成桥静脉断裂的原因主要是头部突然的加速或减速运动(可见于某些交通事故)。相较于硬膜外血肿,总体来说硬膜下血肿的预后更差,这主要是由于硬膜下血肿通常合并有较明显的脑实质损伤。硬膜下血肿的病死率与致残率主要与下列因素相关:入室时的GCS评分、患者年龄、颅内压情况及损伤机制。硬膜下血肿在急性期的病情通常进展迅速,表现为患者的意识障碍进行性加剧;这主要是由于血肿不断扩大引起脑疝形成、脑干受压所致;这种情况下需尽早诊断并及时干预。

2. 弥漫性脑损伤(diffuse brain injury) 弥漫性脑损伤有很多种形式,这其中损伤程度最轻是脑震荡,最重的则是弥漫性轴索损伤。典型的弥漫性脑损伤无明显颅内受损的表现;因而,与其他脑损伤不同,弥漫性脑损伤患者若出现意识水平的下降往往是由神经基质的广泛性损伤所致(病理性或生理性)而不是由于脑干受压。从细胞水平上来说,弥漫性脑损伤主要伤及神经元及轴突的细胞膜,累及范围可遍及整个大脑和脑干。

脑震荡(concussion)是弥漫性脑损伤中相对较轻的类型,但其具体的损伤机制与病理生理过程尚不十分清楚;而脑震荡后不同的神经系统表现则可能与损伤的程度及部位有关。脑震荡后的临床表现包括短暂的意识丧失及逆行性遗忘,还有可能出现较长时间的认知功能障碍。目前有一种理论认为,典型的脑震荡(表现为可逆性神经功能障碍及短暂性意识丧失)可能是由于损伤造成的网状激活系统暂时性生理"紊乱"所致。通常情况下,脑震荡的患者无明显影像学或神经病理的改变,但某些神经生化检查或显微镜下的检查可发现阳性异常结果。

弥漫性轴索损伤(diffuse axonal injury)系弥漫性脑损伤中最重的一型;致伤机制是外力作用于头部使其产生角加速或减速运动,继而在脑实质内出现剪应力造成神经轴索和小血管的撕裂。弥漫性轴索损伤典型的临床特点是伤后即刻出现昏迷(GCS评分3~8分),但神经影像学的检查一般无明显异常发现;如果放置颅内压监测,可显示此类患者颅内压增高明显,故需在伤后数天内进行严密监测,并给予积极的内科治疗(具体见第41章)。

弥漫性轴索损伤的患者若伤后昏迷超过24h,则提示该患者预后较差;而且,与其他脑损伤类型相比,弥漫性轴索损伤的存活者更易落下终身残疾。

二、颅脑创伤的评估

(一)病史

对颅脑创伤患者而言,快速而准确的伤情判定与分级评估是进行合理治疗的前提。故在受伤后的初始救护阶段,应对患者的受伤过程做一大概了解,特别是其致伤机制,这对判断患者脑损伤的程度有很大帮助。此外,院前救护人员及转运人员对患者伤后早期神经功能状态的描述也是十分重要的诊疗信息,应予以重视;比如,如果某救护人员报告患者在到达医院前曾出现了短暂的意识恢复(即所谓的中间清醒期),接诊医师就应根据此信息对患者的伤情作出初步评估,并为接下来可能发生的病情恶化做好准备。如果患者为多发伤,则要注意询问其是否发生过低氧或低血压的情况,因为这些不良事件有可能影响患者的预后和转归。有时,某些脑创伤的患者在转运过程中会使用镇静药及麻醉药,对于这类患者应注意了解其院前的神经系统检查结果,这些信息对于之后的诊疗至关重要;另外,在接诊时,还应注意了解患者在受伤前短期内有无服用过某些特殊药物及是否饮酒,或出现过中毒现象,同时还需注意记录患者在入院前有无出现恶心、呕吐、头痛,以及痫样发作等情况。

(二)查体

颅脑创伤患者的一般查体,应特别注意患者有无头面部的损伤;若怀疑患者有颅内损伤时,则应注意将其头部抬高30°以降低颅内压,而且患者的颈部最好以颈托固定直到进一步的检查排除了其颈部受损的情况。患者的颅骨也应进行仔细而全面的检查,以判定其有无骨折,若有,为何种类型的骨折(开放性?闭合性?还是复合型?)。值得注意的是,有时骨折断端的移位会伤及颅内大静脉窦导致严重出血,这种情况下需尽快干预以避免不良后果的发生。如果患者出现了面部的扭曲或结构改变,则提示该患者可能出现了眼眶或颌面部的骨折;而耳后淤血斑(巴特尔征)、鼓室积血及"熊猫眼"则是颅底骨折的典型体征。此外,还应注意查看患者的外耳道和鼻孔以检查有无脑脊液漏的发生。

1974年由Teasdale和Jennett提出的GCS评分仍是迄今为止应用最广泛的脑创伤评估工具;它不仅可以评估患者伤后的意识状态,还有助于伤情的评价;而且这种评估工具的可靠性不错,且在不同检查者之间拥有很好的重复性和一致性(GCS评分总共包含三大项:睁眼、运动、语言)。然而,临床上有些脑创伤的意识障碍可能是由于某些可逆性因素所致,如:低血糖、麻醉剂过量、低血压、低血氧等,这些因素会对GCS评分产生干扰,影响其评估的准确性;因此,对于颅脑创伤的患者,应首先对其气道、呼吸以及循环情况进行充分评价,并待其生命体征稳定后再使用GCS评分进行意识与伤情评估。通常情况下,GCS评分能够反映患者受伤的严重程度及其预后情况;比如:一个患者入室时清醒,且无明显神经系统异常表现,他的GCS评分就是最高的15分,表明患者损伤程度最轻微,预后良好;如果一个患者入室时昏迷,且毫无反应并全身肌肉松弛其评分则为最低的3分,处于最严重的损伤状态,预后极差。一般来说,轻度的脑创伤GCS评分在13~15分,在急诊室接诊的颅脑创伤患者中,这部分人所占比例最大;而中度创伤的评分下降至9~12分;如果患者 GCS 评分＜8 分,则提示其已处于昏迷状态,伤情较严重。临床上,有些混杂因素可能会干扰 GCS 评分的准确性,如:受伤与评价之间的时间间隔、不同评价者之间的差异、神经抑制药的使用(如:酒精等)及低血压的情况等,这些因素都会影响 GCS 评分对于患者伤情的判断及其预后的预测。

在颅脑创伤患者的查体中,神经系统的专科查体与 GCS 评分同样重要;很多局灶性或系统性的神经科体征能够为伤情的判断提供重要信息;比如,一侧瞳孔的大小与对光反应情况,就是伤后初期评估中至关重要的检查项目。如果患者一侧瞳孔散大固定(即所谓的"吹瞳"),则提示该患者可能出现了威胁生命的小脑幕切迹疝(多由颞叶内侧移位所致),而且损伤可能累及了病变同侧的动眼神经。另外,肢体是否偏瘫也是评估伤情的重要体征;如果患者出现一侧肢体的偏瘫,则表明其病变对侧的大脑脚可能受到了移位颞叶的压迫。

在脑干评估中,眼动是另一项重要指标。但意识障碍或精神抑制的患者,其自主眼动功能通常是受损的,这种情况下需进行眼头及眼前庭反射的检查以判断其有无眼动功能的障碍。

后颅窝损伤(posterior fossa lesions)的症状和体征包括躁动、头痛、呕吐、肌张力减低、辨距不良及眼震等;在后颅窝损伤中最严重的是低位脑干的损伤,这类患者伤后即出现持续昏迷且病情进展迅速,很快出现呼吸循环衰竭而死亡。双侧瞳孔异常,也是脑干严重受损的标志,尤其当患者还合并有反应迟钝的症状及长反射弧受损的体征时。在后颅窝损伤的检查过程中,还应注意排查患者有无特殊用药史(主要是神经肌肉接头阻滞药和中枢神经抑制药)及中毒史,因为这些因素可能会干扰患者的查体,影响伤情的判断。最后,对于后颅窝损伤的患者还应警惕其有无双侧肢体力弱、感觉平面丧失以及大小便失禁等情况,因为这些体征提示该患者可能同时合并有脊髓损伤。

(三)影像学评估

1. CT 检查(computed tomography,CT) 随着螺旋 CT 的出现及其扫描技术的飞速发展,颅骨 X 线片对于脑创伤的应用价值正逐渐降低,而用于脑创伤急性期伤情诊断与评估的影像学检查应首选头颅 CT 扫描,这一点在临床上早已取得共识。头颅 CT 不仅能够准确地显示软组织及骨损伤的情况,还能特异性地反映患者有无急性出血的改变,这一优势是别的影像诊断技术所不能比拟的。对于轻型脑损伤的患者而言,头颅 CT 的高敏感性还能帮助排查其有无颅内异常改变;因而对于此类患者,头颅 CT 理应成为常规检查。

此外,头颅 CT 还能够发现各种类型的颅骨骨折,包括颅底骨折与颌面骨折;但是,如上文所述,有时 CT 可能会漏诊一些骨折线并不明显的颅底骨折,因而此类骨折的诊断还要结合临床。头颅 CT 还可以检查出伤者颅内残存的异物,并准确地反映其与颅内重要神经或血管结构的毗邻关系。对于枪击所致的颅脑创伤,头颅 CT 还可以清晰的展示子弹在颅内高速飞行过程中所形成的轨迹,以及这一轨迹所损伤的颅内结构(脑叶或脑室系统)。此外,头颅 CT 还能清晰地展示损伤是否导致鼻窦与中耳或内耳产生沟通,以及患者有无眼眶及眼球的损伤。有时,头颅 CT 上还会表现出明显气颅征象,这是确诊颅骨骨折的特异性影像学指征。

2. 血管造影技术(angiography) 血管造影术是排查脑创伤患者有无血管损伤时首选的辅助检查,可选择的造影方法包括传统的数字减影血管造影(digital subtraction angiography,DSA)及 CT 血管成像术(CT angiography,CTA)等。血管损伤常发生于颅底骨折的患者,损伤形式包括颈动脉的破裂及假性动脉瘤或动静脉瘘的形成;一旦临床上怀疑有上述情况的存在,应尽快行血管造影检查以明确。

3. 磁共振技术(magnetic resonance imaging,MRI) 在颅脑创伤的急性期,尽管头颅 CT 平扫是首选的影像学检查,但也不应忽视 MRI 的作用;MRI 检查的结果可用于患者伤情的评估,也有助于患者远期预后的预测,同时还能指导治疗。此外,MRI 还是诊断弥漫性轴索损伤的重要方法,尤其是其梯度回波序列(gradient-echo sequences),而且其检查结果还可帮助临床医师对此类患者伤后的昏迷时长进行估算。当然,MRI 检查也有局限性,首先是其耗费的检查时间相对较长,其次是它的普及范围不如 CT 广泛,另外如果患者颅内残存有金属致伤物如：弹片或子弹等，则无法进行 MRI 的扫描。

三、颅脑创伤的早期处理

（一）原发性和继发性损伤的控制

重型颅脑创伤的患者应尽快邀请神经外科医师会诊，特别是当患者出现意识水平进行性恶化、不可控的出血及 CT 显示的脑组织中线移位等情况时，需要神经外科医师尽快做出决断是否对患者进行手术干预；对于损伤程度相对较轻的患者，则需要接诊医师在神经外科会诊前对患者的临床状态做初步评估，并完成头颅 CT 扫描以利下一步的治疗。

颅脑创伤的初始处理一般始于事故现场或急诊室，需检查的化验项目除了血常规及生化外，还应包括血浆渗透压，以及肾功能、凝血功能（考虑到创伤患者急性期有发生弥散性血管内凝血的风险）与血糖等。颅脑创伤中最严重的是神经元损伤，而神经元损伤既可由原发的脑损伤所致，亦可源于某些继发损伤因素的间接作用，如：低血氧、低血压、脑水肿等；此外，某些异常的代谢因素也可造成神经元的继发性损伤，如：低血糖、药物的毒性作用等。故颅脑创伤的根本治疗目标在于尽快恢复并维持脑灌注，保护神经元并将其损伤程度降至最低。

大量的研究证据已经表明，脑创伤后出现的低血氧或低血压都会对患者的临床转归造成不良影响，无论是其近期预后还是远期预后。故重型颅脑创伤的患者在急性期应持续监测血氧饱和度及血压，并尽可能使其血氧饱和度维持在>90%的水平，同时保持收缩压不低于 90mmHg。然而，很多创伤后昏迷的患者即使给予了充分氧疗，其血氧饱和度仍然偏低，这主要是与此类患者的气道管理不善有关；若想改善他们的血氧水平，加强气道管理是关键；因此，目前临床上对于 GCS<9 分的昏迷患者，常规给予气管内插管以方便气道管理。

脑创伤后的失血会降低心脏前负荷，使有效循环血量减少，进而影响患者中枢及外周的组织灌注与氧供。因而，创伤后应对患者进行积极的液体复苏以维持患者有效循环，这也是保障患者脑灌注的重要措施。而众所周知，脑灌注减低会加剧患者原发性脑损伤的伤情，造成不良后果。目前临床上推荐成年患者应用乳酸林格液或等张盐水进行早期的液体复苏，初始时的补液量为 20～30ml/kg；此外，还可以选择高张、高渗液体或血液替代品对患者进行复苏，但它们的应用方法尚无统一标准。

总之，在脑创伤的早期处理中，应特别注意患者脑灌注的维持。另外，还要注意判断患者是否发生了脑疝；典型的脑疝体征包括：一侧或双侧瞳孔的散大固定，双侧瞳孔的不对称，患者出现的去脑强直表现以及神经功能的进行性恶化（对于入室时 GCS<9 分的患者，可定义为 GCS 评分下降与之前相比超过 2 分）。

（二）颅内压的控制

过度通气（hyperventilation）是迅速降低颅内压的一种有效方法，但目前主要用于脑疝或急性颅高压的抢救，并不推荐作为常规治疗以预防颅内压的增高；这主要是由于过度通气是通过收缩脑血管使脑血流量下降而达到降低颅内压的目的；如长久使用会造成患者脑灌注的不足，引起继发的缺血性损伤。当给患者实施过度通气治疗时，应尽量保持其呼吸频率在 20/min 上下，同时维持呼气末 CO_2 在 30～35mmHg 的水平；若有条件，最好监测 CO_2 变化趋势图（capnography）以便更详尽地了解患者的通气情况。对于使用过度通气的患者，应动态评估其临床状态，以判断其脑疝征象或颅高压情况有无改善。

甘露醇也是降低脑创伤后颅高压的有效方法之一，并已在临床上得到广泛应用。甘露醇控制颅内压可采取单次给药的方式，其单次输注后的疗效还可为之后的诊疗提供有用的信息；甘露醇亦可长期使用，特别是对于那些颅内压持续增高的患者。目前，甘露醇降低颅内压的具体机制尚存争议。

当然，甘露醇的使用也会带来一定的不良反应，比如，引起血压降低，导致患者脑灌注不足。故目前越来越多的医师开始选择高渗盐溶液来治疗脑创伤后的颅高压；高渗盐水的优势在于它不仅能够有效降低颅内压，而且对患者的血流动力学影响不大。高渗盐水降低颅内压的作用主要是通过其所含的高渗性物质实现的；这些渗透性物质在血脑屏障两侧产生渗透压差，使脑组织内的水透过血脑屏障向血管内转移,最终达到脱水降颅压的目的。此外,高渗盐水还能够造成血管内皮细胞和红细胞的脱水,继而使脑血管的内径增加,红细胞重塑,其结果是患者脑血管内的血容量增加,脑血流及脑灌注得到改善。高渗盐水也有其不良反应,比如,脑桥中央髓鞘溶解症,这种并发症多由于高渗盐水补充过快或过量所致,好发于既往存在慢性低血钠病史的患者,故在输注高渗盐水前应常规检测患者的血钠水平;还有些心肺功能异常的患者,如给予高渗盐水治疗,则有引发或加剧肺水肿的危险。

脑创伤后出现的疼痛与躁动也会导致颅内压的显著升高,给患者带来生命危险;疼痛与躁动不仅影响颅内压,还会引起患者血压增高、体温上升,并使接受机械通气的患者出现"人机对抗"的现象。有鉴于此,对于脑创伤后的疼痛与躁动,应采取积极的干预措施,尽早控制,以避免上述不良反应的发生。过去,大剂量的巴比妥类曾广泛用于降低颅内压的治疗,即所谓的巴比妥昏迷疗法;其作用机制在于巴比妥类可抑制脑代谢并减少脑血流量,从而达到降低颅内压的效果;尽管可以有效降低颅内压,但值得注意的是巴比妥昏迷疗法并不能显著改善此类患者的预后。

(三)癫痫的控制

脑创伤后癫痫的发生十分普遍;按其发作的时间,以伤后 7d 为界,可分为早期癫痫发作及晚期癫痫发作两种类型,其发生率分别为 4%～25% 和 9%～42%。在脑创伤的急性期,癫痫的预防与控制是十分必要的,因为癫痫发作不仅会导致颅内压增高,以及血压、脑部氧供的异常改变,还可能引起神经递质的过量释放,引发诸多不良后果。预防控制癫痫主要依靠药物,然而,抗癫痫药的使用也会引起一系列的不良反应,像发热、皮疹、史-约综合征(Stevens-Johnson syndrome)、血象异常、共济失调及精神行为异常等。因此目前相关临床指南并不推荐应用抗癫痫药来预防脑创伤后的晚期癫痫发作;但对于早期癫痫发作,还是主张使用药物控制。在治疗脑创伤后早期癫痫发作的药物中,苯妥英的作用已得到肯定,特别是对于那些具有相关危险因素的高危人群,如:GCS<10 分、大脑皮质挫伤、凹陷性骨折、硬膜外或硬膜下血肿、脑实质内血肿、头部贯通伤,以及伤后 24h 内即出现的癫痫发作;对于这些人群,苯妥英能够显著降低其癫痫的发生率。故一般的经验是,对于那些具有上述危险因素的高危患者应常规给予苯妥英以预防脑创伤后的早期癫痫发作,疗程一般为 1 周。

(四)颅脑创伤的激素使用

激素在神经外科的使用相当普遍,这主要是由于其对脑组织有很多益处:首先,激素能够降低血管通透性从而减轻血管源性的脑水肿,而且还能够减少脑脊液的生成使颅内压降低;此外,它还能有效清除氧自由基对脑组织产生一定的保护作用。然而,2004 年的 CRASH 试验曾专门检验过甲泼尼龙对于脑创伤的疗效,其结果却不甚理想。这项国际多中心随机对照研究招募了来自 49 个国家 239 家医院共 10 008 名脑创伤患者,他们中的一部分随机地接受了甲泼尼龙的治疗(首次静脉给药 2g,以后 0.4mg/h,维持 48h),剩下的人则接受的是安慰剂治疗;由于数据委员会的中期分析显示激素组患者伤后 2 周的病死率高于安慰剂组(21% 与 18%),出于安全的考虑这项试验被中止。至于为什么接受甲泼尼龙治疗的患者病死率反而较高至今仍不清楚,故目前暂不推荐激素作为脑创伤后的常规药物。

(五)颅内压监测

已有大量的研究数据证实重型颅脑创伤患者的有创颅内压监测有助于降低其病死率和致残率。进行严密颅内压监测的目的,主要是为了能够保证患者有足够的脑灌注和脑氧供,并有效避免继发性脑损伤的发生;而反映脑灌注的间接指标——脑灌注压(cerebral perfusion pressure,CPP)就是通过计算颅内压与平均动脉压差值得到的,其准确性有赖于颅内压监测的精准度。此外,在没有颅内压监测的情况下盲目进行预防性的降颅压治疗,有可能是有害的。因此,颅内压的监测非常必要,它不仅有助于患者预后的评估,还可以指导治疗;而且如果患者的颅内压监测结果显示其对所接受的降颅压治疗有良好的反应,则提示该患者的预后会有所改善。

如果已决定进行颅内压监测,那么下一步就要考虑控制颅内压的上限阈值。曾有一项大型的前瞻性观察研究探讨过这一问题,该研究在控制了一系列混杂因素后,采取了逻辑斯谛回归的统计学方法分析了颅内压变化(按每5mmHg的变化分级)与患者预后关系,结果显示20mmHg是控制颅内压的理想上限。但是,在临床实际中我们发现,即使将患者的颅内压控制在<20~25mmHg,仍有发生脑疝的风险;究其原因在于脑疝的发生还与颅内损伤的部位和程度等因素相关。因此,对于每个病患个体,在设定颅内压控制的阈值后,仍要对其进行临床与影像学评估,以判定所设定的范围是否恰当。

除了颅内压的控制,为预防脑创伤后的继发性脑损伤还应保障脑组织的充足氧供及其代谢的正常。脑组织的氧供取决于患者的脑血流及其所含血氧的情况,而脑组织葡萄糖与其他代谢底物的供应也依赖脑血流;因此,在颅内压监测之外,脑血流的监测也十分必要。目前可用于测量脑血流的工具包括氙CT(Xenon-CT)、正电子发射断层扫描(positron emission tomography,PET)等;然而,这些技术虽然相当先进,但由于其花费巨大且缺乏熟练的操作者及分析人员,在临床上仍无法得到广泛使用。当然,还有一些监测设备也可用于脑血流的监测,如:热成像扩散技术、经颅多普勒超声、颈内静脉血氧饱和度监测技术、脑组织氧监测技术、近红外光谱技术及微透析技术等。

四、预后

影响颅脑创伤预后的因素很多,包括损伤机制、入室时的相关体征、有无低氧和低血压的情况、头颅CT的检查结果、颅内压水平、干预时机,以及所在治疗机构的诊疗经验等;因此,预测颅脑创伤预后的指标无任何金标准。

格拉斯哥预后评分(Glasgow Outcome Scale,GOS)是评价脑创伤患者预后的标准工具,它主要是根据患者的残疾程度进行分级(表99-1);一般情况下,患者的GOS评分结果与其GCS评分有关。

表99-1　格拉斯哥预后评分(GOS)

预后等级	功能描述	评分
恢复良好	正常生活	5
轻中度残疾	残疾但可独立生活	4
重度残疾	残疾且生活无法独立,需他人照顾	3
持续植物状态	无反应且卧床不起	2
死亡		1

颅脑创伤的总体病死率大概为14%,且有更多的患者会留有创伤后残疾;因而,颅脑创伤给医院、家庭以及全社会带来经济负担是沉重的。近些年来,随着现代医学的发展,颅脑创伤患者的早期诊断、伤情评估及快速转运成为可能,而且随着一系列诊疗模式的日臻完善,以及一大批专科医疗机构的建立,颅脑创伤的诊疗水平已经有了长足的进步;而且随着人们对继发性脑损伤病理生理过程及分子学机制的认识愈加深刻,很多基于基础理论的新疗法正在被研究;这些都可能有助于改善颅脑创伤日后的诊疗及患者的预后。然而,我们不应忽视的是,无论诊疗技术有何发展,若想降低颅脑创伤带来的危害,预防才是最关键的;故应加强公众教育,规范其行为,提高全社会对于颅脑创伤的防范意识。

第100章

胸部创伤

John C. Kucharczuk Jeffrey E. Cohen,著　何　璇,译　周建新,校

胸部创伤的初始治疗原则应与其他创伤一致,按照高级创伤生命支持(ATLS)指南(见第96章),对气道、呼吸和循环进行快速评估。同时,也需要对患者进行有针对性的快速干预,例如胸廓造口术和心包穿刺。即使未获得影像检查结果,以上措施也应尽早进行。在创伤窗口期,应及时进行胸部影像检查,以评估有无气胸、皮下气肿、纵隔气肿、膈肌破裂、纵隔偏移及异物。基于影像检查结果的评估对于医生选择治疗方向有重要的指导价值,通常有3个治疗方向:①进一步影像检查;②管状胸廓造口术;③手术治疗。本章节将详细介绍胸部创伤的种类,以及钝性伤和穿透伤的治疗措施。

一、损伤部位及治疗措施

(一)胸壁损伤

胸壁损伤包括:肋骨骨折、胸骨骨折、锁骨骨折、肩胛骨骨折和连枷胸。与穿透伤不同,胸壁钝性伤更容易造成严重的胸内损伤。钝性胸部损伤通常由减速性、直接撞击性和挤压性暴力所致,以上损伤机制常可同时存在。减速性损伤可伤害胸腔内和胸腔壁的结构,比如心脏、肺和主动脉。直接撞击性损伤常造成肋骨、胸骨骨折,也可伤害下方的心脏和肺。挤压性损伤与直接撞击性损伤类似,可造成胸壁周围损伤,严重时可造成器官、血管损伤。任何胸壁的损伤都可能造成更严重的胸内损伤。

最常见的胸部损伤是肋骨骨折,可通过患者的呼吸方式和深吸气时的疼痛等级进行诊断。单侧肋骨骨折需止痛,多发或双侧肋骨骨折可选择更积极复杂止痛方案,可选择椎管内镇痛(如硬膜外置管),椎旁阻滞和肋间神经阻滞(见第86章)。

当创伤造成胸壁与骨性结构分离,出现反常呼吸时,称为"连枷胸"。患者吸气时软化区胸壁内陷。单侧或双侧肋骨骨折,以及肋骨软骨连接破坏可导致"连枷胸"。老年人的胸壁适应性降低,因此更易发生"连枷胸"。胸壁的反常运动导致肺活量下降和无效通气,当合并有肺挫伤时可导致急性呼吸窘迫综合征(ARDS)。早期干预对于避免病情恶化有重要意义,包括止痛、湿化空气,以及积极的肺部洁净。测量动脉血气可用于评估短期内的肺活量和氧合情况。严重疼痛和胸部反常运动使无创通气很难实现治疗作用,但不推荐在没有出现呼吸衰竭时进行气管插管。如果病情没有快速改善,应考虑选择机械通气。近年来连枷胸的死亡率明显下降,但呼吸困难、胸壁反常运动和疼痛会导致患者长期虚弱无力。总之,"连枷胸"需要进行早期积极的干预。

胸壁的其他骨折包括胸骨骨折、锁骨骨折和肩胛骨骨折,胸骨骨折常由车祸导致。影像学检查结果可帮助诊断,体检发现胸骨区软化和胸骨畸形有重要诊断意义。胸骨骨折常可导致心肌不

同程度的损伤。骨折未产生严重移位时，胸壁骨折与肋骨骨折治疗方法相似，出现严重移位则需要手术治疗。肩胛骨骨折少见，出现时常伴有臂丛损伤，不常规进行手术治疗。关于胸壁骨折的外科治疗方法还没有明确的指南建议，治疗应主要针对骨折特点及其并发症。锁骨骨折常单独存在，且症状轻微。

（二）肺挫伤与心脏挫伤

心脏挫伤常继发于胸部钝性损伤。血清肌钙蛋白是心肌损伤的敏感指标。肌钙蛋白水平正常、心电图正常，并且没有其他部位损伤的患者通常不需要入院治疗。肌钙蛋白水平升高的患者需要入院监护、治疗，直至肌钙蛋白恢复正常。心脏损伤的早期并发症有室性心律失常、心室破裂、室间隔破裂、瓣膜功能受损、心脏血栓形成、冠状动脉撕裂，冠状动脉撕裂常可导致心肌梗死，以上并发症通常在伤后24~48h出现典型临床症状。血流动力学不稳定、肌钙蛋白水平与心电图结果不相符、肌钙蛋白水平持续增高时应进行超声心动检查。

肺挫伤也常继发于胸部损伤，可导致肺实质出血及水肿。肺挫伤可在伤后24~48h后才出现明显症状，影像检查可帮助早期诊断。气管内插管的适应证与其他类型胸部损伤相似，并且应该以临床诊断和动脉血气的动态变化为指导进行。不是所有肺挫伤患者都需要限制液体摄入和利尿，但对于高龄和负荷较大的患者应限制液体摄入。大范围挫伤造成的严重肺内分流并导致低氧血症时，可选择双腔气管导管。在伤后影像检查结果中鉴别肺血肿和肺挫伤有重要意义，伤后24~48h，肺血肿的胸部X线和CT平扫表现为散在团块影，肺血肿的临床表现不严重。

（三）主动脉破裂

胸部主动脉破裂通常继发于快速减速性胸部损伤，车祸导致死亡的案例中，主动脉破裂占10%~15%，主动脉破裂的患者有20%在送医途中死亡。对主动脉破裂的诊断需要具有敏感性，胸部影像的细微改变对诊断很重要。影像学检查可发现纵隔扩张、胸主动脉膨出模糊影、前后窗正常透光消失、左肺尖帽征，以及左主支气管下降。胸部影像检查的敏感性可达90%~95%，特异性仅为10%。CT增强扫描是诊断的金标准，对主动脉破裂识别的敏感性达100%，特异性为80%~85%。进行3D重建有助于进一步的诊断和治疗，MRI、MRA及TEE等也可帮助诊断。手术治疗曾经是唯一选择，但目前对于血流动力学稳定的患者，早期治疗可选择β受体拮抗药，使收缩压降至120mmHg水平。大多数患者最终仍需要进行手术，血管内支架移植术由于创伤小，成为更受关注的选择。有数据显示，围术期血管支架移植的死亡率和瘫痪率小于开胸修复。

（四）气胸和胸部漏气

胸部创伤的患者常出现气胸。与非创伤性气胸不同，胸部创伤导致气胸的患者通常需要行胸腔闭式引流术，对于将要接受正压通气的患者格外重要。隐匿性气胸在CT平扫中可见，但在胸部X线中不可见，不需要进行胸腔闭式引流术，给予留观并进行高浓度氧疗即可。

张力性气胸可导致纵隔移位，经常导致快速的呼吸、循环衰竭。体格检查结果与诊断相一致，可出现呼吸困难、颈静脉怒张、气管移位，以及呼吸音减弱。治疗气胸需要快速减压，可在锁骨中线第二肋间用14号留置针穿刺。

气体泄漏过多或大范围皮下气肿时，应该警惕有无气管支气管及食管损伤，气管插管后行支气管镜检可以帮助评估气道。80%的气管损伤小于2.5cm，大多数诊断较晚，因此，保持高度警觉性有助于早期正确诊断。气管支气管及食管损伤的传统治疗方法是手术修补。

（五）血胸

胸部钝性伤和穿透伤均可造成血胸。早期治疗的目标是完全清除胸膜腔内血液，胸腔闭式引流管径32~36Fr。按照ATLS指南进行评估，以确定是否需要手术开胸探查，手术指征为早期胸部引流血液超过1500ml，或者前4h超过250ml/h。出血的主要来源是肋间和乳内动脉、肺部撕裂及大动脉损伤。为降低发生脓胸和纤维胸的风险，应尽量清除胸膜腔内的残存血液，在伤后24~72h应建立引流。

（六）紧急开胸术

紧急开胸术（EDT）是一个极端的措施，需要特殊的适应证。通常在穿透伤造成心肺功能不全时进行，推荐EDT的适应证：穿透伤患者，院外检查有生命体征，行CPR小于15min（图100-1）。

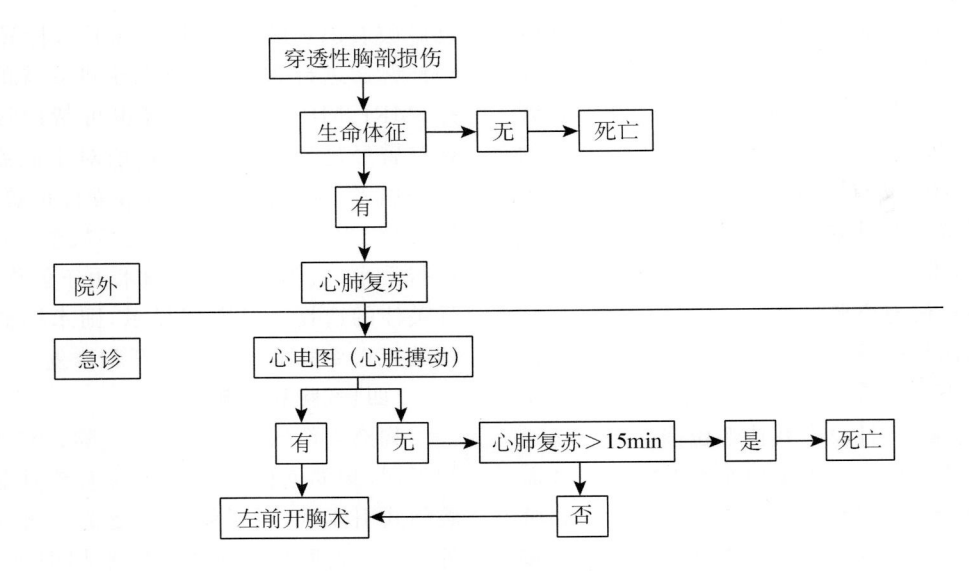

```
                    ┌──────────────┐
                    │ 穿透性胸部损伤 │
                    └──────┬───────┘
                           ↓
                    ┌──────────┐    ┌────┐    ┌──────┐
                    │ 生命体征  │──→ │ 无 │──→ │ 死亡 │
                    └──────┬───┘    └────┘    └──────┘
                           ↓有
              ┌────┐  ┌──────────┐
              │院外│  │ 心肺复苏 │
              └────┘  └──────┬───┘
              ─────────────────────────────
              ┌────┐         ↓
              │急诊│  ┌──────────────────┐
              └────┘  │ 心电图（心脏搏动）│
                      └────────┬─────────┘
                               ↓
                    ┌────┐  ┌────┐  ┌──────────────┐  ┌────┐  ┌──────┐
                    │ 有 │  │ 无 │→ │ 心肺复苏>15min│→ │ 是 │→ │ 死亡 │
                    └──┬─┘  └────┘  └──────────────┘  └────┘  └──────┘
                       ↓                      │
                  ┌──────────┐           ┌────┐
                  │ 左前开胸术│ ←─────── │ 否 │
                  └──────────┘           └────┘
```

图 100-1 紧急开胸术流程图

引自 Mollberg NM，Glenn C，John J，et al：Appropriate use of emergency department thoracotomy：implications for the thoracic surgeon. Ann Thorac Surg 92：455-461，2011.

如果没有达到以上标准，不推荐进行 EDT，此时 EDT 对患者不能达到好的治疗效果，医护人员也有潜在风险。当符合适应证，切口可选择在第四肋间，切开后首先需要快速止血，止血钳夹住近端胸降主动脉。行 EDT 患者神经功能的总体存活率为 5%～10%，然而，损伤机制对预后有很大影响。总之，紧急开胸术（EDT）是一种风险极大的操作，但在特定条件下可以挽救患者生命。

二、ICU 内并发症

（一）气体栓塞

气体进入肺循环可导致动脉气体栓塞（AAE），在胸部创伤中的发生率为 4%～14%。机制为：肺门旁的支气管损伤，与肺小静脉邻近，造成气道与肺静脉系统的联通。正压通气和患者血容量减少，使气体更容易进入血管。气体栓塞典型临床表现有：咯血、循环衰竭、抽搐，以及网状青斑，通常与正压通气的建立有关。经食管内超声心动（TEE）可明确诊断。正压通气治疗时应以最小胸腔压力和定容模式为原则，应用双腔气管插管和支气管腔堵塞方法保持健侧肺通气。如循环衰竭持续存在，则需紧急开胸以控制气体来源。

（二）胸腔积液

胸腔内少量液体可自行吸收，中到大量液体如不及时治疗可导致脓胸和胸膜纤维化。因此，应该放置胸管及早引流胸腔积液，当出现感染时，可经验性使用抗生素。如果液体在胸腔内时间过长，易变成胶状液体，则需要创伤性更大的引流措施（如胸腔镜下手术）。如果延误治疗，积液容易形成薄层纤维状导致肺部包裹，此时，其唯一的治疗方式是胸膜剥脱术。

（三）支气管胸膜瘘

支气管胸膜瘘（BPF）是肺叶或段支气管与胸腔的直接连通，需要与肺组织创伤引起的漏气相鉴别。约有 5% 的胸部创伤患者在接受肺组织切除术后会形成支气管胸膜瘘。典型的临床表现可帮助诊断，如突发的呼吸困难、气道脓性分泌物、发热、皮下气肿，偶见张力性气胸形成，支气管镜可确诊。BPF 的治疗目标是修复瘘口，早期治疗包括放置引流、最小压力行正压通气及经验性应用抗生素，必要时可行单肺通气并降低气道峰压。内镜技术可以从支气管内或者胸膜进行封堵瘘口，以达到彻底修复。

第101章

脊髓损伤

Paul Marcotte Andrew Freese Uzma Samadani，著 罗旭颖，译 周建新，校

ICU医生在诊疗严重创伤患者过程中，需高度警惕是否合并脊髓神经和骨骼韧带复合伤。通过病史及神经系统查体可以明确功能状况及神经损伤平面，而骨骼韧带复合体的完整性及稳定性需要行影像学检查明确。尽管计算机成像技术已十分先进，但对于脊柱尤其是颈椎不稳定的诊断，平片仍有重要意义。CT和MRI均可以为脊髓损伤患者的病情评估及诊疗提供重要信息，具互补性（表101-1）。

脊柱损伤患者的ICU诊疗目标：①预防神经损伤或已存在的神经损害加重；②改善神经恢复的生理环境；③稳定脊柱。本章讲述了脊柱损伤的管理原则及达到上述目标的药物治疗、非手术治疗及手术干预。

表101-1 脊柱损伤的影像学检查

检查	优点	不足
X线	操作迅速、便携；通过伸位和屈位判断稳定性	分辨率低
CT	骨骼结构显示清楚，可做颈胸交界处的结构重建	组织分辨率不如磁共振；不便携
MRI	组织分界清晰（神经、韧带、血肿）	骨骼清晰度差，不便携，与CT相比，检查时间较长

一、脊柱损伤的病理生理学和生物力学

脊髓损伤可分为原发性损伤和继发性损伤。在创伤中，原发性损伤是由于外力作用于脊髓导致血管损伤或者直接损伤神经元及非神经元细胞。原发性脊髓损伤的严重程度仍是神经功能预后的最强预测因子。

继发性脊髓损伤是由原发性损伤后的一系列生理和生化级联反应所导致。包括氧化自由基的形成，细胞膜崩解及细胞死亡。诸如缺血、缺氧等因素可以加速局部的代谢损伤，因此对脊髓损伤患者的管理强调严格控制全身血压及保证氧合。

颈椎由寰椎复合体及下颈椎构成。寰枢椎复合体的主要接合处为横韧带固定的齿突和C1前弓。韧带及骨骼的直接损伤导致横韧带复合体功能不全，进而出现寰枢椎不稳定。包括部分C1骨折，绝大多数齿突骨折，横韧带损伤，复杂寰枢椎骨折。下颈椎的不稳定性损伤可通过中立位、伸位、屈位的侧位平片诊断。

由于肋骨及胸骨的固定作用，不稳定性胸椎损伤更易发生在胸腰联合处或者腰椎。

二、脊髓损伤的评估

任何创伤患者，首要处理仍是对气道、呼吸、

循环的评估及稳定。然而,在没有影像学检查确定脊柱稳定性之前,应避免对脊柱的非必要操作。

身体表面擦伤及挫伤的视诊有助于神经损伤的鉴别诊断,定位是中枢神经或外周神经损伤。脊柱的触诊可引起疼痛,也可以协助定位严重脊柱损伤。但是,疼痛并不能确定脊柱损伤的程度及其稳定性。需要对疼痛的脊柱节段做影像学检查以评估是否有骨韧带损伤。严重脊柱创伤患者,触诊有时可以发现椎间隙增宽或相邻椎体塌陷。但这些很少单独出现,常伴有严重神经损伤,定位痛,或兼而有之。

神经系统查体主要目的是评估周围神经功能的完整性。而进行一定的认知及颅神经功能评估可以明确中毒、低体温或脑损伤的存在,以避免其干扰周围神经系统检查结果的判读。单侧神经功能损害是脑神经、外周神经、神经根或者神经丛异常更为典型的表现,除非是脊髓贯穿伤。脊髓加速伤和减速伤引起的是对称性神经功能损害。

完整的脊髓功能评估需要全面检查感觉、运动、反射功能。为了判断脊髓完整性及确定损伤平面,需要检查每个脊髓节段的皮节、肌节。

(一)感觉检查

感觉检查包括痛觉和本体觉,两种感觉在脊髓内有各自的传导通路(分别经脊髓丘脑束和后束传导)。从最高的颈平面到最低的骶平面,分节段进行疼痛刺激的检查(图101-1)。

低位颈段和高位胸段(C5-T2)在躯干前部没有对应的皮节。高位颈段(C3-4)对应的皮节延伸到乳腺水平上,其下即是T3-4对应的皮节。仅评估躯干感觉会导致由C4-T4的跨越,漏掉中间节段对应皮节的评估。因此,需要对上肢和手部进行详细检查,以评估C4-T4脊髓节段。否则,仅局限于躯干的感觉评估,会将低位颈髓损伤误诊为高位胸髓损伤。

上肢的感觉评估必须包括所有的6对皮节,以便准确定位神经功能损害。尽管下肢皮节感觉功能不一致在脊髓损伤中较少见,但也需要进行评估(图101-1)。

骶髓段皮节定位于会阴,也需要检查(图101-1)。与完全性脊髓损伤患者相比,仅会阴区感觉功能保留(马鞍回避)而其他神经功能消失的不完全脊髓损伤患者预后更好。

后束的功能评估包括位置觉和振动觉。因为痛觉和本体觉在外周神经内走行相同,因此在详细的疼痛刺激检查后,仅能通过上肢和下肢评估后束的功能。本体觉和痛觉检查结果不一致,仅见于部分脊髓损伤患者,影响了脊髓的前部或后部。而横断性损伤或者外周神经的损伤,对脊髓丘脑束及后束的影响程度一致。

(二)运动检查

与感觉检查相同,运动功能的检查也必须详细评估上肢和下肢的每一个肌节。仅粗略检查上肢近端和前臂的活动,而忽略肱三头肌和手部固有功能的检查,则会漏诊低位颈髓损伤。而胸髓受压可表现为下肢近端无力但远端肌肉较少受累。

(三)神经反射检查

反射检查包括深反射和浅反射。深反射检查在上、下肢进行。反射异常的意义取决于损伤部位及时期。在完全性脊髓损伤急性期,损伤平面以下的深反射减弱。一些病例的超急性期,深反射可能正常。在损伤的亚急性期(4~6周),由于下行皮质脊髓束的抑制作用消失,深反射呈亢进状态。巴宾斯基征出现的时期与深反射相同。在脊髓损伤的急性期无反应,偶尔出现屈肌反射。伸肌反射则在慢性脊髓压迫症或损伤的亚急性期出现。

在创伤急性期,反射减弱需鉴别以下原因:神经根损伤,神经丛损伤,脊髓休克。而根本原因由患者的神经症状类型及相关的运动、感觉功能损害决定。此外,既往有周围神经病或药物服用史,或者正常变异也可能引起反射减弱。

上肢局部的深反射减弱通常由神经根或臂丛神经异常所引起。如果是多个相邻平面的运动或感觉功能障碍,则更倾向于神经丛损伤。可伴皮肤擦伤或挫伤,潜在肩带、骨盆、横突骨折,需要进一步检查以明确是否存在上述诊断。

脊休克见于完全性脊髓损伤。表现为损伤平面以下所有随意运动和神经反射均消失。与之不同,神经源性休克是一种血流动力学表现。T5节段及以上脊髓损伤的患者可能出现低血压。典型表现为低血压伴有相对心动过缓。休克原因为交感神经支配功能消失,导致外周血管扩张,血流淤滞,进而导致静脉回心血量减少。交感神经支配

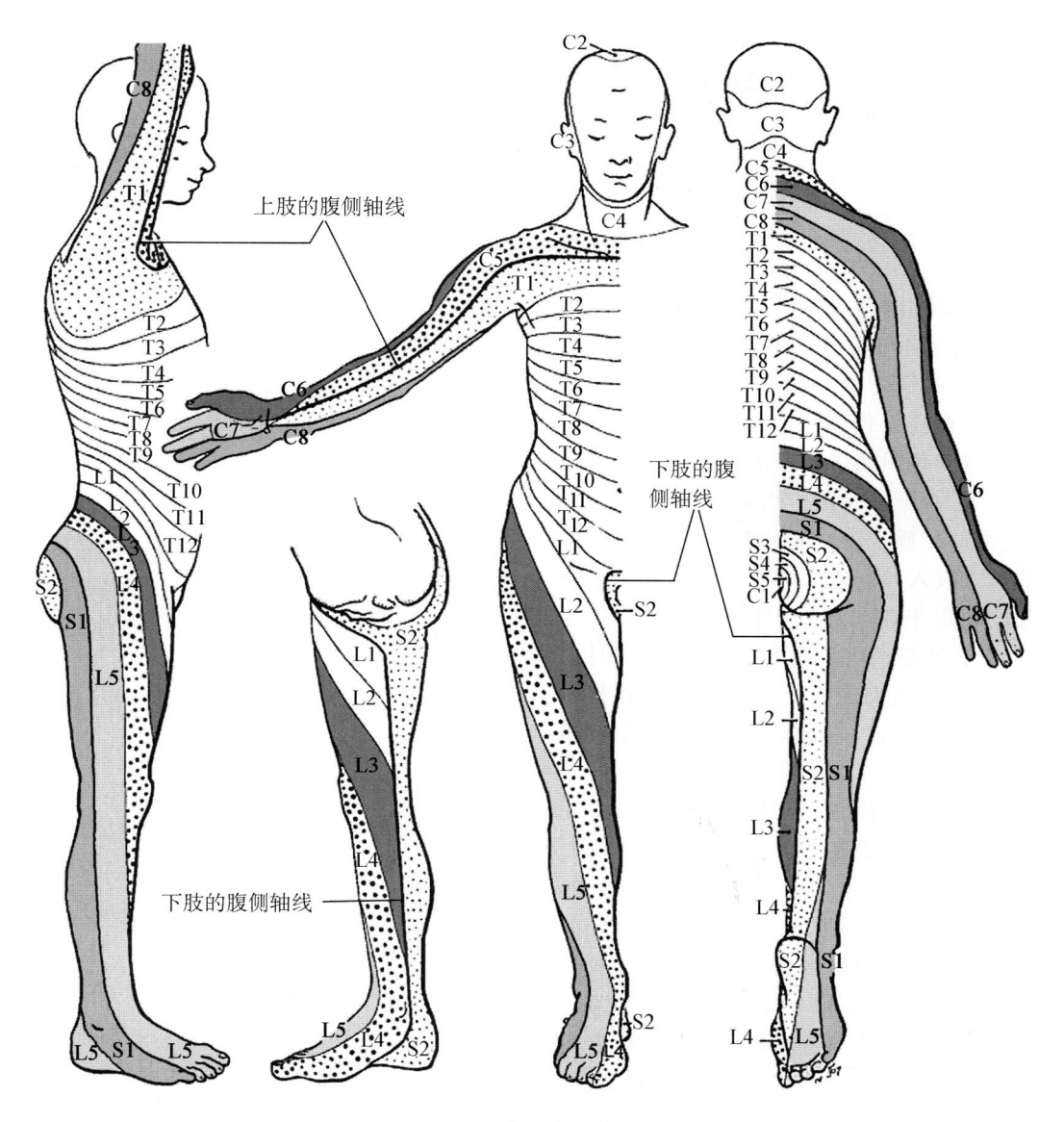

图 101-1 典型的皮节分区

背侧神经根传导通路中断后,出现相应皮节的感觉减退(针刺觉,轻触觉,或温度觉);引自 Grant JCB:Grant's Atlas of Anatomy,5th ed. Baltimore:Williams & Wilkins,1962.

功能消失也会对心脏产生负性肌力及负性频率作用。

浅反射消失提示脊髓损伤。T6-9 和 T10-12 节段的神经分别支配上腹壁和下腹壁反射。上下腹壁反射均消失提示损伤平面在 T6 节段以上。下腹壁反射消失而上腹壁反射存在提示损伤平面在 T9 节段以下。同理,L1-2 节段的神经支配提睾反射,反射消失提示神经病变。

肛门括约肌张力也应该作为全面神经功能检查的一部分。张力消失通常见于完全性脊髓损伤。

(四)影像学检查

影像学检查的指征包括(表 101-1):①创伤病史;②神经功能缺损;③脊柱局部压痛;④患者意识丧失或无反应。检查目的包括:明确骨骼韧带复合体的完整性,明确神经压迫的存在及加重原因,确定最佳手术方案。

尽管已有先进的计算机辅助成像技术,平片

仍是脊柱影像学检查的重要部分。因为便携随时可用,较少搬动或转运患者,在ICU中更显重要。平片可用于潜在骨韧带损伤的初步评估。侧位片作为脊柱稳定性的诊断依据,特别是颈椎,尤为重要。

三、处理

(一)受伤脊柱的固定

确定受伤机制与可能出现的脊柱损伤相符后,行心肺复苏的同时固定脊柱。

对不稳定脊柱损伤,通常将脊柱固定于中立位以保护神经避免损伤进一步加重。对颈椎的保护应在转运现场开始。保护措施包括坚硬的颈托,或固定头部及躯干于坚硬的脊柱固定担架板,颈部双侧需要嵌入沙袋或硬质泡沫等固定。若患者头部已经固定于担架板上,身体的其他部位也需严格固定于担架板上。这种方法仅是暂时固定,因为对于意识丧失或已经失去知觉的脊髓损伤患者,固定于坚硬的担架板上仅数小时便会迅速出现褥疮。

颈托固定对合作、安静的患者已足够,但对于不能配合、烦躁、有潜在颈椎不稳定性的患者是不够的。ICU中的另一项有效措施是颈椎牵引,牵引可以使颈椎保持直线,避免因颈椎移位导致脊髓受到压迫。接受牵引的患者需密切监测神经系统功能,并多次复查颈椎平片。然而,颈椎牵引对不稳定性寰枢椎损伤患者不适用。此类患者需应用颈托或halo-vest固定架来固定。但是,就维持颈胸交界处的稳定性而言,halo头架比vest架有效。

某些情况下,halo头架和vest架会影响ICU患者的护理。限制中心静脉导管、胸导管的放置,气道管理,以及心脏按压。而且需在患者床旁时刻备好halo头架移除装置。如必要且适合,可以用牵引暂时代替。

胸腰段脊柱的固定技术较少。依据经验最初提出了平卧位。随后发现,只要患者在标准床垫上保持相对固定体位,就不会出现进一步的神经损伤。硬床垫较软床垫为好。胸腰骶矫形器可以加强固定作用,防止不配合的患者出现屈曲。

胸腰牵引器较笨重,减少畸形发生的效果不明显,而头盆牵引也已很少应用。

完整的颈椎检查包括由枕部到C7-T1结合处。肩部可能会影响颈胸交界处的显示。在ICU可以通过向下牵引上肢及游泳者体位使显示更清晰。如果上述措施仍不能充分清晰显示颈胸交界处,则需要计算机辅助成像。颈椎的过伸过屈位平片可以评估稳定性。对于ICU中清醒、配合患者可采用平片检查,而对于无意识的患者可采用X线透视检查。有5%的创伤患者存在非相邻脊柱骨折,因此即便已经发现某一节段的不稳定性骨折,也必须检查全脊柱。

(二)非手术治疗

神经损伤出现后,促进神经恢复的方法十分有限。常规治疗包括,维持血压、氧合,营养支持,提供环境以利于可能的神经功能恢复及预防继发性脊髓损伤加重。诊断并治疗脊髓损伤相关可能危及生命、增加病死率及延长住院时间的内科并发症,也很重要。

促进脊髓损伤恢复的药物正在积极研究中。已经证明应用大剂量类固醇激素对急性脊髓损伤有一定疗效。NASCISII(美国国立急性脊髓损伤研究组进行的一项甲泼尼龙及纳洛酮治疗急性脊髓损伤的临床随机对照试验)研究对急性脊髓损伤患者应用类固醇激素的效果进行了评估。试验包括两个治疗组及一个对照组。其中,一个试验组给予大剂量甲泼尼龙[第1个小时内给予30mg/kg静脉负荷量,随后23h内以5.4mg/(mg·h)剂量静脉维持],另一试验组给予纳洛酮。研究发现,伤后8h内给予类固醇治疗,神经功能的改善有显著意义,同时并未增加病死率。纳洛酮组的神经功能恢复与对照组相同。

鉴于上述结果,大多数学者认为对于不完全性脊髓损伤患者应在伤后8h内给予大剂量甲泼尼龙治疗。对于完全性脊髓损伤患者,尽管也有人支持应用,但疗效不确定。

在ICU中,通常非手术方法已可以固定伤椎。通常对于不烦躁的患者,体位复位或用颈托、石膏进行节段固定可充分预防脊髓损伤或已有损伤的加重。而ICU治疗的首位应是稳定患者的呼吸、循环,治疗其他内科急症。由于非手术方法也可用于固定骨韧带损伤,因此对于针对性治疗,应该依照具体情况进行选择。

(三)手术治疗

脊髓损伤后促进神经功能恢复手段十分有限,而脊柱固定技术却有很大提高,形成鲜明对比。因而,除寰枢椎损伤,大多数脊柱不稳定性损伤都可以手术治疗。

无论何种病因,手术的原则包括减压,复位及固定。现以急性创伤为例,进行详细阐述。

1. 减压　脊髓受压多由于骨块或软组织(椎间盘,血肿)后移入椎管。脊髓损伤后急诊或择期脊髓减压术的有效性仍存在争议。大多数学者认为在撞击发生的瞬间,对神经的压迫最严重。在这期间,碎片挤压或者椎体移位伴随着加速度进入椎管,因此对神经产生了压迫。

神经损害症状进行性加重以及神经压迫症状持续存在,是行急诊减压术的确切指征。对于神经功能完全丧失的患者,减压术可作为一种选择,有些学者认为没有必要。对于神经功能部分损害的稳定患者,可在脊柱固定同时行神经减压术。有报道,对于慢性神经功能损害的患者,延期减压也可改善临床症状,提示神经减压术可能有益。

目前尚不明确,初次损伤引起的神经压迫导致神经损伤持续加重,通过原发还是继发机制。理论上,持续存在的压迫增加局部组织压力,进而影响局部灌注,引起继发损伤。这也是支持早期减压的理论依据。

而推荐择期及延期减压术的学者担心早期手术会导致继发损伤,比如,对于心肺功能不稳定的患者。随着手术方法的改进,包括前入路,以及神经外科麻醉的发展,早期减压干预更加安全,其有效性也在重新评估。

2. 复位及固定　根据损伤性质和受累脊柱节段确定行切开复位或手法外复位。虽然颈椎牵引对矫正颈椎平移畸形有效,但胸腰椎牵引的效果却欠佳。而切开复位对于全脊柱节段都可行。为了达到复位效果并预防复位后畸形,必须有作用于脊柱的外力来抵消变形力。

固定脊柱需考虑即刻稳定性和长期稳定性。对于急性创伤患者,可用内固定器或外固定装置维持脊柱的即刻稳定性。而脊柱固定融合术可保持其长期稳定性。

3. 预防静脉血栓　脊髓损伤患者是深静脉血栓形成(deep venous thrombosis,DVT)的高危人群,但也存在差异。发病风险差异主要取决于预防措施和时机,以及脊髓损伤平面和严重程度。在未采取预防措施的情况下,急性脊髓损伤患者DVT的发病率近40%。虽然预防措施可以很大程度上降低发病率,但风险仍然存在。显然,脊髓损伤平面不同,出现深静脉血栓(venous thromboembolism,VTE)的风险也不同。一项对18 000多位脊髓损伤患者的回顾性研究发现,高位胸髓损伤(T1-6)患者VTE的发病率较高(6.3%),而高位颈髓(C1-4)损伤者VTE发病率要低很多(3.4%)。重要的是,静脉血栓形成的死亡率占脊髓损伤后1年内死亡患者的10%。因此,应该早期制定方案以预防血栓形成。早日下床通常不适用于此类患者,其他措施包括抗凝血药,局部静脉阻塞装置(如滤网),抗血栓弹力袜。

治疗时机同等重要。虽然开始时机仍不十分明确,但大多数认为应该尽早开始,如果可能不要迟于伤后72h。目前对于脊髓损伤患者静脉血栓形成的预防,大量数据及指南推荐低分子肝素(特别是依诺肝素)优于肝素。加压弹力袜虽有帮助,但仅作为恰当药物治疗的辅助手段。最后,虽然脊髓损伤患者预防性放置腔静脉滤器理论上看起来很有前景,但研究数据并不支持,现有指南也不推荐常规放置。对于不能接受药物抗凝血的患者应用或许更为合理,但必须考虑长期并发症。

脊柱内固定装置已经有了很大改进。目的是短期固定脊柱,某些情况下也可以矫正畸形。除了固定受累脊柱节段,一些装置的动力特性使其作用于脊柱的外力可以矫正畸形。此类装置的最大优点便是恢复脊柱的即刻稳定性。患者可以开始理疗及康复治疗,而不会有神经损伤的风险。而早期康复训练可以减少长期卧床所致的并发症。内固定装置的弊端包括,延长手术时间,增加手术风险,为了达到足够的稳定性而固定了正常活动的脊柱节段,以及产生人工伪影影响术后情况评估。

第六篇

专业的人际关系和沟通交流技巧

第 102 章

伦理原则、沟通交流及临终关怀

Joshua B. Kayser　Paul N. Lanken　Horace M. DeLisser,著　尚秀玲,译　于荣国,校

重症监护病房内死亡是经常发生的。在美国,死亡发生在 ICU 内占 20%,50% 院内死亡的患者在住院期间住过 ICU。尽管 ICU 内的大多数死亡与是否接受或拒绝生命维持治疗有关,但是极少数患者能对治疗目标和延长生命治疗措施的局限性做出决定。同样,能够提前求助于代理人或医生替其做最后决定的患者更少。因此,在 ICU 内生命临终前的许多决定大部分没有患者的直接参与或不是患者本人的决定。本章节阐述了医学伦理学原则以便应用于 ICU 患者临终生命决定或临终关怀。

一、医学伦理学的基本原则(价值)

图 102-1 讲述了医学伦理学的基本原则(价值),即患者的权利/自主选择权、医生的职责(善行和避免伤害),以及社会关注的医疗资源分配的公平性(分配公平)。

二、患者的权利

1. 患者自主权的行使　尊重患者的自主权或自主决定权的本质是恰当的告知有自我决定能力的成年患者,有权力拒绝任何医疗措施,包括维持生命的支持治疗。在美国,不仅有伦理委员会支持伦理原则,并且制定了法律法规及重要的司法判决规定来保障有自主决定能力患者的合法权利。在这种原则下,就不存在违反责任的情况,医

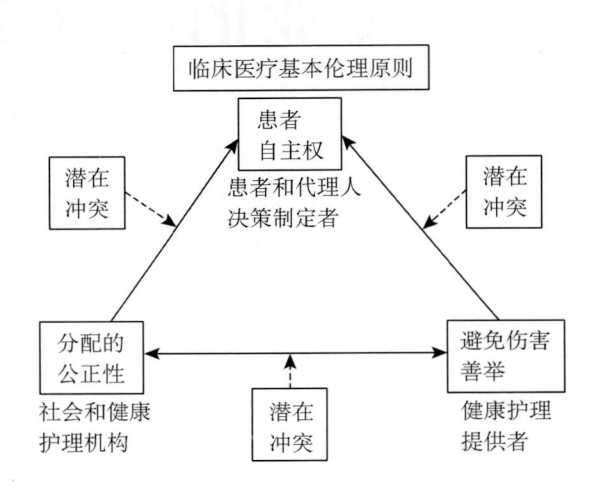

图 102-1　临床医学和相关道德代理机构的四个基本伦理原则

　　双箭头表示了在两个及两个以上的原则中存在潜在的冲突和相关伦理原则

生应该尊重有自主决定能力的患者放弃维持生命治疗的决定。然而,尽管自主权给予患者拒绝治疗的权利,但是患者及其代理人并不具有干预治疗的权力。当然,患者或其代理人有权利接受或放弃标准医疗管理以外的医疗干预措施。

2. 无自主决定能力患者的医疗决定　ICU 患者常常缺乏充分认识病情和拒绝医生治疗建议(知识框 102-1)的能力。当突然发生危及患者生命的并发症时,为了维持患者的生命可假设患者知情同意。然而,如果患者缺乏做决定的能力或

者无法与医务人员交流,那么决定权应交由其代理人或者医疗健康代理人,最合理的是这些代理人或者医疗健康代理人,应该是患者之前已授权的代理人,例如持有永久代理权的律师。患者往往选择自己的亲属或者与其关系密切的人作为维持生命干预措施的代理人,因为他们理解患者的生活观、价值观及在生命最后时刻的态度和选择。

知识框 102-1　恰当的决定制定能力的标准

1. 能够交流并能做出选择
2. 能够理解与最终决定相关的信息
3. 能够理解医学状况并能理解选择不同的治疗方法所带来的后果
4. 能够比较治疗方法的选择并能对自己的选择做出合理的解释

改编自 Appelbaum, PS. Assessment of patients' competence to consent to treatment. N Engl J Med 357:1834-1840, 2007.

代理人在做决定的时候应该明白患者的需求,并以之为基础来做决定("代理评价"标准)。在这一方面,建立一个高级的指导原则是非常重要的。然而不幸的是,大多数患者并没有提前制定高级创伤生命支持计划,也没有与他们最亲近的人讨论过此类事情。

如果没有高级指导原则(或者提前制定好的医疗文书),也不知道患者的特殊喜好,医生应该和患者的代理人一起了解患者的心理特征、临床状况及其生活观、价值观,共同商讨后谨慎做出决定。在做决定的过程中,代理人应该提供患者的生活观和价值观(或者兴趣和爱好),医生应该陈述给予患者特殊干预措施的获益和风险及危重患者康复的可能性。因此,这种以协作的方式和患者利益最大化为基础做出的关于生命终末期的医疗决定是利大于弊的。

3. **无合法代理人患者的医疗决策**　ICU内近5%的患者没有找到合适的或者没有指定的代理人,此类情况目前没有可供参考或指导的相关正式文件。因此,各医疗单位对该类患者进行医疗决策时方法差异较大,比如,委托给临床医生做决定,单位主管医疗的行政长官,更多的是应当事人的要求进行审查时由医院伦理委员会同意决定。

三、医生的职责

患者利益至上和确保患者免遭伤害的原则,责成医生促进患者的健康幸福,最大化的减少患者的痛苦和不幸,尊重患者的人格和做人的价值。相反,医生不能够提供无效的、缺乏医疗价值的和不恰当的治疗或干预措施。许多ICU医生认为,对于已给予足够强抗生素治疗或最大限度的生命支持治疗(如大剂量血管加压素)的难治性脓毒症患者,发生心搏骤停时,给予其心肺复苏也是不恰当的医疗行为。

医疗的无效性

患者权力和医生义务之间存在潜在的冲突,以医疗无效性为基础的医疗决策争论由来已久,主要表现在生理无效性和医疗无效性两方面。如果一种干预措施被认为在生理上是无效的(如无法达到其既定目标),无须经过患者或者其代理人的同意就可以取消该项治疗措施。(因为给予患者无效的干预措施就是不恰当的医疗行为)。

临床医疗的无效性是指医生往往通过直觉认为恢复的意义不大(通常基于医生自己的观点,认为患者生活质量低下),抢救成功的机会很少,或两者兼之。评论家认为"医疗无效性"这个名词是模棱两可的,缺乏可持续性和公平性。在模棱两可的情况下,排除医生个人价值观的影响是不可能的,这往往削弱了医学无效性作为道德的呼声。

四、缓和医疗和临终关怀

1. **概述**　治疗目的由治疗性到舒适性的转变加速了大多数ICU患者的死亡。因此制定严格的制度和流程是非常重要的,这种制度和流程应以最基本的医疗原则和缓和医疗的临床实践为根据,为ICU患者及其家属提供高质量的临终关怀服务。

2. **缓和医疗的目的和意义**　缓和医疗指在患者生命的终末阶段,病情恶化到无法治愈时,提供给患者的医疗方法,如控制症状。此外,世界卫生组织对缓和医疗的定义更加广泛,指在患者生命的终末阶段,所采取的对症和心理应激的干预。最近的一些观点认为,缓和医疗应该作为一种规定,将治愈性目的和康复疗法结合起来,以满足患者的需求。

缓和医疗方面的专家应该致力于减轻患者的疼痛、痛苦和心理压力,给家属和患者提供精神支持和心理抚慰。无论任何时候,所有医疗服务工作者所传达的信息,包括语言和行动,必须是:尽管ICU工作人员会采用或撤销一切特殊的治疗或干预,但他们绝不可能终止或限制应有的医疗。即当治愈无法实现或死亡无法避免时,他们仍然会继续提供,如减轻痛苦、常规医疗及关于家属方面的心理安抚等相关的治疗或帮助。

3. 缓解症状　临终关怀的伦理学原则是医生有义务减轻无法医治而濒临死亡患者的痛苦,使之感到舒适,确保患者有尊严的离去。因此,在临终患者的死亡过程中,只要是以减轻患者痛苦为目的,甚至包括存在加速死亡风险的干预措施,在伦理和法律上也是可以接受的。

附录C关于减轻ICU终末期患者的痛苦所常用的医疗措施,给予了详细的描述。缓和医疗中药物治疗的目的是使因患有不可治愈的疾病而面临死亡的患者在临终时尽可能地感到舒适,这常常与积极使用药物实施安乐死的手段加速患者死亡的方法混为一谈。这种情况类似于"双重功效原则"(the doctrine of double effect)。指导临终关怀实施的核心原则倡议,在减轻临终患者痛苦的过程中,如果治疗手段或干预措施合并有加速死亡进程的意外的后果时,只要这种药物治疗的目的是缓解症状,也是可以接受的。

4. 生命措施的维持和撤除　作为常规原则,一旦治疗的目的转向以舒适治疗的决定做出以后,就应该坚持这种原则。尽管要以个体化治疗措施管理每一位特殊患者,但是,推荐使用统一的治疗管理方案(图102-2),即预测患者可能出现以前可能经历过的症状并为之做好准备,在给予或撤除生命支持措施前后应强调主要症状的控制,并且关注患者家属的情绪和心理需求。

在撤除维持生命治疗措施之前,强调以下三方面问题。第一,所有维持生命的治疗措施(如肠内喂养)应该同时撤除,不要分批进行,尽管从情感或习俗上部分撤除更容易使家属接受。第二,一切不符合更改后的治疗目的的干预措施均应该停止和限制,考虑患者的舒适性,如果鼻胃管不需要使用时也应该拔除。第三,ICU工作人员应该继续保证患者的舒适感并给予家属心理安抚。

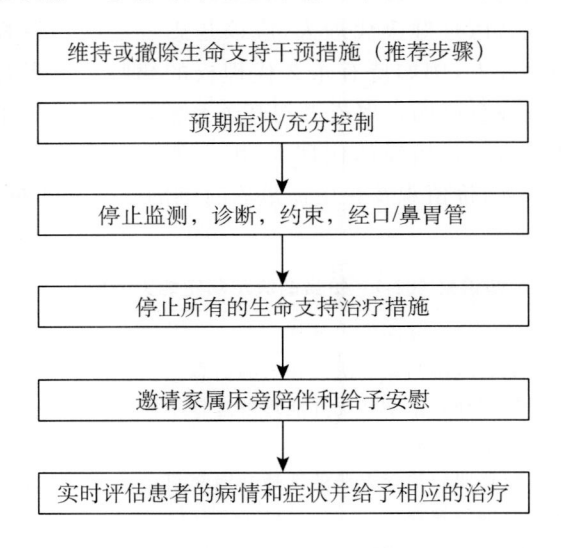

```
┌─────────────────────────────────┐
│ 维持或撤除生命支持干预措施(推荐步骤) │
└─────────────────────────────────┘
              ↓
┌─────────────────────────────────┐
│        预期症状/充分控制         │
└─────────────────────────────────┘
              ↓
┌─────────────────────────────────┐
│  停止监测,诊断,约束,经口/鼻胃管  │
└─────────────────────────────────┘
              ↓
┌─────────────────────────────────┐
│     停止所有的生命支持治疗措施    │
└─────────────────────────────────┘
              ↓
┌─────────────────────────────────┐
│   邀请家属床旁陪伴和给予安慰     │
└─────────────────────────────────┘
              ↓
┌─────────────────────────────────┐
│ 实时评估患者的病情和症状并给予相应的治疗 │
└─────────────────────────────────┘
```

图102-2　给予或撤除维持生命措施的推荐步骤

5. 患者和家属的情感和精神支持　给予患者及家属精神支持比给予患者减少肉体痛苦的措施更重要。撤销延长生命干预措施或最终患者死亡对于其亲属是巨大的打击。在任何时候,尤其是维持生命的措施撤除和患者死亡之后,ICU工作小组和医院其他有经验的工作人员,如社会工作者或牧师,应该给予患者家属心理上的支持和抚慰。当患者家属处于悲痛之中时,医疗工作人员克服自己情感上的悲伤,设身处地的安慰家属。此刻,无声的语言和陪伴是最好的抚慰。

如果患者亲属希望在患者濒临死亡的过程中或宣布患者临床死亡之后陪伴,应该给予患者亲属足够的时间在房间陪伴患者。除非有另外一个危重患者等待临终患者的ICU床位,或者预计患者的死亡时间很长,特别是有的患者家属还在去ICU的途中,应该考虑将患者的尸体移出ICU。医疗服务的连贯性和患者家属的感情抚慰应该有熟悉患者病情和了解患者家属心理的ICU工作小组成员来完成,而在拔除气管插管或脱离呼吸机前后立即注射镇静药和阿片类,则常常需要仅在ICU能够提供的优质护理的配合。

第 103 章

ICU 团队工作及相互合作

Maghan B. Lane-Fall　Linda Hoke　Cheryl Maguire,著　尚秀玲,译　于荣国,校

一、什么是 ICU 内的相互合作

重症监护室起源于 20 世纪中期,那时,一些重症患者如战伤的士兵、脊髓灰质炎相关的呼吸衰竭、术后患者及早产儿均在已经设定的病房内管理治疗。初期的 ICU 和其他病房最大的一个区别就是护士和患者有一定的比例。早期就意识到危重患者需要每一位 ICU 工作的团队的重视。早期危重病管理的医护人员的价值在治疗和护理危重患者的过程中得以体现。

现代的重症监护理念已经超出了传统专业之间的相互协作,需要多学科之间的合作来共同管理重症患者。这样一个学科不仅仅局限于医疗和护理,它包括一个多元化的群体,如药剂师、呼吸治疗师、营养师、物理治疗师、职业治疗师、社会工作者、缓和医疗和牧师照理。健康服务研究人员证明多学科合作模式化的实施明显改善患者的预后。

ICU 不同专业医师参与共同合作的模式确保了患者理想的预后。在这种模式下,医疗和行政管理共同分享来自不同专业人员的建议,医疗管理方案提高了管理质量,贴近治疗目的,不需医生时时刻刻的干预。医疗查房、临床信息共享、医疗决策的制定通常由医生领导下进行,并有护士、药剂师及 ICU 工作小组的其他成员积极参与患者医疗计划的制定。

二、ICU 相互协作的益处是什么

相互协作的原则鼓励 ICU 工作小组相互分担医治患者的责任,利用各学科所涉及的专业知识,促进患者安全,达到最佳预后。ICU 工作小组(表 103-1)的每个成员积极主动的参与患者的管理,很容易快速高效的达到治疗和护理目的,也会提高患者及家属的满意度。呼吸机脱机计划的实施证明了相互协作的意义所在。根据医生的医嘱设置呼吸参数并进行适当调整,呼吸师根据所制定的计划调整呼吸参数,逐步慢慢完成脱机。

其次,多科协作方案提高了患者的综合管理和安全性。公认的治疗计划和治疗目标防止了不良事件的发生,如用药错误、不当操作及患者和家属已经拒绝的复苏方案。许多 ICU 使用核对清单以便于医疗计划制定与沟通。核对清单已被证实可以减少不必要的医疗计划的改变,并且可以促进循证医学的实施。图 103-1 给出了一个跨学科查房的医嘱核对清单。

互相协作模式的另外一个益处就是可以提高小组成员的满意度。ICU 是一个高度敏感的环境,从业者经受不同程度的压力和挫折。相互协作和共同分担患者的医疗责任分散了从业者因医治危重患者而产生的焦虑,从而营造了一个健康舒适的工作环境。

表 103-1 ICU 工作小组多学科成员*

组员	角色
医生	
主治医师	治疗小组领导和监督者,教学
专科培训医师	治疗小组领导,直接管理者,侵入性操作,教学
其他工作人员	直接管理,侵入性操作
会诊医师	指导特殊患者的治疗
初级临床服务	ICU 内的非 ICU 患者的开放及半封闭式管理
高级从业者	
执业护士	直接护理,侵入性操作†,质量改进
医生助理	直接管理,侵入性操作†,质量改进
临床专科护理专家(CNS)	员工教育,患者指导,质量改进
护士(RN)	直接护理患者,药物管理,患者和家属的宣教
药剂师	用药监督、剂量指导、药物检测和毒性管理、用药调整、患者和员工指导、质量提高
呼吸治疗师	有创及无创机械通气管理、吸入给药管理、动脉采血;启动机械通气策略、自主呼吸试验和脱机试验;质量改善
营养师	选择营养治疗计划、监测营养是否充足、质量改进
物理治疗师	直接护理、活动和功能锻炼
牧师	患者和家属的精神和情感支持
社会工作者	治疗目标、家庭会议、出院计划
患者和家属	共同决策、日常查房

* 其他治疗成员包括职业治疗师和缓和医疗顾问
† 每个州的法律关于执业护士、医师助理的职业范围及医疗报销程序有所不同

三、ICU 内协作模式的挑战是什么

相互协作的做法与其他医疗管理理念的区别是,医生不仅是医护小组的领导,而且是患者治疗计划和 ICU 管理事项的决策者。事实上,相互协作的固有概念是,具有独特的培训和专业理念的 ICU 团队的每位成员在共同管理患者具有不同的价值。成功的协作模式要求 ICU 团队的每位成员必须充分了解团队领导的期望和意图。相互协作模式通过"安全文化"得以提升,即无论专业水平和他们接受培训的程度高低,均鼓励所有成员发表他们对患者医疗管理的意见。

尽管协作模式益处较多,但同时具有挑战性,因为有效的管理患者依赖于团队的合作。这些困难包括领导的等级架构、时间压力和有限的资源。

等级领导体制深深根植于许多机构,阻碍了多学科间,以及年长和年轻成员之间有效的交流。将医生、护士和其他团队成员提为领导的方式显示了团队协作和质量管理,以及临床工作主动性均得以改善。

时间是发展合作实践模式需要考虑的另一个重要因素。在临床治疗和护理方案达成共识之前,发展多科协作计划常常涉及不同专业背景成员之间共享信息和专业知识。有时临床医疗管理参与者和团队领导之间的不同计划需要相互协调。

最后,人力资源可能会限制团队成员有效地发挥作用。具体地说,当制定临床治疗计划的时候,临床专科护士、药剂师、营养师、物理治疗师和心理治疗师因有繁重的临床工作限制了他们参与临床查房。

四、模拟促进团队合作和协作实践的工作

在高度紧张环境下,模拟训练被视为一种有效提高团队动作额有价值的工具。ICU 团队可以一起进行模拟训练,解决交流障碍和进行角色分配,无须担心患者会受到伤害。它特别强调了队员的角色互换。例如,当医生在模仿护士的角色

内科ICU日常跨学科计划

日期：________

前一班护士关注事项

- ________
- ________
- ________
- ________
- ________
- ________

初始评估后的改变

中心静脉/血流动力学________
- ________

呼吸________
- ________

神经________
- ________

胃肠道/泌尿生殖系统________

镇静/镇痛　　否/可接受

RASS:________ CAM/ICU________

镇静:________ 减少？是____ 否____

为什么是?________ 为什么不是？______

疼痛? ________ 焦虑?________

预防

- 双下肢静脉血栓-肝素______压缩______
- 红细胞压积>30____否，为什么?_____
- 矫形？________
- 胃肠道预防？________
- 理疗师咨询？________

营养/内分泌

全肠外营养______ （是，为什么？______）

全肠内营养达到目标？（否，为什么？____）

血糖>150____需要持续静脉注射？______

肠道清洁准备？______

抢救的决定：不做心肺复苏____ 心肺复苏______

护士 ______姓名首字母______值班______

护士 ______姓名首字母______值班______

❑专科培训医生/主治医生计划核查

签名：________________

静脉注射通道

类型________________

置管日期____/____/____

位置:

静脉置管部位是否有记录?____

静脉通路是否足够？__________

是否可以拔除？__________

约束

❑医生医嘱　　❑否/可接受

❑表格填写

是否导尿适应证　　❑否/可接受

❑不稳定（血流动力学或严重缺氧）

❑脊柱损伤情况不明（限女性）

❑反应迟钝患者

❑泌尿系统要求（手术问题）

❑污染伤口

家庭讨论/问题

- ________
- ________

皮肤/伤口

- ________
- ________

问题/计划

❑________
❑________
❑________
❑________
❑________
❑________
❑________
❑________
❑________
❑________
❑________
❑________
❑________

图 103-1　ICU 内多学科查房使用清单列表

CAM/ICU. ICU 谵妄评估方法；RASS. Richmond 镇痛镇静评估量表（Courtesy of Barry Fuchs，MD，and Cheryl Maguire，RN.）

时能够更好地理解护士在危急情况下执行任务所面临的挑战,如患者监测和用药管理。

模拟训练能够为团队成员提供培训的机会,以便于提高高危环境下交流合作的能力。课程来自于航空业在危急情况下的团队合作,包括机组成员人力资源管理的重要性、情况判断和明确的任务分配。

无论是高保真(具有交互式人体模型的实际场景)还是低保真(非实际场景)模拟器均可采用。无论模拟演练的细节如何,重要的是团队成员一起演练的情景与面临实际的患者治疗的场景是相似的。模拟演练结束以后,要充分讨论总结演练中的体会以便于更好地强化演练效果。

五、结语

现代重症监护的复杂性需要团队合作和跨专业的协作,这需要耗费大量的时间和资源来支持协作的开展,而这些资源已经被证实了对患者安全与质量管理的改善是有益的。核对清单、领导参与和模拟训练都是可以保证ICU跨专业合作成功的重要因素。

第104章
以家庭为中心的医疗管理和与ICU患者家属的沟通

Mark E. Mikkelsen　Robin Hermann　Horace M. DeLisser,著　赵建祥,译　于荣国,校

在美国,大约20%的患者会在ICU死亡,绝大多数的这些患者都涉及是否保留或停止维持生命的治疗的问题。以患者为中心的高质量的重症监护是建立在尊重患者价值观和治疗意愿的有效沟通之上。由于许多重症患者在ICU住院期间无法对其治疗方案做出明智的决定,所以ICU的医护人员往往只能依靠患者家属(和其他与患者亲近或相当于家属的人)来获得患者的目标、价值观和治疗意愿方面的信息。

然而,尽管与患者家属共享决策是很重要的,但是重症患者的家属往往很难理解患者的诊断、预后或ICU的监护治疗计划。因此,患者家属愿意与ICU的医护人员沟通,这样家属既能获得相关的信息,又能与治疗患者的医护人员保持不间断的联系。为了满足这种需要,新兴的以家庭为中心的查房应运而生。促进医患沟通的策略起初似乎成了医务人员的一个挑战。然而,患者家属看重临床医生的沟通能力与看重他们的业务水平是一样的(有时可能比之更甚)。

以家庭为中心的查房,是广义的以家庭为中心的监护治疗的一个组成部分,其核心要素是建立在医务人员和患者/家属之间的可靠的合作关系,这种合作关系是基于相互尊重、信任、开放式的交流、信息共享、合作,以及共享决策制定过程。

以家庭为中心的治疗最初是从儿科慢性疾病患者开始的,现在已经被许多医疗卫生组织和机构包括医学研究所、专业护理和医师协会、医疗组织和继续医学教育认证机构等广泛接受,作为一种医务人员必备的核心业务能力。以家庭为中心的治疗所需要的其他资源和技能,还包括姑息治疗和临终关怀(见第102章)、团队合作和ICU的协调管理集中在患者及家庭的治疗与护理(见第103章)、文化能力(见第105章),以及家庭亲善措施如自由探视政策等。

有家属参与的日常查房提供了一种促进医务人员与患者及其家属有效沟通的架构和流程。这种方法有一系列重要的潜在益处(知识框104-1),包括可促进高质量的以患者和患者家属为中心的治疗目标的实现,以及减少重症患者家属所遭受的长期神经心理学压力。

一、以家庭为中心的查房概述

以家庭为中心的查房,最早在20世纪初引入儿科监护,现在越来越多见于成人重症医学。然而,美国采用该方案的成人ICU的比例仍是未知数。同样的,以家庭为中心的查房对患者预后及家庭满意度的影响的研究相对较少,大部分的数据都是来自儿科患者的临床实践。因此,针对成

人重症医学在该项实践方面已发表的数据进行推断时应当格外谨慎,特别是应考虑到儿科患者的 ICU 死亡率要远低于成人重症患者这一事实。尽管有这些局限性,但仍可得出结论,认为家属参与的查房通常在提供新的相关信息的同时,并不会显著延长查房的时间,而且能够增进临床医生和患者家属的交流,并提高家属对医务人员的满意度。更多的数据表明,经过适当的指导,患者家属能够接受并适应对多学科 ICU 查房的心理预期和观念变化。据报道有一系列因素能够增强家属在参与查房时体验感,这些已包括在知识框 104-2 的推荐意见中。

据称以家庭为中心的查房主要有两类潜在的局限性。首先,患者家属可能会受惊吓,因与医生在众人面前讨论患者的病情而感到不舒服,或仅仅因参与意义重大的查房过程而不知所措。因此,家属参与的获益可能有限。另一方面,人们担心家属的在场可能会对查房的过程产生干扰,比如可能会扼杀医疗组成员间诚实、开放的讨论,增加了查房的时间并减少了教学量等。对这些问题的关注反映在下面讨论所概述的方法中。

二、实施以家庭为中心的查房的推荐意见

实施以家庭为中心的查房的推荐意见,包括查房前和查房后所要采取的措施(知识框 104-2)。这并非主张该方法是实施以家庭为中心的查房的唯一形式。当然,应鼓励 ICU 的临床治疗团队成员在他们的临床工作领域和实践风格中去适应这些推荐意见。而且,每个家庭的情况都是不同的,临床医生不得不做好准备来调整他们的方式,以应对每种情况和每个家庭的独特性所带来的挑战。

知识框 104-1　有患者家属参与的 ICU 日常查房的目的

- 表达尊重和培养信任
- 肯定并支持患者家庭
- 有机会及时了解患者家庭的忧虑和担心
- 基于患者的价值观、个人喜好和生活经历建立一种以患者为中心的、目标导向的交流模式
- 确认患者家属有关于患者的准确的当前信息
- 为患者家属提供前后一致的信息
- 及时进行合适的临终关怀谈话

知识框 104-2　实施以家庭为中心的查房的推荐意见

在查房前(让家属做好参与查房的准备)
- 在入院时告知患者家属关于日常多学科查房的相关事项,并邀请他们参与。
- 为家属提供查房过程的纸质说明,并告知他们在参与查房时的角色。

查房过程中
- 每天在查房前邀请在场的家属参与查房。
- 如果在房间外查房时,应当与包括家属在内的人员围成一圈,如果在床边查房,那么应当围成半圈。
- 如果这是家属第一次参与查房,那么按以下步骤实施:
  - 描述查房的步骤:汇报病例的临床数据,接着形成评估意见和治疗计划。然后告知家庭成员评估的结论和治疗计划,并简要说明目前病情,最后给家属提问和发表意见的机会。
  - 为患者家属介绍医疗组的成员以及新加入的医疗组成员。
- 有意识地向家属询问所需信息。
- 密切关注及聆听患者家属以更好地理解患者的日常生活及个人喜好,并观察可能影响家属代言能力的一些因素。
- 在不影响查房效率的情况下对主动提供的意见和问题进行处理。
- 如果有在查房允许的时间内不能解决的问题,那么应当在充分了解该问题的重要性后,再在查房后安排时间处理。

查房后
- 要由医疗组成员在查房后常规对家属进行随访以解决额外的问题,并对治疗计划进行回顾。

1. 查房前:让家属做好参与查房的准备　在患者入院时,医生和护士应当通知患者家属,有关以家庭为中心的多学科日常查房的注意事项,并邀请他们参与查房。这些口头的信息应当再配以纸质文件交给家属(如有可能应按六级阅读水平书写),内容描述了查房的过程并期待家属参与查房。

2. 查房时　每天当ICU治疗组在患者病床旁集中时,在开始讨论患者病情前应当先邀请家属加入查房。这样做能让家属感觉到自己是受欢迎的一员,而不是妨碍者。推荐ICU治疗组先回顾患者的临床数据,形成评估意见和治疗计划,尽量使用患者家属能够理解的语言,并在需要时向患者家属询问关于患者(医疗或其他方面)的信息。在进行医疗陈述的时候,患者家属可能会突然插入自己的评论并且提出问题。这种打断可能是及时且有帮助的,因此不应被制止,而应在保证查房效率的前提下处理好这种情况。一种办法是,鼓励患者家属在查房的最后再提出意见和评论。一旦完成医疗和护理的讨论,应当将有重大意义的临床问题和治疗计划清晰简洁地告知家属。之后可允许家属提供意见,并提出一到两个问题。如果家属的问题不能在查房的短时间内解决,应确认该问题的重要性,然后在查房结束后安排治疗组成员,在特定时间回答家属的问题。如果家属是第一次参加查房,在查房开始前要花一些时间来说明查房的过程,并向家属介绍医疗组的成员,当有新成员加入医疗组时也应当记得及时介绍。

3. 查房后　有效的做法是在查房结束后常规安排一名ICU医疗组成员(如床边护士或住院医生)对家属进行随访,以确定他们是否有其他问题并对治疗计划进行回顾。

三、以家庭为中心查房的相关问题

1. 经验不足的医务人员　以家庭为中心的查房对于经验不足的医务人员是一种独特的挑战。对于那些刚开始学习如何管理重症患者(如住院医师)或如何领导重症团队(如年轻领导者)的人来说,持续不断地让家属加入查房是一种额外的压力。也就是说需要在制度层面上进行正规教育(如教学方法、书面教材、模拟练习等)和持续的反馈(如辅导式观察),来保证医务人员已经做好准备,而且能够胜任这种方式的查房。通过向经验不足的各级医生提供机会,来仔细观察经验丰富的医生示范,与患者家属交流所需的专业的、富有同情心的及有效的沟通技巧,以此可以进一步提高年轻医生驾驭这种查房形式的能力。另外,对家属现身查房现场会造成困难与挑战的这种不可避免的情形,进行有意识的再现和回顾学习也是很有价值的。最后,就像掌握其他医学技术一样,医生也需完成足够数量的这种形式的查房才能够做到对各个环节游刃有余。如前所述,ICU医生将需要制定一种能让自己觉得舒适的工作方式,并随时可以调整以适应不同家属的需求。

2. 如何应对不合作家属　虽然应肯定家属参与查房是有价值的,因为这样做具有加强交流、共享决策制定过程的潜在益处,但尽量为患者提供最佳的治疗仍是最重要的。因此,如果家属的参与会对患者的治疗造成干扰及有害的影响,那么在起初的时候就应当努力明确家属的期望值,并设定一定的限制条件。家属参与查房具有最终被取消的特权,因此,如果这些起初的努力被证实是失败的,那么应当根据家属的需要,做出相应的调整,并让他们退出查房。希望这种情况仅仅是个别现象,而调整措施也仅需短暂采取。至关重要的是针对不合作家属所采取的措施,应该在ICU治疗团队内部协调一致,如有可能应包括医生、床边护士、病房护士、行政主管、社工、驻院牧师及呼吸治疗师等。应确保所有的团队成员都达成一致并坦然接受行动计划,这样才能完全支持并有效执行这些措施。

3. 在查房中设定治疗的目标和进行临终问题讨论　应有计划地安排与家属的会面,讨论由治愈性的医疗转变为临终关怀性医疗的问题,因为在进行一定准备的情况下能够提高与家属交流的质量(见第105章)。但是,由于成人重症患者显著的发病率和死亡率,在日常查房期间经常会而且一定会自发地、无计划地进行关于治疗目标和临终问题的讨论。这样的讨论可能由患者病情的某些方面所引发,给医疗小组提供了一个"可教的"时刻,使患者家属明白或向其说明患者病情的严重性。在这种情况下需要进行感性的、流露真情的交流,以便能准确地描述患者病情。因此,应承认作为重症患者家属所承受的压力和即将失去亲人的恐惧，另外，当没有进一步更好的治疗方法，以及在患者和家属没有或很少讨论临终问题的情况下，医务人员被要求提供患者的治疗选择时是面临一定的压力。有证据表明，一些家属会感觉到以家庭为中心的查房，做出如此重要的决定是很匆忙的。因此，虽然该查房形式用以调整治疗方案的特殊对话和所做的最终决定是合适的，但是将查房时关于治疗方案的即兴交谈作为一个桥梁，以便在查房以外的时间，选择更具私密性的地方进行深入的、更正式的讨论做好准备可能更恰当。

4. 承认不确定性、错误以及遗漏　不确定性是重症医学实践中不可否认的特征，同样的，在治疗过程中错误和遗漏也难以避免。已发表的数据显示家属可以接受这样的观念，即疾病预后的不确定性是医学中一个无法避免的事实。因此，临床医生不应当惧怕承认治疗的不确定性，而应当强调医生为寻找更佳的医治方法所作出的努力。为了增加相互之间的信任，医生应当做到尽可能的公开和透明。然而，对于那些花时间询问了多个ICU团队成员，有关患者预后的问题并得到混淆甚至矛盾信息的患者家属，医务人员也应考虑限定"由谁来谈、谈什么"的问题。同样的，在查房过程中也应当提到治疗失效（在合适的背景并加以说明的情况下）的问题，并在讨论中不再加以掩饰。然而，也有一些很少见的情况，即需要在查房时间以外讨论选定的议题，但前提是应由临床治疗团队基于患者的最大利益做出决定。

5. 在有患者家属参与的查房中融入教学　有一种担心认为在教学医院开展以家庭为中心的查房，会因为家属的在场而导致实习生床边教学的质量和数量出现下降。这种观点担心原本用于教学的时间和注意力会被家属占用，而当有患者家属在场的时候主治医师在教学时可能会感到不太舒服。当预料到会有这些情况出现时，主治医师可以有多种方式加以解决。首先，应当告知家属教学是查房的一个重要组成部分。其次，主治医师应意识到该种形式的查房可能对实习生教学造成影响，因此应当进行有目的的教学，可以在查房开始时准备一些内容进行宣教，如在查房过程中没有机会带教则可在查房结束时花时间进行教学。最后，主治医师应定期询问小组成员在查房过程中用来教学的时间是否充分。此外，通过这种方式来治疗患者为医生提供了一个改善沟通技巧的机会，应承认这对于正在接受培训的临床医生的进步和成熟是至关重要的。

第105章

提供跨文化的医疗管理

Horace M. DeLisser,著　陈　凯,译　于荣国,校

在重症监护病房中的患者不仅病情复杂,而且在文化、种族、民族、宗教和精神需求、英语表达熟练程度、性别认同和性取向,以及疾病和健康的观念等方面都存在很大的差异。医生和患者(或患者家属)之间的文化差异常常是相互不信任、误解和误传的基础,导致了患者和家属的不满和愤怒,或使医生产生受挫感和急躁情绪。其结果是,患者的监护治疗可能会受到影响,或者在ICU医疗团队和患者及其家属之间产生冲突。未能有效处理医患之间的文化差异所造成的影响,也可能是造成美国一些种族和民族健康不平等的一个可能因素(图105-1)。

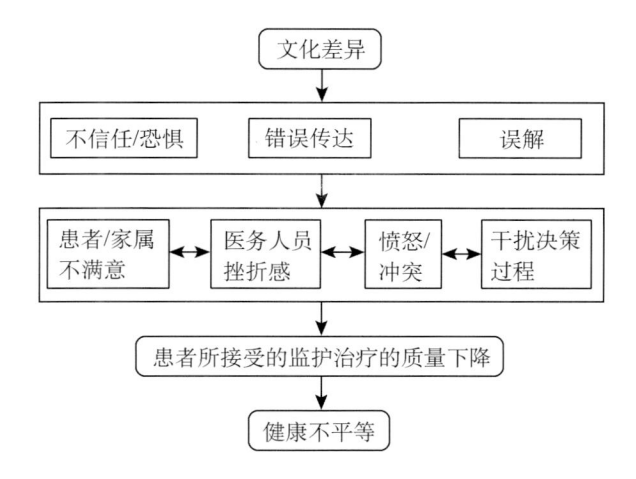

图105-1　医务人员与患者/家属之间文化差异所造成的潜在影响

一、跨文化的概念

虽然跨文化涉及种族和民族问题,但也包括社会经济状况、性别、年龄、性取向,以及精神和宗教问题。不同种族的文化需要从动态和人口的异质性去理解,并与群体多样性的个体相区别。更进一步地认为,应承认医学(和一般医疗卫生)有其自身的文化。在医生-患者/家庭的关系背景下,跨文化医疗管理是指针对医生和患者,或家属之间的文化差异,进行沟通弥合的能力,为的是提供尊重他人,富有同情心和高效的医疗服务。以这种方式构建跨文化医疗管理的专业技能,是医生所提供的ICU监测治疗的关键技巧。对于医生来说,跨文化医疗管理的概念包括三个组成部分:自我认知,发展和完善跨文化沟通的能力,以及谈判技巧、对文化规范和健康相关不平等的知识。重要的是,医生和ICU团队的其他成员对跨文化医疗管理的掌握是一个持续不断的过程,它需要敏感和谦逊的态度。

(一)跨文化:持续的自我认知

跨文化首先包含了对自身文化影响力(包括医学文化),以及个人的偏见和成见的一个持续和不断更新的认识。尤其是,自我认知的过程包括了那些基于不同文化对不适、恐惧、焦虑和愤怒的理解(例如,"按键"可以"触动"一个人产生情感上的反应)。在思考这类问题时,最初的反应常常是

否认任何个人偏见存在的可能性。因此,对这些问题进行自我确认需要洞察力、谦逊和毅力。重要的是,它们的存在并不意味着这个人是一个天生的"邪恶"或"坏"的人。最后,自我认知的发展是有目的和刻意努力的结果。一个人可以持续不断地进行以下的活动来改善自我认知:将临床和职业经历以日记的形式记下来,作为反思的一种手段,接触各种包含文化信息的文学和音像作品,以及谨慎地寻找可以安全谈论这些问题的同事。

(二)跨文化:不断发展和完善跨文化沟通的能力及谈判技巧

至少有三种沟通技巧特别适用于培养跨文化理解沟通的能力:征求和理解患者或家属对其病情所具有的意义和重要性的认识、有效地使用翻译人员、适当处理不尊重文化差异的同事。

1. 引出解释模型 患者及其亲人对ICU所形成的观念是来自于所患疾病的原因、意义、重要性,以及对治疗过程的期待。这些观念,统称为解释模型,因患者的文化背景和经历的不同其差异甚大。认识和理解这种针对患者/家属的解释模型,能够在日常的基础上达成更有效的沟通,并有利于围绕治疗目标和临终事宜进行协商和讨论。多种沟通策略和助记法已被用来描述所引出的解释模型(表105-1)。但是,他们均强调如下因素的重要性和价值:尊重、专注、客观地倾听;以真诚的好奇心倾听;谦逊;心胸开阔;同理心;耐心;协商和合作的态度。这些信息可以在正式谈话或会见中获得。然而,很多时候要经过多次接触后才可获得,医生要在与患者/家属谈话中留心寻找机会,此时能够提问开放式问题,使医务人员能够获知患者或家属的观念和期望。

表 105-1 跨文化沟通策略的助记法

助记法	参考文献
LEARN 倾听(L)、解释(E)、承认(A)、推荐(R)、协商(N)	Berlin EA, Fowkes WC: A teaching framework for cross-cultural health care: application in family practice. West J Med 139: 934-938, 1983.
ETHNIC(S) 解释(E)、治疗(T)、医治者(H)、协商(N)、干预(I)、协作(C)、精神/老年人(S)	Kobylarz FA, Health JM, Like RC: The ETHNIC(S) mnemonic: a clinical tool for ethnogeriatric education. J Am Geriatr Soc 50: 1582-1589, 2002.
ESFT 健康和疾病的解释模型(E) 社会和环境因素(S) 恐惧和担心(F) 签订治疗合同(T)	Betancourt JR, Carrillo JE, Green AR: Hypertension in multicultural and minority populations: linking communication to compliance. Curr Hypertens Rep 1: 482-488, 1999.
RESTORE 尊重患者的经历或阅历(R) 接诊患者——带着受感动的心加以倾听(E) 敏锐觉察患者的观点(S) 将医生的观点传达给患者(T) 心胸开阔(O) 达成共识(R) 练习谦逊(E)	Carter-Pokras O, Acosta DA, Lie D, et al. for the National Consortium for Multicultural Education for Health Professionals: Curricular products from the National Consortium for Multicultural Education for Health Professionals. MDNG: Focus on Multicultural Healthcare 2009. https://depts.washington.edu/omca/dev/cc_prime/tools/RESTORE_mnemonic.html. 2012年6月26日界面

2. 使用翻译人员 有大量的证据指出当向患者家属或朋友提供翻译服务时,将有可能对沟通信息造成错误、加工、筛选和曲解。因此,虽然在有些情况下是不可避免的,但是向家属或朋友提供未经过培训的翻译远非理想的举措,故不应提倡。取而代之,应寻找训练有素的人来提供医疗翻译服务,可以通过亲自在场或通过电话或在线的方式来进行。诚然,在快节奏的ICU中患者

的病情可能迅速变化,在所有的情况下都使用电话或现场翻译可能是不实际的。但是在涉及患者病情的重要变化、有关治疗目标和临终事宜的谈话时,应有一个训练有素的翻译在场。

3. 纠正同事之间不尊重文化差异的言行

纠正同事之间做出不尊重文化差异的言行往往很困难。然而,作为专业人士,医生需要自律,寻求各种方法来提高专业素养。当然,最初谈话的时间、地点和方式要根据具体情况个别加以考虑。成功的方式应该是:①相信同事是善意的;②不苛刻和指责;③对于不良语言和行为要有针对性的反应。因为所采取的处理措施不一定都能很好解决问题,所以,应该在同事之间通过内部对话处理他或者她可能尚未意识到的不恰当言行。

(三)跨文化:持续获取文化规范和健康相关不平等的知识

首要目标是对经常治疗的患者群体的文化信念、价值观、阅历和历史要有较渊博的知识。在互联网上可以找到大量的相关内容和课程、全国性的会议和基于案例的教学资源,应加以搜寻。然而,在许多情况下,当要寻找这类文化信息时一开始就选择向患者和家属询问和学习是最好的办法。此外,如同在临床医学的其他方面所做的,利用有趣的、富有挑战的或令人沮丧的案例,借助鼓励的方法可以学到更多。

在考虑特定文化群体的相关信息时,区别模式化观念(错误地认为来自一个特定文化里每个人都是一样的)与有效的普遍原则(文化规范的意识)是至关重要的。普遍原则是提供一个作为初始理解的起点和出发点,但决不能不再考虑个体的个性特征,如文化适应、教育、国籍和个人信仰。因此,虽然具备群体文化规范的知识是有帮助的,但培育跨文化的沟通技巧则更重要,这能使你将患者作为一个具有独特的社会和文化阅历的个体来看待。例如,不应仅仅知道非洲裔美国人可能会对医生不信任,这对于患者本人或家属或许是真实的,而真正有用的是应培养那种可以识别不信任迹象的能力,以及用来建立、培养和维持信任的技巧(稍后讨论)。

二、ICU中的文化问题

在ICU对重症患者提供尊重文化差异的、合适的知情监护治疗具有极大的挑战。其中需要面对种族或民族的不信任、文化传统对临终决策的影响和尊重患者和家属的精神生活。

(一)克服种族或民族的不信任感

来自少数民族、弱势群体或边缘化群体的患者,可能会带有对医生和一般医疗系统的不信任或怀疑,这是基于个人所经历的真实的,或觉察到的偏见,或不公的待遇。这些情绪可能会通过更大范围的社会现象,或历史事件而加强,从而导致了整个群体对医疗系统的不信任和怀疑。发生于美国公共卫生服务(the U.S. Public Health Service,USPHS)管理局在塔斯基吉的梅毒研究中,就是一个证据确凿的特殊的虐待案例,其对大量非洲裔美国人的群体心理造成了持久的影响。这还导致了对一般医学特别是生物医学研究所产生的潜在怀疑情绪。

当种族或民族问题仍处于动荡不安的时候,通过付出尊重、耐心、真诚、坦率和诚恳的努力,来倾听并对患者及其家属的忧虑做出回应,尚需很长时间才能确保取得积极的成果。此外,当医生或医疗机构的动机受到质疑时,重要的是应避免带着愤怒或防御的情绪进行回应,而是强调患者能得到最好的照顾。最后,克服基于种族和民族的不信任或怀疑的最有效方法,是通过勤奋、耐心、富有同情心地工作,来向患者提供高质量的监测与治疗而赢得患者及其家属的信任。

(二)在临终决策中融合文化因素

尽管美国和西方文化注重个体及个人自主权的保护,但对许多其他文化来说,家庭或广泛的社区才是最重要的。这反过来可能会影响患者及其家属做出决策或解决纷争的方式。护理人员、教牧人员和社会工作者在衡量这方面的家属动向上特别有用,并可以帮助家属理解这方面的决策应基于患者(而非家庭)的需要,以及患者曾表达过的愿望、相关阅历和个人价值观。

重要的是应认识到,在进行有关将临终阶段治疗重点转变为以减轻痛苦为主的谈话时,对于那些强势地位或经济条件好的患者,会将其看成是尊重自主权的积极努力,而贫穷或弱势的患者,反而会认为这是拒绝给予他们必要治疗的一种企图。此外,对于一个没有家人和朋友所组成的强力支持的关系网,以及实际上并不拥有"家庭"的患者来说，如长期无家可归的个人，宁愿选择死于医院内。

患者经常以他们的精神信仰来告知他们的医疗决策。然而，虽然我们致力于尊重患者的宗教信仰和个人表达，但当涉及重大的医疗决策时，特别是当存在潜在的危及生命的后果时，医生有义务去尽力确保基于信仰的决策是来自于真正的、稳定的、非强制性的信仰，而且是在内心始终如一的。最终，将安排一个专注于探讨这些问题的互相尊重的谈话，可以由医生开始，但可能由患者的家庭、教牧人员或者患者的私人精神顾问来继续或结束整个谈话。

患者的个人价值观可能与他所宣称的宗教信仰的相应价值观显著不同，认识到这一点同样重要。例如，只有当原来传统仍然对患者存在意义时，其所祈求的特定的宗教神学理论才是相关联的。而且，患者对自己的宗教信仰的信条仍旧困惑或无知的这种情况并不少见，从而导致了对这些信条的不实陈述或歪曲。为确认这些宗教主张的准确性，寻求教牧人员帮助或建议家人与他们教派的神职人员商量相关问题可能是有帮助的。

关注患者的"生物学"家庭非常重要，要寻找他们的参与和投入的反身倾向。但是，重要的是必须明白对于男同性恋者与女同性恋者来说，他们与其生物学家庭的关系可能是复杂和不断变化的。家人可能不知道患者的性取向，并且患者可能选择不将其透露给家人；而当家人了解患者的性取向之后，家人和患者之间的关系可能变得紧张；或者个人和其社会关系的另一个圈子已经开始取代其生物学家庭。需要牢记这些问题，以确定谁最可以为缺乏决策能力的男同性恋或女同性恋患者代言。

（三）有效地处理与患者及其家属相关的精神与宗教问题

患者的精神和宗教信仰会影响其生活方式的选择，成为制定决策的基础，提供理解和处理疾病和死亡的途径，以及确定所采取死亡仪式。因此，建立一种临床实践模式来对患者及其家属的宗教和精神信仰表达尊重和宽容是很重要的。然而，许多医生可能对处理患者和家属的精神和宗教问题会产生不适或抵触的情绪。这种不适可能是由于这些问题本身的"敏感"性质或是医生个人的无知、冷漠、矛盾或无信仰的体现。出现这些障碍并不奇怪，因为美国社会日益世俗化，以及由移民所造成的美国社会信仰多样化，而医生的教育和培训强调，使用自然的、机械的和科学的解释来理解和处理疾病。对于医生个人而言，这种不适感需要被认识和接受，以避免出现可能破坏医患沟通的有害的或轻蔑的行为。

在努力尊重个人精神信仰和意愿表达的同时，我们的目标是做出真诚的努力，并提供充满诚挚和善意，以患者为中心的理念最终与核心职业价值观相一致。在这些努力中，医生在他们的行为中应尽可能地真诚，同时也不应违背自己的精神信仰。就这点而言，如果医生发现某些事令其感到不适，他们当然可以不用去做或去参与。然而，由于医务人员正试图变得更具跨文化医疗管理，医生需要增强他们在处理患者及其家属的精神信仰问题时的能力和舒适度。其表现尊重的最简单的方法就是早期询问与患者及家属相关的，并且具有重要意义的精神与宗教信仰，以及其他一些问题和担忧。有证据表明，虽然可能有种族或民族的差异，但至少在门诊，这样的问题并非不受欢迎。询问患者的精神信仰可以通过自由问答的方式来开始，比如可以问"我当然可以想象这是一个非常艰难的时刻，你依靠什么来帮助你度过这些非常困难的境遇？"。类似这样的一个问题不仅提供了开始进行精神信仰对话的一种方法，它还允许患者或其家属给出一个涉及或不涉及宗教信仰的回答。

时机成熟时，可以提供教牧关怀，鼓励患者当地教会的神职人员探访，以及参与患者或家属发起的仪式（如祈祷）。由医生来发起祈祷是存在争议的，因为，认识到人们担心弱势的患者或祈祷者受人操控或利用，如果祈祷由医生发起，必须是：①医生是真诚的；②受患者欢迎；③尊重患者的信仰；④进行安慰、鼓励和抚慰。

第106章

住院医生的睡眠剥夺和困倦及对策

Indira Gurubhagavatula　Barry Fields　Ilene M. Rosen，著　陈 凯，译　于荣国，校

20世纪，人类的平均睡眠时间从每晚9h下降到只有7～7.5h。医护人员也没能幸免于这一趋势。80年代一些影响力较大的医疗差错，以及90年代越来越多的研究，都支持发生睡眠剥夺的医生会在身体和认知功能上出现恶化的结论。本可预防的不良事件，导致每年院内死亡48 000～98 000例，并产生花费170亿～290亿美元。困倦在多大程度上造成这些事件仍然不确定，但这促进了对住院医师工作时间的改革和进一步的研究。一名住院医师24h不睡觉所出现的认知障碍，类似于一个醉酒的人[血液中的酒精浓度（blood alcohol concentration，BAC）达到0.10%]。由于重症监护病房需要持续24h不间断的轮班，并要求具备复杂的决策制定能力，故解决医务人员的睡眠剥夺并阻断其影响是十分重要的。

一、正常的睡眠特征

健康人的睡眠分为四个阶段。三个是非快速眼动（non-rapid-eye-movement，non-REM或NREM）阶段（N1，N2，N3），而第四个阶段被称为快速眼动（rapid-eye-movement，REM）睡眠。NREM睡眠的特征为通过脑电图（electroencephalography，EEG）检测出脑电波的活动频率逐步减慢并出现高振幅慢波（频率为0.5～2Hz），也称为δ波，它在N3睡眠阶段中占主导。在NREM睡眠中，主要的骨骼肌群仍保持活跃。N1阶段是介于清醒和更深睡眠阶段（N2和N3）之间的过渡阶段。我们睡眠的5%～8%处在N1阶段，45%～65%处在N2阶段，15%～25%处在N3阶段。

在健康人的睡眠中，REM睡眠大约占到夜晚总睡眠时间的20%，其特点是出现混合频率、低振幅的脑电图，与清醒状态有惊人的相似之处。除了眼部肌肉、膈肌、鼓膜张肌和环杓后肌之外，其他主要的骨骼肌群都松弛了。REM睡眠周期表现为短周期节奏，第一次REM睡眠发生在入睡后大约90min。通常第一次REM周期可能持续20～30min，之后的REM周期越来越长并每次间隔大约90min发生。因此，REM睡眠主导夜晚睡眠的后1/3阶段，而NREM主导前1/3阶段。

相比之下，值班住院医师的典型睡眠模式的特征是，频繁地被事关患者病情的电话所干扰，从而造成睡眠中断。总睡眠时间减少，且更多的睡眠时间不成比例地处在N1阶段，而更少的时间处在N3阶段和REM睡眠。延迟入睡时间和提早起床时间也不成比例地减少了REM睡眠。这种分散的、缺失REM的睡眠模式可导致记忆功能和学习新技能的能力显著下降。

二、困倦的测量

疲劳或疲倦源于长期的身体或精神上的操

劳、疾病或药物,而困倦是形容一种容易入睡的倾向。疲劳不需要睡觉,可以通过暂停工作或休息就可改善,但久坐不动的情况常常会出现困倦。换言之,在安静的房间稍作休息可以使一个住院医师缓解疲劳感,但反而使他或她的困倦更加明显。

困倦可以用主观的工具来测量,比如 Epworth 困倦量表。这一包含 8 个项目的自填问卷将困倦程度量化为 0～24 分,当困倦评分＞10 分表示困倦,评分＞15 分提示病理性困倦。而健康的住院医生显示 Epworth 评分正处于病理范围内。

三、觉醒的决定因素

个体的觉醒水平在 24h 周期里会高高低低地波动。一个人越长时间保持清醒,其困倦的倾向就会越大(图 106-1)。这个"睡眠压力"在睡眠后消失,被称为稳态"S 过程"。S 过程同时被昼夜过程即 C 过程所抵消,而 C 过程是由位于视交叉上核的生物钟驱动的。这种促醒的生物钟运行的周期大约为 24.2h。觉醒水平在傍晚会出现一个小的生理性下降,而更大的生理低潮发生在夜间,此时生物钟暂停发送促醒信号。因为 C 过程和 S 过程在晚上晚些时候和通宵都会促发睡意,人类通常会用这段时间来睡觉。

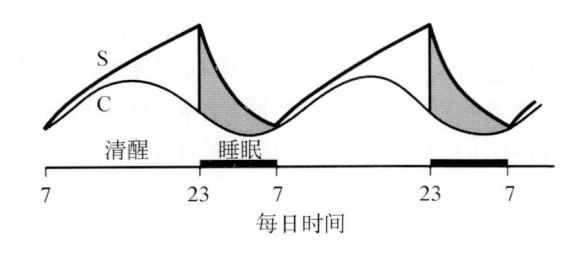

图 106-1 睡眠调节的双过程模型
S 过程表示睡眠压力的体内平衡积聚;C 过程代表促进觉醒的昼夜节律;当 S 过程和 C 过程之间的距离最大时(垂直连线处),睡眠的倾向最大

许多外部因素影响一个人的表现,包括环境因素,如光、噪音和温度;情景因素,如即时性和紧迫性、压力或厌倦;药物因素,如使用咖啡因或其他兴奋剂或酒精;以及个人因素,如由基因所决定的对较低睡眠量的耐受度。尽管如此,如果睡眠的需求没有得到满足,人体的睡眠体内平衡所驱使的自身昼夜节律系统无法继续维持清醒的程度。结果,虽然努力保持清醒,但仍可能出现打盹或睡眠发作。甚至,在经历数天的睡眠剥夺之后,强大的体内睡眠驱动力会使得消防队员可在燃烧的烈火旁睡着。

四、工作表现的睡眠相关决定因素

睡眠的四个特点决定了工作表现:①每晚的睡眠时间;②清醒的时长;③发生于上夜班个体中的昼夜节律干扰;④睡眠惯性。第 3 点与之前提到的 C 过程和 S 过程未能相互协调有关。睡眠惯性指的是在苏醒后最初 15～30min 工作表现的下降,包括所观察到的对短期记忆力、计算能力、认知处理速度和涉及数字和词汇回顾能力的降低。这些技能对 ICU 住院医生是十分重要的,因其在紧急情况下被唤醒后需要去综合、分类及整合大量的数据,以制定紧急决策。睡眠惯性随唤醒之前睡眠的深度增加而增加,因此,较长时间的小睡经常比短时间小睡导致的睡眠惯性更长。

五、睡眠剥夺的影响

睡眠剥夺是由于睡眠时间不足,从而产生神经行为、认知、生理和流行病学方面的一系列后果。在神经行为层面,打盹不自觉地发生于清醒时,并出现过失(遗漏错误)和错误反应(委托错误)增多的现象。此外,当一个人保持清醒并努力完成重复任务的时间越长,其维持快速准确的注意力和反应力的能力就变得越不稳定,时间性任务能力下降。认知障碍表现为学习和回忆能力、工作记忆和管理能力下降。速度/精确度失衡:表现为因睡眠剥夺,时间越长错误越多。

有些人更容易出现认知缺陷。不幸的是,他们自己自我评估损害程度的能力往往不准确,试验显示,麻醉住院医师对脑电图证实的睡眠产生的误判率达 50%。这些影响可导致工作伤害性行为。实习医生最常报告发生针刺损伤,其注意力分散和疲劳是重要的影响因素。与正常值班时间(平均连续工作 6.1h)相比,这种损伤在延长值班时间后(平均连续工作 29.1h)发生的更加频繁。尤其是在 ICU 轮转期间,注意力涣散、医疗差错和个人损伤在睡眠剥夺的住院医生中表现得很明显。

睡眠剥夺导致众多生理紊乱，包括皮质醇、细胞因子和C-反应蛋白的增高；白细胞增多；胰岛素抵抗；并且从脑电图上看，会出现睡眠潜伏期减少、慢波增加、睡眠期间缓慢眼球运动增加，以及缓慢的眼睑闭合更加频繁。流行病学调查揭示在睡眠剥夺的个体中死亡率可能会增加，糖尿病、胰岛素抵抗和心血管疾病发病的可能性亦会增高。

工作表现下降不仅是由于严重的、完全的睡眠剥夺，而且也可由反复的夜间部分睡眠丧失所致，并表现为剂量-反应性模式。因此，一个星期的部分睡眠剥夺，即使没有"延长"值班时间，也会比连续2天的完全睡眠剥夺产生更多的失误。

六、对住院医生的影响

住院医生中睡眠不足的后果会从几个方面表现出来，其中一个最大的问题是对学习造成不利影响。ICU住院医生必须使用两大类的记忆：程序性记忆（知道如何完成一个特定任务或外科手术）和陈述性记忆（知道他们的患者可以适用的某些知识）。睡眠剥夺会同时对这两种类型的记忆造成不利影响，影响在培训考试（陈述性知识）中的表现，导致在操作中出现更多的错误、产生多余的动作并且需要更长的完成时间。

此外，住院医生的满意度与每周工作时长成反比。实际上外科住院医生报告在频繁的值班日程中参与手术的时间更少，并使得疲劳增加，压力增加和满意度下降。

七、2003年工作时间限制条例的影响

在执行工作时间限制条例之前，66%的毕业后（post-graduate year，PGY）1年和毕业后2年的住院医生报告每晚睡眠<6h，而22%者报告每晚睡眠<5h。后一组住院医生更可能报告其处于"受损"的工作环境中，可能因玩忽职守被起诉，使用促进清醒的药物，被卷入严重的事故或伤害中，发生重大的医疗差错，或与其他专家发生冲突。这些数据使得毕业后医学教育认证委员会（the Accreditation Council for Graduate Medicine Education，ACGME）于2003年在全国范围内推行工作时间限制条例。这些条例将住院医生工作时间缩减为80h/周（平均在4周内），限制值班时间为24h（外加6h用于安全交班），并强制执行每7天中有1天（平均在4周内）可以不用工作。

随后的调查数据显示，住院医生对该条例的依从性不一，只有少数减少了每周的工作时间。不遵守ACGME标准则会伴随以下风险增加：驾车或停车时入睡、机动车事故、抑郁症、用药错误和职业风险包括针头扎伤的风险。

两个大型的观察性研究在进行了并发症、总体时间趋势和医院位置几个因素的调整后，发现内科或外科患者的死亡率在改革后第1年并没有显著改变。然而，在改革后的第2年，在退伍军人事务部医院系统内的教学密集型医院里，仅有内科患者的死亡率出现下降。不过，由于ACGME标准执行的时间较短，并且采用该标准的力度不够，因此很难确认结果是否发生改善。

八、针对住院医生的其他对策

针对2003年ACGME工作时间限制条例，在减少住院医生疲劳，提高患者安全上所产生的效果，尽管还有相当大的争论和相互矛盾的数据，一套新的工作时间限制条例已经取代它们。自2011年7月开始实施的这些条例的目的是培育"医生因职责的缘故进行适当休息，从而更好地为患者提供所需服务的职业责任感"。实习生值班时间不能超过16h，而高年住院医生值班时间不能超过24h。因为在连续16个小时的工作后可出现认知能力下降，故应鼓励"策略性小睡"；最近的数据表明，这改善了主观的觉醒程度。应接受并记住工作时间限制，睡眠惯性和小睡的时长是直接成正比的，因此一段20~30h的小睡就可能使一个人以相对饱满的精神回到工作上。如果有可能，当睡眠压力达到最大时，这样的小睡应该与自然周期的睡眠节律相一致；安排于晚上10点到早上8点之间的小睡，通常可落于这一时间范围内（图106-1）。应该注意，在进行长时间加班工作却丝毫未合眼的情况下，于晚间的这段时间内驾车是不明智的举动。

尽管限制了工作时间并鼓励小睡，困倦无疑会持续出现在临床环境中。因此，策略性临时使用促进觉醒的物质也是可行的。咖啡因是用以在困倦中提高清醒程度和工作表现的一线干预药物。咖啡因对于不经常大量使用它的人群可发挥

最佳的效果,而对已经长期大量使用的人群则受益减少。当使用咖啡因来维持清醒时,有的人咖啡因的半衰期可能超过 6h,所以即使一杯速溶咖啡(含有高达 200mg 咖啡因)也可能干扰入睡并维持较长时间。因此,不恰当地通宵使用咖啡因可推迟并降低白天睡眠的质量,这对于夜班工作人员特别应该注意的问题。

当然,临时的替代措施并不能取代足够时间的、持续的睡眠来确保精神饱满的工作状态。美国职业与环境医学学院发表声明支持建立一个全面的"疲劳风险管理系统",从而"以灵活的并与风险暴露水平和工作性质相匹配的方式来处理雇员的疲劳问题"。为此,当住院医生不在工作时,无论是白天还是夜间,他们必须将睡眠作为第一要务。大部分成年人每天至少需要 7～9h 的连续睡眠。应该在黑暗、凉爽的房间中进行睡眠,并免受寻呼机或短信提醒铃声打扰,如有可能还应该将睡眠安排与身体的正常的昼夜节律相一致。为了进一步克服夜班期间所出现的困倦(特别是在数天的反复睡眠不足之后),在上班之前进行一个短暂的晚间小睡可以是另一种提高工作表现的先发策略。

九、结论

实行新的工作时间限制是否能提高患者和医务人员的安全性仍是个未知数,但直接的影响是使得职场文化发生潜在的转变。这些限制条例将向医学界内外传递一个信息,即睡眠健康是第一要务。ACGME 的要求应该作为 ICU 学员的疲劳风险管理系统的核心。虽然这些要求是关于工作场合的,但是住院医生在 ICU 之外的生活习惯也会影响其工作表现和安全性。工作场合缓解困倦的策略(午睡和使用咖啡因)是有用的辅助措施,但并不能替代一个健康的居家睡眠安排。在休息期间进行充足的睡眠并非奢侈品,而是负责任地处理工作义务的一种必不可少的策略,并且可能会同时改善住院医生和患者的健康和安全。

第七篇

临床医疗管理

第107章

医疗差错和患者安全

Jeremy Souder　Jennifer S. Myers，著　张晓光，译　于荣国，校

医学研究所（Institute of Medicine，IOM）1999年年度报告《是人就会犯错：建设更安全的医疗体系》估计每年在美国有44 000～98 000人死于医疗差错。这份报告显示出人们对医疗差错缺乏了解并很少加以调查，主要是因为医院的文化和医学界认为这些错误是人为失误的产物。这种观念导致在调查差错时将焦点关注人为因素，采取以策略的方式来减少医疗差错，包括用正确的计划和流程来审查和培训员工。然而，现在人们知道这种方法让组织失去了最好的学习和改进的机会。

从IOM的这份报告发表后，医疗卫生行业中对待医疗差错时开始更多地采用以系统为中心的方法。这种观点认为，医疗差错和例如航空业或者核能发电这些复杂的、高风险的行业中发生的差错并没有本质的不同。这些领域和医学一样，高度依赖人的创新和专业知识以维持正常运作，但很早以前人们就意识到，出现人为差错意味着存在更严重的组织性的问题。比如在呼吸衰竭或者心力衰竭时，出现医疗上的差错就需要诊断性地寻找潜在原因和进行系统性修复，以防止差错再次发生。

这一章节提供了如何了解、调查并且预防ICU里的差错的框架原则。这些原则在患者医疗安全的领域中被广泛运用，并且也适用于卫生保健的其他领域。

一、患者医疗安全中的核心概念和定义

所有的医疗机构都显示出复杂自适应性系统的特点，这些机构包含团体和个人，他们可以以不可预测的方式自由执业，并且他们之间的行为都互相联系。高性能的、复杂的组织遵循以下三大原则：首先，领导者通过阐述价值、建立明确的组织使命以及设置目标来确立大方向。其次，给予组织内合适的人员以资源和权限，激励他们高效、安全地满足患者的需要。最后，用组织约束的形式防止医务人员的低效或不安全的医疗行为。

这三个原则通过组织的结构和流程得以体现。结构是为实施流程而对组织管理层、物质设施、员工和资本进行的安排。流程是人员和其他资源相互合作来提供医疗服务。结构和流程一起创造出了医疗保健的最终产品，即所谓的结果。

差错是流程中的一个缺陷，来自一个人和其工作的环境，或者大多数情况下，来自于这两者互相作用的结果。在患者医疗安全的领域，负面的结果被称为不良事件。由于患者可能会因为他们潜在的疾病而经历不良事件，因此可避免的不良事件又区别于不可避免的不良事件；前者是由于差错而引起，后者则不是。未导致患者伤害的差错被称为未遂事故，这比不良事件更为常见。安全专家认为对未遂事故的研究同样有助于避免将来的差错。

二、复杂系统中的差错

复杂系统中的差错可以根据它们在系统中发生的位置而被分为两类。现行失误出现在复杂系统中的最前端,如此命名是由于它们离患者及所造成的伤害最近,当出现不良事件时它们所牵涉的人和流程很容易能被识别。现行失误总是涉及人为差错,比如不作为(遗忘)或错误作为(误判、疏忽或错误)。对于人为因素的研究已经表明,基于任务的性质、流程中的步骤数目及发生的背景,人为差错的发生率是可预测的。虽然现行失误是最容易识别的,但它们只是冰山一角,组织里总有更深的、更大的隐性失误。隐性失误是系统里的缺陷,导致系统容易发生错误。隐性失误产生于物理环境中,是由组织的领导者、经理及流程设计者所做决定产生的一种无意识的后果,位于系统里不可预见的后端,使人容易在系统的前端出错。事实上,大多数未遂事故或可预防的不良事件都与多种隐性失误相关。值得注意的是,如果调查只关注现行失误,将会止步于批评护理者,而未能辨别出那些可能导致差错,或者可预防的感染发生的潜在的隐性失误。隐性失误通过多种因素导致人为差错的产生。知识因素受损使得一个人对于正在发生的事的感觉变得不准确或不完整。例如,一个聪明的实习生努力地将之前所学到的广泛的书本知识运用到实际临床实践中。精神上的过度负荷、疲劳和干扰让他很难集中注意力并维持对手上复杂情况的准确把握,后者也被称为态势感知能力。另一个有关态势感知能力的例子,是一个ICU医生难以在记住每6小时对一个使用肝素的患者的凝血因子进行跟踪的同时,也照顾好另外几个重症患者。注意力受损会导致更多地运用启发法,这也是当我们感到压力的时候用于提高心理效率的一种认知捷径。虽然启发法可能在短期内提高效率,但也会增加某些形式的人为差错。最后,战略因素使得医务人员在面临有限的时间和资源,以及不确定性的风险时,难以在对立的目标之间进行权衡取舍。例如需决定是否将最后一张开放的ICU抢救床提供给一个血流动力学稳定,但由于观察或监测的需要,难以在普通病房进行处理的内科/外科病房患者。

图107-1说明了在一方面,一个人在系统前端时是表现出差错,还是专业能力是由其着手处理的持续变化的形势要求所决定的,另一方面,也由这个人所工作的组织环境决定。系统后端的组织结构和文化,决定了系统前端的人所能得到的资源或受到的限制,并强烈地影响他们运用知识、集中注意力,以及在工作过程中做决断的能力。

三、ICU 里的差错分析工具

根本原因分析(root cause analysis,RCA)是一种广泛运用的患者安全分析工具。这种回顾性的分析经过一个深思熟虑的推理过程,绕过那些邻近的、似乎很明显的现行失误,从而确定隐性失误或者差错的"根源"。在RCA中,项目主持人领导一个多学科小组,在一个开放的环境里通过回顾事件的过程来找到体系的错误,并明确地避免归咎责任。

在RCA中经常用到或创造图表,这些图表可以有助于表明各种导致错误或不可测事件的因素之间的关系。图107-2是一张用以阐明一个ICU的患者,遭受了与肝素剂量错误相关的胃肠出血的因果关系图。若讨论聚焦在现行失误上,将会把时间花在探讨为什么医生会给错肝素的剂量。而RCA会识别导致这个差错的出现的多种体系内的因素或隐性失误。

除了对医疗差错进行剖析,RCA小组还会提出改进计划,将改进的责任加以分配,并考虑用何种指标可以让组织对干预的结果进行量化考核。故障模式和效应分析(failure modes and effects analysis,FMEA)是一种组织严密的、具有前瞻性的方法,其对流程进行分析,判断出体系内的操作可能会产生什么样的差错,以及这些差错可能造成的效应或结果。差错造成的可能影响根据其严重性、出现频率和被检出的可能性进行优先排序。随后再运用这个详细的分析方法来制定对策,并重新设计流程使其更可靠。其他用于患者安全分析的重要工具包括领导巡视一线员工,观察并了解实际的操作情况和安全顾虑,以及采用简单可行的事故报告体系来完善对未遂事故和其他不良事件的报告。这些做法的关键之处在于后续的随访和行动,包括对参与了问题识别的一线员工的反馈和认可。这些做法都可以促进安全文化的建

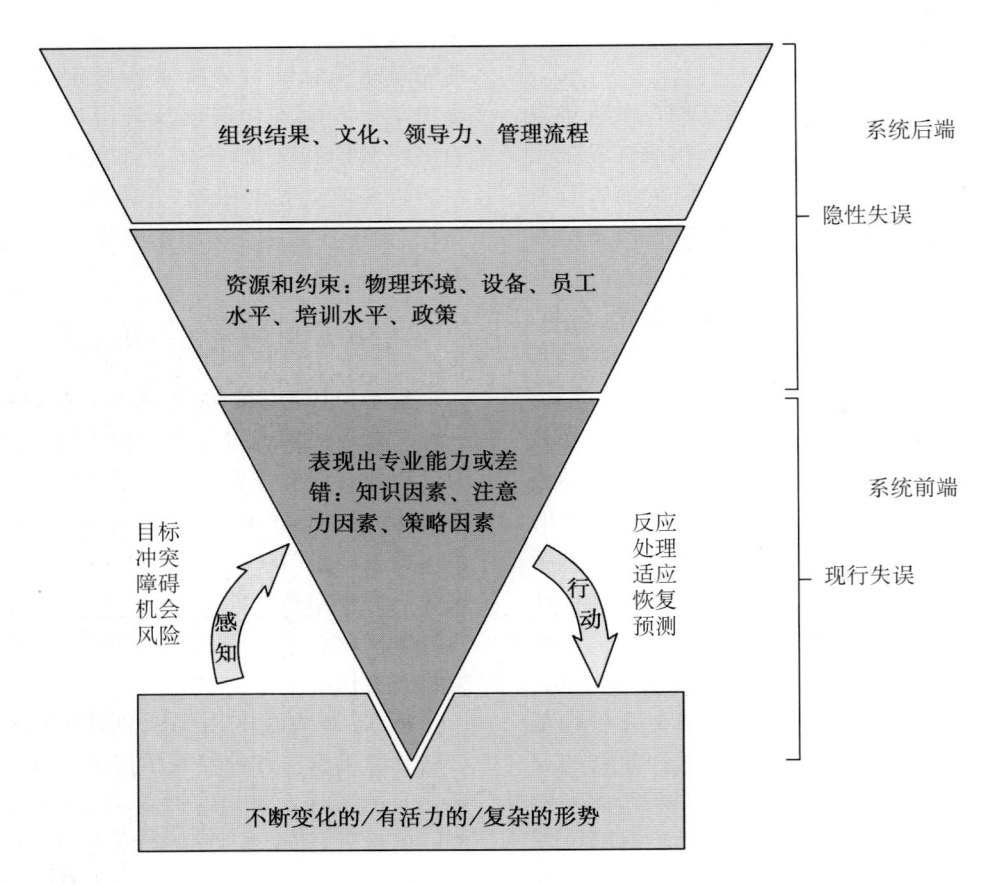

图107-1 处于前端的医护人员对工作中不断变化的各种形势和组织自身的情况(结构和流程)这两者之间的相互作用进行调节;处于系统后端的因素显著影响着医护人员展现专业能力还是发生差错的可能性;引自 Woods DD, Dekker SWA, Cook RI, et al: Behind Human Error, 2nd ed. Aldershot, UK: Ashgate, 2010.

设(后文将继续讨论)。

四、差错的披露

当出现差错导致患者受到伤害时,总有道德上的义务去向患者披露差错。然而,在医疗卫生系统中仍有许多阻力,包括当患者因差错而受到伤害时,医生所体会到的例如内疚、恐惧、愤怒、自责和孤独等在内的众多负面情绪。而众多复杂的情绪,再加上对诉讼的恐惧,很多医生不确定应该如何说、怎么说。解决这些因素可以帮助消除情绪上的阻碍。

为了维持患者及其家属的信任,一旦出现差错就应该尽可能快地披露。应该由患者认为对其直接负责的那个人进行披露。通常情况下是最上级的医生,但根据临床情况也会有不同。比如,在 ICU 中重症医师最有可能披露差错。然而,如果差错是患者在 ICU 中接受外科干预时发生的,最好是由外科医师或者由外科医师和重症医师一起披露。对于这个话题的进一步讨论见第 109 章。

五、结论:建立 ICU 的安全文化

安全文化对于减少差错和提高 ICU 的业绩是十分关键的,并以对差错的识别和预防进行普遍关注为其特征。在一个特定地方工作的员工以及他们的领导的态度和举止形成了文化。形成安全文化的一个重要前提条件是要具有公正的文化,也就是说一线员工要对自己的出色工作表现负责,而不该为他们组织的缺陷负责。临床医生已有一套可行的事故报告系统,并且明白他们不会因为报告安全问题而遭受惩罚。这种制度一旦

根本原因分析（RCA）的因果关系图

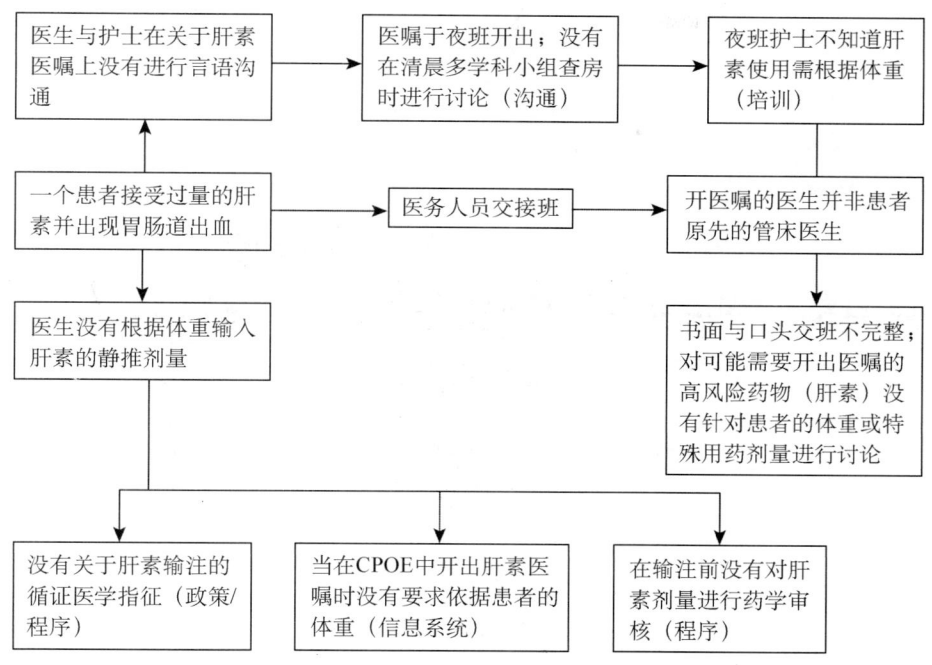

图 107-2　肝素用药错误造成患者伤害的因果关系
CPOE. 计算机医嘱录入系统

设立，组织里各阶层的医务人员，都可以为提供更安全可靠的医疗护理服务分忧尽责，可以放心地报告问题、未遂事故和差错，也有这样做的平台和愿望。通过对所报告的事件和问题进行分析，可以提供有用信息，以促进医务人员及其领导改进对患者的医疗护理质量。

在其他的复杂行业中，通过形成并遵循此处所列出的原则，来始终保持安全运营的组织被称为高可靠性的组织。这些组织明确地提出他们的安全目标，意识到人才是系统最卓越的监护人，并专注于从差错中吸取教训，创建有效地减少差错的策略。如今对于医学界的挑战是要学习这些高可靠性组织的成功之处，运用他们的原则来达到医学领域中的最高安全水平。

第108章

医疗事故、风险管理和图表档案

Jason B. Turowski Scott Manaker，著   张晓光，译   于荣国，校

尽管ICU医生的目标是不对患者造成伤害，但有时候还是会因为情绪失控或差错而导致不良后果。这一章介绍了医疗事故诉讼及其起源，还讨论了在医疗差错及与图表档案有关的风险管理的相关的背景下ICU病房中不良后果的管理，尤其是电子病历（electronic medical record，EMR）的影响。

一、医疗事故的起源

医疗事故诉讼超越了法庭、陪审团和金钱，它体现了几个社会目标。这些目标包括补偿因疏忽而受伤害的患者，尝试让他们再次恢复原貌；要求公正的判决，渴求承担赔偿的费用；以及通过经济刺激来预防并阻止不安全的举措，因为避免错误的成本看起来要比犯错造成的成本低得多。

实际上，医疗事故诉讼并未达到这些有益的社会目标，仅有一些因疏忽受伤害的患者得到了补偿。大约有70%的医疗事故案例在诉诸法院之前就得到了解决，只有30%的案件以原告得到补偿而结束。有疏忽行为的和没有疏忽行为的医生都会遭到索赔，而疏忽行为并不意味着就一定会遭到索赔，就好像大多数差错不一定导致随后的医疗事故诉讼。医疗事故的威慑作用仍没有得到证实。相反，很多人设想医疗事故诉讼可能会促使防御性医疗出现并增加医疗成本。其他人认为，不论对错，现行的民事侵权制度强调医生和患者的个体责任，对于原告是公平的。现行的制度从总体看来在补偿和伸张正义之间未能取得平衡，并由于高额的行政成本导致了内在的低效率。

医生有义务或责任为患者提供特定的服务，比如在治疗脓毒症时进行机械通气或采用常规重症监护。由于差错或者明显的疏忽，医生有可能未能达到特定服务的医疗标准。医疗事故所涉及的伤害是由于偏离了适当的医疗标准而造成的。

对于重症医师而言，这一标准应是能及时地将重要的信息传达给患者（家人或其健康代理人）；向患者或其代理人解释重要信息的含义；对于即将发生的医疗问题提供可行的解决方案；或是解释风险、益处，以及可替代的治疗方案。根据每个州的法律法规的不同，适当医疗标准的定义可以为本地性/地区性或全国性。对于专家，比如重症医师而言，常用的是全国性的标准。

医疗标准被定义为同一专业的一个普通的或是思维正常的医生在相似的情况下，预期所应提供的相应的医疗质量标准，但并不一定需在同一地点。在各个专业，比如住院医师及研究员之类的培训学员和主治医师的标准是不一样的。虽然司法裁量各地不尽相同，但一般来说，主治医师对在他们监督下工作的住院医师的疏忽并不直接负责，而是对那些出差错的住院医师负有监管不到位的责任。大于50%的概率（比较有可能）被用于定义疏忽和医疗标准，比"排除合理怀疑"更低

(小于90%~95%)的证据阈值标准被用于刑事诉讼中。此外,被告医生具有医治原告患者的义务。医疗事故诉讼声称被告由于未能遵守医疗标准,造成原告受到伤害,从而违背了这个义务。

二、重症医师为何被起诉

贝克曼等从1985—1987年从针对某大城市医院的诉讼中随机选取了67个案件,回顾了45个原告的证词,发现医生和患者或患者家属间的交流不畅经常会导致诉讼(知识框108-1)。大多数的医疗事故案件并不涉及实际的疏忽。做出诉讼的决定最常与患者感觉缺乏照顾,以及与部分被诉的医务人员未能提供有效方案有关。其他的因素也会促成原告做出医疗事故诉讼的决定(图108-1)。

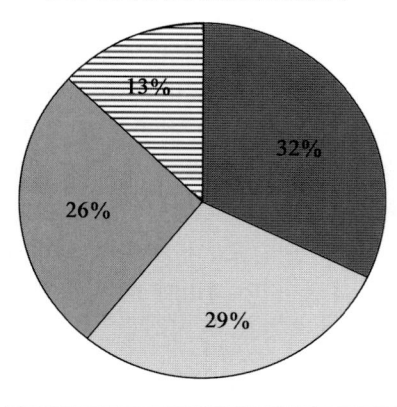

医患之间存在问题的沟通方式

- 32% 被离弃的感染
- 29% 贬低患者/家属的观点
- 26% 信息传达不力
- 13% 未能理解患者/家属的立场观点

图108-1 原告提出的四种主要类型的问题及其所占比例
其中有2/3~3/4的比例被判断是由存在问题的人际关系而引发的;引自Beckman HB,Markakis KM,Suchman AL,et al:The doctor-patient relationship and malpractice:lessons from plaintiff depositions. Arch Intern Med 154:1365-1370,1994.

知识框108-1 决定提起医疗事故诉讼的影响因素
原告为何起诉
医生或其他可信任的同僚建议起诉
有经济上的需求
因为医疗伤害而对未来不抱希望
想得到一个针对医疗伤害的解释
寻求报复
对医患之间的沟通不满意

三、医疗事故和胸科医生

根据医学条例来执行操作最多的医生通常也更多地遭到医疗事故索赔。"事实自辩原则"的概念意味着原告必须证明伤害在没有疏忽的情况下就不会发生,且亦不可能由原告引起,并且是在被告控制之下。先要做到这一步之后,被告才有义务证明没有发生疏忽行为。在紧随一项医疗操作之后发生的不良事件或后果足以让陪审团相信确有疏忽发生。知识框108-2中列举的医疗事故诉讼中的五大指控在通常情况下适用于大多数医生,包括非程序主义者,当然也适用于重症医师。

知识框108-2 医疗事故诉讼中的前5位原因
医疗从业人员被起诉的原因
诊断错误
程序操作不当
监管或监测治疗失误
用药错误
未能识别并发症

四、ICU中的差错

ICU的环境也导致其发生医源性事件和医疗差错(medical errors,ME)的概率较高,总体的医疗差错概率估计为2.1/1000患者·天(见第107章)。多达10%的ICU患者将经历至少一次医疗差错。最频发的医疗差错和胰岛素治疗有关(高达186次/1000天胰岛素疗法),在用药错误率的研究中这与该药(包括抗凝药)的重要地位相一致。血管收缩药物/血管活性药物的用药差错,以及和机械通气有关的医疗差错和并发症都非常普遍。与机械通气相关的发生较频繁的医疗差错包括意外拔管、气管内导管气囊充气过度以及未能抬高床头（>30°）。

ICU里的不良事件可能导致一个或多个临床后果，需要增加一个或多个程序或治疗。经历两次或更多次不良事件是一个导致ICU内死亡的独立危险因素。由医疗差错导致的死亡显示，迫切需要从患者安全角度和以患者为中心的医疗理念中，持续发展医疗差错预防计划（见第107章）。理想情况下，这些计划应该和改进沟通策略相一致，比如包括家属参与的查房，以及鼓励安排家属会面，以讨论治疗的目标和治疗的选择、局限性以及何时中止（见第102、104和105章）。

由于构成差错的定义复杂且多样化，医疗差错通常存在漏报的现象。这些常见的特征同样存在于ICU。由于担心报复或者惩罚，加上对患者安全的强调不足，因此出现漏报，从而导致员工的动力不足，以及缺乏对医疗差错所造成影响的反馈（见第107章）。

五、电子病历

医疗卫生系统在引入信息技术的同时，也必须意识到与其相关的潜在风险。这些风险包括医生责任、侵犯隐私和机密信息、数据的所有权和对医疗质量，以及临床实践指南所造成的潜在不良影响。电子病历（electronic medical record，EMR）的核心特点包括提供临床记录、患者群体统计、诊断性检查结果、医嘱录入，在理想情况下，还包括基于广泛接受的实践指南所作出的临床决策支持。刚开始使用电子病历时，有可能增加而不是减少医疗事故诉讼。有可能由于个人错误或系统故障而导致差错或不良事件的发生。在从纸质档案向电子档案转变的过程中，常出现断档或衔接不当。当部分病历采用纸质记录而部分病历采用电子病历时，差错率会比完全转换为电子病历或维持原有纸质记录要更高。

一些专家认为电子病历最终能减少医疗责任，几家保险公司也为使用电子病历的医院提供了相应折扣。但乐观地看来，电子病历将带来众多有益的影响，比如在限制重复检查的同时减少潜在的有害差错；在减少抄写错误的同时使患者的记录更完整（和清晰）。尽管存在互用性障碍，电子病历仍能及时提供更加完整的患者医疗信息。更重要的是，电子病历体现了改善沟通的前景，使得决策制定和指导变得更加便利。有证据表明电子病历有助于更好地遵循临床指南，降低用药差错率，但并没有令人信服的证据证明电子病历能减少诊断差错。

电子病历也有其不足之处。有可能会发生自动停药，尤其是当患者转入ICU或从ICU转出的时候，此时仔细核对药物是必不可少的。当系统软件无法对现有的临床状态和已知的肾功能或肝功能数据进行交叉对照时，有可能使药物应用出现潜在的危险剂量。由于可轻易获取大量之前的数据，使得医生过于依赖前期的病史记录、体格检查情况和其他数据，而没有花时间收集新信息和验证旧信息。文本编辑中的复制和粘贴功能可能使得之前的差错得以延续。

电子病历会将医疗事故诉讼的过程复杂化。首先，电子病历增加了每项医疗记录里所包含的信息量，这些信息必须被评估用于辩方或用于控方。访问日志，也就是元数据，可对医生何时查看了电子病历、查看了哪部分记录，并对哪一条目进行修改，都提供了有据可查的痕迹。重要的是，这些元数据构成了对EMR所做行为的永久电子记录，可以用来对电子条目进行验证，使得在当今的电子时代下伪造数据变得几乎不可能。

六、电子病历和医疗标准

要证明存在治疗不当，原告必须证明是由于医生偏离了适当的医疗标准而造成了伤害。由于具有快速执行、采用和发展的特点，电子病历有可能通过改变法庭采纳医疗标准的方式，以及通过实际改变标准本身，从而对医疗责任的认定造成影响。临床决策支持工具被广泛认为是提高医疗质量，降低医疗差错，和变异性的一种方法，其有可能通过体现临床实践指南的许多属性，从而推动这些变化。在诉讼过程中，对于为何采用（或未采用）决策支持，解决某个特定问题所进行的解释，以及医生接受或拒绝该项建议的历史记录，都可能变成案件的一个重要部分。如果专家证明了临床决策支持系统，体现了合理和常用的医疗规范，法庭有可能将这一系统认定为医疗标准的依据。然而作为以患者为本的治疗的一部分，这种临床决策支持，需要根据每个患者的需求进行量身定制，比如在抗凝血药或抗血小板治疗的好处和胃肠出血的风险中进行权衡。

医疗信息交换（health information exchanges，HIE）的增加，以及获取外部医疗记录的便利性也有可能改变医疗标准。在以前，几乎没有义务去全面地获得或回顾之前的记录，也缺乏一种在重症监护治疗下进行回顾的简单方法。如今由于具有大量潜在易得的电子数据，这些合适的医疗标准可进一步发展，包括对数据进行大规模回顾，并将之转化为ICU中临床可行决策制定的依据。功能性医疗信息交换的成功发展，有可能为取得这些临床信息产生新的期待和标准。

七、临床荟萃

1. 通过系统的方法来进行重症监测治疗并降低电子病历（见第103章、第107章和第111章）。

2. 经常练习如何有效地和患者及其家属沟通的方法（见第102章、第104章和第105章）。

3. 将重要的临床决定的想法和考虑，清楚地记录在医疗文书中。对医疗差错和不良事件用真实的、清晰的，而不是指责式的或责备式的方法进行描述。将患者及其家属一起参与的ICU讨论和决定中的对话内容都记录在医疗文书中。

4. 在对剪切粘贴、突出显示、宏和其他文本编辑工具有效运用的同时，有责任对这些信息的真实性进行确认。准确地更新和个性化这些注意事项，以诠释时时以患者为本的理念。

第109章

重症医学范畴中的长期急症监护

Michael A. Grippi　Michael J. Soisson，著　张晓光，译　于荣国，校

随着20世纪80年代初实施医疗保险住院费用预付系统（inpatient prospective payment system，IPPS），医疗卫生财政管理局（现为医疗保险和医疗补助服务中心，Centers for Medicare and Medicaid Services，CMS）和急症监护医院，发现有一类患者不适用于根据诊断相关分类（diagnostic related groups，DRG）而开发的报销制度，需为该类患者提供替代的医疗服务。这样一来，三类设施被确定可不经DRG支付系统报销：住院康复设施，住院精神疾病设施，以及长期急症救治医院（long-term acute-care hospitals，LTACs）。根据1982年颁布的税收公平财政责任法案（Tax Equitable Fiscal Responsibility Act，TEFRA），这些类别的设施最初按照"以成本为基础"的模式来支付费用。

现代LTAC是一种为滞留在ICU患者所设计的成本较低的替代方式，并已发展成为一个针对病情复杂患者进行监护治疗的设施，这类病情复杂的患者是指从急重症的初始阶段存活下来，并需要继续监护治疗几个星期或更长时间的患者。长期急症救治医院重点收治需要长期机械通气的患者，这些患者经常需要长期滞留ICU而难以处理的患者。

一、长期急症救治的演变和LTAC医院

LTAC的演变发生在三个相对独立的阶段。最早的长期急症救治医院可以追溯到20世纪20年代初，其组成部分主要专注于结核病患者的长期护理，残疾人（包括成人和儿童）的康复治疗和精神疾病的治疗。LTAC的发展是为了应对社会上具有身体和心理疾患的公民的需求，并且主要由慈善组织来运作。最初长期急症救治医院很大（65～100张床位）并且独立运行，而且经常包括可长期居住的住宅单元。

在20世纪80年代和90年代初，在照顾肺结核患者的医疗机构的治疗理念延伸的基础上出现了"撤机医院"，它侧重于收治那些比IPSS所针对的患者需要更长住院时间的患者，也就是说这类患者需要呼吸管理和撤机管理。这些典型的独立的长期急症救治医院大到可以按小型医院来运营，包括提供餐饮服务、物理治疗以及行政和财务系统。许多这样的机构是由一些数目有限的以营利为目的的私人或股权投资企业来建造和运营的。作为旨在从急症监护医院吸引患者的区域中心，这些早期的"撤机医院"坐落于靠近急症患者来源的地方。这些设施也催生了以营利为目的的专科连锁医院的发展。

1982年的TEFRA法案创建了一个为长期急症救治医院所收治的医保患者设计的替代支付系统，并使这些机构不再纳入IPPS中。TEFRA规定的LTAC报销原则是基于每个出院患者的平均花费，这一机制激励了急症监护医院将复杂

"慢性重症"患者转诊到长期急症救治医院。这种将高花费的医保患者,转诊到由一个以成本为基础进行支付的机构的激励机制,引发了长期急症救治医院的数量呈戏剧性的增长,从1990年的少于100家到2005年的超过360家。虽然最早的该类机构在很大程度上不以营利为目的,但到了2004年,营利性机构成为主导。目前仅仅两家公司就拥有了2/3的以营利为目的的长期急症救治医院。

最近,LTAC的发展基于这样一个理念,"医院内的医院(院中院)"。由于IPPS要求减少患者在急症救治医院的住院时间,使得多余床位数增加,但需要长期住院的医保患者的数量仍然很高(因为病情的复杂性)。对此,几家连锁医院创造性地向急症救治医院提出"租赁协议",根据协议LTAC租下急症救治医院的多余床位空间。其结果是,急症救治医院的未使用的空间可得到支付费用,提供给LTAC的临床和配套服务可以得到偿付。此外,急症救治医院可以将其长期滞留(即花费较高的)医保患者转诊至"另一个机构。"通过设立在急症救治医院内,LTAC的行政人员可显著降低运营成本,又保留了医务人员的权限,并可随时识别潜在的可供转诊的患者。

与发展"院中院"的理念一致,重症监护费用的不断攀升,使得IPPS体系下的ICU"另类"患者受到关注。最常见的"另类"患者是那些因依赖呼吸机,难以脱机从而产生过多花费的患者。因此,亟须寻找可替代的、花费更少的治疗地点。

经过近20年费用不断增长的时期,在2003年医保系统为LTAC设施启动了一个费用预付系统。根据"长期监护的诊断相关分类"(long-term care diagnosis-related groups,LTC-DRG),支付给LTAC的费用现在与患者的主要诊断挂钩。目前,已有超过975种LTC-DRG。尽管实施LTC-DRG是为了控制不断攀升的费用,但是长期急症救治医院的数量仍进一步增加到近400家(图109-1)。医保对于长期急症救治医院的支出也激增,在2007年估计达52亿7000万美元。在2008年,医疗保险和医疗补助服务中心(Centers for Medicare and Medicaid Services,CMS)控制支出在2007年的水平,该机构目前正在考虑其他的成本控制措施,包括在3年内暂停新增LTAC床位。

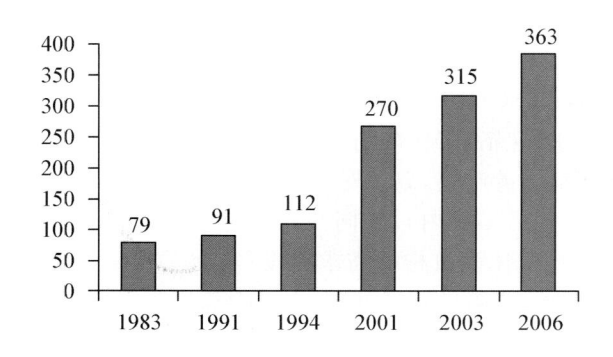

图109-1 在30年间长期急症救治医院的发展速度

二、长期急症救治医院的地理分布

由于尚未明了的原因,长期急症救治医院形成了独特的地理分布格局。康复期机构的特点是住院康复或专业护理设施在全国范围内分布相对均匀,而与之不同的是,长期急症救治医院则高度集中于某些地区,特别是在美国东北部和南部地区的LTAC设施占主导地位,所有设施的35%在三个州(马萨诸塞州、路易斯安那州和得克萨斯州)中。老的医院大部分位于北部各州,而大多数新的、以呼吸治疗为基础的设施则位于南部各州。其原因与这些医院的起源相关,各州与机构认证相关的不同立法,以及独特的人口结构可能导致了这种显著的分布变化。

CMS长期一直对有关在地理分布不均的长期急症救治医院的临床应用价值进行研究,并质疑那些本来适合长期急症救治医院的患者,却在没有LTAC设施的地方接受这种医疗服务。尽管已有将此地理不均性作为重要的基础研究,但目前尚无可靠的结论。

三、启动条件

医保认证LTAC的条件要求和预期的设施首先必须满足急症救治医院的国家认证要求。此外,该机构必须证明其在6个月的论证期内满足医疗保险的"LTAC参与条件"。2007年以前,这些条件构成了主要的要求,即该设施的医保患者平均住院时间为25d或更长,并经由CMS对其急性期医疗水平进行医保核查后认为其达到医保认证的条件。

然而，2007年立法签署的医疗保险和医疗补助国家儿童健康保险计划（Medicare and Medicaid State Children's Health Insurance Program，SCHIP），导致CMS扩大了LTAC的认证要求，包括：①住院前患者的审查程序以对入院进行适当的筛选，以及对LTAC入院需求进行确认（入院后48h内）；②同步的审查程序以评估患者继续留住该机构的需求程度；③有关医生积极参与每天患者的现场处理，以及会诊医生在"适当的时间段"出现在患者床边提供服务的记录；④对不同患者的跨学科治疗计划的记录。

出于支付的目的，在论证期内，医疗保险将这些机构视为一个短期的急症救治医院（在某些情况下，可能将其认证为康复机构），并在IPPS中支付费用给这些预期的LTAC。由于这种支付模式，大部分长期急症救治医院在论证期会承受巨大的支付缺口，为此它们试图保持尽可能低的医保患者数量以减少对财务的负面影响。

对于许多机构来说，处理好住院时间要求和预估的初期财务损失是重大的挑战。此外，新的机构必须发展其核心的临床技术能力，建立他们的医疗团队，以及管理那些病情复杂但仍能保持稳定，以继续留住在不断改进的LTAC设施内的患者。如果机构未能在6个月的论证期内达到医保规定的住院时间要求，就需要重新提交LTAC医保申请，并重新开始新的为期6个月的论证期，该程序只能从该机构的新财政年度开始。

因为医疗保险是长期急症救治医院的最主要支付者，长期急症救治医院正持续努力向CMS阐述自身的临床和经济价值。事实上，医保患者约占LTAC设施收住患者的65%。

四、目前关于长期急症救治医院报销的医保规定

自从实施LTC-DRG后，长期急症救治医院和医疗补助服务中心的立法规则都发生了前所未有的变化，包括医疗补助服务中心提出的2008年年率最终规则和2007颁布的SCHIP扩展法案。LTC-DRG对于住院时间、病例权重值和花费上限有严格的预期值。虽然大多数情况下，医疗保险报销模式相对简单，但如果患者未能达到与DRG相关的预期住院时间，将要用到一系列复杂的公式来调整支付数额。

尽管参与医疗保险的条件相对比较复杂，但管理良好的长期急症救治医院还是可以提供有价值的、成本效益好的医疗服务。由于较长时间的住院，LTAC患者恢复和康复治疗的过程更加漫长。此外，具有类似临床问题的患者相对集中使得LTAC能够制定更加全面的治疗方案。

五、长期急症救治环境下的患者群

基于医保数据，呼吸相关的诊断（包括使用机械通气）构成了最常见的LTC-DRG（表109-1）。在2007年，大约1/4从LTAC机构中出院的医保患者被归类为呼吸相关DRG，包括10.6%与长期呼吸机支持的患者。

DRG的剩余病种（表109-1）包括退行性神经系统疾病、营养不良或久卧于家中或长期护理机构内的患者罹患的难以愈合的伤口，以及手术后的并发症，包括难愈合的手术伤口、肾衰竭或多器官功能衰竭。此外，LTAC的收治人群还包括肌肉萎缩需要缓慢康复的患者，以及不能耐受在急性住院康复机构的3h治疗要求的患者。

六、临床结果

有关长期急症救治医院临床结果的文献并没有很强的说服力。相对不多的研究还主要关注于脱机的成功率。一般情况下，有1/3～2/3收住长期急症救治医院的呼吸机依赖患者成功脱机。大于65岁的医保患者于罹患重症后被收入LTAC，只有约50%者可存活至12个月。

医疗保险主要关注三种LTAC的质量评估指标：死亡率、转入急症救治医院的再住院率、选自医疗卫生研究与质量机构（Agency for Healthcare Research and Quality，AHRQ）的患者的安全指标。患者安全指标包括：压疮（褥疮）发生率、院感发生率、术后肺栓塞发生率、深静脉血栓发生率和术后败血症的发生率。临床结果评估指标包括：脱机率、呼吸机相关性肺炎发生率、院内感染发生率、好转出院率、功能恢复程度，以及疾病严重程度的改善情况。

表 109-1　2004 年长期急症监护医院最常见的疾病相关分类

临床描述	出院例数	百分比
需呼吸支持的呼吸系统诊断	13 007	10.6
骨骼肌系统和结缔组织疾病的后期调养	6212	5.1
退行性神经系统疾病	5802	4.7
皮肤溃疡	5594	4.6
康复治疗	5072	4.1
慢性阻塞性肺疾病	4980	4.1
肺水肿和呼吸衰竭	4960	4.1
具有并发症的单纯性肺炎和胸膜炎	4826	3.9
无恶性肿瘤病史作为第二诊断的患者的后期调养	4497	3.7
具有并发症的呼吸道感染和炎症	4449	3.6
败血症	4144	3.4
具有并发症的皮肤移植或皮肤溃疡清创术后	3739	3.1
心力衰竭和休克	3699	3.0
肾衰竭	2360	1.9
精神病	2355	1.9
总出院数	122 320	61.9

引自 MedPAC Report to the Congress：Medicare Payment Policy，March 2006.

_# 第110章

快速反应系统：快速反应小组和医疗应急小组

Scott A. Keeney　Babak Sarani　William Schweickert，著　张晓光，译　于荣国，校

2008年，联合委员会（Joint Commission，JC，过去被称为医疗机构认证联合委员会，Joint Commission for the Accreditation of Healthcare Organizations，JCAHO）规定，美国的所有医院必须采用一个系统来改进对患者病情的识别和反应速度。其目的是确保当患者的病情出现恶化时，医院所有的工作人员都有相应的方法来直接请求那些受过专业训练的人进行援助。这是对现行已有规范的重大变革，尤其是对于教学医院，那里的标准治疗程序是先联系实习医生，然后通过他们将信息按需要传递至各个层次的医生。

1999年，美国医学研究所发表了《人非圣贤孰能无过》这份里程碑式的报告，报告表明大量住院患者的死亡是可以避免的，其原因多是由于疏忽、缺乏交流或缺乏足够的安全机制造成的。此外，人们已经意识到，在大多数住院患者的心搏骤停这一急性事件发生前，已存在持续数小时到数天的生理变化。快速反应和应急医疗小组模式的基本理念是，训练有素人员的及时识别和干预将会对心搏骤停的发生率和死亡率产生影响。从这个意义上讲，这些团队相当于医院的911系统，在患者出现生理状况急性恶化时能立即快速调动相关资源。

一、术语和定义

有关应急医疗小组第一次共识会议的目标之一是将描述这些小组的术语进行统一。快速反应小组（rapid response team，RRT）不包括处方医师，比如医生或高级医师。这些小组通常由一位护士领导，可能还包括一位呼吸治疗师。RRT迅速对患者进行评估，根据程序顺序或方案采取基本干预措施，联系医生或高级医师，但不能对患者做进一步的治疗。医疗应急小组（medical emergency team，MET）通常由一位来自ICU或急诊科的医生领导，有权采取新的治疗措施。小组的其余成员可能包括经过ICU培训的护士、呼吸治疗师和药剂师。快速反应系统（rapid response system，RRS）是RRT和MET发挥作用的整体系统平台（图110-1）。RRS包括负责发现即将发生生理恶化迹象的传入分支、传出分支（RRT或MET）和任何可提供治疗的急需资源，以及负责监督整个系统、监控趋势发展或复发事件的行政分支。行政分支收集并分析与患者病情恶化相关的数据，优化早期发现患者病情恶化的方法，并确保在需要干预时具有足够的资源可立刻投入使用。

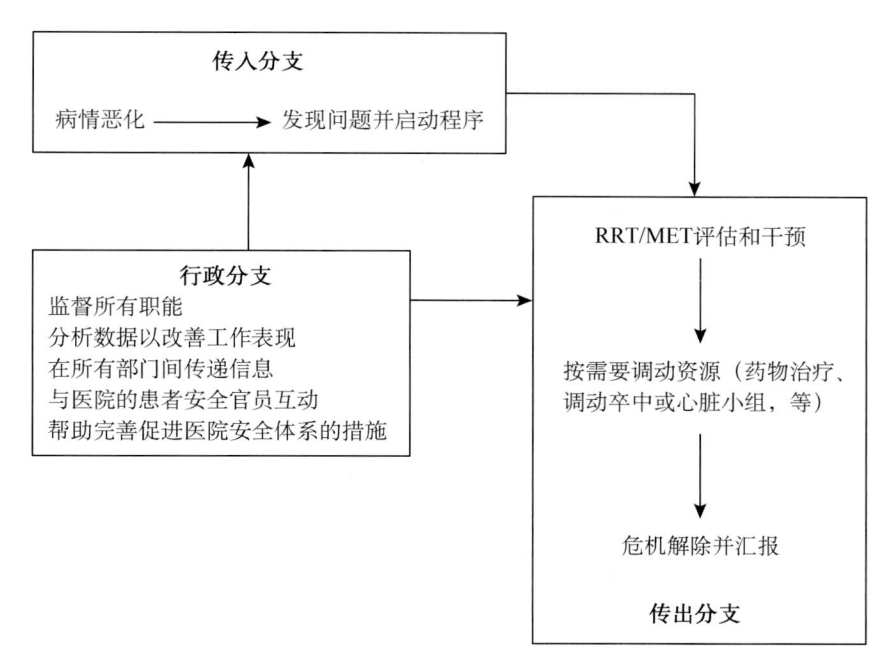

```
         ┌─────────────────────────────────┐
         │          传入分支                │
         │  病情恶化 ──→ 发现问题并启动程序  │
         └─────────────────────────────────┘
                    ↑              │
                    │              ↓
  ┌──────────────────────┐   ┌──────────────────────┐
  │      行政分支         │   │   RRT/MET评估和干预   │
  │ 监督所有职能          │──→│                      │
  │ 分析数据以改善工作表现 │   │          ↓           │
  │ 在所有部门间传递信息   │   │ 按需要调动资源(药物治疗、│
  │ 与医院的患者安全官员互动│   │ 调动卒中或心脏小组,等) │
  │ 帮助完善促进医院安全   │   │          ↓           │
  │ 体系的措施            │   │    危机解除并汇报     │
  └──────────────────────┘   │                      │
                              │      传出分支         │
                              └──────────────────────┘
```

图 110-1 设计作为绩效改进环的快速反应系统(见第 109 章)

二、团队建设

可以将不同的小组设计成"需求渐增"或者是"需求渐减"的模式。"需求渐增"小组通常是快速反应小组,由一位护士和一位呼吸治疗师组成。如果有的话,这些人员最先到达患者床边对其进行评估,并决定是否需要额外资源。"需求渐增"小组几乎不需要专门的资源,特别适合于那些呼叫量和紧急干预需求较低的地方。这些地方包括非卧床监护中心,比如医院诊所或门诊区域。"需求渐减"小组通常是医疗应急小组,其可作为 ICU 的延伸。小组成员一开始全员出动,一旦患者经过评估后,那些非必要的人员立即撤离。"需求渐减"小组在评估和治疗患者期间不能出现延误。然而,"需求渐减"小组是高度资源密集型的,他们的阵势可能会在医院工作人员、患者家属或患者中造成恐慌的气氛。这样的小组最适合于那些呼叫量和紧急干预需求都很高的地方,例如高度敏感的非 ICU 病房。

为了优化 RRS 的效能,在制定团队规划前必须对前期发生的严重不良事件和心搏骤停进行回顾总结。这样一来,RRS 可以在那些亟须改进的领域提高患者的安全,同时不影响医院其他部分的正常运作。医院的所有员工都必须接受关于 RRS 的角色和功能的培训,这个过程通常需要 3~6 个月。开始运作后,RRS 的领导者应该从医院员工那里获得反馈,并相应地对团队进行调整,以维护合作和相互尊重的精神。关于快速反应系统实施的阻碍本章稍后将作讨论。

不存在启动 MET/RRT 的最优标准。尽管有许多评分系统已经被证实可以预测 ICU 患者住院死亡率或预后,比如急性生理学与慢性健康状况评分系统(acute physiology and chronic health evaluation,APACHE),以及简化急性生理评分(simplified acute physiology,SAPS),但这些都未被证实可以作为普通病房患者床边分类评估的工具。改良早期预警评分(modified early warning score,MEWS)(表 110-1)已被证实可以作为预测住院患者接受 ICU 监护的必要性及其死亡率的工具。得分大于等于 4 分与死亡率增高及入住 ICU 相关,其敏感性为 75%,特异性为 83%。尽管启动 MET/RRT 的标准更多是基于患者的生理学情况,但必须强调医务人员对于是否启动小组干预的自主判断的重要性(知识框 110-1)。自 2009 年以来,联合委员会(JC)规定患者或其家属在觉察到患者的病情出现显著、急性的变化时,同样具有能快速向医院的工作人员寻求帮助的途径。

表 110-1　改良早期预警评分

评分项目	3	2	1	0	1	2	3
呼吸频率(/min)		≤8		9～14	15～20	21～29	>29
心率(/min)		≤40	41～50	51～100	101～110	111～129	>129
收缩压(mmHg)	0	71～80	81～100	101～199		≥200	
尿量[ml/(kg·h)]		<0.5					
体温(℃)		≤35.0	35.1～36.0	36.1～38.0	38.1～38.5	≥38.6	
神志状态				清醒	可说话	疼痛反应	无反应

引自 Gardner-Thorpe J, Love N, Wrightson J, et al: The value of Modified Early Warning Score (MEWS) in surgical in-patients: a prospective observational study. Ann R Coll Surg Engl 88:571-575, 2006; 和 Subbe CP, Kruger M, Rutherford P, Gemmel L: Validation of a modified Early Warning Score in medical admissions. QJM 94:521-526, 2001.

知识框 110-1　宾夕法尼亚大学医院应急医疗小组启动标准

呼吸系统
- 呼吸频率<8/min 或 >32/min
- 氧饱和度<85%并>5min
- 补充氧气的需求急剧升高>50%
- 呼吸困难

心脏
- 心率<40/min 或 >140/min
- 收缩压<80 或 >200mmHg
- 舒张压>110mmHg
- 新发胸痛

神经系统
- 癫痫发作
- 神志状态的急剧变化

其他
- 无法控制的出血
- 无法联系到住院医师
- 护士担心/判断
- 医生担心/判断
- 家属担心

三、快速反应系统运用的结果

迄今为止,大多数关于 RRS 临床效能的报告,都是根据单中心回顾性研究中心搏骤停发生率降低的情况。MERIT 试验是唯一对 RRS 临床效果进行评估的前瞻性研究,其利用多中心、医院联网随机化技术,来确定采用 RRS 是否能减少心搏骤停。虽然 MERIT 试验表明,有 RRS 和没有 RRS 的医院,在心搏骤停发生率和死亡率上并没有显著区别,甚至作者本人也承认,这项研究具有明显的缺陷。首先,有 RRS 的医院并没有对其充分运用,在满足 MET 标准的患者中,只有 20% 接受了该小组的评估。反之,没有 RRS 的医院使用"急救小分队"在心搏骤停之前,对不稳定的患者进行评估,把急救小分队当作 MET 使用,这也影响了随机分配到非 RRS 组的医院的数据。同样地,由于 RRS 的整体呼叫量低,试验无法发现两组间的区别。由于无法预测的干扰,调查者将所有的早期的应急小组呼叫归为一组,将其定义为和心搏骤停或死亡无关的呼叫,在事后分析时将其整理起来重新审查数据。他们发现在研究过程中,随着早期的应急小组呼叫量的上升,心搏骤停发生率和意外死亡数显著下降。尽管这种事后分析的方法可能高估了 RRS 建立后产生的治疗效果,但大量其他单中心的研究也发现在采用 RRS 之后,心搏骤停发生率、死亡率和转诊 ICU 的需求都下降了。

研究 RRS 对心搏骤停以外的影响的研究结果才刚开始出版。在一项研究中,采用 MET 的帮助显著地缩短了疑似感染性休克患者开始接受抗生素注射的时间。另一项研究发现在 MET 启用后,分布性休克患者开始复苏的时间大大缩短,并维持超过 5 年时间。由于感染性休克早期复苏和及时输注抗生素改善了病死率,因此 RRS 的实施有可能降低患有严重脓毒症患者的病死率。目前尚没有其他的关于运用 RRS 后临床结局的研究,例如关于卒中或其他紧急情况的治疗效果。

四、实施快速反应系统的障碍

实施 RRS 十分具有挑战性,因为如要成功必须要有观念上的改变。医生们必须能接受别的医生在未经他们明确许可的情况下会诊他们的患者,比如在 MET 模式下。当患者病情潜在性地出现恶化时,护士们也要乐意接受,从原有的首先和实习医生或负责医生联系(在非教学医院中)的模式,转变为请第三方团队进行会诊。在 RRS 体系中,这可能涉及护士与护士之间的会诊,而不是护士和医生之间的沟通。

在 2011 年,美国有 8 万多名护士专业的新毕业生,带来了几个挑战。新手护士可能不会注意到病情恶化的微小迹象,也就不会立刻启动 RRT。此外,有调查发现在教学医院中,大多数的护士觉得有义务遵循传统的分级式的医生通知体系。另一个研究发现,只有 10% 的护士会违背医生的意愿去呼叫 MET,56% 的护士会感觉到这样做所带来的与医生的紧张关系。因此,在实施 RRS 的教学阶段,必须训练护士去察觉生命征的变化趋势,并将其作为临床病情恶化的早期预警征象,并且让她们自信地认为,医生和护士的领导都会支持她们使用呼叫系统而无须医生的同意。最后,应鼓励经验不足的护士在不确定是否必需正式启动 MET/RRT 时,应使用 MET/RRT 应答系统来进行咨询。

为了能成功实施 RRS,通常需要解决住院医师的两个担忧。首先,要向他们明确 RRT/MET 并不会替代他们。而且,在发生急性事件期间对患者进行全方位管理时,RRT/MET 都应该将住院医师包括在内。这对于过了实习期的住院医师尤为适用,能解决他们具有的患者归属意识,并有助于改进其业务能力从而减少呼叫 RRS 求助的次数。有研究表明,大多数内科和外科住院医师并不认可这种具有包容性的团队,贬低了他们所受的教育或学问。最后,住院医师(尤其是实习医生)觉得如果 MET 的主治医生在事件结束后如能提供正式的反馈,将有助于丰富他们知识。

主治医生必须坚信,在他们不在场时,RRS 提高了患者的安全,尽管他们为患者提供了支持,但患者病情仍可能恶化。医生常常不理解 ICU 之外护理所存在的局限性。这些局限性包括可能无法每 2~3 小时频繁地评估患者或给其用药,或是采用某些特定药物和干预措施。常常是医生开出了适当的治疗方案,但非 ICU 护士却无法执行,这时,RRT/MET 既可帮助指导医务人员又能帮助进行必需的 ICU 转运。

除了需解决在实施 RRS 过程中的观念上的阻碍,管理者也必须在经济上和精神上支持团队的发展。这可能比较困难,因为尚没有研究能够验证,在 RRS 日常运作中所使用的终点指标。例如,没有关于 RRT/MET 启动标准的前瞻研究,有些人提议对患者进行持续或更为密集的监测比组建 RRS 更好。然而,由于目前护士短缺,而且无法在不妨碍患者日常行动和转运的前提下,对患者进行无创的、持续的监测,如何实施这一解决方案并评估其有效性仍是一个未知数。RRS 可以获得管理层的支持,是因为 RRS 可提供一个在整个医疗系统之间解决问题的平台,从而绕过固有的部门筒仓效应。将一个高效的绩效改进体系引入 RRS 中,能监测警讯事件或复发事件,推动各部门实施有效的解决方案,并通过预防医疗差错,大量地节约成本和改善结局。

五、未来研究建议

MERIT 试验未能证明 RRS 的功效,因此仍有必要对 RRS 的功效进行验证和优化。尽管 RRT/MET 处于 RRS 的核心,但其他重要组分还包括质量改进、反馈、教育和监测。只有这些组成部分都得到清楚验证之后,才能建立一个基于循证医学的方法。

鉴于验证 RRS 有诸多固有的困难,国际复苏联盟的一个专案组将定义进行了标准化,并派生出标准的 RRS 数据元素。专案组的共识声明区分了核心数据元素和补充数据元素,以帮助医院进行数据收集、优化系统干预和改善临床结局。由于启动小组反应的最佳的生理触发点或时机仍不清楚,在启动点前 24h 内的患者信息对于开发一个最佳的 RRS 至关重要。需要补充数据元素用于研究或提升对流程相关问题的理解,以更好地推动临床实践的发展。公认的数据元素和定义有助于在国际进行数据整合分析。在全球范围内对明确定义的核心数据元素和补充数据元素进行报告和监测,最终将可建立一个系统,提供基于循证医学的建议,并改善临床结局。

六、结论

医疗差错由于以下五个因素之一未能做到而引起:辨别出即将发生的病情恶化、干预、迅速调动资源、与专家或其他团队成员沟通,或者是运用安全系统来防止未来不良事件的发生。RRS通过实施监测、起效及绩效改进三个方面解决了上述所有问题。自从诞生以来,无论在乡村医院还是大型学术、三级医疗中心都出现了许多RRS,以满足急性患者的需求。显然,每个RRS的结构和功能,必须基于循证医学,根据当地的资源和条件进行量身定制。

第111章

远程医疗在ICU中的应用

Craig M. Lilly　Steven A. Fuhrman　Michael Ries，著　周丽丽，译　翁钦永，校

ICU远程医疗能使重症医学专家不受地域的限制,扩大了他们的诊疗范围。通信技术、健康信息系统和通过床旁监测仪所获得生理参数新方法的研究进展,正代表了ICU远程医疗的发展趋势。在许多方面,ICU远程医疗实践的快速发展,是与患者的安全相对应的(图111-1)。重症医学经常是团队合作,而非个人行为。虽然大部分诊疗过程是日常和规范化的,但也存在着各种各样突发和个体化的建议和方法,但是个别意外及紧急情况的发生也不少见。这种常规和突发性任务的联合应用,须在团队诊疗中进行实时床边监护。应用了设置好的电子程序,识别诊疗的需求并规范其行为,以此实现ICU高效率的诊疗。通过观察床边监护仪的异常反应,不仅能够快速和可靠地检测到生理不稳定指标的改变,而且能及时纠正那些延迟或无效的干预。

实施ICU的远程医疗项目,是为了使更多的危重患者得到高质量的日常监护与治疗,同时保持对患者的突发意外临床情况的个性化处理。ICU的远程医疗程序,通过将健康信息技术与持续患者监护相结合,使得在治疗过程中临床技能与电子工具联合使用,根据患者的情况而不是供应商来评估和管理。

任何新技术的应用,必然导致产生新的术语和概念。理解这些术语的定义对远程医疗工具的诊断应用,以及对ICU监护数据资料的正确解读是非常重要的。对ICU远程医疗的定义可以参考美国医疗保险制度对于电子卫生服务的定义,记录在42 CFR 410.78文件档案,但是美国医疗保险制度不承认远程医疗作为一种特别的收费服务。按照这个定义,远程医疗被定义为在不同地点之间通过电子通信技术交流医学信息,来促进患者健康的恢复。电子通信技术指的是使用互动的电信设备,包括(但不限于)音频和视频设备,使患者和远处的临床医生进行实时的沟通。远程医疗被认为是一种替代传统医疗服务的方式(例如,患者和医生之间面对面咨询或检查)。对于ICU的远程医疗服务,他们需要提供从实验室仪器、影像学和生理监测取得现有患者的具体信息,来得出他们的经验报告。ICU的远程医疗系统根据需求,改变提供的服务种类和服务方式。

一、基于突发或间歇性的远程ICU模式

临时需要时,我们可以通过使用床边的远程医疗工具完成对ICU患者突发情况的评估。这一会诊模式是由ICU运营商提供,类似于用于提供远程卒中服务。这种类型的ICU远程医疗服务经常由一个床边监护仪的会诊请求所触发,并决定要不要激活或移动一个视听设备到床边。机器人系统比患者的床边监护系统,需要更少的床边运营商提供支持,因为异地运营商可以通过远程控制,直接指导患者。一些系统不仅能够传送

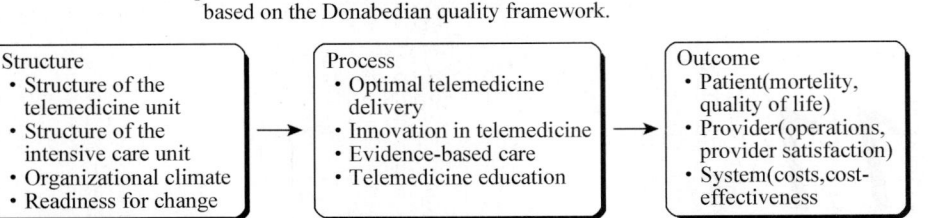

Figure 111.1 Proposed framework for ICU telemedicine evaluation based on the Donabedian quality frame work. (From Kahn JM, Hill NS, Lilly CM, et al: The research agenda in ICU telemedicine: a statement from the Critical Care Societies Collaborative. Chest 140: 230-238, 2011.© 2011 by American College of Chest Physicians.)

图 111-1　中文译者注：图示为"结构、过程和结果之间的原理及改进关系"，左框为"结构：• 远程医疗机构；• ICU 机构；• 组织机构；• 日常应变机构"，中框为"过程：• 最佳远程医疗；• 远程医疗的创新；• 循证医疗；• 远程医疗教育"，右框为"结果：• 患者（死亡率，生活质量）；• 运营商（业务，运营商满意度）；• 系统（成本，效益）"

实时视频和音频信号，还能够传递检眼镜和听诊的信号。当与医院信息系统整合之后，系统还可以提供患者的特异性生理、实验室检查、放射影像、心电图和病历信息，允许医生在异地提供评估和管理服务。

二、持续的 ICU 远程医疗服务

连续的 ICU 远程医疗服务的系统，能提供健康信息系统所提供的信息，包括生理监测、实验室仪器、病史档案和放射影像学资料。床边监护仪所提供生理信号与实验室数据实时结合，可以将一个由程序提供的照顾模式转变成是由患者触发的更加紧急的评价和管理。当前运行的系统需要合格的重症监护专业人士经常检查警报和警报器，以从频繁的假阳性警报中区分出真正的临床恶化情况。大多数的警报来自于少数"不稳定"的患者。对 ICU 进行调查统计发现，在一个高质量的大学医疗中心进行的患者监测中，ICU 远程医疗服务在 24h 连续监测的生理变化数据，发现平均约有 6.8 个是真正的警报。

三、综合性远程 ICU 服务

综合性远程 ICU 在连续监测技术的帮助下，负责提供全面的重症监护服务。这些技术可以及时远程检测到患者的不稳定或实验室异常，进行分析，做出诊断，实施治疗，安排程序或专科咨询，按照循证医学，积极指导 ICU 医生管理生命支持的设备，并与患者、床边陪护和家庭成员进行沟通。

四、ICU 远程医疗与结果的关联

实施 ICU 远程医疗项目的理由，是希望通常增加有效的危重病诊疗服务来减少危重病的发病率和死亡率，并提供更有效的重症监护服务效率。ICU 的远程医疗系统在实施的方式上有所差异，因此在已经出版的杂志上结局不同也不足为奇。第一个综合 ICU 商业化的远程医疗研究是由 ICU 医师主导实施。该研究使用了一体化模式，使远程 ICU 的运营者，有充分的权力和修改医疗管理计划，其结果是 ICU 住院死亡率和住院天数减少，具有显著的统计学意义和临床意义。也有 ICU 远程医疗方案使用了更严格模式的研究，允许床边医生限制异地 ICU 远程医疗运营商修改医疗管理计划的能力，其死亡率或住院时间出现了不同的结果。之后，有关 ICU 远程医疗实施的研究，都集中在床边和异地的整合，由调查员进行调查，没有潜在的商业利益冲突，出现了较低的死亡率、发病率、成本和住院时间。

五、ICU 的远程医疗管理过程

被量化的 ICU 医疗管理交付过程的研究,持续显示综合 ICU 远程医疗与低死亡率和住院天数之间的关系。研究认为,这些数据的改善归因于最佳的重症监护与治疗,并发症发生率降低,ICU 医师快速评估和处理能力,和对生理参数改变与不稳定的报警能在 3min 内做出的快速有效的反应。异地 ICU 药师也报告药物花费显著降低了。那些整合了综合 ICU 远程医疗程序与急诊科、麻醉恢复室的医疗中心,已经开始使用这项技术来增加病例数量。

六、社区和偏远地区医院的 ICU 远程医疗

附属于医学中心的 ICU 远程医疗项目,允许医生在社区医院工作,专门管理可能随时需要转诊到三级医院的危重患者。研究表明,这些病例所产生的税收超过了提供 ICU 的远程医疗服务所需要的费用。例如,在一个社区医院综合 ICU 的远程医疗服务治疗药物过量、脓毒症或呼吸衰竭所需的费用,显著低于在大学医疗中心转运和治疗类似病例的费用。

通过一个综合 ICU 远程医疗程序,ICU 的工作人员能够立即联系重症医学专家,指导他们对危重患者疾病进行识别、评估和稳定患者的病情。民众也可以从该项服务当中获益,因为可以在更大的地理范围内找到更有经验的重症医学专家。利用远程医疗工具的医疗卫生管理系统,能够实时联系重症监护专业人员,实现安全和高质量管理的综合模式,因为,比没有有效的 ICU 远程医疗项目的竞争者,他们可以提供高质量低成本的医疗管理服务。

第112章

ICU 患者的转运

Alix O. Paget-Brown　Robert A. Sinkin，著　周丽丽，译　翁钦永，校

外伤患者的转运是医学教育中成熟的内容。而重症患者的转运虽与之大相径庭,但却同等重要,且更加复杂。其不同于创伤患者之处,主要在于患者病情尚未初步稳定,需要做出更复杂的医疗决策,需要了解更深层次的患者生理状态,以及需要解决更多的潜在病症。

重症患者需要转运的原因包括使患者能在其他医院获得更好的诊治,因诊断及病情评估需要在院内行相关检查,以及患者病情稳定后需转移到康复机构或其他长期护理机构行进一步康复治疗。

一、重症患者转运前的准备

外伤患者转运前需要迅速稳定病情及妥善处理失血,加强液体和气道的管理。与之相比,重症患者的转运一般更着重于生理功能方面的观察,有时需要更为复杂的气道和药物管理。值得一提的是,在转运过程中重症患者的病情是会随时变化的。

转运重症患者过程中,首要的部分在于做好转运双方之间的交接。鉴于现有主治方(包括医生、护士或其他医务人员在内)所知患者病史的重要性,故对转运人员来说,为做好转运过程中的监护,应先了解患者的现有诊断,并获取患者目前完整、准确的口服药物和输液(包括时间及剂量)清单。此时,患者在既往诊治过程中,出现的任何异常的反应都需要被提及(例如一老年人使用咪达唑仑后出现了躁动,而非该药应有的镇静作用)。

二、重症患者转运过程中的气道管理

ICU 重症患者的气道管理是十分复杂的。对于那些已行机械通气的患者,维持人工气道通气既为转运提供了方便,但也极富挑战性。

机械通气患者能拥有稳定的人工气道通气,对于转运来说自然是一个优势。然而不管患者是通过气管导管还是气切导管来通气,都很难在转运过程中确保管道能安全且良好地固定在正确的位置上。因为在转运中都不可避免地需要移动患者、上下担架,甚至因检查需要可能更频繁地搬运患者。因此在任何时候气道的安全性都是极其重要的。在转运前拍张胸片,能让团队确定好患者气道内导管的初始位置。而在每次移动后仍需进一步地确定气道的安全性、稳定性及导管放置位置。这包括了评估导管的安全性和插管深度,听诊并确保呼吸音双侧匀称。在转运过程中,适当的镇静,防止患者自行拔除导管或出现躁动不安(见第5章)。在转运过程中需持续监测患者的脉氧情况,协助评估气道的通畅性及维持良好的氧合状态。在转运机械通气患者前需转接到转运型呼吸机,而大部分的转运型呼吸机仍是传统类型的呼吸机。最简易的转运设备仅能提供有限的支持模式,而复杂的设备则能提供更多的呼吸模式,

比如间歇指令通气(IMV)、辅助支持通气及压力或容积控制下的辅助控制通气模式(见第2章)。对于使用传统呼吸机的患者,按原先的呼吸机参数设置转运型呼吸机且直接切换就可以了。但是从相对复杂的模式(例如高频通气)切换到转运型呼吸机则需要有一个稳定或过渡的过程(稍后讨论)。在转运前需先评估患者在新呼吸机现有参数设定条件下的动脉血气情况,以观察其通气的效果。在需要将患者转移到其他设备上并维持相当长时间的情况下,应定期检查动脉血气,如患者病情稳定应至少每隔1~2h检测1次,如不稳定可更频繁。呼吸机的调整在提供基础支持的前提下应循序渐进,避免突然的变动。当为纠正严重的呼吸性酸中毒和高碳酸血症而调整呼吸机参数时,都需每30分钟检测血气1次,直到病情稳定。鉴于因过度纠正而使患者发生有害过度通气的情况可能发生,故在呼吸机参数进行重大调整后必须监测患者血气情况。

某些患者,更多的是新生儿(稍后讨论),需要通过高频振荡或喷射来维持通气。而部分团队能通过便携式喷射呼吸机来转运这部分患者,在这种情况下,可以直接切换,然后检测通气和氧合是否充足。如果患者因转运需要从高频通气切换到传统通气,则在切换前需要认真计算大致的平均气道压力、通气时间、吸呼比、理想的呼吸频率。而因转运需要将模式从高频振荡调整为喷射通气时也可采用这种方法。

如果患者当前未进行机械通气,则需时刻注意患者通气支持设备的摆放位置是否正确。有时患者也需积极参与这个过程,但实际情况是重症患者仍需转运团队来努力确保其氧合维持在合适水平。在非插管的重症患者中,最常见的是通过鼻导管或非再吸入式面罩来输送氧气,有时则是通过口咽通气管或鼻咽通气管来连接。完整的交接内容也应包括非插管患者目前的氧气需求情况。但是在转运过程中氧气的需求量通常是增加的,故应根据需求调节氧气输送的多少。

非机械通气患者有时也会在转运过程中出现复杂的病情变化。故需完整评估每个患者的气道情况、当前诊断、现有疾病,以及任何会使转运中气管插管过程复杂化的既往诊断或身体状态,如病态肥胖或任何颈椎活动问题。在转运前还需完

整评估患者的意识水平;对于意识水平下降或定向力障碍的患者来说,转运中没有人工气道支持亦是不安全的。

三、重症患者转运过程中的血压管理

当作为接收方的医院团队准备接收转运过来的患者时,通常所有的输液都需重新配置(重新计算、重新混合,以及安放到转运团队的设备中),同时还需按原先治疗团队所交代的剂量来输注。这种程序能保证患者持续稳定接受来自不同机构输液的浓度和输液泵的走速,且能避免没有经验地打乱输液节奏或无法在其他输液泵上继续输注等情况的发生,用以降低药物治疗差错的风险。即使是短暂地打乱了升压药的输注,也会使得血压出现频繁的波动。因此有必要个体化调节输液方案,使其逐步过渡适应转运时的输液装置,同时还需预留足够时间来解决血流动力学的变化,建立新的基线及调节输液速度。

如之前所提到的,在转运前的准备过程中,调节升压药的输注是一个难题。但是在因检查、治疗或转科而需要院内转移时,现有药物的持续输注还是能够得到维持的。这能避免因输液改变而引起的血压变化。也许转运过程输液装备、输液浓度、输液速度也都应该是相同或类似的,且应按照规范来调节。患者通常在做完检查或治疗后会回到之前的病房。但当将患者从家庭机构转运到其他机构时,ICU团队应注意准备好足够的口服和静脉滴注药物,来预防转运过程中可能出现的不可预见的延迟。

在转运过程中维持血流动力学的稳定是不容易的,因为转运带给重症患者的应激反应会导致血压的极大波动。尤其需要记住的是在转运过程中使用其他常用药物,如镇静药、阿片类及神经肌肉阻滞药时,可能会降低全身血压。

四、ICU特殊群体的转运

1. **急性呼吸窘迫综合征** 急性呼吸窘迫综合征(acute respiratory distress syndrome, ARDS)及其早期阶段,急性肺损伤(acute lung injury, ALI),都是以急性呼吸窘迫、胸部X线片提示肺浸润,不同程度的缺氧及需要呼吸末正压(positive end-expiratory pressure, PEEP)为主要

特征表现。ARDS最主要的病因是脓毒血症,也包括其他如肺炎、误吸和创伤等等,每一个都有其不同的治疗策略。然而,尽管是不同的治疗策略,但其达到的肺生理学管理目标是相似的。目前的目标仍然是优化肺复张策略,减少通气血流比例(V/Q)失调和减少呼吸机相关的肺损伤。

ARDS患者的转运仍然充满着挑战。ARDS患者神经肌肉阻滞药的应用存在着争议,有25%~40% ARDS患者住院期间应用过某种神经肌肉阻滞药。虽然短时间,但神经肌肉麻痹可减少通气血流比例失调,改善氧合和气体交换,且联合高PEEP策略可避免依赖性肺不张。短时间的神经肌肉阻滞药的应用有益于氧合和气体交换,但存在有不利于肺复张的低风险。提高ARDS患者生存率的主要治疗策略,即小潮气量通气策略通常继续应用在患者的转运过程中。

尽管ARDS患者的肺管理充满挑战,但ARDS的原发病治疗同样需要重视。这包括对可能的或已证实的脓毒症或肺炎的抗生素治疗,和血管活性药物的使用等血流动力学支持。ARDS患者常需使用糖皮质激素,故血糖管理需要重视。血糖监测的频率,取决于先前的监测需要和每一次交接班过程的稳定性(在本章节的前部分已讨论)。

2. 新生儿 新生儿是ICU患者运送中的一个特殊群体。在大部分情况下,成年人能自行体温调节。而新生儿(尤其是早产儿)由于体表面积与体重的比值高,皮肤表皮薄,体液容易丢失,皮下脂肪沉积少,缺乏棕色脂肪等诸多因素,其体温调节能力差。34-37周妊娠的晚期早产儿,尽管已经有足够的体重,依然是低体温和体温调节障碍的危险人群。因此,新生儿和婴儿均需要特殊的运送设备,例如运送保温箱,个别情况下还需与化学性的保温装置一起配合使用。化学性取暖装置指的是新生儿使用的化学激活胶垫。值得注意的是,这些化学激活胶垫对环境温度十分敏感,胶垫的起始温度会影响垫子最终所能达到的温度。例如,一个冷的胶垫(在低于室温的条件下开始激活)最终将难以达到预期的温度,从而导致婴儿低体温。相反,如果一个胶垫是在较高的温度下被激活的(例如炎热的夏天放置于救护车上),那么过多热量的产生将导致热灼伤。因此化学性取暖装置必须贮存在室温条件下,并在室温下激活。运送过程中必须密切监测婴儿的体温,每小时测量腋温1次,必要时可增加测量频率。有些保温箱能够连续动态性监测肛温,但必须注意探针是否移位。

当然存在转运特殊病例,如缺血缺氧性脑病患儿,则需使用治疗性低体温来运送以达到神经保护的目的。治疗性低体温即降低全身体温至33~34℃(通过监测直肠或者食管温度)或降低头部温度,对于没有出现严重不良反应(如持续性肺动脉高压或者需要体外膜肺氧合)的患儿,均能改善神经系统的预后。如果转运过程中无法持续监测患儿的中心温度,则必须至少间隔15min测量1次。转运过程中患儿的皮肤温度并不可靠。在转运过程中使用治疗性低体温可能发生一些并发症。例如不能降低婴儿的体温、不能维持恒定的温度,和运输过程中体温过低。因此,许多机构推荐转运过程中通过关闭保温箱中的加热装置实现被动降温。缺血缺氧性脑病患儿其体温调节能力较同龄人差,因此其在等待运送团队到来之前,通过关闭辐射性的加热装置,迅速将体温降至33~34℃。更危险的是有时会出现体温过高或过低,继发一系列的神经系统并发症。不管是医源性的还是患者自身导致的,过度地冷热都是应当避免的。

早产儿,尤其是那些孕30周左右出生的,由于发育不成熟,发生脑室内出血的风险较高。因此,在转运的过程中应当尽量避免摇晃和碰撞。早产儿应当被平放在中间。在将患儿转进出救护车或者飞机的过程中,应当尽量避免头部向下。因此,在运送过程中经常使用胶垫来保护患儿。另外,抬高病床头端的做法也是不可取的,因为早产儿维持脑血管压力稳态的能力较差。

所有患儿在运送的过程中均需密切监测体液状态,这可以通过观察尿量、尿色、毛细血管充盈时间等灌注指标来实现。此外血容量不足会导致心动过速,而低血压是疾病晚期和病情恶化的征兆。对这些患儿的扩容原则是按照ml/(kg·d)来进行的,而不像成年人补液是以升计和把所有药物配成一袋。维持补液量依年龄、水合状态和营养状况的不同在80~120ml/(kg·d)。一些早产儿或感染性休克的患儿可能需要150~200ml/

(kg·d)的补液量。液体需要量取决于疾病的潜在病因,如何补液是新生儿转运医疗的关键所在。

早期早产儿和晚期早产儿都容易发生糖代谢紊乱。大部分患儿由于糖原储备不足,糖异生能力不成熟,或者是胰岛素异常分泌(尤见于糖尿病母亲所产患儿)等原因经常发生低血糖。因此,患儿运送过程中应当频繁检测血糖水平并适时调整血糖。可以通过公式112-1,计算葡萄糖供给或葡萄糖输注速率,以得到最佳的葡萄糖稳态。

$$葡萄糖供给 = \frac{葡萄糖浓度(\%) \times 输液速度(ml/h)}{体重(kg) \times 6}$$

(公式112-1)

大脑血糖供应所需最低葡萄糖供给量是 3~4mg/(kg·min),葡萄糖稳态的初始起点是 4~6mg/(kg·min)。如果这个初始速率是足够的,那么血糖水平将达到 3~5mmol/L(50~90mg/dl),葡萄糖供给应当以 1~2mg/(kg·min)的速度递增,这可以通过增加总的液体量或者增加葡萄糖浓度来实现。外周血糖浓度不能超过 0.7mmol/L(12.5mg/dl),以免造成高渗状态和刺激静脉。当葡萄糖输注浓度超过 125mg/L 时应通过中心静脉输注。

低血糖的新生儿可以以 2ml/kg 的速度快速输注浓度为 100mg/L 的葡萄糖,快速注射后必须持续输注或者增加当前的葡萄糖供给量。因为快速输注会增加胰岛素的分泌,诱发血糖的下降,与治疗目的背道而驰。还有,根据血糖异常程度每 30~60 分钟密切监测血糖 1 次是十分必要的。对于超过 2h 的长途运送,必须每 2 小时监测 1 次血糖,除非患者的血糖从既往病史来看是非常稳定的。

患者的液体和静脉滴注药在转运前应切换成输液泵给予,应注意给药间隔。所有的这些细节要求再次强调了整个转接过程治疗的重要性。

婴儿的肺管理与成人有很大的不同。极早产儿,即小于 30 周的,由于表面活性物质的缺乏易患呼吸窘迫综合征(respiratory distress syndrome,RDS)。RDS 与 ARDS 病因不同,后者表面活性物质是继发缺乏。早产儿出生后由于呼吸做功的增加常常需要气管内给予外源性表面活性物质(个别除外)。早产儿呼吸机的治疗目标是避免气压伤,容积伤和肺不张,从而达到长期损害最小化。因此,吸呼比常常设定在 0.3~0.4,而且高碳酸血症,即轻微的呼吸性酸中毒是允许存在的,通常这些患儿的 pH 可控制在 7.25~7.35,PCO_2 可控制在 45~55mmHg。出生时是早产儿,成长过程中患有慢性肺疾病的患儿,在运送过程中,pH 也是控制在 7.25~7.35,但 PCO_2 增高至 60mmHg 比较合理。为达到此目标,潮气量可以按 4~6ml/kg 给予,PEEP 可设定在 4~6cmH_2O,这样的 PEEP 值可使得胸部 X 线片上呈现第 8 或第 9 肋骨区膨隆,有望达到肺复张最大化,容积伤最小化。在使用转运呼吸机前应进行血气分析检查,之后如果患儿稳定每 2 小时检查 1 次,可根据病情细微调整。

附录 A
氧合血红蛋白解离曲线

Paul N. Lanken,著　周　警,译　于荣国,校

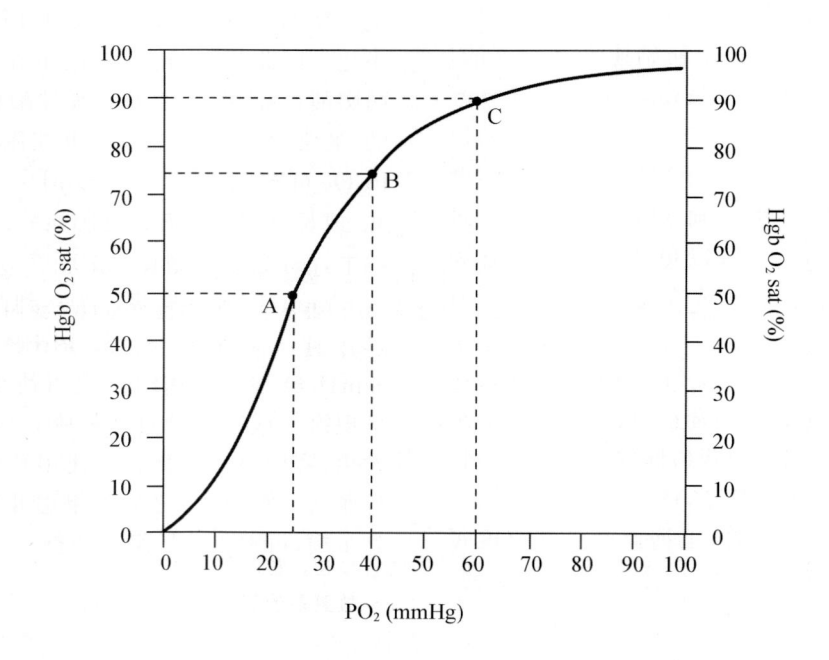

附图 A-1　在正常生理条件下(正常的血 pH、PCO_2、温度)的氧解离曲线。氧饱和度达50%时的 PO_2 正常为26mmHg(简写为 P_{50})。该数值代表的是正常情况下血红蛋白对氧气的亲和力(A 点)。在正常情况下,混合静脉血(采自肺动脉)和末梢毛细血管的血液 PO_2 在 40 mmHg 左右,相应的氧饱和度为75%(B 点)。曲线从平坦到陡直的转折点(C 点),相当于 PO_2 在 60mmHg,氧饱和度为90%。氧分压在 60mmHg 以下,随着氧分压降低氧饱和度会显著降低

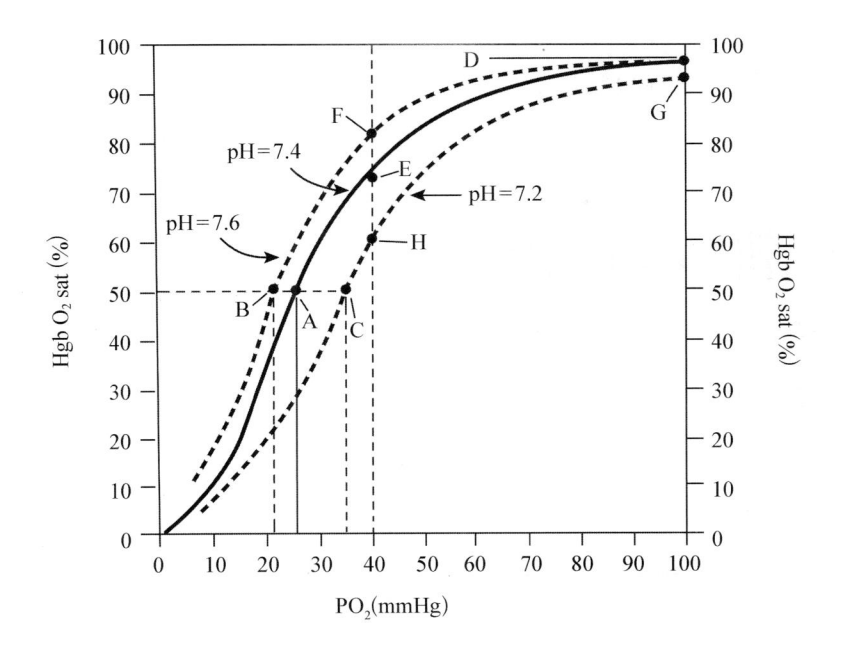

附图 A-2 该图实线与附图 A-1 的正常氧解离曲线相同。左边的虚线代表碱中毒时氧解离曲线左移。类似的左移也出现在温度降低或细胞内有机磷酸盐浓度降低[最重要的成分是红细胞内 2,3-二磷酸甘油酸(2,3-DPG)的浓度]的情况下。后者的情况出现在长期存放的库存血中。曲线左移还发生在血红蛋白与一氧化碳结合(生成碳氧血红蛋白,CO-Hgb),或者由于血红蛋白中的 Fe^{2+} 被氧化成 Fe^{3+},成为高铁血红蛋白时。由于 P_{50} 从 26mmHg 变成了 21mmHg,即从曲线 A 点移动到 B 点,所以曲线左移代表血红蛋白与氧的亲和力增加,意味只需要更低的 PO_2 就可以使血红蛋白氧饱和度达到 50%。右边的虚线代表酸中毒时氧解离曲线右移。类似的右移还可以出现在体温升高、PCO_2 升高和细胞内有机磷酸盐(尤其是 2,3-DPG)浓度增高时。后者可出现在对慢性缺氧、贫血、高山低氧的慢性适应等情况中。由于 PO_2 从 26mmHg 升高到 35mmHg,即从曲线 A 点移动到 C 点,故曲线右移表示血红蛋白与氧的亲和力降低,意味着使血红蛋白氧饱和度达到 50% 所需要的氧分压更高。请注意 PO_2 同样为 40mmHg 时(代表红细胞流经毛细血管的末期),三条曲线的氧饱和度明显不同。因为血红蛋白与氧的亲和力增加,曲线左移将会导致在 40mmHg 氧分压时释放更少的氧。纵坐标氧饱和度的改变,即实线从 D 点到 E 点代表了正常情况下的氧的释放。左边虚线的 D 点到 F 点,表明机体缺氧。相反的,曲线右移时因为氧与血红蛋白的亲和力下降,故能释放更多的氧。请注意 D 点到 E 点与 G 点到 H 点所代表的氧饱和度的变化。由于肌肉活动增加,会引起末梢温度、pH 和 $PaCO_2$ 增高,有助于血红蛋白与氧解离,从而满足细胞对氧需要量的增加(引自 Brewer, GJ:2,3-DPG and erythrocyte oxygen affinity. Ann Rev Med 25:29-38,1974, www.annualreviews.org/doi/abs/10.1146/annurev.me.25.020174.000333; accessed January 30, 2012.)

附录 B

无效腔/潮气量比值（V_D/V_T）

Paul N. Lanken,著　周　警,译　于荣国,校

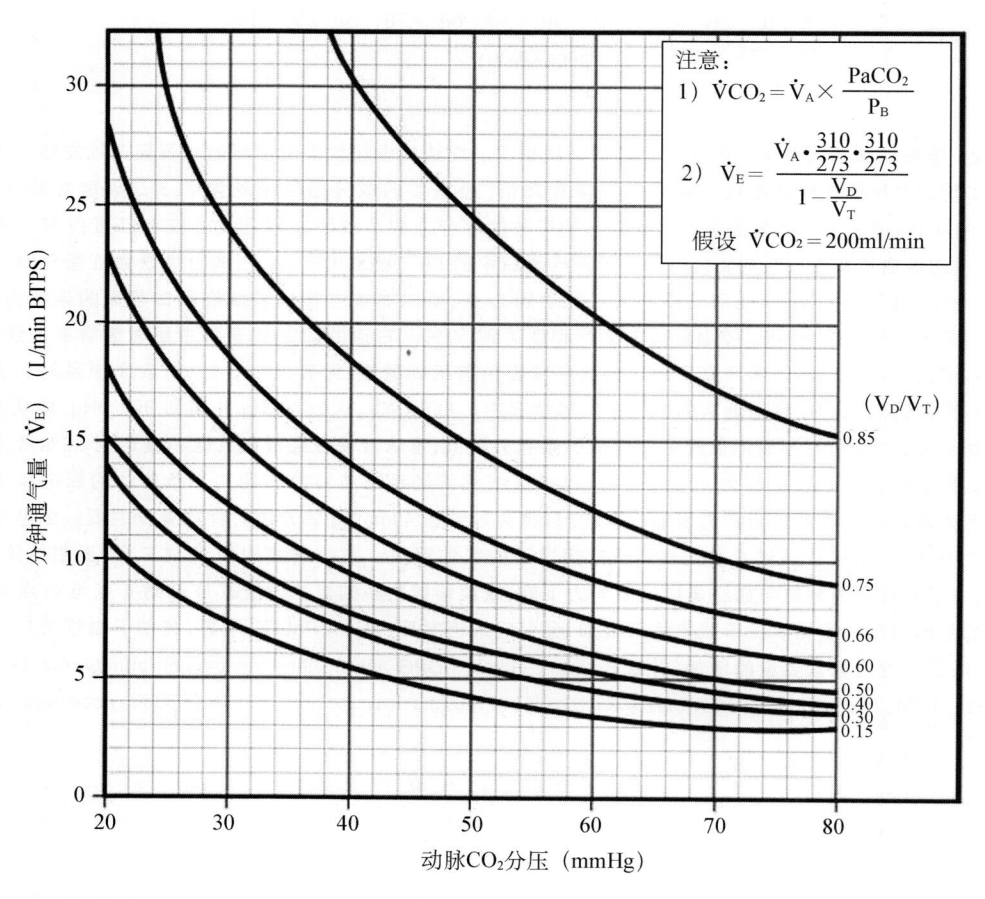

注意：
1) $\dot{V}CO_2 = \dot{V}_A \times \dfrac{PaCO_2}{P_B}$
2) $\dot{V}_E = \dfrac{\dot{V}_A \cdot \frac{310}{273} \cdot \frac{310}{273}}{1 - \frac{V_D}{V_T}}$

假设 $\dot{V}CO_2 = 200\,ml/min$

附图 B-1　每条曲线都是具有不同无效腔/潮气量的比值（V_D/V_T，右侧纵坐标）的等值线。这些曲线表示在一定 $\dot{V}CO_2$（200ml/min）下，不同无效腔/潮气量比值，动脉血二氧化碳分压（横坐标）与分钟通气量（左纵坐标）的关系（该曲线可从第 1 章，表 1-1 的公式 1-11 得出）。可以根据图示调整呼吸机的参数，避免出现 $PaCO_2$ 过高或过低的情况。根据图示来调整参数时，首先需要分别确定机械通气患者动脉血二氧化碳分压和分钟通气量。根据动脉血二氧化碳分压和分钟通气量的值就能找出相应的等值线，该等值线的无效腔/潮气量比值即为患者的无效腔/潮气量比值。通过调整呼吸机的呼吸频率，建立新的分钟通气量（假设患者的呼吸频率并不高于设定值）

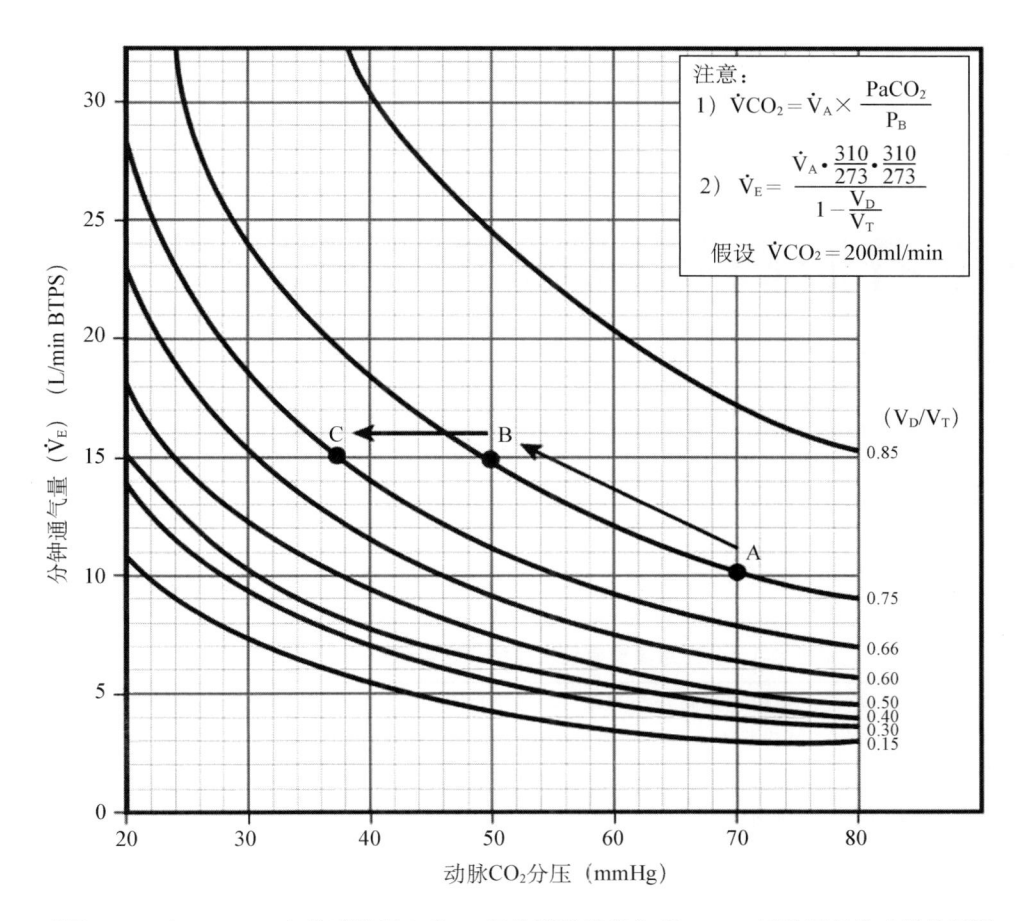

附图 B-2 以 COPD、二氧化碳潴留患者,二氧化碳基础值为 50mmHg,以及因急性或慢性呼吸衰竭行气管插管患者为例,假定患者的呼吸频率为呼吸机设定的频率,分钟通气量为 10L/min 时,动脉血气提示患者的动脉血二氧化碳分压达 70mmHg。曲线相应 V_D/V_T 的 0.75。V_D/V_T 增高是 COPD 患者急性发作的典型表现。为了使 $PaCO_2$ 降低至基础值 50mmHg 而又不过度降低导致严重的碱中毒,沿着等值线找到 $PaCO_2$ 为 50mmHg 的 B 点,该点对应的分钟通气量 15L/min 即为目标分钟通气量。然后增加呼吸频率使 V_E 达到 15L/min,这样 $PaCO_2$ 会降到 50mmHg。但是不能通过增加潮气量来增加分钟通气量,因为那样会改变 V_D/V_T(从而使保持 V_D/V_T 不变的假设无效)。由于增加潮气量和(或)由于对 COPD 的治疗(见第 76 章),从而使 V_D/V_T 下降到 0.66,则同样给予 15L/min 的分钟通气量会使患者的 $PaCO_2$ 低于 40mmHg,从而出现严重碱中毒的危险。根据第 2 章公式 2-3 也能得出相同的结果(引自 Selecky PA, Wasserman K, Klein M, Ziment I: A graphic approach to assessing interrelationships among minute ventilation, arterial carbon dioxide tension and the ratio of physiologic dead space to tidal volume in patients on respirators. Am Rev Respir Dis 177:181-184, 1978.)

附录 C
临终患者撤离机械通气的姑息性药物疗法

Joshua B. Kayser　Tanya J. Uritsky　Paul N. Lanken,著　周 警,译　于荣国,校

附表 C-1　临终患者撤离机械通气的姑息性治疗药物使用步骤

步骤 1. 选择药物和给药途径。一般选择阿片类和苯二氮䓬类联合,因为它们的药理作用互补。阿片类药物能够抑制库氏呼吸和镇痛,苯二氮䓬类药能够镇静和抗焦虑。为了能够快速达到目标剂量,一般先静脉注射负荷,然后持续静脉输注

步骤 2. 如果患者正在使用神经肌肉阻滞药,应停止用药。在其药效减退或使用拮抗药后(如果可能的话,见第 6 章)再拔除气管导管,撤离呼吸机

步骤 3. 在撤离呼吸机后可能需要额外使用阿片类药物或镇静药姑息性治疗,至少要在拔管或撤机 30min 前单次静脉推注,然后持续静脉输注(抢先用药)。速率应根据药物和剂量调整。如果撤机前不需要额外使用阿片类药物或镇静药,则继续目前姑息性治疗用药并执行步骤 7

步骤 4. 滴定剂量达理想药效(步骤 5 和步骤 6)。可以根据镇静水平(RASS 评分在 -3~-5,见第 5 章)和是否存在疼痛症状和体征,有无焦虑、恐惧、呼吸困难和呼吸急促(呼吸频率＜25/min)来判断药物剂量是否足够。应记录每次追加的用于控制痛苦症状和体征的剂量,这样有利于床旁监护人员在呼吸频率小于 10/min 时不再追加药物

步骤 5. 若 15min 内没有达到预期效果,可再次静脉推注初始剂量两倍的剂量,在初始输注速度的基础上增加 25%。调整后呼吸频率＜10/min,参考步骤 10

步骤 6. 如果预期药效仍未达到,重复步骤 5。如果阿片类药与苯二氮䓬类药联合使用,在重复步骤 5 时交替使用两药

步骤 7. 如果达到预期效果,继续以相同的速度静脉滴注,并可以拔除气管和撤机

步骤 8. 根据步骤 4 记录的症状,每 15 分钟评价姑息治疗水平和患者的反应(可以根据患者的情况延长或缩短时间间隔)

步骤 9. 如果患者出现不适,按最近一次剂量的两倍剂量再次静脉推注,并增加静脉输注速率 25%。如果不适仍未改善,重复追加直至达到理想效果。给药频率根据步骤 8 确定

步骤 10. 如果呼吸频率＜10/min,继续以相同的速度静脉输注,但不再静脉推注,除非患者出现明确的疼痛和痛苦才加快输注速度。家属会误把患者的濒死呼吸当作痛苦,医生应该做好与家属沟通的准备(见第 102 章和第 105 章)。如果患者的血压、心率下降,也不应减小剂量和输注速度,并继续执行步骤 4~9

引自 Marr L, Weissman DE: Withdrawal of ventilator support from the dying adult patient. J Support Oncol 2:283-288,2004.

附录 D
高级生命支持(ACLS)流程 *

American Heart Association,著　周　警,译　于荣国,校

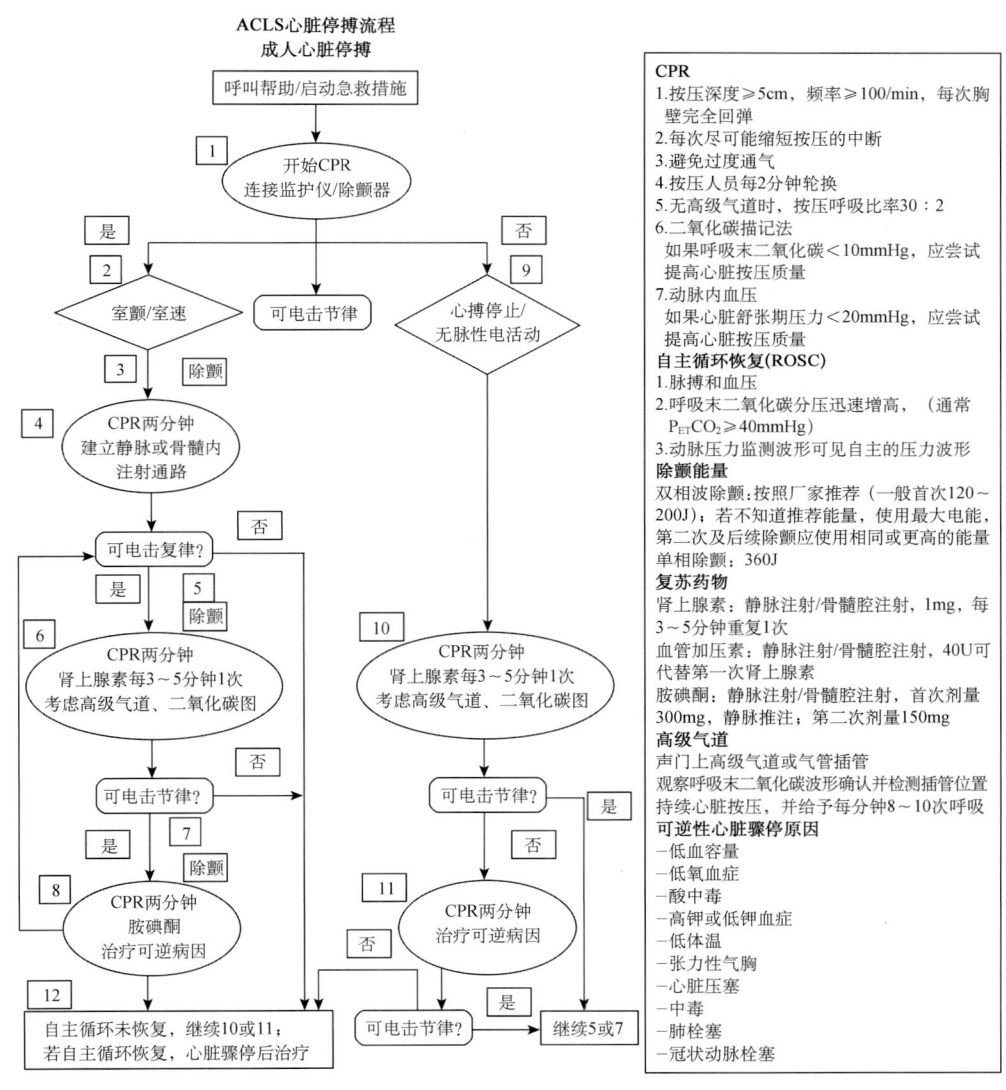

附图 D-1　室颤或无脉性室速的高级生命支持(ACLS)流程

---

* 附录 D 中的流程均引自 American Heart Association：Advanced Cardiac Life Support．© 1997 American Heart Association，Inc．All rights reserved．Unauthorized use prohibited．

心动过缓流程
成人心动过缓（有脉）

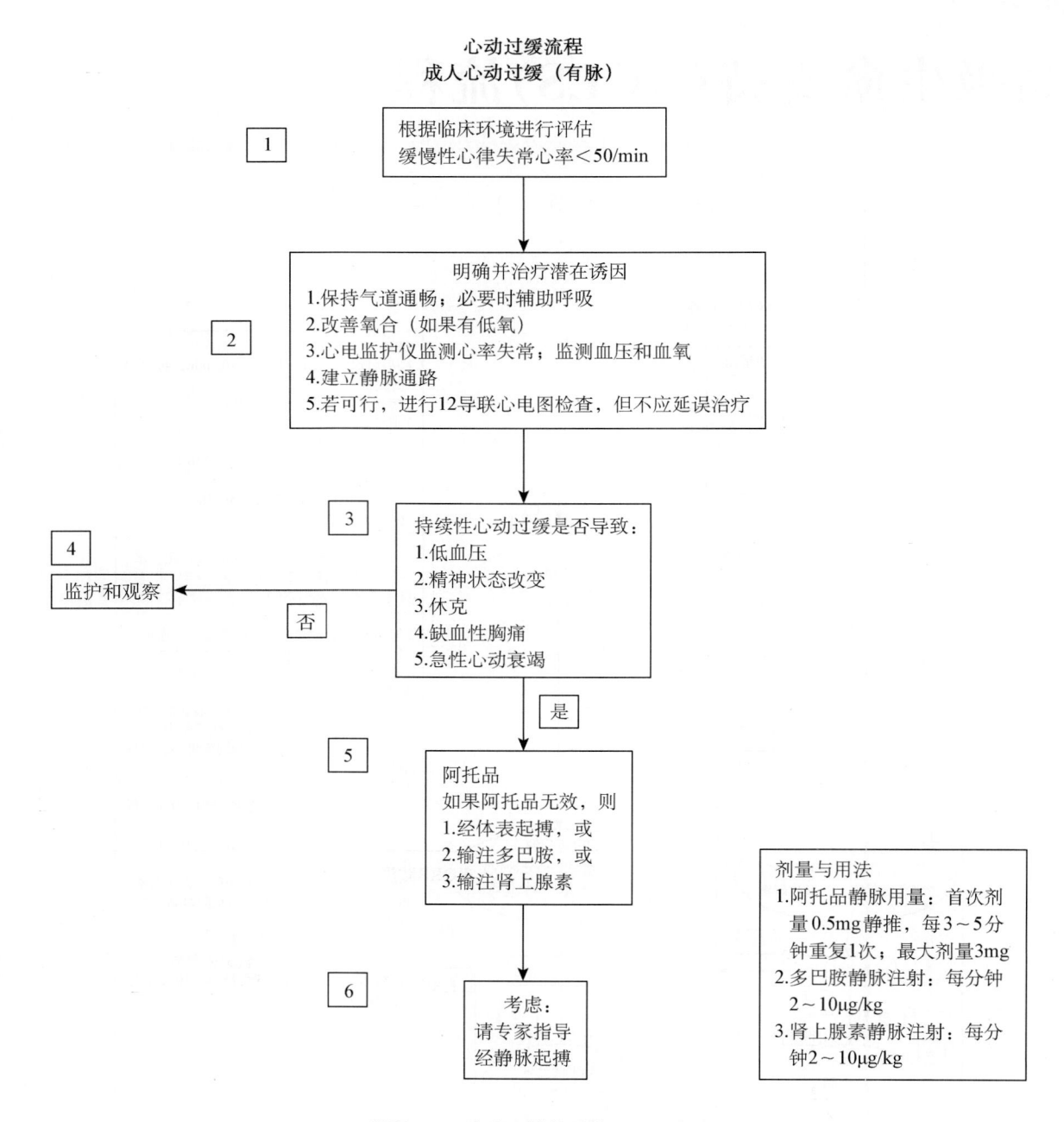

1. 根据临床环境进行评估
缓慢性心律失常心率＜50/min

2. 明确并治疗潜在诱因
   1. 保持气道通畅；必要时辅助呼吸
   2. 改善氧合（如果有低氧）
   3. 心电监护仪监测心率失常；监测血压和血氧
   4. 建立静脉通路
   5. 若可行，进行12导联心电图检查，但不应延误治疗

3. 持续性心动过缓是否导致：
   1. 低血压
   2. 精神状态改变
   3. 休克
   4. 缺血性胸痛
   5. 急性心动衰竭

4. 监护和观察（否）

5. 阿托品
如果阿托品无效，则
   1. 经体表起搏，或
   2. 输注多巴胺，或
   3. 输注肾上腺素

6. 考虑：
请专家指导
经静脉起搏

剂量与用法
1. 阿托品静脉用量：首次剂量0.5mg静推，每3～5分钟重复1次；最大剂量3mg
2. 多巴胺静脉注射：每分钟2～10μg/kg
3. 肾上腺素静脉注射：每分钟2～10μg/kg

附图 D-2　治疗心搏停止的 ACLS 流程

附录 D 高级生命支持(ACLS)流程

心动过速流程
成人心动过速（有脉）

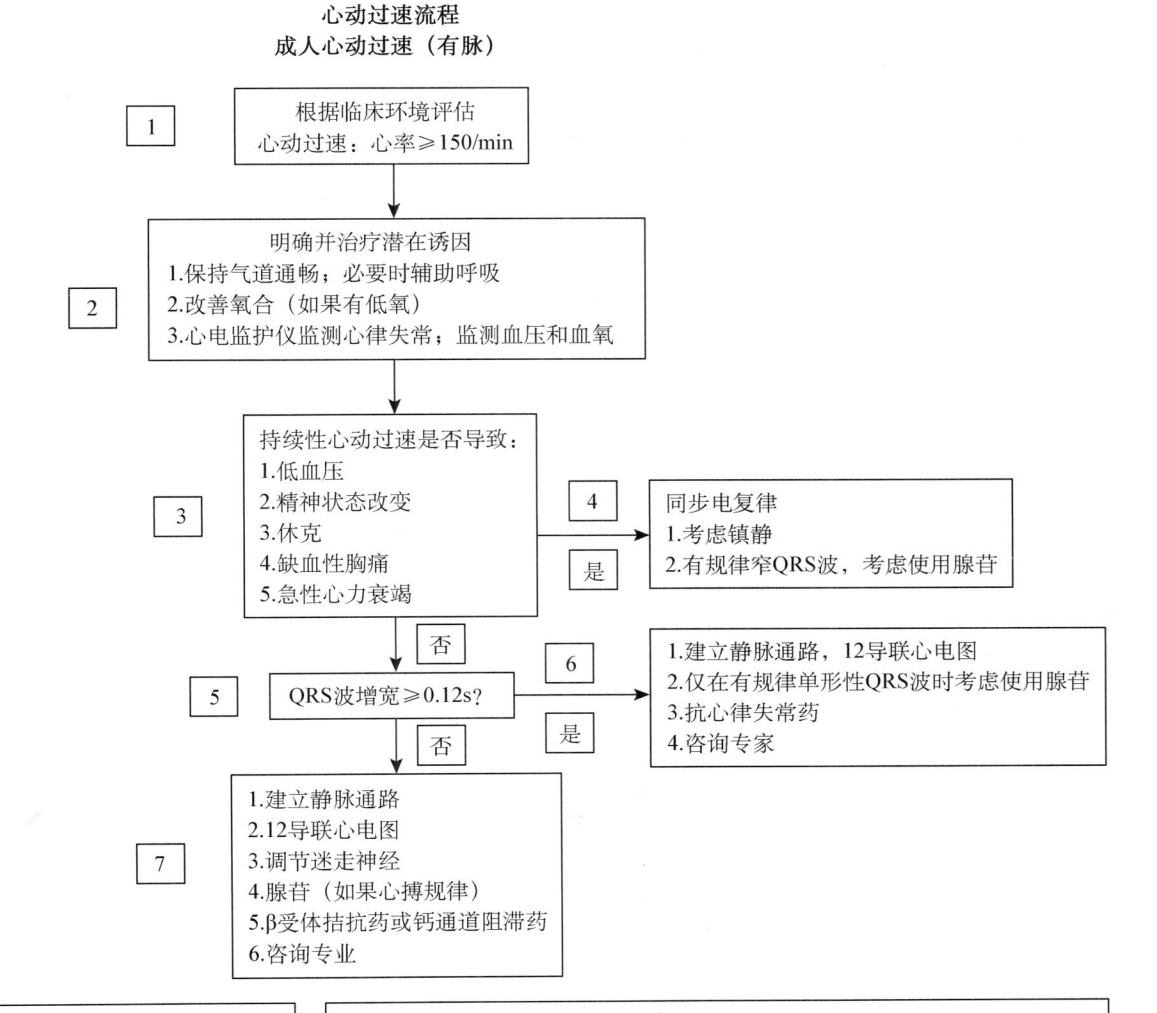

1. 根据临床环境评估
   心动过速：心率≥150/min

2. 明确并治疗潜在诱因
   1. 保持气道通畅；必要时辅助呼吸
   2. 改善氧合（如果有低氧）
   3. 心电监护仪监测心律失常；监测血压和血氧

3. 持续性心动过速是否导致：
   1. 低血压
   2. 精神状态改变
   3. 休克
   4. 缺血性胸痛
   5. 急性心力衰竭

   → 是 → 4. 同步电复律
   1. 考虑镇静
   2. 有规律窄QRS波，考虑使用腺苷

   ↓ 否

5. QRS波增宽≥0.12s?

   → 是 → 6.
   1. 建立静脉通路，12导联心电图
   2. 仅在有规律单形性QRS波时考虑使用腺苷
   3. 抗心律失常药
   4. 咨询专家

   ↓ 否

7.
   1. 建立静脉通路
   2. 12导联心电图
   3. 调节迷走神经
   4. 腺苷（如果心搏规律）
   5. β受体拮抗药或钙通道阻滞药
   6. 咨询专业

同步电复律
推荐首次电能：
1. 窄且有规律：50～100J
2. 窄但不规律：双相120～200J，单相200J
3. 宽且有规律：100J
4. 宽但不规律：非同步电除颤

腺苷剂量
首次剂量：6mg静脉快速注射，并用生理盐水冲洗管路
第二次剂量：12mg

血流动力学稳定的持续性宽QRS波型心动过速的抗心律失常药

普鲁卡因胺静脉注射剂量：
20～50mg/min直到心律不齐得到控制、出现低血压、QRS波时程延长＞50%或达到最大剂量17mg/kg
维持剂量：1～4mg/min，若Q-T间期延长和慢性充血性心力衰竭，应避免使用

胺碘酮静脉注射剂量：
首剂：150mg至少10min推注完毕
若再发室速，则重复给药
初始6h，1mg/min持续静脉泵入维持

索他洛尔静脉注射剂量：
100mg（1.5mg/kg）至少5min注射完毕
若有Q-T间期延长和慢性充血性心力衰竭，则应避免使用

附图 D-3 治疗有脉性心动过速的 ACLS 流程

附录 E

身高及理想体重与潮气量(4~8ml/kg)的关系(女性/男性)

Acute Respiratory Distress Syndrome Clinical Trials Network (ARDS Network or ARDS-Net), National Institutes of Health (NIH), National Heart, Lung and Blood Institute (NHLBI),著 周 警,译 于荣国,校

附表 E-1 女性理想体重及对应的潮气量*

身高(cm)	理想体重(kg)	4ml	5ml	6ml	7ml	8ml
121.9	17.9	72	90	107	125	143
124.5	20.2	81	101	121	141	162
127.0	22.5	90	113	135	158	180
129.5	24.8	99	124	149	174	198
132.1	27.1	108	136	163	190	217
134.6	29.4	118	147	176	206	235
137.2	31.7	127	159	190	222	254
139.7	34	136	170	204	238	272
142.2	36.3	145	182	218	254	290
144.8	38.6	154	193	232	270	309
147.3	40.9	164	205	245	286	327
149.9	43.2	173	216	259	302	346
152.4	45.5	182	228	273	319	364
154.9	47.8	191	239	287	335	382
157.5	50.1	200	251	301	351	401
160.0	52.4	210	262	314	367	419
162.6	54.7	219	274	328	383	438
165.1	57	228	285	342	399	456
167.6	59.3	237	297	356	415	474
170.2	61.6	246	308	370	431	493
172.7	63.9	256	320	383	447	511
175.3	66.2	265	331	397	463	530
177.8	68.5	274	343	411	480	548
180.3	70.8	283	354	425	496	566
182.9	73.1	292	366	439	512	585
185.4	75.4	302	377	452	528	603
188.0	77.7	311	389	466	544	622
190.5	80	320	400	480	560	640
193.0	82.3	329	412	494	576	658